Klinisches Jahrbuch.

Im Auftrage Seiner Excellenz

des Herrn Ministers der geistlichen, Unterrichts- und Medizinal-Angelegenheiten

unter Mitwirkung der vortragenden Räte

Professor Dr. C. Skrzeczka   und   **Dr. G. Schönfeld**
Geh. Ober-Medizinalrat   Geh. Ober-Medizinalrat

herausgegeben

von

Professor Dr. A. Guttstadt.

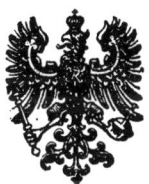

Vierter Band.

Springer-Verlag Berlin Heidelberg GmbH
1892.

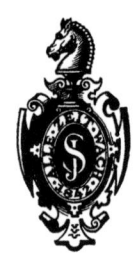

Additional material to this book can be downloaded from http://extras.springer.com.

ISBN 978-3-642-51208-7   ISBN 978-3-642-51327-5 (eBook)
DOI 10.1007/978-3-642-51327-5
Softcover reprint of the hardcover 1st edition 1892

Vorwort.

Der vierte Band des Klinischen Jahrbuches wird hiermit der Öffentlichkeit übergeben. Seiner äusseren Anordnung nach zerfällt der Inhalt des vorliegenden Bandes in folgende Abschnitte:
- A. Abhandlungen.
- B. Baubeschreibungen.
- C. Statistik der stationären Kliniken und Polikliniken der preussischen Universitäten für das Jahr 1890/91.
  - I. Verwaltungsnachrichten der klinischen Anstalten.
  - II. Morbiditätsstatistik   „   „   „
  - III. Unterrichtsstatistik   „   „   „
  - IV. Bibliographie   „   „   „
- D. Verschiedene Mitteilungen.
- E. Amtliche Bekanntmachungen und Personalnachrichten.

Unter den amtlichen Bekanntmachungen ist der Ministerialerlass vom 17. August 1891 besonders hervorzuheben. Derselbe weist die Königl. Charitédirektion an, bei der Verteilung der Kranken auf die einzelnen Kliniken und sonstigen Krankenabteilungen in erster Linie darauf Bedacht zu nehmen, dass die von den Kranken bei der Aufnahme unaufgefordert geäusserten positiven und negativen Wünsche möglichst Berücksichtigung finden. Möge diese im Interesse der Kranken getroffene Anordnung in allen grossen Krankenhäusern baldigst Nachahmung finden.

Der Herausgeber.

Inhaltsverzeichnis.

	Seite
Vorwort	III

A. Abhandlungen.

1. Über den Unterricht in den Kliniken für Geburtshülfe und Frauenkrankheiten. Von Professor Dr. M. Hofmeier in Würzburg 1
2. Die heutige Chirurgie und der chirurgische Unterricht. Von Geh. Medizinalrat Professor Dr. Mikulicz in Breslau 24
3. Die Lehraufgaben der psychiatrischen Klinik. Von Professor Dr. Binswanger in Jena 45
4. Über die Grenzen der Orthopädie. Von Dr. Beely in Berlin ... 62
5. Einiges über das Studium der Medizin in Frankreich. Von Professor Dr. Witzel in Bonn 68
6. Die französischen Kliniken, ihre Organisation, ihre Kosten. Von Regierungs-Assessor Nadbyl 77
7. Erfahrungen über den Bau und Betrieb der Krankenhäuser. Von Professor Dr. Rubner 88
8. Über Isolierung in chirurgischen Kliniken. Von Geh. Medizinalrat Professor Dr. Trendelenburg in Bonn 108
9. Über den poliklinischen Unterricht. Von Professor Dr. Franz Penzoldt 115
10. Über Unterrichtslaboratorien in klinischen Krankenhäusern. Von Dr. med. Th. Weyl in Berlin 128
11. Die Ausbildung der Ärzte in Dänemark. Von Professor Dr. Steenberg in Kopenhagen 135

B. Baubeschreibungen.

1. Erweiterungsbau der chirurgischen Klinik in Berlin, Ziegelstr. 10/11. Von Haesecke, Kgl. Baurat.
    Die chirurgische Poliklinik 147
    Das Langenbeck-Haus 154
2. Die klinischen Neubauten in Breslau:
    a) Die medizinische Klinik. Von J. Waldhausen, Kgl. Regierungs- und Baurat 158
    b) Die Absonderungsbaracken der medizinischen und chirurgischen Klinik. Von Waldhausen, Kgl. Regierungs- und Baurat ... 166
    c) Die Klinik für Hautkrankheiten und Syphilis. Von Waldhausen, Kgl. Regierungs- und Baurat und Prof. Dr. Neisser 169
    d) Neubau des pathologischen Institutes. Von Waldhausen, Kgl. Regierungs- und Baurat 174
    e) Das Wirtschafts- und Verwaltungsgebäude 177
3. Der neue Operationssaal der Kgl. chirurgischen Universitätsklinik in Halle a/S. Von Professor Dr. von Bramann, Direktor der Klinik 181

Inhaltsverzeichnis.

	Seite
4. Das pharmakologische Institut in Halle	199
5. Das pathologische und pharmakologische Institut in Königsberg	201
6. Der Hörsaalneubau der medizinischen Klinik in Heidelberg. Von Dr. M. Dinkler, I. Assistent und Privatdozent	205
7. Die neue Frauenklinik der Universität Tübingen. Von Professor Dr. von Säxinger, Vorstand der Klinik	209
8. Der neue Operationssaal der chirurgischen Klinik in Tübingen. Von Professor Dr. P. Bruns	217
9. Bericht über eine Studienreise nach Paris im Dezember 1890. Von P. Böttger, Regierungs-Baurat	224

C. Statistik der stationären Kliniken und Polikliniken der preussischen Universitäten für das Jahr 1890/91.

I. Verwaltungsnachrichten für das Jahr 1890/91.

Tabelle 1. Personal und Grösse der klinischen Anstalten. Übersicht, nach Art der Kliniken und Polikliniken getrennt 246
„ 2. Verpflegungsklassen und Bewegung in den klinischen Anstalten. Übersicht, nach Art der Kliniken und Polikliniken getrennt . 258
„ 3. Finanzielle Ergebnisse der klinischen Anstalten 277

II. Morbiditätsstatistik für das Jahr 1890/91.

„ 4. Krankenbewegung in den stationären Kliniken für innere Krankheiten 286
„ 5. Alter, Familienstand, Bezahlungsart der Verpflegungskosten und Wohnort der Kranken in den stationären Kliniken für innere Krankheiten 316
„ 6. Beruf der Kranken in den stationären Kliniken für innere Krankheiten 320
„ 7. Krankheitsfälle in den Polikliniken für innere Krankheiten . 328
„ 8. Krankenbewegung in den stationären Kliniken für chirurgische Krankheiten 336
„ 9. Alter, Familienstand, Bezahlungsart der Verpflegungskosten und Wohnort der Kranken in den stationären Kliniken für chirurgische Krankheiten 332
„ 10. Beruf der Kranken in den stationären Kliniken für chirurgische Krankheiten 386
„ 11. Übersicht der wichtigsten Operationen in den stationären Kliniken für chirurgische Krankheiten 394
„ 12. Krankheitsfälle in den Polikliniken für chirurgische Krankheiten 402
„ 13. Operationen in den chirurgischen Polikliniken 416
„ 14. Nachrichten über Entbundene und Geborene in den stationären Kliniken für Geburtshilfe 417
„ 15. Nachrichten über Entbundene und Geborene in den Polikliniken für Geburtshilfe 422
„ 16. Krankenbewegung in den stationären Kliniken für Frauenkrankheiten 426
„ 17. Alter, Familienstand, Bezahlungsart der Verpflegungskosten und Wohnort der Kranken in den stationären Kliniken für Frauenkrankheiten 440

Inhaltsverzeichnis. VII

		Seite
Tabelle 18.	Übersicht der wichtigsten Operationen in den stationären Kliniken für Frauenkrankheiten	442
„ 19.	Krankheitsfälle in den Polikliniken für Frauenkrankheiten	446
„ 20.	Krankheitsfälle in den stationären Kliniken für Augenkrankheiten	449
„ 21.	Alter, Familienstand, Bezahlungsart der Verpflegungskosten und Wohnort der Kranken in den stationären Kliniken für Augenkrankheiten	454
„ 22.	Beruf der Kranken in den stationären Kliniken für Augenkrankheiten	456
„ 23.	Übersicht der wichtigsten Operationen in den Augenkliniken	458
„ 24.	Krankheitsfälle in den Polikliniken für Augenkrankheiten	459
„ 25.	Krankenbewegung in den Kliniken für Geisteskrankheiten	465
„ 26.	Alter, Familienstand, Bezahlungsart der Verpflegungskosten und Wohnort der Kranken in den Kliniken für Geisteskrankheiten	468
„ 27.	Krankheitsfälle in den Kliniken für Nervenkrankheiten	470
„ 28.	Alter, Familienstand, Bezahlungsart der Verpflegungskosten und Wohnort der Kranken in den Kliniken für Nervenkrankheiten	471
„ 29.	Krankheitsfälle in den Polikliniken für Nervenkrankheiten	472
„ 30.	Krankenbewegung in der stationären Klinik für Kinderkrankheiten in Berlin	474
„ 31.	Alter und Bezahlungsart der Verpflegungskosten in der stationären Klinik für Kinderkrankheiten in Berlin	465
„ 32.	Krankheitsfälle in den Polikliniken für Kinderkrankheiten	476
„ 33.	Krankheitsfälle in den Kliniken und Polikliniken für syphilitische Krankheiten	478
„ 34.	Alter, Familienstand, Bezahlungsart der Verpflegungskosten und Wohnort der Kranken in den stationären Kliniken für syphilitische Krankheiten	481
„ 35.	Beruf der Kranken in den stationären Kliniken für syphilitische Krankheiten	482
„ 36.	Krankheitsfälle in den Kliniken und Polikliniken für Hautkrankheiten	484
„ 37.	Alter, Familienstand, Bezahlungsart der Verpflegungskosten und Wohnort der Kranken in den stationären Kliniken für Hautkrankheiten	487
„ 38.	Beruf der Kranken in den stationären Kliniken f. Hautkrankheiten	488
„ 39.	Krankheitsfälle in den Kliniken und Polikliniken für Ohrenkrankheiten	489
„ 40.	Übersicht der wichtigsten Operationen in den Kliniken und Polikliniken für Ohrenkrankheiten	491
„ 41.	Krankheitsfälle in den Polikliniken für Hals- u. Nasenkrankheiten	492
„ 42.	Leistungen der Polikliniken für Zahnkrankheiten	494

III. Unterrichtsstatistik für das Jahr 1890/91.

„ 43.	Besuch der einzelnen Kliniken und Polikliniken im Sommersemester 1890 und im Wintersemester 1890/91	495
„ 44.	Anzahl der Praktikanten in den Kliniken mit Berechtigung zur Erteilung des Praktikantenscheines während der Sommersemester 1887 bis 1890 u. der Wintersemester 1887/88 bis 1890/91	498

IV. Bibliographie der klinischen Anstalten für das Jahr 1890/91 . . 499

D. Verschiedene Mitteilungen.

1. Anton Biermer † 525
2. Verteilung der Medizin Studierenden auf den deutschen Universitäten während der Sommer- und Wintersemester 1888 bis 1891/92 . . . 527
3. Bevölkerungsverhältnisse der preussischen Universitätsstädte im Jahre 1890 528
4. Über Spezialärzte 538

E. Amtliche Bekanntmachungen.

1. Die Verteilung der Kranken im Königl. Charité-Krankenhause. Erlass vom 17. August 1891 541
2. Festsetzung und Anweisung der Liquidationen von Universitätsbeamten und Professoren etc. über Tagegelder und Reisekosten bezw. über Umzugskosten bei Versetzungen. Erlass vom 25. Juli 1891 — U. I. 1292 — 541
3. Verhältnis der Berufsgenossenschaften zu den Universitätskliniken. Erlass vom 22. April 1892. U. I. Nr. 1794/91 / M. Nr. 3327. 542
4. Ausstellung der Bescheinigungen über die Todesursache für die Nachsuchung von Leichenpässen. Erlass vom 6. Oktober 1891 544

Personalnachrichten 544

A.
Abhandlungen.

Über den Unterricht in den Kliniken für Geburtshülfe und Frauenkrankheiten.

Von

Professor Dr. M. Hofmeier

in Würzburg.

Im dritten Band dieses Jahrbuches ist ein längerer historischer Artikel von H. W. Freund in Strassburg: „Über die Entwickelung der deutschen Geburtshülfe aus der Hebammenkunst" enthalten, welcher an der Hand mannigfaltiger, historischer Dokumente einen Überblick giebt auch über die Verhältnisse des Unterrichts für Ärzte in der Geburtshülfe bis auf Roederer und Siebold. Thatsächlich kann man den Beginn eines wissenschaftlichen Unterrichts in der Geburtshülfe in Deutschland auf jenes bekannte Wort Roederer's zurückführen, in seinem am Beginn seiner Thätigkeit in Göttingen abgefassten Programm: Sit sua laus Medicinae, Sit Chirurgiae honos, Obstetriciae tamen nomen haud obscurum manet: marito dulcem reddit conjugem, proli matrem, matri laborum mercedem, universae familiae solamen!

Zum erstenmal wird hier die volle Gleichberechtigung der Geburtshülfe neben ihren Schwesterwissenschaften: der inneren Medizin und der Chirurgie beansprucht und das hohe ideale Ziel bezeichnet, welchem die Geburtshülfe in der Praxis nachzustreben habe! Dass sie dies konnte, dafür mussten allerdings die Vorbedingungen erst geschaffen werden. Während Medizin und Chirurgie ihren Lehrzweck zu jener Zeit an den wohl schon überall bestehenden städtischen Spitälern praktisch bethätigen konnten, verdanken die Entbindungsanstalten ganz wesentlich und allein ihre Entstehung erst dem Bedürfnis des Unterrichts für Ärzte und Hebammen! Daraus erhellt wohl am besten, dass der Unterricht — zunächst in der Geburtshülfe[1]) —

---

[1]) So dringlich nun das Bedürfnis nach derartigen Unterrichtsanstalten war, und so ansprechend an sich der humane Gedanke scheinen konnte: gebärenden Frauen, welche keine genügende Unterkunft hatten, in einem „Entbindungshaus" eine passende Zuflucht zu gewähren, so ging die Gründung dieser letzteren doch nicht überall ohne Schwierigkeiten vor sich. So musste z. B. Siebold, der Begründer der Würzburger Anstalt, sich gegen den lebhaften

ein ganz wesentlich praktischer sein muss und nur in der Verbindung mit der praktischen Thätigkeit in erspriesslicher Weise getrieben werden kann.

Aus diesem Bedürfnis des praktischen Unterrichtes heraus entstanden also die „Entbindungsanstalten", welche der Natur der Dinge nach zunächst kaum etwas anderes sein konnten als Unterkunftshäuser für unehelich Geschwängerte. Mit dem zunehmenden Ansehen aber der Geburtshülfe und ihrer Vertreter wurden diese meist auf Kosten der Städte oder der Kreise eingerichteten Entbindungsanstalten allmählich — besonders zunehmend etwa seit der Mitte dieses Jahrhunderts — auch der Zufluchtsort von leidenden Frauen überhaupt. Denn der Zusammenhang eines erheblichen Teiles dieser Frauenleiden mit den Vorgängen während der Schwangerschaft, der Geburt und des Wochenbettes ist zu naheliegend, als dass nicht von selbst die Frauen nun auch zunächst die Hülfe derjenigen Ärzte gesucht hätten, welche die Entbindungsanstalten leiteten. Dieses Verhältnis kann nicht präziser ausgedrückt werden, als es von Siebold in der Vorrede seines „Handbuches zur Erkenntnis und Heilung der Frauenzimmerkrankheiten" mit folgenden Worten geschehen ist: „Dass Vorlesungen über Frauenzimmerkrankheiten zur Bildung des angehenden Arztes und Geburtshelfers notwendig sind, ist gewiss. Wenn übrigens ein ordentlicher Professor der Entbindungskunde dieselben hält, so geschieht dies nicht aus grundloser Anmassung, sondern weil er, vermöge seines Wirkungskreises die meiste Gelegenheit hat, sich tiefere Kenntnis von dem weiblichen Organismus zu verschaffen. Wie sich denn auch hier in Würzburg kranke Frauenzimmer vorzugsweise demjenigen Arzte anzuvertrauen pflegen, der zugleich praktischer Geburtshelfer ist." Da sich dies Verhältnis wohl überall, bald mehr, bald weniger, fühlbar gemacht haben wird, so trat zunächst das Bedürfnis nach kleinen gynäkologischen Abteilungen als Ergänzung der geburtshülflichen Abteilung überall hervor. Mit der zunehmenden Bedeutung derselben und den zunehmenden Ansprüchen auch an den geburtshülflichen Universitätsunterricht erschienen dann auf die Dauer diese Interessen mit denen der Städte und Kreise an diesen Anstalten nicht vereinbar, so dass bei der andauernden Kollision derselben den Universitätsverwaltungen nichts anderes übrig blieb, als entweder diese Anstalten in Besitz und alleinige Verwaltung zu übernehmen, oder selber Anstalten zu bauen. Dieser, durch die Entwickelung der Verhältnisse notwendig gewordene Umwandlungsprozess der städtischen und Kreis-Entbindungsanstalten in **Universitätskliniken für Geburtshülfe und Frauenkrankheiten** hat sich jetzt wohl ziemlich allgemein vollzogen (hier in Würzburg erst im Jahre 1890) und damit wohl auch überall der Name „Frauenklinik" eingebürgert. Hiermit wird in einer, wie

---

Unwillen und die Anschuldigung verteidigen, dass das Vorhandensein einer solchen Anstalt hier die Zahl der unehelichen Geburten vermehre, welche allerdings damals (1814) über ein Drittel der Gesamtzahl der Geburten in der Stadt betrug.

mir scheint, sehr passenden Weise die wesentlich erweiterte Lehraufgabe dieser Institute bezeichnet, indem damit ausgedrückt wird, dass in ihnen Alles das gelehrt werden soll, was an physiologischen und pathologischen Vorkommnissen dem weiblichen Organismus spezifisch eigentümlich ist. Es ist hiermit jedenfalls ein vorläufiger Abschluss in der Entwickelung dieser Institute seit der Begründung des ersten derselben durch Roederer erreicht.

Wenn ich nun, einer Aufforderung des Herrn Herausgebers dieses Jahrbuches entsprechend, es unternehme darzustellen, wie in diesen neuorganisierten Kliniken für Geburtshülfe und Frauenkrankheiten der klinische Unterricht gehandhabt wird oder gehandhabt werden sollte, so muss von vornherein bemerkt werden, dass trotz ihrer Erweiterung zu Frauenkliniken die Hauptlehraufgabe dieser Kliniken die Geburtshülfe bleiben muss. Denn die Klinik soll in erster Linie praktische Ärzte erziehen, und für diese ist es praktisch sehr viel wichtiger, den Wechselfällen der geburtshülflichen Vorkommnisse gegenüber gerüstet zu sein, schon aus dem einfachen Grunde, weil hier viel mehr von einer augenblicklichen richtigen Auffassung der Situation und einem dem entsprechenden Handeln Menschenleben abhängen, wie bei gynäkologischen Fällen. Bei den letzteren liegt äusserst selten eine Indikation zum augenblicklichen Handeln vor, abgesehen etwa von der augenblicklichen Stillung heftiger Blutungen; es bleibt die Möglichkeit, durch wiederholte Untersuchungen die Diagnose zu sichern, eventuell die Hilfe anderer Kollegen herbeizuholen oder die Kranken dem nächstwohnenden Spezialarzt zuzusenden. In geburtshülflichen Fällen aber heisst es „handeln", den richtigen Augenblick nicht verpassen, und das ungewohnte Gefühl der Verantwortung für zwei Menschenleben ist an sich wohl im stande, auch ein sonst ruhiges Urteil zu verwirren. Da heisst es also möglichst vollständig sicher sein, gut untersuchen und die Resultate der Untersuchung richtig kombinieren, des weiteren aber auch dann richtig handeln. Die Klinik muss daher dem jungen Arzt nicht nur die Gelegenheit zur Einübung der Untersuchung, zur richtigen Beurteilung der physiologischen und pathologischen Vorkommnisse geben, sondern auch die Ausübung der geburtshülflichen Operationen, ihre Indikationen und Kontraindikationen etc. möglichst sicher lehren. Ein grosser Teil der gynäkologischen Therapie, wie z. B. die Behandlung der Neubildungen der Gebärmutter und der Eierstöcke, die operative Behandlung der Vorfälle und Zerreissungen des Dammes, sowie die Fistelbildungen etc. sind ohnehin der Behandlung des praktischen Arztes schon darum entzogen, weil zur Ausführung derselben eine Reihe von besonderen Vorrichtungen, Instrumenten u. s. w., sowie eine grössere technische Übung, wie auch eine grössere operative Erfahrung gehören, welche nur durch eine längere Assistententhätigkeit an einer Spezialklinik erworben werden kann. In dieser Beziehung also handelt es sich für den praktischen Arzt wesentlich darum, die Diagnose richtig zu stellen, um einen richtigen ärztlichen Rat zur rechten Zeit geben zu können. Es handelt sich für ihn darum, einen richtigen Eindruck von der Möglichkeit, der Gefahr und den Folgen der operativen Eingriffe in der Klinik zu erhalten, um event. mit der vollen eigenen Überzeugung den Vorurteilen der Kranken entgegentreten zu können: dies ist es, was die Klinik ihm hier möglichst durch eigene Anschauung geben muss. Denn allerdings liegt auf dem Gebiete der richtigen, frühzeitigen Erkenntnis in der Hand des praktischen Arztes sehr viel mehr, wie in der des gynäkologischen Spezialisten — ich hebe hier nur die Bedeutung der frühen Erkenntnis des Carcin. uteri heraus — das Leben und die Gesundheit der Kranken! Für die kleineren gynäkologischen Leiden, denen aber häufig eine grosse praktische Bedeutung zukommt, muss freilich auch der praktische Arzt die richtige Therapie selbst ausüben können.

Ich würde es also hiernach im wesentlichen neben der Erfüllung der Aufgaben des geburtshilflichen Unterrichtes als Aufgabe der gynäkologischen Klinik betrachten, die Klinizisten in den Methoden der Untersuchung und Diagnostik auch komplizierterer Fälle auszubilden, ihnen eine richtige Anschauung von der Ausführung bezw. Gefährlichkeit und dem Erfolg der gynäkologischen operativen Eingriffe beizubringen und sie in der Ausübung der kleineren gynäkologischen therapeutischen Technizismen auszubilden. Im Nachfolgenden werde ich versuchen darzulegen, in welcher Weise meiner Meinung nach am besten der klinische Unterricht diesen verschiedenen Aufgaben gerecht werden kann.

Bevor der klinische Unterricht mit Erfolg beginnen kann, ist es für den Studierenden durchaus notwendig, eine theoretische Vorlesung über Geburtshülfe gehört zu haben. Es sind ja zwar die theoretischen Vorlesungen im ganzen sehr wenig beliebt, und unter Anderen spricht sich auch Billroth in seinem bekannten Buch: „Lehren und Lernen an deutschen Hochschulen" dahin aus, dass diese Vorlesungen im ganzen jetzt weniger notwendig seien. Indess zum Verständnis der Besprechungen in einer geburtshülflichen Klinik oder gar zum Verständnis der Geburtsvorgänge selbst halte ich eine gut d. h. mit reichlichen Demonstrationen gehaltene und natürlich regelmässig besuchte systematische Vorlesung über Geburtshülfe für ganz unerlässlich. Es kommen hier eine solche Menge von mechanischen und sonst eigenartigen Vorstellungen in Betracht, dass dieselben ganz unmöglich bei Gelegenheit der Klinik alle erörtert werden können. Es scheint mir ohne diese ganz unmöglich, mit auch nur einigem Nutzen die geburtshülfliche Klinik zu besuchen. Ich brauche kaum hinzuzufügen, dass ich in erster Linie den ordentlichen Professor des Faches für verpflichtet halte, diese Vorlesung zu halten, schon aus dem Grunde, weil nur dann die Schätze der Kliniken an Präparaten, Atlanten, Tafeln und sonstigen Demonstrationsobjekten gründlich ausgenutzt werden. Gerade zur Unterstützung dieser Vorlesungen und zur Erklärung vieler vorgetragener Ansichten ist es eine absolute Pflicht der Leiter der geburtshülflichen Kliniken, für eine möglichst vollständige und übersichtlich geordnete Sammlung von Becken und Spirituspräparaten zu sorgen. Diese letzteren sind in ihren Gefässen so aufzustellen, dass man das Wichtige daran sehen kann, ohne sie herauszunehmen. Dies macht zwar bei der Aufstellung selbst sehr viel grössere Schwierigkeiten und Mühe, aber für die Konservierung der Präparate selbst ist ein dauernder Verschluss der Gefässe sehr viel günstiger. Zur Erläuterung der geburtshülflichen Vorgänge und auch zum Verständnis der Präparate, besonders bei einem grossen Auditorium, sind grosse Tafeln mit demonstrativen Abbildungen, am besten natürlich nach Präparaten gezeichnet, unentbehrlich. Ich brauche kaum darauf hinzuweisen, welche Bedeutung für diese Zwecke die zunächst für den Hebammenunterricht angefertigten Schultzeschen Tafeln gewonnen haben. Ich habe dieselben durch eine grosse Anzahl für ein grosses Auditorium berechneter, meist nach Präparaten gezeichneter Tafeln ergänzen lassen: über die topographischen Verhältnisse des uterus gravidus der ersten Monate, die Placentarbildung, die Gefässverhältnisse der reifen Placenta, die physiologischen und pathologischen Kontraktionsverhältnisse des uterus, die Verhältnisse der Nachgeburtsperiode etc. Ein Blick auf derartige Tafeln lehrt mehr wie noch so lange Beschreibungen, und das Herumgeben von Abbildungen in Büchern hat immer das Unangenehme, dass, abgesehen von den zunächst Sitzenden, die Zuhörer die Abbildungen immer erst in die Hand bekommen, wenn die Beschreibung längst gegeben ist, und dass die Zuhörer überhaupt durch die Betrachtung der Abbildungen von der Aufmerksamkeit auf den Vortrag abgelenkt werden und dann nicht mehr wissen, was sie sehen sollen. Ich habe deswegen diese grossen, für Alle sichtbaren Demonstrationstafeln anfertigen lassen und lasse event. lieber die Zuhörer nach den Vorlesungen in Gruppen herantreten, um ihnen die Präparate und Abbildungen zu demonstrieren.

Ausser den theoretischen Kenntnissen über die Geburtsvorgänge muss sich der angehende Klinizist nun, bevor er an das eigentliche Praktizieren herangeht, in irgend einer Weise eine gewisse Übung in der Handhabung der gewöhnlichen geburtshülflichen und gynäkologischen Untersuchung verschaffen. Besonders in grösseren Kliniken ist es ebenso unmöglich diese einfachsten Sachen auf Kosten der klinischen Besprechungen während der klinischen Stunde selbst zu lehren, wie in der Klinik für innere Medizin Auskultation und Perkussion gelehrt werden kann. An grösseren Kliniken, wo das Material es irgend wie erlaubt, werden zu diesem Zweck von den älteren Assistenten entweder während des Semesters oder besser in den Ferien „Untersuchungskurse" an Schwangeren und gynäkologischen Patientinnen abgehalten, welchen ganz wesentlich die Aufgabe zufällt, die Technik der Untersuchung zu lehren. Ich halte die Einrichtung, wie sie ausser an einigen anderen Universitäten auch hier in Würzburg besteht, dass in den Oster- und Herbstferien 4—5wöchentliche derartige Kurse für Studenten abgehalten werden, für sehr zweckdienlich. Sie geben nicht nur den Assistenten selbst die sehr wünschenswerte Gelegenheit, ihre Kenntnisse zum Zweck des Unterrichtes zusammenzufassen und sich im Unterricht selbst zu üben, sie geben auch den Studenten die Gelegenheit, sich während der Ferien mit ihrer weiteren Ausbildung zu beschäftigen und für die Klinik nützlich vorzubereiten. Nützlicher freilich erachte ich es für die Studenten, wenn allgemein daran festgehalten würde, ausser den zwei notwendigen klinischen Semestern ein Semester als Auskultant die geburtshülflich-gynäkologische Klinik zu besuchen, welche dann allerdings ausser den klinischen Demonstrationen auch die Gelegenheit zur Einübung der Untersuchung gewähren muss. Meines Wissens besteht diese Einrichtung bei den meisten deutschen gynäkologischen Kliniken, dass neben den eigentlichen klinischen Stunden sogenannte Untersuchungsstunden eingeführt sind, lediglich für Untersuchungsübungen bestimmt. Ich halte diese Einrichtung nicht nur für sehr nützlich, sondern für ganz notwendig und unerlässlich, und in Verbindung mit der Klinik für erspriesslicher, als wenn sie in Form besonderer propädeutischer Stunden von der Klinik getrennt würden. Ich betrachte es als eine selbstverständliche Pflicht des betreffenden klinischen Lehrers, diese Untersuchungsstunden mit Hülfe der Assistenten persönlich zu leiten und sich daran zu beteiligen, nicht nur um dadurch zu zeigen, dass er grossen Wert auf den Besuch derselben legt, sondern auch, weil sie ihm, besonders an grossen Kliniken, die sonst fast völlig mangelnde Gelegenheit geben, die Studenten persönlich kennen zu lernen, sie direkt zu unterrichten, sich von ihrer Übung und ihrer Gewandtheit zu überzeugen, viel mehr als dies bei dem klinischen Praktizieren möglich ist. Es ist hier ferner dem akademischen Lehrer eine sehr wünschenswerte Gelegenheit gegeben, persönlich den Fleiss der Einzelnen etwas zu kontrollieren, und bei dem eventuellen Schlussexamen wird er viel mehr in der Lage sein, die Gesamtfähigkeit und das Wissen des Einzelnen zu beurteilen, als nach den Einzelheiten des Examens selbst. So wenig interessant also auch dieser elementare Unterricht für den Lehrer sein mag, für so nützlich und unumgänglich notwendig halte ich ihn. In diesen Untersuchungsstunden sollen nun möglichst nicht nur die äussere und innerliche Untersuchung Schwangerer, die Beckenmessung etc., sondern ebenfalls die Technik der gynäkologischen Untersuchung: die kombinierte Untersuchung, das Spekulieren, die Handhabung der Sonde, das Einlegen einfacher Pessare etc. geübt werden. Bei einer kleineren Praktikantenzahl scheint es mir im hohen Grade nützlich, wie es seiner Zeit in Greifswald eingeführt war, und wie ich es auch in Giessen eingeführt hatte, dass jedem Praktikanten eine der in der Anstalt aufgenommenen Schwangeren gleich nach ihrem Eintritt zuerteilt wird, welche derselbe Praktikant alle acht Tage wieder zu untersuchen hat, um sich jedesmal kurz den Befund zu notieren. Er wird so am besten in der Lage sein, die allmählich eintretenden Veränderungen der Schwangerschaft zu erkennen und sich zu merken. Bei einer grossen Praktikantenzahl, wie z. B. hier in Würzburg, ist dies allerdings nicht möglich. Es bleibt hier, wenn man einen regulären Unterricht erzielen will, nichts anderes übrig, als die Anzahl der Praktikanten in Gruppen von 30—40 einzuteilen, welche abwechselnd in zwei wöchentlichen Untersuchungsstunden kommen, so dass bei einer Gesamtzahl von etwa 140—160 Praktikanten jede Gruppe alle 14 Tage an den Übungen Teil nimmt. Jede der Gruppen ist wieder namentlich in drei Abteilungen geteilt, so dass bei drei Betten an jedes Untersuchungsbett 10—14 Praktikanten kommen. An jedem Bett ist der Lehrer oder ein Assistent andauernd anwesend, welcher die Untersuchung leitet. Aus der an jedem Bett ausliegenden Liste wird einer der eingeschriebenen Herren aufgerufen, mit dem in erster Linie die Untersuchung, der Befund und die Diagnose besprochen wird. Die übrigen untersuchen dann einfach nach. Erlaubt es die Zeit und die Zahl der anwesenden Praktikanten, so wechseln die Herren an den Betten, so dass sie event. alle drei Schwangeren in einer Stunde untersuchen können. In einem Nebenzimmer ist dann möglichst noch eine leicht zu untersuchende gynäkologische Patientin auf einem Untersuchungsstuhl oder Tisch bereit zu halten, an welcher die weniger Geübten die kombinierte Untersuchung und die Handhabung des speculum sich einüben können. Um den Gebrauch der Sonde und das Einführen von Pessarien zu lehren, kann man sehr gut das Schultze-Winckelsche Phantom benutzen, da die Ausführung dieser Manipulationen an Lebenden durch eine grössere Anzahl von Studenten jedenfalls äusserst unangenehm ist. Als Untersuchungsobjekte dienen hier einige ältere gynäkologische Patientinnen, welche gegen einen pekuniären Entgelt zu den Untersuchungsstunden freiwillig kommen. Bei einer derartigen Einrichtung der Untersuchungsstunden ist auch denjenigen Studenten, welche völlig ungeübt in die Klinik kommen, die Möglichkeit gegeben, sich diese Übung zu verschaffen, wenn sie ein Semester die Klinik als Auskultant besuchen und die Untersuchungsgelegenheit fleissig ausnutzen.

Auch in anderer Beziehung betrachte ich den Besuch dieser Untersuchungsstunden als sehr nützlich, insofern sie nämlich den Klinizisten Gelegenheit geben, die peinlichste Desinfektion praktisch zu üben. Sie haben ja freilich auch anderswo hierzu Gelegenheit, indess im Ganzen doch selten. Der wiederholte Zwang hierzu und die Erinnerung an diese vornehmste Pflicht des modernen Arztes kann nur nützlich wirken; denn auch die technische Ausführung der Desinfektion will gelernt sein.

Indem sich der als Auskultant die Klinik besuchende Student so die notwendigste Übung in den Untersuchungsmethoden verschafft, kann er zugleich alle Vorkommnisse der Klinik mit verfolgen, auch einige Geburten mit beobachten und untersuchen, und er wird gut vorbereitet in seine eigentlichen klinischen Semester gehen.

Entsprechend den oben dargelegten Grundsätzen muss hier dann die erste Sorge sein, den Praktikanten zu möglichst vielen Geburten heranzuziehen, ihn den Verlauf beobachten und durch Untersuchung verfolgen zu lassen. Die Schwierigkeit, welche sich in dieser Beziehung wieder bei einer grossen Studentenzahl und relativ geringer Geburtenzahl bietet, ist nur dadurch zu überwinden, dass zu derselben Geburt mehrere Studenten gerufen werden. An sich ist ja auch kein Gegengrund, dass nicht bei einem Geburtsfall Mehrere zu gleicher Zeit dasselbe beobachten und lernen könnten, wie Einer. Indess die Humanität den Kreissenden gegenüber gebietet doch bestimmte Grenzen, besonders wenn, wie hier, während des ganzen Jahres mit Ausnahme der drei Herbstmonate geburtshülflich geprüft wird, also immer noch ein Examenskandidat bei jeder Geburt mit untersucht. Zu jeder Geburt werden also entweder zwei Praktikanten, oder ein Praktikant und ein Auskultant gerufen und zwar mit auf den Namen ausgestellten Karten. Sämtliche Herren, welche überhaupt klinische Geburten zu sehen wünschen, haben sich in eine besonders hierfür aufliegende Liste einzutragen und werden möglichst bald von dem geburtshülflichen Assistenten in Gruppen zu zweien (mit Rücksicht auf ihre Wohnung) eingeteilt und auf einer am schwarzen Brett aushängenden Liste verzeichnet. Die bereits gerufenen Namen werden jedesmal durchstrichen, so dass Jeder mit Leichtigkeit sehen kann, wann er an der Reihe ist und sich hiernach auch im Bezug auf die Berührung infektiöser Gegenstände etwas vorsehen kann. Jeder, welcher sich zur Beobachtung klinischer Geburten einzeichnet, erhält ein gedrucktes Blatt mit folgenden Bestimmungen, die ausserdem noch einmal im Entbindungszimmer besonders angeschrieben sind:

Bestimmungen für die Praktikanten an der geburtshilflichen Klinik zu Würzburg.

1. Die Herren Studierenden, welche als Praktikanten oder Auskultanten Entbindungen in der Klinik zu übernehmen wünschen, haben sich nach Einzeichnung in die allgemeine klinische Inskriptionsliste beim Hausmeister der Anstalt in die dort aufliegende Rufliste einzuschreiben.

2. Der Eintritt in den Entbindungssaal ist nur gegen Abgabe der durch den Diener überbrachten Rufkarte und nur jenen Herren gestattet, die mindestens im Laufe der letzten 24 Stunden mit infektiösem Material — im anatomischen oder pathologischen Institut oder der chirurgischen Klinik — nicht in Berührung gekommen sind.

3. Zur weiteren Vermeidung einer Infektion haben die Herren in frischer Wäsche und möglichst reinen Kleidern zu erscheinen. Hut, Überzieher und Rock sind im Vorplatz abzulegen. In dem Entbindungs-

saale haben die Herren sofort eine weissleinene ärmellose Jacke anzuziehen, welche während des ganzen Aufenthaltes daselbst zu tragen ist.

4. Die erste Untersuchung kann nur nach förmlicher Überweisung des Falles durch den Assistenzarzt vorgenommen werden; auch weitere innere Untersuchungen sind nicht beliebig oft, sondern nur nach dem Ermessen desselben und im Beisein der Hebammen gestattet.

5. Die Desinfektion der Hände hat derart zu geschehen, dass nach gründlicher Reinigung mittelst warmen Wassers, Seife und Bürste (besonders des Nagelbettes und Nagelfalzes bei kurz geschnittenen Nägeln) die nochmals in reinem Wasser abgespülte Hand mindestens eine Minute in $1^0/_{00}$ Sublimatlösung mit der Bürste bearbeitet wird. Die innere Untersuchung wird dann — nach Einfettung des Zeigefingers mit Vaseline — direkt mit noch feuchter (nicht wieder abgetrockneter) Hand vorgenommen; vor jeder inneren Untersuchung ist die Reinigung der Hände in derselben Weise zu wiederholen.

6. Für strengste Einhaltung obiger Bestimmungen sind der Assistenzarzt und die Hebammen verantwortlich; dieselben sind verpflichtet, bei ungenügend erscheinender Desinfektion die innere Untersuchung nicht zuzulassen.

7. Die Herren, welche sich vor völliger Beendigung der Geburt entfernen, erhalten über ihre Anwesenheit bei derselben keine Bescheinigung. In Fällen langdauernder Geburt kann der Entbindungssaal nur in jeweiligem Einverständnis mit dem Assistenzarzte verlassen werden.

8. Die Herren Praktikanten haben in das gegebene Schema eine sorgfältige Geburtsgeschichte einzuschreiben, welche der klinischen Besprechung der Geburt als Grundlage dient. Behufs derselben müssen die betreffenden Praktikanten in den nächsten klinischen Stunden in der Klinik anwesend sein, widrigenfalls ihnen die Geburt als eine „klinische", d. h. zum Examen notwendige, nicht angerechnet werden kann.

Die von den Praktikanten anzufertigenden Geburtsberichte werden auf vorgedruckte Blätter geschrieben und dienen der klinischen Besprechung der Geburt zur Grundlage. Bei einer Durchschnittszahl von 180—190 Geburten pro Semester und 140—160 Studenten, kann Jeder eventuell im Semester zwei Geburten und in den zwei klinischen Semestern vier Geburten beobachten, eventuell, wenn er als Auskultant ein Semester die Klinik belegt, fünf bis sechs Geburten. Neben dem Kreisszimmer ist ein Warteraum für die Studierenden hergerichtet, in welchem sich dieselben bei länger sich hinziehenden Geburten aufhalten, eventuell auch während der Nacht schlafen können. Eine Anzahl der gebräuchlichsten neueren geburtshilflichen Lehrbücher liegen dort auf und geben ihnen die Möglichkeit, sich über die einschlägigen Fragen zu unterrichten. Der geburtshülfliche Assistent hat die Aufgabe, den einzelnen Geburtsfall mit den Klinizisten zu besprechen, ihn zu erläutern und zu demonstrieren. Es ist klar, dass diesen Beobachtungen und Vorgängen auf dem Kreisszimmer ein erheblicher Anteil des geburtshülflichen Unterrichts überhaupt zufällt. Auf die Abfassung der Geburtsberichte seitens der Praktikanten lege ich einen grossen Wert, weil es für die Praktikanten selbst eine ausgezeichnete Übung ist, auf die wesentlichen Punkte zu achten, sich selbst Rechenschaft abzulegen über den Verlauf der Geburt und die etwaigen pathologischen Komplikationen. Das Bewusstsein, dass der klinische Lehrer diese Berichte sieht und liest, dass sie in der Klinik zum Gegenstand der Kritik und Besprechung gemacht werden, wird unwillkürlich ein Ansporn sein, bei der Abfassung derselben sich etwas Mühe zu geben. Bei der grossen Wichtigkeit, welche es später im praktischen Leben haben kann, einen objektiven Bericht über einen ärztlichen Gegenstand zu liefern, bei der grossen Schwerfälligkeit, welche in dieser Beziehung bei der Mehrzahl unserer Klinizisten zu beobachten ist, muss schon vom rein didaktischen Standpunkt aus jede Gelegenheit zu einer diesbezüglichen Übung ergriffen werden.

Selbstverständlich müssen die in die Zeit der klinischen Stunden fallenden wesentlichen Geburtsbeobachtungen möglichst auch während dieser Stunde demonstriert werden. Bei einer kleinen Zahl von Praktikanten ist es wohl angängig, sie zu diesem Zweck in das Kreisszimmer selbst zu führen, und gewiss ist diese Art des direkten Demonstrationsunterrichtes die geeignetste. Bei einer grösseren Zuhörerzahl ist diese Art der Demonstrationen aber schlecht, wovon ich früher und jetzt hinreichend Gelegenheit gehabt habe mich zu überzeugen. Nicht nur, dass eine so grosse und unkontrollierte Menge von Personen ganz unnötigen Schmutz und Verunreinigungen aller Art in das Kreisszimmer tragen: es können auch die Wenigsten etwas sehen. Wenn nun eine grosse Anzahl von frei sich umherbewegenden Zuhörern in einem Zimmer ist, welche von dem, was demonstriert wird, nichts sehen können, so entsteht eine fortwährende Unruhe. Diejenigen, welche nichts sehen, gehen unmutig fort oder sie versuchen auf alle nur etwas erhöhten Gegenstände zu klettern, — Stühle, Fensterbretter, Betten etc., — so dass derartige Besuche der Kreisszimmer einerseits ihren Zweck vollkommen verfehlen, andererseits dem Kreisszimmer selbst nichts weniger als vorteilhaft sind. Es bleibt deswegen nichts anderes übrig, als die Kreissenden in den klinischen Hörsaal zu bringen, der natürlich so konstruiert sein muss, dass jeder Zuhörer von seinem Platz alle Vorgänge in dem Demonstrationsraum gut und ohne Mühe übersehen kann. Zu diesem Zweck ist es notwendig, Vorrichtungen zu schaffen, um ohne jede grössere Mühe und selbstverständlich ohne jede Gefahr für die Kreissende, dieselbe in den Hörsaal zu bringen, eine Aufgabe, welche mit Hülfe der sogenannten Betttheber und hydraulischer Personenaufzüge gelöst werden kann und muss, wie ich dies jetzt z. B. hier in Würzburg eingerichtet habe. Denn bei den heutigen Anschauungen über die Einrichtung der Kreisszimmer empfiehlt es sich keinesfalls, in diesem Zimmer selbst feststehende Podiumeinrichtungen zu schaffen, wie sie früher z. B. in der hiesigen Klinik bestanden. Ohne ein solches ist aber die Demonstration für eine grössere Zuschauermenge unmöglich, und einen grossen Demonstrationsraum neben dem Kreisszimmer, ausser einem grossen klinischen Hörsaal, werden sich wohl nicht viele Kliniken einrichten können.

Aus Gründen der Humanität empfiehlt es sich bei derartigen Demonstrationen, besonders wenn es sich um den Gebärakt selbst oder schwierigere Untersuchungen handelt, die Kreissenden zum mindesten leicht zu chloroformieren.

Wenn es sich irgendwie verantworten lässt, wird man es so einrichten, dass etwa vorkommende geburtshülfliche Eingriffe während der klinischen Stunde ausgeführt werden. Leider lässt sich dies nicht oft machen, und so bleibt nichts übrig als dieselben, ebenso wie sonstige pathologische Störungen, an der Hand der klinischen Geburtsberichte in der Klinik zu besprechen, wobei man sich möglichst so einzurichten hat, dass im Laufe jedes Semesters alle wichtigen physiologischen und pathologischen Fragen der Schwangerschaft und Geburt zur Besprechung kommen. Selbstverständlich muss auch sowohl die Behandlung des Wochenbettes, wie der Wochenbetterkrankungen möglichst an Beispielen gezeigt und besprochen werden, obgleich es geradezu eine Kalamität für den klinischen Unterricht ist, dass man bei den jetzigen Zuständen in den Kliniken kaum je Gelegenheit hat, den Studenten Puerperalfieber zu zeigen. In grossen Städten besteht wohl noch die Möglichkeit, Puerperalfieberkranke aus der Stadt in die Klinik aufzunehmen. Die Strassburger Klinik besitzt sogar die vortreffliche Einrichtung einer eigenen Baracke für diese Zwecke. In mittleren Städten aber, wie z. B. hier in Würzburg, würde an sich schon eine sehr grosse Antipathie in der Bevölkerung bestehen, derartige Kranke in die Anstalt zu schaffen, andererseits liefert aber auch die Stadt selbst nicht allzu viel Material in dieser Beziehung. So erfreulich dieser Umstand im allgemeinen ist, so bedauerlich ist er für den Unterricht. Es bleibt somit nichts anderes übrig, als auch die leichtesten Wochenbettsstörungen möglichst ausgiebig für den klinischen Unterricht mit heranzuziehen und über die Symptomatologie und Behandlung der schwereren rein theoretisch vorzutragen.

Selbstverständlich ist es Aufgabe der Klinik, soweit das Material es irgendwie erlaubt, alle Störungen und pathologischen Zustände der Schwangerschaft zu demonstrieren und eventuell die Resultate der Behandlung zu besprechen. Ebenso müssen alle etwa vorkommenden pathologischen Becken untersucht, bestimmt und die Prognose der Geburt erläutert werden, um später durch die Beobachtung und Besprechung der Geburt selbst den jungen Ärzten einigermassen eine Sicherheit in der Beurteilung derartiger Verhältnisse zu geben.

Durch den fleissigen Besuch der Untersuchungsstunden, möglichst während dreier Semester, durch die gut geleitete Beobachtung möglichst zahlreicher Geburten in der Anstalt, durch die an Beispielen aus dem ganzen einschlägigen Gebiet erläuterten klinischen Vorträge muss im wesentlichen die geburtshülfliche Ausbildung des angehenden Arztes erreicht werden.

Als eine ausserordentlich günstige Ergänzung derselben ist, nachdem eine gewisse Vorbildung erworben ist, die geburtshülfliche Poliklinik zu betrachten, eine Einrichtung, welche sich wohl jetzt an allen deutschen Universitätsfrauenkliniken findet. Hier in Würzburg ist sie allerdings erst im Jahre 1888 eingerichtet und deswegen noch nicht so recht in die Gewohnheiten des Publikum eingebürgert. Die geburtshülfliche Poliklinik bringt neben der äusserst wünschenswerten Ergänzung und Bereicherung des Unterrichts noch den erheblichen Vorteil mit sich, dass durch sie eine stete, lebendige Berührung der Klinik mit dem Publikum und den Hebammen unterhalten wird, was besonders auch dann in hohem Masse wünschenswert ist, wenn die geburtshülfliche Lehranstalt zugleich Unterrichtsanstalt für die Hebammen ist. Der wesentlichste Vorteil aber der geburtshülflichen Poliklinik ist der, dass er das Unterrichtsmaterial durch eine Reihe — der Natur der Sache nach — wesentlich pathologischer Beobachtungen bereichert und die Studenten lehrt, wie die praktische Geburtshülfe im Hause sich macht. Besonders unter den in Betracht kommenden Verhältnissen unterscheidet sie sich von der in der Klinik doch recht wesentlich und ist so eine vortreffliche Übung für die Praxis. Die Leitung der geburtshilflichen Poliklinik geschieht am besten durch einen eigenen älteren Assistenten oder doch durch einen solchen, der nicht durch direkte Verpflichtungen zu sehr an die Anstalt gebunden ist.

In kleineren und mittleren Städten, wie in Würzburg z. B., ist die Ausübung der poliklinischen Geburtshülfe nicht anders möglich, als dass gleich nach Eingang der betreffenden Meldung (zu welcher den Hebammen kleine gedruckte Formulare zugestellt werden) der Assistent mit dem Praktikanten zu der betreffenden Kreissenden geht und dieselbe zugleich mit ihm untersucht. Zu diesem Zwecke ist es in höchstem Masse wünschenswert, dass einige der poliklinischen Praktikanten in der Anstalt selbst wohnen, um jeden Augenblick bereit zu sein. Diese von Schroeder meines Wissens in der neuen Klinik in Berlin zuerst eingeführte Einrichtung erleichtert die Ausnutzung der ganzen Einrichtung in hohem Masse. Sie beschränkt zwar andererseits die Teilnahme an derselben nur eben auf die Zahl dieser Hauspraktikanten; aber der Nutzen, den diese selbst davon haben, ist unvergleichlich grösser, und die Handhabung der ganzen Institution unendlich viel bequemer und auch für die hülfesuchenden Frauen sehr viel förderlicher, als wenn die

Studenten ausser der Anstalt wohnen. Ich kenne die grossen Nachteile dieser letzteren Einrichtung von den früheren Verhältnissen in Berlin und auch an der hiesigen Anstalt zur Genüge, um die ausserordentlichen Vorteile der jetzigen Gestaltung nicht ganz und voll anzuerkennen. Die Schwierigkeiten, die betreffenden Praktikanten bei Tage, besonders an Feiertagen, schnell genug aufzufinden, noch viel mehr aber in der Nacht sie herbeizurufen, sind in grossen Städten fast unüberwindlich, aber auch in kleineren Städten sehr unbequem. Das Publikum und die Hebammen werden ungeduldig, wenn die gewünschte Hülfe nicht bald kommt, es gehen schliesslich eine Anzahl wertvoller Beobachtungen für die Studenten verloren, weil diese gar nicht oder zu spät zu erreichen sind. Ähnlich liegt es aber unter Umständen auch bei Geburten in der Klinik, wenn Kreissende schneller niederkommen, als die Praktikanten herbeizurufen sind, oder wenn aus dringender Indikation sofort eingegriffen werden muss. Auch alle während der Oster- und Herbstferien vorfallenden Entbindungen gehen für den Unterricht verloren, wenn nicht jederzeit einige Studenten leicht zu erreichen sind. Denn von einer eingeschränkten Thätigkeit der klinischen Anstalten während der Ferien kann in umfänglicher Weise aus dem Grunde schon keine Rede sein, weil die Kranken dadurch gezwungen würden andere Anstalten aufzusuchen, und es durchaus nicht im Belieben des leitenden Arztes steht, dieselben wieder an die Anstalt zu ziehen, wenn er sie braucht. Besonders bei den geburtshülflichen Anstalten kann selbstverständlich von einer derartigen Einschränkung keine Rede sein, und eine dem ärztlichen Unterricht dienende Verwertung des Materials scheint mir auch während dieser Zeit durchaus angebracht. Aus allen diesen Gründen einer vollständigeren Verwertung des geburtshilflichen Unterrichtsmaterials scheint es mir daher ausserordentlich praktisch, wo es die räumlichen Verhältnisse der Anstalt irgend gestatten, eine Anzahl von Studenten für einige Zeit — vielleicht zwei Monate — in der Anstalt selbst wohnen zu lassen. Von der Anzahl der Studenten und von der Grösse des zur Verfügung stehenden Materials wird es abhängen, wie lange man diese Zeit ausdehnen will. Eine zu grosse Ausdehnung würde sich schon darum nicht empfehlen, weil diese Zeit natürlich für andere Studien ziemlich völlig verloren ist. Ich werde gleich weiter unten ausführen, warum diese Einrichtung der „Hauspraktikanten" auch für die Ausnutzung des gynäkologischen Unterrichtsmaterials von grosser Bedeutung ist.

Wenn für einen erfolgreichen Besuch der geburtshülflichen Klinik der vorhergehende Besuch einer Vorlesung über spezielle Geburtshülfe mir unumgänglich erscheint, so möchte ich dies für weniger notwendig erklären für die gynäkologische Klinik, besonders dann nicht, wenn die Klinik ein erstes Semester zum Zuhören besucht wird. Denn ich bin allerdings auch der Ansicht, dass mit Rücksicht auf die Wichtigkeit und Notwendigkeit der praktischen Studien der Besuch der rein theoretischen Vorlesungen auf das notwendigste Mass eingeschränkt werden solle. Dabei setze ich voraus, dass zu gleicher Zeit während dieses ersten Semesters die Untersuchungsstunden fleissig besucht werden, und dass dieselben nicht nur Gelegenheit zur geburtshülflichen, sondern auch zur gynäkologischen Untersuchung geben. Kommen in einem Semester, wenigstens bei kleinerem Material, auch nicht alle Kapitel der Gynäkologie zur Verhandlung, so doch sicher die wesentlichsten, so dass der Zuhörer, wenn auch nicht einen zusammenhängenden, so doch immerhin einen ziemlich umfassenden Überblick über die gynäkologischen Erkrankungen bekommt, während er sich zu gleicher Zeit die notwendigste Übung in der gynäkologischen Untersuchung und in der Handhabung der gynäkologischen kleineren Technizismen verschafft. Wird freilich auf ein derartiges vorbereitendes Semester verzichtet, so ist es absolut notwendig, entweder eine entsprechende Vorlesung oder einen praktischen Kurs vor dem Besuch der Klinik zu hören. Denn wer in beiden Beziehungen unvorbereitet in die gynäkologische Klinik kommt, wird wenig Nutzen davon haben. Der Besuch rein theoretischer Vorlesungen ist im allgemeinen heute bei dem Überhandnehmen der praktischen Spezialfächer ja nicht gerade sehr beliebt, und sie werden deswegen vielfach, was ich auch durchaus praktisch finde, für die Studierenden anziehender und fruchtbringender gemacht durch eine gleichzeitige Verbindung mit praktischen Demonstrationen oder Untersuchungsübungen. Jedenfalls also muss eine derartige Vorlesung während des vorhergehenden Semesters oder der Besuch eines guten Ferienkurses vorangegangen sein.

Was nun den Unterricht in der gynäkologischen Klinik selbst anbetrifft, so ist derselbe, mehr wie in irgend einer anderen Klinik, erschwert durch das natürliche Schamgefühl und durch den begreiflichen Widerwillen der Frauen gegen derartige Demonstrationen. In kleineren Städten würde eine gynäkologische Klinik meiner Erfahrung nach überhaupt kaum abzuhalten sein, wenn man nicht ausnahmslos alle Patientinnen für die Zwecke der Untersuchung chloroformierte. Dazu kommt, dass die Untersuchung, besonders von ungeübter Hand ausgeführt, sehr häufig recht empfindlich und die Untersuchung durch eine grössere Anzahl von Studenten im höchsten Masse unangenehm ist. Das letztere ist aber, bei einer grösseren Zuhörerzahl, gar nicht zu umgehen; denn anderenfalls ist es ganz unmöglich, den Praktikanten auch nur einigemale im Semester die Gelegenheit zur Untersuchung zu geben. Sowohl die Humanität gegenüber den Kranken, wie das Interesse des Unterrichts erfordern in gleicher Weise, dass die Patientinnen chloroformiert werden. Dabei kommt es uns zu statten, dass im Ganzen die Frauen das Chloroform besser vertragen, als Männer. Die Unannehmlichkeiten, welche dadurch für das assistierende Personal entstehen, die erheblichen Mehrkosten für die Klinik, der Nachteil für die Beurteilung der Schmerzhaftigkeit gewisser Manipulationen und der Verwertung der Schmerzhaftigkeit für die Diagnose, sollen keineswegs verkannt werden: aber die Vorteile für eine ruhigere und exaktere Untersuchung und für die ausgiebigere Verwertung derselben sind unvergleichlich grösser. Müssen wir ja doch auch ohne Berücksichtigung des Unterrichts behufs genauer Ausführung der kombinierten Untersuchung oft genug für uns selbst die Narkose zu Hilfe nehmen!

In den meisten gynäkologischen Kliniken wird daher aus den gleichen Gründen wohl so verfahren, dass die Patientinnen chloroformiert in die Klinik hereingebracht und nun zunächst von einem oder zwei Klinizisten untersucht werden. Der Untersuchungsbefund wird am besten — um den übrigen Zuhörern der Klinik eine möglichst exakte Vorstellung zu geben — in Beckenschemata, welche wir im Sagittalschnitt und in der Ansicht von vorn und von oben auf Glastafeln vor dem Fenster angebracht haben, eingezeichnet, und an der Hand desselben, eventuell unter Zuhülfenahme der Anamnese, die Diagnose bezügl. die Differential-Diagnose besprochen. Wie bei der Untersuchung Schwangerer lege ich auch bei der Untersuchung gynäkologisch Kranker grossen Wert darauf, dass zunächst ohne Berücksichtigung der Anamnese allein nach dem objektiven Befund die Diagnose möglichst präzisiert wird, damit die Studenten sich daran gewöhnen, dieselbe unbeeinflusst durch die Anamnese zu stellen. Gewöhnlich werden hier zwei Praktikanten zu jedem Fall zunächst zum Praktizieren aufgerufen und mit dem Einen an der Hand des Befundes die Diagnose, mit dem Andern die Therapie erörtert. Giebt es besonders wichtige Dinge zu sehen, so werden gegen Schluss der Stunde die übrigen Zuhörer aufgefordert, von einer Seite bei der Kranken vorbeipassierend, sich die betreffende Affektion zu betrachten. Wenn es der Zustand der Kranken an sich erlaubt, werden der Reihe nach 4—6 Zuhörer aufgefordert, die kombinierte Untersuchung nachträglich noch vorzunehmen, um sich in der Untersuchung zu üben und von dem Untersuchungsbefund zu überzeugen. Dies scheint mir die einzige Möglichkeit, um auch bei einer grossen Zuhörerzahl dem Einzelnen Gelegenheit zu geben, verschiedene Krankheitszustände selbst zu untersuchen. Denn es scheint mir in der Regel richtiger, selbst wenn das Krankenmaterial es erlaubt, in der einzelnen klinischen Stunde nur einen Krankheitsfall nach jeder Richtung hin erläuternd zu besprechen und ihn dann von möglichst Vielen untersuchen zu lassen, als mehrere Fälle nur oberflächlich, die dann vielleicht den zwei Praktikanten, welche sie untersuchen, noch nicht einmal ganz klar werden. Denn die Hälfte der zur Verfügung stehenden Unterrichtszeit muss man mindestens auf geburtshülfliche Besprechungen rechnen, so dass die zur Verfügung stehende Zeit an sich schon nicht übermässig lang ist. Das Ziel der gynäkologischen Klinik muss jedenfalls das sein:

die Praktikanten in der Handhabung der Untersuchungsmethoden und der Diagnostik vor allen Dingen auszubilden, damit sie in dieser Beziehung wirkliche Berater der leidenden Frauen werden können. Desgleichen müssen sie die Therapie bei den gewöhnlicheren Frauenleiden einigermassen beherrschen. Ein grosser Teil dieser Therapie ist allerdings heute operativer Natur und darum der Thätigkeit des zukünftigen Hausarztes entzogen. Doch muss ich es durchaus als eine Aufgabe der Klinik betrachten, den angehenden Ärzten die Gelegenheit zu geben, möglichst alle diese Operationen aus eigener Anschauung kennen zu lernen, ebenso auch über die augenblicklichen und bleibenden Resultate derselben ihnen ein bestimmtes und klares Bild zu geben. Denn nach dem Urteil, welches sie aus der Klinik mitnehmen, müssen sie später den Frauen ihren ärztlichen Rat bezüglich der Operation geben. Die Ärzte müssen von den Gefahren und den Erfolgen dieser Operationen selbst eine bestimmte und sichere Überzeugung haben, um nötigenfalls ihre ganze Autorität bei dem oft genug widerstrebenden Publikum einsetzen zu können und die Kranken moralisch zur rechtzeitigen Operation zu zwingen. Ich erinnere in dieser Beziehung nur nur an die grosse Bedeutung, welche die Thätigkeit und der Rat des Hausarztes bei Kranken mit beginnendem Uteruscarcinom unter Umständen hat. Alle Veröffentlichungen über die Resultate der Operationen gipfeln in dem Appell und in der Mahnung an die Hausärzte, die ersten Zeichen der Erkrankung zu beachten und mit allen Mitteln die Kranken zur Operation möglichst früh zu zwingen.

Es gehört auch entschieden zur Bildung des angehenden Arztes von heute, dass er die Vorgänge und das Verfahren bei einer Ovariotomie oder ähnlichen Laparotomie oder bei einer der so vielfach ausgeführten plastischen Operationen an den weiblichen Geschlechtsorganen oder einer Totalexstirpation des Uterus gesehen hat. Denn später dürfte es für die meisten Ärzte sehr schwer sein, derartige Versäumnisse nachzuholen. Nun hat es seine besonderen Schwierigkeiten, die gynäkologischen Operationen, mit Ausnahme der Laparotomien, einer grösseren Zuhörerzahl zu demonstrieren, da von den meisten derartigen Operationen nur Diejenigen etwas sehen, welche dicht hinter dem Operateur stehen, und da — der Natur der Dinge nach — durch den Operateur und die Assistenten vielfach die direkte Übersicht des Operationsfeldes beschränkt wird. Es sind deshalb wohl aus den meisten Kliniken mit etwas grösserer Zuhörerzahl die Operationen während der klinischen Stunde verbannt und werden vorher oder unmittelbar im Anschluss an die Vorstellung der betreffenden Kranken vor einer beschränkten Zahl von Zuschauern ausgeführt. Diese werden entweder nach der klinischen Inskriptionsliste in grösseren Gruppen zu den Operationen eingeladen, oder es wird die Zeit der Operation ihnen bekannt gegeben und ihnen überlassen in einer Anzahl, die sich von selbst korrigiert, der Operation zuzuschauen. Bei der wohl ziemlich allgemein angenommenen Praxis, die Laparotomien nicht in den grossen Hörsälen, sondern in eigens dafür eingerichteten Zimmern auszuführen, gebietet sich diese Beschränkung der Zuschauerzahl hierbei schon ganz von selbst, auch aus Gründen der Asepsis. Verfügt nun die Anstalt über eine genügend grosse Zahl von Laparotomien, so wird es ja nicht schwer sein, sämtliche Zuhörer der Reihe nach im Laufe eines Semesters zu derartigen Operationen heranzuziehen. Ist aber das Material in dieser Beziehung beschränkt, wie z. B. hier in Würzburg, andererseits die Zahl der Zuhörer sehr gross, so ist es nicht wohl angängig in dieser Weise zu verfahren. Man muss sich deshalb die ernstliche Frage vorlegen, falls die Verhältnisse des Hörsaales es überhaupt erlauben, ob man nicht — demonstrationis causa — besonders einfachere Laparotomien in diesem vor der ganzen corona ausführen kann und soll. Die Furcht vor der Operation unter solchen Verhältnissen ist entschieden übertrieben worden in einer Zeit, wo wir vor den Infektionskeimen der Luft eine viel grössere Sorge hatten, als jetzt. Die Erfahrungen der Chirurgen, welche ihre Laparotomien fast immer in der Klinik ausführen, die Erfahrungen z. B. auch aus der Klinik von C. Braun, der alle seine Laparotomien in einem nichts weniger als günstig ausgestatteten grossen Hörsaal mit vortrefflichem Erfolg ausführte, beweisen unter allen Umständen, dass man dies kann und ohne grössere Gefährdung der Gesundheit der Patientinnen darf. Wenn Hände, Instrumente, Operationslager und alles, was mit der Kranken in Berührung kommt, aseptisch ist, so ist es auch meiner Ansicht nach gleichgültig, ob 10 oder 100 Zuschauer anwesend sind, vorausgesetzt, dass Vorsorge getroffen ist, dass dieselben nicht in irgend einer Weise mit dem Operationsfeld in Berührung kommen. Als Regel dies zu thun, würde ich gewiss deswegen schon nicht empfehlen, weil die klinische Stunde für andere Dinge verwendet werden muss, wie für die Anschauung von Operationen. Auch ist selbstverständlich die Kontrolle des ganzen Laparotomieapparates in einem hierfür reservierten Zimmer viel einfacher und besser durchzuführen. Aber einigemale während des Semesters lässt es sich schon ausführen, besonders wenn eben sonst die Gelegenheit, Laparotomien zu sehen, sehr gering ist.

Eine erhebliche Schwierigkeit bei einem in dieser Weise durchgeführten gynäkologischen Unterricht besteht weiter darin, dass es nicht ganz leicht ist, den Studierenden die Resultate und eventuell die Erfolge der gynäkologischen Behandlung zu demonstrieren, weil es immer wieder notwendig werden würde, die vorgestellten Kranken zu chloroformieren. Dies ist in hohem Masse unbequem, besonders wenn es sich um geringfügigere Leiden handelt. Einigemale freilich muss man meiner Ansicht nach auch hier sich dieser nicht angenehmen Aufgabe unterziehen, um den Studenten

z. B. die Erfolge plastischer Operationen bei früher vorgestellten Kranken, oder die Gestaltung der Wundverhältnisse und des Heilungsverlaufes nach Totalexstirpationen des Uterus oder nach Laparotomien zu zeigen, denn die eigene Anschauung giebt ohne Zweifel einen viel bleibenderen Eindruck, als das mündliche Referat. Auch die Erfolge in Bezug auf die Veränderung grösserer Exsudate werden mit grossem Vorteil an der Hand von Zeichnungen des Befundes in Beckenschematen in grösseren Zwischenpausen an derselben Kranken demonstriert. Bei vielen gynäkologischen Behandlungsmethoden und Eingriffen: z. B. bei der Behandlung der Endometritis, bei der symptomatischen Behandlung der Myome, der Lageveränderungen, der chronischen Perimetritis u. s. w. tritt der Erfolg der Behandlung erst nach so langer Zeit klar zu Tage, dass es auch an sich unmöglich wäre, ihn an derselben Kranken zu zeigen. Diese von mir oft sehr lebhaft empfundene Lücke im gynäkologischen Unterricht muss man in der Weise versuchen auszufüllen, dass man auch andere, geheilte oder gebesserte Fälle gelegentlich vorstellt, indem man an der Hand der seinerzeit angefertigten Krankengeschichten, wenn möglich mit Hilfe von schematischen Zeichnungen, die Veränderungen in dem ganzen Zustand erläuternd bespricht. Gerade aber auch für diese weitere Beobachtung des Einflusses der Behandlung, überhaupt des ganzen weiteren Verlaufes, ist es sehr wertvoll, dass wenigstens einige ältere Studenten in der Anstalt wohnen, regelmässig die Krankenvisiten mitmachen und eine direkte Anschauung von dem Erfolg der ganzen Behandlung gewinnen.

Am wenigsten für den Unterricht direkt zu verwerten ist die gynäkologische Poliklinik, wenigstens in kleineren Städten und dann, wenn die Einrichtung sich in die Gewohnheiten des Publikum noch nicht recht eingebürgert hat. Wer von einer gynäkologischen Poliklinik wirklich Nutzen haben will, muss auch selber die Kranken untersuchen. Und gerade dies ist nicht nur bei derartigen Kranken sehr zeitraubend, sondern auch für sie sehr unangenehm. Die Scheu vor solchen Untersuchungen in Gegenwart von Studenten oder gar durch Studenten ist — wenigstens hier — häufig grösser, als das Bedürfnis nach Hülfe. Es ist deswegen die Hinzuziehung von Studenten auch aus diesem Grund, so wünschenswert sie sonst wäre, nur schwierig und sehr vorsichtig durchzuführen, am ehesten noch in der Weise, dass — je nach der Grösse des vorhandenen Materials — einer oder mehrere der betreffenden Hauspraktikanten aktiv an der Abfertigung der Poliklinik teilnimmt und mit Auswahl auch die Kranken untersucht.

Wie alle unsere medizinischen Disziplinen heute auf der pathologischen Anatomie fussen und ohne fortwährende Berücksichtigung derselben nicht gelehrt werden können, so muss natürlich in der Geburtshilfe sowohl, wie besonders in der Gynäkologie immer wieder hierauf zurückgegriffen werden.

Für diese Zwecke ist nicht nur die anatomische Spezialsammlung der Anstalt ausgiebig heranzuziehen, sondern es sind auch alle frischen Präparate direkt zu verwenden. Dabei muss auch auf den histologischen Bau der normalen sowohl, wie der pathologischen Gewebe eingegangen werden, insbesondere, soweit derselbe etwa für differentielle Diagnose mit in Betracht kommt. Diese Sachen werden erfahrungsgemäss in den Kursen der pathologischen Anatomie nicht ausführlicher erörtert, und es erscheint zum mindesten wünschenswert, dass die Studenten doch einen Einblick und einen Eindruck von der Verwendbarkeit der histologischen Diagnose bekommen. Ich lasse daher eine genügende Anzahl von Demonstrationsmikroskopen in Gruppen von je zwei oder drei aufstellen, in denen dann neben dem Normalen gleichzeitig zum Vergleich das Pathologische betrachtet werden kann. In dem neuen Hörsaale der hiesigen Klinik ist die Einrichtung getroffen, dass in dem Raum unter dem Podium je drei grosse Fenster für diese Zwecke vorhanden sind, so dass der Assistent während der Klinik hier ohne Störung zahlreiche mikroskopische Präparate aufstellen kann und die Studenten beim Verlassen des Hörsaales, ohne sich zu sehr gegenseitig zu stören, die Präparate mustern können. Breite, schieferne Fensterbretter dienen dazu, um gleich eine kleine schematische Zeichnung von den hauptsächlich zu beachtenden Dingen zu entwerfen. Dieselben werden übrigens schon vorher an den von Wyder entworfenen durchsichtigen Tafeln im Auditorium demonstrert. Wo dieselben nicht zureichend sind, habe ich sie durch eine Anzahl grosser, farbiger Tafeln ergänzen lassen.

Eine ausserordentlich wichtige Ergänzung des geburtshilflichen Unterrichts ist die Erteilung der sogenannten Operationskurse. Während in früherer Zeit vielfach die Pathologie der Geburt unter Zuhülfenahme des Phantoms zugleich mit den technischen Einzelheiten der eventuell auszuführenden Operationen während der klinischen Stunden besprochen wurde, ist mit dem reichlicheren Zuströmen, besonders auch des gynäkologischen Unterrichtsmaterials, das Phantom aus der Klinik wohl überall völlig verbannt. Um so grössere Bedeutung aber kommt den Operationskursen zu, in welchen nicht allein die technische Ausbildung in den operativen Handgriffen dem Einzelnen beigebracht werden soll, sondern in denen auch in übersichtlicher und zusammenfassender Weise ein Überblick über die Gesamtheit der operativen Eingriffe, ihre Indikationen, ihre Prognose etc. gegeben werden soll. Ich möchte durchaus daran festhalten, dass diese Operationskurse, ebenso wie die chirurgischen, zum mindesten einmal in jedem Unterrichtsjahr von dem betreffenden Ordinarius selbst abgehalten werden, und nicht allein in die Hände der Docenten und Assistenten gelegt werden. Zunächst halte ich es für durchaus erforderlich, dass der offiziell für das Fach angestellte Lehrer in zusammenhängender Weise sachlich begründete, auf grössere Erfahrung gestützte, bestimmte Regeln für die operative Technik giebt. Auch für die einheitliche Handhabung dieser Technik an der Klinik durch die eigenen Assistenten halte ich dies für durchaus wünschenswert. Bei gelegentlichen Besprechungen pathologischer Vorkommnisse in der Klinik lässt sich dies doch bei weitem nicht in genügender Weise ausführen und vor allem ausüben. Des weiteren besteht bei Assistenten oder Docenten, welche niemals an einem grossen geburtshülflichen Material praktische Erfahrungen gewonnen haben, die Gefahr, dass sehr leicht gewisse Schulmeinungen und Phantomoperationen andauernd gelehrt und geübt werden, welche praktisch Niemand mehr anwendet oder ausführt, und somit die Studenten mit unnötigem Ballast beschwert werden.

Schliesslich ist die Abhaltung der Operationskurse durch den betreffenden Ordinarius ein vortreffliches Mittel, mit den einzelnen Zuhörern, auch bei einer grösseren Zahl, in persönliche Berührung zu kommen und sie kennen zu lernen.

Da nun einer der Hauptzwecke dieser Kurse die technische Einübung der Operationen ist, so können natürlich bei einer grösseren Anzahl von Zuhörern nicht Alle zugleich am Phantom üben. Es wird sich also ganz von selbst gebieten, neben einer allgemeinen Vortragsstunde für Alle eine Reihe von Einzelübungsstunden einzurichten, und zwar so, dass etwa an jedes Phantom acht bis höchstens zwölf Teilnehmer kommen. Wenn dann zugleich von dem klinischen Lehrer und einem oder den zwei ältesten Assistenten (das letztere z. B. hier in Würzburg) zugleich an je einem Phantom unterrichtet wird, so können in jeder Übungsstunde etwa 30—40 Praktikanten am Phantom untersuchen und operieren. Diese sind wieder namentlich in drei Gruppen eingeteilt, welche abwechselnd bei den verschiedenen Phantomen bezüglich bei den verschiedenen Lehrern üben, um möglichst gleichmässig ausgebildet zu werden. Es müssen natürlich soviel Übungsstunden eingerichtet werden, dass jede Gruppe von 30—40 mindestens einmal wöchentlich an die Reihe kommt: bei 120 Teilnehmern also ausser der allgemeinen Stunde drei oder vier Übungsstunden. Dabei dürfte es sich empfehlen, den Operationskurs auf das längere Wintersemester zu verlegen, um möglichst viel Zeit zur Verfügung zu haben. Bei grossen Universitäten wird ganz von selbst eine Teilung der Arbeit eintreten, indem auch von anderen Docenten derartige Operationskurse abgehalten werden. Da die meisten Studenten doch zweimal, entweder während der Studienzeit oder während des Examens oder vor demselben derartige Kurse mitnehmen, so ist es nur erwünscht, wenn auch im Sommersemester und während der Ferien von anderer Seite ihnen hierzu Gelegenheit gegeben wird.

So absolut notwendig nun eine sichere Ausbildung der jungen Ärzte in der geburtshülflichen Operationslehre ist, so scheint mir diese Notwendigkeit in Bezug auf die technische Einübung der gynäkologischen

Operationen nicht recht vorzuliegen. Die allgemeinen Grundsätze der gynäkologischen Operationen sind ja keine anderen, wie die, welche in den chirurgischen Operationskursen gelehrt werden. Die eigentümlichen Schwierigkeiten gynäkologischer Operationen lassen sich am Phantom nur in sehr unvollkommener Weise nachmachen, und es liegen in der Praxis die Verhältnisse fast nie so, dass augenblickliche Operationen, wie in der Geburtshülfe, notwendig wären. Wenn ich es also auch als ganz willkommen bezeichnen möchte, dass älteren Studenten oder jungen Ärzten, welche die Zeit dazu übrig haben und sich vielleicht besonders dafür interessieren, in Privatkursen die Gelegenheit zu derartigen Übungen gegeben wird, so kann ich dies nicht als eine Aufgabe der Klinik betrachten. Unter keinen Umständen würde ich es als genügend bezeichnen können, um ohne weitere klinische Bildung daraufhin etwa gynäkologische Operationen vornehmen zu können.

Je grösser die Klinik ist, besonders auch je zahlreicher die Praktikanten sind, um so mehr muss natürlich der klinische Lehrer auch direkt in dem Unterricht von gut geschulten Assistenten unterstützt werden. Besonders ist es gar nicht zu umgehen, dass ein erheblicher Anteil des Unterrichts am Kreissbett dem betreffenden Assistenten zufällt und dies um so mehr, wenn der klinische Lehrer nicht unmittelbar in oder an der Anstalt wohnen kann, wie z. B. hier in Würzburg. An Kliniken, wie der hiesigen, wird sich die Einrichtung der Thätigkeit der Assistenten wohl ziemlich von selbst ergeben: der jüngste leitet die geburtshilfliche Station, der zweite die gynäkologische und die gynäkologische Poliklinik, der erste Assistent die geburtshilfliche Poliklinik und zugleich das wissenschaftliche Laboratorium, in welchem die anatomischen und mikroskopischen Untersuchungen ausgeführt werden. Zugleich führt er die Aufsicht über die Sammlung und die Anstaltsbibliothek, führt zugleich auch die Praktikantenlisten, besorgt die Verteilung der Praktikanten in den Untersuchungsstunden und den Operationskursen und giebt den im Laboratorium mit Dissertationsarbeiten beschäftigten Studenten die nötigen Anweisungen. Bei einer grösseren geburtshilflichen Poliklinik und einer ausgedehnteren Abteilung für Infektionskranke wird das Assistentenpersonal natürlich entsprechend vermehrt werden müssen, wenn die Anstalt ihre Lehrzwecke gut erfüllen soll. Im Interesse der Klinik als Lehrinstitut liegt es jedenfalls, wenn man nicht genötigt ist, eben mit dem Examen fertig gewordene Ärzte als Assistenten anstellen zu müssen. Eine gewisse Vorbildung in der pathologischen Anatomie, der Handhabung der gewöhnlichen klinischen Untersuchungsmethoden, der mikroskopischen Technik und der bakteriologischen Untersuchung ist in hohem Masse erwünscht.

Nach dem oben Dargelegten würde also der Unterricht in den geburtshilflich-gynäkologischen Kliniken nach meiner Ansicht am besten sich derart gestalten, dass in einem vorbereitenden Semester theoretische Geburtshilfe getrieben und auskultatorisch die Klinik gehört, zugleich einige Geburten beobachtet und die nötige Übung in der geburtshilflichen und gynäkologischen Untersuchung erworben wird. In den zwei folgenden klinischen Semestern wird dann die eigentliche Ausbildung auch durch die Teilnahme an einem oder zwei geburtshülflichen Operationskursen nach Kräften gefördert. Nach dem für die hiesigen Verhältnisse entworfenen Studienplan sind das achte und neunte Semester als die zum Besuch der geburtshilflich-gynäkologischen Klinik geeignetsten bezeichnet. Je nach der Grösse des vorhandenen Materials und der Anzahl der Zuhörer ist die Aufgabe natürlich mehr oder weniger schwierig zu lösen, und bei einer so grossen Zahl von Zuhörern, wie sie hier in Würzburg in den letzten Jahren war (150—250), ist die Lösung bei einem nicht sehr grossen Material ohne eine streng durchgeführte Teilung und Ordnung überhaupt nicht möglich. Allein dadurch glaube ich erreicht zu haben, dass trotz der besonderen Schwierigkeiten hier die Mehrzahl der jungen Ärzte mit einer guten, praktischen Durchschnittsbildung die Universität verlassen hat, zum mindesten alle Diejenigen, welche wirklich mit Fleiss und Interesse ihre Zeit benutzt haben. Dass dies letztere natürlich ebenfalls notwendig ist, ist so selbstverständlich, dass es kaum noch gesagt zu werden brauchte; und doch sollten Diejenigen, welche immer über einen Mangel in der praktischen Ausbildung der jungen Ärzte klagen, diesen Punkt auch etwas in das Auge fassen. Nach meinen immer von neuem bestätigten Examens-Erfahrungen hier, kann ich Ziemssen (siehe dieses Jahrbuch, Band III, pag. 89) nur voll und ganz beistimmen, wenn er sagt, dass die schlechten Ärzte auch immer die schlechten Studenten gewesen sind. Ich möchte es dahin ergänzen, dass wir trotz der immer zunehmenden Ansprüche an die Zeit des Einzelnen bei den Fleissigen fast stets eine gute, nicht selten eine vortreffliche Spezialkenntnis finden. Fertige Ärzte mit grossen praktischen Erfahrungen wird die Universität niemals liefern können, denn die Erfahrungen liefert schliesslich Allen erst die eigene Praxis und das Leben. Welchen ausserordentlichen Fortschritt aber wir durch die Errichtung und Ausstattung der Kliniken für Geburtshülfe und Gynäkologie gerade in der praktischen Ausbildung der angehenden Ärzte in unserem Fach gegen früher gemacht haben, ersieht man am besten, wenn man z. B. einmal die Schilderungen vergleicht, welche Osiander in seinen „neuen Denkwürdigkeiten", Göttingen 1799, von der Art und Weise des damaligen Studiums dieses Faches giebt. Um nur überhaupt die Möglichkeit zu haben, Geburten zu sehen und einige Schwangere zu untersuchen, mussten die jungen Ärzte nach Strassburg reisen und dort event. bei einer beschäftigten Hebamme heimlich Privatkurse nehmen! Aber freilich: ohne eigene Arbeit ist das Ziel auch jetzt nicht zu erreichen! Auch unsere Klinizisten müssen sich selbst redlich bemühen, die ihnen gebotenen günstigen Gelegenheiten auch möglichst gründlich auszunutzen! Der klinische Unterricht in den geburtshülflich-gynäkologischen Instituten wird ihnen aber auch dann nicht nur wertvolle Fachkenntnisse verschaffen, sondern auch die allgemeine ärztliche Ausbildung, besonders in der praktischen Handhabung der Antisepsis wesentlich fördern und, wie ich oben andeutete, auch allgemein didaktisch nicht ohne Vorteil sein!

Die heutige Chirurgie und der chirurgische Unterricht.

Von

Professor Dr. Johann Mikulicz,
Geh. Medizinalrat in Breslau.

Immer lauter und dringender werden die Stimmen, die nach einer Reorganisation des medizinischen Unterrichtes an unseren Universitäten verlangen. Schon in der Mitte der siebziger Jahre haben zwei hervorragende Vertreter der inneren Medizin und der Chirurgie die Mängel des gegenwärtigen Unterrichtssystems aufgedeckt und Vorschläge zu deren Beseitigung gemacht. Es waren keine geringeren als von Ziemssen[1]) und Billroth[2]). Wenn die beiden Kliniker auch in manchen Einzelheiten von einander abwichen, so stimmten sie doch in der Hauptsache überein: dass die praktisch-klinische Ausbildung der angehenden Ärzte eine ungenügende sei. Dass sich die Mängel im Unterricht seit dieser Zeit mit der zunehmenden Entwickelung der Medizin nicht verringert, sondern eher gesteigert haben, geht daraus hervor, dass sowohl von Ziemssen als auch Billroth im Laufe der Jahre ihre Mahnungen bei verschiedenen Gelegenheiten wiederholt und dass auch andere Kliniker ähnliche Ansichten ausgesprochen haben.

In seinen Aphorismen[3]) (1886) spricht es Billroth ganz offen aus: „Dass die Ausbildung der Mediziner zu Ärzten auf der Universität, wenn sie nicht durch praktischen Dienst in einem Krankenhause compensiert wird, eine unvollkommene ist, hat man längst erkannt."

So bedeutungsvoll nun die Anschauungen der klinischen Lehrer an und für sich sind, so gewinnen sie doch erst ihr volles Gewicht durch die Äusserungen und Vorschläge, welche in demselben Sinne von Seite der

---

[1]) Über den klinischen Unterricht in Deutschland. Deutsch. Arch. f. klin. Med. XIII.

[2]) Über das Lehren und Lernen der medizinischen Wissenschaften an den Universitäten der deutschen Nation. Wien 1876.

[3]) Aphorismen zum „Lehren und Lernen der medizinischen Wissenschaften". Wien 1886.

praktischen Ärzte selbst gemacht wurden. Denn diese empfinden im praktischen Leben am besten die Lücken und Mängel des Universitätsunterrichtes. Der deutsche Ärztetag[1]) hat im vorigen Jahre in Weimar ausführlich über die Organisation des medizinischen Unterrichtes verhandelt und die bekannten Beschlüsse gefasst, auf die ich zum Teil später noch zurückkommen werde.

Wenn wir uns fragen, worin der Grund der Unzulänglichkeit des heutigen klinischen Unterrichtes liegt, so finden wir die Antwort in den klaren Worten v. Ziemssens[2]): „Die Methode des klinischen Unterrichtes hat mit den raschen Fortschritten der Diagnostik und Therapie — ich habe hier vorzüglich die diagnostische und therapeutische Technik im Auge — nicht Schritt gehalten; sie ist hinter derselben zurückgeblieben und lässt deshalb bei den Schülern manche Lücken, welche von einigen in der Praxis auf Kosten ihres Renommés, von anderen auf wissenschaftlichen Reisen, von vielen endlich gar nicht ausgefüllt werden".

Es wäre nun gewiss übertrieben, wollte man unser ganzes System des medizinischen Unterrichtes, weil es den modernen Anforderungen nicht mehr gewachsen ist, über den Haufen werfen. Nicht mit Unrecht nehmen sich andere Nationen unsere Einrichtungen zum Muster. Nicht das System ist falsch, sondern der Rahmen, in den das System heute hineingezwängt wird, ist zu eng. Der ganze Unterrichtsplan datiert ja noch aus einer Zeit, in welcher der Studierende nur drei oder höchstens vier Kliniken und dabei ein paar praktische Kurse zu frequentieren hatte; heute muss in derselben Zeit fast das Doppelte an Materie verarbeitet werden. Dazu kommt, dass ein grosser Teil der neu hinzugekommen Disziplinen und Spezialfächer vorwiegend technischer Art ist; sie können durch Selbststudium weder vom Studenten, noch vom Arzt nachgeholt werden, sie müssen „in der Schule" erlernt werden. Diese Häufung von technischen Disziplinen in der kurzen Lehrzeit übt nun wiederum einen höchst nachteiligen Einfluss auf die wissenschaftliche Ausbildung des Arztes. Die Wissenschaft wird durch die Technik fast erdrückt; eine Sammlung und Vertiefung in die wichtigsten klinischen Fächer, zumal die innere Medizin, wird bei der Hetzjagd, in der der Mediziner während der klinischen Semester heute die Vorlesungen und Kurse abläuft, unmöglich. Ein fleissiger Mediziner hört heutzutage während der klinischen Semester im Tage 8—10 Stunden Kolleg; er auskultiert und perkutiert, elektrisiert und massiert, spiegelt alle möglichen Organe, operiert an der Leiche, lernt Verbände anlegen u. s. w. u. s. w. Dass er dabei weder Zeit noch geistige Frische behält, die Ereignisse des Tages zu verarbeiten oder zu Hause nachzulesen, ist klar. Die meisten werden dabei in den technischen Details oberflächlich ausgebildet, sie werden aber keine denkenden

---

[1]) Die Organisation des medizinischen Unterrichtes. Sonderabdruck aus den Verh. des XIX. Deutschen Ärztetages in Weimar. Leipzig 1892.
[2]) A. a. O.

Ärzte. Sollte noch die Ferienzeit, in der der Mediziner heutzutage einzig und allein sich der ruhigen geistigen Arbeit widmen kann, verkürzt werden, so würde es noch schlimmer stehen.

Die Schädigung der wissenschaftlichen Ausbildung, den Mangel an Vertiefung bei dem jetzigen Unterrichte der Mediziner halte ich für noch viel gefährlicher, als die Mängel in der technischen Ausbildung, so hohe praktische Bedeutung diese auch haben mag.

Dass eine Reorganisation des medizinischen Unterrichtes ein dringendes Bedürfnis und dass diese Reform nur im Rahmen einer verlängerten Studienzeit durchführbar ist, kann nicht mehr bestritten werden. Dagegen ist die Frage noch offen, wie weit dabei die einzelnen Haupt- und Nebenfächer berücksichtigt und in welcher Reihenfolge sie in den Studienplan aufgenommen werden sollen. Die Vertreter der meisten praktischen Disziplinen, zumal derjenigen Fächer, welche erst neu in die Reihe der „obligaten" Gegenstände aufgenommen worden sind oder erst aufgenommen werden sollen, haben ihre Rechte bereits bei verschiedenen Gelegenheiten geltend gemacht. In Betreff der Chirurgie scheint dies auf den ersten Blick nicht nötig zu sein, denn sie nimmt neben der inneren Medizin ohnehin ihren ersten Platz ein. Ich halte es indessen nicht für überflüssig, auch über die Stellung der Chirurgie im künftigen Unterrichtsplane zu diskutieren. Nicht als ob ich fürchten würde, dass sie durch die zu breite Ausdehnung der neuen Fächer zur Seite gedrückt würde; sie wird auch ohne offizielle Stellung ihre alte Anziehungskraft auf die Studierenden ausüben.

Es frägt sich aber: Ist die bisherige Methode des Unterrichtes in der Chirurgie ausreichend? Entspricht sie der heutigen Entwickelung der Chirurgie? Giebt sie dem angehenden Arzte dasjenige mit, was er im praktischen Leben braucht?

Die Ausbildung der modernen Chirurgie unter dem Einflusse der Antiseptik hat in den verschiedensten Richtungen gewaltige Umwälzungen hervorgerufen. Nicht nur ihr eigenes Gebiet hat sie erweitert und gestärkt, auch auf die benachbarten und selbst weiter gelegenen medizinischen Disziplinen hat sie bedeutenden Einfluss genommen. Die Gynäkologie und Geburtshülfe, die Ophthalmologie und Otiatrie haben durch die moderne chirurgische Technik unendlich viel gewonnen. Die innere Medizin, die Pathologie und pathologische Anatomie, die Bakteriologie und selbst die Physiologie haben mit der heutigen Chirurgie eine Menge von Wechselbeziehungen, welche auf beide Teile befruchtend wirken. Namentlich durch die letzteren Beziehungen ist die Chirurgie vor der Verflachung zu einer rein technischen Disziplin bewahrt und gewinnt darum auch für die wissenschaftliche Ausbildung des Mediziners eine höhere Bedeutung, als von manchen vielleicht zugestanden wird.

Von einschneidendster Bedeutung ist die Chirurgie heute für das Können des Arztes, für seine erfolgreiche Thätigkeit im Dienste der kranken Menschen. Sie stattet ihn aber nicht allein mit Fähigkeiten aus, sie legt ihm auch Pflichten auf, deren Erfüllung nicht nur sein Gewissen, sondern auch die Gesellschaft, der Staat, fordert. Die Antiseptik legt jedem Arzt, nicht allein dem Fachchirurgen, eine Verantwortung auf, wie sie früher vielleicht nur durch die Geburtshülfe bedingt war. Am schärfsten hat schon vor mehr als einem Dezennium von Nussbaum[1]) die Pflichten des heutigen Arztes in dieser Richtung präzisiert. Die Forderungen von Nussbaums haben seiner Zeit unter den praktischen Kollegen nicht geringe Aufregung hervorgerufen und von mancher Seite entschiedenen Widerspruch erfahren. v. Nussbaum ist damals ohne Zweifel insofern zu weit gegangen, als er die strengen Forderungen schon zu einer Zeit stellte, in der die Antiseptik noch nicht Gemeingut aller Ärzte sein konnte; waren doch erst wenige Jahre vergangen, seit das Gros der Fachchirurgen sich zur antiseptischen Methode bekannte. Heute jedoch wird kaum ein praktischer Arzt mehr die durch die Antiseptik ihm auferlegte Verantwortung abwälzen wollen. Seit dem Erscheinen der v. Nussbaumschen Broschüre sind schon öfter praktische Ärzte wegen Unterlassung der antiseptischen Kautelen vor dem Staatsanwalt zur Rechenschaft gezogen worden.

Die praktische Fertigkeit in der Ausübung der antiseptischen Massregeln gewinnt noch dadurch an Bedeutung, dass alle, selbst die kleinsten operativen Eingriffe sich unter dem Schutze derselben vollziehen müssen; der in der Antiseptik unbewanderte Arzt wird, vorausgesetzt, dass er von der Bedeutung dieser Massregeln überzeugt ist, aus diesem Grunde sich auch auf dem Boden der kleinen Chirurgie höchst unsicher fühlen, er wird vor kleinen Eingriffen, die früher jeder Arzt zur richtigen Zeit machte, zurückschrecken und damit vielleicht noch mehr schaden, als durch Unterlassung der antiseptischen Massregeln selbst. Auch müssen heutzutage die prophylaktischen Massregeln der Antiseptik bei vielen anderen, nicht speziell chirurgischen Handleistungen, bei den meisten technischen Methoden der Diagnostik und Therapie angewandt werden. Bedenken wir schliesslich noch, dass die meisten praktischen Ärzte im Kriegsfall in die Lage kommen können, als Chirurgen im grösseren Stil thätig zu sein, so müssen wir die strikte Forderung aussprechen, dass jeder Arzt die antiseptische Technik nicht nur kennen, sondern auch können muss.

Sobald diese Forderung an jeden Arzt gestellt wird, muss selbstverständlich auch dafür gesorgt sein, dass dem Mediziner, dem angehenden Arzt noch vor Eintritt in die Praxis Gelegenheit geboten werde, sich die

---

[1]) Einfluss der Antiseptik auf die gerichtliche Medizin. München 1880. — Einige Worte aus der Klinik. Ärztliches Intelligenzblatt 1880.

antiseptische Technik praktisch anzueignen. Der Staat, die Universitäten, die für die Ausbildung des Arztes zu sorgen haben, sind verpflichtet, die praktische Ausbildung des Einzelnen in dieser Richtung zu kontrolieren und dieselbe als Bedingung zum Eintritt in die Praxis zu stellen.

Wie steht es nun in dieser Richtung mit der Ausbildung des Mediziners an den chirurgischen Kliniken? wie steht es mit dem Können der praktischen Ärzte? Ich höre vielleicht manchen sagen: Heute treibt ja jeder Arzt, selbst die älteren Kollegen Antiseptik; es ist auch wenig dahinter; mit Karbollösung, Sublimat und Jodoform können wir Alle umgehen und die Verbandstoffe bekommen wir fertig in der Apotheke. — In der That, wenn man mit den praktischen Kollegen über Antiseptik Gespräche führt, so findet man sie meist vortrefflich bewandert. Sie kennen und versuchen alle neuen Mittel, sie bleiben nicht zurück, sie bekennen sich auch nicht mehr zur Antiseptik sondern zur Aseptik, sie sterilisieren die Verbandstoffe, kochen die Instrumente, kurz, sie gehen mit dem Fortschritt. Das zeugt dafür, dass die Kollegen in der That das redlichste Bestreben haben, das Beste zu leisten. Wie steht es aber mit der Praxis? Wenn ich von denjenigen absehe, die auf einer chirurgischen Station unter einem Professor oder tüchtigen Oberarzt gearbeitet haben — man erkennt sie schon an den kleinsten Handgriffen und Hilfeleistungen bei einer Operation — so ist es im Ganzen recht traurig damit bestellt. Ich habe in einem Zeitraume von zwölf Jahren an vier verschiedenen Orten Gelegenheit gehabt mit den praktischen Kollegen in nahe Berührung zu kommen; in Wien, Krakau, Königsberg und Breslau. Meine Erfahrungen waren fast überall dieselben. Es finden sich überall einige tüchtige, strebsame Kollegen, die sich gewissermassen als Autodidakten in die moderne antiseptische Chirurgie eingearbeitet haben; es sind dies diejenigen, welche auch noch als Ärzte fleissig die Kliniken besuchen, Studienreisen machen und sich in ihrem kleinen Wirkungskreise immer mehr zu vervollkommnen streben. Eine grosse Zahl, vielleicht die Mehrzahl der praktischen Kollegen steht jedoch der antiseptischen Technik ebenso fern als der Student; sie kommen in die grösste Verlegenheit, wenn sie bei chirurgischen Operationen helfen sollen. Im Bewusstsein ihrer Unsicherheit bleiben sie am liebsten vom Operationsfeld ganz fern, um sich durch einen ungeschickten Handgriff „nicht zu blamieren". Am liebsten übernehmen sie die Narkose. Müssen sie aber doch Hand anlegen, so kommen die gröbsten Verstösse vor. Die nach den modernsten Vorschriften sterilisierten Verbandstoffe werden auf einem schmutzigen Sofa herumgewälzt, die lege artis ausgekochten Instrumente auf die schmutzigen Bettdecken gelegt und dann wieder benützt, die desinfizierten Hände alle Augenblicke mit schmutzigen Körperteilen in Berührung gebracht und gleich wieder in die Wunde gesteckt und dergleichen mehr.

Wie mag es erst zugehen, wenn der betreffende Kollege allein, nicht geniert durch die Gegenwart einer „Autorität" operiert! Fern sei es von mir, auf die betreffenden Ärzte einen Stein zu werfen; sie haben gewiss den allerbesten Willen, aber sie können es nicht anders, denn sie haben es nicht gelernt. Vortrefflich passt hier der Vergleich, den Billroth[1]) zwischen praktisch ungeübten Ärzten und jenen Schwimmern macht, die die Schwimmkunst nur in der Theorie oder vom Zusehen erlernt haben; die wenigsten werden sich allein über Wasser erhalten, die meisten gehen entweder unter oder klammern sich an die Nebenmenschen an, die ihnen entweder heraushelfen, oder auch mit zu Grunde gehen müssen. Man wende mir nicht ein, dass heutzutage doch selten etwas passiere; ich spreche hier nicht von der Antiseptik allein, sondern von der ganzen chirurgischen Technik. Wer die vernachlässigten Phlegmonen, die schiefgeheilten Frakturen, die nicht reponierten und leider nicht mehr reponierbaren Luxationen, die vereiterten komplizierten Frakturen, die nicht erkannten und vernähten Sehnendurchtrennungen, die spät erkannten incarcerierten Hernien gesehen hat, wie sie in jeder Klinik, in jeder chirurgischen Station zur Beobachtung kommen, der wird mir im Wesentlichen Recht geben, wenn ich vielleicht auch etwas zu grelle Farben aufgetragen habe. Auch die praktischen Kollegen werden mir Recht geben. Ich brauche mich nur auf Herrn Geh. Sanitätsrat Dr. Rintel aus Berlin zu beziehen, der auf dem Ärztetage in Weimar[2]) vom Standpunkte des praktischen Arztes wörtlich sagt: „Wenn aber Jeder von uns sich selber sagen muss, wie er in den ersten Jahren der Praxis mit wahrer Angst an die Kranken herangetreten ist und stets fürchtete zu irren oder wesentliche Dinge zu übersehen, so ist das der sichere Beweis, dass das Universitätsstudium und irgend welche verschärfte Prüfungsordnung nicht ausreicht für die praktische Ausbildung des Arztes".

Wie sollte aber auch der Mediziner in der chirurgischen Klinik die chirurgische, insbesondere die antiseptische Technik erlernt haben? Die Methode des chirurgischen Unterrichtes in der Klinik stammt noch aus der vorantiseptischen Zeit und ich glaube nicht, dass eine grössere Zahl meiner Amtsgenossen an dem alten System gründlich geändert haben. Früher, noch zur Zeit, als ich studierte, waren grössere Operationen in der Klinik ungleich seltener als jetzt; sie bildeten in der Regel das interessante Schlussereignis der Stunde, und wurden durch eine eingehende klinische Besprechung vorbereitet. Wir sahen wenig Operationen, dafür aber mit gespannter Aufmerksamkeit; die Demonstration der Operation war vor einem grösseren Publikum viel leichter und interessanter als jetzt, denn es fielen die einförmigen, für den Studenten stets langweiligen antiseptischen Vorbereitungen

---

[1]) Aphorismen, a. a. O.
[2]) a. a. O. Seite 16.

weg, man konnte mit weniger Assistenten auskommen, das Operationsfeld war dem Studenten leichter zu demonstrieren als jetzt. Nicht selten gab es tagelang keine grössere Operation; es wurden nicht operative Fälle ausführlich besprochen, Excursionen auf mehr theoretische Gebiete gemacht, kleine Chirurgie getrieben, kurz, wir waren stets angeregt. Heute ist die Zahl der operativen Fälle ungleich grösser. Die meisten Kliniker verfügen über ein so reiches operatives Material, dass die klinischen Stunden zur Bewältigung desselben gar nicht ausreichen und oft ein bis zwei Stunden „nachoperiert" werden muss.

Doch von dieser Häufung der operativen Fälle und dem hierin liegenden Schaden für den klinischen Unterricht noch später. Wir wollen uns jetzt nur die Frage vorlegen: Was lernt der Student vom Zuschauen im grossen Auditorium? Lernt er dabei etwa Antiseptik? Erlernt er dabei die operative Technik? Zunächst müssen wir uns doch aufrichtig sagen, dass die meisten Studenten im Amphitheater sehr wenig sehen: die Köpfe der Assistenten und das Zureichen der Instrumente und Tupfer. Hie und da gewinnen Einzelne einen vielleicht vorübergehenden Blick auf das Operationsfeld. Aber auch hier sieht der Student meist nur eine blutende Fläche, das einförmige Tupfen, Fassen und Unterbinden der Gefässe, hört die einförmigen Rufe nach Instrumenten und Tupfern u. s. w., den Gang der Operation können nur Wenige wirklich verfolgen. Nur der Arzt, der schon selbst einmal Hand angelegt hat, wird sich aus den Fragmenten des Gesehenen die ganze Operation konstruieren können und aus dem Gesehenen Gewinne ziehen. Eine ganze Reihe von Operationen lässt sich überhaupt nicht demonstrieren; die operativen Eingriffe in der Mund- und Rachenhöhle, im Rectum, am Damm, überhaupt alle, die ein direkt horizontal einfallendes Licht erheischen, gestatten kaum dem daneben stehenden Assistenten einen vollen Einblick. Ebensowenig kann der Zuschauer vom Amphitheater aus die Vorgänge in der Tiefe der Bauchhöhle verfolgen; ebensowenig vermag er aus der Ferne die feinen technischen Details bei der Darm- und Magennaht, bei der Hasenschartenoperation und vielen ähnlichen Operationen wahrzunehmen. Aber nehmen wir selbst an, der Student sähe in der That Alles vortrefflich. Lernt er damit die Technik der antiseptischen Wundbehandlung, die operative Technik überhaupt? Gerade diese Dinge sind furchtbar einförmig, sie wiederholen sich immer wieder, der Student sieht ihnen aus der Ferne gedankenlos zu, ohne sich zu fragen, warum und wie das gemacht werde[1]). Täuschen wir uns nur nicht; selbst der fleissigste Klinizist ist

---

[1]) Vielfach ist es übrigens Gebrauch, die vorbereitenden antiseptischen Massregeln in einem Nebenraume ausserhalb des Hörsales vorausgehen zu lassen und den Kranken schon halb narkotisiert ins Auditorium zu bringen, um Zeit zu gewinnen, d. h. um möglichst viel im Auditorium operieren zu können.

unfähig, die einfachsten technischen Hülfsmittel der heutigen Chirurgie praktisch anzuwenden, falls er nicht Gelegenheit gehabt hat, selbst mit zu arbeiten. Er wird sich ebenso hülflos benehmen, wie ein fleissiger Theaterbesucher, den wir zum ersten Mal auf die Bühne setzen. Dieser mag seinen Shakespeare und Schiller noch so genau kennen und dasselbe Stück hundert Mal gesehen haben, er wird doch nicht imstande sein, die einfachste Bedientenrolle zu spielen. Wer aber einmal einen Bedienten auf der Scene gut darstellen kann, der wird sich zur Not auch als König hier zu bewegen wissen; jedenfalls besser als der gründlichste Kenner ohne Routine.

Auch der angehende Arzt muss, bevor er seine selbständige Rolle auf der Bühne des Lebens übernimmt, aus dem Zuschauerraume unter die Reihe der Mitwirkenden treten, um sich die erste Routine unter einer bewährten und sicheren Regie anzueignen. Wie dies im Rahmen des klinischen Unterrichtes und wie es unabhängig davon nach Vollendung des klinischen Unterrichtes geschehen kann, soll uns noch später beschäftigen.

Ich habe früher angedeutet, dass sich in den chirurgischen Kliniken das Krankenmaterial gegen früher wesentlich geändert hat. Der Umfang des Krankenmaterials ist viel grösser geworden, namentlich aber die Zahl der operativen Fälle ausserordentlich gestiegen. Dass die Antiseptik die Demonstration von Operationen vor einem grossen Publikum gegen früher erschwert, habe ich auch schon hervorgehoben. Angesichts dessen entsteht die Frage: wie weit beeinflusst die veränderte Quantität und Qualität der Krankheitsfälle den Unterricht in der chirurgischen Klinik? wie weit gehören grössere Operationen noch in die klinische Stunde, in das grosse Auditorium? Denn aus dem früher Gesagten ergiebt sich, dass die klinischen Stunden zur Ausführung der nötigen Operationen heutzutage in der Regel gar nicht ausreichen, so dass mindestens eine Auswahl zu treffen wäre.

Wir werden damit vor die Frage gestellt, welche Aufgaben die chirurgische Klinik überhaupt als Unterrichtsanstalt zu erfüllen hat? Der geehrte Leser befürchte nicht, darüber von mir eine gelehrte Abhandlung zu hören. Es ist über die Grundsätze des klinischen Unterrichtes in der Chirurgie so viel geschrieben und gesprochen worden, dass ich annehmen kann, dass wir Alle über unsere eigentlichen Ziele einig sind. Nur in Bezug auf die Mittel zur Erreichung dieser Ziele sind vielleicht die Ansichten nicht überall dieselben.

Gleich den meisten anderen medizinischen Disziplinen hat auch die Chirurgie beim Unterricht zweierlei zu leisten: die wissenschaftliche und die technische Ausbildung des angehenden Arztes. Soweit die Chirurgie eine

---

Unter solchen Umständen ist der Student selbst beim besten Willen nicht in der Lage, ein zusammenhängendes Bild von der Technik der antiseptischen Massregeln zu bekommen.

Wissenschaft ist, hat sie im Rahmen des Universitätsunterrichtes Anspruch auf volle Freiheit des Lehrens und Lernens; soweit sie eine Kunst oder Technik ist, gehört sie in die medizinische Fachschule. Unsere medizinischen Fakultäten stellen ja heutzutage eine Kombination von wissenschaftlicher Hochschule und Fachschule dar. Wissenschaft und Technik, oder wenn wir den schöneren Namen wählen wollen, die Kunst, lassen sich völlig voneinander trennen und für gewisse Seiten der chirurgischen Kunst ist eine solche Trennung im Unterricht unvermeidlich. Der Operationskursus an der Leiche, der Verbandkursus wird immer ein rein technisches Gepräge tragen. Die theoretischen Vorlesungen, wie sie früher allgemein üblich waren, haben ausschliesslich der chirurgischen Wissenschaft gedient. Der klinische Unterricht soll nun gleichzeitig die Wissenschaft und die Technik berücksichtigen. Gerade in der glücklichen Verbindung des wissenschaftlichen mit dem technischen Unterrichte liegt die Stärke der deutschen und nach deutschem Muster eingerichteten klinischen Institute. Diese Verbindung, welche sich erst allmählich historisch entwickelt hat, ist an und für sich eine schwierige, denn allzuleicht überwiegt die eine Seite des Unterrichtes die anderen. Dass in der chirurgischen Klinik heute die Wissenschaft Gefahr läuft, durch die Technik erdrückt zu werden, ist leicht einzusehen; die Gefahr steigt in dem Masse, als die Zahl der für den praktischen Arzt notwendigen technischen Details zunimmt. Wir befinden uns heute ohne Zweifel in einem Stadium, in dem das Gleichgewicht zwischen Wissenschaft und Technik beim klinischen Unterrichte nur schwer, innerhalb des jetzigen Rahmens des chirurgischen Unterrichtes vielleicht überhaupt nicht mehr aufrecht zu erhalten ist. Eine prinzipielle Änderung ist hier deshalb dringend geboten. „Die Wissenschaft," sagt Billroth[1]), „muss immer von Zeit zu Zeit einen neuen Modus vivendi mit den praktischen Verhältnissen eingehen und dieser muss je nach dem langsameren oder schnelleren Strom der Forschungen auch langsamer oder schneller werden. Das hat seine grossen praktischen Schwierigkeiten, ist aber nicht zu ändern."

Der Unterricht in der chirurgischen Klinik ist heute fast ausschliesslich auf die klinische Vorlesungsstunde beschränkt. Der regelmässige Besuch der Morgen- oder Nachmittagsvisiten, wie er früher an vielen Kliniken üblich war, ist bedeutungslos geworden, seitdem die Verbände Tage und Wochen lang liegen bleiben. Auch ist der Student zu sehr mit anderen Vorlesungen belastet, um die Zeit und Ruhe zum Besuch der Klinik ausserhalb der obligaten Stunde zu finden. Alles muss sich also auf die klinische Stunde konzentrieren, welche sich an den meisten Universitäten, nach Abzug des akademischen Viertels auf $1^1/_4$ Stunde beläuft. Wie sollen wir nun diese knapp bemessene Zeit ausfüllen? Dass die Ausführung einer grösseren

---

[1]) Lehren und Lernen, S. 39.

Zahl langdauernder Operationen im Auditorium für die technische Ausbildung des Arztes nur geringen Wert hat, habe ich schon früher ausgeführt. Aber vielleicht lernt der Student doch etwas Anderes dabei, vielleicht erweitert sich dadurch sein Gesichtskreis in Bezug auf die chirurgische Pathologie, auf Diagnose, und Prognose, in Bezug auf Indikationsstellung u. A. m.? Ich weiss nicht, wie meine Fachkollegen darüber denken, viele scheinen jedoch noch immer einen grossen Wert auf das Operieren im Amphitheater zu legen; denn bei den meisten klinischen Neubauten ist mit einem gewissen Raffinement Alles angewandt, um das nach meiner Meinung überhaupt unlösbare Problem zu erfüllen: den Hörsal mit dem aseptischen Operationsraume zu einem harmonischen Ganzen zu verschmelzen. Ich glaube das richtigste Urteil über den didaktischen Wert des Operierens im Auditorium hat der Student selbst. Wir brauchen ihn gar nicht zu fragen, sondern nur zu beobachten, wie er sich dazu verhält. Ich kann natürlich nur über meine eigenen Erfahrungen berichten. Sie sind überall die gleichen gewesen. Sowie das Operieren beginnt, verschwindet sofort ein Bruchteil der Zuhörer, darunter auch solche, die selbst einem langweiligen Vortrage aufmerksam zugehört haben. Der Rest schaut anfänglich vielleicht mit Interesse zu; bald erlischt aber auch hier bei den Meisten das Interesse, sie sitzen gedankenlos da oder unterhalten sich mit ihrem Nachbar. Bald lichten sich auch hier die Reihen; schliesslich gewahrt man zu seinem Ärger, dass nur ein kleines Häuflein Getreuer übrig geblieben ist, die wirklich den Gang der Operation verfolgen. Unter den Fehlenden vermisst man nicht nur die faulen, sondern auch viele von den fleissigen, anerkannt tüchtigen Medizinern. Bei lang dauernden, bei mehreren aufeinander folgenden Operationen ist diese allmähliche Auflösung des Kollegs die Regel. Ich bin überzeugt, dass mancher Student nur bis zum Ende der Stunde ausharrt, weil er die Zeit bis zur nächsten Vorlesung nicht anders verwerten kann. Es ist klar, dass unter solchen Umständen die Verlockung zum vollständigen „Schwänzen" der Klinik besonders gross ist.

Natürlich erlischt das Interesse für die Operation beim Studenten rascher, wenn dabei gar nicht gesprochen wird. Aber auch die interessantesten und belehrendsten Bemerkungen, die der Operateur einflicht, vermögen den Studenden nicht dauernd zu fesseln; bei aller Mühe, die sich der Lehrer giebt, während der Operation zu demonstrieren und zu lehren, ist der Erfolg ein geringer. Der Student sieht ja kaum die Hälfte dessen, was demonstriert werden soll, er versteht meist noch weniger davon. Unter allen klinischen Lehrern der Chirurgie, die ich kenne, versteht es keiner, in so anregender Weise die Operationen mit Erklärungen zu würzen, wie Billroth. Und doch klagt er wiederholt über den schlechten Besuch der Klinik, über die mangelhafte Aufmerksamkeit der Zuhörer. Man lese nur seine Aphorismen, in welchen er unverblümt die Zustände unter den Wiener Studenten darstellt. Vielleicht ist es, wie Billroth meint, unter der Wiener Studentenschaft in der That schlimmer bestellt als anderwärts; im Wesentlichen dürften die Verhältnisse in dieser Richtung jedoch auch an anderen Universitäten keinen Professor der Chirurgie vollkommen befriedigen. Ich kann es meinem hochverehrten Lehrer heute gestehen, dass ich selbst als Student mehr als einmal mit meinen Kameraden während der Operationen fortgeblieben bin; und doch war Billroth unser Abgott, wir lauschten seinen Vorträgen mit gespannter Aufmerksamkeit, ich selbst schwärmte schon damals für die Chirurgie.

Nach meiner Überzeugung gehört das Gros der chirurgischen Operationen heute überhaupt nicht in die klinische Stunde. Die Ausfüllung der Vorlesungszeit durch eine Reihe, zumal länger dauernder Operationen, ist nicht allein unfruchtbar für den Unterricht, sie ist geradezu eine Zeitvergeudung, weil dadurch wichtigere Dinge, der eigentliche klinische Unterricht, zurückgesetzt werden. Was den Inhalt der klinischen Stunde in der chirurgischen Klinik zu bilden hat, brauche ich hier nicht zu sagen, denn darüber sind wir, glaube ich, alle im Klaren. Nur kann ich die Bemerkung nicht unterdrücken, dass von den meisten Studenten und Ärzten, besonders solchen, welche dem Treiben der Chirurgen aus der Ferne zusehen und ihre Leistungen nur nach ihren technischen Erfolgen beurteilen, die Bedeutung der chirurgischen Klinik für die Erziehung des Arztes sehr unterschätzt wird. Es giebt ja ohne Zweifel Operateure — für sie passt der neuerdings beliebte Namen „Spezialärzte für Chirurgie" — die die Chirurgie als Spezialisten im schlimmen Sinne des Wortes treiben. Sie sehen und behandeln nur das kranke Organ; dass auch der ganze Mensch krank ist, kümmert sie wenig. Die Diagnose hat für sie nur insoweit Interesse, als sie zur Operation führt, und da man ja heute, unter dem Schutze der Antiseptik, fast alles operieren kann, so hat auch eine feine Diagnose für jene Spezialisten wenig Wert. Die diagnostische Incision tritt an Stelle der tieferen Überlegung. Zum Glück ist aber die Zahl derartiger Spezialisten gering. Die meisten Chirurgen denken und handeln nach denselben Regeln der Kunst, wie der innere Arzt, wie der Arzt überhaupt. Jedenfalls hat die Thätigkeit des chirurgischen Klinikers mit jenem Spezialistentum nichts gemein. Die Aufgaben des chirurgischen Klinikers als Lehrer müssen im Wesentlichen dieselben sein, wie die des inneren Klinikers. Das, was Ziemssen[1]) als innerer Kliniker in Bezug auf die Ziele des klinischen Unterrichtes ausspricht, können wir Chirurgen ohne weiteres auch acceptieren. Ich räume der inneren Klinik ohne weiteres den Vorrang ein in Bezug auf den didaktischen Wert im Erziehungsplan des Mediziners; hier muss er zuerst beobachten, kombinieren, überhaupt medizinisch denken lernen. Aber auch in der chirur-

---

[1]) a. a. O. S. 12 u. 13.

gischen Klinik sind es im Wentlichen dieselben Gedankenoperationen, welche den Zuhörer beschäftigen sollen. Die alte Unterscheidung zwischen innerer und äusserer Medizin hat längst keinen Sinn mehr, wenn auch viele unserer Beobachtungsobjekte so klar liegen, dass ein Blick des Geübten genügt, um die Diagnose zu stellen. Manche Luxation oder Fraktur ist schwerer zu erkennen, als eine typische Pneumonie oder ein Typhus. Die richtige und rechtzeitige Erkennung mancher Geschwülste macht ebensoviele Schwierigkeiten als eine komplizierte innere Diagnose. Bedenkt man dazu, dass die Chirurgie sich immer mehr in die inneren Organe vertieft und dass die sogenannte innere Chirurgie nicht nur der feinen operativen Technik, sondern vor allem der inneren Diagnostik bedarf, so wird man zugeben, dass von einer scharfen Abgrenzung zwischen beiden Disziplinen nicht mehr die Rede sein kann. Sie müssen im Gegenteil möglichst innig ineinander greifen und sich so ergänzen. Und so wie es sich in der Praxis gestalten muss, so soll das Verhältnis auch im Unterricht bestehen.

Was der Mediziner vor Allem in der chirurgischen Klinik lernen muss, ist die scharfe Beobachtung, die Analysierung und die diagnostische Verwertung der leicht sicht- und greifbaren pathologischen Veränderungen. Dass man dazu erst erzogen werden muss, scheinbar einfache Objekte mit dem Gesichts- und Tastsinn vollkommen zu erfassen und in sein Gedächtnis einzuprägen, wird Derjenige zugeben, der sich und Andere in dieser Richtung einmal ernstlich geprüft hat. Jedermann kennt doch unsere Haustiere und unterscheidet sie selbst auf grosse Entfernung und bei mangelhafter Beleuchtung auf den ersten Blick. Man lasse sich aber selbst von einem Gebildeten die Unterschiede in der äusseren Form zwischen Hund und Katze, zwischen Pferd und Ochs beschreiben. Das Resultat wird meist ein klägliches sein. Ebenso verhält sich der neu in die Klinik eintretende Mediziner; selbst die einfachsten Bestimmungen der Grösse und Form setzen ihn in die grösste Verlegenheit. Ich weiss, dass es furchtbar langweilig und einförmig ist, immer wieder dieselben elementaren Begriffe den Studenten klar zu machen; es gehört aber eben zu unserer Schulmeisterei, von der sich auch der akademische Lehrer nicht ganz lossagen kann.

Dass leider auch viele praktische Ärzte in der Beobachtung und Verwertung der äusseren physikalischen Erscheinungen ungeschult sind, kann man oft genug erfahren. Die Folge davon ist, dass sie in der chirurgischen Diagnostik sich sehr unsicher fühlen. Manche überlassen die Diagnose ganz dem Fachchirurgen; Andere stellen kühn falsche Diagnosen, zum Schaden des Kranken, zum Schaden ihres eigenen Ansehens. Wer nicht beobachten kann, kann auch nicht diagnostizieren. Wäre es sonst erklärlich, dass ein typisches Mammacarcinom von einem diplomierten Arzt, der schwierige innere Diagnosen richtig zu stellen vermag, so lange mit Salben behandelt wird, bis es inoperabel wird? oder dass eine harmlose Mammacyste für ein Carcinom erklärt und damit das Schreckensurteil über die arme Kranke ausgesprochen wird?

Ich würde über diese eigentlich selbstverständlichen Dinge nicht sprechen, wenn es bei dem heutigen Stande der Medizin nicht besonders Not thäte, darauf hinzuweisen. Die zahlreichen feinen diagnostischen Hülfsmittel, welche uns das Mikroskop, die Chemie und die Bakteriologie an die Hand geben, trüben ohne Zweifel den Sinn des Mediziners und Arztes für die einfachen, mit blossem Auge, mit dem blossen Finger erfassbaren Erscheinungen. Es ist Sache des klinischen Unterrichtes, diesen Schaden gut zu machen.

Es ist nicht Zweck dieser Zeilen, auf all die Dinge einzugehen, die ausser den besprochenen diagnostischen Details in den Rahmen der klinischen Vorlesung gehören; das wird mir aber Niemand bestreiten, dass die Vorlesung in der chirurgischen Klinik auch ohne Demonstration von Operationen in sehr nutzbringender und anregender Weise gestaltet werden kann.

In welcher Weise soll nun der Studierende zu den Operationen herangezogen werden? Wie soll er mit dem Getriebe der modernen chirurgischen Technik in innige Berührung kommen? Ich habe schon vor drei Jahren in Königsberg die Einrichtung getroffen, dass — mit gewissen Ausnahmen — die blutigen Operationen ausserhalb der Vorlesungszeit ausgeführt werden. Die zu operierenden Fälle werden in der vorangehenden klinischen Stunde vorgestellt und besprochen; dieselben Praktikanten, welche zur Untersuchung und Beobachtung der betreffenden Kranken bestimmt sind, werden — nach dem Turnus in der Zahl von 4—8 — zu den Operationen zugezogen. In der nächsten Stunde wird in Kürze über die Operation berichtet, die entsprechenden makroskopischen und mikroskopischen Präparate demonstriert, und eine kurze Epikrise gegeben. Bei den Operationen selbst spielen die Praktikanten nicht eine einfache Zuschauerrolle. Sie legen mit Hand an, so weit es die Sicherheit des zu Operierenden gestattet. Sie müssen sich zunächst selbst nach Vorschrift desinfizieren, sie helfen bei der Reinigung und Desinfektion des Kranken, sie beteiligen sich an der Narkose, sie übernehmen geringere Hülfeleistungen bei der Operation selbst, kurz sie sind nach Möglichkeit beschäftigt — selbstverständlich unter der strengen Kontrole der Assistenzärzte, welche immer die ganze Verantwortung tragen. Die Hauptsache aber ist, dass der Student die Operationen in nächster Nähe genau verfolgen kann, stets gewärtig, selbst mithelfen zu müssen. Ich glaube, mir wird Jeder zugeben, dass es für den angehenden Arzt wertvoller ist, eine einzige Mammaamputation mit Ausräumung der Achselhöhle in dieser Weise miterlebt, als zwanzig ähnliche Operationen teilnahmslos aus der Ferne gesehen zu haben. An Universitäten mit mittlerer Frequenz kommt der Mediziner, wenn er die chirurgische Klinik durch drei Semester als Praktikant frequentiert, bei dieser Einrichtung 30—40 Mal an die Reihe. Wenn man auf den Operationstag nur drei bis vier Operationen rechnet, so hat er doch während seines Studiums Gelegenheit bei hundert, vielleicht auch mehr Operationen beteiligt zu sein.

Diese Einrichtung, welche ich auch in der neuen Breslauer Klinik seit zwei Semestern prinzipiell durchgeführt habe, hat natürlich sowohl für den Operierenden und seine Assistenten, als auch für die Studenten ihre Unbequemlichkeiten. Für den Studenten zumal bedeutet sie eine Mehrbelastung seiner ohnehin knapp bemessenen Zeit. Die Operationsstunden kollidieren mit anderen Vorlesungen; wenn der Student auch nur alle zwei bis drei Wochen an die Reihe kommt, so verliert er damit doch manche für ihn vielleicht wichtige Vorlesung. Allein diese Schwierigkeiten müssen sich bei der Wichtigkeit der Sache durch eine passende Einteilung der Stunden beseitigen lassen. Gerade so wie die geburtshülfliche Klinik auf einzelne Tage oder ganze Wochen den Studenten zu einem permanenten „Dienst" verpflichtet, muss auch die chirurgische Klinik ihn auf einzelne Stunden binden. Die Teilnahme an den bestimmten Operationstagen müsste obligatorisch, die Ausstellung des Praktikantenscheines davon abhängig gemacht werden.

Mancher meiner Fachkollegen wird vielleicht im Interesse der Antiseptik Bedenken tragen, den noch unerfahrenen Studenten so nahe an den Operationstisch herantreten zu lassen. Auch ich war im Anfang ängstlich; allein bald überzeugte ich mich, dass nur eine geringe Aufmerksamkeit genügt, die Studenten von Übergriffen zurückzuhalten. Namentlich leicht ist die Überwachung dort, wo ein gesonderter „aseptischer" Operationsraum, wie in Breslau, besteht. Hier findet der Student feste Bestimmungen, feste Traditionen, die jeder Anwesende, vom Professor bis zum Heilgehülfen strenge innehält; den älteren Studenten sind sie schon wohlbekannt und die neu angekommenen bemühen sich ohne besondere Weisung, es so zu machen wie die Anderen. Der Zwang einer festen, von Allen respektierten Tradition wirkt eben viel mächtiger, als alle Belehrungen. Und darauf kommt es hier vor Allem an: Der Student muss in der antiseptischen Technik erzogen werden. Man wird mir einwenden, dass bei der geringen Zahl der Operationstage, zu denen der einzelne Mediziner herangezogen werden kann, bei den langen Pausen zwischen denselben, bei der doch untergeordneten Rolle, die ihm hier zufällt, die Erziehung in der antiseptischen Technik doch eine unzureichende bleibt. Ich gebe das vollkommen zu. Die genügende Sicherheit in der heutigen chirurgischen Technik erwirbt der praktische Arzt nur durch einen kontinuirlichen mehrmonatlichen Dienst auf einer chirurgischen Station. Innerhalb des heutigen Lehrplanes ist die beschriebene Einrichtung nach meiner Meinung das einzige Auskunftmittel, das operative Krankenmaterial zur Ausbildung des Mediziners zu verwerten. Aber auch dann, wenn einmal das, was wir Alle anstreben, verwirklicht sein wird: das obligatorische Übungsjahr im Hospital vor dem Eintritt in die Praxis, möchte ich aus den früheren Gründen an der Trennung zwischen den klinischen und den Operationsstunden festhalten und im Wesentlichen denselben Modus des Unterrichtes beibehalten.

Ausser dem didaktischen Werte hat diese Einrichtung mannigfache Vorteile für den Betrieb der Klinik und vor allem auch für die Kranken. Worin dieselben bestehen, liegt auf der Hand. Bei der Trennung von Hör- und Operationssaal fallen auch alle die Schwierigkeiten der Konstruktion und inneren Einrichtung der bisherigen chirurgischen Amphitheater weg. Der Hörsaal wird lediglich als Demonstrationssaal konstruiert, der aseptische Operationssaal samt seinen Nebenräumen dagegen ohne Rücksicht auf die Zuschauer seiner eigentlichen Bestimmung gemäss eingerichtet. Er unterscheidet sich in nichts von dem anderer chirurgischer Stationen.

Doch verstehe ich die Trennung von Operations- und Hörsaal nicht so, dass im letzteren überhaupt kein chirurgischer Eingriff vorgenommen werden soll. Eine Reihe von blutigen und unblutigen Eingriffen, die sich zur Demonstration vor einem grösseren Auditorium ohne besondere Schwierigkeit eignen und die ein besonderes didaktisches Interesse haben, gehören immer noch in den Hörsaal. Dahin gehören z. B. die Einrichtungen von Luxationen und Frakturen, manche Verbände, kleine blutige Eingriffe; auch grössere, für jeden praktischen Arzt besonders wichtige Operationen, die zu einem gewissen typischen Abschluss führen und deshalb die Aufmerksamkeit des Studenten in Spannung erhalten. Herniotomieen führe ich zum Beispiel womöglich immer im Auditorium aus. Selbstverständlich müssen gewisse Einrichtungen getroffen sein, um derartige Operationen im Hörsaal zu ermöglichen; er muss also bis zu einem gewissen Grade auch als Operationssaal angelegt sein, einen undurchlässigen Boden mit Abflussvorrichtung, Wascheinrichtungen, einen Operationstisch u. dgl. besitzen. Komplizierter Einrichtungen bedarf es hier aber nicht, da es sich ja nur um technisch einfache Operationen handelt, die auch der praktische Arzt ohne ein kompliziertes Armamentarium ausführen lernen muss.[1]

Innerhalb des heutigen Unterrichtsplanes kann mit grossem Nutzen für den Studenten noch eine Einrichtung getroffen werden, welche meines

---

[1] In der neuen chirurgischen Klinik in Breslau habe ich drei Operationsräume eingerichtet:

1. Den sogenannten aseptischen Operationsraum, in welchem die grosse Mehrzahl der blutigen Operationen ausgeführt wird. Er befindet sich im rechten Flügel des Erdgeschosses des sogenannten Lehrgebäudes; der ganze Flügel ist abgeschlossen und bildet die sogenannte aseptische Station. An den Operationssaal stossen rechts und links zwei Zimmer, in welchen gesondert Männer und Frauen zur Operation vorbereitet werden; sie werden schon narkotisiert in den Operationssaal gefahren. In letzterem befinden sich zwei Tische, auf welchen

Wissens zuerst Billroth in Wien durchgeführt hat. Es ist dies die Abhaltung poliklinischer Übungskurse für Studierende durch den poliklinischen Assistenten. Diese Kurse wurden schon zu meiner Assistentenzeit an der Billrothschen Klinik abgehalten; sie dauern sechs bis acht Wochen und sollen den angehenden Arzt mit der kleinen Chirurgie vertraut machen. Diese vortreffliche Einrichtung verdient allgemeine Verbreitung, ich will sie jedenfalls auch in Breslau einführen. Sobald das obligate praktische Jahr gesetzlich normiert sein wird, kann sie wegfallen, vorausgesetzt, dass der Praktikant auf der chirurgischen Station dann auch verpflichtet wird, einen Teil der Zeit in der chirurgischen Poliklinik thätig zu sein. Die chirurgische Poliklinik als gesondertes Kolleg, etwa nach Muster der inneren Poliklinik, einzurichten, halte ich für völlig überflüssig. Denn das Material der chirurgischen Poliklinik ist für den Kliniker selbst unentbehrlich.

Diagnostisch und therapeutisch wichtige Fälle der Poliklinik müssen in der klinischen Stunde oft ebenso genau besprochen werden, wie die Kranken der stationären Klinik, die häufig nur deshalb zur stationären Klinik gehören, weil nicht ihre obere, sondern ihre untere Extremität von der Krankheit befallen ist. In dieser Richtung besteht ein gewisser prinzipieller Unterschied zwischen medizinischer und chirurgischer Poliklinik. Das, was der Student im chirurgisch-poliklinischen Kursus lernen soll, ist die kleine Chirurgie, die kleinen Operationen und Verbände, die Behandlung geringfügiger Verletzungen, kurz alles, was zur täglichen Praxis des Arztes gehört. Ein derartiger Kursus wird einem tüchtigen Assistenzarzt, so lange er jung ist, viel Freude und Anregung gewähren, er wird auch den Kursus für seine Schüler anziehend gestalten. Wer aber ewig zu dieser kleinlichen Schulmeisterei verurteilt ist, dem wird die Sache bald langweilig werden und er selbst wird damit den Zuhörern langweilig. Oder aber er wird, falls er nach Höherem strebt, im poliklinischen Kurs Klinik halten. Wo aber ein zweiter klinischer Lehrer nötig ist, errichte man lieber gleich eine zweite ordentliche Klinik.

Ich habe schon wiederholt angedeutet, dass ich mich der sowohl von

---

meist gleichzeitig operiert wird. Dem Operationssaal gegenüber liegen die Räume zur Bereitung und Aufbewahrung der Verbandstoffe, zur Sterilisierung, zur Bereitung von antiseptischen Lösungen u. s. w. In diesen Räumen sind ausschliesslich zwei Wartpersonen beschäftigt, die von allen anderen Diensten in der Klinik ausgeschlossen sind. Wer den Operationssaal betreten will, ob Arzt oder Student, muss im Vorraum Rock und Weste ablegen.

2. Den Hörsaal, in welchem sich nur ein kleines Instrumentarium und ein Verbandkasten befindet.

3. Einen kleinen Operationsraum für die Poliklinik mit gesondertem Instrumentarium und eigener Wartung. Dieser Raum ist auch für ausgesprochen septische Operationen an klinischen Kranken bestimmt.

klinischen Lehrern, als auch von praktischen Ärzten gestellten Forderung vollkommen anschliesse, dass die Ausbildung des Mediziners durch ein Jahr praktischer Thätigkeit in einer Klinik oder einem anderen Krankenhause ergänzt werden müsse, bevor man ihm die Berechtigung zur Praxis erteilt. In welcher Weise dieses praktische Jahr einzurichten sei, darüber lässt sich diskutieren. Man könnte es nach französischem oder englischem Muster teilweise oder ganz in die eigentliche Studienzeit fallen lassen; es könnte aber auch erst nach vollendetem Studium und Examen absolviert werden. Ich möchte dem letzteren Modus entschieden den Vorzug geben nach den Erfahrungen, die ich über die Thätigkeit und Verwendbarkeit der sogenannten Famuli (Amanuensen), d. i. Studenten, und der Volontärärzte, d. i. approbierten Ärzte, in meiner Klinik gemacht habe. Ohne Zweifel lernt der letztere in der gleichen Zeit ungleich mehr im praktischen Dienste, als der erstere. Dazu kommt, dass die Anstellung und Verwertung von absolvierten und schon examinierten Medizinern nicht nur in Kliniken, sondern besonders in anderen Krankenanstalten — denn solche werden ja auch herangezogen werden müssen — weniger Schwierigkeiten bereiten wird, als die von halb ausgebildeten Studenten. Der absolvierte Mediziner kann im Spital als wirkliche Hülfskraft, bis zu einem gewissen Grade selbständig und selbst verantwortlich, gebraucht werden. Manches Hospital mit beschränktem Personal wird ihn gern aufnehmen und ihm sogar gewisse Benefizien zugestehen. Dadurch könnte die Härte, die in der neuen Bestimmung für den wenig bemittelten Mediziner liegen würde, erheblich gemildert werden.

Das obligatorische praktische Jahr nach vollendetem Studium hätte noch einen grossen Vorteil. Eine Reihe kleinerer Spezialgebiete, namentlich solche, die die Frequentierung besonderer technischer Kurse nötig machen und die nicht in innigerem Zusammenhange mit den grösseren Disziplinen stehen, könnten aus dem eigentlichen Studienplan ganz gestrichen und in das praktische Jahr verlegt werden. Durch jede Entlastung von mehr technischen Kursen und Vorlesungen gewinnt der Studierende Zeit und Musse sich zu vertiefen, und das thut dem heutigen Mediziner vor Allem not. Auch Fächer, die einen schon vollständig gebildeten Mediziner voraussetzen, wie z. B. die Psychiatrie wären vielleicht mit Vorteil in das praktische Jahr zu verlegen.

Wie das praktische Jahr einzutheilen wäre, müsste erst genau erwogen werden. Nach meiner Meinung müsste mindestens einviertel Jahr der inneren und einviertel Jahr der chirurgischen Klinik gewidmet werden; zwei Monate dürften für die Frauenklinik genügen. Der Rest müsste auf die anderen grösseren und kleineren Disziplinen verteilt werden, die zum Teil nebeneinander hergehen können, da ja manche nur zwei bis drei Stunden des Tages beanspruchen.

Wieviel „Praktikanten" in einer Klinik oder anderweitigen Krankenabteilung beschäftigt werden können, darüber sind die Meinungen vielleicht geteilt. In Deutschland herrscht im Ganzen das Prinzip, mit möglichst wenig Hülfsärzten auszukommen. Es mögen hier teils Rücksichten der Sparsamkeit gelten, teils die Meinung, dass bei einer zu grossen Zahl der Ärzte dem Einzelnen ein zu beschränktes Beobachtungsfeld zufällt. So weit die chirurgische Klinik in Betracht kommt, halte ich dieses Prinzip für falsch. Es hat ja für jeden Assistenzart etwas Bestechendes, wenn er 30—40 Kranke allein unter sich hat, viel operieren und verbinden kann. Er wird dabei bald selbständig, aber er wird meist nur ein Routinier. Die technische Seite der Chirurgie, die ja auf jeden Anfänger die grösste Anziehungskraft übt, beherrscht ihn bald vollständig; ein genaueres Eingehen in die diagnostischen Einzelheiten, ein tieferes Studium des Falles interessiert ihn nicht. Er hat dazu auch keine Zeit; er hat auch keine Zeit sich an der Hand seiner Präparate histologisch weiter auszubilden, er hat schliesslich auch keine Zeit zu lesen. Ich habe selbst diese Erfahrungen bei sonst sehr tüchtigen jungen Ärzten gemacht. — Nach meiner Erfahrung hat ein Assistenz- oder Volontärarzt im Beginn seiner Thätigkeit genug zu thun, wenn ihm 12—15 Krankenbetten in einer chirurgischen Klinik — es handelt sich ja hier meist um ein gewähltes Material — zugewiesen werden. Später kann man seinen Wirkungskreis erweitern; die ältesten Assistenzärzte können dann die jüngeren unterstützen und bis zu einem gewissen Grade beaufsichtigen. An den chirurgischen Kliniken in Österreich besteht schon seit dem Jahre 1807 die auf Veranlassung von Vincenz von Kern getroffene Einrichtung des sogenannten Operateur-Institutes. Die „Operateure" — an den grösseren Kliniken 8—10 an der Zahl — sind diplomirte Ärzte, welche wie unsere Volontärärzte 1—3 Jahre an der Anstalt thätig sind und unter Aufsicht des Professors, sowie der zwei älteren klinischen Assistenten stehen. Die meisten von ihnen beziehen Stipendien. Ich halte diese Einrichtung für vortrefflich; sie ist zweckmässig nicht nur im Interesse der chirurgisch-technischen Ausbildung der jungen Ärzte, sondern auch im Interesse der Klinik selbst. Meine Lehrzeit während des dreijährigen Dienstes als „Operateur" an der Billrothschen Klinik war für mich mindestens ebenso nutzbringend und fruchtbar, als die spätere eigentliche Assistentenzeit. Ich bin deshalb bestrebt, in ähnlicher Weise an meine Klinik eine grössere Zahl jüngerer Ärzte zu fesseln. An Ärzten ist kein Mangel; es macht aber vorläufig noch Schwierigkeiten, diese Einrichtung in feste Formen zu bringen, weil die, wenn auch geringfügigen Benefizien der Volontärärzte eine neue Belastung des klinischen Etats bedingen.

Die Normierung eines praktischen Jahres wird selbstverständlich eine bedeutende Erschwerung des medizinischen Studiums bedeuten. Sie wird um so empfindlicher werden, wenn ausserdem, was ich auch befürworten möchte, die eigentliche Studienzeit von neun auf zehn Semester erhöht wird. Eine bedenkliche Verringerung der Zahl der Ärzte ist darum gewiss nicht zu befürchten. Sonst müsste es in Schweden und Norwegen, wo das medizinische Studium elf Jahre dauert, gar keine Ärzte geben. Die Studienzeit für Mediziner ist fast in allen zivilisierten Ländern länger bemessen als in Deutschland. Der ärztliche Stand bietet — ganz abgesehen von der materiellen Seite — so viel Anziehendes, dass tüchtige junge Leute sich stets in genügender Zahl ihm widmen werden. Einen entschiedenen Nutzen wird aber die neue Einrichtung bringen: sie wird das Niveau der Ärzte heben. In dem Masse, als das Wissen und Können des Arztes steigt, als die Unsicherheit des Anfängers abnimmt, wird sein Selbstbewusstsein sich heben. Er wird sich nicht mehr, wie wir es heute fast auf offener Strasse sehen, wegwerfen und auf dem Wege der Minuslicitation oder gar durch unlautere Mittel nach einem Lohn haschen, dessen sich jeder anständige Handwerker schämen müsste. Wir werden dann hoffentlich nicht mehr von den unerquicklichen Fehden hören, welche die erregten Kollegen wegen der ärztlichen Lohnverhältnisse bei den Krankenkassen führen.

Eine Erleichterung könnte bei der Einführung des praktischen Jahres erzielt werden, wenn dasselbe zum Teil mit der einjährigen Militärdienstzeit kombiniert würde. Ich hatte in Königsberg wiederholt Volontärärzte, welche gleichzeitig das zweite Halbjahr als Militärärzte abdienten. Durch ein geringes Entgegenkommen der beteiligten Behörden liesse sich hier leicht ein Modus vivendi finden. In Königsberg machte diese Kombination nur geringe Schwierigkeiten.

Ich möchte diese Zeilen nicht schliessen, ohne einen Punkt zu berühren, welcher von manchen Seiten immer wieder als ein Mangel im heutigen Unterrichtsplane des Mediziners hervorgehoben wird. Er betrifft die Vernachlässigung der sogenannten theoretischen Vorlesungen in den klinischen Semestern. Es trifft hier der Vorwurf sowohl Lehrer als auch Schüler. Letztere besuchen die theoretischen Kollegia nur ungern und erstere haben immer weniger Neigung, solche Kollegia zu lesen. Ich gestehe offen, dass auch ich zu den letzteren gehöre, denn ich halte sie dort, wo ein regelrechter klinischer Unterricht in der früher dargestellten Weise stattfindet, für überflüssig. Vor Allem hat weder der Professor, noch der Student Zeit dazu. Ein klinischer Professor der Chirurgie hat, wenn er auch den Operationskurs an der Leiche hält und gleichzeitig als Direktor einer chirurgischen Klinik thätig ist, vollauf zu thun, um seinen Pflichten nachzukommen. Man müsste also einen eigenen Professor zur theoretischen Vorlesung anstellen; dieser wird entweder ein Theoretiker sein und dann hören die Studenten von ihm nur ein totes Wort, sie werden ihn fliehen, und lieber den lebendigen Darstellungen in den klinischen Vorträgen beiwohnen. Oder aber der theoretische Professor ist auch ein Praktiker, nur ohne Klinik. Ich kann mir nicht denken, dass diesen seine Thätigkeit für die Dauer befriedigen kann; er wird mit der Zeit sich selbst und seinen Zuhörern langweilig werden. Diese werden dem klinischen Lehrer immer den Vorzug geben. Oder soll man die Studenten etwa zwingen eine langweilige Vorlesung zu hören? Ich glaube soweit gehen selbst diejenigen nicht, denen unsere Lern- und Lehrfreiheit ein Dorn im Auge ist. Aber fragen wir uns ernstlich, welchen Zweck sollen systematische theoretische Vorlesungen über allgemeine oder spezielle Chirurgie erfüllen? Aus der letzteren hört und sieht der Student den weitaus grössten Teil in den klinischen Vorlesungen; sie prägen sich ihm hier in einer Weise ein, wie es beim glänzendsten Kathedervortrag nicht möglich ist. Nun bleiben allerdings Lücken übrig, denn nicht alles kommt in den vier Semestern in der Klinik vor. Diese Lücken betreffen fast nur seltene Krankheiten, die für den praktischen Arzt nur wenig Bedeutung haben. Er muss sie aber doch kennen, muss wenigstens von ihrer Existenz wissen. Sollen dazu zusammenhängende theoretische Vorlesungen gehalten werden? Soll denn der Mediziner gar nichts lesen, traut man ihm nicht so viel Selbsterkenntnis zu, dass er in sich selbst den Drang fühlt, die Lücken auszufüllen? Und ist nicht das Examen da, in dem Alles gefragt werden kann und das auch den Mediziner ohne inneren Drang zur Ausfüllung seiner Lücken treibt? Ich habe von der grossen Mehrzahl unserer Studenten doch eine zu hohe Meinung, um eine so weitgehende Bevormundung bei ihnen für nötig zu halten. Unfleissige, nachlässige und indolente Charaktere giebt es wie überall auch unter den Medizinern; sie werden eben schlechte Ärzte, wie sie auch schlechte Beamte oder Lehrer geworden wären; derartigen Leuten nützt kein Unterrichtssystem.

Nach meiner Überzeugung wird ein Mediziner, der 3—4 Semester eifrig die chirurgische Klinik frequentiert hat, die übrig gebliebenen Lücken durch Selbststudium mit Leichtigkeit ausfüllen, sobald er nur die Methoden der klinischen Beobachtung in sich aufgenommen hat.

Was die allgemeine Chirurgie betrifft, so ist ein grosser Teil derselben nur eine Wiederholung der die Chirurgie betreffenden Abschnitte der pathologischen Anatomie, Bakteriologie u. s. w. Das hört der Mediziner anderwärts. Die übrigbleibenden Kapitel können am besten in Form eines Publikums gelesen werden. Ich lese z. B. jedes zweite Jahr ein Publikum über Wundbehandlung. In der Form des Publikums, welches ja in Preussen jeder ordentliche Professor mindestens einstündig im Semester lesen soll, können die verschiedensten Kapitel der allgemeinen und speziellen Chirurgie zusammenhängend vorgetragen werden. Ich gebe gern zu, dass es für den Mediziner der klinischen Semester sehr nutzbringend sein kann, einzelne Abschnitte der Disziplin in zusammenhängender Form zu hören. Wenn der Lehrer den Gegenstand anziehend zu gestalten weiss, so wird er auch aufmerksame und dankbare Zuhörer finden. Zu den genussreichsten Vorlesungen dieser Art, die ich als Student wiederholt gehört habe, zählte das Publikum, welches Billroth über die Geschwülste gelesen hat.

Im Übrigen kann man auch ein zusammenhängendes Studium der allgemeinen Chirurgie der häuslichen Arbeit des Mediziners überlassen. Ein gutes Buch zu lesen ist oft nicht nur genussreicher, sondern auch fruchtbringender als ein gesprochener Vortrag. Das Buch regt nicht nur zum Nachdenken an, sondern es lässt auch Zeit dazu. Kein Vortrag während meiner ganzen Studienzeit hat mich so gefesselt, kein Gegenstand hat mich so durchdrungen wie Billroths allbekannte 50 Vorlesungen über allgemeine Chirurgie. Lassen wir auch der nachwachsenden Generation den Genuss und die Befriedigung des Selbststudiums, des eigenen inneren Ringens nach Wissen und Wahrheit. Hüten wir uns, unsere Fakultät zur reinen Fachschule zu degradieren, wir verwirken sonst durch eigene Schuld das stolze Recht, der Gemeinschaft der Universitas litterarum anzugehören.

Die Lehraufgaben der psychiatrischen Klinik.[1]

Rede gehalten beim Antritte der ordentlichen Professur in der Universitätsaula zu Jena

am 20. November 1891

von

Dr. Otto Binswanger.

Die historische Entwickelung des medizinischen Unterrichts ist ohne Frage auf dem Punkte angelangt, in der Ausbildung des praktischen Arztes das Hauptgewicht auf die klinische Lehr- und Lernthätigkeit zu legen. Je reichhaltiger und vertiefter die Forschungsergebnisse der Anatomie und Physiologie, der allgemeinen Pathologie und der pathologischen Anatomie geworden sind, desto grösser wurde auch für den jungen Mediziner die Schwierigkeit, die verwirrende Fülle der Einzelthatsachen festzuhalten und sie zu einem nutzbringenden, seiner künftigen Lebensarbeit angepassten Gesamtwissen zu verarbeiten. Diese lockeren Bausteine zusammenzufügen, ist die Aufgabe des klinischen Unterrichts. Derselbe ist demgemäss vor allem eine angewandte Wissenschaft; der klinische Lehrer bietet dem Studierenden am Krankenbette anknüpfend an die Untersuchung bestimmter Krankheitsfälle die Gelegenheit dar, die Summe seiner Kenntnisse und seiner Erfahrungen über bestimmte krankhafte Lebenserscheinungen zu ziehen und diese praktisch zum Aufbau festgefügter Krankheitsbilder zu verwerten. In dem klinischen Unterricht vereinigen sich so die Erörterung der wissenschaftlichen Forschungsergebnisse, die Übung der Krankenbeobachtung und

---

[1]) Da die Rede vor einem aus Mitgliedern aller Fakultäten gemischten Zuhörerkreise gehalten wurde, so mussten die Ausführungen über neuro-psychopathologische Krankheitsvorgänge, welche als Beispiele der Unterrichtsaufgaben dienen sollten, eine allgemeinere Fassung erhalten. Ich bin mir wohl bewusst, dass für den medizinischen Fachmann mit diesen Beispielen nichts neues geboten wird. — Spätere Ergänzungen der Rede, welche nicht zum Vortrag gelangten, sind durch den Druck kenntlich gemacht. Bi.

Krankenuntersuchung, sowie die Erwägung und Ausführung der Heilauf gaben des ärztlichen Berufes zu einem abgeschlossenen Ganzen. Durch die Anknüpfung an die Krankenbeobachtung erfüllt die Klinik eine der wesentlichsten Forderungen der modernen Naturwissenschaft, durch eigene Anschauung und auf induktivem Forschungswege den künftigen Arzt zu selbstthätiger geistiger Verarbeitung des gebotenen Lehrstoffes anzuregen und ihm dadurch ein gefestigtes Wissen, das über reiner Gedächtnisarbeit steht, zu ermöglichen.

Diese allgemeinen Lehraufgaben des klinischen Unterrichts erhalten für jede einzelne medizinische Disziplin eine besondere Gestaltung, je nach dem Umfange und Ausdehnung ihrer wissenschaftlichen und praktischen Zielpunkte, je nach den besonderen Beziehungen zu bestimmten Körperorganen oder Körperfunktionen. Die Lehraufgaben der psychiatrischen Klinik, welche ich die Ehre habe an hiesiger Universität zu vertreten, werden bestimmt durch die Eigenart und die Lokalisation der seelischen Vorgänge. Es ist glücklicherweise heute nicht mehr nötig, eine weitergehende Beweisführung für die Behauptung anzutreten, dass die normalen und pathologischen seelischen Vorgänge gebunden sind an materielle Veränderungen des Gehirns und im besonderen der grauen Rindenlager des Grosshirns. Es stellen demgemäss die Geisteskrankheiten einen Teil der Gehirnkrankheiten dar. Eine wissenschaftliche Scheidung der Gehirnkrankheiten mit oder ohne seelische Störung ist unausführbar, denn jede Störung der Gehirnfunktion, sei dieselbe durch materielle Veränderungen der Gehirnsubstanz oder nur funktionell bedingt, ist von psychischen Krankheitserscheinungen begleitet; nur das Mass und die besondere Ausprägung dieser psychischen Veränderung ist den vielfältigsten Schwankungen unterworfen. In praktischer Beziehung ist man zu einer Scheidung zwischen Gehirnkrankheiten mit vorwaltend körperlichen und solchen mit vorwaltend psychischen Krankheitserscheinungen vielfach dadurch genötigt, dass die letztere Gruppe von Gehirnkrankheiten eine besondere Behandlung und Pflege verlangt, welche mit den Hilfsmitteln der häuslichen Krankenwartung oder des gewöhnlichen Krankenhauses nicht geleistet werden kann. Je ausgebreiteter die Kenntniss der psychischen Krankheitserscheinungen und deren Behandlung in ärztlichen Kreisen wird, je mehr die Heilanstalten für psychisch Kranke infolge der modernen Behandlungsprinzipien das Odium einer spezifischen Heilanstalt mit dem üblen Beigeschmacke des zwangsweisen Einlieferungsverfahrens verlieren, desto rascher wird diese künstliche Schranke fallen. Die bauliche Einrichtung, vor allem aber die freiere Krankenbewegung, welche den psychiatrischen Universitätskliniken vermöge ihrer besonderen Zwecke eigentümlich sind, haben für dieselben jene Hemmnisse beseitigt. Es darf wohl ausgesprochen werden, dass in der psychiatrischen Klinik der Jetztzeit die gesamte Hirnpathologie praktisch am Krankenbette gelehrt werden kann. In diese Lehraufgabe teilt sich die psychiatrische mit der internen Klinik; diese gemeinschaftliche Arbeit beider auf diesem noch vielfach dunklen und der Forschung bedürftigen Gebiete, kommt in gleicher Weise dem Lernenden wie der Wissenschaft zu gute.

Die unlösbaren Verknüpfungen der psychischen und somatischen Leistungen des Gehirns treten in der Pathologie ganz besonders bei der Betrachtung der sog. grossen funktionellen Neurosen (Epilepsie, Hysterie, Hypochondrie) hervor. Je nach dem Standpunkt des Beobachters werden hier einseitig bald die psychischen, bald die motorischen, sensiblen, vasomotorischen Krankheitsvorgänge in den Mittelpunkt des Krankheitsbildes gerückt und die nosologische Stellung des Leidens, Psychose oder Neurose im engeren Sinne hierdurch bestimmt. Auch auf diesem Gebiete, sowie dem der übrigen funktionellen Hirnerkrankungen, würde eine solche theoretische Scheidung der Psychosen und Neurosen, welche einer geläuterten Anschauung über die Leistungen des Grosshirns in keiner Weise entspricht, nur zum Schaden des Unterrichts in der Nervenpathologie praktisch durchgeführt werden können. Die interne und die psychiatrische Klinik sind in gleicher Weise an der wissenschaftlichen Bearbeitung dieser Fragen — ein Blick auf die Fachjournale genügt zur Stütze dieses Ausspruchs — beteiligt; im Unterricht werden mit gleichem Rechte und sicherlich zum Nutzen des Schülers der interne Kliniker und der Psychiater diese Lehrgebiete in den Kreis ihrer klinischen Aufgaben einbeziehen.

Im erweiterten Sinne gelten diese Voraussetzungen für das ganze Gebiet der Nervenheilkunde: nicht allein für die mannigfachen „infracorticalen" Gehirnkrankheiten einschliesslich derjenigen der Medulla oblongata, sondern auch für die Erkrankungen des Rückenmarks und der peripherischen Nerven. Wer will sich vermessen, die verschlungenen Wege physiologischer und pathologischer Nerventhätigkeit, wie sie uns besonders anschaulich in den Systemerkrankungen entgegentreten, zu entwirren und topographisch zu sondern zu Gunsten eines einseitigen Lehrmonopols? Wird z. B. die Tabes dem Psychiater so lange als Lehrobjekt verschlossen bleiben müssen als sie nicht zu den komplizierteren Formen der Taboparalyse fortgeschritten ist? Und umgekehrt, wird der interne Kliniker gezwungen sein auf die wissenschaftliche und didaktische Verwertung des Tabesfalles zu verzichten, sobald sich die Zeichen der psychischen Erkrankung einstellen? Oder ein zweites Beispiel: Gehört die cerebrale Kinderlähmung nur insoweit in das Arbeitsgebiet des Psychiaters, als die intellektuelle Verkümmerung des Patienten besonders beleuchtet werden soll, während die Lähmungen, Atrophien, Kontrakturen u. s. w. an anderer Stelle erforscht und gelehrt werden müssen? Wie wenig berechtigt derartige neuerdings wieder schärfer hervortretende Bestrebungen behufs einer strengen Sonderung der speziellen Aufgaben der Neuropathologie und der Psychiatrie im Lehrgebiete sind, lehrt ein Blick auf diejenige psychiatrische Krankheitsform, welche alle andern „organisch" begründeten Psychosen an wissenschaftlicher und praktischer Bedeutung überragt, auf die Dementia paralytica. Hier vereinigen sich „nervöse" Krankheitserscheinungen, die allen Gebieten des centralen und peripheren Nervensystems räumlich und funktionell zugeteilt werden müssen, in verschiedenartigster Gruppierung mit schweren „psychischen" Veränderungen. Bei der klinischen Verarbeitung dieser Krankheit bedarf der Lehrer der ausgedehntesten Verwendung aller neuropathologischen Untersuchungsmethoden und Spezialkenntnisse; an diesen Krankheitsfällen vermag der Lernende in umfassendster Weise sein Wissen und Können auf neuropathologischem Gebiete zu erweitern und zu befestigen.

Es erwächst aus derartigen Erwägungen die notwendige Folgerung, dass die psychiatrische Klinik die gesamte Nervenpathologie zu lehren berufen ist, nicht, um es zu wiederholen, in unnützer Rivalität zu den Lehraufgaben der inneren Klinik, sondern als gleichberechtigte Genossin der letzteren auf gemeinsamen Arbeitsgebiete. Thatsächlich sind an denjenigen Universitäten, an welchen der psychiatrische Unterricht zur vollen Entwickelung gelangt ist, der psychiatrischen Klinik Nervenabteilungen hinzugesellt worden. Auch an unserer Universität ist diese Erweiterung in den letzten Jahren zur Durchführung gelangt.

Die besonderen Lehraufgaben der psychiatrischen Klinik beginnen bei demjenigen Teile der Gehirnkrankheiten, welche nach den vorwaltend psychischen Krankheitserscheinungen als „Geisteskrankheiten" benannt werden. Hier erwachsen dem Lehrer neue Aufgaben, welche durch die Merkmale der psychischen Störungen und durch den bisherigen Entwickelungsgang des Schülers bedingt sind. Schon die allgemeine Symptomatologie der geistigen Störungen versetzt den Lernenden, wenn er die psychiatrische Klinik zum erstenmale betritt, in eine neue Welt von Krankheitsvorgängen, welche scheinbar ganz ausserhalb seines bisherigen naturwissenschaftlichen Denkkreises gelegen sind und für welche ihm die physiologischen Grundbegriffe fehlen. Die erste Aufgabe der Klinik ist, den Studierenden darüber aufzuklären, dass die Sinneserregungen, deren anatomische und physiologische Voraussetzungen ihm früherhin gelehrt worden sind, den gesetzmässigen Charakter von Naturerscheinungen nicht verlieren, wenn sie Teile des psychischen Prozesses, der Sinnesempfindungen, der Vorstellungen und deren letzten Endgliedern, der Willenshandlungen werden; mit andern Worten, es ist die erste Aufgabe der psychiatrischen Klinik, die psychischen Prozesse des fremdartigen Charakters zu entkleiden, indem sie die Grundzüge der Psychologie in empirischer Entwickelung als physiologische Psychologie den Studierenden zur Darstellung bringt. Auch hier wird die Anknüpfung an die Krankenbeobachtung den Lehrer und Lernenden am raschesten zum Ziele führen. Doch liegt es in der Natur der klinischen Demonstration, dass eine erschöpfende Darstellung der grundlegenden Lehren der Psychologie im Rahmen des klinischen Unterrichts nicht gegeben werden kann. Die ideale Forderung behält deshalb ihr Recht, dass eine gesonderte Darstellung der physiologischen Psychologie in Ergänzung des physiologischen Unterrichts den Medizinstudierenden zugänglich gemacht und von ihnen gehört werden soll. Mit den psychologischen Ausführungen verbindet sich die ursprünglichste Form der Krankenuntersuchung: das einfache Aufsuchen und Beschreiben der psychischen Krankheitserscheinungen. Erfahrungsgemäss birgt dieselbe für den Anfänger mannigfache Schwierigkeit. Die grosse Summe von psychischen Lebenserscheinungen, welche wir, ohne Widerspruch erwarten zu müssen, als die höchsten Funktionsäusserungen des menschlichen Organismus bezeichnen dürfen, sind bis zu diesem Zeitpunkt der Mehrzahl der Medizinstudierenden fast völlig fremd geblieben.

Wenn bei dem bisherigen Studiengang in andern Kliniken die Beschaffenheit des geistigen Zustandes eines Kranken zum Gegenstand der Beobachtung, bei Anfertigung des sog. allgemeinen Status gemacht worden war, so geschah dies naturgemäss in einer summarischen Zusammenfassung der hervorstechendsten Merkmale. Das Hauptinteresse beanspruchten die vorhandenen körperlichen Krankheitserscheinungen. Sensorium frei oder benommen, das war die Quintessenz des psychischen Status. Nun werden ziemlich unvermittelt die Schranken der Krankenbeobachtung erweitert; neben der genauen Erörterung der körperlichen Krankheitserscheinungen wird eine umfassende Zergliederung der geistigen Vorgänge verlangt. Scheinbar geringfügige Änderungen des Gesichtsausdruckes, der Körperhaltung und Körperbewegungen gewinnen eine bisher ungeahnte Bedeutung für die Beurteilung des Krankheitsfalles, besonders dann, wenn der sprachliche Ausdruck dem Kranken fehlt, oder nur wirre und unverständliche Worte geäussert werden. Die Prüfung verlangt weiterhin bei sprachlichem Gedankenaustausch eine eingehende und verständnisvolle Ergründung der inneren seelischen Geschehnisse, um über die Tragweite dieser oder jener sinnenfälligen Abweichung des äusseren Verhaltens und Handelns Klarheit zu erlangen. Und wenn dies alles mit Hilfe der leitenden Hand des Lehrers erreicht ist, so harrt noch die entscheidende Frage der Lösung, in welchem inneren genetischen Zusammenhang die gesamten körperlichen und psychischen Symptome zu einander stehen. Und wie erfüllt der Lehrer die Aufgabe, den Lernenden in diese Fragen einzuführen? In erster Linie, indem er durch Übung die Sinne des Schülers schärft, ein zielbewusstes Schauen und Hören weckt und die Verarbeitung der gewonnenen Beobachtungsthatsachen zu bestimmten Krankheitsbegriffen bewirkt. Erst eine bestimmte Summe von Einzelerfahrungen befähigt den Anfänger, die gesetzmässige Verknüpfung der Krankheitserscheinungen verstehen zu können. Ohne diesen anfänglichen Anschauungsunterricht, den wir den Aufgaben der propaedeutischen internen Klinik zur Seite stellen können, ist eine gedeihliche Entfaltung des psychiatrischen Unterrichts nicht erreichbar. An grossen Universitäten mit einer zahlreichen Hörerschar sollten aus Zweckmässigkeitsgründen verschiedene klinische Stunden für Anfänger und Fortgeschrittene eingerichtet werden, an kleineren Hochschulen mit beschränkter Hörerzahl ist eine solche Trennung nicht durchführbar. Hier werden die propaedeutischen Aufgaben die ersten Wochen des Semesters ausfüllen müssen.

An dieser Stelle sei es mir gestattet, einige ergänzende Bemerkungen über die Lehrmittel und die Lehrmethode an der hiesigen Klinik einzuschalten. Die psychiatrische Klinik ist ein integrierender Bestandteil der Grossherzogl. Sächs. Landes-Irren-Heilanstalt, welche im Jahre 1879 nach den neueren Prinzipien des Pavillonsystems erbaut bzw. fertiggestellt wurde. Die Anstalt besteht aus drei Pavillons, welche im Kellergeschoss unmittelbar ineinander übergehen.

Der mittlere Pavillon birgt im Erdgeschoss den Hörsaal, die Räumlichkeiten für mikroskopische und experimentelle Arbeiten, ein Untersuchungszimmer u. s. w., während die beiden Obergeschosse für ruhige Kranke der besseren Stände bestimmt sind. Die seitlichen Pavillons dienen ausschliesslich den Zwecken der Krankenbehandlung. Die Aufnahmebedingungen sind dergestalt, dass nicht nur Kranke aus dem Grossherzogtum, sondern auch aus andern deutschen Staaten, ohne besondere Formalitäten behufs Beobachtung bzw. Behandlung Aufnahme finden können; es ist durch diese freie Form der Krankenbewegung den Unterrichtszwecken der Anstalt im vollen Masse Rechnung getragen, indem bei einer Bettenzahl von 180 die jährliche Aufnahme ca. 300 Kranke beträgt. Unheilbare (chronische) Fälle, welche Angehörige des Grossherzogtums Sachsen-Weimar betreffen, werden in die Pflegeanstalt Blankenhain versetzt, die Angehörigen anderer deutscher Staaten werden den entsprechenden Landesanstalten überwiesen. Die Anstalt besitzt ausser diesen Pavillons noch eine Abteilung für Rekonvaleszenten und Nervenkranke, welche in einem in unmittelbarer Nachbarschaft der Hauptanstalt gelegenen Hause sich befindet, sowie ein Ökonomiegebäude mit Wohnräumen für 7—8 Kranke. Der ärztliche Dienst wird von einem Direktor, einem Hausarzt, einem Assistenzarzt und einem Volontärarzt besorgt. Besonders hervorzuheben ist, dass die Anstalt von den übrigen Kliniken nur 7 Minuten entfernt ist.

Der klinische Unterricht wird fünfstündig in der Woche erteilt, und zwar zweimal zwei Stunden (Nachmittags 2—4 Uhr) im Hörsaal und Sonntags von 10—11 (als sogen. klinische Visite) auf den Krankenabteilungen. An demselben nehmen gegenwärtig etwas über die Hälfte der klinischen Studierenden teil (34 Zuhörer in der psychiatrischen, gegenüber 58 in der medizinischen Klinik). Die Mehrzahl besucht die Klinik nur ein Semester; etwa ein Drittel der Hörer besuchen die Klinik zwei, zum Teil drei Semester lang und wirken diese dann als Praktikanten. Der Unterricht hat, entsprechend den in diesem Vortrage niedergelegten Anschauungen, sowohl auf die absolute Neuheit des Unterrichtsgegenstandes für den Anfänger Bedacht zu nehmen, als auch den Anforderungen der Fortgeschritteneren gerecht zu werden. Erfahrungsgemäss fehlt den heutigen klinischen Studierenden sowohl die Zeit als die Lust, theoretische Vorlesungen zu hören. Speziell für die Psychiatrie wäre eine weitere Ausdehnung der Unterrichtsstunden in Berücksichtigung der Überlastung der Studierenden nicht angezeigt. Deshalb werden in den klinischen Unterricht die notwendigen theoretischen Voraussetzungen aus dem Gebiet der physiologischen Psychologie und allgemeinen Psychopathologie, sowie weiterhin eine zusammenhängende Darstellung der speziellen Psychopathologie verflochten werden müssen. Die erstere Aufgabe wird mit den klinischen Übungen im Aufsuchen und in der Beschreibung der psychischen Elementarstörungen und Symptomenbilder verbunden, während die letztere sich direkt an die klinische Untersuchung der einzelnen Krankheitsfälle in Beziehung auf die spezielle Krankheitsdiagnose, den Verlauf, die Prognose und Therapie anreiht. Auch für den Praktikanten erweist sich dieser Weg sehr nützlich, indem derselbe dadurch methodisch von den einfacheren zu den schwierigeren Aufgaben geleitet wird. Denn es darf nicht übersehen werden, dass in der ärztlichen Praxis dem ersten Untersucher eines psychiatrischen Krankheitsfalles vielfach die Gelegenheit und die Hilfsmittel (genaue Anamnese, genaue Krankenuntersuchung) zur Feststellung einer präzisen klinischen Diagnose fehlen und dieser sich deshalb mit der genauen Schilderung der Krankheitserscheinung begnügen muss. Dem Lehrer erwächst natürlich schon bei diesen einleitenden Übungen die Aufgabe, die Hörer auf die Bedeutung der

Einzelsymptome in den speziellen Krankheitsformen hinzuweisen. Der klinische Unterricht setzt sich demgemäss aus einer denselben eröffnenden theoretischen Vorlesung und den darauffolgenden Demonstrationen einschlägiger Beobachtungen mit selbständiger Krankenuntersuchung seitens der Praktikanten zusammen. Ausserdem werden aber andere nicht dem Gang der Vorlesung angepasste Krankheitsfälle, besonders behufs differentiell-diagnostischer Übung in der Klinik vorgestellt und mit den Praktikanten wissenschaftlich durchgearbeitet. Dieser Unterrichtsplan schliesst sich im Grossen und Ganzen der Methode an, welche ich bei L. Meyer und C. Westphal kennen und schätzen gelernt habe. Bei den Sonntagsvisiten werden die in der Klinik vorgestellten Fälle weiter erläutert, andere Fälle kursorisch vorgestellt und insbesondere die Behandlung der Geisteskranken genauer demonstriert.

Neben diesem klinischen Unterricht werden von mir und dem Hausarzt Dr. Ziehen, der zugleich Dozent der Psychiatrie an hiesiger Hochschule ist, noch Spezialvorlesungen und Kurse aus dem Gebiete der Anatomie, Physiologie und Pathologie des gesamten Nervensystems, sowie über forensische Psychiatrie gehalten.

Aber schon diese erste Stufe zeitigt durch bedeutsame Nutzanwendungen auf aktuelle Fragen der Nerven- und Psychopathologie reiche Früchte der wissenschaftlichen Erkenntnis. Um diesen Satz verständlich zu machen, muss ich einige fachwissenschaftliche Erörterungen einschieben, welche wegen ihrer eminenten praktischen Bedeutung ein allgemeineres Interesse beanspruchen können.

In den beiden letzten Dezennien sind in neuer Form und in exakterer wissenschaftlicher Beleuchtung jahrtausendalte naturwissenschaftliche Erfahrungsthatsachen wieder ans Licht gezogen worden. Dieselben wurden, überlebten naturphilosophischen Anschauungen entsprechend, im Laienmunde als „tierischer Magnetismus" bezeichnet und neuerdings mit dem Namen Hypnotismus belegt. Sie umfassen eigenartige psychische Vorgänge, welche die grösste Verwandtschaft mit gewissen krankhaften Schlafzuständen, dem sog. hysterischen Schlafe, dem Somnambulismus und der Katalepsie besitzen. Die wesentlichen Eigenschaften dieses hypnotischen Zustandes bestehen darin, dass er künstlich durch verschiedenartige Massnahmen bei vielen Personen, am leichtesten bei gewissen Nervenkranken erzeugt werden kann und dass der Vorstellungsinhalt der hypnotisierten Person durch Eingebungen von aussen, d. h. durch den Hypnotisierenden fast automatenhaft beeinflusst wird. Diese letztere Erscheinung nennt man heute die gesteigerte Suggestibilität des Hypnotisierten. Suggestibel sind wir alle mehr oder weniger im normalen wachen Zustande, denn unsere gesamte geistige Entwickelung, das Wesen des erzieherischen Einflusses der Schule und des Lebens beruht auf der menschlichen Eigenschaft, sich durch fremde Vorstellungen in seinem Denken, Fühlen und Handeln beeinflussen zu lassen. Die erhöhte Suggestibilität sowie die experimentell erreichbare völlige Abschliessung vieler Hypnotisierter gegenüber anderweitigen, durch die Sinnespforten eindringenden Empfindungs- und Vorstellungsreihen bedingen eine unter normalen physiologischen Verhältnissen unerreichbare Einwirkung der Suggestionen auf das Versuchsobjekt. Es gelingt nicht nur, dem Hypnotisierten durch blosse Erzählung phantastischer Begebenheiten die zauberhaftesten Verwandlungen seiner Umgebung und seiner Persönlichkeit vorzutäuschen, ihm Sinnestäuschungen zu erregen oder die zwecklosesten widersinnigsten Handlungen durch ihn ausführen zu lassen, sondern auch die weitgehendsten körperlichen Veränderungen, Lähmungen und Krämpfe, Gefühllosigkeit und Schmerzen, ja sogar Blutungen, einfach durch die Macht der erregten Vorstellung hervorzubringen. Der Hypnotiseur vermag mit seinen Versuchen die Wundererscheinungen alter und neuer Zeit völlig in Schatten zu stellen. Es ist bisher unmöglich, eine wissenschaftlich befriedigende Erklärung dieser hypnotischen Einwirkungen zu geben, die Thatsächlichkeit der Beobachtungen steht aber unzweifelhaft fest. Sie eröffnen uns bei einsichtiger Beschränkung der Versuche, um der Versuchsperson keinen Schaden beizufügen, ein erlaubtes Versuchsfeld von grösster Tragweite, welches uns in den Stand setzt, die Wechselwirkungen zwischen seelischen und körperlichen Vorgängen fast mit der Beweiskraft des Experiments nach dem Willen und der vorausbestimmten Absicht des Experimentators zur Demonstration zu bringen. Der Laie, aber auch der Arzt, welchem die krankhaften Äusserungen der seelischen Vorgänge fremd geblieben sind, steht diesen rätselhaften Erscheinungen völlig fassungslos gegenüber; keine wissenschaftliche Erfahrung aus seiner ärztlichen Thätigkeit, soweit nur körperliche Veränderungen das Objekt der Forschung gewesen sind, bringt ihm den leitenden Faden aus diesem Labyrinth von fremdartigen Zuständen. Die psychiatrische Klinik weist ihm den Weg des Verständnisses. Sie zeigt ihm gleichartige Vorgänge bei psychisch Kranken; sie verweist ihn auf verwandte, bisher wenig beachtete Erfahrungen bei normalem geistigen Zustande. Täglich und stündlich beobachten wir den eigenartigen Einfluss bestimmter, mit intensiven Affekterregungen verknüpfter Vorstellungsreihen auf körperliche Zustände. Wir erröten und erblassen vor Schmerz und Freude, traurige Affekte beeinträchtigen die Verdauungsthätigkeit, während die Vorstellung beliebter Speisen die Speicheldrüsen in erhöhte Aktion versetzt. Wer erinnert sich nicht hierbei der trivialen aber zutreffenden Erfahrung, dass dem Hungernden beim Anblick einer reichbesetzten Tafel das Wasser im Munde zusammenlaufe! Diese einfachen Beispiele des Einflusses geistiger Vorgänge auf körperliche Zustände werden ergänzt durch die Beobachtungen bei krankhaft veränderten Individuen. Vor allem sind es die vielgestalteten Krankheitsbilder der Hysterie, welche die Macht der Vorstellung bei der Hervorrufung krankhafter körperlicher Veränderungen in ausgiebigster Weise zu illustrieren vermögen und so auch den Schlüssel für das Verständnis der hypnotischen Erscheinungen darbieten. Gerade bei der wissenschaftlichen Verarbeitung der hysterischen Krankheitszustände vermögen wir so recht den Einfluss einer verschärften Beobachtung und einer erweiterten Basis der Untersuchung auf die Umgestaltung unserer Anschauungen über die Pathogenese der Krankheitsvorgänge zu erkennen. So lange die somatische Betrachtungsweise für die Beurteilung dieser Krankheitszustände ausschliesslich massgebend war, wurden die ungeheuerlichsten Beziehungen der einzelnen Krankheitserscheinungen zu bestimmten Organerkrankungen, insbesondere zu dem Uterus und seinen Adnexa aufgestellt. Heute, und zwar unter dem Eindruck der neueren Ergebnisse der Hypnotismusforschung, haben wir eher gegen den Übereifer einer bestimmten Schule zu kämpfen, welche alle hysterischen Krankheitserscheinungen nur auf psychische Ursachen zurückzuführen geneigt ist. Ich konnte hier das grosse Gebiet der psychisch bedingten „ideogenen" Krankheitsvorgänge unseres Körpers nur flüchtig berühren, für diese Skizzierung der propädeutischen Aufgaben des psychiatrischen Unterrichts genügt dieser allgemeinere Nachweis des innigen Zusammenhangs zwischen körperlichen und geistigen Zuständen. Das alte mens sana in corpore sano erhält im Lichte dieser psychiatrischen Betrachtungsweise eine teilweise neue Deutung: in gleicher Weise wie der gesunde Körper die Voraussetzung normaler psychischer Funktionen ist, so gilt auch, vielleicht im verstärkten Masse der umgekehrte Kausalnexus.

Es mögen diese Ausführungen bei manchem der geehrten Anwesenden den Eindruck erwecken, als brächten dieselben alte und allerorts anerkannte Wahrheiten, als wäre es ein unnötiger Aufwand an Zeit und Mühe, die Studierenden zu ihrer Beachtung besonders anzueifern. Diesem Einwand lässt sich die thatsächliche Erfahrung entgegenhalten, dass unter dem Einfluss der gewaltigen Fortschritte der medizinischen Wissenschaften auf anatomischem und physiologischem Gebiete, bei den gesteigerten Hilfsmitteln der manuellen und physikalischen Krankenuntersuchung, sowie bei dem ausserordentlichen Aufschwunge in der Verwertung des Mikroskops und der chemischen Analyse am Krankenbette eine gewisse Geringschätzung gegenüber den imponderablen psychischen Einflüssen massgebend geworden war. Die genannten Fortschritte wirkten förmlich berauschend auf viele Gemüter; bei dem heissen Bemühen, die Ursache und die Erscheinungen der gesamten normalen und krankhaften Lebensvorgänge auf die Grundlinien der biologischen Forschung, auf chemische, physikalische und mechanische Vorgänge zurückzuführen, wurden alte Thatsachen der Naturbeobachtung, sobald sie diesem Rahmen der sog. exakten Forschung nicht eingepasst werden konnten, als nebensächlicher und unerwiesener, weil unerklärbarer, Ballast bei Seite geschoben.

Wie schwer sich dieser Fehler rächen kann und wie sehr die Gewalt der Thatsachen zur Einkehr und Umkehr drängt, lehrt ein Blick auf die bedeutungsvollen Wandlungen, welche der moderne Krankheitsbegriff der traumatischen Neurose im Laufe eines Dezenniums erfahren hat. Mit diesem

Namen belegen wir die komplizierten und schwankenden Krankheitszustände, welche sich im Anschluss an heftige und plötzliche Erschütterungen des Körpers bei Unglücksfällen, durch Sturz und Stoss mit oder ohne nachweisbare Verletzung äusserer oder innerer Teile des Körpers entwickeln können.

Die ersten hierher gehörigen Beobachtungen betrafen Kranke, welche im Gefolge von Eisenbahnunfällen von den mannigfaltigsten krankhaften Veränderungen der Nerventhätigkeit, von lähmungsartiger Schwäche der Körpermuskulatur, von qualvollen Schmerzen in den verschiedensten Körpergebieten, von Störungen der höheren Sinnesfunktionen und der geistigen Vorgänge betroffen wurden. Man nannte die Krankheit ursprünglich, den Engländern folgend, railway spine oder railway brain, indem je nach den vorwaltenden Krankheitssymptomen eine Schädigung des Rückenmarks oder des Gehirns als Ausgangspunkt der Störungen angenommen wurde. Im Laufe der letzten Jahre hat vornehmlich unter der Einwirkung unserer modernen deutschen Kranken- und Unfallversicherungsgesetze die Zahl dieser Kranken im hohen Masse zugenommen. Die Diskussion über den Wert oder Unwert der einzelnen Krankheitsbefunde für den Aufbau der Diagnose, für die Unterscheidung der wirklich Kranken von Betrügern ist zur brennenden Tagesfrage geworden. Ursache und Wirkung steht bei diesen Fällen oft in einem schreienden Widerspruch; der relativen Geringfügigkeit der stattgehabten traumatischen Schädigung entsprechen oft in keiner Weise die tiefgreifenden und langwierigen Funktionsstörungen des gesamten Organismus. Und wie entmutigend war es für die wissenschaftliche Medizin mit dem modernen Rüstzeug der Krankenuntersuchung, weder den Ausgangspunkt dieses Leidens, noch objektiv nachweisbare, für alle Fälle gültige und von den subjektiv gefärbten Angaben der Patienten unabhängige Krankheitszeichen auffinden zu können. Alle Versuche in dieser Richtung sind bis heute erfolglos geblieben; das Missbehagen, welches dieser Misserfolg der sog. exakten Forschungsmethoden bei vielen erzeugt, gibt sich bei ihnen in dem Bemühen kund, die Mehrzahl dieser traumatischen Neurosen ins Gebiet der Simulation zu verweisen. Bemerkenswert ist, dass die überwiegende Mehrzahl der Psychiater, d. h. der Nervenärzte, welche das grosse Gebiet der Krankheiten des Nervensystems, einschliesslich der Geistesstörungen pflegen, sich dieser reaktionären Strömung nicht anzuschliessen geneigt sind, und zwar infolge wissenschaftlicher Erwägungen, welche ihren Erfahrungen über psychische Störungen und deren Einfluss auf körperliche Vorgänge entnommen sind. Im Mittelpunkt des Krankheitsbildes steht nämlich eine mehr oder weniger scharf ausgeprägte, aber immer nachweisbare, gedrückte, gereizte oder traurige Gemütsstimmung, verbunden mit geistiger Stumpfheit und Teilnahmslosigkeit für alle Vorgänge der Aussenwelt, welche nicht mit dem erlittenen Unfalle und seinen für den

Patienten verhängnisvollen Folgeerscheinungen zusammenhängen. Erst, wenn diese erörtert werden, zeigt sich der Patient angeregt und gesprächig, er schildert gerne mit lebhaften Farben alle, selbst die kleinsten Einzelheiten und Nebenumstände seines Unfalls, berichtet weitläufig über die ihm erinnerlichen Folgeerscheinungen: Kopfschmerzen, Schwindel, Ohrensausen, Erbrechen u. s. w., kurzum, er vertieft sich mit fast leidenschaftlicher Innigkeit in die ausführliche Kleinmalerei aller seiner Schmerzen und Leiden. Betrachten wir dieses Krankheitsbild völlig unbeeinflusst von dem besonderen Lokalkolorit, welches die erhobenen Entschädigungsansprüche demselben verleihen — denn die gleichen Bilder treten uns auch bei Verunglückten entgegen, welche keinerlei Entschädigungsansprüche erheben — so werden wir in den Mittelpunkt desselben die Änderung des psychischen Verhaltens stellen. Dem psychiatrisch geübten Beobachter ist diese Änderung unverkennbar und keineswegs fremdartig oder gar unbekannt. Er erinnert sich sofort ganz übereinstimmender psychischer Krankheitsvorgänge, welche der wohlcharakterisierten Krankheitsform der Hypochondrie einzureihen sind. Er erinnert sich ferner, dass auch beim Hypochonder die gleiche, man kann sagen, liebevolle Pflege sowohl seiner subjektiven Klagen als auch der objektiven Krankheitsbefunde vorhanden ist und wie mächtig gerade hier die Einbildungskraft fördernd, d. i. die Krankheitsempfindungen verstärkend, wirkt. Der Begriff der traumatischen Neurose löst sich für die überwiegende Mehrzahl der Fälle in denjenigen der traumatischen Hypochondrie auf, wobei freilich nicht völlig aufgeklärt werden kann, in welcher Weise das Trauma diese langwierigen Krankheitsvorgänge hervorruft. Am wahrscheinlichsten ist es der sog. psychische Shok — ähnlich wie bei den Schreckneurosen — und die durch die Umstände bedingte andauernde Beschäftigung mit der Folge der erlittenen traumatischen Schädigung, welche die Matrix des Leidens darstellen. Von wesentlichster Bedeutung ist aber die gereiftere Erkenntnis für die Behandlung dieser Krankheit: Ablenkung der Aufmerksamkeit, methodische Übung der Muskulatur und der Sinnesfunktionen, ohne wesentliche Berücksichtigung der subjektiven Klagen führen am besten zur Heilung, viel besser wie alle Lokalbehandlung: Elektrizität, Bäder, Massage u. s. w.

Ich könnte Ihnen noch zahlreiche Bilder aus der Nervenpathologie aufrollen, in welchen sich der vorwaltend psychische Faktor bei der Entstehung und Weiterentwickelung von Nervenkrankheiten als massgebend erkennen lässt; ich hoffe aber, diese Beispiele genügen, um die Betonung der erzieherischen Aufgaben der psychiatrischen Klinik zu rechtfertigen. Doch darf nicht unerwähnt bleiben, dass auch der umgekehrte Kausalnexus, nämlich die Entwickelung von geistigen und nervösen Störungen auf Grund verschiedenster Organerkrankungen, zu den wohl gesicherten Thatsachen der ärztlichen Erfahrung gehört. Ich darf an dieser Stelle darauf hinweisen, dass schon seit Jahren unser allverehrter Vertreter der Gynäkologie in Schrift und Wort auf diese innige Wechselbeziehung zwischen psychischen und körperlichen Krankheitsvorgängen aufmerksam gemacht hat.

Ist dieser ersten Aufgabe Genüge gethan, so wird der Lernende in die spezielle Diagnostik der Geisteskrankheiten einzuführen sein. Hier tauchen neue Schwierigkeiten auf, welche zum teil wiederum in der Vorbildung des Hörers, zum teil aber auch in dem Entwickelungsgange der psychiatrischen Wissenschaft gelegen sind. Die Diagnostik der Geisteskrankheiten ist heute in Gefahr, sich in einer fast übergrossen Zahl von Krankheitsbegriffen und Krankheitsbildern zu verlieren, welche mit der Dürftigkeit der älteren Psychiatrie in Beziehung auf Einteilung und Gruppierung der Geistesstörungen eigentümlich kontrastiert. Streng genommen bestand früherhin nur eine einzige Form der Geistesstörung oder des Irrsinns, welche zwar verschiedene Symptomenkomplexe und damit verschiedene Zustandsbilder besass, jedoch in Beziehung auf die Entwickelung, den Verlauf und die Ausgänge eine klinische Einheit darstellte. Noch Griesinger, der Schöpfer der modernen Psychiatrie in Deutschland, hat seinem Lehrer Zeller folgend, dieser Anschauung gehuldigt. „Die Nosologie der Geisteskrankheiten muss sich, wie er in der ersten Auflage seines epochemachenden Lehrbuches im Jahre 1845 sagt, mit der Aufstellung weniger Hauptgruppen psychischer Störungen, weniger psychischer anormaler Grundzustände begnügen." Als Ausgangspunkt aller psychischen Krankheitsvorgänge wurden pathologische Affekte, also Änderungen der gemütlichen Reaktionen bezeichnet und die Störungen des Denkens und Wollens im Sinne der älteren Psychologie als Folgen und Ausgänge der Affektstörungen betrachtet. Die verschiedenen Formen, welche Griesinger im Interesse der klinischen Verarbeitung des gesamten Beobachtungsmaterials aufzustellen genötigt ist, sind demgemäss bei dieser Anschauungsweise „nur verschiedene Stadien eines Krankheitsprozesses, welcher zwar durch die mannigfachsten interkurrierenden pathologischen Ereignisse modifiziert, unterbrochen, umgeändert werden kann, im ganzen aber einen stetig successiven Verlauf einhält, der bis zum gänzlichen Zerfall des psychischen Lebens gehen kann." Ich habe in diesem letzten Satze die Anschauung Griesingers wörtlich wiedergegeben, weil dieselbe eine noch in die Jetztzeit hineinragende Auffassung über den Wert einer **schärferen klinischen Sonderung der einzelnen Krankheitsbilder** wiedergiebt, welche naturgemäss einer gedeihlichen Entwickelung dieser Bestrebungen nur hinderlich sein konnte. Griesinger selbst hat übrigens später diesen Standpunkt verlassen. Gerade ihm verdanken wir eine der wesentlichsten Erweiterungen unserer wissenschaftlichen Anschauungen, indem er den Krankheitsbegriff der neuro- und psychopathischen Konstitution schuf und dadurch den Anstoss gab zu einer Systematik der Geisteskrankheiten nach ätiologischen Gesichtspunkten. Die Gründe, welche zu dieser älteren Lehrmeinung Veranlassung gaben, sind mannigfaltigster Art, teils sind sie aus der Krankenbeobachtung geschöpft, teils entstammen sie gewissen spekulativen, psychologischen Anschauungen. Ich möchte hier nur zweier derselben Erwähnung thun, welche die uns hier beschäftigenden Fragen besonders berühren. Die pessimistische Auffassung, dass alle Geisteskrankheiten einen progressiven mit geistigem Verfalle endigenden Verlauf hätten, beruhte zum grossen Teile auf der einseitigen Beschaffenheit des Krankenmaterials. Die Irrenanstalt galt vor 50 Jahren als ein Haus des Schreckens, über dessen Pforten die Danteschen Worte einzugraben waren. Die Zahl der Aufnahmen war im Verhältnis zur gesamten Belegzahl eine äusserst geringe, denn die Scheu der Angehörigen, die Furcht der Kranken, schwerfällige gesetzliche Massregeln hemmten die Aufnahme. Meistens waren Wochen und Monate nutzlos verstrichen, ehe den Kranken eine fachmännische Behandlung zu teil werden konnte. Die Bilder, die dann bei der Aufnahme in die Anstalt dem Arzte sich darboten, waren meist der traurigsten Art: das geistige Leben vielfach schon im Erlöschen begriffen; masslose Steigerungen der Affektvorgänge, sinnlose Gewaltthätigkeit oder stumpfes gefühlloses Hinbrüten waren die hervorstechendsten Merkmale. Es waren Schlussbilder akuter geistiger Störungen, deren Entwickelungsstadien in der überwiegenden Mehrzahl der Fälle der Beobachtung des Anstaltsarztes nicht zugänglich waren. An diesen Ruinen geistiger Persönlichkeiten war jedes ärztliche Handeln erfolglos. Die Anstalt war vornehmlich ein Verwahrungshaus, in welchem ausserdem durch unzweckmässige Behandlungsmethoden — die sog. Zwangsbehandlung der Geisteskranken — bestehende Krankheitserscheinungen verschlimmert werden konnten. Erst die moderne Weiterentwickelung der Irrenfürsorge hat eine Wandlung der Anschauungen über das Wesen der Geistesstörungen und die Möglichkeit ihrer Heilung in allen Bevölkerungskreisen hervorgerufen. Die Einlieferungen in die Anstalt erfolgen zeitig, so dass die Entwickelung und der Verlauf des Krankheitsfalles genauer verfolgt werden kann. Die Kranken treten ausserdem rechtzeitig bei den ersten Zeichen geistiger Veränderung schon vor der Verbringung in die Anstalt in ärztliche Behandlung, so dass auch über diese Phase wissenschaftliche Beobachtungen vorliegen. Gerade dieser letzte Punkt ist für die Aufgaben des psychiatrischen Unterrichts von massgebender Bedeutung. Der künftige Arzt muss vor allem in den Stand gesetzt werden eine geistige Erkrankung rechtzeitig zu erkennen, die Tragweite der einzelnen Krankheitserscheinungen abzuschätzen und die geeigneten therapeutischen Massregeln zu ergreifen. Wieviel Unheil auch heute noch durch Unkenntnis auf psychiatrischem Gebiete in dieser Richtung hin erzeugt wird, lehren die Annalen jeder Irrenanstalt. Und dass auch heute noch die notwendige Forderung einer raschen und ungehinderten Aufnahme in die Irrenanstalten nicht überall erfüllt wird, habe ich schon oben bei Erwähnung der besonderen Vorzüge klinischer Lehranstalten für Psychiatrie hervorgehoben. Der zweite Grund war ein wesentlich klinischer: die Auffassung von Zeller und Griesinger war ein naturgemässer Rückschlag gegen die in Frankreich und Deutschland herrschende Neigung, jedes Einzelsymptom, insbesondere wenn es krankhafte Handlungen betraf, zu einer selbständigen Krankheitsform zu stempeln. Nichts hat unheilvoller besonders auf die forensische Thätigkeit des Arztes gewirkt, als jene Konstruierung von Krankheitsbegriffen: Kleptomanie, Pyromanie, Dipsomanie, Nymphomanie u. s. w. Dabei hielten aber Zeller und Griesinger das Bestreben fest, ausschliesslich auf klinisch deskriptivem Wege, d. h. durch Beobachtung der Entwickelung der Symptome und des Verlaufs die Diagnose festzustellen.

Diese Lehre von der „vesania typica" erhielt den empfindlichsten Stoss, von dem sie sich nie wieder erholen sollte, durch die neueren Forschungen über die Paranoia, eine Form psychischer Erkrankung, welche durch die primäre, nicht durch Affektveränderungen bedingte Entwickelung von Wahnideen charakterisiert wird. Dadurch war das Prinzip der affektiven Begründung aller Verstandesstörungen zu nichte gemacht. Aber noch andere Momente wirkten mit, die Systematik umzugestalten. Auf allen Gebieten machte sich das Bestreben geltend, die pathologisch anatomischen und ätiologischen Forschungen zur Grundlage der Klassifikation und auch der Diagnostik zu machen. Auch in der Psychiatrie hat die pathologisch-anatomische Richtung die fruchtbarsten Erfolge aufzuweisen. Das Studium der verhängnisvollsten Geistesstörung der Jetztzeit, der im Laienmunde als Gehirnerweichung benannten allgemeinen progressiven Paralyse, ist heute soweit fortgeschritten, dass wir über die anatomischen Grundlagen dieses Krankheitsprozesses gesicherte Anschauungen erlangt haben. Freilich muss an dieser Stelle der Zusatz gemacht werden, dass diese anatomischen Fortschritte uns wohl ein Verständnis für die körperlichen Lähmungserscheinungen und auch für die Endbilder der geistigen Vernichtung eröffnet haben, dass aber keineswegs damit eine Erklärung über den Zusammenhang der psychischen Vorgänge mit den materiellen Hirnprozessen ermöglicht wurde. Man wird immer von neuem wieder auf das ignoramus bezüglich dieser fundamentalen Frage hinweisen müssen. Aber die grosse Mehrzahl von Geisteskrankheiten entbehrt bestimmter pathologisch-anatomischer Krankheitsbefunde, sie müssen demgemäss auf eine Linie gestellt werden mit andern Krankheitsbildern der Nervenpathologie, bei welchen die gestörte Funktion bestimmter Teile des Nervensystems nur aus den Krankheitsäusserungen erschlossen werden kann und weder die makroskopische, noch mikroskopische Untersuchung uns ein Verständnis der pathologischen Vorgänge eröffnet. Man spricht in diesen Fällen von „funktionellen Nervenkrankheiten" und „funktionellen Geistesstörungen". Hier hat sich der Weg der ätiologischen Forschung erfolgreich erwiesen. Die Frage nach der allgemeinen und individuellen Prädisposition für das Zustandekommen dieser Krankheitszustände sowie die Feststellung des Zusammenhangs bestimmter, den Organismus betreffender Schädlichkeiten mit der Entwickelung bestimmter Krankheitsbilder wurden zum Ausgangspunkt neuer Anschauungen. Wir sind heute zu der Erkenntnis gelangt, dass die biologischen Gesetze der Vererbung körperlicher und geistiger Organisation auf pathologischem Gebiete und insbesondere bei der Entwickelung von Geistes- und Nervenkrankheiten eine ausserordentliche Bedeutung besitzen. Gerade das Gebiet der psychischen Störungen ist wie kein zweites berufen, die Lehre von der erblichen Übertragung krankhafter Zustände weiter auszubauen. Eine der vornehmlichsten Aufgaben der modernen Psychiatrie besteht darin, die Gesetze festzustellen, welche die pathologische Vererbung beherrschen. Die klinischen Erfahrungen drängen schon heute zu dem Schlusse, dass eine grosse Gruppe von Geisteskrankheiten ihr spezifisches Gepräge durch diese konstitutionelle Krankheitsursache erhält und haben zur Schaffung des Begriffes der „erblich degenerativen Geistesstörung" geführt. Diese Betrachtungsweise ist besonders fruchtbringend geworden für die Beurteilung gewisser unfertiger und wechselvoller Krankheitszustände, welche früherhin besonders für den Gerichtsarzt die Quelle von Missverständnissen und fehlerhaften Diagnosen gewesen waren. Diese ätiologische Betrachtungsweise erschliesst ausserdem die Möglichkeit, die während des Lebens das Individuum betreffenden Schädlichkeiten in bestimmte gesetzmässige Beziehung zu der Entwickelung und Ausbildung bestimmter Formen psychischer Erkrankung zu bringen. Die Klinik der Geisteskrankheiten enthält dank dieser Betrachtungsweise also jetzt eine Reihe wohlcharakterisierter Krankheitsbilder, welche ihre besondere Begriffsbestimmung diesen ursächlichen Momenten entlehnen. Das alkoholistische, traumatische, das puerperale, das epileptische Irresein sind Beispiele solcher in den mannigfaltigsten Erscheinungsformen auftretenden Krankheitszustände. Die Klassifikation der Geisteskrankheiten ist demzufolge der primitiven Auffassung, welche ich oben kurz dargelegt habe, völlig entwachsen. Die Schwierigkeit für den Lehrer besteht nun darin, die richtige Mitte zu finden, die Klassifikation den praktischen Bedürfnissen des Unterrichts anzupassen. Wir dürfen nie vergessen, dass wir berufen sind, Ärzte mit einer allgemeinen, jeden Zweig der ärztlichen Kunst einschliessenden Bildung zu erziehen, welche sie befähigt, als ausübende Jünger der Heilkunde all den vielseitigen Anforderungen der Heilwissenschaft in bestimmten Grenzen gerecht zu werden. Die Zeit, welche der Studierende während seiner akademischen Lernthätigkeit auf jeden einzelnen Wissenszweig verwenden kann, unterliegt gewissen durch die gebundene Studienzeit bedingten Einschränkungen. Alle weiteren über die Bedürfnisse des praktischen Arztes hinausgehenden fachwissenschaftlichen Lehraufgaben liegen ausserhalb der klinischen Lehrthätigkeit. Ich habe schon oben hervorgehoben, dass die Aufgabe des praktischen Arztes auf psychiatrischem Gebiete in der völligen Beherrschung der Diagnose und in der Behandlung der Anfangsstadien der Geistesstörungen zu suchen ist. Die spezielle Pathologie und Therapie der Geistesstörungen wird deshalb im klinischen Unterricht vornehmlich in diagnostischen Übungen bestehen müssen. Die Krankheitsbegriffe, welche denselben zu Grunde gelegt werden, müssen frei gehalten werden von allen schematischen, aus theoretischen Spekulationen geschöpften Begründungen; sie müssen einfach und klar ihre Berechtigung herleiten können von der gesetzmässigen Gruppierung der Krankheitssymptome, von der Gesetzmässigkeit des Ablaufs der Krankheitserscheinungen und von der gesetzmässigen Beziehung zu bestimmten die Krankheit veranlassenden Ursachen. Auf diese Weise gelingt es, dem künftigen Arzte nicht nur bestimmte Krankheitsbegriffe zu geben, sondern auch mit denselben bestimmte Vorstellungen über die Prognose zu verbinden. Die einzelnen Varietäten dieser Krankheitsformen, die in der fachwissenschaftlichen Litteratur zur Schaffung vieler gesonderter Krankheitstypen geführt haben, lernt der klinische Student am besten wiederum am Krankenbette kennen; es ist eine der vornehmlichsten Aufgaben des Lehrers, die individuellen Gestaltungsformen des einzelnen Krankheitsbildes sorgfältig zu beleuchten und so den Weg zu weisen, aus der Summe der Krankheitserscheinungen den für die Diagnose wesentlichen Kern herauszuschälen. Ich muss es mir versagen, auch diese allgemeinen Erörterungen mit einzelnen Beispielen zu belegen, obgleich ich der Überzeugung bin, dass nur dadurch ein Beweis für ihre Richtigkeit erbracht werden könnte.

Die therapeutischen Bestrebungen der Psychiatrie können an dieser Stelle nur kurz erörtert werden. Die Lehraufgabe, die auf diesem Gebiete erwächst, ist von entscheidender Bedeutung für die Entwickelung unserer Wissenschaft; es gilt dies nicht in dem Sinne, dass der künftige Arzt die praktische Verwertbarkeit der in der Klinik gesammelten Erfahrungen in vollem Umfang erstreben soll und kann, dagegen sprechen die Gründe, die ich oben schon erörtert habe. Wohl aber müssen wir die vielerorts auch in ärztlichen Kreisen noch herrschende Anschauung, dass die Geisteskrankheiten ein undankbares Feld für die Heilaufgaben unseres Standes sind, entkräftigen und zerstreuen. Die Ursachen, warum früherhin die Behandlung der Geisteskrankheiten als eine hoffnungslose Aufgabe betrachtet wurde, habe ich bei der kurzen historischen Skizze schon erwähnt. Statt aller weitläufiger Widerlegung füge ich hier zum Schlusse einige statistische Angaben bei, welche den Erfahrungen meiner Klinik entnommen sind.

Aufgenommen:	Genesene[1]):	
	Männer	Frauen
1886 = 158	50 %	50 %
1887 = 178	55,5 %	60,8 %
1888 = 199	40,0 %	60,8 %
1889 = 263	63,9 %	75,3 %
1890 = 304	54,4 %	59,6 %

Hierzu ist nur zu bemerken, dass unter der Zahl der unheilbaren und ungeheilten Kranken sich immer eine grössere Menge congenital defekter geistiger Existenzen birgt, welche als unausgleichbare Entwickelungshemmungen bezeichnet werden müssen. Für diese besteht die keineswegs undankbare Aufgabe, erzieherisch zu wirken und das geringe Mass geistiger Kräfte und Fähigkeiten noch irgendwie nutzbringend für das einzelne Individuum und für die Gesellschaft zu verwerten. Hier nähert sich die Aufgabe des Arztes derjenigen des Erziehers, hier beginnen die humanen Aufgaben des Irrenarztes, für welche der klinische Unterricht dem Studierenden wohl einen Einblick eröffnen muss, die aber ausserhalb der vorhin bezeichneten Grenze des klinischen Unterrichts gelegen sind.

---

[1]) Als Genesene sind hier alle diejenigen eingerechnet, welche bei ihrer Entlassung erheblichere Krankheitszeichen nicht mehr darboten.

Über die Grenzen der Orthopädie.

Von

Dr. F. Beely in Berlin.

In jedem Lehrbuch über Orthopädie findet man in der Vorrede oder Einleitung eine längere oder kürzere Definition des Begriffs „Orthopädie" oder auch eine kurze Aufzählung derjenigen Affectionen, die der Verfasser als zu seinem Gebiet gehörig betrachtet, ebenso beschäftigen sich mehrere in den letzten Jahren erschienene kürzere Aufsätze damit, den Begriff „Orthopädie" zu definieren und die Grenzen der Orthopädie genauer zu bestimmen, so der Vortrag: „What is Orthopaedic Surgery", mit dem Dr. N. M. Shaffer auf dem Internationalen Kongress zu Berlin 1890 die orthopädische Sektion eröffnete, ferner ein Vortrag: „Orthopaedic Surgery; its definition and scope", den Dr. V. P. Gibney auf der fünften jährlichen Versammlung der American Orthopedic Association in Washington 1891 hielt und die Entgegnung Dr. N. M. Shaffers auf diesen Vortrag: „On the definition and the scope of orthopaedic Surgery". (New-York Med. Journ. Nobr. 14. 1891).

Keineswegs herrscht aber Übereinstimmung hinsichtlich dessen, was nun zur Orthopädie gerechnet werden soll und darf, und besonders scharf tritt der Unterschied hervor, wenn man die Ansichten der verschiedenen Autoren in verschiedenen Ländern vergleicht. So giebt Shaffer in seiner oben erwähnten Rede folgende Definition: „Orthopaedic surgery is that department of surgery, which includes the prevention, the mechanical treatment, and the operative treatment of chronic or progressive deformities, for the proper treatment of which special forms of apparatus or special mechanical dressings are necessary". Gibney schliesst sich in seinem Vortrag, bei dem es sich hauptsächlich um eine Kritik der Rede Shaffers handelt, im Wesentlichen den Ausführungen Shaffers an, nur will er die Grenzen für das Gebiet der Orthopädie etwas weniger eng gezogen sehen. Er kommt schliesslich dazu, die Definition Shaffers wörtlich anzuerkennen und nur den Schlussteil derselben fortzulassen. Seine Definition lautet demnach: „Orthopedic surgery is that department of general surgery, which includes the prevention, the mechanical treatment, and the operative treatment of chronic or progressive deformities". — In seiner „Chirurgie orthopédique" aus dem Jahre 1882 bezeichnet Dr. L. A. de Saint-Germain als Aufgabe der Orthopädie: „le redressement, la rectification des difformités", man findet aber bei ihm Vorlesungen über: obésité, malformations des oreilles, des dents, hypertrophie de la langue, becs-de-lièvre, naevi, strabisme u. s. w. — Dr. E. H. Bradford und Dr. R. W. Lovett geben in ihrem umfangreichen Handbuch: „Treatise on Orthopaedic Surgery 1890" keine kurze Definition dessen, was sie unter orthopädischer Chirurgie verstehen, sie sagen nur: „Orthopaedic Surgery should include the prevention as well as the cure of deformity". Ausser Potts disease, club-foot, lateral curvature, bow legs, the diseases of the joints u. s. w. behandeln sie aber auch Spondylolisthesis, congenital dislocation of the hip, webbed fingers and toes, cerebral paralysis of children, spastic paralysis, lassen aber fort: „the deformitis resulting from fractures, dislocations and burns".

Dr. Schreiber nennt in seiner Allgemeinen und speciellen orthopädischen Chirurgie (1888) die Orthopädie die Lehre von den Deformitäten des menschlichen Körpers, Dr. Hoffa beschränkt in seinem Lehrbuch der orthopädischen Chirurgie (1891) das Gebiet der Orthopädie auf „diejenigen Deformitäten des Körpers, die sich in letzter Hinsicht als Stellungs- und Gestaltsabweichungen des Skeletsystems äussern". Der Inhalt beider Bücher deckt sich aber ziemlich, nur zählt Hoffa auch die Lehre von den Prothesen zur Orthopädie oder genauer zur „mechanischen Chirurgie", womit er die Lehre von den Prothesen einschläglich der Anfertigung aller Apparate und Bandagen bezeichnet. Beide haben auch der Behandlung der nach Traumen (Fracturen, Luxationen, traumatischen Verletzungen und Verbrennungen der Weichteile), sowie Entzündungen (Gelenkentzündungen und Entzündungen der Weichteile) zurückbleibenden orthopädischen Leiden besondere Kapitel gewidmet.

Es würden sich wohl leicht noch mehr Beispiele finden lassen, die angeführten dürften jedoch genügen. Eine kurze und doch genaue, Alles umfassende Definition zu geben wird schwer, wenn nicht unmöglich sein; es drängt sich aber die Frage auf, ob es notwendig, ja ratsam ist, überhaupt den Versuch zu machen, das Gebiet der orthopädischen Chirurgie zu bestimmen und zu begrenzen, und ob man nicht besser Alles einer allmählichen Entwickelung überlässt und sich einstweilen damit benügt, nur den jeweiligen Standpunkt festzustellen und in den Lehrbüchern ohne Rücksicht auf ein bestimmtes Princip die Leiden zusammenzufassen, bei deren Behandlung dem allgemeinen Gebrauch gemäss nur der Orthopäde in Frage kommt oder ihm wenigstens eine wesentliche Rolle zufällt.

Es ist aber vielleicht nicht ohne Interesse, einen Blick auf die Geschichte, d. h. die bisherige Entwickelung der Orthopädie zu werfen und den Versuch zu machen, dadurch einen Einblick in das Wesen derselben zu erlangen und die Wege kennen zu lernen, auf denen sie hoffen darf, zu einer ihr gebührenden und den anderen Spezialitäten ebenbürtigen Stellung zu gelangen.

Die allgemeine Medizin hat sich in Spezialitäten getrennt, weil es dem Einzelnen nicht mehr möglich war, das ganze Gebiet in genügender Weise zu beherrschen, die Trennung erfolgte in verschiedener Weise. Entweder war es ein bestimmtes Organ oder eine begrenzte Körperregion, deren Krankheiten der Spezialist zu seinem Studium machte, wie das Auge, das Ohr, Nase, Rachen und Kehlkopf u. s. w., oder ein bestimmtes Gewebssystem, das er als Feld seiner besonderen Thätigkeit in Anspruch nahm, wie die Haut, die Nerven u. s. w., oder es waren therapeutische Massnahmen, deren Anwendung besondere Geschicklichkeit oder umfangreiche Vorkehrungen erforderten, wie die Massage, die Heilgymnastik, die Hydrotherapie, die Elektrotherapie.

Das Krankheitsgebiet der Spezialisten der letzteren Art ist naturgemäss kein von vornherein fest abgegrenztes. Je geschickter sie in der Anwendung und Ausübung ihrer spezifischen Heilmittel sind, je besser sie dieselben dem einzelnen Krankheitsfall anzupassen wissen, desto mehr erweitert sich ihr Gebiet, aber ebenso leicht geraten sie auch in Gefahr durch andere, neuere Behandlungsmethoden wieder verdrängt zu werden und bereits eroberte und beherrschte Gebiete wieder aufgeben zu müssen. Dieser Gefahr sind die übrigen Spezialisten nicht in demselben Grade unterworfen.

Bei der Orthopädie könnte man im ersten Augenblick im Zweifel sein, zu welcher Kategorie der Spezialitäten sie gehört. Aus den oben angeführten Definitionen geht hervor, dass Viele bestrebt gewesen sind und es noch sind, ihr ein bestimmtes, festbegrenztes Krankheitsgebiet zu sichern. Es ist dieser Wunsch sehr leicht erklärlich, sowohl von Seiten der wissenschaftlichen Schriftsteller, wie von Seiten der Praktiker. Auf einer anatomisch-physiologischen Basis baut sich ein systematisches, wissenschaftliches System viel leichter und übersichtlicher auf, die pathologische Anatomie, die Symptomatologie, die Diagnose und Therapie schliessen sich leicht und klar an, während es ungemein schwer hält, vom Standpunkt der Therapie aus eine systematische, wissenschaftliche Einteilung zu finden.

Bei dem Praktiker, bei dem der wissenschaftliche Standpunkt keine so grosse Rolle spielt, tritt dafür das Bedürfnis in den Vordergrund, dem Publikum gegenüber weniger als der Vertreter einer gewissen therapeutischen Methode, als vielmehr als Autorität für die Behandlung einer bestimmten Klasse von Leiden zu erscheinen; er gerät dann weniger leicht in Gefahr, dass mit einem Wechsel der Therapie das Publikum auch den behandelnden Arzt wechselt.

Trotzdem braucht man noch nicht ohne Weiteres zuzugeben, dass dieser Standpunkt der richtige ist. Er scheint mir nicht der geschichtlichen Entwickelung zu entsprechen, wenigstens nicht für Deutschland, und ich glaube, man kann gerade die deutschen Verhältnisse als besonders geeignet zur Klarlegung dieser Frage betrachten, da Deutschland sich schon seit langer Zeit eines gleichmässig durchgebildeten, auf einer hohen wissenschaftlichen Stufe stehenden ärztlichen Standes erfreut.

Wenn wir einen Blick auf die Geschichte der Orthopädie in Deutschland werfen, wie sie Hoffa in seinem Lehrbuch skizzirt, so fallen unter allen anderen Namen daselbst zwei auf: Heine (1770—1838) und Hessing. Von Ersterem sagt Hoffa: „Unter allen Begründern orthopädischer Anstalten steht obenan Johann Georg Heine in Würzburg. Sein Institut war das Muster aller übrigen" —, von Letzterem: „Wir verdanken ihm, einem talentvollen Mechaniker, die Kenntnis der verschiedensten Schienen-Hülsen-Apparate, sowie mannigfacher Stützvorrichtungen für die Wirbelsäule". Auch Heine war ursprünglich Mechaniker (zuerst war er in der Lehre bei einem Messerschmied, später war er chirurgischer Instrumentenmacher), beide waren Nichtärzte, trotzdem haben beide der Orthopädie grosse Dienste geleistet und es verstanden, einen Ruf zu erlangen, der weit über Deutschlands Grenzen hinausging. Und beide verdankten ihren Ruf nur ihrer Geschicklichkeit in der Benutzung mechanischer Hülfsmittel, Heine z. B. hielt es unter seiner Würde, neben den orthopädischen Apparaten auch die Gymnastik, oder gar die damals eben erst von Stromeyer erfundene subcutane Tenotomie zu gebrauchen, ebenso verachtete er die Beihülfe der inneren Medicin (s. Bibliographisches Lexikon. Gurlt).

Dass ein Mann wie Heine bei dem Mangel einer geeigneten Vorbildung und gediegener medizinischer Kenntnisse und bei seinen excentrischen therapeutischen Ideen auch vielfache Missgriffe beging, besonders wo er sich mit der Behandlung von Krankheiten befasste, die einer mechanischen Therapie unzugänglich sind, dass seine Erfolge ihn dazu verführten, in Selbstüberhebung „Ansprüche auf die Reformation der gesamten Heilkunde den Ärzten gegenüber zur Geltung zu bringen", darf nicht Wunder nehmen und schmälert seine Verdienste um die Orthopädie nicht, ebenso wenig wie der Umstand, dass schliesslich noch bei seinen Lebzeiten der Kredit seiner Anstalt untergraben wurde.

Von ihm sagt Hoffa weiter: „Er war durch und durch von dem Gedanken durchdrungen, dass in der Orthopädie nur die Mechanik Anwendung finden dürfe. Seine Schüler und Nachahmer folgten ihm zum sehr grossen Teil in diesen Anschauungen, und es trifft daher Heine der grosse Vorwurf, die Orthopädie allmählich den Instrumentenmachern in die Hände geliefert zu haben. Die Ärzte entfremdeten sich immer mehr und mehr der Behandlung der Verkrümmungen und so ist es denn mit der Zeit dahin gekommen, dass selbst noch in unseren Tagen die grosse Mehrzahl der Ärzte ihre Patienten einfach den Bandagisten überweisen".

Ich kann hier Hoffa nicht beistimmen, Heine war auf dem richtigen

Wege und die Schuld des Verfalls trifft vielmehr die Ärzte, die den Wert der Mechanik nicht zu würdigen verstanden und den wichtigsten und verantwortungsvollsten Teil der Therapie den Bandagisten überliessen.

Die mechanische Behandlung ist und bleibt die Seele der Orthopädie, mit ihr steht und fällt sie. Hört die mechanische Behandlung auf, so wird die Orthopädie entweder operative Chirurgie oder Heilgymnastik und Massage.

Freilich muss der Orthopäde die mechanische Behandlung selbst in die Hand nehmen und darf nicht nur Apparate verschreiben wie der praktische Arzt Medikamente verschreibt; unter seinen Augen muss die Anfertigung der Apparate vor sich gehen, er muss den Patienten gegenüber in jeder Beziehung die volle Verantwortung tragen. Nur dann vermag er sein Gebiet ganz zu beherrschen, nur dann ist eine gleichmässige andauernde Entwickelung, ein stetiger Fortschritt möglich. Was würde man von einem Chirurgen sagen, der sich mit der Stellung der Diagnose und der Angabe der notwendigen operativen Eingriffe begnügte, die doch nur „mechanische" Ausführung der Operationen selbst aber seinen Heilgehülfen überliesse! Praktisch durchführbar wäre diese Teilung der Arbeit, der Chirurgie würde sie aber nicht zum Segen gereichen. Und was der Patient von dem Chirurgen verlangt, kann er auch vom Orthopäden verlangen.

Aus der Schwierigkeit, die Grenze zwischen Chirurgie und Orthopädie zu ziehen, ist — wie Hoffa sagt — der moderne Begriff der orthopädischen Chirurgie entstanden und schon der Name weist auf den innigen Zusammenhang der Chirurgie und Orthopädie hin. Ich habe meiner Ansicht Ausdruck gegeben, dass die mechanische Behandlung die Seele der Orthopädie ist und würde daher der Bezeichnung „mechanische Chirurgie" oder mechanische Therapie (Mechano-Therapie) den Vorzug geben. Dieser letzte Ausdruck würde vielleicht der richtigste sein, aber man hat sich — wenigstens in Deutschland — daran gewöhnt, mit diesem Namen die „Bewegungskuren" zu bezeichnen, die Heilgymnastik und Massage.

Die allgemeine Chirurgie würde dann naturgemäss in die mechanische und operative Chirurgie zerfallen und ebenso wie es jetzt einzelne Ärzte giebt, die nur innere Medicin treiben und sich jedes chirurgischen Eingriffs enthalten, daneben aber ein weitaus grösserer Teil innere und äussere Krankheiten mit gleicher Geschicklichkeit behandelt, würden einzelne Chirurgen sich nur mit operativer, andere nur mit mechanischer Behandlung befassen, der weitaus grösste Teil aber operative und mechanische Thätigkeit vereinigen. Streng durchgeführte Trennung wäre nur in grossen Städten möglich.

Dies führt ganz von selbst zur Beantwortung der Frage, welche Krankheiten in das Gebiet der Orthopädie oder vielmehr mechanischen

Chirurgie gehören. Wie weit Heine seine mechanische Behandlung ausgedehnt hat, entgeht leider meiner Kenntnis; von Hessing wissen wir, dass er ausser Deformitäten auch Gelenkkrankheiten, einzelne Fälle von Tabes dorsalis und mit grossem Erfolg Fracturen behandelt hat.

Wir haben oben gesehen, dass das Kriterium der mechanischen Chirurgie, dasjenige, was ihren Vertreter vor dem praktischen Arzt und dem „Wundarzt" auszeichnet, mit denen er ja sonst dieselbe medizinische Erziehung genossen hat, seine mechanische Fertigkeit, sein mechanisches Talent, seine Vorliebe für die Lösung mechanischer Aufgaben ist, wodurch er in den Stand gesetzt wird, seine Patienten mit den vom technischen und therapeutischen Standpunkt aus möglichst besten Apparaten zu versehen. Überall nun in der Medizin, sei es in der Chirurgie, sei es in der inneren Medizin, wo die Behandlung durch mechanische Mittel, speziell Apparate, die andauernd getragen werden müssen, in Frage kommt, das Befinden der Patienten wesentlich von denselben abhängig ist, ist der Orthpäde in vollem Recht, wenn er als Mitbewerber auftritt in dem Bestreben, die Leiden seiner Mitmenschen zu lindern.

Er kann die mechanische Behandlung der Fracturen mit demselben Recht für sich in Anspruch nehmen, wie die mechanische Behandlung der Spondylitis, er kann mit demselben Recht die Behandlung der Hernien in die Hand nehmen, wie die Behandlung der Skoliosen.

Eine solche Trennung, die — wenigstens an den grösseren Universitäten — auch auf die Lehrkräfte ausgedehnt werden müsste und hier auch praktisch durchführbar wäre, würde ganz von selbst eine grössere Wertschätzung und bessere Ausbildung des mechanischen Teils der Chirurgie zur Folge haben, die angehenden Ärzte würden Gelegenheit finden und ein Teil von ihnen diese Gelegenheit gewiss auch mit Freuden ergreifen, sich auch in dieser Hinsicht besser auf die praktische Thätigkeit vorzubereiten, als es bis jetzt auch bei dem besten Willen und der besten Einsicht der Universitätslehrer möglich ist. Die Zahl der notwendig werdenden operativen Eingriffe zur Beseitigung von Deformitäten würde sich allerdings erheblich vermindern; giebt es doch sehr wenige orthopädische Operationen, die nicht durch rechtzeitige und sachkundige Anwendung verhältnismässig einfacher mechanischer Hülfsmittel hätten vermieden werden können. Fast jede Osteoklase oder Osteotomie bei Genu valgum oder rachitischen Verbiegungen der Unterschenkel, fast jeder blutige Eingriff bei Pes varo-equinus, ja fast jedes forcierte Redressement winkliger Ankylosen nach Gelenkaffektionen wird nur deshalb notwendig, weil es zur richtigen Zeit an sachverständiger mechanischer Behandlung gefehlt hat.

Einiges über das Studium der Medizin in Frankreich.

(Seiner Excellenz dem Herrn Kultusminister als Reisebericht übersandt.)

Von

Professor Dr. O. Witzel

in Bonn.

Der Wunsch, aus eigener Anschauung kennen zu lernen, in welcher Weise in ausserdeutschen Ländern die Medizin gelehrt und von hervorragenden Vertretern geübt wird, kommt unausbleiblich einem jeden, welcher längere Zeit als Lehrer der Heilkunde thätig war. Das eigene Wissen zu erweitern, neue Gesichtspunkte für den Unterricht zu gewinnen, war meine Absicht und Hoffnung, als ich den von meinen vorgesetzten Behörden gewährten Urlaub antrat, der mich in den ersten Monaten dieses Jahres in das Ausland führte. Die Einrichtungen französischer und englischer Hochschulen sollten Gegenstand meiner Studien sein. Die Fülle dessen, was von Bemerkenswertem sich in Frankreich bot, hat mich veranlasst, fast die ganze Urlaubszeit in diesem Lande zu verbringen. Meinen Zwecken hätte es nicht genügt, in zwei oder drei Tagen flüchtig die einzelnen Anstalten an verschiedenen Hochschulen der Reihe nach zu besehen. Richtiger erschien es, mit Übergehung von Einrichtungen, welche den unsrigen mehr oder weniger gleichen, dort näher zuzusehen, dort länger zu verweilen, wo Mittel und Wege ganz von dem bei uns Üblichen abweichen. Dieses Ziel verfolgend habe ich in Lille, Paris und Lyon wochenlang, unter den Studierenden sitzend, die Vorträge der Fachgenossen gehört, in den Laboratorien die Arbeiten verfolgt, in den Kliniken während der Unterrichtszeit und ausserhalb derselben am Betriebe teilgenommen.

Nicht genug zu rühmen ist die Liebenswürdigkeit, welche überall meinen Wünschen in weitgehendster Weise entgegengebracht wurde. In der École de médecine zu Paris und Lyon konnte ich mit den Vertretern der operativen Chirurgie zusammen an der Leiche Voruntersuchungen zu der neuen Methode der Magenfistelanlegung ausführen, über deren so äusserst glücklichen Erfolg bei zwei Kranken mit krebsiger Verengerung der Speiseröhre von mir bereits am Schlusse des Sommersemesters aus unserer Klinik berichtet wurde. Mit lebhaftem Interesse beteiligten sich Guyon, Tillaux, Poirier in Paris, Poncet, Jaboulay und Audry in Lyon an Leichenversuchen, durch welche die Möglichkeit, bisher unangreifbare Blasengeschwülste (unter Verlagerung der Harnleiter) zu entfernen, herbeigeführt werden wird. Reichlichen Gewinn brachten die Stunden, während deren in den Krankenhäusern und in den Laboratorien heimische Anschauungen und Methoden mit französischen verglichen wurden, in denen das uns Eigentümliche in anregenden Erörterungen eingetauscht wurde gegen neue Errungenschaften französischer Forschung. Man würdigt in Frankreich deutsche Wissenschaft; der Name eines Langenbeck, Volkmann, Schroeder wird nie ohne Anerkennung genannt; die Geistesthaten unseres R. Koch finden hohe Würdigung. Die massvollen Äusserungen der hervorragendsten französischen Chirurgen angesichts der Enttäuschungen, welche die Versuche mit dem Kochschen Mittel naturgemäss anfänglich bringen mussten, legten beredtes Zeugnis dafür ab, dass der Chauvinismus dem französischen Gelehrten im allgemeinen fern liegt.

Es ist bereits von verschiedenster Seite darauf hingewiesen, dass der Besuch der über medizinische Gegenstände gehaltenen theoretischen Vorlesungen im Gegensatze zu demjenigen der praktischen Kurse und besonders der Kliniken bei uns stetig abnimmt. In Frankreich ist es beinahe umgekehrt. Die Hörsäle für die theoretischen Vorträge sind überall und immer dicht besetzt. Der französische Student bekommt aber auch nur Vorträge zu hören, welche inhaltlich und sprachlich auf das sorgfältigste vorbereitet sind und in ebenso knapper als klarer Form dasjenige bieten, was dem Schüler not thut. Besonders aber sorgt die Fakultät dafür, dass der Studierende mit Vorlesungen nicht überschüttet wird, und dass sich kein Fach, zumal kein nebensächliches, auf Kosten anderer breit macht. Die französischen Professoren lesen nicht viele Stunden in der Woche und meist auch nur in der einen Hälfte des Unterrichtsjahres; es ist aber bei einem jeden derselben das Bestreben unverkennbar, das Wenige in bester fesselnder Weise zu bieten. Sechs Vorlesungen, in denen Tillaux in Paris vor 500—600 Studierenden die spezielle Chirurgie der unteren Extremitäten in wunderbarer Klarheit gab, werden mir als Muster akademischer Darstellung in steter Erinnerung bleiben.

Für den Ausländer, welcher die Université de France, das Gesamtunterrichtswesen Frankreichs in den Einzelheiten seines Aufbaues nicht kennt, ist es nicht leicht, sich in den Verhältnissen einer französischen Fakultät zurecht zu finden. Die Trennung zwischen den Studien, welche bei uns zum Besuche der Hochschulen Berechtigung geben und den eigentlich an letzteren stattfindenden Fachstudien ist nicht so scharf ausgeprägt als bei uns. Insbesondere liegt für den angehenden Studenten der Medizin zwischen dem Maturitätsexamen und dem Beginn des eigentlich medizinischen Studiums ein halbes Jahr, während dessen er sich die nötigen Vorkenntnisse in der beschreibenden und experimentellen Naturwissenschaft ausserhalb der medizinischen Fakultät erwirbt. So kommt es denn, dass der Lehrplan für den jüngeren Mediziner wesentlich von dem unsrigen abweichen kann und gewiss nicht mit Beeinträchtigung der Ausbildung der Studierenden.

In Lille hatte ich Gelegenheit, gerade mit dem ersten Teil des medizinischen Unterrichts mich eingehend zu beschäftigen. Als Führer diente mir dabei ein begabter Studierender, der mir durch einen mehrmonatlichen Aufenthalt in Bonn bekannt geworden war.

Die Verhältnisse in Lille werden in durchaus günstiger Weise beeinflusst durch die Nebenbuhlerschaft zwischen den Facultés d'état und den Facultés libres (catholiques). Die katholische, aus privaten Mitteln gegründete und unterhaltene Universität gleicht in den Einrichtungen für den klinischen Unterricht vielfach unseren Hochschulen; dagegen hat auch sie in sehr verständiger Weise den ersten Teil der französischen medizinischen Ausbildung beibehalten.

Nicht wie an den meisten unserer Hochschulen ist der Student der Medizin in Frankreich gezwungen, mit dem künftigen Physiker, Chemiker, Zoologen und Botaniker von Fach dieselben Vorlesungen zu hören und dabei nicht nur viel an Zeit, sondern auch an Interesse für die Fächer zu verlieren, was nach meiner Umfrage bei weitem der grösseren Mehrzahl unserer Mediziner passiert. Die betreffenden Disziplinen haben ja einen viel zu grossen Umfang gewonnen, als dass es möglich wäre, selbst in vier Semestern, der allgemeinen Durchbildung halber, sie vollständig zu hören. Zum mindesten leidet unter der Ausdehnung die Gründlichkeit des Wissens und dies selbst in der Chemie und Physik, welche ja späterhin noch weitere Pflege erfahren als Teile der Physiologie und Pathologie. — Die medizinische Fakultät in Lille hat einen besonderen Lehrer für Zoologie, Botanik und Physik, auffallenderweise sogar zwei für Chemie. Dreimal wöchentlich eine Stunde das ganze Jahr hindurch liest der Physiker theoretisch des Morgens, einmal nachmittags finden die praktischen Übungen statt, in besonderen Laboratorien. Dort stehen an festen Plätzen die Geräte für die 50 mit grossem Geschicke gewählten praktischen Aufgaben, welche von jedem der Studierenden ausgeführt werden müssen. — In entsprechender Weise wird theoretische und praktische Chemie gelehrt, indem der Unterricht in der ersten Hälfte des Studienjahres vom einen, in der zweiten vom anderen Chemiker gegeben wird. In drei theoretischen Stunden des Morgens, an einem, praktischen Übungen gewidmeten, Nachmittage lehrt in den beiden ersten Trimestern der Zoologe, in den zwei letzten Trimestern des ersten Jahres der Botaniker. Eine besondere vortreffliche Sammlung steht beiden zur Verfügung. — Wenn mir irgend etwas nachahmungswert erschien, so war es diese Ordnung der rein naturwissenschaftlichen Studien. Selbst die unseren angehenden Medizinern noch fehlenden, beim französischen Studierenden vorhandenen Vorkenntnisse, sowie die Anfänge der Anatomie würden ganz sicher mit in das Pensum des ersten Jahres aufgenommen werden können, welches mit dem eigentlichen Physikum, der Prüfung in der beschreibenden und experimentellen Naturwissenschaft abschliessen müsste.

Im zweiten und dritten Jahre seiner Studien erwirbt der französische Mediziner meist vortreffliche Kenntnisse der normalen Anatomie und Histologie, mässige in der Physiologie, sehr spärliche in der allgemeinen Pathologie. — Beide Wintersemester gehören besonders der mikroskopischen Anatomie; die Histologie und Embryologie werden Sommer und Winter beide Jahre hindurch getrieben, die Physiologie auffallender Weise nur in den beiden Sommersemestern; im dritten Jahre findet die allgemeine Pathologie einen bescheidenen Platz.

Mit Befremden vermisst man an französischen Hochschulen das Institut, welches bei uns in vielfacher Hinsicht den Vereinigungspunkt für die wissenschaftlichen Bestrebungen der klinischen Semester bildet, dasjenige für pathologische Anatomie. — Einige Zimmer im Fakultätsgebäude dienen in Lille in höchst unvollkommener Weise den betreffenden Zwecken. Der pathologische Anatom versicherte mir, Bakteriologie treiben zu müssen, da es sonst an Material sehr fehle. Nur hin und wieder bekommt er Präparate durch Vermittlung der klinischen Assistenten, welche die eine oder andere Leiche in dem Krankenhause sezieren. Eine wissenschaftliche Kontrolle der Klinik durch die Leichenuntersuchung ist nicht vorhanden; der Student sieht nur zuweilen Teile, welche den Leichen der im Hospital verstorbenen Kranken entnommen sind. Einen Sektionskursus giebt es nicht. Von den durch Operation gewonnenen Präparaten gelangen nur zuweilen Stücke in die Hände des pathologischen Anatomen.

Wissenschaftliche strebsame Kliniker, wie Leloir in Lille, Guyon in Paris, sind deshalb genötigt, durch private Mittel ihr klinisches Laboratorium hoch zu halten. In Lille enthält ein Dachzimmer des Hôpital St. Sauveur in musterhafter Ordnung alles, was für wissenschaftliche dermatologische Untersuchungen erforderlich ist. — Ich erwähne als Beispiel, dass von jedem der zahlreichen Lupuskranken die durch Impfung an Meerschweinchen gewonnenen Präparate wohlgeordnet vorhanden sind. — Sonst sieht man in dem entsprechenden Raume anderer Abteilungen einsam den Chef du laboratoire de la clinique, nie einen Studenten. Das sogenannte klinische Laboratorium ersetzt mithin weder für den klinischen Lehrer noch für den Studierenden das fehlende pathologische Institut. Inwieweit die Vorlesungen über Pathologie interne und Pathologie externe, für welche je ein Professor angestellt ist, den Missständen abhelfen, welche in Bezug auf pathologische Anatomie und allgemeine Pathologie herrschen, entzieht sich meiner Beurteilung. — Man frage aber einen älteren französischen Studenten nach normal anatomischen Dingen und man wird fast regelmässig gute Einzelkenntnisse finden, physiologische und pathologische Fragen sind ihm meist sehr fremd.

Für den klinischen Teil des Studiums liegen in Frankreich die Verhältnisse ganz anders als bei uns. Die bezügliche Darstellung von Joessel im zweiten Bande des Klinischen Jahrbuches weist in guter Weise zurecht über die Stellung des Stagiaire, Externe, Interne, Chef de clinique, welche einigermassen unserem Praktikanten, Amanuensen, Assistenten, Sekundärarzt entsprechen.

Die praktische Thätigkeit im Krankenhause, stage genannt, beginnt in Lille zu Anfang des dritten Studienjahres. Von da an bringt der Studierende den Morgen während der beiden ersten Trimester in dem alten Hospitale St. Sauveur zu; die Morgenstunden der zweiten Hälfte des Jahres vereinigen die Stagiaires in dem schönen Hôpital St. Eugénie, welches in getrennten Abteilungen der Staatsfakultät und der katholischen Fakultät zur Verfügung steht. — In St. Sauveur habe ich den klinischen Unterricht und die Thätigkeit der Studierenden verfolgt, bei Wannebrouk (innere Medizin), Folet (Chirurgie mit Einschluss der Gynäkologie, Otiatrie u. s. w.), Leloir (Dermatologie), De Lapersonne (Augenheilkunde), Chastelain und Phocas (innere und äussere Kinderkrankheiten); die an St. Eugénie wirkenden Fachgenossen, welche im dritten und vierten Trimester innere Medizin und Chirurgie, sowie an Stelle der Augen- und Kinderheilkunde Geburtshilfe lehren, konnte ich nur zum teil persönlich kennen lernen, ebenso einzelne Lehrer der Faculté libre.

Die Handhabung des klinischen Unterrichtes an St. Sauveur ist eine ganz vortreffliche. Schon um 7 Uhr morgens waren der mir bekannte Stagiaire und ich im Krankenhause. In allen Sälen traf man die Studierenden, welche die erforderlichen Voruntersuchungen an ihnen überwiesenen Kranken unter Anleitung der Externes ausführten. Die verschiedenen den Externes unterstehenden Gruppen werden noch vor dem Erscheinen des Direktors der Klinik weiter kontrolliert durch die Internes der Abteilungen. Um 8 Uhr beginnt die Visite, der Rundgang, welchen bei den Männern und Frauen tageweise abwechselnd der Chef de clinique, der Sekundärarzt, mit den Internes und Externes der betreffenden Abteilung, der Direktor der Klinik mit Externes und Internes und ausserdem den sämtlichen Stagiaires des Hospitals ausführt.

Dem Unterricht am Krankenbett selbst wird in Frankreich sehr berechtigter Weise ein grosser Wert beigelegt. Der Stagiaire muss nach allen Richtungen hin Rede und Antwort stehen, wo sein Wissen aufhört, der Externe und schliesslich auch der Interne. Auswurf, Harn, Stuhl wird, soweit es angeht, im Saale untersucht; der Verbandwechsel und sonstige kleinere chirurgische Leistungen werden ebendaselbst vor den Augen des Lehrers ausgeführt. Kein Kranker wird übergangen, ohne dass mindestens eine kurze, treffende Bemerkung an den Fall geknüpft wird. Die neu hinzu gekommenen, sowie die schwereren älteren Fälle werden so eingehend untersucht, wie das in der späteren Praxis auch erforderlich wird. — Um 9 Uhr vereinigt die Leçon clinique alle Schüler mit Einschluss der Assistenten der Abteilungen; der Vortrag knüpft häufig an Gruppen zusammengehöriger Krankheitsfälle an und soll im Laufe des Semesters die Hauptkapitel der betreffenden Disziplin geben. An den drei chirurgischen Tagen der Woche wird dann von 10—11 Uhr vor den Studierenden operiert; an den drei anderen folgt auf den im übrigen gleichen Unterricht in der inneren Medizin in diesen Stunden die Augen- und Kinderheilkunde bezw. Geburtshilfe im theoretischen Vortrage und in klinischer Vorstellung. In den letzten Semestern wird von 11—12 Dermatologie und Syphilidologie an einigen Tagen der Woche getrieben, während im übrigen für diese Stunde die Stagiaires zu den ihnen überwiesenen Kranken zurückkehren, um Nachuntersuchungen zu machen, Krankengeschichten zu schreiben und dergleichen.

Es hat mithin der Studierende Gelegenheit, in gleichmässiger Weise im Krankenhause die Kenntnisse sich anzueignen, welche ihm für die spätere Ausübung seines Berufes nötig sind. Der Nachmittag ist zur weiteren Ausbildung in theoretischen Vorlesungen und Kursen frei, die im Fakultätsgebäude über Anatomie, Physiologie, Bakteriologie, Hygiene gehalten werden. Die Kurse der operativen Chirurgie und andere Ergänzungen des klinischen Unterrichts fallen ebenfalls auf den Nachmittag; jedoch herrscht überall weise Beschränkung in der Inanspruchnahme der Zeit des Studierenden.

So schien mir nach den Einrichtungen, welche Lille bot, die ärztliche Ausbildung in Frankreich sehr wohl geordnet zu sein. Dass beide öffentliche Krankenanstalten zu Unterrichtszwecken benutzt werden, dass die Leiter der Abteilungen nur die eine Hälfte des Jahres Klinik abhalten, schliesst unverkennbare Vorteile in sich. Indess wurde mir vom Dermatologen Leloir, von dem jungen Chirurgen Phocas, denen ich beiden persönlich näher getreten bin, auch die eine oder andere Schattenseite gezeigt; insbesondere wurde ich auf die Missstände vorbereitet, welche durch die Verteilung der Stagiaires auf ungefähr 20 Krankenhäuser in Paris bedingt sind.

In Paris machen die Einrichtungen der École de médecine einen grossartigen Eindruck; es ist fast kein Nachmittag vergangen, an dem ich nicht am Schaffen in den Arbeitsstätten teil genommen und die gegen Abend gehaltenen Vorlesungen besucht hätte. Der Verkehr mit dem Meister der Darstellung Tillaux, mit dem gewandten liebenswürdigen Poirier bot immer neue Anregung.

Auch in Paris tritt gegen die Pflege der Anatomie diejenige der Physiologie und besonders die der Pathologie sehr zurück. Der klinische Unterricht lässt sehr viel zu wünschen übrig. Wohl entspricht er an den Kliniken im Hôtel Dieu, in der Pitié und Charité, sowie im Hôpital Necker im ganzen dem, was man in Lille findet; wohl hört man von Männern wie

Lefort, Verneuil Vorträge, die in Bezug auf Fülle der Gedanken und Anordnung des Stoffes das bieten, was man von den grossen französischen Klinikern erwartet; die Klinik eines Guyon dürfte ihresgleichen nicht in der Welt haben, — der Student erscheint überall halb als Fremdling; der grössere Teil der Zuhörerschaft von nur 20—30 Personen männlichen und auch weiblichen Geschlechtes besteht aus Pariser oder fremden Ärzten bezw. Ärztinnen. Kommt man in die übrigen, dem Unterricht dienenden Spitäler, dann trifft man eine kleine Anzahl von Externes, um die sich im ganzen niemand bekümmert; das Gros der Pariser einfachen Stagiaires bleibt unsichtbar. Der Nachteil dieser Verteilung der Stagiaires auf Krankenhäuser, in denen eine strenge Beaufsichtigung nicht durchgeführt werden kann, ist ebenso gross als eine Besserung schwer ist. Ausser dem Sechstel der Studierenden, die es zum Externat und Internat bringen, gelingt es nur einem kleinen Teile eine regelrechte klinische Durchbildung zu erhalten. Selbst diejenigen Studierenden, welche auf Grund tüchtiger Leistungen als Externes aus dem Konkurs hervorgehen, die nach weiterem Wettstreit zu Internes werden, weisen vielfach, trotz guter Ausbildung in dem einen oder anderen Sonderfache, unverkennbare Lücken des allgemeinen Wissens oder Könnens auf. — Ohne die grossartigen theoretischen Vorträge, die an der École de médecine über klinische Gegenstände gehalten werden, würde das Durchschnittsmass der in Paris erreichten medizinischen Bildung recht niedrig stehen. Die Bestrebungen einsichtsvoller Mitglieder der Fakultät, hier Wandel zum Bessern zu schaffen, sind wegen Mangel an Entgegenkommen seitens der Assistance publique ohne Erfolg gewesen. Der an sich treffliche Gedanke, alle öffentlichen Krankenhäuser zu Unterrichtszwecken zu benutzen, hat bei der Ausführung in Paris grosse Missstände gebracht. Dieselben enthalten für uns jedenfalls die Lehre, die noch nicht flüggen klinischen Praktikanten unter der Obhut der Klinik zu lassen, und ihnen erst nach dem Staatsexamen die Gelegenheit zu geben, in geeigneten Krankenhäusern unter Leitung bewährter, gewissenhafter Praktiker zur Selbständigkeit heranzureifen.

Ein poliklinischer Unterricht wird in Frankreich nicht gegeben. Es giebt eine Anzahl von Einrichtungen in Paris, welche den Namen Poliklinik tragen, sie dienen meist der Assistance publique oder wohl auch persönlichen Zwecken. Allen weit voran steht die Poliklinik für Krankheiten der Harnwege, welche Guyon im Hôpital Necker abhält; sie bildet mit Recht einen Hauptanziehungspunkt für Mediziner, — wieder aber meist nur für solche, welche bereits ihre Studien vollendet haben.

Es bietet im übrigen Paris dem fremden Arzte so viel des Bemerkenswerten, dass ein halbes Jahr nicht genügen würde, alles zu studieren. Im ganzen wiederholt sich jedoch vieles an den Krankenhäusern; Einrichtung derselben und ärztlicher Dienst untersteht derselben gemeinsamen Verwaltung; man kann ruhig die eine oder andere Anstalt unbesucht lassen, ohne viel zu verlieren. Wer den Typus eines neuen, gut eingerichteten Spitals kennen lernen will, dem wäre besonders die Lariboisière zu empfehlen. Mit grosser Treue werden die alten vielfach unglaublichen Zustände im Hauptgebäude des Hôpital St. Louis bewahrt, wo ohne den Schutz der Antisepsis mit kaum glaublicher Verwegenheit operiert wird. — In allen Anstalten beginnt der ärztliche Dienst zur selbigen Morgenstunde; es ist fast unmöglich, mehrere Abteilungen desselben Krankenhauses an einem Morgen zu besuchen. Dagegen trifft man die medizinische Welt immer recht zahlreich in den Sitzungen der gelehrten Gesellschaften. Den Vorlesungen von Mitteilungen, den angeschlossenen Erörterungen wird im ganzen dort nur wenig Aufmerksamkeit geschenkt, während im Sitzungsraume selbst und in den Vorzimmern im übrigen desto lebhafter verhandelt wird.

Als eine Erholung wird ein jeder, der in Paris die medizinischen Verhältnisse studiert, immer wieder den Aufenthalt in den Arbeitssälen, Sammlungen und Büchereien der École de médecine geniessen. Wen aber nicht ganz besondere Interressen an die Hauptstadt fesseln, der findet, ohne hasten und jagen zu müssen, die gleiche, wenn nicht grössere wissenschaftliche Anregung, jedenfalls aber für das Studium angenehmere Verhältnisse an der mächtig aufstrebenden, in glücklichster Weise mit der Pariser Hochschule rivalisierenden Universität zu Lyon.

Schon seit Jahrhunderten mögen die mächtigen Steinbauten am Ufer des Rhône stehen, in denen zu Lyon die klinische Medizin gelehrt wird; überall erkennt man jedoch das Bestreben, die Krankenräume so freundlich als möglich zu gestalten. Der Raum, in dem Ollier seine Operationen ausführt, ist ebenso einfach als sauber; Poncet's salle d'opération kann bis in ihre Einzelheiten als Muster dienen, dessen in der Revue de chirurgie, tome IX, août 1889, mit Abbildungen gegebenen Beschreibung bei jedem derartigen Neubau berücksichtigt werden sollte. Die Einrichtungen der neuerbauten École de médecine, welche gleich den Kliniken auch für den Unterricht der Zöglinge der militärärztlichen Schule dient, stehen derjenigen der Pariser Schule nicht nach. Derselbe fröhliche Schaffenstrieb wird dort bei Lehrern und Schülern angetroffen; im Vordergrunde findet sich wieder der Unterricht in der normalen Anatomie neben demjenigen der operativen Chirurgie.

Vor allem steht der zahlreiche Besuch der Kliniken durch Studierende in angenehmem Gegensatz zu den Pariser Verhältnissen. Eine ganz ungewöhnlich grosse Zahl derselben folgt dem Volkmann Frankreichs, dem ersten Kenner der Knochen- und Gelenkkrankheiten, Ollier, in den Krankensälen, sieht seine ebenso grossartigen als ruhigen Leistungen am Operationstische, — die Meisterschaft der plastischen Operationen fesselt bei Tripier, ebenso wie die Eleganz seines Vortrages, — Poncet zeichnet sich ebenso durch gute chirurgische Technik als durch vorzügliche Antisepsis aus. Die älteren Mitglieder der medizinischen Fakultät zu Lyon kennen ebenso wie die jüngeren, zumeist aus eigener Anschauung, die Hochschulen Deutschlands und der Schweiz; der blühende Zustand der medizinischen Verhältnisse ist zum nicht geringen Teile darauf zurückzuführen. — Daneben bot Lyon dem chirurgischen Besucher noch ganz besonders interessante Dinge.

Ollier und seine hochbegabten Schüler Audry und Jaboulay haben mit unerschöpflicher Liebenswürdigkeit an älteren Operierten und an operativ gewonnenen Präparaten, sowie an frischen Fällen mir die Erfolge einer Behandlung der Knochen- und Gelenkkrankheiten gezeigt, die in dem Traité des résections von Ollier in klassischer Weise beschrieben ist. Die Tuberkulose bildet in Lyon den vorzüglichen Gegenstand chirurgischer Behandlung; die Erfahrung steht in entsprechenden Verhältnissen. Wie bei uns vor Kurzem die Hallenser und Göttinger Schule, so ist für Frankreich diejenige Lyons für die Frage der chirurgischen Tuberkulose massgebend. Wenn daher Poncet im März dieses Jahres die Vorlesungen des Sommersemesters damit begann, auf Grund seiner klinischen Erfahrungen weitere, aber recht verständige Versuche mit dem Kochschen Mittel zu empfehlen, so dürfte dies wohl als ein bedeutsames Zeichen dafür angesehen werden können, dass nur unsinnige Hast, unwissenschaftlich übertriebene Hoffnung, wie so oft, Ursache des Rückschlages werden musste, von dem an ein neuer Abschnitt, wie wir fest vertrauen, aussichtsvoller Arbeit begonnen hat.

Die französischen Kliniken, ihre Organisation und ihre Kosten.

Von

Nadbyl,
Regierungs-Assessor.

I. Die Pariser Kliniken; Organisation und Lehrpersonal.

Finanziell oder administrativ selbständige, nur von der Unterrichtsverwaltung abhängige Fakultätskliniken, giebt es in Paris nicht.

Die Zulässigkeit einer Benützung der Hospitäler für die Lehrzwecke der medizinischen Fakultät entspricht vielmehr französischem Gewohnheitsrecht. Auf diesem Rechtsboden bildete die in der Restaurationszeit erfolgte Neuordnung des höheren Universitätswesens die schon von der ersten Republik[1]) getroffenen klinischen Einrichtungen weiter aus, und der Ministerialerlass vom 3. Juli 1824[2]) schuf für die damaligen sieben Kliniken die noch heute gültige Grundform des klinischen Unterrichts.

Ihre Zahl ist allmählich, insbesondere durch die beiden Dekrete vom 20. August 1877 und vom 15. April 1879 auf sechzehn erhöht worden; die Grundsätze des Ministerialerlasses vom 3. Juli 1824 sind aber in der Hauptsache noch heute allgemeine Verwaltungsnorm.

Danach bleiben diese Kliniken, oder vielmehr diese für klinische Zwecke vorbehaltenen Krankensäle der Hospitäler, auch nachdem sie ihre Bestimmung erhalten, der Assistance publique unterstellt. Es ist dies eine Spezialverwaltung, an deren Spitze unter Aufsicht des Seinepräfekten und des Ministers des Inneren, ein von Letzterem ernannter Direktor steht, dem ein Aufsichtsrat (conseil de surveillance) mit weitgehenden Verwaltungsbefugnissen zur Seite gesetzt ist. Mit Ausnahme der Fürsorge für Irre

---

[1]) Règlement pour l'école de Médecine de Paris. 14 Messidor IV abgedruckt bei A. de Beauchamp „Recueil des lois et reglements sur l'enseignement supérieur" Paris 1880 I, p. 42.

[2]) Arreté du ministre de l'Intérieur du 3 juillet 1824 concernant l'organisation des cliniques de la Faculté de Médecine, dans les hopitaux de Paris. Beauchamp I, p. 508.

und hülflose Kinder, welche teilweise Departementssache ist, liegt dieser Verwaltung die gesamte Armen- und Krankenpflege für Paris ob. Bei dem beschränkten Umfang der öffentlichen Armenunterstützung in Frankreich ruht der Schwerpunkt ihrer Thätigkeit auf der Verwaltung der Hospitäler. Die klinischen Abteilungen derselben sind nun in Allem was allgemeine Verwaltung, Krankenfürsorge und Verpflegung angeht, von den übrigen Hospitalabteilungen nicht verschieden. Sie haben weder ein besonderes Budget, noch eine getrennte Verwaltung, sind auch ihrem Umfange nach nicht abgeschlossen, sondern können durch Einräumung weiterer Betten für klinische Zwecke im Verwaltungswege erweitert werden. Die Neubegründung einer solchen Klinik erfolgt daher in der Hauptsache durch Besetzung des Postens des Chefarztes der betreffenden Hospitalabteilung mit einem Professor der Fakultät. Die 1881 und 1890 eingerichteten geburtshülflichen Kliniken (clinique d'accouchement und Baudelocque) dienen lediglich klinischen Zwecken; nichtsdestoweniger sind auch sie der Assistance publique unterstellt und werden von Direktoren, welche Beamte derselben sind, geleitet.

Der von der Unterrichtsverwaltung ernannte klinische Professor ist den übrigen Chefs de Service, d. i. den von der Assistance publique ernannten Leitern der nichtklinischen Abteilungen, dem Range nach gleichgestellt. Auch ihm werden wie diesen, von dem allgemeinen Aufnahmebureau der Assistance publique, die Kranken zugeteilt, mit der Massgabe freilich, dass Niemand wider seinen Willen einer Klinik überwiesen werden darf. Wie die übrigen Hospitalärzte hat der klinische Professor ein bis zwei Mal wöchentlich den Konsultationsdienst, wobei er über Aufnahme der hier sich ihm direkt präsentierenden Kranken in seine Säle entscheidet, ferner die Verpflichtung zu einmaligen täglichen Krankenvisiten, welche zugleich die praktischen klinischen Demonstrationen am Krankenbett vor den Internen, Externen, Stagiaires und den eigentlichen klinischen Hörern sind[1].

---

[1] Interne und Externe sind Studierende, die den Hospitalärzten Stelle von Assistenten ersetzen und denen dieser Hülfsdienst auf die im Studienplan vorgeschriebene Arbeitszeit in den Hospitälern (stage dans les hopitaux) angerechnet wird.

Die Internen sind mit der eigentlichen Krankenfürsorge betraut. Ihre Bezeichnung als Interne rührt davon her, dass sie im Hospital wohnen und verpflegt werden. Ausserdem beziehen sie ein mit den Jahren steigendes Gehalt, welches seit 1882 in Paris 600—1000 Frs. beträgt. Ihre Zahl war 1889 in sämtlichen Pariser Hospitälern 215; die gewöhnliche Anzahl der zu Paris alljährlich freien Stellen beläuft sich auf 40—50, die der Bewerber in dem Internatskonkurse auf 400.

Die Externen sind die untersten Glieder des medizinischen Hülfspersonals in den Hospitälern uud Kliniken. Sie werden durch die Internen in die praktische Thätigkeit eingeführt und auf das Internat vorbereitet. Ihnen liegen die äusseren

Eine Eigentümlichkeit ist hier nur der zwei- bis dreimal wöchentlich stattfindende theoretische Lehrvortrag im Amphitheater, der übrigens seinen Charakter der Besonderheit da verliert, wo die Assistance publique oder die Stadt Paris für Hospitalärzte, die nicht klinische Professoren sind, freie Lehrkurse (cours libres) eingerichtet hat.

Ausser diesen vorgeschriebenen Stunden sind die Kliniker nicht verpflichtet in den Krankensälen sich aufzuhalten. Die eigentliche Krankenfürsorge liegt auf den Schultern der Internen und des Chef de clinique, dessen Wirksamkeit noch zu besprechen ist. Einer ausgedehnten Privatpraxis der klinischen Professoren steht nichts im Wege. Die Assistance publique setzt eine solche sogar bei all ihren Hospitalärzten voraus, da sie allen Chefärzten unterschiedslos kein Gehalt, sondern nur eine geringfügige Unkostenentschädigung von jährlich 1200—1500 Frs. bewilligt, welche bei den Klinikern zu dem Professorengehalt von 15 000 Frs. hinzutritt.

Letztere unterstehen nicht wie die übrigen Hospitalärzte der Disziplinargewalt der Assistance publique, sondern unterliegen den für alle Fakultätslehrer gültigen Disziplinar- und Urlaubsvorschriften; doch sind sie wie das übrige Hospitalpersonal dem Reglement der Hospitalverwaltung rechtlich unterworfen, selbst in Bezug auf Stunde und Regelmässigkeit ihrer Krankenbesuche, ohne dass ihnen freilich für etwaige Konsultationsreisen Schwierigkeiten erwüchsen.

Gegenüber der bureaukratischen Allmacht der Assistance publique ist der Einfluss der klinischen Professoren, auf die äussere Einrichtung und Verwaltung, ein sehr geringer. Auch die medizinische Fakultät kann hier nur Wünsche äussern, beschliessende Behörde bleiben die Organe der Assistance publique. Allerdings ist ein Professor der Fakultät Mitglied des obenerwähnten Aufsichtsrates (Conseil de surveillance). Bei der grossen Mitgliederzahl dieser Körperschaft ist seine Stimme jedoch von beschränktem Einfluss.

ärztlichen Hülfeleistungen, die Führung der Krankenstatistik u. s. w. ob. Sie erhalten keine Wohnung oder Verpflegung in dem Hospital, auch eine Geldentschädigung (bis zu 300 Frs. im Höchstbetrage) nur dann, wenn die entfernte Lage des Hospitals dies rechtfertigt. Die Stellen werden ebenfalls durch Jahreskonkurse auf drei Jahre besetzt. Zugelassen sind in der Regel Studierende nach dem ersten Studienjahr (nach vier Inscriptionen, d. i. vier Trimestern) im Alter von 18—26 Jahren. Da die Externen ihre Zeit der Vorbereitung für den Internatskonkurs widmen, bei diesem aber praktische Kenntnisse nicht gefordert werden, so ist das Externat für die praktische Ausbildung von geringem Wert und von vielen Seiten ist die Abschaffung dieser kostspieligen Einrichtung vorgeschlagen worden. Die Externen würden dann von den Stagiaires, d. i. Studierenden, welche die für die Zeit von der achten bis zur sechszehnten Inscription vorgeschriebene Stage in den Hospitälern durchmachen, nicht mehr unterschieden sein.

Es kann jedoch im Falle der Meinungsverschiedenheit zwischen der Fakultät und der Assistance publique die Entscheidung des Ministers des Unterrichts und des Innern angegangen werden. Unterstellt sind den Bestimmungen der Fakultät nur die bei den Kliniken eingerichteten Laboratorien.

Eine weitere Besonderheit der klinischen Abteilungen ist eine Abweichung in der Regelung ihrer Assistenzverhältnisse. Interne und Externe werden zwar auch von der Assistance publique ernannt, besoldet und beaufsichtigt; an den Kliniken tritt aber als Mittelsperson zwischen Professoren und Internen ausserdem noch der lediglich von der Fakultät abhängige und von ihr ausschliesslich besoldete Chef de clinique. Auch die Personalien der Chefs de clinique adjoints und der Chefs de laboratoire, sowie der Aides de laboratoire gehören zum Ressort des Unterrichtsministers.

Der Chef de clinique ist der Vertreter und Gehülfe des dirigierenden Professors in Bezug auf Krankenfürsorge und die theoretisch wissenschaftliche Seite der klinischen Thätigkeit. Es ist dies ein junger Arzt, welcher die Fakultätsprüfungen und insbesondere das Doktorexamen absolviert hat, und aus einem Spezialkonkurse (concours de clinicat), der alljährlich an der Fakultät vor einer Jury von fünf Professoren abgehalten wird, als Sieger hervorgegangen ist. Es ist ein offenes Geheimnis, dass diejenigen Kandidaten den Konkurs zu bestehen pflegen, welche von den in der Jury vertretenen Professoren, deren Gehülfen sie werden sollen, von vornherein dazu ausersehen sind. Der Konkurs wird dadurch zu einem ungerechten und unzweckmässigen Scheindinge, der Sache selbst wird aber wenig geschadet. Unter der Hand wird dadurch der sehr naturgemässe Zustand hergestellt, dass der Professor den Kandidaten zu seinem Assistenten erhält, zu dem er das meiste Vertrauen hat. Ernannt wird der siegreiche Kandidat vom Unterrichtsminister zunächst auf ein Jahr. Auf Vorschlag des Professors und mit Zustimmung der Fakultät kann er die Stellung noch im nächsten und nächstfolgenden Jahre wieder übertragen bekommen. Die Äusserstgrenze der Dauer seiner Thätigkeit ist demnach auf drei Jahre bemessen. Sein Gehalt beträgt jährlich 1200 Frs.

Zur Charakterisierung seiner Stellung mag noch erwähnt werden, dass während des Urlaubs des Professors nicht er, sondern ein ausserordentlicher Professor (agrégé) zum Vertreter ernannt wird.

Der dem Chef de clinique zu seiner Vertretung an die Seite gesetzte Chef de clinique adjoint, wird ebenfalls vom Unterrichtsminister aus dem nächstbesten Konkurskandidaten ernannt. Seine Thätigkeit ist eine unbesoldete. Dieser Umstand, sowie die Geringfügigkeit der Bezüge des Chef de clinique findet seine Aufklärung darin, dass jene Stellungen als die Vorstufe für die akademische Laufbahn und die beste Vorbereitungsschule für den Agregatskonkurs (concours de l'agrégation) sehr gesucht sind.

Das bisher von den eigentlichen Pariser Krankenhäusern Gesagte gilt auch für die an dem Irrenhause Asile St. Anne zu Paris eingerichtete Klinik für Gehirnkrankheiten, mit der Massgabe jedoch, dass sie nicht die Assistance publique von Paris, sondern der Seinepräfektur unterstellt ist, da die Irrenpflege Aufgabe der Assistance publique départementale ist.

Die Kosten der Pariser Kliniken.

Ein besonderes Rechnungswesen der Kliniken von Paris kann es nach dem Gesagten nicht geben. Ihre Kosten werden ebenso wie die der Hospitäler, an denen sie eingerichtet sind, unterschiedslos, ohne rechnungsmässige Scheidung, aus den Einkünften der Assistance publique gedeckt. Die Einnahmen derselben setzen sich aus den Einkünften des alten Stiftungsvermögens der Hospitäler, welches jedoch nach einzelnen Anstalten nicht mehr gesondert ist, ferner aus den Pflegegeldern von bemittelten Kranken, aus Vergnügungssteuern, Leihhausüberschüssen und dergleichen, endlich aus Munizipal- und Departementalzuschüssen zusammen. Letztere werden nur für Spezialzwecke bewilligt und kommen ihrer Geringfügigkeit wegen bei der Gesamtausgabe nicht in Frage (vgl. S. 28 des Budgets der Assistance publique von Paris für 1891), desto erheblicher sind die ordentlichen und ausserordentlichen Zuschüsse der Stadt Paris, sie betragen bei einem Gesamtbudjet der Assistance publique von . 42 278 035,50 Frs.,
    im Ordinarium . . . 18 086 500,00 Frs.,
    im Extraordinarium . 1 500 000,00 Frs.,
    für Spezialzwecke . . 605 335,50 Frs.,
so dass sich der Gesamtzuschuss der Stadt Paris für 1891 auf 20 191 835,50 Frs. beläuft, von denen ungefähr zwei Drittel für Hospitalzwecke ausgegeben werden.

Wieviel von dieser Summe auf die der Fakultät zur Verfügung gestellten klinischen Krankensäle kommen, lässt sich nur annähernd berechnen. Französische Aufstellungen darüber giebt es nicht.

Die Tabelle auf S. 86 versucht, mit Benützung der allgemeinen Daten des Budgets, die von der Assistance publique für die einzelnen klinischen Krankensäle zu machenden Aufwendungen annähernd festzustellen. Danach würden dieselben zusammen 1 361 251 Frs. betragen.

Da die Stadt Paris nahezu die Hälfte des Budgets der Assistance publique trägt, würde sich danach der auf sie entfallende Anteil für die Fakultätskliniken auf rund 650 000 Frs. schätzen lassen. Bei Würdigung dieses Aufwandes darf aber nicht vergessen werden, dass die pekuniären Leistungen der Assistance publique bezw. der Stadt Paris für Unterrichtszwecke mit den angegebenen Summen nicht erschöpft sind, dass Erstere ein eigenes Amphitheater für die anatomischen Studien ihrer Internen und Externen, mit vier grossen Sektionssälen, einem histologischen Laboratorium, einem Hörsaal und einem Museum, mit einem Jahresbudget von 53 450 Frs. eingerichtet hat; dass sie ausserdem für Sammlungen, Kurse und dergleichen besondere Aufwendungen macht; dass die Stadt Paris einen Zuschuss von 17700 Frs. für die Bibliotheken der Internen und Externen in den einzelnen Hospitälern und besondere Unterstützungen für eine Anzahl von Laboratorien, für freie Kurse von Hospitalärzten, welche nicht der Fakultät angehören, ausgesetzt hat. Insbesondere darf nicht vergessen werden, dass sich die Stadt Paris bei dem Neubau der Fakultätsgebäude mit erheblichen Summen und namentlich bei dem Bau der Clinique d'Accouchements et de Gynécologie (Rue d'Assas 89) mit der Hälfte der erforderlichen Baukosten in dreimaliger Jahresrate von je 790000 Frs. beteiligt hat.

Die Kosten der Klinik für Gehirnkrankheiten am Asile St. Anne fallen, wie schon angeführt, dem Seinedepartement zur Last, soweit sie nicht durch Einnahmen der Anstalt gedeckt werden. Bei einer Gesamtjahresausgabe von 1029738 Frs. für im Ganzen 903 Krankenbetten im Jahre 1885 liessen sie sich bei einer Anzahl von 165 klinischen Betten auf annähernd 188158 Frs. berechnen.

Die Ausgaben des Staates für die Kliniken sind den angeführten Summen gegenüber erheblich geringer. Allerdings hat sich die Unterrichtsverwaltung mit der Stadt Paris in die Kosten der Errichtung der mehrfach genannten geburtshülflichen Klinik geteilt; an laufenden Ausgaben fallen ihr im Prinzip nur die Gehälter der klinischen Professoren, die Entschädigungen für die Chefs de clinique und Chefs de laboratoire (in Paris 41 von 1200—3000 Frs. mit zusammen 64200 Frs.), die Gehälter für die Diener der Laboratorien, die Kosten für Errichtung und Unterhaltung dieser klinischen Laboratorien, für Sammlungen, Instrumente und dergleichen zur Last. Letztere materiellen Kosten belaufen sich im Durchschnitt bei den einzelnen Kliniken nicht höher wie auf 3000—5000 Frs. jährlich, d. i. zusammen 60800 Frs. Der Gesamtaufwand des Staates für die Pariser Kliniken beträgt sonach ohne die Professorengehälter jährlich nicht mehr als 125000 Frs. Rechnet man auch die Professorengehälter dazu, so würden doch noch die Leistungen des Staates auf diesem Gebiet nach der oben gemachten Berechnung hinter denen der Stadt Paris um das Doppelte, hinter denen der Assistance publique um das Vierfache zurückbleiben.

Die Kliniken der städtischen Medizinschulen und der staatlichen Fakultäten in den Departements.

In den Departements sind die Verhältnisse grundsätzlich in derselben Weise gestaltet wie in Paris. Die Ordonnanz vom 13. Oktober 1840 Art. 9—10 und 13[1]) verpflichtet die Hospitalverwaltung, in deren Bereich sich eine städtische medizinische Sekundärschule befindet, zur Einräumung eines Krankensaales von mindestens 50 Betten für die klinischen Unterrichts-

---

[1]) Cros-Mayrevieille, Traité de l'Administration hospitalière, Paris 1886 pag. 518 und Beauchamp I, pag. 886.

zwecke dieser Schule bereit zu stellen. Für die Staatsfakultäten gelten dieselben Grundsätze wie in Paris. Die Dekrete vom 20. August 1877 und 15. April 1879 haben auch hier Geltung. Organisation und Kostenaufbringung für die Kliniken regeln sich in gleicher Weise, nur muss bemerkt werden, dass in den Departements, Hospitalverwaltungen und Armenverwaltungen getrennte Behörden sind, und dass die Ersteren die Träger der Verpflichtung gegenüber den Unterrichtsanstalten sind.

Daneben ist die Anteilnahme der Städte an den Ausgaben für das höhere medizinische Unterrichtswesen, für die alten und neueingerichteten Fakultäten eine sehr erhebliche. Marseille hat sogar neuerdings beschlossen, eine eigene städtische Fakultät zu begründen.

Kritik des französischen Systems.

Wenn das französische System bei Regulierung der Kostenfrage die Kliniken in erster Linie als Organe der Armenpflege ansieht und ihren Lehrzwecken dabei nur gelegentlich Rechnung trägt, so entspricht es der Logik, die Kosten derselben ebenso wie die der anderen Abteilungen der Hospitäler, bei Unzulänglichkeit ihres Stiftungsvermögens, von den nächsten Trägern der Armenlast, den Gemeinden[1]), bezw. wo Irrenpflege in Frage kommt, den Departements tragen zu lassen. Diese Rechtslage ist unbestritten und die Kostenfrage so bestimmend, dass auch an die zukünftige Einrichtung finanziell selbständiger Fakultätskliniken von keiner Seite ernsthaft gedacht wird. Würde man solche Kliniken gründen und lediglich der Universitätsverwaltung unterstellen, so würde man zwar berechtigt sein, von den Gemeinden, mit Rücksicht auf den gleichzeitig charitativen Charakter der Kliniken, Unterhaltungsbeiträge zu erheben. Woher nähme man aber den Rechtstitel, dieselben an dem Stiftungsvermögen der Hospitäler teilnehmen zu lassen, wenn man sie dem Verbande derselben und ihrer Verwaltung entzöge?

Ausserdem würde bei der bureaukratischen Umständlichkeit des Verwaltungsdienstes und des Rechnungswesens eine Verselbständigung der Kliniken die Schaffung eines neuen, umfangreichen Beamtenpersonals unentbehrlich machen, während man bei Unterstellung unter die bestehenden Hospitalverwaltungen von den geschulten Beamten derselben, ihrem Rechnungswesen, ihren Kontrolleinrichtungen in sehr erheblich billigerer Weise Gebrauch machen kann. Besonders kennzeichnend für diese französische Anschauungsweise ist die Geschichte der Gründung der oben erwähnten geburtshülflichen Klinik der Fakultät. Obwohl dieselbe auf Kosten des Staates und der Stadt Paris errichtet und ausschliesslich für die Unterrichtszwecke der Fakultät

---

[1]) Es mag hierbei jedoch darauf hingewiesen werden, dass eine gesetzliche Verpflichtung der Städte zu unentgeltlicher Krankenpflege für Unbemittelte nur da besteht, wo der Munizipalrat durch einen formellen Entschluss diese Last übernommen hat. Bei den hier in Frage kommenden Städten ist dies der Fall.

bereit gestellt worden ist, so ist sie nichtsdestoweniger der Verwaltung der Assistance publique untergeordnet worden und wird von dieser unterhalten.

Gegenüber dieser praktischen Seite der Frage können die sachlichen Bedenken einer Unterordnung der Zwecke des Unterrichts unter die Hospitalaufgaben und ihre Verwaltung nicht durchdringen. Auf Seite der Fakultät wird aber die Schwerfälligkeit, mit der die Wünsche der Unterrichtsverwaltung bezüglich der Kliniken bei den Hospitalverwaltungen durchzusetzen sind, ebenso empfunden, wie auf Seite der Letzteren der der geringen Verantwortlichkeit der Kliniker entsprechende Mangel an Interesse für die Krankenbehandlung in den klinischen Sälen. Sehr charakteristisch ist hierfür das Verhalten Pasteurs. Es wäre ihm ein Leichtes gewesen, von der Assistance publique und der Fakultät für Behandlung der Tollwut und die sich daran schliessenden klinischen Demonstrationen, Vorträge und bakteriologische Untersuchungen, Räume und Mittel dauernd zu erhalten. Er hat den umständlicheren Weg der Begründung eines besonderen Institutes vorgezogen, welches mit einer Klinik zwar nicht unmittelbar vergleichsfähig, aber doch in gewisser Hinsicht als Vorbild für die Einrichtung derartiger Anstalten dienen könnte. Vollste wissenschaftliche und pädagogische Verarbeitung des gesamten Krankenmaterials, unbedingteste Hingabe der Professoren an ihre wissenschaftlichen und Lehrzwecke, die den Gedanken an eine geschäftsmässige Ausnützung des klinischen Rufes für ihre Privatpraxis ausschliessen, zeichnen dieses Institut vorteilhaft aus.

Ist aber für die Fakultätskliniken eine Änderung der Grundlagen ihrer Organisation nicht zu erwarten und auch von keiner Seite ernsthaft angestrebt, so richten sich dagegen die Reformbestrebungen der Fakultät auf Verbesserungen des klinischen Unterrichtswesens auf dem Boden des bestehenden Verwaltungsrechtes. Hier fällt die Zersplitterung gerade der tüchtigsten Elemente der Studierenden als Interne und Externe in den verschiedenen Hospitälern, die Unmöglichkeit, selbst auch nur die Stagiaires in einem gemeinsamen klinischen Fakultätsunterricht zusammen zu halten, und der damit zusammenhängende Mangel an Ordnung und Stetigkeit in dem offiziellen Lehrprogramm besonders ins Auge.

Potain, der bekannte Fakultätsprofessor und Kliniker, hat in einer neuerdings erschienenen Brochüre Vorschläge gemacht, welche auf eine regelmässigere Unterrichtsordnung abzielen, indem er die Stagiaires je nach dem Grade ihrer Ausbildung in Gruppen einteilen und ihnen einen systematischen Unterricht garantieren will. Weitere, von der Fakultät ausgehende Reformbestrebungen richten sich auf Vermehrung der klinischen Lehrstühle, auf weitere Ausgestaltung der Laboratorien und der sonstigen Lehrmittel der Kliniken.

Eine viel weitgehendere Reformbewegung geht von einem Teil des Pariser Gemeinderates aus. Tendenz derselben ist die Gründung einer neuen praktischen Medizinschule der Stadt Paris und Übertragung des klinischen Unterrichtes an alle Hospitalärzte, in ihrer Eigenschaft als klinische Professoren dieser neuen Fakultät. Seit Jahren hat die Stadt Paris der staatlichen Fakultät mit Eifersucht gegenübergestanden, freie klinische Kurse eingerichtet und immer danach gestrebt, einen ihren grossen Ausgaben entsprechenden Einfluss auf das klinische Unterrichtswesen zu erreichen. Die öffentliche Meinung war ihr dabei insoweit günstig, als die geplanten Reformen eine grössere und systematischere Ausbeutung des reichen Krankenmaterials der Hospitäler für Lehrzwecke versprachen.

Die Doktoren Huchard und Bernouville haben in den von ihnen geleiteten Zeitungen, der „Revue générale de clinique et de thérapeutique" und dem „Progrès Médical", mit grossem agitatorischen Geschick es verstanden, mehr oder weniger offen für das Projekt Stimmung zu machen. Vorerst hat jedoch die Potainsche Broschüre, indem sie, über die Fakultätsinteressen hinausgehend, auch den nicht der Fakultät angehörigen Hospitalärzten einen erweiterten Anteil an dem klinischen Unterricht einräumen will, die Gesellschaft der Hospitalärzte (Société médical des hopitaux) für sich gewonnen und damit Verwirrung unter den Anhängern des Projektes einer Munizipalfakultät hervorgebracht. Der Ausgang des Kampfes lässt sich zur Zeit nicht übersehen.

Es kann auch dahingestellt bleiben, ob eine Verwirklichung des Projekts einer Munizipalfakultät der Wissenschaft erhebliche Dienste leisten würde, da das Interesse des Pariser Gemeinderats für das Unterrichtswesen bisher häufig durch die Absicht einer Propaganda für Dinge, die mit Schulfragen nichts zu thun haben, gefälscht worden ist. Hier kam es nur darauf an die Tendenzen der Stadt Paris zu kennzeichnen, um darzuthun, dass sie nicht an Verminderung ihrer grossen, für Unterrichtszwecke aufgewandten Lasten denkt, sondern im Gegenteil im Kreise ihres Gemeinderats ernsthaft die Übernahme neuer grosser Verbindlichkeiten auf diesem Gebiet erwogen wird. Schon jetzt ist gewiss, dass, wenn auch das wenig ausgereifte Projekt einer städtischen Fakultät in den Hintergrund tritt, der Gemeinderat geneigt sein wird, die Mittel für klinische Einrichtungen an allen Hospitälern und zur Übertragung des klinischen Unterrichts an alle, oder doch möglichst viele Hospitalärzte zu bewilligen.

Über zwei Punkte scheinen übrigens auch alle Reformpläne übereinzukommen: erstens, über die Notwendigkeit einer ausgiebigeren Benutzung der Hospitäler für den Unterricht durch umfangreiche Vermehrung der Kurse, Verbesserung der Lehrmittel und Neuordnung des studentischen Lehrplanes, mit Einführung von Nachmittagsvisiten und Konsultationen; zweitens, über die Zweckmässigkeit der Einrichtung von wirklichen Assistenzärzten nach deutschem Muster. Streitig ist nur die Rolle, welche bei diesen Reformen jedem der drei, mit Eifersucht einander überwachenden Beteiligten, der Assistance publique, der Fakultät oder der Stadt Paris zufallen soll.

Aufwendungen der Assistance publique für die Kliniken im Jahre 1891.

Jahresgesamtausgabe der einzelnen Hospitäler für die Annex IV des Budgets der Assistance publique bezeichneten Zwecke.[1]	Gesamtzahl der Betten für 1891 (vergl. Seite 2 Kolonne 8 des Budgets).	Für klinische Zwecke reservierte Betten nach den vom Verfasser in den einzelnen Hospitälern angestellten Ermittelungen.	Berechnung des auf die klinischen Betten entfallenden Kostenanteils.[1]	Bezeichnung der Kliniken.
Frs.			Frs.	
836 100	559	199	297 645,50	Hôtel Dieu. (3 Kliniken: 1) médicale, 2) chirurgicale, 3) ophtalmologique.)
794 100	716	187	207 397,62	Pitie. (2 Kliniken: 1) médicale, 2) chirurgicale.)
615 800	520	128	151 581,53	Charité. (2 Kliniken: 1) médicale, 2) chirurgicale.)
522 300	464	188	211 621,55	Necker. (3 Kliniken: 1) médicale, 2) chirurgicale, 3) des maladies des voies urinaires.)
1 118 000	959	22	25 647,55	Saint-Louis. (1 Klinik: clinique des maladies syphilitiques et coutanées.)
96 845	156	156	96 845,00	Baudelocque. (1 Klinik.)
180 150	130	130	180 150,00	Clinique d'accouch. (1 Klinik.)
469 405	629	70	52 239,17	Enfants malades. (1 Klinik: clinique des maladies d'enfant.)
2 260 900	3863	236	138 123,84	Salpetrière. (1 Klinik: clinique des maladies du système nerveux.)
Zusammen			1 361 251,76	

[1] Anm. Bei diesen Zahlen sind die Kosten der Administr. centr. — domaine — bureau central (vergl. Annex IV des Budgets) nicht in Anschlag gebracht. Dagegen konnte bei Berechnung der klinischen Ausgaben der für den freien Unterricht von der Assistance publique gemachten, und bei den Zahlen Kolonne 1 mit inbegriffene Aufwand nicht abgesondert werden.

Litteratur.

Vergleiche die in Cros-Mayrevieille, Traité de l'Administration hospitalière, Paris 1886, zitierten allgemeinen Werke über die Hospitalverwaltung, sowie die Verwaltungsberichte und Budgets der Assistance publique in Paris.

Eine Buchlitteratur über die Kliniken giebt es nicht. Die in dem Bericht enthaltenen Mitteilungen sind amtlichen Mitteilungen, Journalartikeln, wissenschaftlichen Zeitschriften, in der Hauptsache aber eingezogenen mündlichen Erkundigungen und eigener Anschauung entnommen.

Erfahrungen über den Bau und Betrieb von Krankenhäusern.

Von

Professor Dr. Rubner.

Zum Zweck des Studiums, welche Baueinrichtungen Nachteile nach sich ziehen, und welche sich bei dem Krankenhausbau bewährt haben, und welche man bei den neuesten Anlagen durchzuführen gedenkt, wurde von dem Verfasser während August und September 1889 eine Besichtigung einer grossen Anzahl von älteren und neueren Krankenhausanlagen vorgenommen. Besucht wurden die klinischen Anstalten zu Halle; die chirurgische Klinik mit Adnexen, das Krankenhaus Friedrichshain, Moabit, Bethanien, St. Urban, Augusta Hospital, jüdisches Krankenhaus zu Berlin, die Barackenbauten zu Leipzig, das städische Krankenhaus zu Magdeburg, die medizinische Klinik zu Rostock, das städtische Krankenhaus zu Lübeck, die klinischen Anstalten zu Kiel, das Eppendorfer- und das Freimaurer-Krankenhaus zu Hamburg. Ausserdem sind ferner dem Verfasser näher bekannt: die Anstalten zu Marburg und München, Giessen, Göttingen, Frankfurt a/M., Freiburg i. B., je eine in Rom und Venedig, ferner die kommunalständischen Krankenhäuser der Provinz Hessen.

Die Hauptziele der Hygiene des Krankenhausbaues haben sich seit den ersten Dezennien unseres Jahrhunderts nicht geändert; alle Reformbestrebungen gelten einer freieren Gestaltung der Krankenräume und ungehemmtem Zutritt von Licht und Luft.

Man hört zwar sagen, dass die von den Ärzten vorgeschlagenen Änderungen der Bauweise und des Betriebes nicht immer durch die Ergebnisse empirischer Beobachtung gefordert würden, sondern vielfach ohne wissenschaftliche Basis spekulativ abgeleitet seien, und dass im Spitalbau das Neue, wie in allen Lebensverhältnissen eine grosse Rolle spiele und manchmal ohne Kritik Nachahmung finde.

Wenn man nun auch von mancher Seite auf einer Notwendigkeit einer gründlichen Prüfung der Neuforderungen und Verbesserungen im Krankenhausbau besteht, so macht man sich über die zu einer rein sachlichen

Prüfung zur Verfügung stehenden Mittel eine durchweg falsche Vorstellung. Auf rein statistischem Wege lässt sich eine solche nicht erreichen. Die Mortalität oder rasche Heilung und Rekonvalescenz der Kranken hängt von vielen Faktoren ab, deren manche eine ebenso grosse Bedeutung haben, wie die sonstige Beschaffenheit des Krankenhauses selbst: die günstige oder ungünstige Lage des Hauses, die Art der ärztlichen Behandlung, die richtig geleitete Diät, die zweckmässige Anwendung der hygienischen Einrichtungen des Hauses, die Wartung durch ein gutes humanes Pflegepersonal.

Mit der Verwertung kleiner Zahlen in der medizinischen Statistik wird nur zu häufig Missbrauch getrieben und manche falsche Schlussfolgerung gezogen.

Es ist dem Verfasser bei dem Besuch der oben genannten Anstalten, wie auch der in anderen Universitätsstädten, oder der kommunalständischen Anstalten, zu wiederholten Malen entgegen getreten, dass Anstalten mit veralteten und ungenügenden Einrichtungen durch ein opferwilliges Pflegepersonal dem Patienten einen durchaus behaglichen Aufenthalt gewährten und dass die Heilerfolge dabei so günstige waren, wie in baulich besseren Anstalten. Indes gehören doch diese Fälle zu den Ausnahmen; viel häufiger ist es, dass eine insanitäre Bauweise mit aller Wucht für den Patienten fühlbar wird.

Wir müssen uns also hinsichtlich mancher Vorschläge zur Verbesserung der Anlagen damit bescheiden, dass die in Aussicht genommenen Änderungen nach dem Stande unseres Wissens als zweckdienlich bezeichnet werden dürfen.

Die wichtigeren Gesichtspunkte, welche bei dem Krankenhausbau auf Grund der bei der oben genannten Reise gemachten Erfahrungen besonderes Gewicht verdienen, sind in Folgendem zusammengefasst worden. Im Wesentlichen beziehen sie sich auf die Anlage von Krankenhäusern von bedeutendem Umfang in grösseren Städten.

1. Baulage, Baugrund.

Die Lage der Krankenhäuser sollte sorgfältig ausgewählt werden; es ist hygienisch nicht gleichgiltig, wohin dieselben zu stehen kommen. Ein etwas erhöhter, trockener, für Luft zugängiger Platz ist anderen vorzuziehen. Dieser Forderung wird leider nur wenig nachgekommen und allerlei Nebenumstände werden für den Ort des Baues ausschlaggebend.

Eine günstige Lage besitzen die Hallenser Kliniken, das Hamburg-Eppendorfer Krankenhaus, die Bonner Kliniken, jene zu Kiel, das Krankenhaus zu Lübeck u. s. w.; ausser diesen findet man aber auch alte wie neue Krankenhäuser, welche an den tiefst gelegenen Punkten einer Stadt, nahe dem Flusse, im Boden mit hochstehendem Grundwasser u. s. w. angelegt sind.

Der Baugrund des Krankenhauses muss einer zureichenden Kanalisierung als tauglich sich erweisen; das natürliche Gefälle soll ausgenützt werden. Die Souterrainlokalitäten kommen sonst mitunter in schwierige Lagen. Die

Küche der Berliner chirurgischen Klinik besitzt z. B. keinen Wasserablauf; das Schmutzwasser wird in einer Grube gesammelt und täglich abgepumpt.

Aus den Gebäuden selbst sollen die Abwässer, wie die Regel lautet, auf dem kürzesten Wege nach aussen gebracht werden; gegen diese wird wiederholt gefehlt. In einer medizinischen Klinik sind die Abwasserröhren, ehe sie ins Freie gelangen, durch die ganze Breite des Fussbodens hindurch geführt, obschon die Ableitung nach aussen nur die Mauer zu durchsetzen gehabt hätte.

Die Abwasserröhren wurden unter dem Fussboden der Krankenräume undicht und der pestilenzialische Geruch nötigte dazu, den Fussboden aufzubrechen; unter demselben befand sich offenbar seit langem eine reichliche Ansammlung der Abwässer aller Art in stinkendster Zersetzung. Man hat nunmehr die Abfallröhren durch die Mauer direkt nach aussen geführt, wie man es von Anfang an hätte thun müssen.

2. Bausystem.

Die Erfahrungen, welche man über die gewaltige Sterblichkeit an den grossen zentralisierten Krankenhäusern und im Gegensatz dazu die geringe Sterblichkeit in allen Fällen, in denen man die Kranken in den baulich oft weit schlechteren Baracken untergebracht hatte, gaben den Anstoss zur Dezentralisation der Krankenhäuser und nur in dieser Zerlegung der grossen Korridorkrankenhäuser in kleine Komplexe (Pavillons, Baracken) mit geringer Bettenzahl liegt das wahre Wesen der Neuerung. Die Bestrebungen der letzten Jahrzehnte zeigen, dass die dezentralisierende Anlage auch der Bau der Zukunft bleiben wird.

Diese Thatsache ist sehr bemerkenswert und erfreulich, zumal man früher alle möglichen ärztlichen, betriebstechnischen und pekuniären Gründe gegen die Zulässigkeit dezentralisierender Bauten ins Feld führte.

Ein Teil der Chirurgen glaubte in den Enthusiasmus über die Erfolge der Antisepsis in den siebziger Jahren auf Pavillons und Baracken ganz verzichten zu können. Man hatte neben dem Gros der nicht aseptisch zu Behandelnden ganz vergessen, dass auch der aseptisch Operierte und zu Behandelnde doch immer noch ein Kranker ist und Anspruch auf die allgemeinen Lebensbedingungen hat, welche für den Gesunden wie Kranken die Hygiene als Notwendigkeit bezeichnet und deren Verwirklichung die dezentralisierenden Systeme am einfachsten und sichersten erreichen lassen.

Von der früheren Behauptung, der Aufenthalt in Baracken u. s. w. müsste zu Rheumatismen führen und diese heilten schlecht oder gar nicht, hört man wohl jetzt kaum noch mehr. Die angeblichen Schwierigkeiten der Verwaltung hat man längst überwunden; eine gewisse Vermehrung des Wärterpersonals ist nur von Vorteil für den Kranken, der unter dem früheren Wärtermangel der grossen Korridorbauten zu leiden hatte. Die weite Entfernung der Pavillons u. s. w. von einander soll die gegenseitige Unterstützung des Wartepersonals erschweren; auch das ist kein sanitärer Nachteil, weil der allzu innige und häufige Verkehr des Personals untereinander hygienisch nicht erwünscht ist, und durchaus nicht immer nur im Interesse der Patienten stattfindet.

Die weite Entfernung der Ärzte, die man meist im Verwaltungsgebäude untergebracht hatte, von den Baracken u. s. w. lässt sich durch andere Verteilung der Ärztewohnungen leicht beseitigen.

Wenn schon die dezentralisierten Anlagen etwas teuerer im Betriebe sein mögen, wie die alten Korridorsysteme, so sind wir, vorausgesetzt, wir erkennen die wesentlichen Vorteile der dezentralisierenden Anlagen an, nicht berechtigt aus pekuniären Gründen deren Bau zu verweigern, ebenso wenig wie innerhalb gewisser Grenzen die höheren Kosten eines guten Heilmittels dessen Ordination zu verweigern berechtigen.

In bester Weise verträgt sich mit dem Pavillon- und Barackensystem der weitere hygienische Grundsatz einer möglichst freien Lage des Krankenhauses.

Zu der neuen dezentralisierenden Bauweise wählt man den Baugrund im Umkreise der Stadt in billiger Lage; dies muss es auch ermöglichen, dass man weit mehr als es bisher geschieht, Gartenanlagen oder besser Parkanlagen mit dem Krankenhause verbindet.

Die Mehrzahl der besuchten Krankenanlagen bietet fast nichts als einige Ziergartenanlagen, welche zwar als Repräsentationsmittel einen gewissen Wert besitzen und zur Staubverhütung beitragen; Sträucher und Baumanlagen sollten weit umfassender angelegt werden.

Man hört die Meinung vertreten, dass in nicht zu ferner Zeit die Rekonvalescentenanstalten derartige Kranke, welche Anspruch auf den Genuss der Gartenanlagen haben, aufzunehmen hätten. Das ist ein nichtiger Einwand; denn nur für jene, welche eine längere Rekonvalescentenzeit zur Erreichung ihrer vollen Kräfte notwendig haben, wird die Verbringung in eine meist doch entfernt gelegene Rekonvalescentenanstalt sich lohnen.

Bis aber überhaupt die Rekonvalescentenanstalten sich allgemein einbürgern werden, dürfte noch sehr geraume Zeit vergehen.

In einem mit schönen Parkanlagen versehenen Krankenhause war es erfreulich zu sehen, wie prächtig besonders den tuberkulösen Kindern der andauernde Aufenthalt im Freien bekam.

Die klinischen Anstalten zeichnen sich durchaus nicht durch mustergültige Gartenanlagen aus und dürfte diesen weit mehr Aufmerksamkeit zugewandt werden.

Die durch den freien Bau unmittelbar bedingte weit entfernte Lage der Krankenhäuser von den Zentren der Städte muss mit der Zeit eine Verbesserung der Krankentransportmittel nach sich ziehen. Bei dem Abstand des Eppendorfer Krankenhauses von der Stadt muss es dem Minderbemittelten äusserst schwierig sein, die Anstalt zu erreichen; für den Krankentransport müssen besondere Transportmittel zur Verfügung gestellt werden, während zur Zeit die Droschken, Trambahnen, der Hôtelomnibus die üblichen Beförderungsmittel sind.

Ein Zweites, was die weite Entfernung der Krankenhäuser zur Folge haben wird, ist die Einrichtung kleiner Krankenasyle in den Zentren grösserer Städte, welche die Aufgabe haben, bei plötzlicher schwerer Erkrankung und zu Zeiten, in denen der Transport schwierig ist, vorläufige Unterkunft und Pflege zu bieten.

Die verschiedenen Bedürfnisse eines allgemeinen Krankenhauses, ja selbst jene einer für innere oder chirurgische Kranke bestimmte Anlage, lassen eine schablonisierende Behandlung des Pavillon- oder Barackenbaues nicht zu; immerhin aber lässt sich für die Hauptmenge der zu verpflegenden Kranken ein gemeinsamer Bautypus der Gebäude festhalten und präzisieren.

Es haben sich bis jetzt wie es scheint keine zwingenden Gründe finden lassen, welche die alleinige Berechtigung einstöckiger Bauten rechtfertigten, wenn auch manche nebensächliche Momente für die letzteren sprechen.

Es wird daher im Folgenden im Allgemeinen der zweigeschossige Bau besprochen, dessen Eigentümlichkeiten im Obergeschoss den einstöckigen Bauten nach vielen Richtungen entsprechen.

Die Anlage der Pavillons und Baracken hat sich ganz nach örtlichen Verhältnissen zu richten.

Das vielfach empfohlene direkte Aufsetzen der Gebäude auf den Boden ohne Unterkellerung ist nur bei einer gewissen Bodenbeschaffenheit möglich und hat hinsichtlich der Abhaltung von Feuchtigkeit in Moabit gute Resultate geliefert.

Derartig aufgeführte Gebäude sind aber immer fusskalt; die Aussagen der Ärzte lauten allerdings günstiger als jene der Patienten und Wärter.

Eine gewisse Isolierung über dem Boden (etwa wie in Bethanien) wird sich als notwendig erweisen, ebenso wie die Beibehaltung eines guten aus reinem Material hergestellten Fehlbodens; die Baracken etwa auf Pfeiler zu stellen mit freiem Luftdurchzug erscheint nicht notwendig, da bei der Dichtung des Fussbodens auf eine durch diesen hindurch tretende Luft als Ventilationsmittel kein Anspruch erhoben wird. Der Boden unter den auf Pfeilern stehenden Baracken wird von dem Wärterpersonal nicht selten zur Ablagerung von Schmutz aller Art benutzt.

In der Mehrzahl der Fälle sind Unterkellerungen notwendig, um die Heiz- und Lüftungsanlagen aufzunehmen.

Die dabei sich ergebenden Souterrain-Lokalitäten sollen unter keinen Umständen von dem Flur oder Korridorteil des Pavillons zugängig sein. Bei der Verwendung als Wärterwohnung oder Benutzung als Vorratsraum zeigte sich die aus dem Souterrain dem Krankenraum zugehende Luft als verunreinigt und unsanitär.

In den Anstalten, deren Kellerräume leicht zugänglich sind, fand sich Schmutz und Unrat, altes Bettstroh u. s. w. abgelagert, also Dinge, welche zu beseitigen dem Wärterpersonal zu unbequem war. Derartige Unreinlichkeiten in der Unterkellerung können zu wesentlichen sanitären Bedenken Veranlassung geben.

Besser ist es daher, den Eingang zu dem Souterrain von dem gemeinsamen Korridor getrennt anzulegen.

Als Fussbodenbelag findet der Zement wohl kaum noch Anwendung; Asphalt desgleichen, nicht einmal für Nebenräume, da er durch Spülwasser und Harn mit der Zeit sich löst. Als brauchbar erweisen sich die Mettlacher Platten, aber nur wenn die beste Qualität verwendet wird, die zweite Qualität nützt sich rasch ab und wird äusserst glatt.

Bei chirurgischen Kranken halten es manche für notwendig, einen Belag mit Linoleum zu fordern, damit die Patienten Gehversuche mit Krücke u. s. w. leichter machen; in manchen Kliniken fehlt dieser Belag.

In neuester Zeit findet der billig und gut herstellbare Terrazzo Anwendung (St. Urban, Kiel, Eppendorf), dessen Heraufführung an den Wandungen die Scheuerleisten vollkommen entbehrlich macht (Augenklinik Kiel); die grosse Glätte dürfte im Betrieb aber vielleicht einige Unbequemlichkeiten bieten.

Die Nebenraumanordnung kann in verschiedenen Krankenhäusern kaum befriedigend genannt werden.

Bei der Baracke, wie bei dem Pavillon wird die Verteilung derselben auf die beiden Enden das Zweckmässigste sein.

Als notwendig erweist sich:
1. Der Tagesraum, 2. die Theeküche, 3. die Abortanlage, 4. der Baderaum, 5. ein Isolierzimmer und 6. das Wärterzimmer.

Die Einschiebung der Nebenräume in der Mitte des einstöckigen Gebäudes wie in Bethanien, im jüdischen Krankenhaus u. s. w. empfiehlt sich entschieden nicht, wenn sie auch als Experiment und als lokalen Bedürfnissen entspringend ihre Beachtung verdient, und die Gewinnung kleinerer Abteilungen erlaubt.

Die Beleuchtung wie Ventilation des Mittelteiles ist nur eine notdürftige; die Verbindung von Klosett und Bad eine unästhetische und unhygienische Einrichtung.

Das Zusammendrängen der Räume an dem einen Ende des Saales wie in Moabit, lässt eine ausreichende Zahl von Nebenräumen und gute Trennung nicht gewinnen; Bad wie Klosettanlage (der älteren Baracken) sind nicht nachahmenswert.

Die Nebenräume verteilen sich am besten an die beiden Enden des

Saales unter Verbreiterung des Gebäudes an den Enden, damit einerseits ein breiter Flur und genügende Tiefe der Nebenräume gewonnen wird. Vermehrt man die Breite des Gebäudes nicht, so entstehen, wie die Betrachtung vieler neuerer Bauten zeigt, Missstände. Zweckmässig erweist sich der Grundriss des Pavillons zu Friedrichshain, noch besser die Disposition der Hamburg-Eppendorfer Anlage. An dem einen Ende des Saales liegen Tagesraum, Theeküche, Bad und Aborte.

Die Hamburger Anlage hätte mit Anlehnung an gewisse englische Gewohnheiten im Krankenhausbau die Abortanlagen noch etwas modifizieren sollen, indem man den auf diese treffenden Raum in drei Teile hätte trennen können; in den Klosett-, den Pissoir- und Spülbeckenraum und einen Vorraum.

Jeder dieser Räume lässt sich getrennt lüften; der Vorraum dient zur Aufnahme des Putzgerätes, das sonst bald im Badezimmer, im Abort, bald im Keller, auf dem Korridor u. s. w. untergebracht wird. Der Vorraum vermittelt die Verbindung mit dem Krankenraum.

Eine direkte Verbindung von Abort und Krankenraum soll man ganz vermeiden; durch das überall geübte Stehenlassen der Leibschüsseln u. s. w. in diesen Räumen ist die Luft nicht immer von guter Beschaffenheit.

Die Patienten, welche das Bett verlassen können, finden im Baderaum ihre Waschschüsseln. Die Badeheizung darf unter keinen Umständen direkt mit Dampf ausgeführt werden, da der dabei hervorgerufene Lärm für Kranke wie Gesunde unerträglich ist. Bei Dampfheizung stellt man einen durch diese zu heizenden Wasserofen auf oder versorgt das Gebäude mit gemeinsamer Warmwasseranlage. Das Wartezimmer und ein oder zwei Isolierräume können an dem anderen Ende des Gebäudes Platz finden; beide Räume sind durch einen Querkorridor von dem Krankensaal selbst getrennt. Der Flur dient nur zur Aufstellung der Wäscheschränke. Das Wartezimmer braucht eine direkte Kommunikation mit dem Krankensaal durch ein Fenster oder eine Thür nicht zu besitzen, da dies häufig nur die Nachlässigkeit der Wärter im Dienst unterstützt. Bei der inneren Ausstattung von Pavillons ist auf glatte Wände und Abrundung der Ecken Bedacht zu nehmen und Ölstrich der Wände bis etwa zwei Meter Höhe. Totaler Anstrich dürfte nur für Isolierräume zu fordern sein.

Zur Hebung der Ventilation und Mehrung der Helligkeit sollten die Fenster bis nahe an die Decke reichen; es ist aber diese Vorsichtsmassregel häufig unterlassen; man hat als Aushülfe dort, wo die Fenster diese Höhendimensionen nicht besassen, noch Öffnungen über den Fenstern angebracht (Magdeburg). Einen Nachteil bieten hohe Fensterbrüstungen für Kranke nicht.

Die **Beheizung** für grössere Krankenhäuser kann nur eine zentrale sein. Abgesehen von Isolierzimmern trifft man auf die Lokalofenheizung nur selten, allenfalls in einigen älteren Krankenhäusern oder Baracken der sechziger

Jahre; häufiger sind die eisernen Mantel- und Ventilationsöfen, manche Systeme liefern nur eine unregelmässige Leistung (Bethanien, Augusta-Hospital u. s. w.), die sachgemässe Bedienung der Ventilationsöfen ist durchaus nicht so einfach, als man annimmt. Die mit Lärm verbundene Bedienung, der Kohlenstaub, Russ bei dem oftmaligen Reinigen während der Heizperiode, das Rauchen der Öfen sind Eigenschaften, welche die Anwendung der Ventilations- etc. Öfen als allgemeines Heizsystem beim Krankenhausbau nicht empfehlen.

Von den zentralen Beheizungsarten findet die Luftheizung (in unserem Klima und als alleinige Heizanlage) kaum Verwendung; am häufigsten benutzt man sie noch für Isolierzellen Geisteskranker, für Schlaf- und Tagesraum bei Irrenpflegeanstalten (Pavillon XI und XII Friedrichshain).

Der ausgedehnten Anlage eines Pavillons oder Baracken-Krankenhauses entspricht am meisten die Dampfheizung, welche selbst für einen grossen Komplex eine einzige Feuerstelle benötigt (St. Urban, Magdeburg, chirurgische Klinik Berlin, Hallenser Institute u. s. w.).

Die Zentralisierung auf eine Kesselanlage hat allerdings auch ihre Nachteile, da bei etwaigen Störungen am Kessel die ganze Anlage ohne Wärmeversorgung bleibt; die Dampfspannung muss der besseren Zirkulation wie Wärmeübertragung wegen eine hohe sein, wodurch die Temperatur der Heizkörper gleichfalls sich stark hebt.

Als einheitliches Beheizungssystem der Krankengebäude hat die einfache Dampfheizung nirgendwo ungeteilten Beifall gefunden. Die Dampfheizung ist stets mit einem widerlichen Lärm verbunden, entweder werden die Röhren nicht genügend luftfrei gemacht oder es entstehen Stösse und Schläge, die sich durch die Metallröhren auf weite Strecken verbreiten, wenn sich der Dampf gelegentlich mit dem Kondenswasser mengt, oder wenn Änderungen im Dampfstrom die Ventile der Röhren klappend schliessen. Die Regulierung der Wärme lässt sich genügend leicht und sicher nicht erreichen, und gröbere Schwankungen der Temperatur sind nicht selten. In manchen Fällen haben die Dampfheizkörper ganz ungeheuerliche Dimensionen angenommen, die schwer abnehmbaren Wellblechmäntel der Dampfspiralen begünstigen eine erhebliche Ansammlung von Staub auf diesen. Nachahmung werden solche Anlagen kaum mehr finden.

Die zum Teil im Obenstehenden benannten Mängel der einfacheren Dampfheizungen vermeiden die Warmwasserheizanlagen (z. B. Friedrichshain) vollkommen, nur sind dieselben sehr umfangreich und da für jeden Pavillon eine besondere Feuerstelle errichtet ist, auch etwas komplizierter für die Bedienung. Die Gleichmässigkeit der Wärme befriedigt aber in hohem Masse.

Die zentrale Dampfheizanlage lässt sich übrigens recht gut mit einer Warmwasserheizanlage verbinden (St. Urban), indem der Dampf der Zentralstelle zur Zuführung der Wärme an die im Untergeschosse der Pavillons aufgestellten Warmwasserkessel benutzt wird. Abzweigungen vom Hauptstrang der Dampfleitung dienen zur Vorwärmung der Ventilationsluft, eventuell zur Aspiration der Ventilationsluft im Abluftkanal.

Die neuere Entwickelung der Dampfheizungsanlagen hat übrigens noch eine andere Lösung der Krankenhausbeheizung gebracht.

Die Dampfheizung lässt sich bei Niederdruck in ungefährlicher Weise betreiben und es können Kessel, welche mit gewissen Sicherheitseinrichtungen versehen sind, unbedenklich unter bewohnten Räumen aufgestellt werden; zugleich lassen sich die Kessel mit einer selbstregulierenden Luftzuführung versehen. Die Selbstregulation öffnet die Luftzuführung, sobald viel Wärme notwendig ist und schliesst sie, wenn kein Bedarf an Wärme vorhanden ist, wodurch ein sehr sparsamer Verbrauch an Brennmaterial entsteht, die Bedienung des Kessels auf ein Minimum reduziert und ein Tag- wie Nachtbetrieb (letzterer ohne besondere Überwachung) ermöglicht wird.

Die Selbstregulation wird je nach dem angewendeten System verschieden beurteilt, Klagen wurden mehrfach gehört. Sie beruhen auf Unkenntnis der Einrichtungen bei dem Dienstpersonal, in einem Falle entschieden auf Mängel der Konstruktion. In anderen Fällen wird seit vielen Jahren eine regelmässige Funktion berichtet (Sachsenhäuser Schulhaus, Hamburg-Eppendorf).

Da sonach in der selbstregulierenden Dampfheizung eine gleichmässige Wärmequelle gefunden ist, sind besondere Warmwasseröfen zur Ausgleichung der Temperatursprünge, wie bei den älteren Systemen der Dampfheizung, nicht dringend indiziert und damit lassen sich wesentliche Ersparnisse im Betriebe erzielen.

Die Verbesserung an der Dampfniederdruck-Heizung (Bechem und Post), wie sie im Eppendorfer Krankenhause angelegt ist, betrifft übrigens auch noch andere Teile der Heizanlage. Sie benutzt nur eine Röhrenleitung (das Kondenswasser strömt an den Wandungen des Dampfrohres wieder dem Kessel zu), spart demnach erheblich an Anlagekosten, Ventilen u. s. w. Die Regulierung der Wärmezufuhr geschieht ohne jede Behinderung des Dampfstromes durch Öffnen oder Schliessen einer wärmeundurchlässigen Ummantelung der Rippenheizkörper, und kann also ohne weitere Belehrung und Kenntnisse ausgeführt werden. Die Heizkörper erwärmen die Luft auf dem Wege der Zirkulation oder sie erlauben die Zufuhr von frischer, vorgewärmter Luft zur Ventilation.

Nach den Erfahrungen, die man in Hamburg-Eppendorf bei Beheizung selbst kleinerer Räume mit diesem System gemacht hat, berechtigen zu allgemeiner Anwendung.

Eine wesentliche Neuerung auf dem Gebiete der Beheizung ist die in Hamburg-Eppendorf für die grösseren Säle durchgeführte Heizung des Fussbodens. Die Fussbodenheizung ist nur von beschränkter Anwendung für einstöckige Bauten; unter dem Terrazzoboden (der übrigens vielfach Sprünge aufweist) liegen in Kanälen die Röhren der Dampfheizung. Die Temperatur des Bodens geht auf etwa 25^0, d. i. um 3^0—5^0 höher als die Lufttemperatur.

Die Fussbodenheizung vermag an kalten Tagen nicht genügende Wärme zu liefern; so dass die zur Vorwärmung der Ventilationsluft in der Mitte der Säle aufgestellten Rippenheizkörper energisch in Anspruch genommen werden müssen.

Die Fussbodenheizung scheint gut zu funktionieren, doch sind die Betriebskosten offenbar wegen des nicht unerheblichen Wärmeverlustes nach der Erde hin beträchtlich; Verbesserungen werden bei der Nachahmung des Systems sicherlich erreicht werden.

Zunächst scheint ihre Anwendung in Sälen, welche den Kindern zum Aufenthalt dienen, angezeigt, weil diese Rekonvalescenten oder die leichter Erkrankten gern ihren Spielplatz auf dem Boden nehmen.

Auf die Ventilation oder Erneuerung der Luft hat man von jeher grosse Bedeutung gelegt, was aber nicht ausschliesst, dass man nur selten nach jeder Richtung hin befriedigenden Anlagen begegnet.

Man darf nicht erwarten, dass alles Heil von einer guten Ventilation komme; zur Erreichung einer guten und befriedigenden Luft gehört die peinlichste Reinlichkeit und sorgsamste Verhütung jeder unnötigen Luftverunreinigung; Massregeln, welche nie genug dem Dienstpersonal eingeschärft werden können.

Von der natürlichen Ventilation kann man in Krankenhäusern zu jenen Jahreszeiten, welche nicht gestatten, die Fenster offen zu lassen, nichts erwarten. Fussboden und Wände sind luftdicht angelegt, ebenso zum grössten Teil die mit Ölfarbe gestrichenen Wände. Auch bei den grössten vorkommenden Temperaturdifferenzen zwischen Innen- und Aussenluft hat man nur auf eine geringe Unterstützung der Ventilation zu rechnen, die Grösse derselben bleibt immer ungewiss und unregelmässig. Daher wird man immer künstliche Hülfsmittel der Ventilation anwenden müssen.

Die einfachsten Ventilationseinrichtungen bestehen darin, dass man Öffnungen für den Zutritt frischer Luft und den Abzug der verdorbenen macht, aber die frisch eintretende Luft vorwärmt, damit keine Belästigung der Kranken entsteht (Eppendorf-Hamburg, Moabit).

In Moabit strömt die an den Wänden eintretende Luft an den Dampfröhren vorüber und entweicht durch den mehr oder wenig geöffneten Dachreiter, was ja eine erhebliche Ventilation (wenn schon keine gleichmässige Verteilung der Temperatur) erreichen lässt. Letztere ist bei dem geringen Luftkubus in Moabit auch dringend notwendig.

In Hamburg-Eppendorf wird die Luft in einem in der Mitte des Saales mündenden Kanal zugeführt und vorgewärmt; sie entweicht durch den Dachreiter, oder die Glasjalousien der Fenster. Da in Hamburg der Fussboden geheizt wird, sind die Übelstände der Temperaturverteilung weit geringer, wohl aber wird dabei eine gewisse Verschwendung der vorgewärmt eingeführten rasch emporsteigenden, warmen Luft unausbleiblich sein.

Für zweistöckige Gebäude sind die eben benannten Lüftungsverfahren kaum anwendbar.

Eine auch der Erwärmung gerecht werdende Ventilationsanlage wird die Ventilationskanäle, welche bei geschlossenen Fenstern und Thüren die Lüftung besorgen, nicht umgehen können. Um den Bedürfnissen gerecht zu werden, müssen folgende Einrichtungen gegeben sein:

Im Winter wird (neben der Heizung des Saales) stark vorgewärmte Luft eingeführt, die verdorbene Luft entweicht durch die üblichen Abluftkanäle. Die Kanäle sollten so angebracht werden, dass eine Reinigung derselben leicht möglich ist. Kommunikationen zweier Stockwerke durch Kanäle dürfen nicht gegeben sein.

In kalten Frühlings- und Herbsttagen wird nur die eintretende Luft vorgewärmt; an milden Tagen nur schwach und durch Öffnung der Jalousien oder Dachreiter ein rascher Luftwechsel bei gering treibender Kraft (Temperaturunterschied) garantiert.

Bei Wind oder Schlagregen u. s. w., wenn Jalousien und Dachreiter nicht verwendbar sind, wird ein Rippenheizkörper im Abluftkanal angewärmt und Luft angezogen. Diese letzte Einrichtung lässt sich gelegentlich auch zum Ansaugen gekühlter Luft verwenden.

Die Fensteranlage soll sehr reichlich bemessen sein und diese bis an die Decke reichen; der Lufteintritt geschieht am einfachsten und am bequemsten durch Glasjalousien.

Die Luftfiltration scheint uns unnötig. Ein Krankenhaus muss so angelegt sein, dass man die Luft aus dem Freien sofort dem Krankenraum zuführen darf. Im Frühling, Sommer und Herbst öffnet man die Fenster, um die Luft frei hereintreten zu lassen.

Die Befeuchtung der Luft wird wohl selten irgendwo in geregelter Weise durchgeführt; werden die Temperaturen der Räume nicht hoch gewählt, so ist jene Trockenheit, wie sie in beheizten Räumen im Winter entsteht, nichts bedenkliches, ja eher etwas günstiges, und besser als eine unnötige Überladung mit Wasserdampf. In dem Obergeschoss oder in einstöckigen Bauten thut die Firstventilation gute Dienste; nur sollte die Regulierung und Stellung von dem Saal aus möglich sein.

Die Firstventilation macht man ausgiebig. Eine mechanische Ventilatorenanlage ist bei den Pavillonbauten unnötig; im Rochusspital in Frankfurt a/M. wird an Herbst- und Sommertagen durch einen Ventilator kühle Luft eingeblasen. Unsere Sommertemperatur rechtfertigt einen derartigen Aufwand nicht. Zur Verbesserung alter, unsanitär angelegter Korridorbauten aber ist die mechanische Ventilation, wie das Magdeburger Krankenhaus zeigt, ein zweckmässiges Mittel.

Von den Beleuchtungseinrichtungen hat einzig und allein die Beleuchtung mit Glühlampen ihre volle Berechtigung zur Anwendung für Krankenräume (Bogenlampen für die Beleuchtung des Krankenhausterrains). Die Einführung der elektrischen Beleuchtung wird nun gerade bei den grösseren Krankenhäusern durch die Umstände ausserordentlich begünstigt. Die elektrischen Anlagen sind dort billig und angezeigt, wo man einer besonderen Kesselanlage nicht bedarf, sondern eine vorhandene Kraftquelle mitbenutzen kann; dies trifft für die genannten Krankenanstalten zu.

Die Kombination der Dynamomaschine mit Accumulatoren lässt den Betrieb besonders vereinfachen.

Die Elektrizität wird während der üblichen Dienstzeit des Heizpersonals erzeugt. Nachtdienst ist unnötig. Die für die Dynamomaschine anzuwendende Dampfmaschine braucht nicht regelmässig im Betrieb zu sein, da ein zwischen Dynamomaschine und Accumulator eingeschalteter Regulator jede unzeitgemässe Entladung der Sekundärbatterien verhütet.

Die für die Beleuchtungszeit notwendige Elektrizität wird den Accumulatoren entnommen. Derartige Anlagen sind vielfach in England durchgeführt, ihre Anwendung im Krankenhausbau ist daher kein Experiment. (Eine solche Anlage soll in St. Urban eingerichtet sein.)

Die Bettenzahl wird in den Pavillons und Barackensälen zwischen 20 bis 30 festgehalten.

Neben dem Bedürfnis an grossen Sälen besteht in allen Krankenhäusern ein solches nach kleineren Abteilungen von 4 bis 6 Betten, um verschiedene Kategorien von Erkrankungen, deren gemeinsame Behandlungsweise nicht angängig ist, trennen zu können.

Für derartige Aufgaben fordern die Pavillons oder Baracken eine gewisse Modifikation und Umgestaltung und die Anlage eines Korridorbaues (von geringer Bettenzahl), für dessen Grundplan viele gute Vorbilder vorliegen. Die Nebenräume finden dann in kleinen Vorbauten an den Enden des Gebäudes, eventuell in einem Vorbau in der Mitte des Gebäudes Unterkunft. Die Lüftbarkeit und Helligkeit des Korridors muss durch wohldurchdachten Bauplan garantiert werden; um den hier häufig fehlenden Tagesraum zu ersetzen, ist bei dem Freimaurerkrankenhaus in Hamburg für jedes Zimmer eine Verbindung mit einer kleinen Veranda vorhanden.

Die kleinen mit Korridor versehenen Baracken oder Pavillonanlagen stehen mit dem Prinzip der Dezentralisation nicht im Gegensatz. Die Vereinigung von wenig Kranken, 20—30 in einem grossen Saal oder in mehreren kleinen, bedingt keinen wesentlichen Unterschied.

Die Übelstände treten aber sofort zu Tage, wenn man diese Bauten in grossen Dimensionen ausführt.

Wenig benutzt und oft in grosser Ausdehnung angelegt sind die Kontagienhäuser; man glaubt in Moabit die Erfahrung gemacht zu haben, dass jede Baracke als Isolierbaracke benutzt werden kann.

Offenbar mit Rücksicht auf solche Erfahrungen hat man anderwärts (Hamburg) die Isolierbaracke geradezu zwischen die anderen gestellt. Auch sonst findet man sie den übrigen Gebäuden sehr nahe (Halle, Magdeburg, Bettenhausen, Marburg u. s. w.).

Das Kontagienhaus darf jedenfalls nur sehr bescheidene Dimensionen beanspruchen, es muss aber sorgfältig mit allen zum Krankendienst nötigen Einrichtungen und Utensilien versehen sein.

Die Vorteile des Baracken- oder Pavillonsystems bestehen nicht einzig und allein in der Bauweise, guten Lüftung und geringen Bettenzahl, sondern ebenso wesentlich darin, dass zwischen den Bewohnern der einzelnen Gebäude jeder unmittelbare Verkehr unterbrochen ist.

In aller Strenge lässt sich dies nur dort durchführen, wo gewisse Unbequemlichkeiten für einen solchen bestehen; indem keinerlei gedeckte Verbindungswege u. s. w. angelegt sind. Allerdings verlangt ja diese Anordnung auch bei schlechter Witterung mancherlei Opfer von Wärtern und Ärzten. Für die Kranken selbst, welche in wohlgedeckten Bahren transportiert werden, entsteht nach den langjährigen Erfahrungen in Moabit, Friedrichshain und den noch umfangreicheren in Hamburg-Eppendorf keinerlei Nachteil.

Aus Bequemlichkeitsgründen hat man in manchen (besonders bei klinischen) Bauanlagen diese strikte Trennung der Pavillons etc. unterlassen. Manchmal findet man längere Verbindungsgänge, bei manchen neueren Bauten haben sie sich aber bereits auf ein Paar Meter verkürzt, so dass die Pavillonbauten nur mehr zu Flügelbauten des gemeinsamen Korridor-Hauptbaues geworden sind. Durch derartige Anlagen fällt der Hauptvorteil der dezentralisierenden Systeme vollkommen weg. Im Dienst des klinischen Unterrichts sind diese Transformationen der Bauanlagen entschieden nicht notwendig und der allgemeinen Entwickelung des Krankenhausbaues entschieden schädlich. Die angebliche Unbequemlichkeit des Verkehrs kann umsoweniger in Frage kommen, als die meisten Ärzte bei Durchführung der Privatpraxis weit grössere Schwierigkeiten zu überwinden wissen.

Häufig findet man bei neuen Anlagen den Korridorbau noch bei Kliniken, bei denen die Hauptgebäude nach dieser Bauweise für Lehrzwecke angelegt und manchmal, insoweit Räume verfügbar sind, Zimmer durch Kranke belegt werden.

Gegen diese Ausnahmefälle wird man nichts zu erinnern haben. Anders steht es, wenn direkt grössere Krankensäle mit eingebaut werden. Dabei müsste dann auf eine gute Lüftbarkeit der Korridore und auf eine zureichende Isolierung und Abtrennung der Stockwerke Rücksicht genommen werden, wie es z. B. in Bethanien durchgeführt ist. Durchweg trifft dies aber nicht zu.

Die Treppenanlagen stellen für viele in vielen mehrstöckigen Gebäuden jene eingehende Kommunikation zwischen den Geschossen her, deren Hauptbeseitigung das Dezentralisationssystem anstrebt.

Sollte man daher aus besonderen Gründen zu einer mehr zentralisierten Anlage greifen müssen, so ist auf gut lüftbare, durch Glasthüren nach den Treppen zu geschlossene Korridore und helle Korridore Bedacht zu nehmen. Die Treppen sind keine Ventilationsanlage, und besorgen dies Geschäft in einer dem Hygieniker durchaus nicht willkommenen Weise.

Manche Architekten haben die Neigung durch Souterrainanlagen die Bauanlage gut auszunutzen; naturgemäss kommt diese Neigung am leichtesten bei dem Korridormassenbau zum Durchbruch.

Diese Souterrainlokalitäten werden vielfach:
1. zur Anlage von Waschküchen,
2. „ „ „ Kochküchen,
3. „ „ „ Krankenräumen benutzt.

Bei sehr kleinem Betriebe und guten technischen Einrichtungen kann die Anwendung für Koch- und Waschzwecke allenfalls noch zulässig sein; bei mittleren Krankenhäusern aber muss entschieden eine Abtrennung vorgenommen werden.

Für Kranke irgend welcher Art sie zu benutzen ist eine absolut unzulässige Einrichtung. In einigen Fällen befinden sich derartige Räume sogar für Kranke eingerichtet. Es werden in sogenannten Zimmern, welche unter dem Niveau des Bodens liegen und eine für Krankenräume minimale Fensterfläche besitzen, die Hautkranken verwahrt, als wenn diese keinerlei Anspruch auf gesundes Wohnen hätten. Diese Art der Krankenpflege ist ein schlimmes Beispiel für diejenigen Elemente, denen die Aufwendungen für Kranke bereits zu hoch bemessen erscheinen.

Krankenpflege.

Das Wohl der Kranken hängt von der hygienischen Einrichtung, der ärztlichen Behandlung und von der Pflege ab.

Diesem letzten Faktor kann man leider sehr oft nur ungenügend gerecht werden.

Die Krankenpfleger und Pflegerinnen sind in grossen wie kleinen Städten der allerbedenklichsten Herkunft, Leute, welche die Krankenpflege als letzte Auskunft wählen und sofort sie aufgeben, wenn sich ein lohnender Erwerb ergiebt. Die Missstände, die sich daraus für den Kranken wie für den Erfolg der ärztlichen Behandlung ergeben, sind ungeheuere. Die Krankenpflege sollte im Wesentlichen in weiblichen Händen ruhen, und wie sehr man die zeitweiligen Übergriffe der Pflegerinnen, welche geistlichen Orden angehören, bedauern muss, so ist dieser Nachteil nicht so gross, dass er die gewaltigen

Vorteile übersehen lassen sollte, welche dem Kranken durch die geordnete und wohlwollende und uneigennützige Pflege zu Teil werden.

Der Staat sollte unzweifelhaft die Krankenpflegerorden jedes Bekenntnisses thunlichst schützen.

Leider scheint man in neuerer Zeit die Aufgaben der Krankenpflege bei einigen neubegründeten Orden nicht richtig zu erfassen; es wird von Seiten mancher Direktoren ernstlich über die Verpflegungsansprüche und darüber Klage geführt, dass die Pflegerinnen sehr vielen Arbeiten, welche eben doch einmal zum Krankendienste gehören, sich entziehen, und so eine grosse Zahl von Hülfskräften nötig machen (niederes Dienstpersonal, Nachtwachen u. s. w.). Der Betrieb wird durch eine solche allerdings wenig aufopfernde Pflege so verteuert und kompliziert, dass man lieber auf die Inanspruchnahme dieser Pflegeorden verzichtet.

Massregeln, welche die Hausinfektionen verhüten.

Der Kranke, welcher in die Heilanstalt eintritt, soll dort Heilung und Pflege finden und es muss für einen normalen Ablauf seiner Erkankung Gewähr geleistet werden.

Abgesehen von der in schlecht angelegten Krankenhäusern erfolgenden langsamen Genesung treten bei den Patienten oft neue Erkrankungen hinzu, zu welchen der Ansteckungsstoff im Krankenhause selbst acquiriert worden ist.

Diese Hausinfektionen sind in manchen Krankenhäusern offenbar zahlreich, wenn schon es schwierig ist, einen klaren und quantitativ richtigen Eindruck zu bekommen.

Die Massregeln, welche zur Verhütung dieser Infektionen führen können, werden höchst ungleich und ohne sichere Kontrolle ausgeführt.

Eine der wichtigsten sanitären Massregeln ist die Beseitigung der Wäsche und des Verbandsmaterials, welche beide die Träger von Infektionsstoffen sein können. Trotz der Wichtigkeit der Sache sind die Massregeln, welche die Verschleppung von Infektionsstoffen verhüten sollen, nur ungenügende.

1. Die Beseitigung der Verbandwatte und Verbandsmaterialien. Nach dem Wechseln des Verbandes werden die beschmutzte Watte und Binden bei einigen Krankenhäusern durch ein Abfallrohr etc. aus den Stockwerken in ein im Keller befindliches Gefäss, was gelegentlich gesäubert wird, geworfen.

Die Watte und Binden werden zur Verbrennung bestimmt, erfahrungsgemäss werden sie aber wirklich nur selten verbrannt.

Zur Verbrennung benutzt man angeblich die Kesselfeuerung oder einen besonderen Ofen. In einem Falle befand sich ein solcher innerhalb eines grossen Ventilationskamines aufgestellt. Von den Heizern wird Verbandmaterial nur ungern auf den Rost gebracht, da durch dasselbe ein Zusammenbacken der Kohle veranlasst werden soll; der Hallenser Ofen dürfte auch keineswegs regelmässig gebraucht werden. Bei der Besichtigung war er sicherlich längere Zeit ausser Betrieb gewesen.

Man hat seit etwa zwei Jahren die Erfahrung gemacht, dass verbrauchte Verbandwatte nicht verbrannt, sondern an Wattefabrikanten verkauft wird, welche dieselbe ohne die geringste Desinfektion zu Watte zweiter Sorte verarbeiten und in den Handel bringen. Eine strenge Kontrolle über den Verbleib der Verbandwatte müsste unbedingt gefordert werden.

2. **Müll-Kehrichtbeseitigung** erfolgt am besten direkt in Gefässen durch die die Reinigung besorgenden Personen. Die Anlage von Müllröhren, um diesen nach einem im Untergeschoss befindlichen Gefäss zu leiten, ist unthunlich und führt erfahrungsgemäss zu unreinlichem und nachlässigem Betrieb.

3. **Beseitigung der Wäsche.**

Die beschmutzte Wäsche bleibt in manchen Krankenhäusern sehr lange Zeit in den Krankenräumen oder Nebenräumen liegen.

In einem Falle z. B. acht Tage in einem Nebenzimmer der Wärterin, wo die Kleidungsstücke der eintretenden Kranken und die frische Wäsche verwahrt werden. In Bethanien wird sie zweimal die Woche an das Waschhaus abgegeben.

Die beschmutzte Wäsche sollte nie länger als höchstens 24 Stunden in der Krankenabteilung bleiben; es erschwert die tägliche Ablieferung der Wäsche den Betrieb durchaus nicht (Magdeburger Krankenhaus, Friedrichshain).

In den Magazinen bewahrt man die schmutzige Wäsche nicht in dichten Schränken, sondern auf einem Lattengerüst auf (Haina).

Zur Beseitigung der schmutzigen Wäsche finden sich in einigen Krankenhäusern Abfallröhren vorgesehen.

Im Rochusspital zu Frankfurt dient diesem Zweck ein weiter Luftschacht, der bis in den Keller reicht und in den einzelnen Stockwerken durch ein Schiebfenster geschlossen wird; in Friedrichshain, Hamburg u. s. w. sind engere Thonrohre angewandt.

In jedem Falle findet durch die oft mit Kot etc. beschmutzte Wäsche eine starke Verunreinigung dieser Röhre statt, bei dem Hinunterwerfen meist ein Verstäuben der eingetrockneten Massen. Die Röhren werden durchaus nicht regelmässig verschlossen, sondern stehen stundenlang offen, so dass naturgemäss ein aufsteigender Luftstrom nach den Korridoren zieht. Die engen Röhren in Friedrichshain, Hamburg verstopfen sich häufig und dann muss die Wäsche mit eiserner Hacke unter grober Beschädigung weiter befördert werden.

Auch diese Anlagen müssten bei einem Neubau vermieden werden; zur Aufbewahrung der während eines Tages anfallenden schmutzigen Wäsche können besondere dicht schliessende Behälter vorgesehen werden.

Die Annahmestelle der beschmutzten Wäsche und die Ausgabestelle für reine Wäsche trennt man von einander, welcher Anordnung auch die inneren Dispositionen der Waschküchenräume entsprechen müssen.

Die üblichen Waschverfahren genügen zur Desinfektion der Wäsche (Wolle ausgeschlossen).

4. Zur Desinfektion bedient man sich noch nicht überall der sicher wirkenden Apparate mit strömendem Dampf. Dort, wo diese eingeführt und nur seltener notwendig sind, hat es nach einigen Erfahrungen den Anschein, als ob man aus Bequemlichkeitsgründen die Anwendung bisweilen verabsäumte.

5. Die Aufnahme der Kranken.

Die Einschleppung von Krankheitsstoff, durch welchen andere Kranke noch angesteckt werden, könnte weit mehr wie bis jetzt verhütet werden.

Die Kranken sollten sofort nach dem Eintritt in das Haus und nach ihrer Einzeichnung im Bureau gebadet und mit einer Hauskleidung von Leinen oder Baumwolle versehen werden. Über die Zulässigkeit des Bades bestimmt der Arzt.

In einigen — auch klinischen Krankenhäusern — besteht zur Zeit noch keine besondere Bekleidung für die Kranken, sondern diese nehmen die Kleider beschmutzt, wie sie sind, direkt in den Krankensaal mit, wo einiges unter dem Kopfkissen oder auf dem Stuhle Platz findet.

In einem anderen klinischen Krankenhaus werden die Kleider in einem Nebengemach der Wärter, in dem sich auch die frische Wäsche befindet, aufbewahrt.

Da die Kleider Infektionsstoffe mit sich bringen können, so sind sie womöglich einer vorherigen Desinfektion zu unterwerfen und in einem trockenen Raum auf einem Lattengerüst aufzubewahren.

Eine zweckmässige Neuerung ist der Beobachtungspavillon in Eppendorf-Hamburg; jene Kranken, bei welchen die Diagnose noch nicht sicher steht, werden nicht sofort einer beliebigen Abteilung überwiesen, sondern erst in einem besonderen Pavillon untergebracht.

Kleinere Krankenhäuser können sich mit einem Beobachtungszimmer behelfen.

6. Die Isolierung der ansteckenden Kranken wird in der allerungleichartigsten Weise durchgeführt. Während manche Direktoren von derselben einen sehr ausgedehnten, ja ängstlichen Gebrauch machen, sieht man anderwärts die grösste Sorglosigkeit. Beide Teile behaupten, ihr Verfahren sei das richtige.

Es wäre von äusserster Wichtigkeit, der Frage der Notwendigkeit der Isolierung näher nachzugehen; sicherlich zeigen einzelne Gebäude eine höchst ungleiche Zahl von Hausinfektionen.

7. Entfernung der Leichen.

Hinsichtlich der Behandlung der die Leichen betreffenden Massregeln trifft man auf grosse Unterschiede.

Die des Abends Verstorbenen werden in einigen Krankenhäusern im Saale zwischen den übrigen Kranken liegen gelassen, was nicht human erscheint; in anderen Fällen sind die Leichenhallen in so unmittelbarer Nähe der Krankensäle angebracht, dass die Patienten alle Vorgänge genau beobachten können; der Sektionssaal liegt in einem weiteren Falle im Untergeschoss eines zeitweilig mit Kranken belegten Gebäudes.

Wenn man auch vielleicht den unterirdischen Gang, der in St. Urban behufs möglichst schonender Beseitigung der Verstorbenen angelegt wurde, wegen der hohen Kosten nicht überall wird nachahmen können, so wird man doch eine gebührende Entfernung der Leichenhalle von den Krankenräumen, rasche Entfernung der Leichen aus diesen als Minimum fordern können.

Verwaltungsgebäude.

Die verschiedenen für die Verwaltung notwendigen Räume nimmt am besten ein einfacher Korridorbau, dessen Anordnung lokal ganz verschieden sein muss, auf.

Bei mittleren Krankenhäusern können Küche und Waschküche in Verbindung mit dem Verwaltungsgebäude gebracht werden.

In zweckmässiger Weise sind Küche und Waschküche an dem Verwaltungsgebäude in St. Urban angeschlossen, wenn schon der zentrale Korridor mit geringem Licht hätte vermieden werden sollen und können.

Die Küchenanlagen sind bei grossen Anlagen durchweg in besonderen Gebäuden oder mit der Waschküche zusammen untergebracht.

Die Zweckmässigkeit ist nach den verschiedenen Richtungen hin nur selten erreicht; für kleinere Betriebe unterscheidet sie sich nicht von der gewöhnlich in Privathäusern üblichen Anlage.

Fast durchweg werden in der Küche nur die den einzelnen Sälen zukommenden Hauptnahrungsmittel ausgegeben, die Verteilung nach einzelnen Portionen wird in den Theeküchen, die mit den nötigen Geschirren versehen sind, vorgenommen.

Bei Küchen für ausgedehntere Barackenanlagen hört man manchmal, die Speisen kämen kalt oder ungenügend warm in den Pavillons an. Selbst bei dem grossen Hamburger Betriebe, bei welchem die Einzelgebäude weit ab von der Küche liegen, sind aber diese Klagen nicht erhoben worden. Die Speisen sind in besonderen Handwagen, welche mit gut isolierender Wandung versehen sind (z. B. bei dem Rochusspital in Frankfurt a/M.) zu transportieren.

Vermutlich entstehen Klagen nur dort, wo das Wärterpersonal nachlässig mit der Verteilung der Speisen vorgeht.

Bei langsam essenden Kranken u. s. w. kann ein Anwärmen der Speisen in der Theeküche erfolgen.

Im Allgemeinen sollte darauf bestanden werden, die Küche nicht in die

Souterrains, in denen stets Mangel an Licht ist, zu verlegen; die Niedrigkeit der Räume führt auch sonst für das Dienstpersonal viele Widerwärtigkeiten mit sich.

Vielfach sind die Küchen mit unzureichenden Nebenlokalitäten versehen.

Dringend notwendig sind ausser dem eigentlichen Kochraum ein Spülraum und ein Raum zum Gemüseputzen u. s. w. Wo diese Räume ungenügend sind, muss die Küche selbst an Reinlichkeit einbüssen, wie sich in mehreren Fällen bei der Besichtigung zeigte.

Die Aufbewahrung der Nahrungsmittel geschieht in fast durchweg den sanitären Anforderungen entsprechender Weise in kühlen Räumen. Fleischwaren werden auf Eis oder in künstlich gekühlten Räumen (St. Urban) oder in einem Raume mit zirkulierender Luft (Moabit) aufbewahrt.

In den meisten Küchen findet man eine erhebliche Schwadenbildung; die Beseitigung der belästigenden Dämpfe aus einer Küche ist eine Aufgabe, für welche man fast überall auf andere Versuche zur Lösung trifft.

Da man in kleinen Kochküchen zumeist belästigt wird, hat man den Küchen oft ganz gewaltige Dimensionen gegeben und sie mit den üblichen Ventilationseinrichtungen versehen.

Die erste Aufgabe muss die sein, die übermässige Schwadenbildung überhaupt zu vermeiden. Da die meisten Dampfkochtöpfe eine solche Dampfabführung bei geschlossenem Deckel besitzen, und da man die Töpfe nur zeitweise zu öffnen braucht, kann von Seiten des Küchenpersonals viel zur Besserung der Luft beigetragen werden.

In kleinen, niedrigen Räumen bleibt nur übrig, die Kessel direkt unter einen gut ventilierten Schwadenfang, dessen Luft durch ein Dampfspiralrohr nahe dem Einstrom stark erwärmt wird, zu stellen. Kondensation an dem Schwadenfang schadet nicht, wenn man an demselben mittelst einer Rinne das Wasser ableitet wie z. B. in Bethanien.

Bei starker Ventilation im Schwadenfang zieht es in der Küche, was besonders im Winter lästig empfunden wird; es ist daher für eine Zuführung vorgewärmter frischer Luft Sorge zu tragen.

Bei einer sorgfältig geregelten Luftzufuhr. lässt sich schliesslich auch in niedrigen Räumen zureichende Besserung erzielen (Magdeburger Krankenhaus).

Die Höhe einer Küche garantiert durchaus nicht die Schwadenfreiheit.

Wenn man die Küche in einen Vorbau verlegt, so muss auf gute Bedachung Rücksicht genommen werden; die Küche der medizinischen Klinik zu Kiel war mit eisernem Wellblechdach versehen worden, eine Einrichtung, welche wegen der enormen Abkühlung der Luft an der Decke zu den grössten Unzukömmlichkeiten geführt hat.

Neben den üblichen Dampfkochutensilien hat in zwei Küchen in Moabit und in Kiel der Beckersche Ofen Aufstellung gefunden.

Derselbe würde unzweifelhaft das Kochverfahren einfach und billiger machen, und die Schwadenbildung stark reduzieren.

In Moabit hat man den Beckerschen Ofen ausser Betrieb gesetzt, weil die Speisen zu wenig Schmackhaftigkeit aufweisen.

In Kiel sind bis jetzt noch keine Klagen an die Direktion gelangt.

Die Moabiter Beobachtung scheint aber doch gewisse Berechtigung zu besitzen; zu dem Schmackhaftwerden der Speisen gehört, dass durch das Kochen aus manchen Nahrungsmitteln gewisse nicht schmeckende Bestandteile ausgetrieben werden; der Küchengeruch kann für uns ekelerregend sein, die in der Küche hergestellte Speise aber recht gut munden.

Der Beckersche Ofen begünstigt offenbar diese Austreibung nicht schmeckender Bestandteile zu wenig.

Die Waschküchen zeigen meist in potenzierterer Form als die Kochküchen ungenügende Ventilationsanlage.

In kleinen Waschküchen, namentlich solchen in Souterrain-Lokalitäten, herrscht bisweilen eine unerträgliche Atmosphäre. Das häufige Wechseln des Waschpersonals zeugt dafür, dass dasselbe nicht unempfindlich gegen die Nachteile einer schlechten Anlage ist.

Höhe des Waschhauses und die üblichen Ventilationseinrichtungen garantieren noch keinen regelrechten Betrieb. In Halle hat man trotz der Neuheit der Anlage sich damit behelfen müssen, dass man in die Decke grosse Öffnungen gebracht hat, durch welche man den Dämpfen genügenden Abzug verschafft hat.

Gute Ventilation durch vorgewärmte Luft ist auch hier das Mittel zur Abhülfe.

Über Isolierung in chirurgischen Kliniken.

Von

Professor Dr. F. Trendelenburg.
Geh. Medizinalrat.

Bei der baulichen Anlage, der inneren Einrichtung und dem Betriebe einer chirurgischen Klinik kann man von verschiedenen Gesichtspunkten ausgehen; man kann es sich zur Aufgabe machen, neugewonnene hygienische Anschauungen, bis in ihre äussersten Konsequenzen durchgeführt, soweit es irgend möglich ist im Ganzen und in allen seinen Teilen zur Darstellung zu bringen, oder man kann sich bei jeder vom Früheren abweichenden Massregel die Frage vorlegen: wieweit lässt sich eine solche von der Theorie gebotene Massregel einschränken, ohne dass die Heilerfolge darunter leiden? Beide Gesichtspunkte haben ihre Berechtigung. Die Befolgung des ersten Weges verspricht den schnelleren Fortschritt, wobei aber Schein und Wirklichkeit leicht miteinander verwechselt werden, der andere Weg ist besonders dann berechtigt, wenn solche der Theorie entsprungene Massregeln mit anderen wichtigen Lebensfragen der Klinik in Kollision treten.

Die Isolierungsfrage im weiteren Sinne hat in der Geschichte des Krankenhausbaues in den letzten 25 Jahren bekanntlich eine entscheidende Rolle gespielt und es ist nicht ohne Interesse, den Entwickelungsgang des Krankenhausbaues in dieser Zeit zu überblicken.

Der besonders von Pirogoff und Simpson vertretene Gedanke, dass das Zusammenliegen von vielen Kranken in einem grossen Gebäude Schuld sei an den trostlosen Resultaten der chirurgischen Behandlung in damaliger Zeit, sowie der Mangel an ausreichenden Gebäuden zur Unterbringung der Verwundeten nach den grossen Schlachten des amerikanischen Krieges rief das Zerstreuungssystem und die Zelt- und Barackenbehandlung hervor. Im Feldzug von 1866 galt das Zelt als die in hygienischer Beziehung zuverlässigste Behausung für Kranke, wenn man auch bald die Erfahrung machte, dass Erysipel und Lazarethbrand sich nach einiger Zeit in den Zelten ebenso einnisteten, wie in den mit Verwundeten belegten Kasernen und Spitälern. Bald zeigten sich auch andere Übelstände. Ein tüchtiger Windsturm warf das Zelt um, der Regen drang in das Zelt ein, die Feuchtigkeit des Erdbodens machte sich sehr unangenehm fühlbar. Man entschloss sich daher den Boden zu dielen und die Wand des Zeltes aus doppelter Leinewand herzustellen. Aber auch dieses genügte nicht mehr, als die kühlere Jahreszeit herankam. Eine Luftschicht unter dem Fussboden wurde wünschenswert. Derselbe wurde daher um etwa einen Meter vom Erdboden in die Höhe gehoben und als solide Plattform konstruiert, zu der seitlich ein Treppchen heraufführte. Dann wurde der ganze Bau seitlich vergrössert, um Nebenräume zum Kochen und Baden zu gewinnen, auch wurde es für den Herbst und Winter nötig, die doppelte Leinewand durch Fachwerk mit Glasscheiben zu ersetzen und das Ganze mit einem soliden Dach zu decken, welches zum Zweck der Ventilation mit einem Dachreiter versehen war. So war aus dem Zelt die hölzerne Baracke geworden. Aber für das stationäre Krankenhaus des Friedens hat sich auch diese Form nicht halten können, bald verwandelten sich die Baracken in solide einstöckige Backsteinhäuser, dann wuchs auch ein zweites Stockwerk heraus, wenn auch zunächst wie im Friedrichshain in Berlin nur bei Pavillons für innere Kranke. So war denn das alte steinerne Wohnhaus mit etwas veränderter innerer Einrichtung wieder da. Es enthielt grosse luftige, nach beiden Seiten mit Fenstern versehene Säle und Nebenräume an den beiden Kopfenden. Mit Ängstlichkeit wurde zunächst jede Verbindung der einzelnen Pavillons miteinander durch Gänge vermieden. Im Friedrichshain mussten die Kranken, als ich dort thätig war, durch Regen und Schnee nach dem Operationszimmer getragen werden und selbst im neuen Hamburger Krankenhaus sind die Pavillons noch unverbunden. Die neuesten Krankenhäuser haben sich auch von diesem letzten Rest des Kriegs- und Nomadenlebens, für welches allein das Zelt passt, freigemacht, die einzelnen Gebäude sind durch gedeckte Gänge verbunden. Im Innern derselben hat sich ein seitlicher Korridor eingefunden, und an die alte Baracke erinnert eigentlich nur noch der Dachreiter über der obersten Etage. Selbst der Verschmelzungsprozess der einzelnen Pavillons oder Blocks zu einem einzigen grossen Bauwerk hat schon begonnen.

Dieser Entwickelungsgang, der in den Zeitraum von 20—25 Jahren zusammengedrängt den Entwickelungsgang der menschlichen Wohnungen überhaupt vom Zelt des Nomaden bis zum modernen Steinpalast wiederspiegelt, wurde zunächst bedingt durch die Widerstände, welche Natur, Klima und Volkssitte sowie unabweisliche Bedürfnisse des Krankenhausbetriebes in Bezug auf Krankenpflege und -Speisung der einseitigen Durchführung des Zerstreuungssystems entgegensetzten. Von grösstem Einfluss war sodann die Einführung der Antisepsis, welche zunächst zwar auch noch irrtümlicher Weise ihre Angriffe vornehmlich gegen die in der Luft gesuchten Schädlichkeiten richtete, aber durch ihre überraschenden Erfolge auch in alten durchseuchten Hospitälern den praktischen Beweis lieferte, dass in der Hygiene der Wunde, nicht in der Hygiene des Krankenhauses das eigentliche Geheimnis des Erfolges liegt.

Wie weit ist nun heutzutage noch bei der Anlage und Einrichtung einer chirurgischen Klinik auf die Isolierung von Kranken Rücksicht zu nehmen?

Ist zunächst eine Isolierung bei der Operation erforderlich? Das heisst: Ist es notwendig, zwei oder sogar drei vollständig eingerichtete, gesonderte Operationsräume zu haben, einen Operationssaal für die Operationen, bei denen es ganz besonders auf Asepsis ankommt, also für Laparotomien, Trepanationen, Incisionen in intakte Gelenke etc., einen zweiten für Operationen an Kranken mit Fisteln, vereiterten Drüsen etc., und endlich einen Raum, in dem die Kranken mit septischen Wunden operiert werden? Der Theorie nach scheint es wünschenswert, eine solche Trennung durchzuführen, aber abgesehen von den viel bedeutenderen Kosten der Anlage, führt eine solche Trennung für eine Lehranstalt grosse Übelstände herbei, und sie wäre daher nur zu rechtfertigen, wenn sie sich durch die praktische Erfahrung als unbedingt notwendig für den guten Verlauf der Heilung erwiesen hätte.

Dieses ist aber durchaus nicht der Fall. In Kliniken, welche nur einen Operationssaal haben, lassen sich bei sorgfältiger Beobachtung der lokalen Antisepsis in Bezug auf Reinigung des Operationsfeldes vor der Operation, Desinfektion der Hände des Operateurs und der Assistenten, und Desinfektion der Instrumente und Schwämme genau dieselben Resultate erzielen, wie in Krankenhäusern mit getrennten Operationsräumen. In der Bonner Klinik werden die Operationen, abgesehen von den Tracheotomien bei Diphtherie und gelegentlichen poliklinischen operativen Eingriffen in einem und demselben Operationssaale ausgeführt und ein nachteiliger Einfluss auf die Heilerfolge ist in keiner Weise zu konstatieren gewesen.

Natürlich werden vor jeder einzelnen Operation die Instrumente durch Kochen oder Dämpfen desinfiziert. Der Dampfsterilisationsapparat, den ich 1882 konstruierte, dürfte der erste gewesen sein, der zu diesem Zwecke in Anwendung gekommen ist. Bei dem Neubau 1883 wurde ein solcher Apparat in die Dampfheizung der Klinik eingefügt. Die Reihenfolge der Operationen wird, wenn es irgend geht, so angeordnet, dass zuerst Laparotomien und sonstige im strengsten Sinne aseptische Operationen vorgenommen werden und dann Amputationen wegen Gelenktuberkulose u. dergl., aber mehr der sauberen Finger als des Raumes wegen. Wie soll man sich auch denken, dass der eine Operierte von dem anderen infiziert werden könne. Die Staphylokokken und Streptokokken des Eiters fliegen sicher nicht in der Luft umher, sie gehören zu den fixen Kontagien und nur durch direkte Übertragung mit Fingern, Schwämmen und Instrumenten können sie von der eiternden Wunde des einen Kranken in die Bauchhöhle des anderen hineingebracht werden. Eine solche Übertragung ist aber bei mangelnder Vorsicht auch möglich, wenn Operateure und Assistenten aus dem ersten Operationssaal in den zweiten hinübergehen, um dort die Laparotomie zu machen. Wenn man dann noch gesonderte Laparotomie-Instrumente, -Röcke und -Schürzen hat, welche unter besonderem Verschluss stehen und nur für die Laparotomie aus dem gesonderten Schranke herausgenommen werden, so ist der Schutz gegen Infektion so sicher, wie er überhaupt sein kann. Ausser nach Herniotomien, bei denen der schon gangränöse Darm die Infektion der Bauchhöhle vermittelt, der Kranke die Peritonitis in nuce also schon mitbringt, kommt bei solchem Verfahren Peritonitis nach Laparotomien überhaupt nicht vor.

Wenn ein Privatspital, oder ein öffentliches Krankenhaus, das nicht Lehranstalt ist, sich einen doppelten oder dreifachen Operationssaal einrichten will, so ist gewiss dagegen nichts einzuwenden, in der Klinik wäre eine solche Einrichtung unzweckmässig, da die Studierenden möglichst verschiedenartige Fälle sehen sollen, wie der Tag sie bringt, und ein Hin- und Herziehen der Zuhörerschaft von einem Hörsaal in den anderen grosse Unzuträglichkeiten mit sich bringt. Auch würde ein solches Eindringen von hundert oder mehr undesinfizierten Individuen in den „aseptischen" Operationssaal wieder das ganze Gebäude der Theorie erschüttern und die logische Konsequenz würde also sein, dass die Studierenden mit wenigen Ausnahmen Laparotomien und Herniotomien überhaupt nicht mehr zu sehen bekommen. Es wäre dies ein ähnlicher Schaden für die ärztliche Ausbildung, wie das vollständige Ausschliessen der Studierenden von der gynäkologischen Untersuchung bei Entbindungen. Hier wird ein nur scheinbarer Vorteil für einen einzelnen Patienten durch Nachteile für viele andere aufgehoben. Endlich ist es auch für die Ausbildung des Mediziners nicht gleichgiltig, wenn er eine falsche Anschauung gewinnt über die Bedeutung der einzelnen Schutzmassregeln. Er soll später im stande sein unter möglichst ungünstigen äusseren Verhältnissen, auch ohne „Glas- und Eisenausstattung" nicht nur eine Amputation, sondern vor Allem auch eine Herniotomie mit absolut sicherer Aussicht auf aseptischen Verlauf auszuführen. Er muss also daran gewöhnt werden, dass seine Hände, seine Instrumente und Schwämme, sein Verfahren beim Reinigen des Kranken vor der Operation allein die Verantwortung tragen und die Beschaffenheit des Raumes, in welchem er operiert, kaum jemals eine Entschuldigung für den Misserfolg sein kann.

Tracheotomien bei Diphtherie allerdings, Incisionen bei Erysipel oder bei akut progredienten Phlegmonen wird man lieber nicht in dem allgemeinen Operationssaale ausführen, hier handelt es sich um spezifische Infektionskrankheiten, deren Übertragung möglicherweise auch durch die Luft stattfinden kann.

Für sie muss ein besonderer Operationsraum vorhanden sein und zwar entweder in dem poliklinischen Zimmer, das ja ohnehin von ambulant zugehenden Infektionskrankheiten nicht freigehalten werden kann, oder in dem Isolierhause der Klinik. Auch Panaritien, Furunkel, Karbunkel und jauchige Empyeme werden am besten im poliklinischen Zimmer zur Behandlung kommen, oder, wenn sie zur Demonstration in den allgemeinen Operationssaal gebracht werden, es wird geboten sein, einen besonderen Operationstisch für diese Fälle zu benutzen.

Auch auf der Krankenstation ist das Bedürfnis nach Isolierräumen zur Verhütung von Infektion, wenn man nur den Gesichtspunkt der praktischen Erfahrung walten lässt, ein sehr geringes. Dass ein eiternder Kranker einen daneben liegenden frisch Amputierten infiziert, ist bei sorgfältiger Handhabung der Antisepsis bei der Krankenvisite unmöglich.

Selbst Laparotomierte können ohne jede Gefahr zwischen Kranken mit eiternden Wunden liegen. Wie soll auch nach zugenähter und durch den Verband geschützter Bauchwunde eine Infektion in die Bauchhöhle hineinkommen? Es beweist ein geringes Vertrauen zur Wirksamkeit der Antisepsis, wenn man dieses fürchtet. Ein luftdicht verschlossenes Gefäss mit Eingemachtem fängt doch auch nicht an zu gähren, wenn man es an einem nicht aseptischen Orte aufstellt.

Aber aus anderen Gründen ist es sehr wünschenswert, bei jeder Station von 15—20 Kranken ein oder zwei Isolierzimmer in nächster Nähe der Säle zur Verfügung zu haben. Nach manchen Operationen, besonders nach schweren Laparotomien bedürfen die Kranken der Ruhe, wie sie sie in dem gemeinsamen Krankensaale nicht finden können, ebenso müssen Schwerverletzte, Deliranten und Sterbende ihrer selbst und der anderen Kranken wegen isoliert werden können, ohne von der Abteilung entfernt und der gewohnten Pflege entzogen zu werden.

Eine besondere Rücksicht erheischen die Infektionskrankheiten, also vor Allem das Erysipel und die Diphtherie. Dass Erysipele auf der Station bei Operierten oder Verletzten auftreten, kommt bei tadellosem ärztlichem Betriebe kaum noch vor. Während das alte Listersche Karbolverfahren keinen ganz sicheren Schutz gegen das Erysipel zu bieten schien, ist dasselbe durch die Anwendung des Sublimat und durch die Dampfdesinfektion so gut wie ganz von den Krankensälen verbannt. In den letzten zwei Jahren hatten wir in der Bonner Klinik im Ganzen drei auf der Station entstandene Erysipele. Dagegen gehen wohl überall der Klinik gelegentlich von ausserhalb Fälle zu von Erysipel und schwerer septischer Phlegmone, die dann von vornherein von der eigentlichen Krankenstation ausgeschlossen werden müssen. Ebenso verhält es sich mit den Fällen von Diphtherie, welche zur Tracheotomie in die Anstalt gebracht werden, sowie mit gelegentlich ambulant zugehenden Fällen von Pyämie in Folge von Otitis und Sinusthrombose, wenn schon die Gefahr der Übertragung bei letzteren viel geringer ist, als bei Erysipel und Diphtherie.

Für die genannten Infektionskrankheiten bedarf die chirurgische Klinik eines Isolierhauses, dessen Grösse besonders von der durchschnittlichen Zahl der Diphtheriefälle abhängen muss, welche in verschiedenen Städten sehr verschieden ist. Ein relativ kleines Gebäude wird immer ausreichen.

Wollte man allerdings jedes Panaritium tendinosum, jeden von aussen zugehenden Fall von vereiterter Fraktur mit Fieber, überhaupt jeden fiebernden Verletzten mit eiternder Wunde in dem Isolierhause unterbringen, so müsste man wesentlich mehr Platz haben; dann ist aber wieder die Grenze gegenüber den ganz unverdächtigen aseptischen Fällen sehr schwer zu ziehen; jeder Gelenkfungus mit Fisteln, jede vereiterte Drüse, jede Nekrose nach Osteomyelitis bildet ja streng genommen einen septischen Herd, und bei der Zusammensetzung des Materials der meisten chirurgischen Kliniken würde man der Theorie konsequent folgend dahin kommen, das Isolierhaus ebenso gross oder grösser zu bauen als die ganze eigentliche Klinik.

Solche Übertreibungen verbieten sich von selbst. Ausserdem soll nicht nur für die ganz aseptischen Fälle gesorgt werden, sondern auch für die mit Eiterung zugehenden. Ein Patient mit eiternder Kopfwunde wird aber mindestens hundertmal leichter in dem Isolierhause von einem Erysipelkranken infiziert werden, als er auf der Station einem neben ihm liegenden Amputierten den Stumpf zum Eitern bringt. Es ist daher für Alle am Besten gesorgt, wenn man das Isolieren möglichst einschränkt und durch sorgfältige Handhabung der Antisepsis auf der Station jeden einzelnen Fall vor schädlichen Einflüssen seiner Nachbarschaft schützt. Zu den Vorbedingungen dieser Antisepsis auf der Station gehört, dass das Verbinden nicht dem Pflegepersonal überlassen, sondern durchweg vom Assistenzarzt besorgt wird, dass auch auf der Station Desinfektionsapparate für die Instrumente vorhanden sind und der Klinik ein genügender Fonds für Verbandmaterial zur Verfügung steht.

Wenn das Isolierhaus demnach nur zur Aufnahme von Diphtherie, Erysipel, schweren Phlegmonen und Pyämie bestimmt wird, so braucht es nur wenige kleine Säle zu enthalten; die Einteilung wäre eine noch einfachere, wenn nicht auch hier die Trennung nach dem Geschlecht durchgeführt werden müsste. Ein Saal zu drei bis vier Betten für Frauen, ein ebensogrosser für Männer, und einige kleinere Zimmer für Kinder mit Diphtherie werden für eine Klinik von circa hundert Betten meistens ausreichen. Ausserdem ist ein heller Raum für Tracheotomien oder sonstige operative Eingriffe erforderlich. Desinfektionsapparate und getrennte Badezimmer sind selbstverständlich. Das Isolierhaus darf der tracheotomierten Kinder wegen nicht zu weit von den Stationsgebäuden entfernt liegen, damit der Assistenzarzt immer schnell zu erreichen ist und die Kontrolle des Pflegepersonals im Isolierhause möglichst erleichtert wird.

Als eine mangelhafte Einrichtung ist es zu bezeichnen, wenn die medizinische und chirurgische Klinik ein gemeinsames Isolierhaus haben, zumal wenn dasselbe von der chirurgischen Klinik räumlich so weit getrennt ist, wie es in Bonn der Fall ist. Die Einrichtung ist gefährlich wegen der Möglichkeit der Übertragung von Infektionskrankheiten innerhalb des Isolierhauses von einem Kranken auf den anderen und sie ist unzweckmässig in Bezug auf die Verteilung der Kranken und die Kontrolle des Pflegepersonals. Die Belegung des Isolierhauses von Seiten der medizinischen Klinik ist je nach der Art der herrschenden Epidemien und je nach der Auffassung des Begriffes Infektionskrankheiten von Seiten der Direktion eine wechselnde. Das Hauptkontingent stellen Masern und Scharlach, und bei der grossen Übertragbarkeit dieser beiden Krankheiten sind Ansteckungen der chirurgischen Kranken nicht zu vermeiden. Selbst wenn es gelingt, die verschiedenen Kategorien von Kranken, Männer, Frauen, Kinder, Typhus, Erysipel und Phlegmonen, Scharlach, Masern, Diphtherie so unterzubringen, dass die sich gegenseitig gefährdenden räumlich von einander getrennt sind — die Aufgabe erinnert an das bekannte Problem, einen Wolf, eine Ziege und einen Kohlkopf in einem Nachen, der nur für Zweie Platz hat, unversehrt über einen Fluss zu bringen — so finden Übertragungen durch das Pflegepersonal statt, das schon der Kosten wegen nicht in solcher Zahl beschafft werden kann, dass bei Tag und bei Nacht die Sonderung nach Kategorien streng aufrecht erhalten bleibt. So wurde in Bonn in der That ein wegen Diphtherie tracheotomiertes Kind, das geheilt entlassen werden sollte, von Masern befallen und starb, und ebenso wurde ein der medizinischen Klinik zugehöriges Kind mit Masern hinterher mit Diphtherie infiziert und starb ebenfalls.

Dazu kommt, dass bei einer solchen, mehr oder weniger unter gemeinsamer Direktion stehenden Krankenstation auch das beste Einvernehmen der beiden Direktoren die Einheitlichkeit der Leitung nicht ersetzen kann. Anordnungen der Direktoren und ihrer Assistenten durchkreuzen sich, Bestimmungen unterbleiben, weil der Eine dem Anderen nicht vorgreifen will, das oft unzuverlässige, nur tageweise zur Aushülfe angenommene Pflegepersonal zieht daraus den Nutzen, und die Kranken leiden darunter.

Ich halte es daher für durchaus notwendig, dass jede chirurgische Klinik ein eigenes kleines Isolierhaus für sich hat, dass dasselbe dem einen oder anderen Stationsgebäude und der betreffenden Assistenzarzt-Wohnung thunlichst nahegerückt und dass für Aushülfepersonal zur Krankenpflege im Isolierhause in dem Etat der chirurgischen Klinik ein ausreichend grosser Posten vorgesehen wird.

Über den poliklinischen Unterricht.
(Nach Erfahrungen in der Erlanger medizinischen Poliklinik.)

Von

Professor Dr. Franz Penzoldt.

Es sind schon einige Jahre verflossen, seitdem ziemlich rasch hintereinander zahlreiche hervorragende Polikliniker Deutschlands (von Dusch[1]), Henoch[2]), von Jürgensen[3]), Rumpf[4]), Senator[5]), Schreiber[6]) den Unterricht in der medizinischen Poliklinik geschildert und seine Bedeutung aufs Neue hervorgehoben haben. Sie thaten es zum Teil von verschiedenen Standpunkten aus, kamen in manchen Fragen zu entgegenstehenden Ansichten, waren aber in dem Hauptpunkt, der grossen Wichtigkeit der Poliklinik für die Ausbildung der Mediziner, völlig einig. Ihre Äusserungen haben keine wesentliche Opposition von anderer Seite hervorgerufen. Ebensowenig aber ist eine unbedingte Zustimmung Seitens der zunächst beteiligten akademischen Kreise bemerkbar gewesen. Dagegen haben sich allerdings die praktischen Ärzte, welche doch am besten wissen müssen, was der Arzt braucht und was ihm fehlt, auf dem deutschen Ärztetag fast einstimmig dafür erklärt, dass „bei der Ausbildung der Mediziner auch auf poliklinische Thätigkeit grösseres Gewicht zu legen sei". Die Konsequenz aber, welche einige und zwar die ältesten und erfahrensten Polikliniker (wie von Dusch u. A.) aus ihren Darlegungen der Unentbehrlichkeit des poliklinischen Unterrichtes gezogen haben, der Wunsch, „es möchte das Praktizieren an der Poliklinik obligatorisch gemacht werden", ist bis jetzt unberücksichtigt geblieben. Bei dieser Sachlage und bei der lebhaften Fürsorge, welche gegenwärtig der Entwickelung und Förderung des medizinischen Unterrichtes von allen Seiten zu Teil wird, bedarf es wohl keiner weiteren Rechtfertigung, wenn ich, der Aufforderung des verehrten Herausgebers dieses Jahrbuches folgend, an der Hand meiner in der hiesigen

---
[1]), [2]) u. [3]) Deutsch. med. Wochenschr. 1888. S. 69, 58 u. 782.
[4]) Berl. Klin. Wochenschr. 1888. S. 1037.
[5]) Deutsch. med. Wochenschr. 1890. S. 269.
[6]) Dieses Jahrbuch, Band II. S. 149.

medizinischen Poliklinik seit 14 Jahren gesammelten Erfahrungen, meiner Meinung über die zweckmässigste Einrichtung und den Wert des poliklinischen Unterrichtes Ausdruck gebe.

Selbst auf die Gefahr hin, einer schulmeisterlichen Pedanterie geziehen zu werden, möchte ich nicht an der Erklärung dessen, was unter Poliklinik in der eigentlichsten Bedeutung des Wortes zu verstehen ist, vorübergehen. Denn der mit dem Worte getriebene Missbrauch ist ein so grosser, dass gewiss 50 Institute den Namen seiner ursprünglichsten Bedeutung nach mit Unrecht tragen, ehe eines denselben mit Recht führt. Poliklinik ($πόλις$ = Stadt und $κλίνη$ = Bett) bedeutet in Wirklichkeit **Behandlung, beziehungsweise Unterricht am Bett in der Stadt.** Der Ausdruck hat daher eigentlich nur für das Institut einen Sinn, von welchem zum Zwecke des Unterrichtes Kranke in ihren Häusern besucht und behandelt werden. Dagegen ist der Name „Poliklinik" von einer enormen Zahl von (übrigens nur zum geringsten Teil staatlichen) Instituten usurpiert worden, in die sich Kranke zur Behandlung zu einer bestimmten Sprechstunde begeben und für die der passendste Name eben „Sprechstunde" oder „Ambulatorium" ist. Dadurch ist es dahin gekommen, dass die eigentlichen Polikliniken im wahren Sinne des Wortes (fast ausnahmslos Staatsinstitute) vielfach als „Distriktspoliklinik" oder, wie hier in Erlangen, als „stationäre" Poliklinik gegenüber der „ambulatorischen" Poliklinik bezeichnet werden. Der Ausdruck „Distriktspoliklinik" passt allein, wenn sich die Poliklinik in einer grösseren Stadt nur auf einen Distrikt ausdehnt und nicht auf die ganze Stadt. Das Wort „stationäre Poliklinik" ist nie recht populär geworden. Auch das von mir einmal versuchte Wort „Hauspoliklinik" scheint mir nicht bezeichnend genug, wenn es auch immer noch besser ist als die beiden anderen. Es wäre am besten, wenn man das Institut, von welchem die Kranken in ihren Wohnungen besucht werden, ausschliesslich „Poliklinik" nennen würde und ich wenigstens werde in dem Folgenden das Wort nur in dem Sinne brauchen. Die Sprechstunde würde man dann, je nachdem sie mit der Klinik oder mit der Poliklinik vereinigt sind, als **klinische oder poliklinische Sprechstunde,** beziehungsweise **Ambulatorium** bezeichnen können. Selbstverständlich bin ich mir bewusst, dass mit diesem Vorschlag, den schon von Dusch vergeblich gemacht hat, ein durch Jahrzehnte eingewurzelter Missbrauch nicht abgestellt wird. Aber es ist notwendig, immer wieder darauf zurückzukommen, weil bei dem Wort „Poliklinik" jeder Uneingeweihte natürlich zuerst an die zahlreichen (fälschlich Polikliniken genannten) Ambulatorien, anstatt an die Poliklinik sensu strictiori denkt.

Speziell aber in Berücksichtigung der uns hier allein beschäftigenden Förderung des medizinischen Unterrichtes ist das strenge Auseinanderhalten der Begriffe „Poliklinik" und „Ambulatorium" in irgend einer Form nicht nur keine müssige Spielerei, sondern dringend geboten. Denn die Art des Unterrichtes in beiden Instituten ist eine grundverschiedene. Beispielsweise ist in dieser Hinsicht der Unterschied zwischen der Poliklinik und dem Ambulatorium viel grösser, als zwischen letzterem und der Klinik. Ob auch die Bedeutung beider Institute für den Unterricht eine ungleiche ist, ob die Poliklinik oder das Ambulatorium grösseren Wert besitzt, ist nicht leicht zu entscheiden. Bei einer speziellen Frage werde ich auf diesen Punkt zurückkommen müssen. Im Allgemeinen aber kann man sagen: Jede Einrichtung, welche dazu geeignet ist, die Einsicht der jungen Mediziner in die krankhaften Vorgänge, sowie vor allem Andern die Übung in der Untersuchung und Behandlung der Kranken zu fördern, soll auf das Sorgfältigste gehegt und gepflegt werden. Dass gut geleitete Polikliniken sowohl als Ambulatorien solche Einrichtungen sind, bedarf keines Beweises.

Bevor wir an eine Erörterung der beim poliklinischen Unterrichte in Betracht kommenden streitigen Punkte herangehen, sei es gestattet, in Kürze die Art und Weise des Unterrichtes in der Erlanger medizinischen Poliklinik zu schildern. Während das Ambulatorium eng mit der Klinik verbunden ist, stellt diejenige Poliklinik, welche meiner oberärztlichen Leitung anvertraut ist, eine Poliklinik im obenbezeichneten Sinne dar, d. h. die Kranken werden in ihren Wohnungen behandelt. Die Zahl der Kranken beträgt durchschnittlich 2200 (z. B. 1890: 2684, 1891: 1826). Die Erkrankungsformen sind ausserordentlich mannigfaltig. Betrachtet man dieselben nach dem Lebensalter, so fällt das beträchtliche Vorwiegen der Kinderkrankheiten auf, die mehr als die Hälfte aller Krankheiten ausmachen. In den letzten zwei Jahren standen $56^0/_0$ der Kranken im Alter unter 15 Jahren. Auch die Erkrankungen des höheren Alters sind verhältnismässig häufig ($12^0/_0$ über 50 Jahr). Die gewöhnlichsten Erkrankungen sind: Katarrhe der Atmungsorgane, katarrhalische und fibrinöse Pneumonien, akute Infektionskrankheiten, Tuberkulose, Rhachitis, akute Verdauungskrankheiten, chronische Lungen-, Herz- und Nierenaffektionen u. a. Schwere Nervenkrankheiten, Syphilis und überhaupt alle Leiden, welche eine klinische Behandlung erfordern, sind selten oder nur vorübergehend in Behandlung, indem sie in der Regel alsbald der Klinik überwiesen werden. Natürlich findet die Verweisung ins Krankenhaus auch bei allen Patienten statt, welche zu Hause nicht die nötige Pflege haben. Da das Publikum bei der Leichtigkeit, unentgeltliche ärztliche Hülfe zu erlangen, oft schon bei geringen Krankheitserscheinungen nach dem Arzt schickt, so kommen leichte und schwere, kurz- und langdauernde Fälle, Anfangs- und Endstadien in buntem Gemisch zur Beobachtung. Kurz es ist das Bild der künftigen ärztlichen Praxis.

Die Poliklinik behandelt unentgeltlich die Kranken der Armen-, der Reichs- und Gemeindekrankenkasse und trägt den vierten Teil der Kosten der Medikamente. Für ein paar kleinere Handwerkerkassen, welche die

Rezepte gleich bezahlen, übernimmt sie ebenfalls gratis die Behandlung. Endlich besteht noch der sogenannte Krankenhausverband. Diejenigen Einwohner, welche demselben (freiwillig) angehören, haben für eine Familie 15 Pfennige, für einen Einzelnen 10 Pfennige wöchentlichen Beitrag zu entrichten und erhalten dafür ausser der Berechtigung zur unentgeltlichen Aufnahme in die verschiedenen Kliniken auch diejenige zur freien Behandlung[1]), incl. freie Arzneien in der Poliklinik und im Ambulatorium. Selbstverständlich ist immer noch ein beträchtlicher staatlicher Zuschuss notwendig. Auf diese Weise erreicht der Krankenstand die oben erwähnte, ausreichende Höhe. Das Ideal bleibt freilich eine ausschliesslich vom Staat erhaltene, reich dotierte Poliklinik, welche, wie die Tübinger, sogar ihre Praktikanten im Wagen auf die Visite fahren lässt.

Der ärztliche Dienst wird von zwei approbierten Assistenzärzten versehen, denen je eine der beiden gleichen Stadthälften (Neustadt und Altstadt) zugeteilt ist. Dieselben besuchen in regelmässiger Weise die neuangemeldeten, sowie die bereits in Behandlung befindlichen Kranken, und berichten mir täglich zu bestimmter Stunde darüber. Schwere oder zweifelhafte, desgleichen alle an Praktikanten verteilte Fälle besuche ich mit ihnen. Zu ihrer Unterstützung sind ihnen zwei Unterassistenten beigegeben, ältere Mediziner, welche Temperaturmessungen, Aufzeichnungen, therapeutische Handleistungen u. A. zu besorgen haben, insbesondere aber angewiesen sind, bei ihren Visiten zu ihrer eigenen Ausbildung die Kranken zu untersuchen und über dieselben Bericht zu erstatten. Die Krankenpflege wird in bereitwilligster und dankenswerter Weise von den protestantischen Gemeindediakonissinnen, sowie von den katholischen Schwestern übernommen.

Was nun den Unterricht anlangt, so zerfällt er in zwei getrennte, aber sich auch vielfach berührende Teile: die sogenannte „Referatstunde" und die „Visite"[2]).

Zur Referatstunde werden bisher nur 26 Teilnehmer zugelassen. Das Material würde auch bei der doppelten Anzahl ausreichen. Doch halte ich es bei der Mehrzahl der Praktikanten, welche im Untersuchen noch nicht geübt sind, für wesentlich, ihnen möglichst viele Fälle mit einem deutlichen objektiven Befund zur Verfügung zu stellen. Solche sind aber nicht stets in so grosser Menge verfügbar, als die zweifelhaften Bilder mit undeutlichen Veränderungen, von denen eigentlich nur der Vorgeschrittenere einen Vorteil hat. Ich verlange von den Teilnehmern, dass sie wenigstens ein Semester in der inneren Klinik praktiziert haben; in der Regel haben

---

[1]) Unter Behandlung ist Alles zu verstehen, was nach den Grundsätzen der neueren Therapie zur Anwendung kommen soll, bezw. anwendbar ist (Eis, Wein, sterilisierte Milch u. A., diätetische Präparate, Bäder, leihweise Überlassung von Luftkissen, Unterlagen, Spuckschalen, Inhalationsapparaten u. a. Utensilien).

[2]) Dieselben werden „privatim" gehalten.

sie aber schon beide Praktikantenscheine. Da der Zudrang zur poliklinischen Praktikantenliste ein sehr grosser ist, gebe ich, um möglichst Vielen die Gelegenheit zu bieten, denen, die zum ersten Male belegen, den Vortritt.

Jeder Praktikant erhält wöchentlich mindestens einen neuen Fall. Denselben hat er allein zu besuchen. Ich lege darauf Gewicht, weil erstens bei Besuchen zu Zweien die Kranken gewöhnlich sehr belästigt werden und zweitens die Selbständigkeit in der Diagnose nicht erlernt wird. Bei der Austeilung der Kranken wird besonders auf die im Laufe des Semesters sich herausstellenden Fähigkeiten der einzelnen Teilnehmer Rücksicht genommen. Ungeübte z. B. bekommen leichtere Fälle oder solche, an denen sie sich in den gewöhnlichsten Untersuchungsmethoden üben können. Auch wird darauf geachtet, dass Jeder möglichst verschiedene Krankheitsbilder im Laufe des Semesters zu sehen bekommt. Die Zahl der Kranken, welche einem Praktikanten im Halbjahre zugeteilt werden, beträgt bei regelmässiger Beteiligung mindestens 10 bis 15. Dass die Anamnese aufgenommen und eine vollständige klinische Untersuchung (einschliesslich der in das Untersuchungszimmer der Poliklinik zu bestellenden Se- und Exkrete) vorgenommen werden muss, ist selbstverständlich. Das Ergebnis hat der Praktikant in Form einer Krankengeschichte zusammenzufassen, in der die Diagnose, Prognose und Therapie zu erörtern ist. Auf Kürze und Präzision wird dabei das Hauptgewicht gelegt. Der Bericht soll nur das Wesentliche enthalten und doch nichts Wesentliches weglassen. Am Tage vor der Referatstunde soll die Krankengeschichte eingereicht sein. Nachdem sie von mir durchgesehen und korrigiert ist, dient sie in der Referatstunde als Grundlage der Besprechung. Bei derselben wird natürlich zunächst mit dem betreffenden Praktikanten der Fall erörtert, Irrtümer werden richtig gestellt und die Ursachen derselben ergründet. Wenn die Untersuchung eine ungenügende war, so wird der Student auf die Mängel hingewiesen, er untersucht den Kranken aufs Neue und berichtet in einem Nachtrag der Krankengeschichte das nächste Mal. Überhaupt behält der Praktikant den einmal zugeteilten Kranken in der Beobachtung, solange die Krankheit dauert und muss jeder Zeit über den Verlauf berichten können. Zu der etwaigen Sektion seines Falles wird der Praktikant besonders eingeladen. Damit aber auch die übrigen Teilnehmer etwas von den Besprechungen in der Referatstunde haben, suche ich es stets so einzurichten, dass denselben in kurzen Umrissen ein Bild des jedesmaligen Falles vor Augen geführt und durch eingestreute praktische und theoretische Bemerkungen das Interesse wach gehalten wird. So kommt nach einander — die Referatstunde dauert daher viel länger als eine Stunde — ein ausgeteilter Kranker nach dem anderen zur Erörterung. Es sollen deshalb auch immer alle Praktikanten anwesend sein. Dieselben werden dringend ersucht, im Verhinderungsfalle rechtzeitig Mitteilung zu machen, damit alsdann ihr Fall Anderen zu Gute kommen kann, und in der Regel kommen sie auch diesem Wunsche nach. Bleibt Jemand mehrere Male hintereinander unentschuldigt weg, so rückt Einer von den wegen der Beschränkung der Zahl nicht zugelassenen Studierenden, welche sich gewöhnlich für solche Fälle vormerken lassen, an seine Stelle ein.

Eigentliche Schwierigkeiten sind mir bei dieser Art des Unterrichtes nicht entgegengetreten. Es kommt wohl ab und zu vor, dass ein Patient ohne Erlaubnis ausgegangen ist, oder dass ein krankes Kind von den Angehörigen für kurze Zeit eingeschlossen wurde, wenn sie gerade der Praktikant besuchen will. Dann muss er eben noch einmal hingehen. Auch sträubt sich zuweilen ein Kranker, sei es, weil er von mir und dem Assistenten vielleicht kurz vorher untersucht worden ist, sei es aus Unfügsamkeit überhaupt gegen die Untersuchung des von ihm nicht als voll angesehenen Mediziners. In solchen Fällen kann der Praktikant gerade lernen, wie man mit freundlichem und taktvollem Benehmen doch zum Ziel gelangt. So gereichen die Schwierigkeiten zum Vorteil.

Die poliklinische Visite schliesst sich zum Teil eng an den Unterricht in der Referatstunde an. Ungenügend beobachtete Kranke oder solche, über deren Befund eine Einigung mit den Praktikanten nicht zu erzielen war, werden nach der Referatstunde von mir oder einem Assistenzarzte mit dem Studenten gemeinsam besucht, um am Kranken selbst den Sachverhalt klar zu legen. Ausserdem habe ich seit dem Jahre 1882 eine eigene poliklinische Visite ein- und mit wenigen Ausnahmen auch durchgeführt. An derselben beteiligten sich in der Regel sämtliche Praktikanten der Referatstunde, ausserdem aber, da die Teilnehmerzahl nicht beschränkt wurde, auch andere Studierende, so dass es gewöhnlich 40—50 waren. Diese wurden alsdann in Gruppen von circa 15 Mann eingeteilt und mit jeder derselben wurde dann einmal in der Woche von mir die Visite gemacht. Dabei wurden gewöhnlich ein bis zwei, selten mehrere Fälle besucht. Für die Auswahl der Letzteren ist nur das Eine massgebend, dass sie lehrreich sind. Krankheiten, welche in den klinischen Demonstrationen nicht oder selten vertreten sind, sowie Kranke, die einen reichen objektiven Befund darbieten, werden bevorzugt. Bei diesen Krankenvorstellungen ist genügende Gelegenheit zu genauem Zusehen am Krankenbette, zu ungestörtem Untersuchen und vor allen Dingen zu nahem persönlichen Verkehre des Lehrers mit den Schülern geboten. Auf letztgenannten Punkt möchte ich besonderes Gewicht legen. Ebensowenig, wie bei von Jürgensen, welcher auch die Visite in der gleichen und, durch die Wagenfahrten erleichtert noch ausgedehnteren Weise betreibt, stellen sich hier dieser Unterrichtsart Schwierigkeiten in den Weg. Höchstens dass man bei der Auswahl der zu besuchenden Fälle etwas auf die Grösse der Zimmer Rücksicht nehmen muss. Da ich natürlich bei sehr schweren Patienten die nötige Humanität walten lasse und denselben keine vielmalige Untersuchung zumute, so bin ich auf

Widerstand bei diesen poliklinischen Demonstrationen niemals gestossen. Freilich mag dazu der Umstand wesentlich beigetragen haben, dass mich die Bevölkerung schon seit vielen Jahren recht gut kennt.

Stellen wir im Anschluss an diese Schilderung des Lehrens und Lernens in der Erlanger Poliklinik gleich die Hauptfrage: ist ein solches Vorgehen geeignet, die Ausbildung des Mediziners zu fördern? so muss man darauf mit einem unbedingten „Ja" antworten. Noch mehr! Eine derartige Poliklinik ist ein ausserordentlich schätzenswertes Hülfsmittel des medizinischen Unterrichtes überhaupt, und eine notwendige Ergänzung der Klinik. Dieser Satz ist von den Poliklinikern, voran v. Dusch und v. Jürgensen, eingehend nach allen Richtungen begründet worden, sodass es genügt, nur kurz an die Hauptpunkte zu erinnern. Die Poliklinik bietet die Gelegenheit zur Beobachtung von Krankheiten, welche in den Kliniken nicht oder selten vorkommen (leichte Krankheiten, derentwegen das Spital nicht aufgesucht wird, viele akute Infektionskrankheiten, besonders die akuten Exantheme, Krankheiten gewisser Lebensalter, wie der Kinder). Der junge Mediziner tritt dabei mitten ins praktische Leben hinein, sieht sich einem noch wenig untersuchten Fall gegenüber, muss unter den Schwierigkeiten, welche in der Praxis bestehen, in der Klinik aber meist hinweggeräumt sind, auf sich allein angewiesen zu einer möglichst vollständigen Erkenntnis der Krankheit zu gelangen suchen, befindet sich dabei aber doch unter steter Aufsicht und im näheren persönlichen Verkehr mit dem Lehrer. Kann es eine bessere Vorbereitung für die künftige Thätigkeit geben? Die Poliklinik zeigt ferner dem Lernenden die ersten Anfänge der Krankheiten (wie schnell z. B. aus einem leichten Fall ein schwerer werden kann, und umgekehrt), sie erlaubt ihm aber auch die Beobachtung des Verlaufes durch Wochen und Monate. Einen bisher noch nicht betonten Punkt möchte ich noch hervorheben. Die Poliklinik für innere Krankheiten ist häufig auch der Sammelpunkt für Kranke anderer Art. Ganz klare Fälle natürlich ausgenommen, melden sich daselbst vielfach auch Patienten, welche eigentlich vor das Forum der Chirurgie oder Gynäkologie gehören. Während dem Mediziner, der notwendigen Arbeitsteilung des Unterrichtes entsprechend, in den Kliniken die Kranken gewöhnlich so zu sagen „wohl sortiert" vorgeführt werden, sieht er sich in der inneren Poliklinik nicht selten vor einen Fall gestellt, bei dem er nicht nur an innere Krankheiten denken darf, sondern an das gesamte Gebiet der praktischen Medizin. So wird ihm die Einheit und Unteilbarkeit des medizinischen Wissens und Könnens, welche die Praxis von ihm verlangt, und welche unantastbar bleiben muss trotz aller notwendigen Spezialisierung in Forschung und Unterricht, von Zeit zu Zeit zu Gemüte geführt. Kurz, die Poliklinik ist eine wahre Vorschule für die Praxis. Praktische Fertigkeiten und Fähigkeiten, praktischen Sinn und praktische Erfahrung zu gewinnen und auszubilden, bietet sie Gelegenheit. Die in neuester Zeit, wie ich glaube, mit Recht besonders betonte praktische Ausbildung des Mediziners verbessert sie also gewiss. Aber auch zur Förderung der theoretischen Einsicht in das Wesen der Krankheiten kann die Poliklinik beitragen. Dazu geben die Referate wie die Visiten genügend Veranlassung. Welcher Lehrer, der zugleich Forscher ist, wird leicht die Gelegenheit zu theoretischen Bemerkungen vorübergehen lassen? Doch thut man wohl gut, wenn man der Hauptsache nach den theoretischen Unterricht den Vorlesungen, sowie geeigneten Exkursen in den Kliniken überlässt.

Dass bei dem geschilderten Betriebe des poliklinischen Unterrichtes die Gefahr bestände, „Routiniers" zu erzeugen, wie ein mehrfach gebrauchtes Schlagwort lautet, statt gründlicher Mediziner, wird wohl Niemand ernstlich glauben. Es geht eben mit diesem Schlagwort, wie so oft: Zuweilen triffts und meistens triffts — daneben. Es kann doch selbstverständlich bei jedem praktischen Unterricht, in jeder Klinik, bei jedem Sektions-, Operations- oder sonstigem Kurs vorkommen, dass bei zu grosser Zahl der Teilnehmer oder aus anderen Ursachen statt gründlicher Ausbildung nur „Routine", nur oberflächliche Gewandtheit der Schüler erzielt wird. Es ist auch zuzugeben, dass die eine Art des Unterrichtes leichter Lehrer wie Schüler zum „Sichgehenlassen" verführt, als die andere. Von der Poliklinik kann man dies nicht sagen. Es wäre doch widersinnig, wollte der Lehrer, nachdem er erst einen weiten Weg mit seinen Zuhörern zurückgelegt hat, sich mit einer oberflächlichen Besichtigung des Kranken begnügen. Und der Praktikant, welcher ebenfalls erst zu seinem Patienten wandern musste, wird, schon um sich nicht beim Referat zu blamieren, gewiss möglichst gründlich untersuchen; wenn er es aber nicht gethan hat, wird er immer wieder zu dem Kranken geschickt, bis er es thut.

Hier scheint mir die geeignete Stelle eine Unterfrage zu diskutieren, welche man kurz so fassen kann: Warum wird hier die Einrichtung der nur „untersuchenden" Praktikanten und nicht die der „behandelnden" empfohlen? v. Dusch liess seine Praktikanten vollständig „die Stellung und die Pflichten eines ordinierenden Arztes" übernehmen. Dabei wurden dieselben vom Direktor und den Assistenzärzten kontrolliert und mussten täglich Bericht erstatten. Die von den Praktikanten verschriebenen Rezepte wurden vom Apotheker sogleich gemacht, doch nur einmal regelmässig im Tag revidiert. Diese Methode hat den unleugbaren Vorzug, dass der Mediziner sich an selbständiges Handeln überhaupt gewöhnt und sich speziell in therapeutischen Verordnungen übt. Wirklichen Vorteil haben aber meiner Meinung nach nur die begabten, gut geschulten und gewissenhaften Kandidaten. Die unbegabten, mangelhaft vorgebildeten und vor Allem die unfleissigen und unzuverlässigen, also gerade diejenigen, welche die Schulung am Notwendigsten brauchen, haben auf diese Weise zu viel Freiheit. Und dann kann es passieren, dass Einer eben nicht über seine Fälle berichtet (wie es verlangt wird) und doch weiter behandelt, dass ein Anderer neue Kranke annimmt, ohne sie dem Assistenzarzt zu melden und so sich als Doktor aufspielt, oder dass ein Dritter durch seine therapeutischen Anordnungen oder Unterlassungen Schaden angerichtet hat, ehe seine Versehen zur Kenntnis der Ärzte gelangt sind. Für alle diese Ereignisse, welche nach meiner Erfahrung vorgekommen sind, ist der Vorstand der Poliklinik allein verantwortlich, und ich muss gestehen, mir hat der Mut, die Verantwortung zu übernehmen, bisher gefehlt.

Da mir also die angeführten Nachteile über die Vorteile zu überwiegen scheinen, so würde ich der von mir geschilderten Methode den Vorzug geben. Hat sich doch dieselbe Anderen und mir auch in dem Sinne bewährt, dass die damit erzielten Erfolge den relativ grösseren Aufwand an Zeit und Mühe seitens der Studierenden aufwiegen. Es ist ja richtig, dass der Praktikant oft recht weit laufen muss, ehe er zu seinem Falle kommt. Aber es prägt sich bekanntlich auch das, was grössere Anstrengung erfordert, dafür um so tiefer dem Gedächtnis ein. Mir wenigstens stehen die Bilder meiner poliklinischen Kranken aus meiner Studienzeit (Jenaer Klinik und Poliklinik von Gerhardt) viel lebhafter vor Augen, als die meiner klinischen. Auch an die Lehr- und Schaffensfreudigkeit des Lehrers macht die Poliklinik grössere Ansprüche, als manche andere Unterrichtsanstalt. Die feste Überzeugung von dem hohen praktischen Nutzen des poliklinischen Unterrichtes wird es ihm aber stets leicht machen, den erhöhten Anforderungen zu genügen.

Wäre nicht der viel bequemer zu leitende Unterricht im Ambulatorium dem poliklinischen vorzuziehen? ist da eine nahe liegende Frage. Die Antwort darauf erscheint, wie schon oben angeführt, sehr schwierig. Wo man Beides haben kann, soll man für Beides dankbar sein. Sollten aber die Umstände eine Entscheidung fordern, welcher von Beiden der Vorzug zu geben wäre, so lässt sich das meines Erachtens nur von Fall zu Fall, nicht prinzipiell erledigen. Denn die Verhältnisse liegen in grossen und kleinen Universitätsstädten völlig verschieden. Es bestehen in grossen Städten gewisse (übrigens nicht unüberwindliche) Schwierigkeiten, Polikliniken (in meinem Sinne) zu gründen, Ambulatorien dagegen sind leicht einzurichten; dem gegenüber ist in kleinen Städten eine für die Studentenzahl ausreichende Poliklinik verhältnismässig leicht, ein Ambulatorium aber, welches den Unterricht in der internen Medizin einigermassen vollständig zu ergänzen im Stande wäre, schwerer zu beschaffen. Der Krankenbesuch eines Ambulatoriums in kleinen Städten pflegt meiner Erfahrung nach kein recht konstanter zu sein. Einen Tag ist es vielleicht sehr voll, an anderen aber, z. B. besonders bei schlechtem Wetter, kann es wieder ganz leer sein. Dabei fehlt der Sprechstunde, ebenso wie der

Klinik, der Reichtum an gewissen, oben erwähnten, für den Unterricht wichtigen Krankheitsformen. Dass an akuten Infektionskrankheiten Leidende beispielsweise, oder schwer fiebernde Kinder zur Sprechstunde kommen, was in grossen Städten häufig der Fall ist (Senator), ist in kleinen seltene Ausnahme und vom therapeutischen wie hygienischen Standpunkte aus darf es auch keinesfalls begünstigt werden. Den riesigen Ambulatorien unserer Grossstädte fehlt es gewiss nicht an Material. Dafür liegt aber gerade in diesen die Gefahr der „Routine", von welcher eben gesprochen wurde, nicht ganz so ferne. Wenn, wie das bei mehreren grossen poliklinischen Ambulatorien der Fall ist[1]), ca. 3000 Kranke im Jahre auf einen Arzt kommen, also durchschnittlich 9 neue Kranke pro Tag untersucht werden müssen, der wiederholt kommenden Patienten und sonstigen zahlreichen Geschäfte nicht zu gedenken, so ist auch zuweilen eine grössere Eilfertigkeit im Untersuchen sicher nicht ganz zu vermeiden.

Nach diesen Darlegungen würde ich es aber auch in grossen Universitätsstädten nicht für genügend ansehen können, wenn der Unterricht im Ambulatorium den eigentlichen poliklinischen ersetzen sollte. Vielmehr möchte ich die Einrichtung von echten Polikliniken in den grossen und grössten Städten, wo sie noch nicht bestehen, dringend befürworten. Freilich verhehle ich mir die Schwierigkeiten durchaus nicht und ich enthalte mich, da mir die genaue Einsicht in die diesbezüglichen grossstädtischen Verhältnisse gegenwärtig noch fehlt, jedes eingehenderen Vorschlages. Doch habe ich die feste Überzeugung, dass die Übertragung und Anpassung der Einrichtungen einer Poliklinik, wie der hiesigen, auf einen entsprechenden Bezirk einer Grossstadt immerhin nicht ausserhalb des Bereiches der Möglichkeit liegt.

In den kleinen Städten wäre meiner Meinung nach, wenn man vor die Wahl gestellt würde, der eigentliche poliklinische dem ausschliesslichen ambulatorischen Unterrichte vorzuziehen. Dagegen sollten, wenn es irgend geht, beide Unterrichtsarten kultiviert werden. Und ich glaube, es würde sich das schliesslich überall durchführen lassen.

Wie die Dinge freilich jetzt liegen, kommt hier noch ein äusseres Moment in Betracht. Nach der gegenwärtigen Prüfungsordnung ist in der inneren Medizin, wie in allen praktischen Fächern, nur der klinische Unterricht durch die sog. Praktikantenscheine in gewissem Sinne obligatorisch. Hält man nun das ambulatorische Material für die Ausbildung der Mediziner — und zwar mit Recht — für notwendig, und will man die Studierenden zur Benutzung derselben anhalten, so ist es das Beste, wenn mit jeder Klinik zugleich ein klinisches Ambulatorium verbunden ist. Demselben kann der Kliniker entnehmen, was er zur Ergänzung des

---

[1]) Dieses Jahrbuch III. S. 318.

klinischen Unterrichtes braucht. In mittleren und grösseren Universitätsstädten hat es nun nicht die geringste Schwierigkeit, sowohl ein mit der Klinik, als ein mit der Poliklinik verbundenes Ambulatorium einzurichten, wie es thatsächlich schon an vielen Universitäten (München, Kiel etc.) der Fall ist. Aber auch an kleinen Universitäten lässt sich mit der nötigen Planmässigkeit und Ausdauer, und vor Allem den notwendigen Geldmitteln dieselbe Einrichtung schaffen. An der genügenden Zahl von Kranken kann es bei geeigneten Massregeln nicht fehlen. Selbst die kleinsten deutschen Musenstädte, Jena, Marburg und Tübingen, haben jetzt über 13000 Einwohner. Dazu kommen die zahlreichen nahegelegenen Dörfer und ein durch eine oder mehrere Bahnen erschlossenes, ausgedehntes Hinterland. Durch geeignete Verträge, Verbände, Ankündigungen u. s. w. können die Kranken herangezogen werden. Immer wird sowohl der Ruhm der Universitätsinstitute und ihrer Direktoren, als auch besonders die freie Behandlung und Arznei die Hülfesuchenden anlocken. Berücksichtigt man nun noch, dass viele Leute (Hausfrauen, Dienstboten etc.) zu einer Vormittagssprechstunde nur sehr schwer kommen können, so macht es sich gewiss nicht schwer, z. B. früh ein klinisches, nachmittags ein poliklinisches Ambulatorium einzurichten. Denn wenn ich auch in einer kleinen Stadt unter den gegenwärtigen Verhältnissen für den Unterricht das Verbleiben der Sprechstunde bei der Klinik für das Beste erklärt habe, für den Betrieb und eventuell auch zur Ergänzung des Unterrichtsmaterials in der Poliklinik ist eine Sprechstunde ebenfalls dringend wünschenswert. Ja, die Anfänge einer solchen müssen sich eigentlich ganz von selbst entwickeln, beispielsweise, wenn bisher zu Haus behandelte Patienten in der Rekonvalescenz sich dem Arzte vorstellen, Zeugnisse holen u. A.

Am fruchtbringendsten ist es daher meiner Ansicht nach, wenn sowohl die Klinik als die Poliklinik, jede mit einem Ambulatorium ausgerüstet, in dem **richtigen gegenseitigen Verhältnis** sich an der Ausbildung des Mediziners beteiligt. Dieses **richtige Verhältnis** ist aber noch nicht hergestellt. Denn einerseits sind die poliklinischen Institute auf den einzelnen Universitäten, wie sich gezeigt hat, durchaus nicht gleichmässig organisiert und vielleicht in Folge äusserer Umstände noch nicht einmal überall auf der Höhe der ihnen innewohnenden Leistungsfähigkeit. Andererseits aber ist ja der klinische Unterricht, auf dessen hohe Entwickelung wir stolz sein dürfen, als die **feste und unentbehrliche** Grundlage aller praktischen Ausbildung mit vollem Recht allgemein angesehen. Schon deshalb wird er natürlich mehr frequentiert als der poliklinische. Es kommt aber noch ein wichtiger äusserer Umstand dazu, der, abgesehen von der grösseren Bequemlichkeit für den Schüler, die der klinische Unterricht vor dem poliklinischen selbstverständlich voraus hat, dem ersteren mehr Zuhörer zuführt als dem letzteren. Es sind dies die sog. für die Zulassung zum Staatsexamen geforderten Praktikantenscheine, durch welche der Besuch der Kliniken, mindestens während zweier Semester obligatorisch gemacht wird. Das Recht, Praktikantenscheine ausstellen zu dürfen, ist auch von den Polikliniken erstrebt worden (von Dusch u. A.). Zwar bezweifle ich keinen Augenblick, dass die Bescheinigungen vieler Polikliniken denen mancher Kliniken völlig gleichwertig sein würden. Und doch möchte ich mich nicht dafür aussprechen, dass dem betreffenden Verlangen nachgegeben werden sollte. Vielmehr glaube ich, dass zuvor die gesamte Frage des „Befähigungsnachweises vor der Prüfung" einer Reform, zum Mindesten aber der Begriff des „Praktizierens" einer authentischen Interpretation unterzogen werden müsse. Ohne dass irgend jemand anders irgend eine Schuld trifft, als allein die Macht der Verhältnisse, ist der Begriff „Praktizieren" sehr dehnbar geworden. Die enorme Zunahme der Medizinstudierenden, mit der die verfügbare Krankenzahl nicht entsprechend, keinesfalls aber die auf die Klinik verwendbare Stundenzahl gewachsen ist, musste zur Folge haben, dass in grossen überfüllten Kliniken das Praktizieren zu einer reinen Formsache geworden ist. Statt eines müssen da gleich zwei oder mehr Praktikanten zu einem Fall aufgerufen werden. Diese sehen nun den Kranken zwar einmal aus der Nähe, statt wie bisher teleskopisch, untersuchen wohl auch dieses oder jenes, antworten auf etwaige Fragen (oder auch nicht!), dann aber schliesst sich als Hauptsache der Vortrag des Klinikers an. Das wiederholt sich günstigen Falles ein- oder zweimal im Semester, und der Praktikant erhält seinen Schein. Ich betone nochmals ausdrücklich: Es kann vielfach gar nicht anders gemacht werden. Nehmen wir an: in einer Klinik sind 100 Praktikanten eingeschrieben, die Klinik ist wöchentlich sechsstündig, also im Sommersemester ungefähr 72 Mal und jeder Praktikant soll seinen eigenen Fall bekommen, so müssen in jeder klinischen Stunde drei Fälle ausgeteilt werden, damit jeder Praktikant im Semester zweimal ans Praktizieren kommt. Hier wäre wohl eine Erweiterung des klinischen Unterrichtes nach der praktischen Seite am Platze. Doch ist hier nicht der Ort, dies weiter auszuführen[1]). Aber die Poliklinik könnte und sollte zur Ergänzung herangezogen werden. Die oben geschilderte Thätigkeit der Praktikanten in der hiesigen Poliklinik dürfte wohl das Prädikat „Praktizieren" in Wirklichkeit verdienen. Das Verhältnis zwischen klinischer und poliklinischer Ausbildung könnte man sich etwa in folgender Weise vorstellen: Für den Unterricht in der innern Klinik sind wenigstens drei Semester (eines als Auskultant, zwei als Praktikant) unbedingt notwendig (ein viertes zur Repetition dringend wünschenswert).

---

[1]) Ich habe auf dem vorjährigen deutschen Ärztetage (ärztl. Vereinsblatt 1891, Sept. S. 354) einen diesbezüglichen Vorschlag gemacht, dessen Prüfung an einer Klinik sich vielleicht lohnen würde.

Das vierte (resp. fünfte) klinische Semester[1] wäre für das Praktizieren in der Poliklinik, d. i. eigentliche Poliklinik und poliklinisches Ambulatorium bestimmt. Auf Grund von einer bestimmten Zahl von (z. B. mindestens fünf) gut ausgearbeiteten Krankengeschichten, sowie Untersuchung und Besprechung der Fälle mit dem Kandidaten, dürfte ein „Praktikantenschein" ausgestellt werden, welcher neben den anderen Praktikantenscheinen Vorbedingung zum Staatsexamen wäre. Eine hinreichende Ausstattung der poliklinischen Institute mit entsprechendem Etat, den nötigen Untersuchungsräumen, Instrumenten etc., mit genügendem Lehr-, ärztlichem und Wartepersonal vorausgesetzt, wäre eine gleichmässige Entwickelung aller Polikliniken zu Nutz und Frommen des praktischen Unterrichtes mit Sicherheit vorauszusehen.

Dass damit nun eine, für den Eintritt in die Praxis völlig genügende, praktische Ausbildung, welche von der Mehrzahl der deutschen Ärzte jetzt energisch verlangt wird, bei dem jungen Mediziner erzielt werden würde, darf freilich nicht behauptet werden. Eine solche ist meiner Überzeugung nach — welche übrigens von vielen kompetenten Beurteilern geteilt wird — auf der Universität überhaupt nicht zu erreichen. In dieser Beziehung würde das „praktische Jahr", welches nach dem mit überwältigender Mehrheit gefassten Beschluss des deutschen Ärztetages neben dem Staatsexamen als Vorbedingung für die Ausübung der Praxis gewünscht wird, eine bei weitem sichere Gewähr bieten. Doch verhehlt sich andererseits auch wohl Niemand — selbst diejenigen nicht, die, wie ich selbst, als Kommissionsmitglieder den Vorschlag auf dem Ärztetag vertreten haben — die grossen Schwierigkeiten, welche sich der Verwirklichung dieses Planes entgegenstellen. Leichter, wenn auch nicht so durchgreifend, wäre eine allmähliche Reform in dem oben angedeuteten Sinne. Indem man durch Hebung der bestehenden und Gründung von neuen poliklinischen Instituten unter geeigneter Vermehrung der Lehrkräfte ein immer grösseres und mannigfaltigeres Krankenmaterial dem medizinischen Unterrichte dienstbar machen und durch genügende Massregeln die Benutzung desselben seitens sämtlicher Mediziner sichern würde, so wäre der Anfang zur Vervollkommnung der praktischen Ausbildung auf der Universität gemacht. Bewährt sich dasselbe, so können die anderen praktischen Fächer mit Verbesserungen, die auf ähnlichen Grundlagen beruhen, bald nachfolgen. Alsdann würde der junge Arzt voraussichtlich mit grösserer Übung und Erfahrung, und somit auch mit besserem Verständnis ins Leben treten, und nicht mehr so, wie bisher, angewiesen sein, sich die nötige Fertigkeit und Sicherheit der Hauptsache nach erst in der Praxis und zwar auf seine und Anderer Kosten zu erwerben.

---

[1] Bei Einführung des fast allseitig verlangten zehnten Semesters würde das fünfte und sechste klinische Semester zur Verfügung sein.

Über Unterrichtslaboratorien in klinischen Krankenhäusern.

Von

Dr. med. Th. Weyl

in Berlin.

In vielen Kliniken, namentlich in solchen, welche sich in älteren Gebäuden befinden, sind die zur Sicherung der Diagnose und zur Wahl der Therapie notwendigen chemischen, bakteriologischen und mikroskopischen Untersuchungen um deswillen auf das geringste Mass beschränkt, weil — den guten Willen und die Kompetenz der Leiter der Klinik vorausgesetzt — Platzmangel zu dieser Einschränkung zwingt. In diesen Fällen hat man sich vielfach dadurch zu helfen gesucht, dass man die dringendsten und einfachsten Untersuchungen, z. B. auf Zucker, Eiweiss, Cylinder- und Tuberkelbazillen in einer Ecke des Krankensaales selbst vornimmt.

Dass diese Untersuchungen, namentlich in zweifelhaften Fällen wegen des herrschenden Mangels an Platz und an Gerätschaften nicht immer unanfechtbare Resultate liefern, also den Lehrer und die Hörer irre führen und daher den Patienten schädigen werden, bedarf keines weiteren Beweises. Weiter spricht gegen diese Untersuchungen in Krankenzimmern der Umstand, dass in einer solchen „Ecke" der Platz fehlt, um den Zuhörern die Ausführung dieser Untersuchung zu demonstrieren, geschweige denn die Vornahme einer solchen Prüfung den Zuhörern selbst unter Anleitung des Lehrers übertragen zu können. Endlich sind viele der einfachsten, hier in Betracht kommenden Manipulationen feuergefährlich und schon aus diesem einen Grunde im Krankensaale nicht zu gestatten, namentlich wenn der Experimentator bei der Demonstration von einem Kreise wissbegieriger Praktikanten dicht umdrängt wird.

Pädagogisch vollkommen falsch und daher durchaus zu verwerfen ist es aber ferner, wenn der klinische Lehrer derartige Untersuchungen in einem entfernt liegenden Zimmer durch einen Assistenten vornehmen lässt und das Resultat derselben seinen Zuhörern etwa mit den Worten demonstriert: „Sie sehen, meine Herren, die Pneumonie hat kritisiert. Hier ist der starke Niederschlag von Chlorsilber!" Oder ist es etwa instruktiver, wenn die Praktikanten auf ein gefärbtes Präparat des Bazillus Typhi verwiesen werden, anstatt sie aufzufordern, sich selbst einen „hängenden Tropfen" und die Kartoffelkultur des lebhaft beweglichen Typhusbazillus herzustellen, nachdem sie den Bazillus aus der Milz des verstorbenen, früher vorgestellten Patienten in Reinkultur gezüchtet haben?

Wird endlich der angehende Gynäkologe die frühzeitige Diagnose auf Carcinom, von welcher so oft das Leben der Patientin abhängt, nicht sicherer stellen lernen, wenn er die von den Wucherungen des Muttermundes entfernten Gewebspartikel selbst untersucht, als wenn er unter dem Mikroskope den vortrefflichen, von geübter Hand hergestellten Schnitt mit Doppelfärbung anstaunt?

Wie nun die Verhältnisse augenblicklich auf der Mehrzahl der deutschen Hochschulen beschaffen sind, hätte der junge Mediziner drei verschiedene Laboratorien aufzusuchen, um die drei erwähnten Demonstrationsobjekte selbständig herstellen zu können.

Beim Chemiker — im besten Falle beim medizinischen Chemiker — nimmt er einen Kursus der medizinischen Chemie, der ihn wöchentlich 8—10 Arbeitsstunden kostet. Der Bakteriologe verlangt mit Recht die volle Arbeitszeit von 4—6 Wochen für eine auch nur oberflächliche Kenntnis seines Gebietes, selbst wenn er so enthaltsam ist, seine Praktikanten nicht mit Mäusesepticaemie, Rauschbrand, Dehnicke und Vibrio Metschnikowi und mit Schnittfärbungen zu traktieren.

Er wird, wenn nicht Alles trügt, mit dieser Arbeitszeit bald nicht mehr auskommen, sobald die Bakteriotherapie an Boden gewinnt!

Endlich kommt der Kursus der pathologischen Histologie an die Reihe. Dieser beansprucht — bei einiger Aussicht auf Erfolg — sicherlich 6—8 Stunden wöchentlich für ein ganzes Studiensemester.

Dieser Aufwand an Zeit für die Erlernung der dem Praktiker notwendigen chemischen, mikroskopischen und bakteriologischen Handgriffe steht kaum in richtigem Verhältnis zu dem Einflusse, welchen die erworbenen Kenntnisse auf die zukünftige Thätigkeit des praktischen Arztes ausüben werden.

Dieses Missverhältnis wird sich, wenn nicht Wandel geschafft wird, mit den Jahren dadurch erweitern, dass die Spezialforschung jenen Spezialkursen immer neue Methoden zur Verfügung stellt.

Aber auf welche Weise ist hier einzugreifen? Wie gelingt es dem jungen Mediziner mit dem geringsten Aufwand an Zeit, an Kraft und an Geld diejenigen Methoden zu lehren, welche ihm seine diagnostischen und therapeutischen Bemühungen erleichtern und belohnen?

Am sichersten und am einfachsten wird man dies Ziel — wenn ich nicht irre — dadurch erreichen, dass man die einzelnen Spezialkurse — den chemischen, den mikroskopischen und den bakteriologischen — gewissermassen in einen einzigen zusammenzieht und diesen neuen Unterrichtskurs in einem Laboratorium abhält, das sich mit den Kliniken in fortwährender Berührung, am besten im Krankenhause selbst befindet.

Ein derartiges Laboratorium erspart die zeitraubenden Wege zu den ausserhalb des Krankenhauses liegenden Unterrichtsanstalten.

Die Untersuchungsobjekte — Harn, Sputum, Eiter, Exsudate, Organe u. s. w. — werden stets in ausreichender Menge vorhanden sein. Die Untersuchung derselben kann kurz nach ihrer Entleerung beginnen, ohne dass postmortale Veränderungen eintreten, welche die Diagnose und Therapie auf falsche Wege leiten. Eine Verschleppung von Krankheitskeimen wird nach Möglickeit verhindert, wenn deren Träger — nämlich das Untersuchungsmaterial — ohne jeden Umweg zur Untersuchung, dann aber zur Vernichtung gelangt und sich nicht — wie das häufig geschieht — tagelang nach abgeschlossener Untersuchung in dem ausserhalb des Krankenhauses belegenen Laboratorium umhertreibt.

Endlich — und dies dürfte ein besonders entscheidender Punkt sein — können gewisse Untersuchungen, von welchen die Wissenschaft mit vollem Rechte die wichtigsten Aufschlüsse verlangt, nur in einem, in nächster Nähe des Krankenhauses belegenen Laboratorium angestellt werden. Hierher gehören z. B. die Studien am lebenden Blute, die chemische Untersuchung der Organe kurz nach dem Tode.

Alle genannten Gründe lassen die Forderung nach einem im Krankenhause belegenen Unterrichtslaboratorium berechtigt erscheinen.

Die allgemeinen Aufgaben des klinischen Unterrichtslaboratoriums sind — soweit sie den klinischen Praktikanten betreffen — durch das Vorstehende genügend präzisiert: im Anschluss an die klinisch vorgestellten Fälle, im Anschluss ferner an die klinischen Sektionen werden unter sachverständiger Leitung alle diejenigen experimentellen Untersuchungsmethoden geübt, welche bis dahin in Spezialkursen erlernt werden mussten. Hier kommen Sphygmographie, Chemie, Bakterioskopie und Histiologie gleichmässig zu ihrem Rechte. Der Unterricht in diesem Laboratorium ist ein essentieller Teil des klinischen Unterrichtes dergestalt, dass jeder Besucher der Klinik auch Besucher des Laboratoriums ist und mit Sicherheit darauf rechnen darf, während seiner klinischen Semester alle wichtigen Untersuchungsmethoden selbst eingeübt zu haben. Natürlich ist ein bestimmter Stundenplan und ein bestimmter Lehrgang für den Besuch des Laboratoriums festgesetzt. Jeder Besucher der Klinik muss dort wöchentlich 4—6 Stunden thätig sein; sind demselben einzelne Patienten überwiesen, so hat er dort alle seinen „Fall" betreffenden Untersuchungen vorzunehmen und die Resultate der Krankengeschichte beizufügen.

Aber noch viel speziellere Regeln ordnen den Unterricht des Laboratoriums.

In demselben werden Demonstrationen und Kurse abgehalten.

An den ersteren nehmen alle Besucher der Klinik Teil, weil diese Demonstrationen sich an die in der Klinik vorgestellten Fälle anlehnen.

Die Kurse dagegen bezwecken eine mehr systematische Vorführung und praktische Durcharbeitung eines bestimmten Wissensgebietes.

Aus diesem Grunde werden im Laboratorium in regelmässiger Reihenfolge: chemische, histologische und bakteriologische Kurse abgehalten.

Alle Klinizisten haben abteilungsweise, im Verlaufe ihrer klinischen Semester an allen Kursen teilzunehmen und sich beim Staatsexamen über das im Laboratorium Gelernte auszuweisen. Die chemischen Kurse behandeln die Chemie der Sekrete und Exkrete, ferner die grundlegenden quantitativen Methoden der Chemie des Stoffwechsels.

Im bakteriologischen Kurs werden nur die klinisch wichtigen Bakterienspezies untersucht, nachdem die bakteriologische Methodik an den nichtpathogenen Spezies eingeübt ist. Im Gegensatze zu den bisher üblichen bakteriologischen Kursen wird im klinischen Laboratorium der Nachdruck auf die Erscheinungsform der Bakterien im Tierkörper gelegt. Der Praktikant lernt also — um ein prägnantes Beispiel zu wählen — den Diplococcus der Pneumonie (A. Fränkel und Weichselbaum) nicht nur auf Agarkulturen kennen, sondern er untersucht denselben im Tierkörper, wo er kapseltragend wird. Der Tuberkelbazillus wird im Sputum und im Tuberkel aufgesucht und nicht etwa nur sorgsam behüteten, dem Praktikanten beinahe unerreichbaren Tuberkelkulturen entnommen. Den Diphtheriebazillus studiert er an Diphtheriemembranen, dann an Reinkulturen. Die Virulenz der letzteren wird an Tieren geprüft und durch dieses Experiment gezeigt, dass manche der nicht tödlich verlaufenden Diphtheriefälle durch Infektion mit einem nicht virulenten Bazillus ihre Erklärung finden. So wird auch der tiefgreifende Unterschied zwischen wahrer Diphtherie und den verschiedenen Formen der Tonsillitis verstanden werden.

Das Tierexperiment tritt in sein volles Recht ein, da der Staat die Versuchstiere und die sonstige bakteriologische Ausrüstung dem Praktikanten nach Möglichkeit kostenfrei und leihweise zur Verfügung stellt.

Diese Kurse werden auch dem ärmsten Studenten zugänglich sein, weil sie die Konkurrenz des wohlhabenderen Kollegen auf jeden Fall ausschliessen[1]).

Natürlich ist älteren Praktikanten, sowie den Angestellten der Klinik zur Abfassung würdiger Doktordissertationen, sowie zu eigenen wissenschaftlichen Forschungen die günstigste Gelegenheit gegeben.

---

[1]) Zur Aufstellung eines Programms für die histologischen Kurse fühlt sich der Berichterstatter nicht kompetent genug.

Dies wären die wichtigsten Funktionen des Laboratoriums, soweit sie den Unterricht betreffen.

Hierzu tritt aber noch eine zweite Reihe ganz anders gearteter Aufgaben. Das Laboratorium soll nämlich in allen chemischen, bakteriologischen und vielen hygienischen Fragen als Beirat des ärztlichen und des Verwaltungsdirektors fungieren.

Es mag dies an einigen Beispielen erläutert werden, die ich Erfahrungen entnehme, welche ich zum grössten Teil während der letzten Monate im städtischen Krankenhause Moabit machen konnte.

Von der chirurgischen Klinik wurde die Frage gestellt, wie viel Jodoform in einem bestimmten Verbandzeug enthalten sei, nachdem dasselbe im Wasserdampf sterilisiert worden war. Hatte etwa eine Zersetzung des nicht verdampften Jodoforms stattgefunden?

Der technische Verwaltungsdirektor wünschte die chemische und bakteriologische Untersuchung des Wassers eines neu erbohrten Tiefbrunnens. Von demselben Herren wurde die wissenschaftliche Prüfung eines neuen Apparates zur Herstellung keimfreien Wassers angeordnet und eine umfassende Prüfung der Kieselguhrfilter von Berkefeld beantragt.

Dann wurde die Prüfung der Ventilation in neuangelegten Kanälen und Schachten notwendig.

Wünschenswert schien ferner die chemische Untersuchung der dem Krankenhause gelieferten Margarine.

Kurz und gut, an derartigen Aufgaben ist kein Mangel[1]). Sie werden ohne Zeitversäumnis im Krankenhause selbst gelöst werden. Hierdurch treten bedeutende Ersparnisse an Zeit und Geld ein, weil die Thätigkeit der verschiedenen Spezialitäten, die ausserhalb des Krankenhauses ihre Laboratorien haben, nicht mehr benötigt wird.

Schliesslich — und damit scheinen die Aufgaben des Laboratoriums vorläufig erschöpft zu sein — wird demselben in Zukunft die Herstellung aller bakteriologischen Impfstoffe für die Krankenbehandlung zufallen, da der Staat kein Interesse daran haben kann, die Gewinnung dieser Heilmittel zum Schaden unserer Kranken der Ausbeutungssucht Privater zu überlassen.

Skizze zu einem Bauprogramm eines im Krankenhause befindlichen Unterrichtslaboratoriums.

a) Mit Rücksicht auf die Feuersgefahr und auf die Möglichkeit der Verschleppung von Krankheitskeimen in die Krankensäle aus dem Laboratorium ist dieses von den Krankenräumen baulich durchaus zu trennen.

---

[1]) Hierher gehören periodische Untersuchungen des Wassers, des dem Krankenhause gelieferten Weines, Bieres und Alkohols, der Kochgefässe — alles Dinge, für welche die Zeit der Spitalapotheker nicht auszureichen pflegt.

Um aber den Transport der Untersuchungsmaterialien in das Laboratorium nicht unnötig zu erschweren, wird dasselbe am besten in den Mittelpunkt der Anlage, etwa in den Garten derselben, um welchen sich die Baracken und Pavillons eines modernen Krankenhauses zu gruppieren pflegen, verlegt.

Denkbar, und in mancher Hinsicht praktisch ist die bauliche Verbindung des Laboratoriums mit dem Leichenhause. Selbstverständlich würde in diesem Falle das Gebäude — wegen der Beerdigungen — an die Peripherie des Grundstückes zu verlegen sein.

b) Für alle Stationen eines Krankenhauses ist ein gemeinsames Laboratorium zu errichten.

Die für die Assistenten bestimmten Arbeitsräume müssen vom Unterrichtslaboratorium getrennt werden.

c) Das Laboratorium hat die Form einer langgestreckten Krankenbaracke. Dieselbe ist unterkellert, weil die Kellerräume für die Zwecke des Laboratoriums gebraucht werden, und weil die Möglichkeit vorhanden sein muss, im Bedarfsfalle ein zweites Stockwerk aufzuführen.

Hierdurch würde aus der Baracke ein Pavillon entstehen.

Die beiden Zugänge zur Baracke befinden sich an den Schmalseiten. Es hat dies den Vorteil, dass die Treppenhäuser bei Errichtung eines zweiten Stockwerkes sich mit Leichtigkeit an den vorhandenen Bau anhängen lassen.

d) Das Laboratorium zerfällt in eine chemische und in eine mikroskopisch-bakteriologische Abteilung. Die beiden Abteilungen dienenden Räume sind von ungleicher Tiefe. Die nach Norden gelegenen Mikroskopierräume sind flach — etwa 6 m tief, während die nach Süden sehenden chemischen Laboratorien mindestens 8 m tief sein müssen. Für jeden Praktikanten sind die Arbeitsplätze in der mikroskopischen Abteilung mindestens 1,25 m, in der chemischen mindestens 1,5 m breit.

e) Die äusseren Längswände beider Abteilungen sind in schmale Fenster aufgelöst, welche zwischen sich nur schmale ungefähr 0,3 m breite Pfeiler besitzen.

Beide Abteilungen enthalten ausser dem grossen Arbeitsraume eine Anzahl kleinerer Zimmer für besondere Zwecke (s. u.).

f) In der mikroskopischen Abteilung laufen die eigentlichen Arbeitsplätze an der Fensterwand entlang, während an der Rückwand Digestorien und Brütschränke sich befinden. Der Mittelgang des Arbeitsraumes bleibt frei. Zwischen je zwei Arbeitsplätzen wird unter Benutzung des Pfeilers ein Gestell für Reagentien angebracht.

Von kleineren einfenstrigen Zimmern sind mindestens vier erforderlich: Zwei für je einen älteren Praktikanten, eins dient als Sammlungsraum und Bibliothek, ein ferneres als Brutraum nach dem Vorbilde des Institut Pasteur; ein weiteres als Spülraum. In diesem werden auch die Nährböden bereitet.

g) In der chemischen Abteilung befinden sich die Arbeitsplätze in der mittleren Längsachse des Arbeitsraumes. Die Fensterseite bleibt frei. Einige Fenster dienen den Digestorien als Rückwand.

An einzelnen, einfenstrigen Zimmern sind vier erforderlich:

Zwei für ältere Praktikanten, eins für die Wagen. Dieses Zimmer enthält eine kleine Dunkelkammer. Ein weiteres Zimmer ist für die Elementaranalyse bestimmt. Bibliothekzimmer und Spülraum sind beiden Abteilungen gemeinsam.

h) Ein besonderer Raum, der als Auditorium für circa 50 Personen dienen kann, ist durchaus erforderlich. Laboratorium und Hörsaal besitzen eine gemeinsame Garderobe.

An geeigneter Stelle befindet sich eine Tafel, auf welcher die Diagnosen aller an jedem Tage im Krankenhause vorhandener Fälle und die auszuführenden Sektionen mit beigefügter klinischer Diagnose notiert werden. Hierdurch ist eine leichte Orientierung über die für wissenschaftliche Untersuchungen verfügbaren Fälle ermöglicht.

i) Im Kellergeschoss sind untergebracht: Vorratsräume, Schwefelwasserstoffraum, Räume für gröbere (vorbereitende) chemische Arbeiten, endlich Bad und Klosett.

k) In allen Räumen befindet sich elektrische Beleuchtung, welche ebenso wie die Niederdruck-Dampfheizung im ohnehin vorhandenen Maschinenhause des Hospitals erzeugt wird.

Zur Sterilisation aller Utensilien des Laboratoriums dient der Wasserdampf, welchen ebenfalls das Maschinenhaus spendet[1]).

l) Das photographische Atelier befindet sich auf dem Dache der Laboratoriumbaracke.

m) Geräumige luftige Tierställe sind in einem besonderen Gebäude untergebracht, welches mit dem Laboratorium durch einen gedeckten Gang in Verbindung steht.

Es ist dafür zu sorgen, dass die zur Züchtung der Versuchstiere notwendigen gedeckten und offenen Räume vorhanden sind.

---

[1]) Unter allen bekannten Apparaten dürfte sich hierfür derjenige des Herrn Merke, Verwaltungsdirektors im städtischen Krankenhause Moabit, am besten eignen.

Die Ausbildung der Ärzte in Dänemark.

Von

Professor Dr. Steenberg †,
Direktor des St. Hans Hospitals in Kopenhagen.

Dänemark mit seinen 2 170 000 Einwohnern hat nur eine Universität, und zwar in Kopenhagen; an dieser werden alle Ärzte des Landes ausgebildet. Einem Jeden, — Mann oder Frau, — der das Maturitätsexamen an einer der öffentlichen oder privaten Lateinschulen bestanden, und im darauffolgenden Jahr das philosophische Examen an der Universität absolviert hat, steht das Recht zu, Medizin zu studieren und, nach absolviertem ärztlichen Examen, das Recht, als Arzt im Lande zu praktizieren.

Während die gelehrten Schulen (die Gymnasien) früher nur eine Kategorie von Studenten ausbildeten, und namentlich Gewicht darauf legten, diese mit — zweifelsohne übertrieben gründlichen — Kenntnissen im Griechischen und Lateinischen auf Kosten der naturwissenschaftlichen Fächer auszurüsten, ist der Unterrichtsplan auf den Gymnasien jetzt dahin geordnet, dass die Schüler während der beiden ersten Jahre eine gemeinsame Ausbildung geniessen; später, beim Eintritt der Schüler in die dritte Klasse, teilt sich der Unterricht in den „sprachlich-historischen" und den „mathematisch-naturwissenschaftlichen". Die Schüler, die Medizin studieren wollen, bilden sich in der Regel zu den mathematisch-naturwissenschaftlichen Examen aus; sie erlangen infolgedessen eine ganz vorzügliche Ausbildung in der Mathematik, der Physik mit allen ihren Nebenfächern, sowie in der Naturgeschichte und treten also ihr medizinisches Examen mit einer wohlfundierten Kenntnis der Naturfächer an, die wir Älteren entbehrten, und die wir uns erst später aneignen mussten; auf der anderen Seite aber ist die lateinische Ausbildung der mathematischen Studenten nicht gross, und die Kenntnis der griechischen Sprache fehlt ihnen vollständig, wodurch es ihnen in nicht geringem Grade erschwert wird, die medizinischen Benennungen zu verstehen und sich anzueignen.

Hierzu kommt, dass die Schüler so früh — wenn sie noch vier Schuljahre vor sich haben, und also noch reine Kinder sind — eine Wahl treffen müssen, ob sie, indem sie sich für den sprachlich-historischen Unterricht entscheiden, Theologen oder Juristen werden wollen, oder ob sie, indem sie sich an dem mathematischen Unterrichte beteiligen, Ärzte oder Polytechniker werden wollen. Daher hat denn auch diese Teilung des Schulunterrichtes keineswegs einen ungeteilten Beifall gefunden. Es scheint sogar augenblicklich Neigung vorhanden zu sein, zu dem alten, für alle Schüler gemeinsamen Unterrichte zurückzukehren, — natürlich unter Berücksichtigung der Ansprüche, welche die Jetztzeit an eine umfassendere Ausbildung in Bezug auf die naturwissenschaftlichen Fächer stellt, verbunden mit einer Beschränkung des Studiums der toten Sprachen.

Die Schüler werden in der Regel achtzehn Jahre, ehe sie auf der Universität immatrikuliert werden.

Sie beginnen nun sofort mit dem medizinischen Studium und bereiten sich gleichzeitig auf das philosophische Examen vor.

Das medizinische Staatsexamen ist in drei Abteilungen geteilt: 1. **Das medizinische Vorbereitungsexamen** mit mündlicher Prüfung in Chemie, Physik, Botanik und Zoologie und mit praktischer Prüfung in der unorganischen, qualitativen, chemischen Analyse. — 2. **Der erste Teil des medizinischen Staatsexamens** mit mündlicher Prüfung in Anatomie, Physiologie und Pharmakologie, sowie mit praktischer Prüfung in anatomischer Dissection. — 3. **Der zweite Teil des medizinischen Amtsexamens** mit schriftlicher Prüfung in Therapie, Chirurgie und gerichtsärztlicher Wissenschaft, einer medizinischen und chirurgischen Klinik, einer praktischen und mündlichen Prüfung in chirurgischer Operation, sowie einer mündlichen Prüfung in pathologischer Anatomie, Therapie, Chirurgie und Geburtshülfe.

Das Examen wird zwei Mal jährlich abgehalten. Alle mündlichen Prüfungen sind öffentlich. Zwischen dem Vorbereitungsexamen und dem ersten Teile des Hauptexamens soll wenigstens ein Jahr liegen, und zwischen dem ersten und dem zweiten Teile des Hauptexamens darf nicht mehr als ein Jahr liegen.

Das ganze medizinische Studium ist vollständig frei, d. h. es steht dem Studenten frei, ob er alle medizinischen Professoren hören will oder nicht, wie er auch keinem der Professoren für irgend einen Kursus etwas zu entrichten hat. Doch muss er, ehe er zu dem zweiten Teile des Hauptexamens zugelassen wird, von den betreffenden Oberärzten ein Attest beibringen, dass er folgende Kursus durchgemacht hat: 1. die medizinische Klinik (ein Semester); 2. die chirurgische Klinik (ein Semester); 3. die Klinik für Hautkrankheiten und Syphilis; 4. die Klinik für Geburtshülfe und Kinderkrankheiten; 5. die Klinik für Augenkrankheiten; 6. die Klinik für epidemische Krankheiten.

Das Frederikshospital und die Entbindungsanstalt sind die eigentlichen zu der Universität gehörigen Anstalten, und hier werden alle Examina abgehalten; aber die Kopenhagener Kommune hat mit grosser Bereitwilligkeit und mit bedeutenden pekuniären Opfern ihr grosses, wohl eingerichtetes Kommunehospital zur Ausbildung der Studenten zur Verfügung gestellt, so dass die beiden dort angestellten Oberärzte und zwei Oberchirurgen ihre beiden Kollegen am Frederikshospital bei der Ausbildung der — viel zu zahlreichen — Studenten in der Therapie und Chirurgie unterstützen.

Da das Frederikshospital in Folge seiner Statuten keine Patienten aufnehmen darf, die an Hautkrankheiten und Syphilis, an Psychose und ansteckenden Krankheiten leiden, werden alle solche Kranke dem Kommunehospital überwiesen, und in diesen wichtigen Fächern müssen die Studenten ihre Ausbildung ausschliesslich auf diesem Hospital suchen. Die Oberärzte, welche diese obengenannten Krankheiten behandeln, erhalten deswegen von der Universität ein Honorar als Docenten in diesen Fächern.

Zum Vorbereitungsexamen werden die Studenten von den Professoren an der polytechnischen Lehranstalt und der naturwissenschaftlichen Fakultät unterrichtet und auch von ihnen examiniert. Beim Examen ist ein Professor der medizinischen Fakultät als Censor zugegen. — Zum Hauptexamen werden die Studenten vorbereitet von den zwölf Professoren der medizinischen Fakultät, den vier Oberärzten am Frederikshospital (diese sind gleichzeitig Professoren, nämlich in der Chirurgie, den chirurgischen Operationen, der Therapie und der Pharmakologie), dem Oberarzt an der Entbindungsanstalt (der gleichzeitig Professor der Geburtshülfe ist), den sechs Oberärzten am Kommunehospital, dem Oberarzt am Epidemiehospital und dem Oberarzt am Kinderhospital.

Alle Examinatoren sind Mitglieder der medizinischen Fakultät, mit alleiniger Ausnahme (sonderbarerweise) des Professors der Ophthalmologie. Zwölf — auf die verschiedenen Fächer verteilte — Censoren sind bei allen Examen zugegen und nehmen an allen Zeugniserteilungen teil (auch in Bezug auf die schriftlichen Arbeiten); diese werden von dem Minister des Unterrichtswesens ernannt, und unter den in der Hauptstadt praktizierenden Ärzten gewählt; ihre Funktionszeit währt drei Jahre, sie können aber wieder gewählt werden, was in der Regel der Fall ist; sie erhalten ein Honorar von der Universität.

$7-7^1/_2$ Jahre — also 14—15 Semester — ist der Zeitraum, der von den meisten Studenten angewendet wird, um ihre ärztliche Ausbildung zu vollenden; kaum $20^0/_0$ werden in 12—13 Semestern fertig, während etwas über $20^0/_0$ 16—17 Semester dazu gebrauchen.

Obwohl das Studium, wie bereits erwähnt, ein völlig freies ist, hat sich doch ein bestimmter Studienplan gebildet, den die Meisten befolgen, weil er sich als der praktischste erwiesen hat. Die Grundzüge dieses Planes sind folgende:

Im ersten Jahr bereitet sich der Student auf das philosophische Examen vor und hört Vorlesungen über die Fächer, die zu dem medizinischen Vorbereitungsexamen gehören. Am Schlusse des zweiten Semesters muss ein Student, der ein Stipendium oder irgend eine Unterstützung zur Fortsetzung seiner Studien suchen will, das philosophische Examen machen; aber auch die anderen Studenten, die so gestellt sind, dass sie keiner pekuniären Hülfe bedürfen, betrachten es als selbstverständlich, fast als eine Pflicht, welche ihnen ihre Ehre auferlegt — zu dieser Frist ihr Examen zu absolvieren.

Im zweiten Jahr wird das Studium der zum Vorbereitungsexamen erforderlichen Fächer fortgesetzt; und dies Examen pflegt am Ende des vierten Semesters seinen Abschluss zu finden.

Im dritten Jahr lässt sich der Student als Volontär auf dem Frederiks- oder Kommunehospital einschreiben und begleitet den Oberchirurg täglich auf seinem morgendlichen Rundgange. Gleichzeitig fängt er an (gewöhnlich unter der Leitung eines Manuduktors) die zu dem ersten Teile des Staatsexamens gehörigen Fächer zu studieren, zuerst Anatomie, dann Physiologie und Pharmakologie.

Im vierten Jahr tritt er als Volontär in die medizinische Abteilung und macht den vorgeschriebenen Kursus in der medizinischen Klinik durch. Er setzt seine Studien in den zum ersten Teile des Examens gehörigen Fächern fort und beginnt mit der Therapie und Chirurgie. Er ist bei den Sektionen der auf dem Hospital Verstorbenen zugegen und assistiert (durch Öffnen der Leichen, durch Schreiben nach dem Diktat etc.) dem Prosektor im Sektionssaal.

Das fünfte Jahr wird zu dem vorgeschriebenen klinischen Kursus in Dermatologie und Syphilodologie verwendet und er nimmt an den Praktikantenkliniken Teil (d. h. einzelne Patienten werden dem Studenten während ihres ganzen Hospitalaufenthaltes anvertraut; bei ihrem Eintritt schreibt er ihre Krankengeschichte, setzt dieselbe jeden Morgen fort, verschreibt u. s. w. — Alles natürlich unter der Aufsicht und der Anweisung des Oberarztes). Er ist bestrebt, gleich beim ersten Mal das Studium aller zum zweiten Teile gehörigen Fächer zu absolvieren.

Im sechsten Jahr nimmt er Urlaub von den Hospitälern, um sich ganz dem Studium der zum ersten Teile gehörigen Fächer zu widmen. Die Sektionsübungen, an denen er in den früheren Wintersemestern gelegentlich teilgenommen hat, werden nun eifrig betrieben, vorausgesetzt, dass die Fakultät die nötigen Leichname zu den Sektions- und Operationsübungen schaffen kann; leider haben aber die „Beerdigungskassen", wie gut und nützlich sie in anderer Hinsicht auch sein mögen, den grossen Nachteil zur Folge gehabt, dass alle Toten selbst in der Lage sind, ihre Beerdigungskosten zu bestreiten und sich dadurch dagegen zu sichern, auf die Anatomiekammer zu kommen, um dort den dänischen Ärzten zur Ausbildung zu dienen.

Es wird deswegen mehr und mehr Sitte, dass die dänischen Studenten einige Wintermonate in Schweden auf der Universität „Lund" zubringen, um dort an den Sektionsübungen Teil zu nehmen, und bisher ist Lund noch im stande gewesen, eine reichliche Menge brauchbarer Kadaver zur Disposition der Studenten zu stellen. — Ein Kursus in Mikroskopie und physiologischer Chemie gehört mit zu der Arbeit dieses Jahres.

Jetzt, am Schlusse des 12. oder 13. Semesters, wird der erste Teil des Staatsexamens absolviert.

Der erste Teil unseres Examens wird unbedingt für den schwierigsten gehalten, weil er den grössten häuslichen Fleiss und das zuverlässigste Gedächtnis erfordert, dagegen gewährt er dem Studenten in geringerem Grade Gelegenheit, seine praktische Tüchtigkeit zu zeigen; er bildet ihn vielmehr dazu aus, ein Gelehrter werden zu können; erst der zweite Teil zeigt, ob er ein tüchtiger Arzt werden kann. Und doch hat er einen grossen und wichtigen Schritt zurückgelegt, wenn er den ersten Teil des Examens bestanden hat.

Seine Stellung im Hospital verbessert sich wesentlich, indem er gewöhnlich von nun an aus einem „losen" Volontär (ohne Rechte, aber auch ohne bestimmte Pflichten) jetzt zu einem „festen" Volontär erhoben wird mit der Verpflichtung, die Kandidaten (les internes) im Hospital zu vertreten, und mit dem Rechte, nach der Anciennität zum Kandidaten des Hospitals aufzurücken. Bei einem Kriege wird er sofort als Unterarzt angestellt werden und wird häufig als einziger Arzt an Bord eines der kleineren Kriegsschiffe oder bei einer geringeren Abteilung der Armee detachiert werden; auch bei grösseren Epidemien wird er als selbständiger Arzt verwandt werden; aber er muss auch das Studium der zum zweiten Teile gehörigen Fächer soweit beendet haben, dass er sich spätestens ein Jahr nach Absolvierung des ersten Teiles zum zweiten Teile melden kann, — thut er das nicht, so muss er den ersten Teil noch einmal machen.

Das siebente Jahr stellt deshalb auch grosse Ansprüche an den Fleiss des Studenten; selbst wenn er in diesem Jahr nicht ganz so viel zu studieren hat wie im sechsten, hat er um so mehr zu lernen, und alle Stunden des Tages sind in Anspruch genommen mit dem Besuch der Kliniken und der Übungen, an denen er jetzt teilnehmen muss.

Er muss den vorschriftsmässigen Kursus in der chirurgischen Klinik, in den Kliniken der Geburtshülfe und der Kinderkrankheiten, der Ophthalmologie und der Epidemiologie durchmachen. Er nimmt teil an den — nicht obligatorischen — Kursus in Psychiatrie, Laryngoskopie, medizinischer Bakteriologie (mit praktischen Übungen im bakteriologischen Laboratorium). Er beteiligt sich an den Operationsübungen und dem schriftlichen Kursus in der Medicina forensis und Hygieine. Daneben soll er seine Chirurgie, Therapie, Geburtshülfe u. s. w. repetieren, er hat also, wie bereits gesagt, genug zu thun.

Am Schlusse des 14.—15. Semesters soll er sich zum zweiten Teile des ärztlichen Examens melden, und wenn er dieses glücklich bestanden hat, ist er Arzt mit jus practicandi in Dänemark.

Doch hiermit ist seine Ausbildung als Arzt durchaus nicht abgeschlossen. Zuerst soll er vier Wochen auf der Entbindungsanstalt wohnen, wo er den Oberaccoucheur auf seinem täglichen Rundgange begleitet, drei natürliche Geburten leitet, genau den Gang der Geburt beschreibt und die Gebärenden wie die Geborenen während ihres Aufenthaltes in der Entbindungsanstalt unter der Kontrolle des Oberaccoucheurs behandelt. Daneben führt er, soweit sich die Gelegenheit bietet, unter Aufsicht eine oder zwei der gewöhnlichsten künstlichen Entbindungen (Zangengeburt oder Wendung) aus. Nach Verlauf dieser vier Wochen giebt ihm der Oberaccoucheur eine Bescheinigung, dass er diesen vorschriftsmässigen Kursus durchgemacht hat. Ohne diese Bescheinigung hat er nicht das Recht, als Geburtshelfer zu praktizieren.

Ausserdem sind alle jungen Ärzte, denen es nur irgendwie möglich ist, hier bestrebt, eine Anstellung als Kandidat an einem der beiden grossen Kopenhagener Hospitäler zu erhalten, um dort zwei Jahre Dienstleistung zu thun. Diese praktische Ausbildung wird so hoch geschätzt, dass eigentlich nur die wenigen Ärzte, die so unvernünftig waren, sich als Studenten zu verloben, und die deswegen sogleich einen Hausstand begründen und sich verheiraten wollen, es unterlassen, eine Anstellung an den Hospitälern zu suchen. Pekuniäre Gründe brauchen sie hieran nicht zu hindern, denn die Hospitäler zahlen den Kandidaten ein Gehalt von circa 550 Mark jährlich, und gewähren ihnen ausserdem freie Wohnung, Heizung und Beleuchtung, sowie Verpflegung an den Wachttagen, und etwas Gelegenheit zu Extraverdienst führt der Hospitalsaufenthalt stets mit sich. Mit Hülfe dieser Einnahmen kann der junge Arzt sich schon durchschlagen, wenn er nicht zu grosse Forderungen stellt. Ich muss hier nochmals hervorheben, dass, obwohl das Kommunehospital — nicht der Universität — sondern der Stadt Kopenhagen gehört, und obwohl diese keinerlei Pflicht hat, für die Ausbildung der jungen Ärzte zu sorgen, — die Kommune trotzdem mit grosser Bereitwilligkeit und aus freien Stücken diese Verpflichtung übernommen hat, zum grossen Segen für den ganzen ärztlichen Stand des Landes, und sie erfüllt sie auch — wie oben angeführt — noch auf andere Weise, indem sie einen ganzen Stab von Kandidaten anstellt und bezahlt.

In der Regel sind bei jeder Abteilung drei Kandidaten angestellt; da nun das Frederikshospital vier Abteilungen hat (zwei chirurgische und zwei medizinische) und das Kommunehospital acht Abteilungen (zwei chirurgische, zwei medizinische, eine psychiatrische, eine für Hautkrankheiten und Syphilis, eine für epidemische Krankheiten in seiner Dependance, dem „Bleichdamshospital" und eine für die öffentliche und geheime Prostitution in seiner Dependance, dem „Vestre-Hospital"), können also 18 (im Laufe von zwei Jahren 36) junge Ärzte jährlich diese höchst notwendige und vorzügliche praktische Ausbildung durchmachen. Leider hat die Zahl der Studenten in den letzten Jahren derartig zugenommen (in den fünf Jahren von 1886—90 sind durchschnittlich in jedem Jahre 38,8 Studenten Kandidaten geworden), dass die jungen Ärzte jetzt häufig zwei Jahre warten müssen, ehe sie Anstellung an einem der Hospitäler finden können. Sie benutzen diese Wartezeit, um ihrer Militärpflicht zu genügen (als Unterarzt mit der Löhnung eines Gemeinen; auch hier macht sich diese Überproduktion von Ärzten geltend. Das Heer und die Flotte haben längst nicht mehr Verwendung für alle Diejenigen, die ihre Militärzeit als Unterärzte abdienen wollen), nehmen eine Stellung als Amanuensis bei den älteren Kollegen an, oder bekleiden den Posten eines Schiffsarztes auf den grossen Auswandererschiffen; die in pekuniärer Hinsicht besser Gestellten bringen diese Wartezeit gewöhnlich an den Universitäten des Auslandes zu, um sich in irgend einer Spezialität auszubilden.

Die vier Irrenanstalten des Landes sind auch gewillt, junge Ärzte auf vier Monate als Kandidaten anzustellen, und sie bieten ihnen dasselbe Gehalt wie die Hospitäler der Hauptstadt und ausserdem volle Beköstigung; merkwürdigerweise sind aber diese Stellen nur wenig begehrt, und stehen oft unbesetzt. Die Ärzte haben in der Regel nur ein geringes Interesse für Psychiatrie, wohingegen die Chirurgie dasjenige Fach ist, das augenblicklich am höchsten gestellt ist — und sich am besten bezahlt. Hierzu kommt noch, dass es ja sehr schwierig ist, einen Geisteskranken in seinem eigenen Hause zu behandeln; in allen akuten und heilbaren Fällen hat der Arzt nichts weiter zu thun, als die Diagnose zu stellen und dann dafür zu sorgen, dass der Patient baldmöglichst zur Behandlung in eine Irrenanstalt übergeführt wird. Die jungen Ärzte gehen daher von der Voraussetzung aus, dass sie, wenn sie den — nicht obligatorischen — psychiatrischen Kursus auf dem Kommunehospital durchgemacht haben, wohl im stande sind, eine gewöhnliche Psychose zu diagnostizieren.

In den zwei Jahren, während welcher der Kandidat an einem der Hospitäler angestellt ist, fungiert er eine bestimmte Anzahl von Monaten und in einer bestimmten Reihenfolge an allen Abteilungen des Hospitals. Hiermit hat dann die medizinische Ausbildung für den überwiegenden Teil der dänischen Ärzte ihren Abschluss erreicht.

Nur ganz Vereinzelte, namentlich solche, die sich in einer der vielen Spezialitäten unserer Wissenschaft besonders ausbilden wollen, bleiben noch zwei bis drei Jahre auf dem Hospital als Reserveärzte (d. h. als erste Assistenten). Sie werden dann bei einer bestimmten Abteilung angestellt, sie assistieren dem Oberarzt, vertreten ihn vorkommenden Falles, sorgen für die Ausbildung der Studenten, — der „losen Volontäre" —, und benutzen ausserdem gern die Zeit, um ihre Doktordissertation zu schreiben.

Es ist nicht notwendig, — und durchaus nicht allgemein —, dass die dänischen Ärzte den Doktorgrad erwerben. Das Staatsexamen an und für sich giebt dem Kandidaten das jus practicandi und das Recht, sich um alle zivilen und militären ärztlichen Anstellungen zu bewerben. Der Doktorgrad verleiht nur das jus docendi, aber natürlich hat Derjenige, der eine von der Fakultät angenommene Dissertation geschrieben hat und infolgedessen Dr. med. et chir. geworden ist, den Beweis geliefert, dass er über das gewöhnliche Mass hinausgehende wissenschaftliche Neigungen und Fähigkeiten besitzt; er wird deswegen ceteris paribus bei allen Anstellungen vor seinen Konkurrenten bevorzugt.

Man hat oft daran gedacht, — weiter ist man aber bisher nicht gekommen, — ein sog. Physikatsexamen einzurichten, dem sich alle diejenigen Ärzte zu unterwerfen hätten, die sich um eine höhere zivile ärztliche Anstellung bewerben. Dies Examen sollte Psychiatrie, Hygieine, gerichtliche Medizin, sowie Kenntnis der Medizinalgesetzgebung des Landes umfassen. Gerade augenblicklich wird dem Reichstag ein Gesetzvorschlag vorgelegt, der eine Reorganisation unseres Medizinalgesetzes bezweckt. Sollte dieser Vorschlag angenommen werden, — es geschieht übrigens nur sehr selten, dass der dänische Reichstag einen von der Regierung gestellten Vorschlag annimmt, — so wird wahrscheinlich ein solches Physikatsexamen eingeführt werden.

Das medizinische Studium erfordert also eine lange Reihe von Jahren. — Der Arzt soll sich erst klassische Bildung auf einem Gymnasium angeeignet haben; dann soll er seine Wissenschaft sieben Jahre lang studieren, dann ein paar Jahre warten, hierauf zwei Jahre als Kandidat Dienstleistung an einem Hospital thun, und endlich — doch gilt dies nur in Bezug auf eine Minderzahl — zwei Jahre als Reservearzt am Hospital fungieren. Geht man davon aus, dass er mit 18 Jahren Student wird, wird er ungefähr 29 Jahre alt sein, wenn er seine Kandidatenstellung am Hospital verlässt (mit ungefähr 31 Jahren seine Stellung als Reservearzt), und erst dann kann er sich als wohl ausgerüstet mit Kenntnissen und praktischen Fähigkeiten betrachten, um den verantwortungsvollen und beschwerlichen Beruf eines Arztes übernehmen zu können.

Ist nun die Stellung der Ärzte hier in Dänemark so gut, dass sie ein einigermassen entsprechendes Äquivalent für alle die Jahre, für alle die pekuniären Opfer gewährt, welche das Studium erheischt?

Die soziale Unruhe, welche nun schon seit Jahren in ganz Europa geherrscht hat, bewirkte hier in Dänemark wie auch wohl in Deutschland, dass die Eltern, anstatt ihre Söhne — wie das früher der Fall war — in praktischen Lebensstellungen, wie in der Landwirtschaft, in der Handelswelt, bei der Schiffahrt anzubringen, es jetzt vorziehen, sie Studenten werden zu lassen, damit sie dadurch eine, wenn auch bescheidene, so doch sichere Stellung als Beamte, namentlich als Juristen und Theologen, erwerben können. Die natürliche Folge hiervon ist, dass die Zahl der Studenten enorm gestiegen ist; es werden jetzt in jedem Jahre ungefähr vier Mal so viele Studenten immatrikuliert wie z. B. in dem Jahre, als ich Student wurde. Aber die freien Anschauungen mit ihrem Zweifel und ihrer Kritik, die sich Aller und besonders der Jugend in so hohem Grade bemächtigt haben, bewirken, dass die jungen Studenten ungern die Fächer studieren wollen, welche die Eltern vorzugsweise für sie wählen möchten (eine ganze Reihe von Pfarren steht jetzt unbesetzt in Folge des Mangels an Pfarramtskandidaten); sie widmen sich dagegen mit Eifer den naturwissenschaftlichen Fächern, und die Zahl der medizihischen (und polytechnischen) Studenten wächst von Jahr zu Jahr. Infolgedessen ist das Land jetzt mit Ärzten wohlversorgt; in Kopenhagen mit seinen 375 000 Einwohnern giebt es ungefähr 300 praktizierende Ärzte, also einen auf je 1250 Einwohner; auf den fruchtbaren, reichen Inseln Laaland und Falster kommt ein Arzt auf je 2857 Einwohner, in dem armen Jütland einer auf je 3547. Der ärztliche Quotient muss auf etwas über 40 pro 100 000 Einwohner angenommen werden; im Jahre 1884 war der ärztliche Quotient in Belgien — in dem mit Ärzten am reichsten versehenen Lande — 42, in Deutschland nur 32. Die dänische Bevölkerung ist indessen sehr geneigt, ärztliche Hülfe in Anspruch zu nehmen. Quacksalber giebt es nur wenige, und Quacksalberei wird hart bestraft. Man kann daher die pekuniäre Stellung der Ärzte als eine ganz gute betrachten. — Die Institution des Hausarztes ist in den Städten sehr entwickelt, während die ländliche Bevölkerung den Arzt für jeden Besuch — und zwar verhältnismässig gut — bezahlt. Die meisten Ärzte (ausserhalb Kopenhagens) haben daher eine bescheidene, aber sichere Einnahme aus ihrer städtischen Praxis und eine reichliche, aber sehr wechselnde Einnahme aus der Landpraxis.

In den letzten Jahren fangen die Frauen an, als unsere Konkurrenten aufzutreten; i. J. 1885 wurde der erste weibliche Student medizinischer Kandidat, und seitdem ist fast mit jedem Jahr ein weiblicher Arzt hinzugekommen, so dass das medizinische Staatsexamen jetzt von fünf Frauen absolviert ist. Sie kommen Alle gut vorwärts und sollen eine ziemlich grosse Praxis haben, denn manche weibliche Patienten ziehen es vor, einen Arzt ihres eigenen Geschlechtes zu konsultieren. Drei von ihnen haben sich mit Ärzten verheiratet und betreiben ihre Praxis nun in guter Kompagnieschaft mit ihren Ehegatten.

Unser Stand — das kann ich mit voller Überzeugung aussprechen — gehört zu den angesehensten Ständen Dänemarks, und namentlich, seitdem die Hygieine — sowohl die öffentliche als auch die private — eine so wichtige Rolle spielt, sind die Ärzte eine Macht im Staate geworden, die von nicht geringer Bedeutung ist. Indessen haben **einzig und allein die Kenntnisse und die praktische Tüchtigkeit der Ärzte im Verein mit der Gewissenhaftigkeit und Ehrenhaftigkeit**, die durchschnittlich alle Mitglieder unseres Standes auszeichnet, uns unsere soziale Macht verliehen. Die Medizinalgesetzgebung, die gänzlich veraltet ist, trägt mehr dazu bei, unseren Stand herabzudrücken als ihn zu heben. — — An dem politischen Leben beteiligt sich der dänische Arzt wenig —, zum Nachteil für das Ansehen seines Standes zu wenig. Die medizinischen Studenten sind natürlich eifrige Politiker, sowohl in konservativen als in liberalen Anschauungen bis zum Äussersten gehend; namentlich wird man zwischen unseren studierenden Kollegen die Allerradikalsten finden, sowohl in sozialer als in religiöser Beziehung; wenn sie dann später aber in eine praktische Wirksamkeit kommen, und diese ihre Zeit und ihren Fleiss völlig mit Beschlag belegt, so verlieren sie die Lust, aktiv teilzunehmen an Dänemarks augenblicklich ziemlich steriler Politik.

Die von mir aufgestellte Frage glaube ich also dahin beantworten zu können, dass das langwierige, schwierige Studium dem Arzte eine angesehene, einigermassen gutgelohnte und sehr beschwerliche Stellung verleiht.

B.
Baubeschreibungen.

Erweiterungsbau der chirurgischen Klinik in Berlin, Ziegelstrasse 10/11.

Von

Haesecke,
Kgl. Baurat.

Die chirurgische Poliklinik.

Die in den Jahren 1878 bis 1883 auf dem Grundstück Ziegelstrasse 5/9 hierselbst erbauten Klinischen Universitäts-Anstalten umfassen die chirurgische, die Augen- und Ohrenklinik.

Das langgedehnte Vordergebäude, ein (östlicher) Seitenflügel und drei Pavillons (darunter ein zweigeschossiger) dienen ausschliesslich den Zwecken der chirurgischen Klinik, während ein (westlicher) Seitenflügel die Räume für die Augen- und Ohrenklinik enthält.

Im Erdgeschoss des östlichen Seitenflügels befand sich bisher, räumlich sehr beschränkt, die chirurgische Poliklinik, bestehend aus dem Operationssaal, 5,42 m breit, 9,26 m tief, an der Schmalseite mit einem 4,0 m breiten Fenster erleuchtet, dem sich ein kleines Untersuchungszimmer 3,46 zu 4,77 m anschliesst, ein Warteraum für Männer 5,22 zu 6,56 m und ein Warteraum für Frauen 3,62 zu 6,56 m gross.

Als nun im Jahre 1890 das an den östlichen Seitenflügel angrenzende Grundstück Ziegelstrasse 10/11 von rund 36,0 m Strassenfront und rund 86,90 m Tiefe, wie das benachbarte bis zur Spree reichend, für den Bau des Langenbeck-Hauses angekauft wurde, ergab sich die Möglichkeit, dem vergrösserten Bedürfnis entsprechend, einen ausgedehnten Erweiterungsbau und zwar für Aufnahme der chirurgischen Poliklinik ins Auge zu fassen.

Lage: Von dem 2745 qm umfassenden Grundstück Ziegelstrasse 10/11 waren nämlich nur 1249 qm für den Bau des Langenbeck-Hauses erforderlich, so dass für den Erweiterungsbau der chirurgischen Klinik 1496 qm zur Verfügung gestellt werden konnten, wofür der unmittelbar an der Strasse liegende 44,89 m tiefe Teil gewählt wurde; dahinter, unmittelbar an der Spree, wo sich das Grundstück in der Breite auf 27,5 m verringert, ist das Langenbeck-Haus errichtet.

Erweiterungsbau der chirurgischen Klinik in Berlin.

Der Erweiterungsbau ist im Mai des Jahres 1891 begonnen und gegenwärtig bis auf den inneren Ausbau fertig gestellt.

Bauliche Einrichtung: Das Gebäude besteht nach Ausweis der beigegebenen Zeichnungen aus einem 36 m langen, 14,40 m tiefen, Keller und drei Geschosse enthaltenden Vordergebäude und einem an das alte Gebäude der Klinik (östlicher Seitenflügel) grenzenden 27,77 m langen, 10,70 m tiefen Seitengebäude, das im wesentlichen den Operationsraum von 13,36 m Länge, 9,90 m Tiefe und 5,50 m lichten Höhe enthält. Dieser

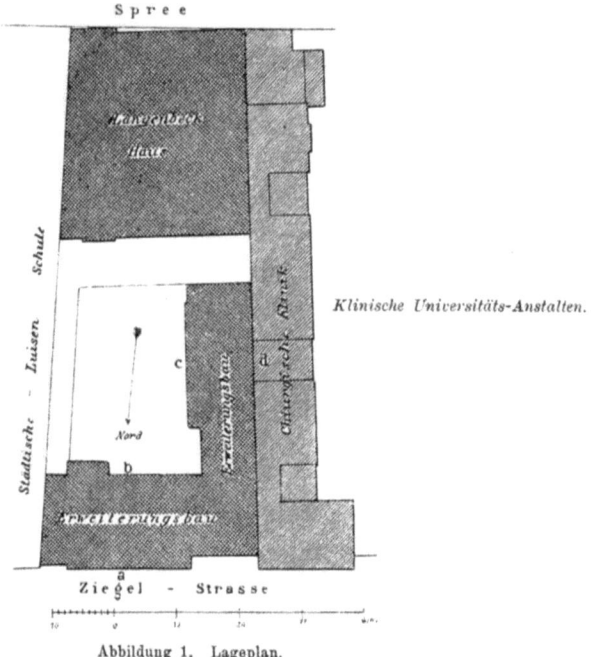

Abbildung 1. Lageplan.

Teil ist nur eingeschossig, während ein kleiner an das Vordergebäude stossender Teil des Seitenflügels, wie jenes, drei Geschosse enthält.

Das ganze Erdgeschoss ist für die chirurgische Poliklinik bestimmt. Aus der Durchfahrt am Giebel, welche den Verkehr nach dem Langenbeck-Haus vermittelt, führen zwei breite Treppenläufe unmittelbar in die gesonderten Warteräume für Männer und Frauen, welche die ansehnliche Grösse von je 6,30 zu 13,40 m haben.

Ein anstossender breiter, durch die ganze Gebäudetiefe reichender Flur vermittelt den Zugang einerseits zum Operationsraum und den davor liegenden gesonderten Kleiderablagen für Männer und Frauen, von denen die letztere mit einem gesonderten Baderaum versehen ist, andererseits mit dem

Dunkelzimmer und einem grösseren Raum für Präparate, Sammlungen und zum Mikroskopieren. Klosetträume sind in der Nähe der Wartezimmer vorgesehen. Neben den erwähnten Treppenläufen an der Durchfahrt befindet sich einerseits das Portierzimmer, andererseits eine Doppeltreppe, von denen die eine zu der im ersten Stock liegenden Wohnung eines Assistenzarztes,

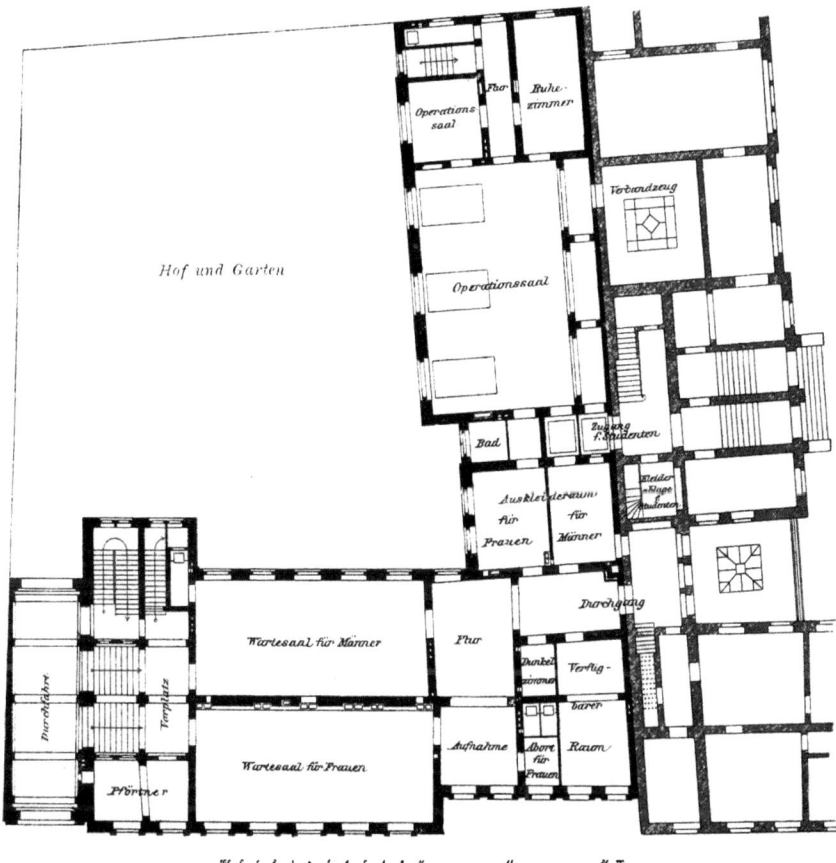

Abbildung 2. Erdgeschoss der chirurgischen Poliklinik.

die andere, ganz davon gesondert, zu der im zweiten Stock liegenden Diphtherie-Station führt.

Der Zugang für die Studierenden zum Operationsraum erfolgt unmittelbar von den klinischen Anstalten durch den östlichen Seitenflügel an der im Grundriss bezeichneten Stelle.

An den Operationsraum schliesst sich nach dem Langenbeck-Haus zu noch ein kleiner Raum für besondere Operationen und ein Erholungszimmer, beide durch einen Korridor getrennt, der zum Ausgang nach dem Hofe und zu einem Klosettraum für die Ärzte und Studierenden führt.

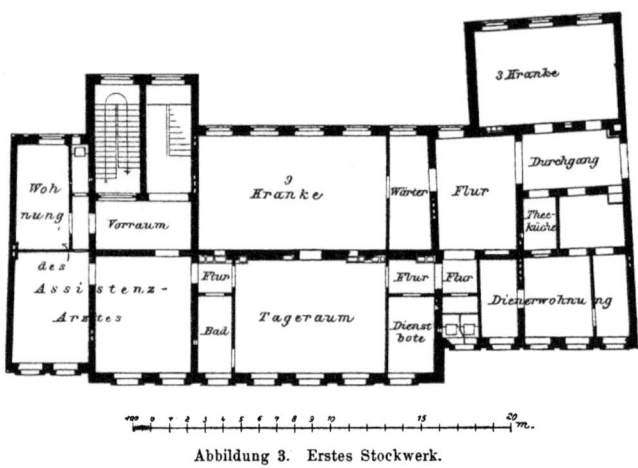

Abbildung 3. Erstes Stockwerk.

Der erste Stock enthält ein Krankenzimmer für 9 und ein solches für 3 Betten, einen grossen Tageraum, Bad, Wärterzimmer, Theeküche und

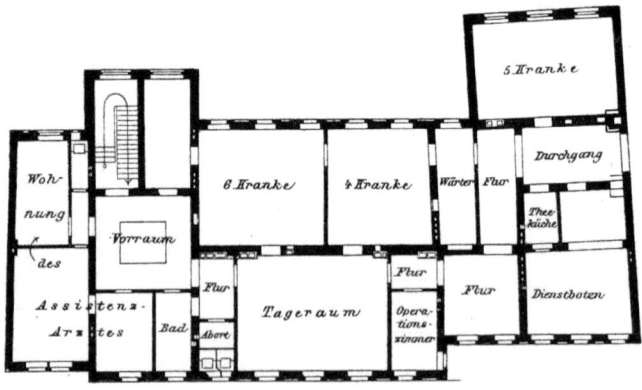

Abbildung 4. Zweites Stockwerk.

eine Dienerwohnung, sowie die bereits erwähnte Wohnung für einen Assistenzarzt.

Ähnliche Räume finden sich im zweiten Stock für die Diphtherie-Station, welche Platz für 15 Betten gewährt; nur ist der grosse Krankensaal in zwei Zimmer geteilt und vom Tageraum ein kleines Operationszimmer abgetrennt. Selbstredend sind in beiden Geschossen die nötigen Klosetts passend angelegt.

Das Kellergeschoss, soweit es nicht für die Zwecke der Heizung und Lüftung in Anspruch genommen ist, enthält Dienerwohnungen.

Die bisherigen Räume der chirurgischen Poliklinik im alten (östlichen) Seitenflügel sollen zur Aufbewahrung von Wäsche, Verbandmaterial und Geräte hergerichtet und daher mit dem Operationssaal unmittelbar in Verbindung gesetzt werden.

Die lichten Geschosshöhen des Neubaues betragen im Erdgeschoss 3,90 m, im ersten Stock 4,0 m, im zweiten Stock 4,0 und 3,55 m.

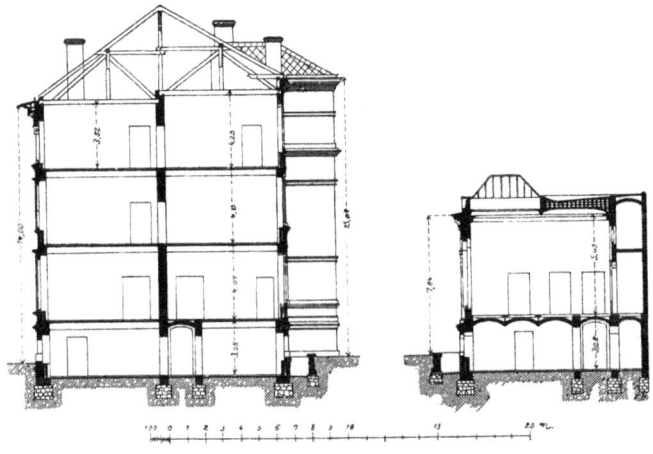

Abbildung 5. Querschnitt.

Das Gebäude hat durchweg massive Wände, gewölbte Decken, Terrazzofussböden, nur die Wohnungen im ersten und zweiten Stock haben Holzbalkendecken und Dielenfussboden. Das Dach ist im hohen Gebäudeteil mit Schiefer eingedeckt. Der niedrige Seitenflügel hat sogenanntes Holzcementdach, welches bei der sehr geringen Neigung Gelegenheit bietet zum Aufenthalt für Genesende, welche aus dem ersten Stock des alten Gebäudes unmittelbar dahin gelangen können.

Decken und Wände werden glatt geputzt und erhalten in den Kranken- und Operationsräumen Paneele aus poliertem Cement, sonst Anstrich mit Öl- oder Emaillefarbe, im Übrigen in Ölfarbe gestrichene Paneele, und Leimfarbenanstrich.

Die weitere Ausstattung wird den heutigen Ansprüchen entsprechen (s. d. Aufsatz: „Über zweckmässige Einrichtungen von Kliniken". Klinisches Jahrbuch, Band II u. III.).

Bemerkt mag nur werden, dass die Treppen zum Erdgeschoss aus Granit, die zu den oberen Geschossen aus Sandstein mit Linoleumbelag hergestellt werden.

Die Speisen für die Kranken und das Wärterpersonal im ersten und zweiten Stock werden aus der Hauptkochküche der klinischen Anstalten geliefert.

Um die Diphtherie-Station möglichst von der Aussenwelt abzuschliessen, werden die Speisen mittels Aufzuges in das zweite Stockwerk befördert.

Der grosse Operationssaal wird durch drei Fenster, je 2,5 m breit, 3,5 m hoch und drei je 7,0 qm grosse Oberlichte, welche im Grundriss angedeutet sind, erhellt.

In den verschiedenen Räumen werden Wasserauslässe und Spülbecken in ausreichender Anzahl angebracht und die Abflussleitungen an die städtische Kanalisation angeschlossen.

Die Operationsräume und Krankenzimmer erhalten elektrische Beleuchtung, voraussichtlich auch die übrigen Zimmer und Korridore, die Treppen dagegen Gasbeleuchtung.

Das neue Gebäude ist äusserlich genau dem alten entsprechend, an der Strasse in reicher verziertem, an den Hofseiten in einfachem Ziegelblendbau errichtet. Es wird im Laufe des Jahres 1892 vollständig fertiggestellt und der Benutzung übergeben werden.

Heizung und Lüftung. Sämtliche Räume mit Ausnahme der Wohnzimmer werden mit Warmwasserheizung versehen.

Da indessen bei einer Erwärmung des Wassers unmittelbar durch Kohlenfeuerung an einer Centralstelle die horizontalen Wege, die das Wasser zurücklegen müsste, sehr lang ausfallen würden, es ausserdem schwierig und mit Unzuträglichkeiten verknüpft sein würde, den dreigeschossigen und den eingeschossigen Gebäudeteil gleichzeitig und in erforderlichem Masse mit warmem Wasser zu versorgen, so werden im Keller zwei Niederdruckdampfkessel aufgestellt, von denen der eine wesentlich als Ersatz dient, falls der andere ausser Betrieb gesetzt werden muss. Der von dem Kessel gelieferte Dampf wird drei kleinen im Keller gleichmässig verteilten Wassercylindern zugeführt und erwärmt dieselben unterhalb des Siedepunktes, indem er sie mittelst eines in der Achse der Cylinder angebrachten Rohres durchströmt. Dieses Rohr trennt also den Dampf von dem umgebenden Wasser. Von diesen Wassercylindern gehen die einzelnen Rohrleitungen nach den zu erwärmenden Räumen und dann nach jenen zurück, einen Kreislauf beschreibend. Ebenso gelangt der Dampf, nachdem er seine Wärme abgegeben hat, als Niederschlagswasser zum Kessel zurück, gleichfalls einen stetigen Kreislauf beschreibend. Eine derartige zusammengesetzte Anlage wird als Dampf-Warm-Wasserheizung bezeichnet.

Das Gebäude hat hiernach drei voneinander getrennte Heizsysteme, und zwar zwei für das dreigeschossige Vordergebäude und eins für den eingeschossigen Teil des Seitenflügels, von denen zwar jedes System Dampf desselben Kessels erhält, welcher jedoch jedem System in grösserer oder geringerer Menge zugeführt, oder auch von dem einen oder andern ganz abgesperrt werden kann.

Ist hierdurch schon eine einfache Regelung der Wärme in den einzelnen Systemen möglich, so ist sie es weiter auch für die einzelnen Zimmer infolge der hierfür getroffenen Einrichtungen. Die Abgabe der Wärme in den Zimmern erfolgt nämlich grösstenteils durch eine Reihe von längs der Aussenwände unterhalb der Fenster übereinanderliegenden Wasserröhren, welche jedoch in der Mitte voneinander getrennt sind, so dass es möglich ist, entweder nur eine Hälfte der Röhren oder beide Teile zugleich zur Erwärmung des Raumes zu benutzen. In den grösseren Sälen sind ferner noch einzelne senkrecht stehende Röhrenöfen angebracht, die ein- oder ausgeschaltet werden können, so dass hierdurch bei gleichmässiger Heizung des Dampfkessels doch eine sehr verschiedene Wärmeabgabe in den einzelnen Zimmern je nach Bedarf erzielt werden kann, wobei es nur der Stellung eines Hahnes oder mehrerer Hähne bedarf.

Durch eine Vorrichtung am Dampfkessel regelt sich je nach dem Bedarf selbstthätig die Verbrennung für den Dampfkessel und damit auch die Dampfentwickelung.

Diese Art der Central-Heizung kann als die beste und vollkommenste angesehen werden, die man bisher hat, obwohl die Kosten sich etwas höher stellen als bei einfacher Wasser- oder ausschliesslicher Dampfheizung.

Dass der Lüftung für ein Krankenhaus ganz besondere Aufmerksamkeit und Sorgfalt gewidmet werden muss, bedarf an dieser Stelle keiner besonderen Hervorhebung. Leider haben die künstlichen Lüftungsmethoden oft zu wünschen übrig gelassen und nicht wenige Ärzte ziehen die natürliche Lüftung mittelst der Fenster und Thüren und, wo angänglich, mittelst der Luftauslasse im First der künstlichen Lüftung vor. Jedenfalls befindet sich der Verfasser ganz in Übereinstimmung mit dem ärztlichen Leiter der chirurgischen Klinik darüber, dass lange, namentlich unterirdische und unzugängliche Kanäle für die Zuführung der frischen Luft wegen der Gefahr der Ablagerung von Staub und Ansteckungskeimen gänzlich vermieden werden müssen, wofür die ältere Klinik Beläge bietet. Ja, es wird von jener Seite auf Luftzuführung für den grossen Operationssaal während der Operationen überhaupt verzichtet, weil die Einführung von Staubteilchen dabei unvermeidlich sei und die Schwängerung der Innenluft mit desinficierenden Mitteln abgeschwächt würde, wogegen die Lüftung in der übrigen freien Zeit durch die geöffneten Fenster und entgegengesetzt angebrachte Abzüge für ausreichend und sehr wirksam angesehen wird. Gleichwohl wird im Keller unter dem Saal eine Luftkammer eingerichtet, in welche die äussere Luft durch ein Fenster unmittelbar eintritt und in welcher die Vorwärmung der Luft mittelst Dampfröhren erfolgt, welche von dem gleichen Dampfkessel, welcher die Zimmerheizung bewirkt, mit Dampf versorgt werden. Von der Luftkammer kann die Luft in einem kurzen senkrechten Schlot unmittelbar dem Operationssaal zugeführt werden.

Für die Lüftung der übrigen Räume, namentlich der Krankensäle ist eine sehr grosse Lufteinlass- und Staubablagerungskammer im Keller des dreigeschossigen Baues angelegt, in welche die äussere Luft ebenfalls unmittelbar durch ein Fenster tritt. Von Anbringung von Zeug- oder Wattefiltern wird Abstand genommen; dagegen soll eine sich etwa zeitweise notwendig machende Reinigung der Luft von Staub oder die Anfeuchtung und Kühlung derselben im Sommer durch eine feine Regenbrause bewirkt werden. Hiernach wird die Luft mit Hülfe eines elektrisch oder durch Gasmotor betriebenen Ventilators zwei entsprechend verteilten Lnftheizkammern zugeführt, wo die Vorwärmung der Luft, wie oben erwähnt, durch Dampfröhren erfolgt, um dann durch senkrechte Kanäle den einzelnen Räumen zugeführt zu werden; durch ähnliche Kanäle gelangt die verbrauchte Luft nach dem Dachboden, wo jene zu einigen grösseren Schloten vereinigt werden, die über Dach münden. Es soll eine Erwärmung dieser Abzugsschlote mittelst Gasheizung vorgesehen werden, um bei milder Witterung, wo die frische Luft unmittelbar durch die oberen geöffneten Fensterflügel in die Zimmer treten kann, eine saugende Kraft für den Abzug statt der eintreibenden des Ventilators nötigenfalls zur Verfügung zu haben.

Ist hiermit für das Innere des Gebäudes Alles geschehen, um Licht, frische Luft und Wärme den Räumen in reichlichem Masse zuführen zu können, so soll auch die nächste Umgebung, der grosse Innenhof, möglichst freundlich und gute Luft erzielend und verbreitend, gestaltet werden, indem für Anlage möglichst grosser Rasenflächen, Strauch- und Baumpflanzen Sorge getragen wird.

Es dürfte hier in Verbindung mit dem Langenbeck-Hause eine für ärztliche Kreise höchst interessante Bauanlage geschaffen sein, welche hoffentlich den an sie zu stellenden Anforderungen gerecht und eine Quelle der Belehrung für viele werden wird.

Das Langenbeck-Haus.

Wie aus Abb. 1, S. 148 ersichtlich, liegt es mit seiner 27,5 m langen Front unmittelbar an der Spree und ist weit sichtbar, von der Weidendammer Brücke bis an den Kupfergraben. Auf einem 3 m hohen Unterbau von behauenen Sandsteinen steigt es, in gleicher Flucht mit dem östlichen Flügel der dicht angrenzenden Königlichen chirurgischen Klinik, bis

Das Langenbeck-Haus.

zu einer Höhe von 17,5 m auf. Der Eingang zum Hause findet von der Ziegelstrasse aus durch die Einfahrt der neuerbauten chirurgischen Poliklinik statt über einen geräumigen mit Gartenanlagen geschmückten Hof.

Im Hintergrund dieses Hofes erhebt sich das Langenbeck-Haus, das

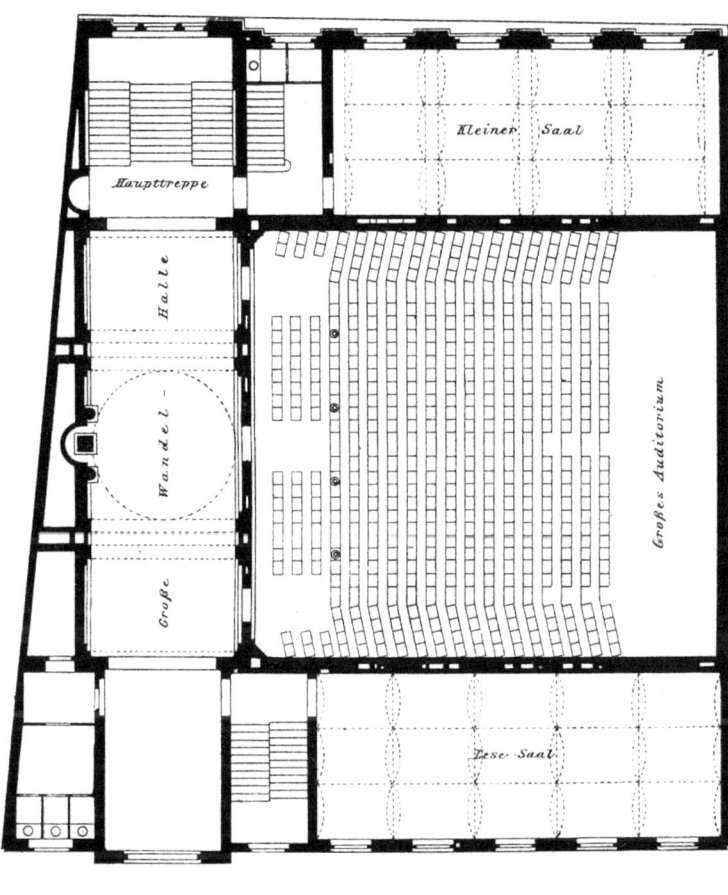

Abbildung 6. Erstes Obergeschoss.

hier eine Breite von 31,5 m hat und dessen Haupteingang dem erwähnten Einfahrtsthore der neuen Poliklinik gegenüberliegt.

Das Haus hat ein Erdgeschoss und zwei Stockwerke. Durch den Haupteingang im Erdgeschoss gelangt man in einen 34 m langen und 5 m breiten, das ganze Haus durchziehenden Korridor. Zu seiner linken Seite liegt ein Zimmer für den Pförtner, zu seiner rechten Hand sind drei 4 m tiefe

Nischen angebracht, welche die Garderoben aufnehmen. Am Ende des Ganges, also an der Spreeseite des Baues liegt das Haupttreppenhaus, das durch alle Geschosse reicht, überwölbt ist und von einem grossen dreiteiligen Bogenfenster sein Licht erhält. Die breite Treppe teilt oberhalb sich in zwei Arme, welche in die weite, durch zwei Geschosse reichende überwölbte und mit Oberlicht versehene Wandelhalle des ersten Stockwerkes führen. Über dem Korridor des Erdgeschosses gelegen, reicht sie gleichfalls von der Spreefront bis zur Hoffront des Gebäudes. Drei Thüren führen aus dieser hellen und geräumigen Halle in den Sitzungssaal, das grosse Auditorium des Hauses. Dieser Hauptteil des Baues reicht durch alle drei Geschosse. Der Grundriss, den vorstehende Skizze wiedergiebt, zeigt die Anordnung der amphitheatralisch ansteigenden Sitze für die Hörer und Zuschauer. An der der Wandelhalle gegenüberliegenden (West-) Wand des 20 m tiefen und 18 m breiten Saales, liegt der Fussboden desselben in Höhe des Erdgeschosses, und von hier steigen die Sitzreihen bis zur Wandelhalle im ersten Stock hinan. An jener Westwand, auf einem erhöhten Podium, zu dem drei Stufen hinaufführen, befinden sich in der Mitte die Rednertribüne, vor ihr der Präsidentensitz und zur Seite die Sitze für die übrigen Mitglieder des Vorstandes; vor diesem Podium bleibt bis zur ersten Sitzreihe ein Raum von etwa 2,5 m frei, in welchem die Demonstrationen von Kranken und Geheilten, von Präparaten und Instrumenten stattfinden sollen. Massgebend für das Ansteigen der Sitzreihen waren die ähnlichen Anordnungen im Operationssaal der chirurgischen Klinik, im Hörsaal des Anatomicum und in dem physiologischen und physikalischen Universitätsinstitute. Die Breite der Sitze, ihre Anordnung und die Gänge und Stufen zwischen den Sitzen sind nach dem Muster des im Bau begriffenen Reichstagsgebäudes und des neuen Märkischen Ständehauses entworfen worden.

Die drei Thüren aus der Wandelbahn führen in die Gänge zwischen den Sitzen und von hier rechts und links zu den Sitzreihen selbst. Die mittelsten Plätze können von den Zuhörern leicht erreicht werden, indem vier oder fünf Sessel zu passieren sind. Die Sitze sind zum selbstthätigen Aufklappen eingerichtet.

Der grosse Saal erhält sein Licht ausschliesslich als Oberlicht durch das ihn überdeckende doppelte Glasdach, dessen tragende Teile nur aus Eisen bestehen.

In Höhe des zweiten Stockwerks läuft um drei Seiten des Saales eine durch ein Eisengeländer abgeschlossene Galerie, zu der man auf den nachstehend erwähnten Nebentreppen gelangt.

Zu beiden Seiten dieses grossen Sitzungssaales, an der Spreeseite wie an der Hofseite, liegen sowohl im ersten wie im zweiten Stock je zwei Säle von 7 m Breite und etwa 16 m Länge. In die beiden Säle des ersten Stockes gelangt man von der Wandelhalle aus durch je einen Vorraum, in dem eine Nebentreppe zu den Sälen des zweiten Stockes und weiter zum Dachboden führt. Der Saal an der Spreeseite im ersten Stock soll als Lesezimmer der medizinischen Gesellschaft und zur Aufstellung eines Teiles ihrer Bibliothek dienen. Der Saal darüber im zweiten Stock soll vorzugsweise die Bibliothek aufnehmen. Zur bequemen Verbindung beider Bibliothekgelasse ist ein Bücher-Aufzug angebracht.

Der Saal an der Hofseite im ersten Stock ist für kleinere Versammlungen bis 100 und mehr Personen, sowie für mikroskopische, laryngoskopische und andere für einen kleineren Kreis von Zuhörern und Teilnehmern bestimmte Demonstrationen zu benutzen. Es sind besondere Einrichtungen geplant, den Saal zu verdunkeln, um jederzeit die Bilder grösserer Projektionsmikroskope vorführen zu können. Der Saal darüber im zweiten Stock von den gleichen Abmessungen dient zur Aufstellung von Sammlungen, Präparaten u. dgl. Ebenfalls nach dem Hofe auf der anderen Seite des Raumes für die Nebentreppe liegt über der Wandelhalle, die hier nur die Höhe des ersten Stockwerks hat, noch ein grösseres Zimmer, wie aus dem mitgeteilten Grundrisse für das erste Stockwerk leicht ersichtlich ist, das vorläufig als Vor- oder Beratungszimmer dienen soll.

Ausser dem Hauptsitzungssaale enthält also das Gebäude noch vier Säle von der erwähnten stattlichen Grösse für die angegebenen Zwecke bestimmt.

Die Räume unterhalb dieser Säle im Erdgeschoss enthalten an der Spreeseite die Wohnung des Kastellans, bestehend aus drei Zimmern und Küche, und das Zimmer des Vorsitzenden, zugänglich von der grossen Flurhalle aus, an der Hofseite eine Dienerwohnung, einen Raum zum Aufenthalt der Kranken und Geheilten, welche in den Sitzungen vorgestellt werden sollen und ein Zimmer für Ruhebedürftige. Zwei Nebeneingänge vom Hof, der eine in dem Raum der hier bis ins Erdgeschoss geführten Nebentreppe, der andere ganz rechts an der Westwand gewähren den Zugang zu den zuletzt erwähnten Räumen des Erdgeschosses an der Hofseite. Für Anlage der nötigen Klosetts in jedem Geschoss ist selbstredend Sorge getragen.

Das Gebäude ist ganz massiv in Ziegelsteinen errichtet und auch äusserlich, bis auf den Eingangs erwähnten Sandstein-Unterbau, mit solchen Ziegeln bekleidet. Sämtliche Räume in dem Erdgeschoss und ersten Stock sind unter Zuhülfenahme von Eisenträgern überwölbt und mit massiven aus Terazzo und Beton hergestellten, grösstenteils mit Linoleum belegten Fussboden versehen. Die beiden Nebensäle im zweiten Stock haben gewöhnliche Holzbalkendecken. Die Erwärmung und zugleich Lüftung des grossen Sitzungssaales und der Wandelhalle erfolgt durch Luftheizung, die Heizung der Nebensäle etc. durch Heisswasserheizung und die der Wohnräume durch Kachelöfen. In einem Kellerraum unterhalb eines Teils des Sitzungssaales liegen die Heizkessel für die Wasser- und Luftheizung; hierher wird die frische Luft mittelst eines grossen, neben der Wandelhalle von aussen über Dach senkrecht abfallenden, dann unterhalb der Flurhalle geführten Schachtes geleitet, erwärmt und dann mittelst eines durch Gasmotor betriebenen Ventilators den erwähnten Räumen zugeführt. Eine Anzahl in den Wänden ausgespaarter Kanäle führen zugleich die Abluft in über Dach geführte und durch die Schornsteine der Kesselfeuerungen erwärmte Schlote ins Freie.

Mit Ausnahme der beiden Wohnungen im Erdgeschoss werden sämtliche Räume elektrisch beleuchtet. Zur Reserve und aus Ersparnisrücksichten ist aber noch Gasleitung vorgesehen.

Der Bau ist von dem Architekten Ernst Schmid unter Kontrole der technischen Beiräte des Komitees, des Geheimen Ober-Regierungsrat Spieker und des Baurats Haesecke entworfen und ausgeführt.

Am 9. April 1891 legte der damalige Vorsitzende der Deutschen Gesellschaft für Chirurgie, Geheimrat Thiersch aus Leipzig, den Grundstein zum Bau, und schon am 8. Juni dieses Jahres ist das Langenbeck-Haus in feierlicher Weise seiner Eigentümerin, der Deutschen Gesellschaft für Chirurgie übergeben worden. Der deutsche chirurgische Kongress tagte hierauf zum erstenmale in diesem Hause.

Die klinischen Neubauten in Breslau.

Die medizinische Klinik.

Bautechnische Beschreibung

von

J. Waldhausen,
Kgl. Regierungs- und Baurat.

Der Neubau der medizinischen Klinik, der dritten[1]) der im sogenannten Maxgarten aufgeführten klinischen Lehranstalten, ist im Mai 1889 begonnen und nunmehr fertig gestellt.

Die Klinik enthält:

---

[1]) Beschreibung der Frauenklinik siehe Band I, der chirurgischen Klinik Band II. S. 372.

I. Stationäre Klinik.

1. Vier grosse Krankensäle zu je 22 Betten III. Klasse; 2. vier Absonderungszimmer zu je 2 Betten III. Klasse; 3. vier Zimmer für Kranke

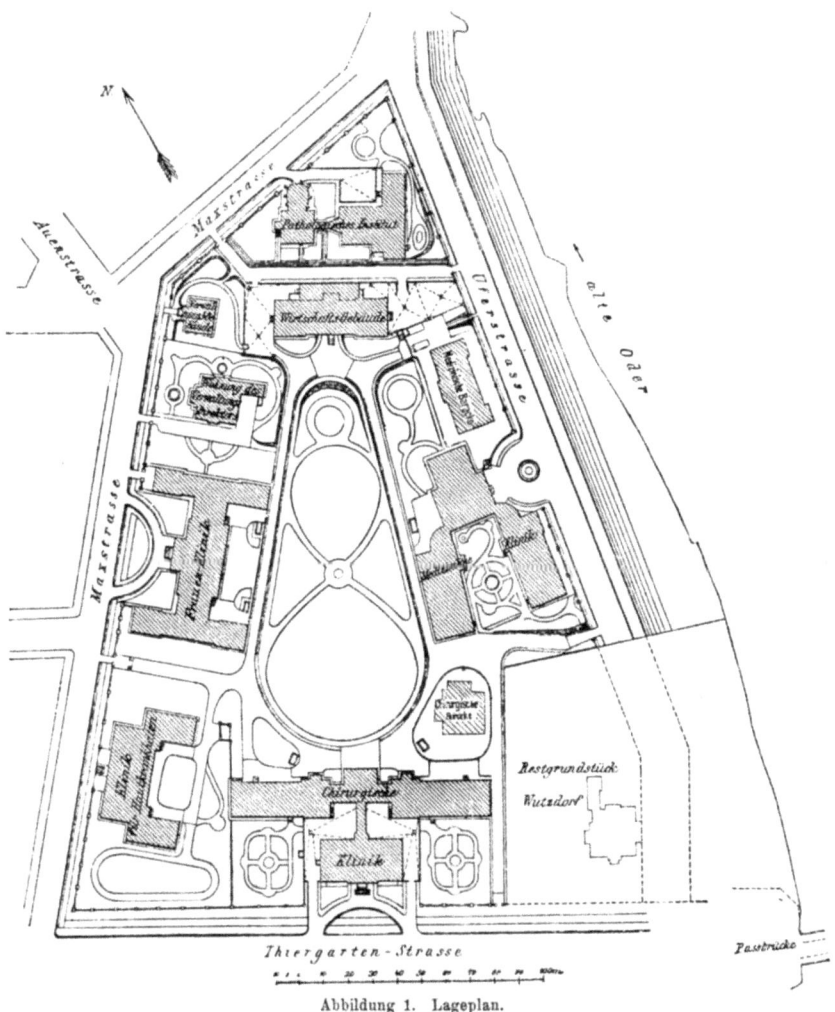

Abbildung 1. Lageplan.

besserer Stände zu je 1 Bett; 4. sechs Zimmer für tobsüchtige Kranke zu je 1 Bett; 5. Tageräume und offene Hallen für die Kranken III. Klasse; 6. Wärterzimmer, Leinenkammern, Bäder, Aborte und zwei Speisenaufzüge, sowie einen Kohlenaufzug. Die Hälfte der Betten ist für männliche, die andere Hälfte für weibliche Kranke bestimmt.

II. Poliklinik.

7. Ein grösseres poliklinisches Untersuchungszimmer; 8. ein kleineres mit Verdunkelungsvorrichtung versehenes Zimmer für besondere Untersuchungen; 9. zwei Wartezimmer für je 20 bis 30 Männer bezw. Frauen; 10. zwei Aborte neben denselben und 11. ein Pförtnerzimmer.

III. Lehr- und Arbeitsräume.

12. Einen Hörsaal mit 100 Sitzplätzen und Vorrichtungen zum Vorstellen von Kranken; 13. ein Wartezimmer für die vorzustellenden Kranken, 14. drei Räume für therapeutische, chemische und mikroskopische Arbeiten mit 11 chemischen und 10 mikroskopischen Sitzplätzen; 15. ein Wagenzimmer; 16. zwei Zimmer zu 4 Plätzen für Kursisten in der Staatsprüfung; 17. ein Zimmer für die Büchersammlung; 18. ein Arbeitszimmer für den Direktor nebst Vorzimmer; 19. Aborte und Garderobe für Studierende; 20. einen Raum für Versuchstiere.

IV. Dienstwohnungen.

21. Eine Wohnung des Pförtners, bestehend aus vier Wohn- und Schlafräumen, einer Küche, einem Abort und einem Keller; 22. drei Wohnungen für Hülfsärzte zu je einer Stube und einem Schlafzimmer; 23. ein Zimmer für die Oberschwester; 24. ein Zimmer für einen Heizer und 25. zehn Schlafräume für das Wärterpersonal.

Die vorstehend aufgeführen Räume sind in drei durch niedrigere Zwischenbauten verbundenen Blocks untergebracht. Die Lage und Grösse der Baustelle an der neben der alten Oder neu hergestellten Uferstrasse bedingte eine hufeisenförmige Grundrissform. Der mittlere Teil, das Lehrgebäude, enthält die Lehrräume, die Räume der Poliklinik, die Diensträume und die Wohnungen; in den beiden Flügeln sind die Krankenräume untergebracht. Die nach dem Lehrgebäude zu liegenden Eckbauten der Krankenblocks enthalten ausser dem Keller- oder Untergeschoss drei Geschosse, im Übrigen hat das Gebäude ausser dem Kellergeschoss zwei Stockwerke.

Der Haupteingang zur ganzen Gebäudeanlage liegt in dem nach der Uferstrasse zu gerichteten Vorsprunge des Lehrgebäudes.

An den Eintrittsflur schliesst sich ein hallenartiger Mittelflur mit der vom Kellergeschoss bis in den ersten Stock reichenden Haupttreppe an, an welchem die Räume der Poliklinik, die Zimmer des Direktors, die Bibliothek und eine Hülfsarztwohnung liegen. Im ersten Stock ist der Mittelflur neben der Haupttreppe nach Osten zu erweitert, um einen direkten Zugang zum Hörsaal für die Studierenden zu gewinnen. Dieses Geschoss des Lehrgebäudes enthält neben dem Hörsaal das Wartezimmer für vorzustellende Kranke, ferner die Arbeitszimmer für therapeutische, chemische und mikroskopische Untersuchungen, das Wagezimmer und die Wohnung für einen zweiten Assistenzarzt, sowie das Zimmer der Oberschwester. Eine Neben-

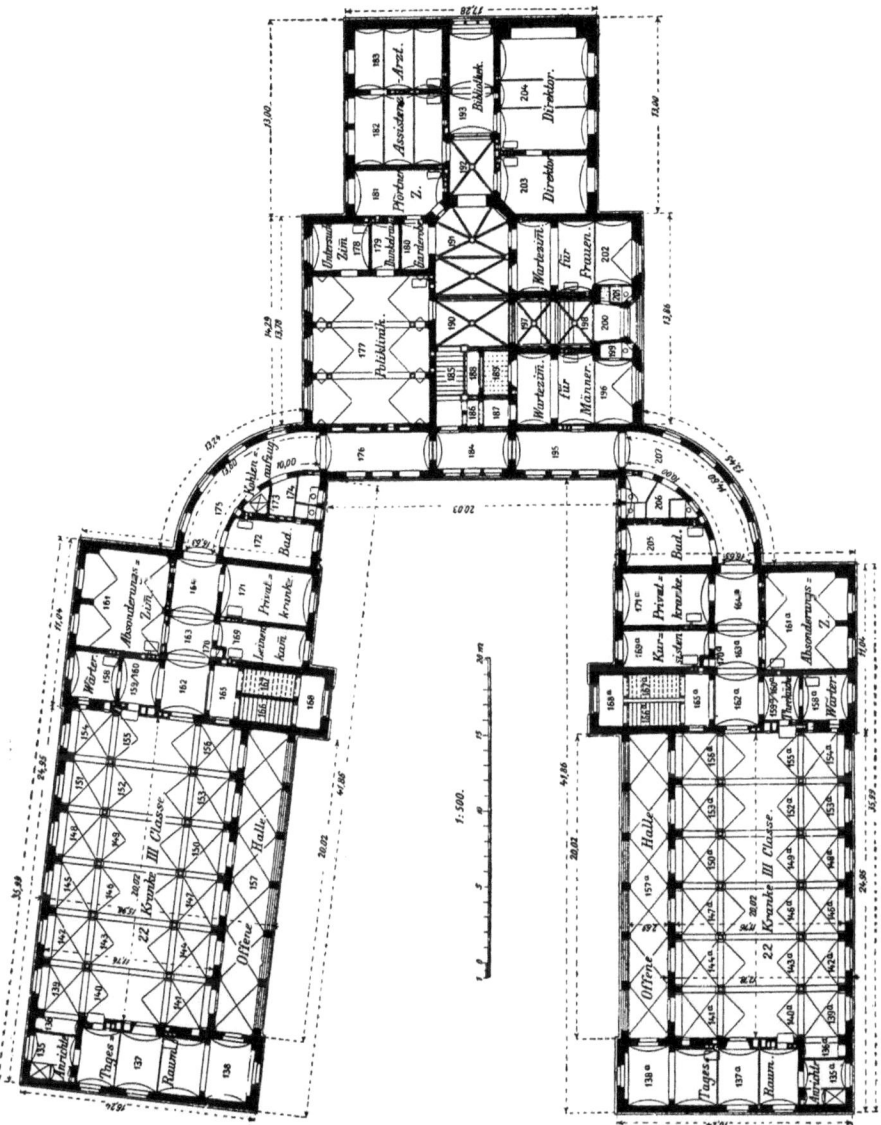

Abbildung 2. Erdgeschoss.

treppe führt zu der im Dachbodenraum ausgebauten Wohnung des dritten Assistenzarztes.

162 Die klinischen Neubauten in Breslau.

Neben den zur Verbindung des Lehrgebäudes mit den Krankenblocks dienenden, galerieartigen Verbindungsgängen, welche im Grundriss eine

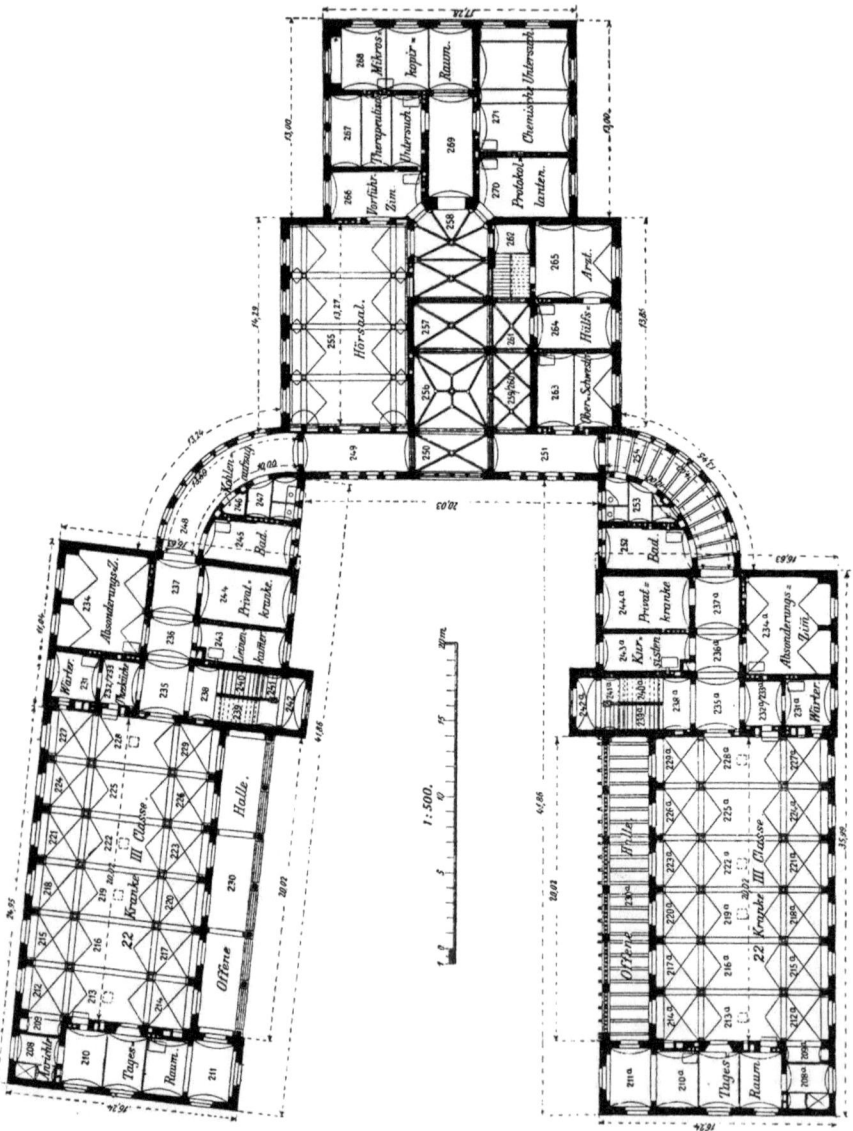

Abbildung 3. Erstes Stockwerk.

bogenförmige Gestalt erhalten haben, liegen im Erdgeschoss und ersten Stock Baderäume und Klosetts.

Die Krankenblocks bestehen je aus einem langgestreckten Saalbau und dem bereits erwähnten Eckbau. Ersterer enthält in jedem Geschoss einen

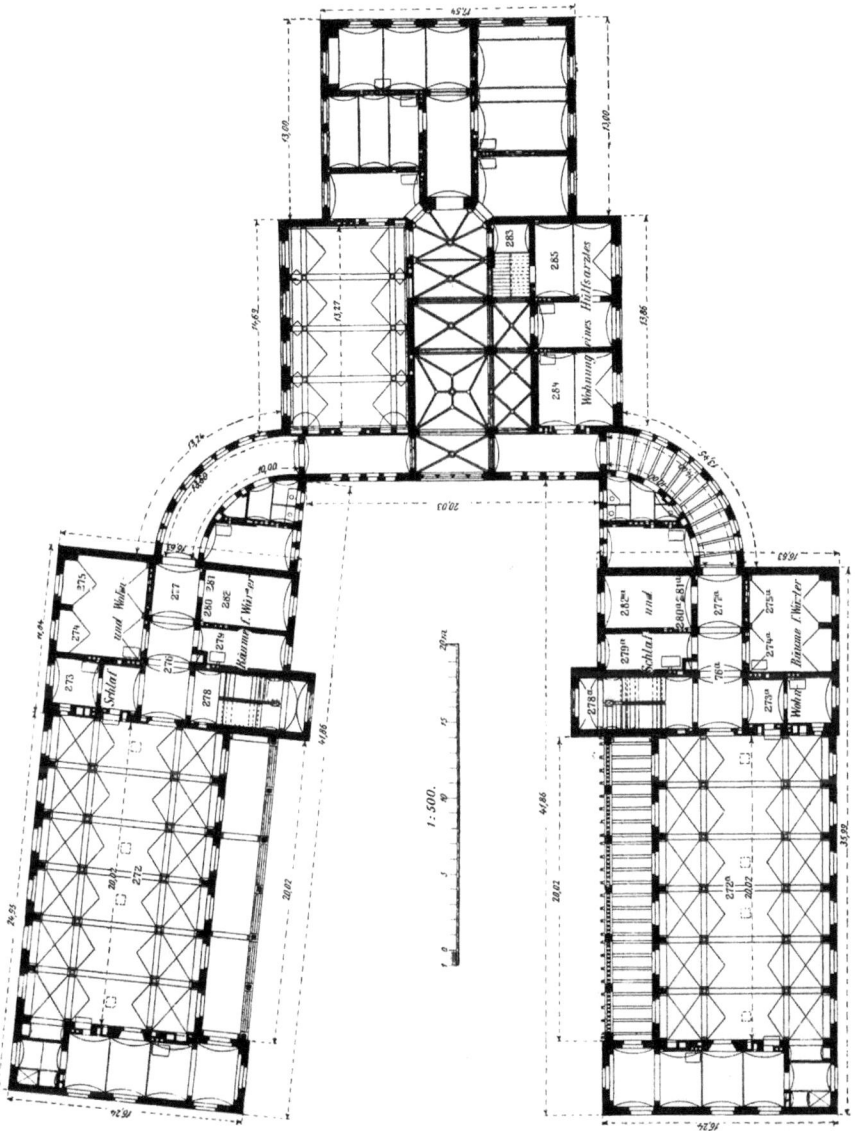

Abbildung 4. Zweites Stockwerk.

grossen Krankensaal nebst dem zugehörigen Tageraume und eine offene Halle, der durch einen Mittelkorridor durchschnittene Eckbau ausser der durch sämtliche Geschosse führenden Treppe im Erdgeschoss und ersten Stock die Wärterzimmer, die Absonderungszimmer, die Zimmer für Kranke

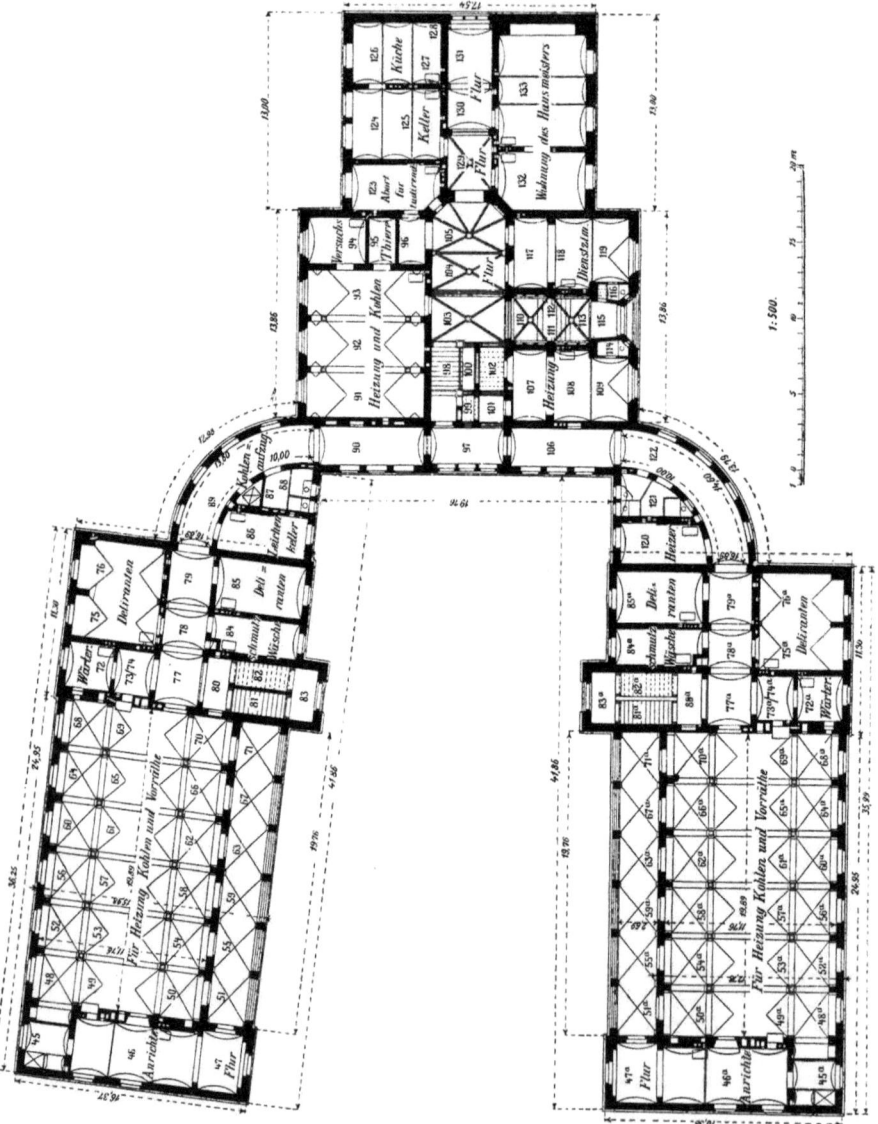

Abbildung 5. Kellergeschoss.

besserer Stände, die Kursisten- und die Leinenzimmer, im zweiten Stock Schlafräume für das Wärterpersonal nebst Abort.

Die medizinische Klinik.

In dem Untergeschoss sind ausser den Heiz- und Kaltluftkammern für die Centralheizung, sowie Kohlen- und Vorratsräumen im Lehrgebäude die Dienstwohnung des Pförtners, die Aborte für Studierende und der Raum für Versuchstiere, in den Verbindungsbauten das Zimmer des Heizers, das Leichenzimmer und Aborte, in den Eckbauten die Delirantenabteilung mit den zugehörigen Wärterzimmern und die Räume zur Aufbewahrung der schmutzigen Wäsche, in den Saalbauten die beiden Anrichteküchen untergebracht. Die letzteren sind je durch einen besonderen Flur direkt von aussen zugänglich. Mittels der Speisenaufzüge können die im Wirtschaftsgebäude hergestellten und nach Bedarf in den Anrichteküchen warm gehaltenen Speisen aus den letzteren in die Tageräume befördert werden, in welchen die nicht bettlägerigen Kranken ihre Mahlzeiten einnehmen sollen.

Es sei noch erwähnt, dass in den Korridoren der Eckbauten Einwürfe für schmutzige Wäsche vorhanden sind, welche mit Schächten in Verbindung stehen, aus denen die Wäsche direkt in die zu ihrer Aufbewahrung bestimmten Räume hinunterfällt.

Das Keller- oder Untergeschoss ist durchgehends 3,50 m, das Erdgeschoss 4,80 m hoch. Die Höhe des ersten Stockwerkes beträgt in den Saalbauten gleichfalls 4,80 m, in den Eckbauten 4,00 m, in den Verbindungsbauten 3,20 m, im Lehrgebäude beim Hörsaal — bis Oberkante Gewölbe gerechnet — 6,15 m, im Übrigen 4,80 m. Das zweite Stockwerk der Eckbauten ist 3,10 m hoch. Der Kellerfussboden liegt durchschnittlich in gleicher Höhe mit dem zwischen den klinischen Gebäuden verbleibenden Garten, während die Uferstrasse eine um 2 m höhere Lage erhalten hat.

In den grossen Krankensälen kommt auf das Krankenbett 10 qm Grundfläche.

Die Aussenarchitektur und die sonstige bauliche Einrichtung des Gebäudes schliesst sich an diejenige der neuen Frauenklinik und der neuen chirurgischen Klinik an.

Die äusseren Flächen sind in roten Blendziegeln unter Anwendung von Glasursteinen für einzelne Streifen und für die Schrägen der Gesimse und Fenstersohlbänke verblendet. Die Dächer sind in Schiefer auf Schalung nach deutscher Art mit ausgeschieferten Kehlen eingedeckt, nur die Hallen und die Verbindungsbauten haben Holzcementdächer auf Balkenunterlagen erhalten.

Die offenen Hallen und der Verbindungsgang im ersten Stock, sowie die Assistentenwohnung im Dachgeschoss des Lehrgebäudes haben Balkendecken, im Übrigen ist das Gebäude durchweg mit gewölbten Decken ausgeführt. Die Haupttreppe und die beiden Treppen der Krankenblocks sind aus Granit hergestellt, die Treppen zu den Dachgeschossen in Eisen konstruiert. Im Kellergeschoss sind die Wohnräume des Pförtners mit eichenen

Riemenböden, welche in heissem Asphalt auf einer Betonunterlage verlegt wurden, die Küche des Pförtners, die Delirantenabteilung und die Anrichteküchen mit Terrazzofussböden, die Flure und Aborte, das Leichenzimmer und das Zimmer für Versuchstiere mit Asphaltestrichen versehen. Die Fussböden der übrigen Kellerräume sind mit Ziegeln gepflastert. In den Stockwerken haben die grossen Krankensäle nebst den Tageräumen und die Poliklinik eichene Riemenböden, die übrigen Krankenzimmer, die Lehr-, Arbeits-, Dienst- und Wohnzimmer gewöhnliche kieferne Böden erhalten. Die Fussböden der offenen Hallen, der Treppenpodeste und der am meisten begangenen Flure sind mit Mettlacher Fliessen II. Wahl belegt, während die übrigen Flure, die Badezimmer und Aborte in Terrazzo ausgeführt wurden. Kranken-, Wohn-, Arbeits- und Lehrräume erhielten Doppelfenster, Flure und Treppenhäuser dagegen einfache Fenster.

Auch bei der neuen medizinischen Klinik ist die Heizung nach dem System einer Vereinigung von Feuerluftheizung mit Kachelöfen eingerichtet, wobei die an den Luftheizöfen erwärmte frische Luft in die Zimmer geleitet und dort im Bedarfsfalle durch die Kachelöfen weiter erwärmt wird; bei den grossen Krankensälen treten an die Stelle der Kachelöfen die an den Kopfseiten aufgestellten Füllregulieröfen; der Hörsaal und die Aborte werden ausschliesslich durch Feuerluftheizung erwärmt.

Das Gebäude hat Zuleitung von kaltem und warmem Wasser. Die Entnahme des letzteren ist auf einzelne Zapfstellen beschränkt, um der Vergeudung vorzubeugen. Die Entwässerung des Gebäudes ist im Anschluss an die städtische Schwemmkanalisation ausgeführt.

Die Beleuchtung erfolgt durch Gas.

Die Baukosten sind zu 482 000 Mark veranschlagt; dazu treten die Kosten der inneren Ausstattung mit 67 500 Mark. Abgesehen von letzteren ergeben sich die Kosten für das Kubikmeter umbauten Raumes zu rund 18 Mark.

Die Absonderungsbaracken der medizinischen und der chirurgischen Klinik.

Von

Waldhausen,
Regierungs- und Baurat.

Die Absonderungsbaracke der medizinischen Klinik liegt vor der Nordfront dieser Klinik (s. Lageplan S. 159); sie ist auf 18 Krankenbetten berechnet, welche in vier voneinander vollständig getrennten Abteilungen untergebracht sind; von letzteren sind je zwei für Männer, bezw.

Frauen bestimmt. Im Allgemeinen werden in dieser Baracke die Diphtherie- und Scharlachkranken der medizinischen Klinik untergebracht werden. Dementsprechend sind die beiden an den Kopfenden des Gebäudes liegenden Abteilungen für die Diphtheriekranken, die beiden Mittelabteilungen für die Scharlachkranken bestimmt. Die Trennung zwischen den Diphtherie- und Scharlachabteilungen erfolgt durch feste Glaswände. Die ersteren enthalten je 6 Krankenbetten in zwei Zimmern, ein Wärterzimmer, ein Badezimmer und ein Klosett. Die Scharlachabteilungen sind an Umfang verschieden, insofern als für die Frauenabteilung, in welche gleichzeitig auch Kinder aufgenommen werden, 4 Betten in zwei Zimmern, für die Männerabteilung dagegen nur 2 Betten in zwei Zimmern vorgesehen wurden. Auch jede dieser Abteilungen hat ein besonderes Bad und ein Wärterzimmer, sowie

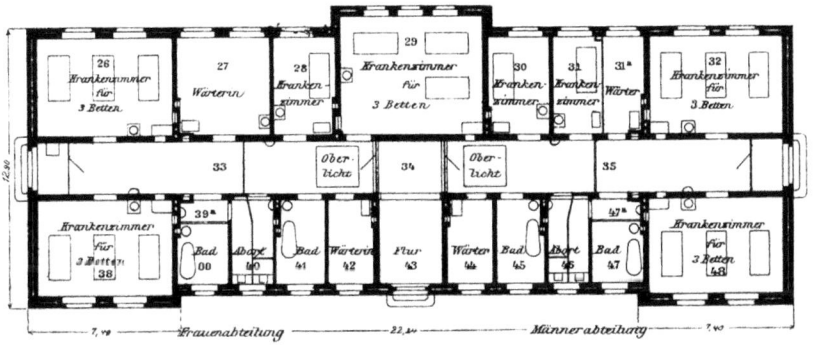

Abbildung 1. Absonderungsbaracke für die medizinische Klinik.

ein Klosett. Um die Diphtherie-, bezw. Scharlachabteilungen unmittelbar von aussen zugängig zu machen, hat das Gebäude drei Eingänge erhalten und zwar je einen an den Kopfseiten und einen in der Mittelachse der Vorderfront.

Die Baracke der chirurgischen Klinik ist an der Nordseite des östlichen Krankenblocks dieser Klinik aufgeführt worden (s. Lageplan S. 159); sie dient in erster Linie für diphtheriekranke Kinder, an denen der Luftröhrenschnitt vorgenommen werden soll. Deshalb gruppieren sich die Räume um ein genügend durch Tageslicht erhelltes Operationszimmer. Indessen werden in dem Operationsraume auch andere Kranke mit schweren Eiterungen u. s. w. operiert und in den Zimmern der Baracke verpflegt werden können. Die chirurgische Baracke ist auf 9 Betten für Kinder und 3 Betten für Pflegerinnen berechnet. Je nachdem auch Erwachsene untergebracht werden müssen, werden an Stelle einzelner Kinderbetten grosse Betten aufgestellt. Um dem wechselnden Bedürfnis zur Unterbringung von Kindern, bezw. Erwachsenen jederzeit leicht entsprechen zu können, haben die vorhandenen drei Krankenzimmer verschiedene Grössen erhalten, nämlich eine Grundfläche von 12 qm für 1 Kinderbett und 1 Pflegerin, ferner von 25 qm für 3 Kinderbetten und von 35 qm für 5 Kinderbetten. Für die Wärterinnen ist endlich noch ein besonderer Raum mit 2 Betten vorgesehen. Ein kleines Badezimmer und ein Klosett vervollständigen die innere Raumeinteilung.

Die Heizung der beiden Baracken wird teils durch Kachelöfen, teils durch Kellingsche Füllregulieröfen, letztere in den grösseren Räumen, bewirkt. Die Öfen sind mit Zuleitung, frischer Luft versehen. Die Ablüftung der Räume geschieht in beiden Baracken durch in den Wänden ausgesparte, über Dach geleitete Kanäle; ferner sind in der medizinischen Baracke die Flurwände der Krankenzimmer mit Ausströmungsöffnungen dicht unter der Decke versehen, welche die Abluft der Zimmer nach dem Flur leiten; von hier aus gelangt die Abluft durch Öffnungen unter, bezw. in der Decke des Flures, sowie durch die stellbaren Oberlichter der Aussenthüren ins Freie. Da endlich auch in beiden Baracken die Zimmerfenster mit stellbaren Oberlichtern versehen sind, so ist eine starke Lüftung der Räume in jeder Beziehung ermöglicht.

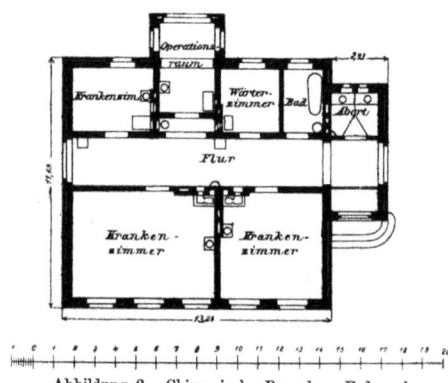
Abbildung 2. Chirurgische Baracke. Erdgeschoss.

Die Aborte sind mit Wasserspülung versehen. In sämtlichen Krankenzimmern befinden sich feste, unmittelbar an die Wasserzu- und Ableitung angeschlossene Waschtische.

Das warme Wasser wird durch sogenannte Fletchersche Augenblickswärmer, die mit Gas geheizt werden, geliefert.

Die Höhe der Zimmer beträgt in beiden Baracken im Mittel 4,40 m; auf das Krankenbett kommen für Erwachsene rund 10 qm, für Kinder rund 7,0 qm Bodenfläche.

Die Fussböden, welche 0,50 m über der Erdoberfläche liegen, haben einen Terrazzobelag erhalten; die Wände sind in Höhe des Fussbodens durch eine Asphaltschicht gegen die Erdfeuchtigkeit geschützt. Die Umfassungen sind mit Luft-Isolierschicht versehen. Von einer Unterkellerung ist vollständig Abstand genommen worden. Das Dach bildet gleichzeitig die Decke der Räume; das erstere ist mit Holzcement eingedeckt und im Innern mit Gipsdielen verkleidet. Sämtliche Wände sind mit Stuckputz versehen und ebenso wie die Decken in Ölfarbe gestrichen.

Die äusseren Mauerflächen sind im Ziegelrohbau möglichst einfach gehalten.

Der Kostenanschlag beläuft sich bei der medizinischen Baracke auf 51600 Mark; dazu treten für die innere Ausstattung 8000 Mark. Für die chirurgische Baracke ermässigen sich die Kosten auf 20100 Mark, bezw. 5750 Mark.

Die Klinik für Hautkrankheiten und Syphilis.

Von

J. Waldhausen,
Kgl. Regierungs- und Baurat

und

Professor Dr. Neisser.

Die am 1. August 1892 zu eröffnende Klinik für Haut- und venerische Krankheiten der Universität Breslau ist das erste derartige Institut, welches in einem selbständigen Bau untergebracht ist.

Der ursprüngliche Plan, ein gemeinschaftliches Gebäude für diese und die Klinik für innere Krankheiten, wie dies in Bonn der Fall ist, zu schaffen, wurde wegen der von den Direktoren beider Kliniken hervorgehobenen Unzuträglichkeiten, die durch die Vereinigung zweier ganz getrennter Institute in einem Gebäude entstehen könnten, fallen gelassen, um so leichter, als sich herausstellte, dass der Bau einer eigenen Klinik kaum teurer würde, als die Zusammenlegung beider Institute, denn eine gemeinschaftliche Benutzung gleicher Räume seitens beider Kliniken musste von vornherein als ausgeschlossen gelten.

Der Neubau befindet sich auf dem als Maxgarten bezeichneten Terrain, vereinigt mit den übrigen, bereits in Benutzung befindlichen Kliniken, und zwar an der Ecke der Max- und Tiergartenstrasse derart, dass unter Einhaltung eines entsprechenden freien Zwischenraumes an der Maxstrasse die Frauenklinik, an der Tiergartenstrasse die chirurgische Klinik der dermatologischen Klinik sich anschliessen, s. Lageplan S. 159.

Die nach dem Bauprogramm zu beschaffenden Räume sind in einem Untergeschoss, einem Erdgeschoss und einem ersten Stockwerk, sowie in einzelnen Ausbauten des Dachgeschosses untergebracht. Die Grundrissanlage weist der Hauptsache nach einen an der Maxstrasse liegenden Mittelbau mit dem Haupteingange und zwei, rechtwinkelig zu diesem gerichtete, nach dem Innern des klinischen Platzes gehende Seitenflügel auf.

Die innere Einteilung des Gebäudes ist so getroffen, dass das Erdgeschoss des Mittelbaues die poliklinischen, sowie die wissenschaftlichen und Unterrichtsräume, die Seitenflügel, sowie der ganze erste Stock die Krankenräume enthalten. In den durch den Vorderbau und die Seitenflügel gebildeten einspringenden Ecken befindet sich je eine bis zum Dachgeschoss führende Treppe.

An dem Eintrittsflur, welcher auf den das Gebäude der Länge nach durchschneidenden Mittelflur mündet, liegen unmittelbar rechts die polikli-

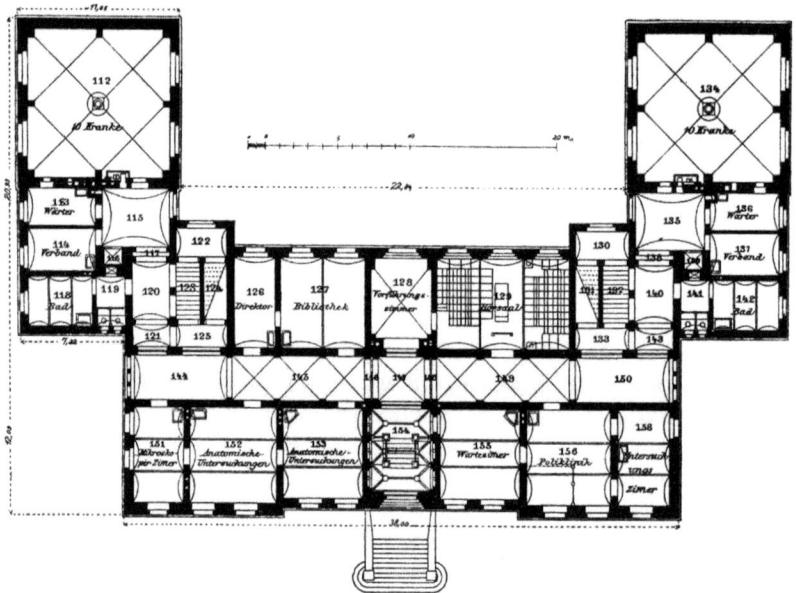

Abbildung 1. Erdgeschoss.

nischen Räume, so dass die Kranken, ohne das Innere des Gebäudes zu betreten, direkt ins Wartezimmer gelangen können. An den Warteraum schliesst sich das poliklinische Abfertigungszimmer, zwischen dessen beiden Fenstern eine hohe Holzwand eingeschoben werden soll, um zu gleicher Zeit zwei Kranke in diesen nach rückwärts durch eine Gardine abzuschliessenden Kammern untersuchen zu können. An dieses Zimmer stossen zwei kleinere, durch einen Vorhang getrennte Räume. Der eine für besondere Untersuchungen, Katheterisieren, Kehlkopfspiegeln u. s. w., der andere als Verbandzimmer für ambulante Kranke. Auf die Beschaffung des letzteren ist besonderer Wert gelegt worden, weil durch diese ambulante Behandlung eine grosse Anzahl von Hautkranken, welche sonst ein Hospital aufsuchen müssten, die genügende Behandlung finden.

Die Klinik für Hautkrankheiten und Syphilis.

Links vom Eingange befinden sich drei Zimmer, welche zu wissenschaftlichen Laboratorien bestimmt sind. Die Fenster dieser Zimmer liegen teils nach Nordwesten, teils nach Norden, so dass, wenigstens während des grössten Teiles des Tages, die Sonne nicht direkt auf die, die Mikroskopiertische enthaltenden Fenster fällt. Diese drei Zimmer sind durch Thüren miteinander verbunden. Von der Bestimmung eines dieser Zimmer als Separatarbeitszimmer für den Direktor der Klinik ist abgesehen worden, damit derselbe in stetem Konnex mit den im Laboratorium Arbeitenden sich befinde. Diese Arbeitsräume sind für mikroskopische, bakteriologische und experimentelle Arbeiten bestimmt; Sektionen von Tieren dagegen, sowie die notwendigen Sterilisationsverrichtungen sind im Untergeschoss zusammen mit den für die Verbandstoffe anzulegenden Sterilisationsapparaten vorgesehen. Gegenüber diesen Zimmern, auf der Rückseite des Korridors, befindet sich ein einfenstriges Zimmer als Abtretezimmer für den Direktor, daneben die Bibliothek, welche zugleich als Lese- und Arbeitszimmer für Assistenten, Laboranten u. s. w. dienen soll. Sodann folgt ein Zimmer für die Lehrsammlungen und Atlantenschränke, welches zugleich als Warteraum für die in der Klinik vorzustellenden Kranken dient; an dieses schliesst sich der Hörsaal.

Wie die nebenstehende Zeichnung ergiebt, enthält der Hörsaal 68 Sitzplätze, die so angeordnet sind, dass die zu beiden Seiten Sitzenden den Kranken, der sich in bester Beleuchtung gegenüber dem Fenster befindet, leicht und bequem, ohne selbst geblendet zu werden, sehen können. Dadurch, dass der Kranke sich in der Mitte befindet und auf einem erhöhten 2 m langen Podium hin und her gehen kann, dass für die ersten Sitzreihen Stühle vorgesehen sind, dass die hinteren Bänke, welche von vorn nach hinten um je 20 cm ansteigen, so kurz gehalten sind, dass man von beiden Seiten leicht die Bänke verlassen und ans Podium herantreten kann, ist dafür gesorgt, dass schnell und bequem möglichst viele Hörer den Kranken in nächster Nähe besichtigen können. Die Tafel befindet sich in bester Beleuchtung gegenüber dem Fenster an einer Holzwand, welche zugleich als Windfang für die Haupteingangsthür dient. Zwei Waschvorrichtungen an verschiedenen Seiten des Auditoriums gestatten nach etwaigen Untersuchungen das Reinigen der Hände.

Jeder Seitenflügel enthält im Erdgeschoss einen Krankensaal für 10 Betten, ein Wärterzimmer, ein Verbandzimmer, einen Baderaum und zwei Klosetts. Der Zugang zu diesen Räumen wird durch einen an der Treppe vorbeiführenden Seitenflur ermöglicht, welcher sich vor dem Krankensaal zu einem Vorraum erweitert, der den nicht bettlägerigen Kranken als Tageraum dienen kann. Die Trennung der Krankenräume soll in vertikaler Richtung durchgeführt werden, so dass die rechte Hälfte für Männer, die linke für Frauen eingerichtet werden soll. Es lässt sich so bequem eine ziemlich gleiche Verteilung der Betten für beide Geschlechter durchführen. Es wird bei der zu Grunde liegenden Berechnung von 9 qm für den Kranken möglich sein, neben den vorgesehenen 62 Krankenbetten für Erwachsene, nach Bedarf noch einige Kinderbettstellen unterzubringen.

Ein besonderer Wert musste bei dieser Klinik auf das reichliche Vorhandensein von Badevorrichtungen gelegt werden. Es befindet sich daher in beiden Seitenflügeln je ein Badezimmer von etwa 15 qm Flächeninhalt, also im Ganzen vier; dieselben mussten so gross genommen werden, weil sehr häufig ein stundenlanger Aufenthalt der Patienten im Bade erforderlich ist. Ausserdem befinden sich im Untergeschoss zwei Dampfbäder, welche zugleich als Trockenluftbad, sowie durch den daselbst aufgestellten Schwitzapparat auch als feuchtes Schwitzbad dienen sollen. Ferner ist im ersten Stock noch ein einfenstriges Krankenzimmer mit Badeeinrichtung vorgesehen worden, um solchen schweren Kranken, welche das Bad als permanentes benützen sollen, die Möglichkeit zu gewähren, direkt vom Bett in die Wanne transportiert zu werden.

Jede Station enthält in beiden Seitenflügeln, wie in beiden Stockwerken je ein — also im Ganzen vier — Verbandzimmer. Dieselben sind notwendig, um zu vermeiden, dass die sehr häufig mit Salben, Pflastern etc. anzulegenden Verbände, welche sehr leicht zur Verunreinigung des Fussbodens führen, in den Krankenzimmern vorgenommen werden. Ebenso muss die bei Genitalerkrankungen notwendige Behandlung durchaus in einem separaten Raume vorgenommen werden.

Das erste Stockwerk weist in den Seitenflügeln genau dieselbe Einteilung wie das Erdgeschoss auf. Der Mittelbau enthält an der Hinterfront zwischen den beiden Treppenhäusern zwei Krankensäle zu je 6 Betten und ein Leinenzimmer. Strassenwärts liegen: zwei grössere Zimmer II. Klasse und ein Zimmer III. Klasse zu je 2 Betten, vier Zimmer I. Klasse zu je 1 Bett, ein Krankenzimmer, welches, wie schon erwähnt, auch als permanentes Bad benutzt werden kann, und ein Operationszimmer mit entsprechend breitem Fenster, endlich noch zwei Klosetts.

Im Dachgeschoss liegt die aus Zimmer und Kammer bestehende Wohnung für einen Hülfsarzt, je ein Wohnzimmer für die Oberwärterin und den Heizer, das photographische Atelier nebst Dunkelkammer und ein Raum für Vorräte. Das Untergeschoss enthält an der Vorderfront die Wohnung des Hausmeisters, dessen Dienstzimmer mit dem Eingangsflur durch eine Treppe und ein Fenster in direkter Verbindung steht, zwei Präparierräume, ein Raum für Sterilisationszwecke und ein desgl. für Tierställe. Im Übrigen ist das Untergeschoss zur Unterbringung von zwei Dampf-, bezw. Heissluftbädern nebst Vorräumen, zwei Anrichteräumen, bezw. Spülküchen nebst Räumen für Vorräte, zwei Räumen zum Ansammeln der schmutzigen Wäsche, ein Abort für die Studierenden und für Heiz- und Kohlenräume benutzt worden.

Die Klinik für Hautkrankheiten und Syphilis.

In jedem Seitenflügel vermittelt ein Aufzug den Transport der Speisen vom Untergeschoss bis zum ersten Stockwerk, während ein in jedem Stockwerk mit Einwurfsthürchen versehener Schacht die schmutzige Wäsche in dem dazu bestimmten Raum des Kellergeschosses ansammelt.

Die Kellersohle liegt durchschnittlich 0,35 m unter Terrain, die Stockwerkshöhen betragen für das Untergeschoss 3,50 m, für das Erdgeschoss und das erste Stockwerk 4,80 m. In diesen Maassen sind die Deckenwölbungen eingeschlossen. An Grundfläche kommen in den grösseren Zimmern auf das Bett rund 9 qm.

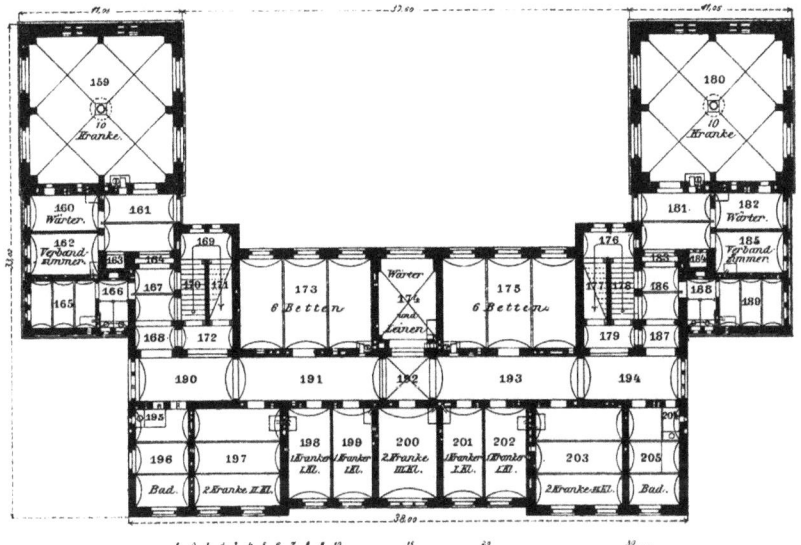

Abbildung 2. Erstes Stockwerk.

Die Aussenarchitektur stimmt mit derjenigen der übrigen im Bau begriffenen Kliniken überein und zeigt Ziegelverblendung mit Glasuren und deutsche Schieferdächer. Nur die kleinen Verbindungsbauten zwischen dem Mittelbau und den Krankenblocks haben ein Holzcementdach erhalten. Sämtliche Zwischendecken sind massiv eingewölbt worden. Die Treppen sind durchweg aus Granit hergestellt. Die Wohnräume im Keller, ferner die Krankensäle und die Räume der Poliklinik erhielten eichene, in heissem Asphalt verlegte Riemenböden, die übrigen Zimmer kieferne Fussböden. Flure, Bäder und Aborte erhielten Terrazzoböden. Die Wände der Krankenräume sind mit Stuckputz und Ölfarbenanstrich versehen, während in den anderen Räumen gewöhnlicher Wandputz mit Leimfarbenanstrich und nur stellenweise für die unteren Teile Ölfarbenanstrich zur Anwendung gekommen ist.

Die Klinik ist in ausgedehntem Maasse mit Leitungen für warmes und kaltes Wasser, sowie für Leuchtgas versehen. Der in einem stehenden Querröhrenkessel von 6,5 qm Heizfläche und 4,5 Atm. Überdruck entwickelte Dampf wird ausser zum Betriebe der Dampfbäder auch zur Warmwasserbereitung, zu Sterilisationszwecken und zur Wasserverdunstung in den Heizkammern der Sammelheizung benutzt. Die Beheizung der Klinik erfolgt, wie auch diejenige der anderen Kliniken durch eine Vereinigung von Feuerluftheizung mit Stubenofenheizung. Die in den Luftheizkammern vorgewärmte, frische Luft wird hiernach unmittelbar den Räumen zugeführt; sobald die eingeführte Luft die Wärmeabgabe der Räume nicht mehr deckt, werden die Stubenöfen, welche in den kleineren Zimmern aus Kacheln, in den grösseren aus Eisen hergestellt sind, in Thätigkeit gesetzt. Der Hörsaal und die Flure werden ausschliesslich durch Feuerluftheizung erwärmt.

Der Kostenanschlag schliesst mit der Summe von 280000 Mark ab, es ergiebt dieses für das Kubikmeter Gebäudeinhalt einen Betrag von 18,4 Mark. Die Kosten der inneren Ausstattung betragen 39000 Mark.

Neubau des pathologischen Institutes.

Von

J. Waldhausen,
Kgl. Regierungs- und Baurat.

Das neue pathologische Institut der Universität zu Breslau hat an der Nordspitze des sogenannten Maxgartens, in welchem die klinischen Universitätsinstitute erbaut worden sind, seinen Platz erhalten. Diese Lage ist insofern zweckmässig, als sich der gesamte Verkehr nach und von dem Institut vollziehen kann, ohne von den in den Kliniken untergebrachten Kranken wahrgenommen zu werden; besonders gilt dies für die Beerdigungen der in den Kliniken Verstorbenen. Die Unterbringung der in dem Bauprogramm geforderten Räume ist gruppenweise in zwei durch eine kurze Halle verbundenen Gebäuden erfolgt: Dem Obduktionshaus und dem damit durch einen kurzen Gang verbundenen eigentlichen pathologischen Institut. Bei dieser Zweiteilung bilden einerseits die für die Leichen und die Sektionen derselben bestimmten Räume, sowie andererseits die Lehrräume je eine besondere Gruppe. Die in der ersteren sich vielfach ergebende starke Luftverderbnis wird dadurch von den Arbeitszimmern und Hörsälen unbedingt fern gehalten.

Im Untergeschoss des Obduktionshauses befinden sich der auch von aussen zugängliche Leichenkeller und zu dessen beiden Seiten je ein

Raum zum Aufbewahren von Gläsern und Särgen; ferner ein Macerationsraum, ein Leichenaufzug und ein Einsargungsraum, welcher mit der im Untergeschoss des zehneckigen Gebäudeteiles untergebrachten Beerdigungskapelle verbunden ist. Auch eine kleine, mit Zugang von aussen versehene Sakristei ist in diesem Geschosse noch aufgenommen worden. Das Erdgeschoss enthält die zwei Sektionsräume, mit je zwei Seziertischen, das Beratungszimmer, Aborte, den Obduktionssaal mit Stehplätzen für 80 Zuschauer und die zur obersten Stufe des in denselben eingebauten Podiums führende Treppe. Von dem Podest derselben zugänglich, ist oberhalb des Abortes durch eine in Stampfbeton hergestellte Zwischendecke ein Raum

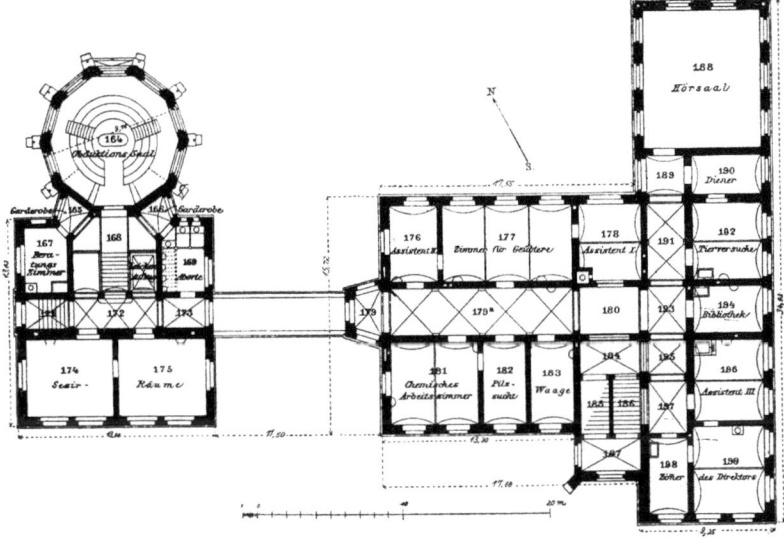

Abbildung 1. Erdgeschoss.

als Garderobe für die Studierenden gewonnen worden. Der Hauptzugang zum Obduktionshause, welcher besonders von den Studierenden benutzt werden soll, liegt an der Westseite des Gebäudes.

Im eigentlichen Institutsgebäude enthält der von Westen nach Osten gerichtete Flügel im Kellergeschoss zwei Präparierräume, eine Waschküche für Leichenwäsche, Aborte und die Räume für die Centralheizung. Im Keller des Querflügels liegen die Wohnung des Hausmeisters mit zwei Stuben, Kammer und Küche, die Wohnung für den Leichendiener mit Stube, Kammer und Küche, der Raum für frische Präparate und endlich die Stallungen für Versuchstiere, welche mit dem Innern des Gebäudes gar keine Verbindung haben.

Im Erdgeschoss liegen südlich von dem Mittelflur: Das Zimmer für chemische Untersuchungen und je ein Raum für Pilzzucht und für die Wage; nördlich dagegen: zwei Assistentenzimmer und zwischen diesen das Arbeitszimmer für „Geübtere". An dem südlichen Ende des Querflügels liegen die beiden Zimmer des Direktors, sodann ostwärts ein Assistentenzimmer, die Bibliothek, das Tierexperimentierzimmer, das Zimmer des Dieners und in einem besonderen einstöckigen Anbau der Hörsal mit 80 Sitzplätzen.

Im ersten Stockwerk wird die ganze Nordseite von dem Mikroskopiersaal, welcher an drei Seiten Fenster hat, eingenommen, an der Ostseite liegt ein Vorbereitungszimmer und der Demonstrationssaal. Der Sammlungsraum liegt an der Südseite des Längsflügels; er dehnt sich über den Flur des Erd-

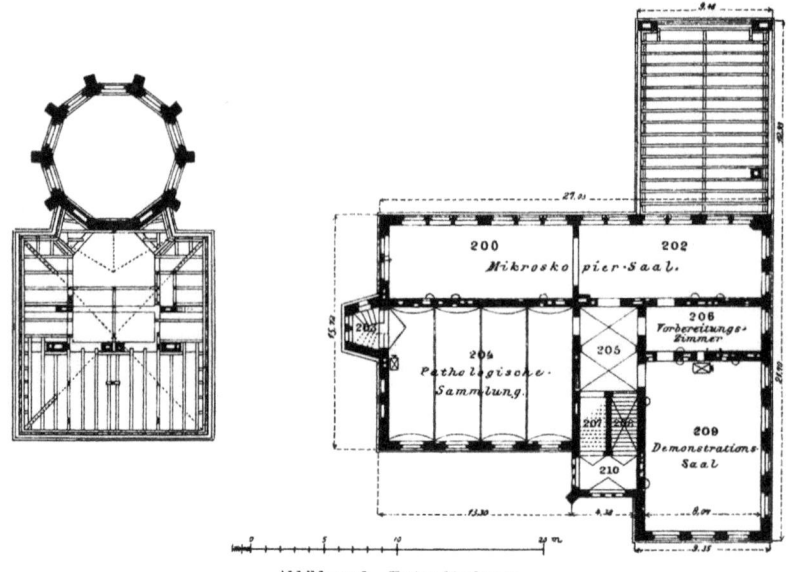

Abbildung 2. Erstes Stockwerk.

geschosses aus. Um die Grundflächenausdehnung mit Rücksicht auf die Baukosten nach Möglichkeit einzuschränken, ist der für die Sammlungen bestimmte Saal der Höhe nach durch einen Zwischenboden in zwei Geschosse geteilt worden. Die Verbindung zwischen diesen vermittelt eine Treppe, welche in einen erkerartigen, an der Westseite liegenden Ausbau untergebracht ist. Überdies kann auch der an die Erkertreppe anschliessende Teil des Dachgeschosses bei eintretendem Bedürfnis zur Vergrösserung der Sammlungsräume ausgenutzt werden.

Das Kellergeschoss des Institutes hat eine Höhe von 3,30 m, das Erdgeschoss eine solche von 4,80 m und das erste Stockwerk eine solche von 5,70 m. Für letztere Höhe ist einesteils der, der Höhe nach geteilte Sammlungssaal und anderenteils der Umstand maassgebend, dass sowohl im

Mikroskopiersaal wie auch im Demonstrationssaal das direkte Himmelslicht möglichst tief in den Raum hineinfallen muss, damit selbst auf den zurückliegenden Plätzen Präparate und mikroskopische Objekte genau untersucht werden können.

Die Zwischenhalle ist auf eine Verbindung der Mittelflure des Obduktionshauses und des eigentlichen Institutes im Untergeschoss beschränkt worden. Dieselbe ist an ihrer Südseite mit einem Eingang versehen, welcher insbesondere als Zugang für die klinischen Lehrer dienen soll.

Die Aussenarchitektur ist in Übereinstimmung mit den anderen klinischen Neubauten im Ziegelrohbau ausgebildet worden. Mit Ausnahme des Daches der Verbindungshalle und der gleichzeitig als Dach dienenden Decke des Hörsaales, für welche Holzcement gewählt ist, sind sämtliche Dächer mit deutschem Schiefer eingedeckt. Im Inneren des Institutes sind die Decken des Kellers und des Erdgeschosses durchgehends gewölbt, ebenso auch die Decke des Sammlungssaales im ersten Stockwerk, sowie der Flur und das Treppenhaus daselbst; die übrigen Räume des ersten Stockes haben Holzdecken erhalten.

Im Obduktionshause sind mit Holzbalkendecken versehen: Die Sezierräume, das Beratungszimmer, die Garderobe und der Obduktionssaal, letzterer hat zur besseren Beleuchtung des Seziertisches auch ein mit Kathedralglas verglastes Oberlicht von 3,10 m Durchmesser erhalten.

Die innere Ausstattung ist durchgehends eine einfache, nur dem Bedürfnis entsprechende. Dabei ist aber auf die Ausstattung des Gebäudes mit Gas und Wasser, sowie auf seine Entwässerung, Beheizung und Lüftung die grösste Sorgfalt verwendet worden. Entnahmestellen für warmes Wasser sind nur in dem chemischen Arbeitszimmer und dem Zimmer für Geübtere, ferner in den beiden Sezierräumen und in dem Obduktionssaal angelegt worden. Die Beheizung und Lüftung erfolgt derart, dass das Beratungszimmer, die beiden Assistentenzimmer in dem Längsflügel des Institutes, sowie das Tierexperimentierzimmer, die Bibliothek und das Vorzimmer des Direktors durch Kachelöfen erwärmt werden, während für alle übrigen Räume eine Niederdruckdampfheizung mit Selbstregulierung zur Ausführung gekommen ist. Von einer Erwärmung der Flure ist Abstand genommen worden. Die Baukosten betragen 204 000 Mark, wozu für die Gründung 13 500 Mark und für die innere Ausstattung 28 000 Mark treten; das Kubikmeter Gebäudeinhalt stellt sich dabei, die beiden letztgenannten Aufwendungen ausgeschlossen, auf 19,17 Mark.

Das Wirtschafts- und das Verwaltungsgebäude.

Das Wirtschaftsgebäude nimmt mit dem Verwaltungsgebäude und dem pathologischen Institut den nordöstlichen Teil des Maxgartengrundstückes ein, s. Lageplan S. 159. Die beiden ersteren Gebäude wurden gleichzeitig mit der Frauenklinik im April 1890 der Benutzung übergeben.

Das Wirtschaftsgebäude enthält die Räume für den gesamten Koch- und Wäschebetrieb der neuen klinischen Anstalten. In dem 3,40 m hohen Kellergeschoss liegen die Kohlenkeller, Vorratsräume und die Desinfektionsanstalt. Die grosse Waschküche ist nicht unterkellert. Das Erdgeschoss, sowie das erste Stockwerk nehmen die beiden gleich grossen Abteilungen der Kochabteilung und der Wäscheabteilung auf. In der Mittelaxe des Gebäudes ist der ungefähr 40 m hohe Dampfschornstein angeordnet, welcher für die Abführung der Rauchgase der Dampfkessel dient und ausserdem als Saugschlot für die Lüftung der grossen Küchen und für die Abluft des Desinfektionsapparates nutzbar gemacht ist. Er besteht zu diesem

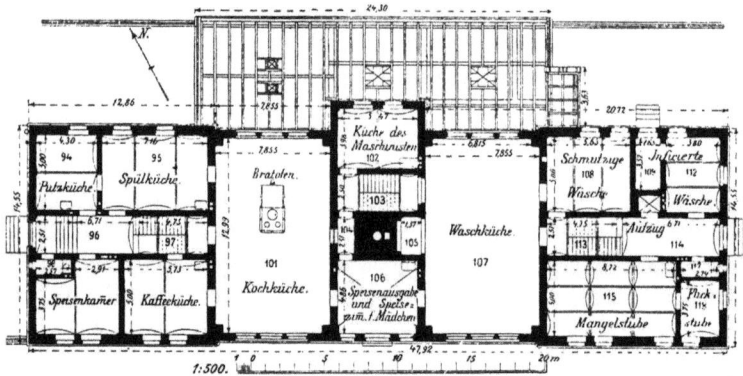

Abbildung 1. Wirtschaftsgebäude. Erdgeschoss.

Zwecke aus einem massiven gemauerten Mantel und einem inneren, gusseisernen Rauchrohr. Sowohl innerhalb der Koch- wie der Wäscheabteilung geht vom Keller bis zum Dachgeschoss, welches in seiner ganzen Ausdehnung als Wäschetrockenboden dient, je eine massive Treppe hindurch; ferner ist in der Wäscheabteilung die Verbindung zwischen Erdgeschoss und Dachgeschoss durch eine Aufzugsvorrichtung für Wäsche gegeben. In dem Mittelbau, welcher ausser der Speiseausgabe noch die Wohnung des Maschinisten enthält, ist eine dritte massive Treppe, vom Keller bis Dachgeschoss durchgehend, angelegt. Zu der Kochabteilung gehören im Erdgeschoss: die 100 qm grosse Kochküche, eine 20 qm grosse Putzküche, eine 36 qm grosse Spülküche, eine 29 qm grosse Kaffeeküche und eine 25 qm grosse Speisekammer; ferner im ersten Stockwerk: zwei Zimmer für die Kochmägde von 21 und 36 qm Fläche, ein Vorratsraum von 29 qm und zwei Zimmer für die Oberköchin.

Die Wäscheabteilung umfasst im Erdgeschoss die 100 qm grosse

Waschküche, den Raum für schmutzige Wäsche von 28 qm, ein Mangel- und Bügelzimmer von 44 qm Fläche, eine Flickstube von 10 qm, sowie eine Waschküche für infizierte Wäsche von 19 qm Grösse; im ersten Stockwerk liegen das 36 qm grosse Zimmer der Waschmägde, das 60 qm grosse Wäschemagazin und das Zimmer der Oberwäscherin.

Die grossen Küchenräume reichen auch durch das erste Stockwerk hindurch. Das Erdgeschoss ist 4 m, das erste Stockwerk 3,80 m hoch; der Drempel des Dachgeschosses hat eine Höhe von 1,50 m. Das Kesselhaus ist als niedriger Anbau und zwar mit dem Kellerfussboden in gleicher Höhenlage an der Nordseite vorgelegt; es enthält den Kesselraum, eine Maschinenstube, die Werkstätte und einen Abortraum. Das Gebäude ist in Ziegelrohbau mit steilem Schieferdach und durchgehends gewölbten Decken hergestellt; der Kesselhausanbau hat jedoch ein Holzcementdach erhalten. Mit Ausnahme der Kaffeeküche, Kochküche und der beiden Waschküchen, welche an die Dampfleitung angeschlossen sind und in welchen zur Beheizung und Lüftung in den Fensternischen Dampfheizregister aufgestellt worden sind, werden sämtliche übrigen Räume durch Kachelöfen bew. eiserne Füllregulieröfen erwärmt. Für die Zuführung frischer Luft ist nach Möglichkeit gesorgt worden.

Der Koch- und Waschbetrieb erfolgt durchgehends unter Anwendung von Dampf; nur für Ausnahmefälle und zum Herrichten von Braten ist in der Kochküche ein grösserer Feuerherd aufgestellt worden. In der Kochküche und deren Nebenräumen fanden ferner Aufstellung: fünf Hennebergsche Wasserbad-Kochapparate von 300 l, 200 l, zwei zu 130 l und 60 l Inhalt, ferner ein offenes Bain-marie, ein Kartoffelsieder von 200 l Inhalt, ein Wärmschrank, ein Dampfkaffeekocher von 200 l Inhalt, eine Kaffeebrennmaschine, ein Spültisch 3,20 : 1,60 m, einer desgl. von 2 : 1 m. In der grossen Waschküche sind aufgestellt: zwei Einweichbottiche, zwei Beuchegefässe, ein Dampfkochkessel, eine Waschmaschine ter Welp und eine Zwillingsmaschine von je 30 kg stündlicher Leistung, eine Waschmaschine System Martin-Düsseldorf, eine Wäschespülmaschine, eine Centrifugaltrockenmaschine, vier ovale Waschbottiche, zwei Laugentöpfe, zwei Seifen- und Sodafässer. Die kleine Waschküche enthält einen Einweichbottich, ein Beuchegefäss, einen ovalen Waschbottich und ein Laugenfass. In der Plätt- und Mangelstube ist eine Mangel für Dampf- und Handbetrieb aufgestellt worden, eine zweite kleinere Mangel für Handbetrieb hat im Kellergeschoss Aufstellung gefunden.

In dem Kellergeschoss ist ein Raum zur Aufnahme eines Hennebergschen Dampfdesinfektors abgeteilt worden, letzterer ist so gross gewählt worden, dass er eine Bettstelle aufnehmen kann. Durch Anlage zweier Eingänge und einer Trennungswand ist eine vollständige Scheidung der einzubringenden und noch zu desinfizierenden und der bereits desinfizierten bezw. wegzuschaffenden Gegenstände ermöglicht. Im Bodenraum ist ein Dampfschnelltrockenapparat mit Koulisseneinrichtung aufgestellt worden.

Die beiden Dampfkessel haben je 25 qm Heizfläche und sind abwechselnd im Betriebe. Die horizontale Dampfmaschine hat eine Effektivstärke von neun Pferdekräften. Die Werkstätte ist an grösseren Apparaten mit einer Drehbank, einer Bohrmaschine, einer Feilbank mit drei Schraubstöcken und einer Hobelbank ausgestattet worden.

Auf dem westlichen Wirtschaftshofe, von welchem aus die Eingänge zum Kesselhaus und zur Kochküche führen, ist eine Centesimalbrückenwage aufgestellt worden, welche zum Verwiegen der Kohlenwagen dient. Der östliche Wirtschaftshof enthält einen Geräteschuppen und Wäschetrockengestelle.

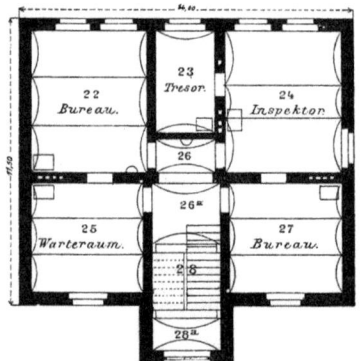

Abbildung 2. Verwaltungsgebäude. Erdgeschoss.   Abbildung 3. Verwaltungsgebäude. I. Stockwerk.

Die Baukosten des Wirtschaftsgebäudes betrugen einschliesslich der Betriebseinrichtungen 210 000 Mark, die Kosten für die innere Ausstattung 9750 Mark.

Das Verwaltungsgebäude enthält in einem 3 m hohen Untergeschoss eine aus zwei Stuben, Küche und Speisekammer bestehende Dienstwohnung für einen Unterbeamten, in dem 4 m hohen Erdgeschoss die Bureauräume für die Verwaltungsinspektion nebst einem Tresor. Im ersten Stockwerk, welches 3,80 m Geschosshöhe hat, ist die aus drei Stuben, zwei Kammern, Küche und Speisekammer bestehende Wohnung des Verwaltungsinspektors untergebracht. Das Gebäude hat dieselbe äussere und innere Ausstattung wie das Wirtschaftsgebäude.

Die Kosten der Ausführung betrugen rund 36 500 Mark. Für die Ausmöblierung waren 2650 Mark vorgesehen.

Der neue Operationssaal der Kgl. chirurgischen Universitätsklinik in Halle a/S.

Von

Professor Dr. von Bramann,
Direktor der Klinik.

Der in der zweiten Hälfte des Jahres 1891 erbaute Operationssaal ist an die Stelle des im Jahre 1878 zugleich mit der ganzen Klinik unter Leitung meines hochverehrten Vorgängers, Richard von Volkmann, errichteten Operationsraumes getreten und besteht wie letzterer aus einem nach Westen belegenen halbelliptischen Anbau des grossen Hauptgebäudes der Klinik, mit welchem, als mit einer konstanten Grösse, von Anfang an zu rechnen war. Sowohl der architektonischen Gestaltung wie auch der räumlichen Ausdehnung des Neubaues waren damit gewisse Schranken gezogen, welche nicht gerade zu einer Verminderung der Schwierigkeiten beizutragen geeignet waren, welche sich dem klinischen Lehrer und speziell dem Chirurgen bei Lösung der Aufgabe entgegenstellen, eine allen modernen Ansprüchen genügende und einwandsfreie Kombination von Operations- und Zuhörerraum zu schaffen. Dazu kam als weiteres erschwerendes Moment die Aufgabe, den innerhalb des Hauptgebäudes befindlichen Raum, welcher durch die Verlegung des Amphitheaters frei wurde, möglichst zweckentsprechend für die Neuanlage zu verwerten, und zugleich eins dem andern zur Schaffung eines harmonischen Ganzen anzupassen.

Zum besseren Verständnis, in welcher Weise und auf welchem Wege ich auch dieser Forderung gerecht zu werden versucht habe, scheint mir eine kurze Skizzierung des von mir übernommenen früheren Operations- und Zuschauerraumes unbedingt erforderlich. Und wenn ich dabei zugleich jener Mängel Erwähnung thue, die für die Errichtung eines Neubaues massgebend waren, so komme ich damit nur einer Pflicht der Dankbarkeit und Pietät gegen meinen grossen Vorgänger nach, welcher, wie aus einem an seinen Nachfolger hinterlassenen Schreiben hervorgeht, die dem früheren Operations- und Zuschauerraume anhaftenden Übelstände bereits hinreichend erkannt und Abänderungsvorschläge gemacht hatte. Wenn von den letzteren bei dem jetzt vollendeten Neubau abgewichen ist, so geschah es aus streng sachlichen und reiflich erwogenen Gründen.

Der frühere Operationsraum stellte einen in der Mitte der Westfront des Hauptgebäudes gelegenen, pavillonartigen, fast nur aus Glas und Eisen konstruierten Ausbau dar, dessen ausgiebiges Ober- und Seitenlicht sich für den Operateur zwar als ausserordentlich günstig bewährte, aber für den klinischen demonstrativen Unterricht äusserst ungünstig und unbrauchbar sich erwies, da die Zuschauer von den innerhalb des Hauptgebäudes amphitheatralisch angeordneten und den Fenstern gegenüber gelegenen Sitzreihen direkt ins Licht sahen und mehr oder weniger geblendet wurden; konnten sie aber schon den gewöhnlichen Demonstrationen nur mangelhaft folgen, so bekamen sie in solchen Fällen, in welchen der Operateur, um intensive Beleuchtung zu erhalten, das Operationsfeld dem Glasbau zukehren musste, das letztere überhaupt nicht zu Gesicht. Der Operationsraum selbst litt ausser an verschiedenen anderen Unzuträglichkeiten vor Allem an einer ungenügenden Entwässerungsvorrichtung.

Ein weiterer Übelstand war der, dass die Studierenden denselben Eingang in die Klinik wie die Patienten benutzen mussten und ausserdem nur

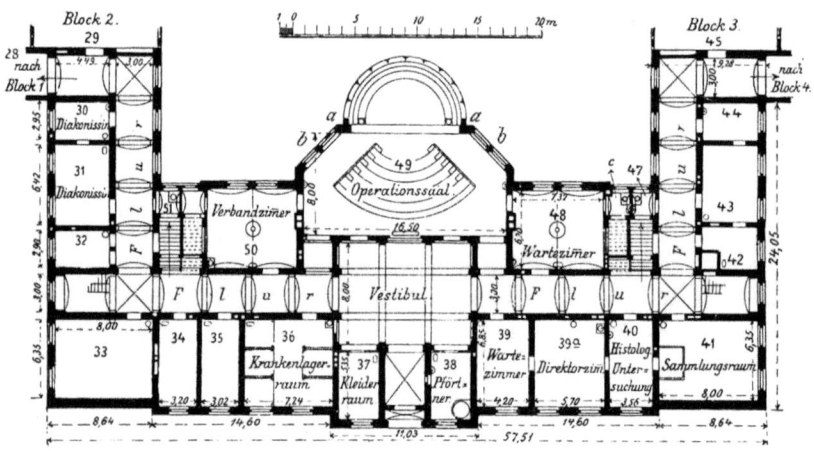

Abbildung 1. Der frühere Operationsraum.

von der Operationsbühne her zu ihren Sitzen gelangen konnten. Noch störender aber war die Benutzung des rechts vom Operationssaale gelegenen Zimmers (Nr. 48) als Warteraum für die poliklinischen Patienten und die Benutzung des hinter dem Amphitheater zwischen diesem und der östlichen Wand des Auditoriums gelegenen Raumes als Durchgang für die poliklinischen Patienten von dem Warteraum (Nr. 48) nach dem sogenannten poliklinischen Abfertigungsraume (Zimmer Nr. 50).

Dem letzteren Übelstande, der sich besonders während der klinischen Vorlesung unangenehm geltend machte, habe ich schon im Mai 1890 durch Verlegung der Poliklinik in die in der Ostseite des Hauptgebäudes gelegenen Räume Nr. 33, 34, 35 definitiv abhelfen können und damit auch zugleich im Zimmer Nr. 48 einen Warteraum für klinische Patienten gewonnen, während Zimmer Nr. 50 zur Aufbewahrung und Zubereitung der Verbandstoffe, sowie Aufstellung eines grossen Rietschel-Hennebergschen Desinfektionsapparates verwandt wurde.

Alle übrigen, besonders aber die aus der unzweckmässigen Plazierung der Sitzreihen resultierenden Unzuträglichkeiten konnten nur durch einen vollständigen Neu- oder Um- und Erweiterungsbau beseitigt werden.

Mein dahingehender, ausführlich motivierter Antrag vom Juni 1890 fand bei dem Königlichen Ministerium das grösste Entgegenkommen und hatte im Januar 1891 die Genehmigung des Neubaues zur Folge, für welchen

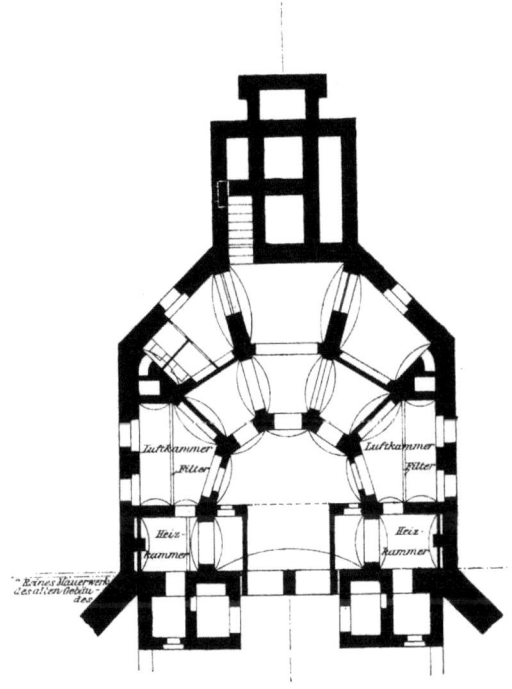

Abbildung 2. Kellergeschoss.

ein von Herrn Baurat Kilburger nach meinen Vorschlägen entworfener Bauplan massgebend sein sollte. Um den Neubau womöglich bis zu der in der zweiten Hälfte des September hier tagenden Naturforscher-Versammlung fertigstellen zu können, wurde der Abbruch des alten Operationsraumes Anfang April begonnen und derart beschleunigt, dass schon Anfang Mai das neue Fundament gelegt werden konnte.

Erst am 28. Dezember 1891 konnte jedoch der neue Operationssaal seitens des Königlichen Bauamtes dem klinischen Direktor übergeben und Anfang Januar 1892 in Benutzung genommen werden.

Der Neubau ist aus gelben Verblendsteinen, von dunklen Schichten unterbrochen, aufgeführt und schliesst sich in der Architektur dem Hauptgebäude an. Die Grundform des Neubaues (s. Abb. 1—5) entspricht im Allgemeinen der des Berliner von Bergmannschen und des von Geheimrat Schönborn im Jahre 1890 erbauten Würzburger Operationssaales, indem auch hier das sogenannte Innenwandsystem gewählt und Ober- und Seitenlicht in Anwendung gekommen ist.

Diese Form war aber hier auch die allein mögliche, wie ein Blick auf die Abbildung 1 ohne Weiteres ergiebt. Denn die eigene architektonische Gestaltung der Westfront des Hauptgebäudes liess nur eine geringe seitliche Verbreiterung des früheren Glasvorbaues zu, indem die Seitenwände des

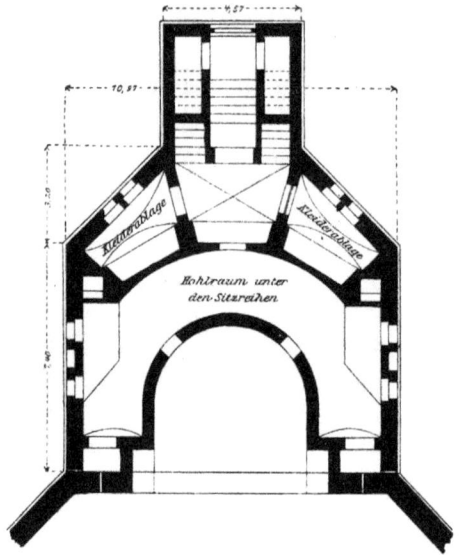

Abbildung 3. Erdgeschoss.

Neubaues nicht über die vorspringenden Ecken a und des Hauptgebäudes hinausgeschoben werden durften, wenn nicht eine Umgestaltung der ganzen Facade zugleich statthaben sollte. Aus diesem Grunde wurde auch mein in der ersten Bauskizze gemachter Vorschlag, die Seitenwände über die ersten der in den schrägen Wandflächen gelegenen Fenster hinaus bis zu dem die Fenster trennenden Pfeiler b zu verschieben und vom letzteren beginnen zu lassen, nicht acceptiert und es blieb somit für den Operations- und Zuschauerraum zusammen nur eine Breitenausdehnung von 9,95 m.

Da der Operationsraum nicht unter 5 m Breite haben sollte, so erübrigte also auf jeder Seite nur ein Raum von 2,45 m für das Auditorium, d. h. für höchstens drei hintereinander gelegene, amphitheatralisch angeordnete Sitzreihen. Sollte aber in drei Reihen die genügende Anzahl von Sitzplätzen geschaffen werden, so hätten jene eine bedeutende Länge erhalten und in der Form einer langgezogenen Ellipse angelegt werden müssen, womit auch zugleich dem von ihnen eingeschlossenen Operationsraume dieselbe Form gegeben worden wäre. Da diese aber für den klinischen Unterricht ganz unbrauchbar ist, und entweder die Form eines Halbkreises oder

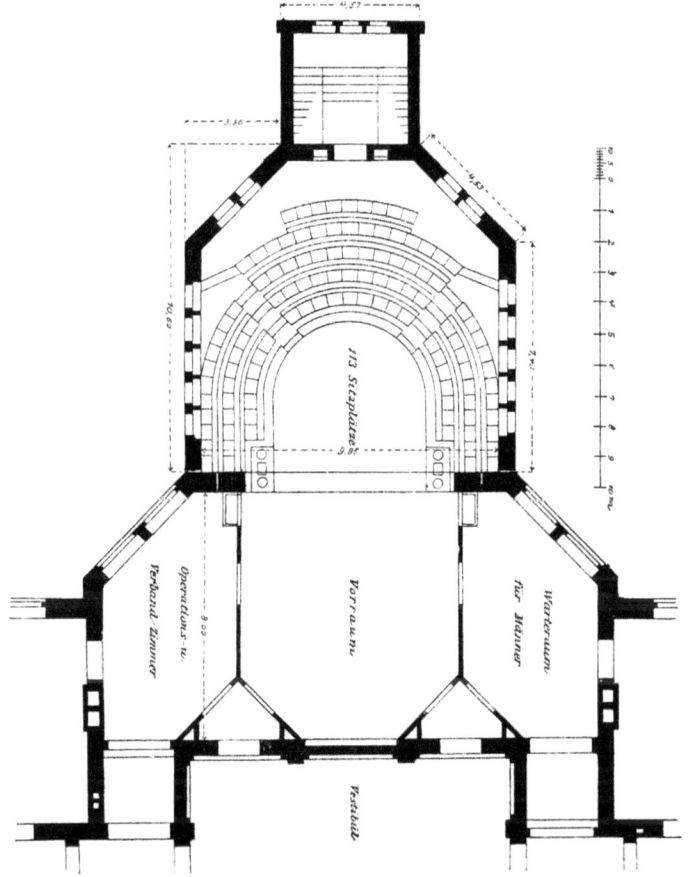

Abbildung 4. Grundriss der Sitzreihen.

besser noch die einer halben Ellipse, als die anerkannt beste den Vorzug verdient, so blieb wegen der durch die lokalen Verhältnisse erforderlichen seitlichen Raumbeschränkung nur eine Erweiterung des dem Operationsraume gegenüber gelegenen mittleren Dritteils des Zuschauerraumes übrig, um hier ausser jenen drei noch zwei weitere Sitzreihen schaffen zu können. Auf diese Weise sind 113 Sitzplätze und ausserdem hinter und neben der fünften

Sitzreihe 40—50 Stehplätze gewonnen worden, und auch diese sind noch in nächster Nähe des Operationstisches gelegen.

Aber selbst wenn die Platzfrage auch in anderer Weise hätte gelöst werden können, hätte ich doch niemals auf die in der Mitte des Auditoriums dem Operationstische direkt gegenüber gelegenen besten Zuschauerplätze verzichten mögen, nur um die Anlage eines grossen von der Decke bis zum Fussboden des Operationsraumes herabreichenden Fensters in der dem Operationsraume gegenüber gelegenen Wand zur Gewinnung von horizontal einfallendem Seitenlicht ermöglichen zu können. Der Vorteil des letzteren liegt allein auf Seiten des Operateurs, während die Zuhörer und Zuschauer, auf welche bei dem Bau eines klinischen Operationssaales doch in erster Linie Rücksicht zu nehmen ist, zweifellos darunter leiden, zumal wenn die Intensität des Oberlichtes erheblich hinter der des Seitenlichtes zurücksteht. Im letzteren Falle wird der Operateur das Operationsfeld fast stets dem Seitenfenster zuwenden und somit den dem letzteren gegenüber sitzenden Zuschauern ein genaueres Sehen unmöglich machen, oder doch sehr erschweren; ich sehe dabei vollständig ab von den in Körperhöhlen auszuführenden Operationen, wie z. B. solchen der Nasen-, Mund- und Rachenhöhle, der Vagina u. a. m., bei welchen nahezu horizontal einfallendes Seitenlicht, aber fast nie Oberlicht erforderlich ist, und die einzelnen Akte der Operation doch immer nur von einem beschränkten Zuschauerkreis und zwar von dem dem Operationstische gegenübersitzenden Drittteil genauer gesehen und verfolgt werden können, weshalb einige Chirurgen derartige Operationen ganz und gar aus den klinischen Unterrichtsstunden verbannt wissen wollen. Diesen gegenüber wird aber von anderer Seite, auf welcher sich zweifellos die Mehrzahl der namhaftesten klinischen Lehrer befindet, dem Prinzip gehuldigt, dass jedem Studierenden während seiner klinischen Semester soweit als möglich Gelegenheit gegeben werden soll, sich über die Indikationen, Bedeutung und Tragweite des Eingriffes, sowie über seine Erfolge eine eigene Anschauung bilden und zugleich der Verantwortung sich bewusst werden zu können, welche er später in der Praxis zu tragen hat. Die in vielen Kliniken für obige Operationen bestimmten Räume mit ausgiebigstem Seitenlicht können jener Forderung schon deshalb nicht genügen, als der Raum zwischen Seitenfenster und Operationstisch von Zuschauern möglichst frei gehalten und deshalb von einer Zuschauertribüne dort vollständig abgesehen werden muss. Trotzdem bei dem hiesigen Neubau von Anfang an in zwei Räumen horizontales Licht vorgesehen war, hatte ich doch schon bei dem ersten Entwurfe für den dem klinischen Unterrichte dienenden Operationssaal selbst neben Oberlicht auf ausgiebiges und für alle Fälle ausreichendes Seitenlicht Bedacht genommen. Zu diesem Zwecke hatte ich es mir angelegen sein lassen, mich über alle in dem letzten Jahrzehnt neu erbauten oder neu eingerichteten klinischen Operations-

und Zuschauerräume zu informieren und die neuesten derselben, wie die in Basel, Göttingen, Würzburg (neben Berlin und Königsberg) u. s. w. aus eigener Anschauung kennen zu lernen.

Den Herren Kollegen und Direktoren spreche ich an dieser Stelle meinen ganz besonderen Dank aus, für die liebenswürdige Auskunft, welche mir über die Vorzüge und Nachteile der einzelnen Anlagen gleich freimütig und offen bei meinen Besuchen dort erteilt wurde und aus welcher ich Anregungen verschiedenster Art und besonders auch hinsichtlich der inneren Einrichtung gewonnen habe. Ihre Verwertung für die dem hohen Ministerium einzusendenden Baupläne wurde mir aber wesentlich erleichtert durch die überaus wertvolle

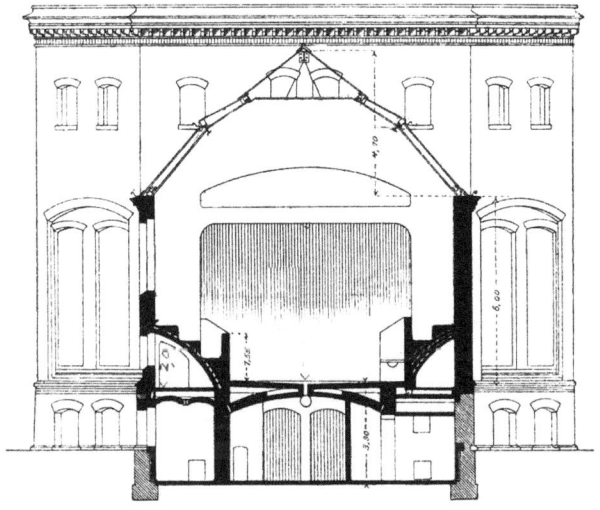

Abbildung 5. Querschnitt.

Arbeit: „Über die zweckmässige Einrichtung von Kliniken" von Herrn Geheimen Baurat Lorenz[1]), welche sowohl die wissenschaftlichen, wie auch die bautechnischen Fragen eingehend behandelt und endlich die Befugnisse, Pflichten und Rechte des klinischen Direktors einerseits und der Herren Bausachverständigen andererseits genau präzisiert.

In erster Stelle sollen, wie von Lorenz betont wird, bei einem derartigen Neubau die von dem leitenden Arzte an die innere Einrichtung gestellten Anforderungen erfüllt, d. h. seine Wünsche und Anträge natürlich innerhalb der etatsmässigen Grenzen berücksichtigt werden. Dass das letztere seitens aller bei dem Neubau hier beteiligten Bausachverständigen mir gegenüber geschehen ist, erkenne ich gern und unumwunden an und sage

---

[1]) Klinisches Jahrbuch, II. und III. Band.

allen jenen Herren an dieser Stelle zugleich besten Dank für die grosse Bereitwilligkeit, mit welcher sie auf meine Intentionen eingegangen und mir die Lösung der hier gestellten schwierigen Aufgabe nach Kräften zu fördern bemüht gewesen sind.

Bei der nun folgenden Beschreibung des Neubaues, ist der vom Königlichen Universitätsbauamt erstattete Bericht mit verwendet, wie es für eine zusammenhängende und erschöpfende Darstellung des Ganzen unerlässlich war.

Der neuerbaute Operationssaal stellt einen nach Westen gelegenen Anbau des Hauptgebäudes der Klinik dar und ist, wie das letztere, aus gelben Verblendsteinen, von dunklen Schichten unterbrochen, aufgeführt.

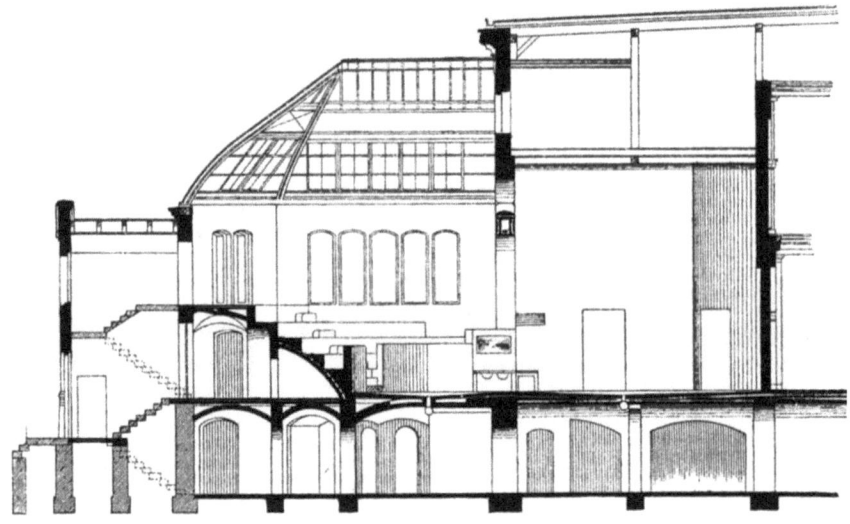

Abbildung 6.   Längenschnitt.

Derselbe besteht aus dem Treppenhause und dem eigentlichen Saalbau, an welchen sich drei durch Benutzung des früheren Zuschauerraumes geschaffene, innerhalb des Hauptgebäudes gelegene Räume eng anschliessen. Mit Rücksicht auf die oben erwähnte wünschenswerte Trennung der Unterrichts- von den Krankenräumen musste für die Studierenden der Zugang zum Hörsaal von dem, das klinische Terrain von Norden nach Süden durchschneidenden Fahrwege aus geschaffen und zu diesem Zwecke ein mit Mosaikpflaster versehener Gang durch die zwischen Block II und III gelegenen Gartenanlagen geschaffen werden. Auf diesem gelangen die Studierenden zunächst in das Treppenhaus und in die zu ebener Erde unter dem Podium der Sitzreihen gelegenen Garderoberäume und von da aus auf einer dreiarmigen Granittreppe in das Auditorium, und zwar in den hinter der letzten Sitzreihe gelegenen Teil desselben, von welchem beiderseits je eine Treppe zu den

Der neue Operationssaal der Kgl. chirurg. Universitätsklinik in Halle. 189

tieferen Sitzreihen und zugleich zur Operationsbühne hinabführt, sodass die letztere von den Zuhörern im Allgemeinen nicht betreten wird, sondern

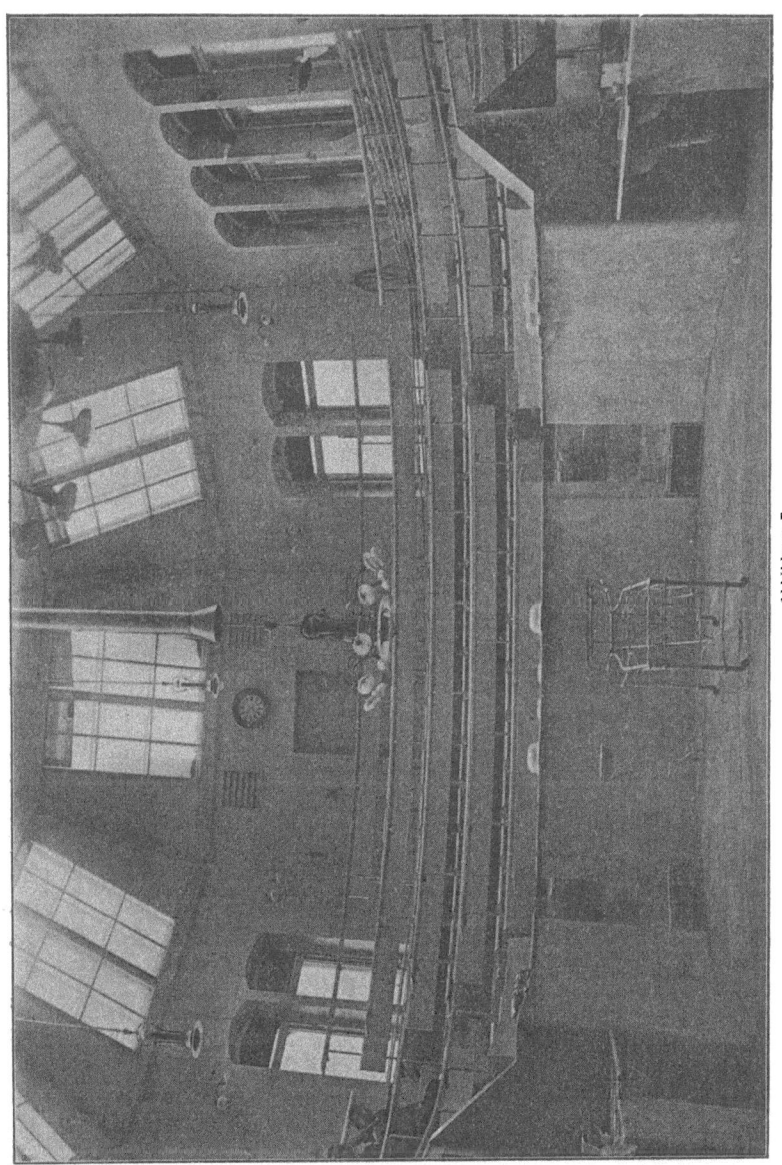

Abbildung 7.

nur von den dazu Berufenen. Die die Operationsbühne in amphitheatralischer Anordnung umgebenden Sitzreihen sind wegen der geringen Breitenausdehnung der Anlage derart verteilt, dass sich in dem von den beiden Treppen begrenzten mittleren Dritteil des Auditoriums fünf, in den beiden anderen seitlich gelegenen Dritteln dagegen drei Sitzreihen befinden. Der Fussboden der Sitzreihen und der Treppen ist aus Cementestrich und mit Gefälle nach den beiden Treppen und zugleich nach dem Operationsraume zu hergestellt, derart, dass die zur Reinigung des Fussbodens benutzten Flüssigkeiten nach den beiden Treppen und auf diesen nach dem Operationsraume zu abfliessen können. Der ca. 75 cm breite Fussboden der einzelnen Sitzreihen steigt von der ersten an gerechnet, deren Höhe 75 cm beträgt, in gerader Linie um je 52 cm an, sodass er in der dritten Reihe etwa 1,80 m und in der fünften noch nicht 3 m über dem Fussboden des Operationsraumes gelegen ist.

In dem massiv aufgemauerten Fussbodengewölbe sind einmal aus Rundeisen (Gasrohr) gefertigte Eisengestelle für 113 einfache Klappsitze und ausserdem für die vor jenen angebrachten 15 cm breiten Buchbretter eiserne Träger eingelassen, an welchen letzteren, und zwar in einer Entfernung von 8 cm vom Fussboden der einzelnen Sitzreihe, ein ca. 15 cm breites, fast vertikal stehendes Brett befestigt ist, welches den auf der nächst unteren Sitzreihe befindlichen Zuhörern als Rückenlehne dienen und andererseits verhüten soll, dass diese durch die Füsse der auf der nächst höheren Reihe Sitzenden inkommodiert werden.

In den massiven Wänden des mehr als halbelliptischen Ausbaues sind 14 grosse Fenster angelegt, welche ca. 1 m breit und über 2 m hoch sind und bis zum Fussboden der fünften Sitzreihe herabreichen, d. h. bis auf 3 m über dem Fussboden des Operationsraumes und etwa 2,20 m über dem zu demonstrierenden Gegenstande.

Es ist also nicht hohes, sondern annähernd horizontal einfallendes Seitenlicht gewonnen worden, was aber allein dadurch ermöglicht wurde, dass beiderseits nur drei Sitzreihen angelegt wurden. Da die in der dritten Reihe Sitzenden mit den Köpfen nur bis zum unteren Fensterrande hinaufreichen, so kann auch bei voll besetztem Auditorium das Seitenlicht keine Einbusse erleiden, was ich nach den während der letzten sechs Monate gemachten Erfahrungen hier feststellen möchte. Neben diesem Seitenlicht ist in dem Neubau zugleich sehr ausgiebiges hohes Seiten- und Oberlicht geschaffen, welches in der kuppelförmigen eisernen Dachkonstruktion einmal von 16 $2^1/_2$ m hohen und nahezu 1 m breiten Mansarden-Doppelfenstern und ausserdem von einem doppelten 7 m langen und $2^1/_2$ m breiten horizontalen Oberlichtfenster geliefert wird. Die gesamte, durch Oberlicht-, Mansarden- und Seitenfenster repräsentierte Beleuchtungsfläche ist erheblich grösser als die Grundfläche des Saales.

Während die äusseren schräg liegenden Glasfenster des Oberlichtes ebenso wie die der Seitenwände mit durchsichtigen Glasscheiben versehen sind, ist die innere Glasschicht des ersteren aus mattem und dickerem Glase und in horizontaler Ebene hergestellt. Unter dieser Glaslage ist zum Schutze gegen herabfallende Glasstücke und Splitter ein dichtes Drahtnetz angebracht. Trotz der Lage des Saales nach Westen bezw. Südwesten war deshalb beim Oberlicht wegen der matten Glasscheiben eine Abblendungsvorrichtung unnötig. Die letztere war aber unerlässlich bei den Mansarden- und vertikalen Seitenfenstern. Die letzteren haben zu diesem Zwecke Holzjalousien erhalten, für die Mansardenfenster wurden Stoffjalousien gewählt und diese zwischen den Doppelfenstern angebracht, damit, falls während einer Operation das Abblenden des Sonnenlichtes notwendig wird, beim Herunterlassen der Jalousien der in ihnen angesammelte Staub nicht in den Operationsraum und gar auf den Operationstisch gelangen, sondern allenfalls sich auf den Glasscheiben der inneren Mansardenfenster niederschlagen kann. Letztere können nach dem Saale zu geöffnet werden, und zwar um die am oberen Ende angebrachten Charniere, sodass sie sowohl, wie auch die Innenfläche der Aussenfenster von hohen Leitern aus leicht und bequem zu reinigen sind.

Der Zuschauerraum ist von dem Operationsraume durch eine 1,45 m hohe massive Brüstungsmauer geschieden, welche nur von den beiden aus dem ersteren nach dem letzteren führenden Treppen unterbrochen und mit weissen Marmorplatten abgedeckt ist; nach dem Operationsraume zu ist sie mit weissem polierten Cementputz bekleidet, der eine spiegelglatte Fläche geliefert hat, die durch keine Fugen und Rinnen, wie bei Marmor- oder Kachelbekleidung unterbrochen ist. Trotzdem die Cementschicht nur wenige Millimeter dick ist, hat sie sich doch als sehr widerstandsfähig selbst bei schwererer Gewalteinwirkung erwiesen und darf daher wohl bei Anlagen ähnlicher Art vor allen anderen Materialien entschieden den Vorzug verdienen. Jedoch ist zu beachten, dass der Cementputz erst nach vollständiger Austrocknung des Mauerwerkes hergestellt werden darf, weil im anderen Falle die in der Mauer enthaltene Feuchtigkeit mehr oder weniger grosse und zahlreiche Flecken erzeugt, die dann nur mit der Cementschicht zugleich sich entfernen lassen.

In dem nach dem Hauptgebäude zu gelegenen Teile des Operationsraumes treten die Brüstungsmauern beiderseits um 0,45 m nach aussen in einer Länge von 1,44 m zurück (s. Abb. 6), um die mit Marmorglas abgedeckten Waschtische mit je zwei Waschkippbecken aufzunehmen, welchen kaltes und warmes Wasser zugeführt wird durch Leitungsrohre, welche vollkommen frei vor der Wand verlaufen, ebenso wie die unter den Tischplatten liegenden Abflussrohre, sodass sie einmal leicht zu reinigen und andererseits auch zur Ausführung von Reparaturen leicht zugänglich sind. Über den Waschtischen sind beiderseits in entsprechender Höhe etwas über 1 m lange und ca. 0,50 m breite Spiegelglasscheiben derart in die Wand eingelassen, dass ihre Oberfläche im Niveau der letzteren liegt, um so den durch frei oder schräg hängende Spiegel geschaffenen Staubfang zu vermeiden.

Der zwischen diesen Waschtischen und innerhalb der mit Cementputz versehenen Brüstung gelegene Operationsraum ist 5 m breit und 5,50 m lang. Der Fussboden ist aus hellem glatten Terazzo hergestellt, welcher sich allseitig nach der Mitte einem mit Knieverschluss versehenen Abflussrohre zuneigt, durch welches sowohl die bei der Desinfektion und Operation der Patienten auf den Fussboden gelangenden Flüssigkeiten, sowie das zur Reinigung des Zuschauerraumes verwandte Leitungswasser direkt der Kanalisation zugeführt werden.

An den eigentlichen Operationsraum schliesst sich dann unmittelbar an der sogenannte Vorraum, der aus den mittleren zwei Fünfteln des früheren Zuschauerraumes hervorgegangen ist, während die beiderseits noch übrig gebliebenen Räume zu Warteräumen für die zum Unterricht bezw. zur Operation bestimmten Patienten hergerichtet sind, der eine für Männer, der andere für Frauen und Kinder (s. Abb. 4). Diese Warteräume sind durch Rabitzwände geschieden von dem mittleren, eigentlichen Vorraume, der bei einer Länge von 8 m, einer Breite von 7,40 m und einer Höhe von 7,30 m nicht nur für den Transport der Patienten nach und von dem Operationsraume, sowie zur Aufstellung von Instrumentenschränken, Verbandschränken, Regalen und Sterilisationsapparaten ausgiebigsten Raum bietet, sondern auch noch Platz für mindestens einen Operations- bezw. Verbandtisch gewährt. Daraus ergeben sich aber besonders für den klinischen Unterricht ausser dem sehr erleichterten Krankenverkehre noch die nicht hoch genug zu veranschlagenden Vorteile, dass nicht nur zwei Operationen zu gleicher Zeit bequem ausgeführt und die im Operationsraume selbst Operierten und in den Vorraum zurückbeförderten Patienten hier verbunden werden, sondern dass auch die Studierenden Alles übersehen, verfolgen und beobachten können. Um dieses in vollkommenster Weise zu ermöglichen und zugleich die wünschenswerte Beleuchtung zu schaffen, hätte die zwischen Glasausbau und früherem Auditorium schon vorhandene grosse Wandlücke derart erweitert werden müssen, dass die Seitenwände des Auditoriums möglichst direkt in die des Vorraums übergingen. Abgesehen davon, dass diese Breitenausdehnung des Vorraumes kaum noch brauchbare Warteräume beiderseits übrig gelassen hätte, musste auch schon aus bautechnischen Gründen, nämlich mit Rücksicht auf die über jener Wandöffnung gelegenen grossen Träger (s. Abb. 5) und dem darauf ruhenden gemauerten Bogen davon Abstand und die Breite der Wandnische wie auch des Vorraumes selbst, auf 7,30 m reduziert werden. Da nun aber die Höhe der Wandöffnung zwischen dem Fussboden und dem Träger nur 5 m beträgt, so lag die Befürchtung nahe, dass der 8 m tiefe Vorraum in seinem hintersten Abschnitte nur mangelhaft beleuchtet werden würde. Um dem vorzubeugen, wurde das zwischen dem eisernen Träger und dem Gewölbebogen befindliche Mauerwerk herausgebrochen und so eine 7 m lange, in der Mitte 1,25 m hohe, halbelliptische Öffnung hergestellt, welche mit der grossen unteren Lichtquelle zusammen auch die äussersten Ecken des Vorraumes mit dem denkbar günstigsten Lichte versorgt.

Der Fussboden dieses Vorraumes ist ebenfalls aus hellem Terazzo und mit allseitig nach der Mitte sich neigendem Gefälle hergestellt, die alte profilierte und gemalte Holzdecke dieses wie der Nebenräume ist durch Unternagelung einer neuen Schalung mit Nut etc. beseitigt, um auch hier, wie überall, glatte Flächen zu schaffen.

In dem dem Operationsraume unmittelbar angrenzenden Teile des Vorraumes ist beiderseits je eine tischartige, ca. 0,75 m hohe Aufmauerung geschaffen, deren Marmorglasabdeckung eine direkte Fortsetzung der beiderseits befindlichen Waschtischplatten darstellt, und welche an ihrer Vorderseite eine ca. 50 qcm grosse mit eiserner, luftdichtschliessender Doppelthüre versehene Öffnung haben, deren unterer Rand im Niveau des Fussbodens liegt, und durch welche einerseits die schmutzige Wäsche, andererseits die verbrauchten Verbandstoffe etc. in einen gemauerten, innen cementierten Schacht von 50 cm Durchmesser geworfen und in den Kellerraum befördert werden, dessen Fussboden hier ebenfalls cementiert und mit Abflussvorrichtung versehen ist. Von hier aus werden täglich durch damit beauftragte Personen die Wäsche nach dem Waschhause, die Verbandstücke zum Verbrennen nach dem Kesselhause geschafft.

Zwischen diesen, die Abfallschächte enthaltenden Aufmauerungen und und den Doppelthüren, welche in der Mitte der den Vorraum von den Warteräumen beiderseits trennenden neu aufgeführten Rabitzwänden vorgesehen sind, mussten die doppelreihigen Heiz(Dampfwasser)schlangen plaziert werden, da dieselben wie ich ursprünglich geplant hatte, unter den Waschtischen nicht unterzubringen waren.

Um aber gerade diesen in nächster Nähe des Operationstisches gelegenen Raum für chirurgische Zwecke nicht vollkommen preiszugeben und andererseits die nicht gerade schön aussehenden Heizschlangen ein wenig zu verdecken, habe ich zwei eiserne, fünf Fächer enthaltende Regale konstruieren lassen, welche etwas breiter als die Heizschlangen, aber in ihrer unteren Halfte nur 20 cm, dagegen in dem oberen über den Heizrohren gelegenen Teile 50 cm tief sind. Indem so für die Heizkörper eine entsprechende Nische in der unteren hinteren Hälfte der Regale geschaffen war, konnten die letzteren ohne jede Raumbeschränkung hier Aufstellung finden. Daraus ergeben sich andererseits die unschätzbaren Vorteile, dass die in den Regalen in allernächster Nähe der Heizrohre in Flaschen etc. aufgestellten antiseptischen Lösungen während der ganzen Heizungsperiode dauernd erwärmt werden.

Die Flaschen haben deshalb statt eines Verschlusses mittels Glaskork einen weissemaillierten Deckelverschluss erhalten müssen, um ein Springen des Glases zu vermeiden. In dem hinteren Teile des Vorraumes haben seitlich die Instrumenten- und Verbandschränke, an der Rückwand ein grosser Warmwasserofen und neben ihm die Sterilisationsapparate für Instrumente und Verbandstoffe Aufstellung gefunden.

Die beiden seitlichen aus dem Vorraume nach je einem Warteraume führenden Thüren konnten aber nicht der von fast allen Klinikern und auch der von Herrn Geheimrat Lorenz aufgestellten Forderung genügen, „dass die bereits Operierten auf ihrem Rücktransporte nach den Krankenräumen den Weg der zur Operation gehenden nicht kreuzen, d. h. nicht durch den Warteraum transportiert werden". Es musste also entweder eine neue Thüranlage in der Mitte der Rückwand des Vorraumes nach dem Hauptkorridor hin geschaffen, oder die bereits vorhandenen nach dem alten Operationssaale führenden Thüren verwertet werden. Das letztere hat sich aber, wie aus Abbildung 4 hervorgeht, nur dadurch erreichen lassen, dass die zwischen Vor- und Warteraum gezogenen Rabitzwände 2 m vor jenen Thüren, auf deren Mitte sie gerichtet sind, sich gabelig und zwar unter rechtem Winkel teilen und indem sie in dieser Richtung bis an die Rückwand gehen, die in der Mitte der Basis des Dreieckes gelegenen alten Thüren einschliessen.

Mit der Anlage je einer Thüre in diesen beiden den Schenkeln des rechtwinkeligen Dreieckes entsprechenden schrägen Wandflächen, ist nun die oben gestellte Aufgabe gelöst, indem nun die nach dem Operationssaale zu transportierenden Patienten von dem Korridor durch die alte und die nach dem Warteraume führende neue Thüre in den letzteren und von diesem durch die in der Mitte der Rabitzwand angelegte Thüre in den Vor- und Operationsraum gelangen, während der Rücktransport aus den letzteren durch die Thüren in der inneren schräg verlaufenden Rabitzwand direkt nach der Korridorthüre und dem Korridor erfolgen kann. Um den dreieckigen zwischen den gablich geteilten Rabitzwänden geschaffenen Raum genügend zu erleuchten, sind die Thüren nach den Warteräumen mit Glasfenstern versehen und zugleich die oberen Hälften der Rabitzwände durch Eisengitter ersetzt.

Um endlich die Warteräume, falls der Operationssaal zu sehr besetzt oder aus irgend welchen Gründen vorübergehend unbenutzbar sein sollte, nötigenfalls auch zur Ausführung von Operationen, besonders solchen, welche fast ausschliesslich horizontal einfallendes Seitenlicht erfordern, benutzen zu können, wurde die hohe Brüstung der beiden Fenster bis auf 0,75 m tiefer gelegt und die Fensterbretter durch Marmorplatten ersetzt, welche zugleich zum Aufstellen von Demonstrationsmikroskopen etc. bestimmt sind. Um nicht missverstanden zu werden, muss ich hier nochmals ausdrücklich betonen, dass die Beleuchtung des Operationssaales selbst für alle Fälle vollkommen ausreicht und die für die Warteräume geschaffene jene nicht etwa ergänzen, sondern nur gelegentlich ersetzen soll.

Indem ich nun auf einzelne Details des inneren Ausbaues des Operations- und Zuschauerraumes eingehe, glaube ich vermerken zu dürfen, dass den an einen solchen Neubau heute zu stellenden Anforderungen im grossen Ganzen Genüge geschehen ist.

In erster Linie sind überall glatte Oberflächen, die leicht zu reinigen sind, geschaffen; vorspringende Gesimse und scharfe Ecken sind vermieden, die Anschlüsse von Flächen sind ausgerundet und der ganze Operationssaal incl. Auditorium und Vorraum derart hergestellt, dass die Reinigung der Fussböden, Wände und Decken in einfachster Weise durch Abspülen mit Wasser erfolgen kann. Für den letzteren Zweck sind im Operations- und Vorraume wie auch im Zuschauerraume beiderseits je zwei Schlauchhähne angebracht und, wie oben bereits ausgeführt, sowohl das Podium der Sitzreihen, als auch der Fussboden der anderen Räume mit entsprechender Abflussvorrichtung versehen. Um auch auf dem frei durch den Raum gehenden eisernen Träger jede Staubablagerung vermeiden bezw. leicht beseitigen zu können, musste die obere Fläche desselben abgerundet werden, um das Abfliessen des Spülwassers zu ermöglichen.

Ebenso wie an Wänden, Decken und Fussböden sind auch bei sämtlichen Thüren des Neubaues alle Vorsprünge und Vertiefungen und jede Profilierung vermieden. Die sieben nach den Wartezimmern und dem Operationssaale führenden Thüren sind aus einem Holzgerippe, welches beiderseits mit glattem Eisenblech beschlagen ist, hergestellt. Indem ausserdem die sechs in den Rabitzwänden angebrachten Thüren dieselbe Stärke wie jene selbst und denselben Anstrich erhalten haben, sind überall glatte Wandflächen gewonnen und Staubablagerungen unmöglich gemacht. Bei den Thürflügeln der alten auf den Korridor mündenden Thüren sind die Profilierungen durch Abhobeln soweit als möglich beseitigt.

Der Anstrich aller zum Neubau zu zählenden Räume ist in hellem Farbentone und zwar ähnlich dem Wasserblau gehalten, doch konnte der vorgesehene Ölfarbenanstrich bisher ausser an dem Gestühle und dem Fussboden der Sitzreihen nur an den Wänden des Vorraumes und der Warteräume ausgeführt werden, während die Decken dieser, wie die Wände des Zuschauerraumes und des Treppenhauses vorläufig einen Leimfarbenanstrich erhalten haben, der erst nach völliger Austrocknung, also spätestens nach Schluss des Sommersemesters durch Ölfarbe zu ersetzen sein wird.

Für die künstliche Beleuchtung des Saales und der Nebenräume (sowie des sogenannten Laparotomiezimmers und des poliklinischen Abfertigungsraumes) ist auf meinen Antrag elektrisches Licht bewilligt worden. Als Leuchtkörper sind Glühlampen gewählt, und zwar für den Operations- und Vorraum je zehn zu 32 Ampère, für den Zuschauerraum sechs und für die Warteräume je zwei zu 25 Ampère. Der Operations- und Vorraum verfügen somit über eine Beleuchtung, welche auch den weitgehendsten Ansprüchen vollauf zu genügen vermag, und welche dem von Bogenlampen gelieferten grellen und unruhigen Lichte entschieden vorzuziehen ist. Die Glühlampen sind, ausser als Wandarme, in Gestalt von Kronen an die ausserdem vorhandenen Gaslampen angebracht (s. Abb. 7). Zur Erzeugung des elektrischen Lichtes ist die für den Betrieb der Waschmaschinen im Maschinenhause vorhandene Dampfmaschine benutzt worden, welche bei intensivstem Betriebe des Waschhauses noch mindestens sieben Pferdekräfte in Reserve hatte. Aber auch jetzt wird die letztere Kraft noch nicht vollständig ausgenutzt, indem bei gleichzeitigem Betriebe des Waschhauses und der neu hinzugekommenen Dynamomaschine immer noch ein Überschuss verbleibt, sodass also auch kein Grund vorliegt zu der Behauptung oder Befürchtung, dass der Waschbetrieb in irgend einer Weise geschädigt werden könnte. Trotzdem von der Aufstellung eines Accumulators aus Sparsamkeitsrücksichten zunächst abgesehen werden musste, lässt die jetzige Anlage doch nichts zu wünschen übrig, insofern auf ein mittels elektrischer Glocke nach dem Kesselhause gegebenes Zeichen in spätestens vier Minuten das elektrische Licht zur Verfügung steht. Von dem letzteren wird jedoch nicht ausnahmslos in den Abend- und Nachtstunden Gebrauch gemacht, sondern nur dann, wenn länger dauernde Operationen mit entsprechend protrahierter Chloroformnarkose in Frage kommen. Für alle anderen Fälle wird das ausserdem vorhandene Gaslicht benutzt. Das letztere wird im Auditorium geliefert von drei Siemenschen Regenerativbrennern, deren Leuchtkraft ca. 70 engl. Normalkerzen gleichkommt, während im Operations- und Vorraume je eine Gaslampe von 400 Normalkerzen angebracht sind. Um die von diesen grossen Brennern erzeugten Gase, welche bei gleichzeitiger Anwesenheit von Chloroformdämpfen den Aufenthalt in solchen Räumen ganz unerträglich machen können, möglichst schnell zu entfernen, sind für sämtliche Brenner zum Dach hinausgeführte Abzugsrohre angebracht, welche auch ausserdem noch die Ventilation unterstützen. Für die letztere sind zwei grosse Abzugsrohre von etwa 50 cm Durchmesser vorgesehen, welche am Fussboden des Operationsraumes und zwar unter der ersten Stufe der beiden Treppen beginnen und unter dem Gewölbe der Sitzreihen entlang durch die Garderoberäume hindurch geführt sind, um dann in der Wand zwischen Saal und Treppenhaus über Dach zu steigen.

Die Heizung des Operationssaales ist ein kombiniertes System von Dampfheizung, Dampfluftheizung und Dampfwasserheizung und an die vorhandene Dampfleitung angeschlossen. Im Zuschauerraume ziehen die Dampfrohre unter den vertikalen Seitenfenstern entlang und sind für sich abstellbar angelegt, sodass die unmittelbar vor ihnen sitzenden Zuhörer sich vor der ausstrahlenden Wärme jener schützen können.

Im Vorraume sowie in beiden Warteräumen haben je zwei grössere aus Dampfheizrohren bestehende Heizkörper Aufstellung gefunden, von welchen die des Vorraumes bereits oben erwähnt sind. Ebenso ist vorher bereits des im Hintergrunde des Vorraumes aufgestellten Dampfwasserofens gedacht, welcher den Zweck hat, eine gewisse Wärmemenge auch nach Abstellen des Dampfes eine Zeit lang zu erhalten.

Die dritte Heizvorrichtung, die Dampfluftheizung, welche hauptsächlich zur Lufterneuerung bestimmt ist, besteht aus zwei getrennten symmetrischen Anlagen im Souterrain des Neubaues (s. Abb. 2). Durch zwei Fenster des letzteren tritt die Luft vom Garten her zunächst in eine Luftkammer, um dann nach Passieren eines Stofffilters in die Heizkammer zu gelangen. Hier wird sie durch Dampfheizkörper erwärmt und tritt dann in eine zweite, auf der anderen Seite der Heizkammer gelegene Luftkammer und gelangt von hier aus in einen Luftschacht durch zwei Filter hindurch nach dem Operationssaale und zwar durch eine mit Jalousieklappen versehene Öffnung in der über den Abfallschächten gelegenen Wand. Der Luftschacht ist so gross und derart angelegt, dass er teils vom Souterrain, teils vom Warteraume her bequem zugänglich und leicht zu reinigen ist.

Für die oben bereits erwähnten vier Waschkippbecken im Operationsraume selbst wird kaltes und warmes Wasser zugeführt.

Die Zuleitung von kaltem und warmem Wasser, die an die vorhandene Leitung angeschlossen ist, ist eine sehr ausgiebige.

Ausser den oben bereits erwähnten vier Waschkippbecken des Operationsraumes selbst, sind noch in jedem Warteraume je ein Waschbecken vorhanden und mit kaltem und warmem Wasser versorgt. Zwei fernere Leitungen sind in dem hinteren Teile des Vorraumes angelegt, welche speziell das Wasser für die dort aufgestellten Sterilisationsapparate und andererseits zugleich zum Abspülen des Vorraumes liefern sollen. Zum Reinigen des Operationsraumes sind jederseits unter den Waschtischen zwei Schlauchhähne angebracht, und zwei ebensolche an den Seitenwänden des Auditoriums über dem Podium der fünften Sitzreihe, wodurch eine vollständige Abspülung des ganzen Saales ermöglicht ist.

Die Instrumenten- und Verbandschränke, sowie die Operationstische sind nur aus Eisen und Glas konstruiert, mit Vermeidung aller Unebenheiten, Fugen und Rinnen, welche das Reinigen erschweren konnten.

Um die für die Desinfektion der Hände erforderlichen Manipulationen zu erleichtern und vor Allem eine strengere Kontrole bezüglich der Ausführung derselben seitens der Herren Praktikanten zu ermöglichen, haben auf jedem der beiden mit Marmorglas abgedeckten Abfallschächte, welche genau dieselbe Höhe wie die Waschtische haben, eiserne Flaschenständer mit Kippvorrichtung für je eine Flasche Alkohol und Sublimat Aufstellung gefunden. Im unteren Abschnitte dieser Ständer sind zwei nach vorne vorspringende um eine vertikale Achse bewegliche Eisenringe zur Aufnahme von zwei emaillierten Schalen vor und unterhalb der Flaschen angebracht, sodass eine derselben durch Kippen der Flaschen mit Alkohol, die andere mit Sublimat gefüllt werden kann.

Um endlich den Herren Praktikanten die Abmessung der für die einzelnen Akte der Desinfektion erforderlichen Zeitdauer zu erleichtern, sind beiderseits drei in Metallhülsen befindliche Sanduhren angebracht, die erste über den Waschtischen, welche vier Minuten läuft, die zweite über der unmittelbar neben den Waschtischen befindlichen Alkoholschale zu zwei Minuten und die dritte zu drei Minuten vor der Sublimatschale.

Da die letzteren Schalen ausschliesslich zur Desinfektion der Hände benutzt und von ihrem Platze nicht entfernt werden dürfen, so ist damit die denkbar grösste Garantie für eine ausreichende und wünschenswerte Desinfektion der Hände gegeben, und zugleich die Vorbedingung erfüllt, von welcher ein Heranziehen der Studierenden zur praktischen Thätigkeit und zur selbständigen Ausführung von Operationen am Lebenden in erster Linie abhängig zu machen ist.

Zur Desinfektion des Patienten und des Operationsfeldes sind ausserdem noch vier fahrbare Alkohol- und Sublimatschalen vorhanden, welche in dem Operationsraume selbst in der Nähe des Operationstisches plaziert werden. Um jede Verwechselung unmöglich zu machen, sind die Schalen in vier verschiedenen Farben gehalten, eine Farbe für Sublimat (weiss), die zweite für Alkohol (hellgrau gesprenkelt), die dritte für Borwasser, essigsaure Thonerde (hell graublau), die vierte für Wasser zum Waschen des Operationsfeldes (dunkelgrau).

Um die richtige Verwendung der Schalen seitens des Personals zu erzwingen, wird dasselbe streng kontrolliert und jedes Versehen im Wiederholungsfalle mit Geldstrafe belegt, und ausserdem für die Fehler des neu eintretenden Personals der Oberwärter verantwortlich gemacht, dem die Instruktion jenes obliegt. Allen diesen, auf strengste Ausführung der Desinfektion gerichteten Maassnahmen glaube ich allein und mit Recht den günstigen und ungestörten Wundverlauf zuschreiben zu müssen, welchen auch die von den Praktikanten ausgeführten Operationen stets gezeigt haben.

Die für den Neubau bewilligten Kosten belaufen sich auf 40000 Mark, ausschliesslich der Kosten für die elektrische Beleuchtung und die innere Einrichtung, welche erst später bewilligt wurden, und zwar: 4000 Mark für die erstere und 2400 Mark für die innere Einrichtung. Die Gesamtkosten stellen sich demnach auf nur 46400 Mark, zu welchen nachträglich noch ca. 2000 Mark zur Beseitigung einzelner kleinerer baulicher Mängel hinzukommen.

Das pharmakologische Institut in Halle.

Die für das neu zu begründende pharmakologische Institut der Universität Halle zur Verfügung gestellten Mittel gestatteten nur die Herstellung eines leichten, in Barackenart aufgeführten Baues, der sich zwischen den Instituten für Anatomie, Physiologie und Augenheilkunde befindet. Der Bau, ein langgestrecktes Rechteck, ist ein Rohbau aus einfachen Verblendklinkern, auf welchem ein Holzcementdach angebracht ist, liegt ganz zu ebener Erde und besitzt keinerlei Bodenraum. Über sämtlichen Räumen ist eine zweite horizontale Schalung angebracht, welche in einfachster Weise an die Dachbalken angehängt ist und zugleich die Decke der einzelnen Räume bildet.

Unterkellert sind nur das Vivisektionszimmer und das Laboratorium mit seinen kleinen zwei Nebenräumen. Die Keller dienen hauptsächlich zum Aufenthalt der Versuchstiere; durch Anlegung von Lichtschächten ist für eine genügende Beleuchtung derselben gesorgt.

Die Nachteile der Lage zu ebener Erde sind durch Asphalt-Isolierungen gehoben worden, auf welchen dann Lagerhölzer mit kieferner Dielung angebracht sind. Nur der Raum für Vivisektion und die Korridore haben Fliesenbelag.

Der Anstrich ist durchweg ein heller Leimfarbenanstrich.

Die Erheizung des Gebäudes geschieht durch Öfen und zwar befindet sich im Direktionszimmer ein Kachelofen, während die übrigen Räume durch eiserne Öfen, zum Teil Mantelöfen, mit Ventilations- und Zirkulationsvorrichtung erwärmt werden.

Sämtliche Räume mit Ausnahme des Sammlungsraumes, welcher kein Wasser erfordert, sind mit Gas- und Wasserleitung versehen; die Röhren liegen frei, um jede etwaige Reparatur bequem vornehmen zu können.

Was die Disponierung der Räume anlangt, so ist die linke Hälfte des Gebäudes hauptsächlich für die Unterrichtszwecke, die rechte für die Zwecke der wissenschaftlichen Arbeit bestimmt. Bei den nicht bedeutenden Entfernungen im Innern des Gebäudes sind Kommunikationen der Räume unter sich möglichst vermieden worden, um die einzelnen Zimmer vorteilhaft ausnützen zu können.

Die mit Windfang versehene Eingangsthür führt in einen mit Fliesen belegten Flur (13), an den sich links und rechts zwei kurze Korridore und die Garderobe anschliessen, während der Eingangsthür gegenüber drei Thüren in den Sammlungsraum (5), in das Zimmer des Dieners (6) und in das Zimmer des Direktors (7) führen. Die Zuhörer gelangen durch den linken Korridor (12) in den für ihre Garderobe bestimmten Raum (11) und von da in den Hörsaal (3). Derselbe bietet Raum für 63—70 Zuhörer; die aus Klappsitzen bestehenden Bankreihen steigen nach hinten zu in geringem Grade an. Fenster befinden sich nur auf der linken Seite der Zuhörer. Eine zweite Thür führt aus dem Hörsaal zu dem für den Assistenten und zur Vorbereitung der im Kolleg erforderlichen Demonstrationsgegenstände bestimmten Raum (4), der wiederum an den geräumigen Sammlungs- und Bibliotheksaal (5 und 5a) anstösst. Hier befindet sich die wertvolle Droguensammlung der Universität, in Glastischen und auf Wandrepositorien geordnet. Der kleine Raum (5a) wird durch zwei auf den Korridor gehende Fenster erhellt.

Das Zimmer des Direktors (7) soll gleichzeitig zur Abhaltung der Examina verwendet werden.

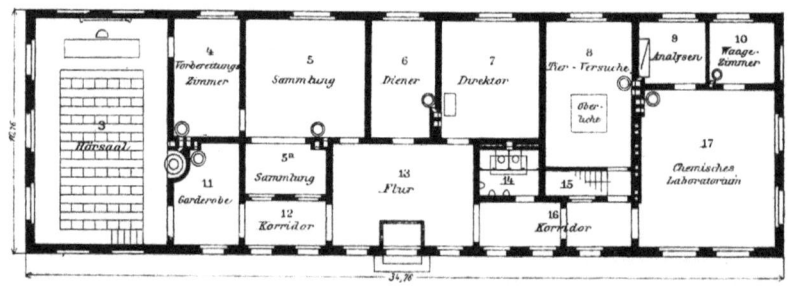

Abbildung 1. Erdgeschoss.

Der vom Flur rechts befindliche Korridor (16), von dem aus das mit Oberlicht versehene Klosett (14) betreten wird, führt zunächst linker Hand durch den zur Kellertreppe führenden Raum (15) zu dem Vivisektionszimmer (8). Das Letztere ist über dem Operationstische mit Oberlicht versehen, der Fussboden mit Fliesen belegt und allerseits nach der Mitte zu leicht abfallend, um einen raschen Abfluss von Flüssigkeiten zu ermöglichen Versuche an kleineren Tieren können ausserdem im Assistentenzimmer (4), namentlich in Vorbereitung für das Kolleg, Versuche an Fröschen auch im Direktionszimmer (7) vorgenommen werden.

Durch eine zweite Thür gelangt man aus dem Korridor (16) in das grosse chemische Laboratorium (17). Dasselbe enthält Arbeitstische an beiden Fensterwänden und ausserdem zwei Arbeitsdoppeltische in der Mitte des Raumes. An der inneren Längswand befinden sich drei Digestorien mit Abzügen und ein grosses Wasserbad mit Dampfschlot. An den grossen chemischen Arbeitssaal schliessen sich endlich zwei kleine Räume (9 u. 10), von denen der eine für Analysen und Wägungen bestimmt ist, während der andere, je nach Bedarf, für Gas- und Quecksilber- oder bakteriologische Arbeiten benutzt werden kann.

Leider konnte der Wunsch nach Errichtung eines besonderen Mikroskopierraumes nicht erfüllt werden; im Notfall wird ein Teil der in Glastischen aufgestellten Sammlung entfernt und der Raum (5) für jenen Zweck hergerichtet werden müssen.

Die Versuchstiere sollen sämtlich in den Kellern untergebracht werden, doch können besonders zu schonende oder zu beobachtende Tiere zeitweilig in den Vorräumen (besonders 13 und 16) plaziert werden. Zur Beobachtung vergifteter Tiere befindet sich in einer Ecke des Vivisektionszimmers ein geräumiger Glaskäfig mit Abfluss, während ein ganz aus Glaswänden hergestellter Käfig für die Demonstrationen in der Vorlesung bestimmt ist.

Der Bau hat eine Grundfläche von 374 qm und einen Inhalt von 1905 cbm. Die Kosten des Baues belaufen sich nach dem Anschlag, einschliesslich derjenigen für die innere Einrichtung an Mobiliar, auf 25 000 Mark, so dass das Quadratmeter bebauter Grundfläche 66,84 Mark und das Kubikmeter 13,12 Mark kostet.

Das Gebäude ist in den Osterferien dieses Jahres in Benutzung genommen worden.

Das pathologische und pharmakologische Institut in Königsberg.

Die erste Einrichtung eines pathologischen Institutes erfolgte durch Professor von Recklinghausen im Jahre 1864. Nach der Berufung desselben nach Würzburg im Jahre 1865 erhielt der gegenwärtige Direktor, Professor Dr. Ernst Neumann, 1866 die Leitung des Institutes.

Ein pathologisch-chemisches Laboratorium zum Unterricht in der medizinischen Chemie wurde 1871 Professor Dr. Jaffé übertragen und seit der Ernennung desselben zum Professor ordinarius im Jahre 1883 gleichzeitig zum Unterricht in der Pharmakologie eingerichtet. Da die bisher für die genannten Unterrichtszweige benutzten Räume nicht mehr ausreichend erschienen, wurde im Frühjahr 1888 der Bau eines neuen Institutes begonnen, das im Sommer 1890 bezogen worden ist.

Das aus einem Mittelbau und zwei nicht erheblich vortretenden Flügelbauten bestehende neue Hauptgebäude ist auf dem Platze des alten Institutes in unmittelbarer Nähe der Kliniken errichtet und enthält Kellergeschoss, Erdgeschoss und zwei Stockwerke, darüber unter steilen Dächern grosse Bodenräume.

Eine breite dreiläufige Treppe vermittelt den Verkehr nach allen Geschossen.

In dem 3,40 m hohen, zum grössten Teile überwölbten Kellergeschosse sind eine Kapelle, zwei Dienerwohnungen, Leichenkeller, ein Raum für Pilzzüchtung, Aborte und Wirtschaftsräume angeordnet.

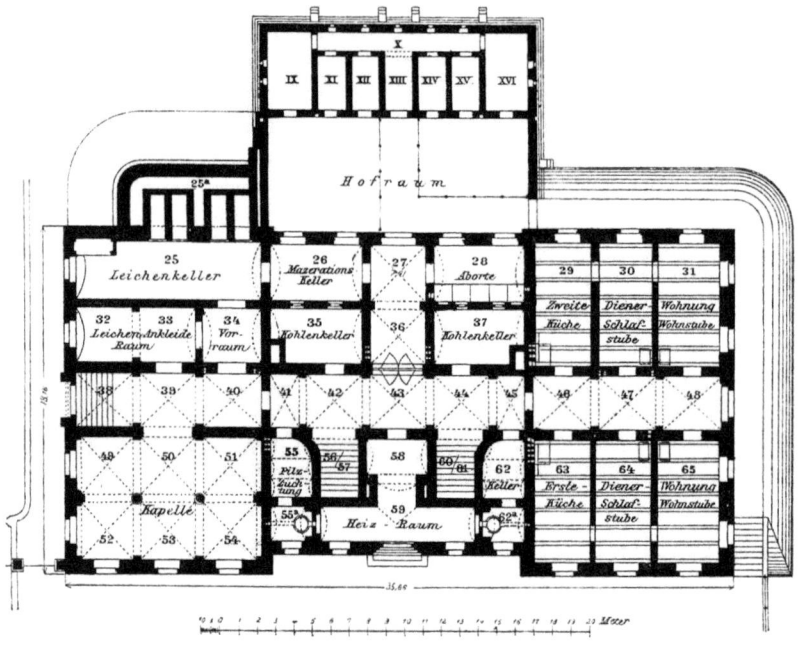

Abbildung 1. Kellergeschoss.

IX, XI—XVI Tierställe. X schmaler Gang hinter den Tierställen. 27, 36, 38—48 Kellerflurräume. 25a Eiskeller mit eingebauten Nischen, in welche vom Leichenkeller (25) aus die Leichen auf Brettern hineingeschoben werden.

Das 4,30 m hohe Erdgeschoss wird fast ausschliesslich für die Zwecke der pharmakologischen Abteilung eingerichtet, ein Direktorzimmer mit Vorzimmer, ein Assistentenzimmer, kleinere Zimmer für Analysen und für Apparate, ein Privatlaboratorium, einen Saal für Tierversuche, ein chemisches Laboratorium und einen Dunkelraum umfassend (s. Abbildung 2).

Der pathologischen Abteilung, welche im Erdgeschoss nur einen Sektionssaal und in Verbindung mit demselben ein Direktorzimmer enthält, wird das ganze erste Stockwerk überwiesen. Letzteres, eben so hoch wie das Erdgeschoss, umfasst einen Mikroskopiersaal, einen Hörsaal, je einen grösseren Raum für anatomische und für pathologische Arbeiten mit zwischenliegendem Prosektorzimmer, ein Direktorzimmer mit Vorzimmer und Nebenräumen.

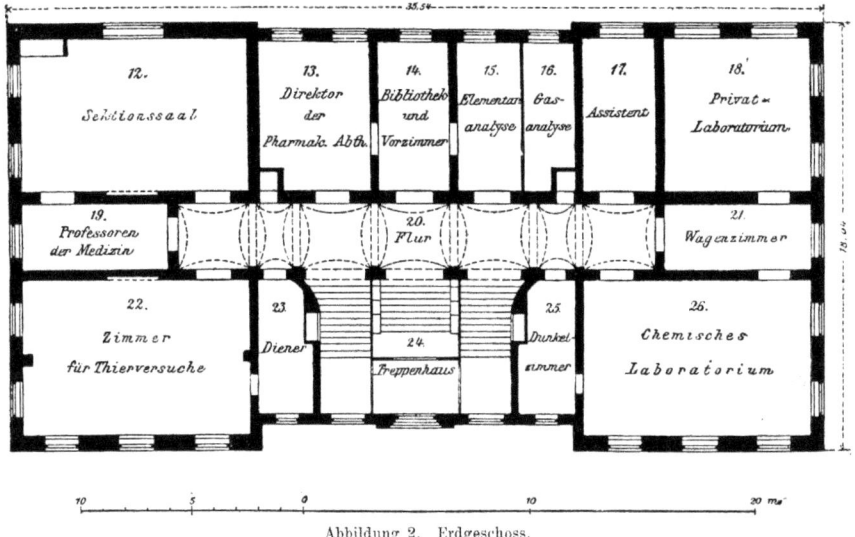

Abbildung 2. Erdgeschoss.

In dem 4,50 m hohen zweiten Stockwerk liegen die geräumigen Sammlungssäle beider Institute, ausserdem ein Hörsaal für die Pharmakologen,

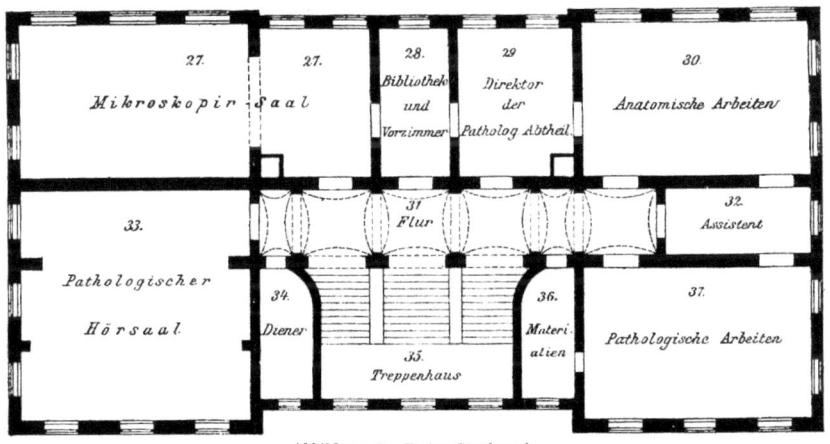

Abbildung 3. Erstes Stockwerk.

ferner Assistentenwohnungen und kleinere, verschiedenen Zwecken dienende Zimmer.

Die Korridore aller Geschosse sind überwölbt und mit Fliesenbelag versehen. Die Treppen sind aus Eisen hergestellt. Für das Treppenhaus und die Korridore sind zwei besondere Heizungs- und Lüftungsanlagen mit Heizkammern im Kellergeschoss und grossen Abzugsschloten vorgesehen.

Zur Erwärmung der Zimmer und Säle sind Kachelöfen und eiserne Mantelöfen aufgestellt. Die Lüftung wird hier durch gewöhnliche über Dach geführte Schlote bewirkt.

Für Beleuchtung, Wasserzuführung und Entwässerung wird durch den Anschluss an die städtischen Anlagen Sorge getragen.

Das Gebäude ist auf Granitsockel als Ziegelrohbau in schlichten, sich an den mittelalterlichen Backsteinbau anlehnenden Formen aufgeführt. Streifen und Fensterabwässerungen aus braun glasierten Verblendsteinen beleben die im Übrigen aus roten Ziegeln hergestellten Flächen und lassen

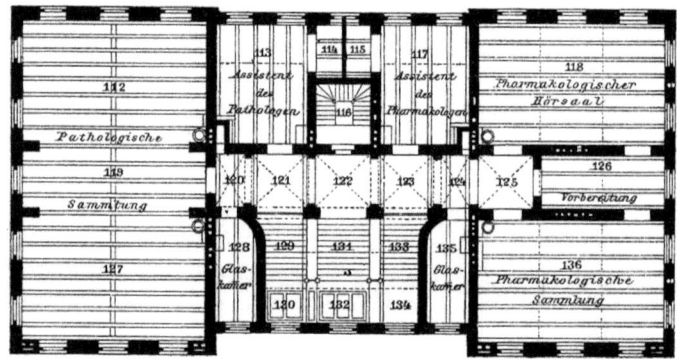

Abbildung 4. Zweites Stockwerk.

in Verbindung mit den hohen, gemusterten Pfannendächern den Bau wirkungsvoll in die Erscheinung treten.

Zum Schutze gegen das seitliche Eindringen der Erdfeuchtigkeit ist das Gebäude mit einem Sickerkanal umgeben.

Anstossend an das Hauptgebäude, in Verbindung mit den Leichenkellern, ist ein kleiner Eiskeller angelegt.

Ein geräumiges, in geringem Abstande von der Hinterfront des Hauptbaues errichtetes Nebengebäude ist zur Aufnahme der Versuchstiere bestimmt.

Die Gesamtkosten der Anlage, einschliesslich der Ausgaben für die innere Einrichtung und für die instrumentelle Ausstattung der Institute haben die Höhe von 260000 Mark erreicht.

Das pathologische Institut hat für 1892/93 einen Etat von 8120 Mark, das pharmazeutisch-chemische Laboratorium einen Etat von 5910 Mark.

Der Hörsaalneubau der medizinischen Klinik in Heidelberg.

Von

Dr. M. Dinkler,
Erstem Assistenten u. Privatdozenten.

Nachdem seit den 80er Jahren die Zahl der Zuhörer der medizinischen Klinik sich hier in ähnlicher Weise wie auf anderen Universitäten mehr als verdoppelt hatte, konnte der vorhandene, für die Maximalzahl von 60 Studenten berechnete Hörsaal keinen geeigneten Raum mehr für die Abhaltung der medizinischen Klinik abgeben, — am allerwenigsten während des Sommersemesters, wo Temperaturen von 28—30° Celsius die Enge und Raumbeschränkung geradezu unerträglich machten. Der Antrag, in welchem die Direktion der medizinischen Klinik die Notwendigkeit eines klinischen Neubaues, enthaltend einen der gegenwärtigen Zuhörerfrequenz entsprechenden Hörsaal und eine grössere Anzahl von Arbeitsräumen, begründete, fand bei der grossherzoglichen Regierung das bereitwilligste Entgegenkommen; ebenso wurden die erforderlichen Mittel von den badischen Kammern in dankenswerter Weise bewilligt.

Über die Wahl des Platzes entstanden keine Schwierigkeiten, da unmittelbar vor dem medizinischen Pavillon II, zwischen der Baracke für die männlichen Nervenkranken und dem Verwaltungsbau, ein ca. 40 m langer und 23 m breiter, mit Bosquets und Rasenanlagen versehener freier Platz zur Verfügung stand und durch den zu errichtenden Neubau für die eben genannten Gebäude keinerlei Schädigung zu erwarten war. Im Juni 1890 wurde der Bau nach den Plänen der grossherzoglichen Ober-Baudirektion zu Karlsruhe begonnen und im April 1891 seiner Bestimmung übergeben: am 27. April fand mit der Abhaltung der ersten klinischen Stunde die offizielle Einweihung statt. Unter den angrenzenden Gebäuden ist es nur der II. medizinische Pavillon, mit dem der Neubau durch einen ca. 8 m langen Korridor direkt verbunden ist. Dieser durch Glaswände geschlossene Korridor mündet in einen kleinen Vorraum des Neubaues aus, dessen rechts gelegene Thüre in das sogenannte Wartezimmer (s. Abb. 1), in welchem die jedesmal vorzustellenden Kranken und alle diejenigen Personen, die den Direktor der Klinik oder einen der Assistenten zu sprechen wünschen, sich aufhalten sollen. Ausser einigen Stühlen und einem kleinen Tisch befindet sich nur der Instrumentenschrank noch in diesem Raum. Durch die in der südlichen Wand gelegene Thüre gelangt man direkt in den geräumigen und freundlichen Hörsaal. Dieser empfängt bei einer Breite von 11, einer Höhe von 6,5 und einer Tiefe von 10,5 m sein Licht von zwei Seiten: von oben durch eine mächtige Glaskuppel und von der Südseite durch drei ca. 3,80 m hohe und 1,90 m breite Fenster. Der Lichteffekt dieser beiden massigen Lichtquellen, der während des Sommers durch chamoisfarbene Rouleaux an den Fenstern und einen grossen horizontal ausgespannten weissen Vorhang im Bereiche des Kuppelbaues abgedämpft werden kann, hat sich auch bei trüben und dunklen Tagen, Schneefall etc. als vollkommen ausreichend erwiesen. Die künstliche Beleuchtung für die abends stattfindenden Vorlesungen liefern in gleichfalls voll befriedigender Weise fünf Siemenssche Regenerativ-Gasbrenner. Die Erwärmung des grossen Raumes während des Winters erfolgt durch zwei im Keller gelegene grosse sogenannte irische Öfen, deren Heizkraft durch eine ebenso einfache wie zweckmässige Erwärmung frischer von aussen zuströmender Luft ganz vorzügliches leistet; unmittelbar unter den durch das Innenfeuer erwärmten Eisenteilen des Ofens — die übrigens nie glühend werden können — mündet ein aus dem Freien kommender grosser Luftschacht ein, so dass die von aussen aspirierte frische Luft gewissermassen den Heizkörper umspült und nach genügender Erwärmung und Sättigung mit Wasserdampf durch die Wärmekanäle dem Hörsaale zuströmt. Hier bewirkt sie die gewünschte Erwärmung des Raumes und wird nach genügendem Verbrauch und Abkühlung durch besondere Luftkanäle abgeführt.

Der ganze Raum des Hörsaales zerfällt in zwei Abschnitte, von denen der eine für den Lehrer, die vorzustellenden Kranken und die Assistenzärzte, mit den übrigen anstossenden Räumen auf gleichem Niveau liegt, während der andere weit grössere in amphitheatralischem Aufbau den Raum für die Zuhörer bildet. In der Mitte des speziell dem Unterricht dienenden Abschnittes steht ein auf Rollen fahrbares Krankenbett mit Matratze, Decke und Kissen und den nötigen Vorrichtungen für Beinhalter, rechts davon ein Tisch mit einem kleinen Pult für den Vortragenden, links ein zweiter für die klinischen Assistenten. Ausserdem ist an der nördlichen Wand (im Rücken des Vortragenden) in der Mitte eine grosse Doppelwandtafel und zu deren beiden Seiten je ein Schränkchen mit den nötigen Chemikalien und elektrischen Apparaten für entsprechende Untersuchungen und Demonstrationen im Hörsaal angebracht. Von den verschiedenen Subsellien — die letzte, eine Bank tragende Terrasse liegt beiläufig nur 170 cm höher als das Niveau des Unterrichtsraumes — sind einfache Tische mit leicht geneigter Platte und schwarzem Anstrich und hierzu passende Bänke gewählt worden; dieselben sind auf den sieben verschiedenen Terrassen des Amphitheaters festgeschraubt und ermöglichen es von jedem Platz aus die einzelnen Krankenvorstellungen mit voller Deutlichkeit und Schärfe zu verfolgen; in der Mitte, ebenso wie an jeder Seite führt ein gerader, 1 m bezw. 0,6 m breiter Gang zwischen den Bänken, bezw. den Bänken und der

Wand auf die obere Estrade des Zuhörerraumes. Diese Gänge sollen ausser der Erleichterung der Passage den Studierenden vor allem diejenigen Kranken in unmittelbare Nähe bringen, bei denen eine scharfe und genaue Besichtigung der krankhaften Erscheinungen ganz besonders erforderlich scheint (z. B. bei Hautkranken u. dgl.) Die Wände des Hörsaales — mit lichter Tapete bekleidet — sind zum grösseren Teil mit Demonstrationstafeln aus den verschiedenen Gebieten der inneren Medizin bedeckt.

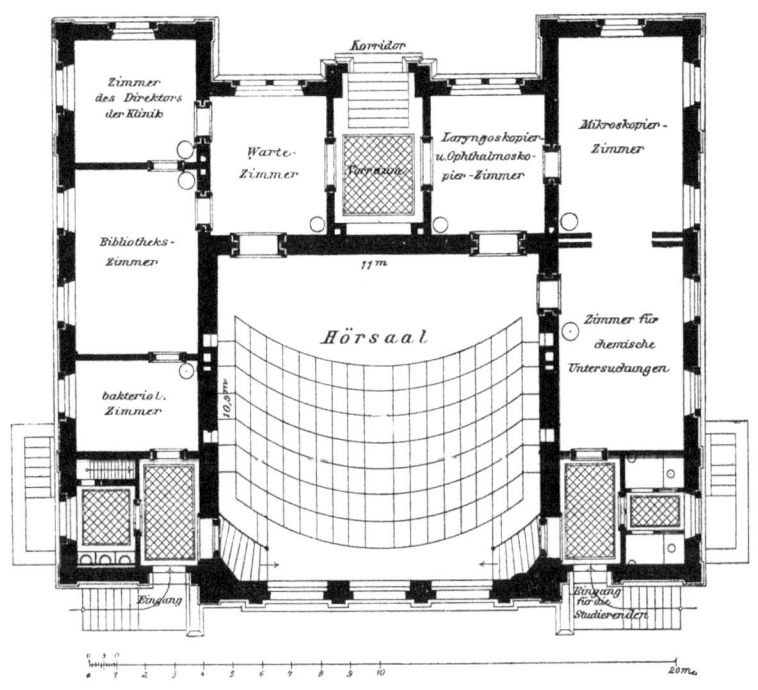

Abbildung 1. Erdgeschoss.

Den Zugang zum Hörsaal für die Studierenden bieten zwei kleine in der südöstlichen und südwestlichen Ecke gelegene, neunstufige Cementtreppen, welche von einem kleinen Vorraum für die Garderobe zu der obersten Terrasse des Amphitheaters führen und eine Störung des Unterrichts durch Zuspätkommen von Hörern — eben wegen ihrer grossen Entfernung vom Unterrichtsraum — ausschliessen. Die Zahl der Sitzplätze beträgt gegenwärtig 112, kann aber ohne jede Mühe und ohne jede Beeinträchtigung der einzelnen Zuhörer auf ca. 130 erhöht werden. Die akustischen Verhältnisse des beträchtlichen Raumes haben sich beim Sprechen wie beim Demonstrieren perkussorischer Phänomene als ausserordentlich angenehme erwiesen.

An den Hörsaal setzen sich als die Seitenteile des Baues links wie rechts, bezw. östlich und westlich, zwei, bezw. drei Zimmer an. Auf der westlichen Seite gelangt man von dem vorerwähnten Wartezimmer durch je eine Thüre in das Zimmer des Direktors und in das Lese- und Bibliothekszimmer. In dem letzteren liegen auf einem langen eichenen Tisch die laufenden medizinischen Zeitschriften des In- und Auslandes, welche die Klinik auf eigene Kosten hält, auf. An den Seiten stehen auf geräumigen Regalen die früheren Jahrgänge der eben genannten Zeitschriften, sowie eine grosse Anzahl von Hand- und Lehrbüchern, Atlanten etc., die zum Unterricht und zum Gebrauch der Ärzte notwendig erscheinen. Vom Lesezimmer kommt man weiter in ein kleineres Zimmer, welches mit allen zu bakterio-

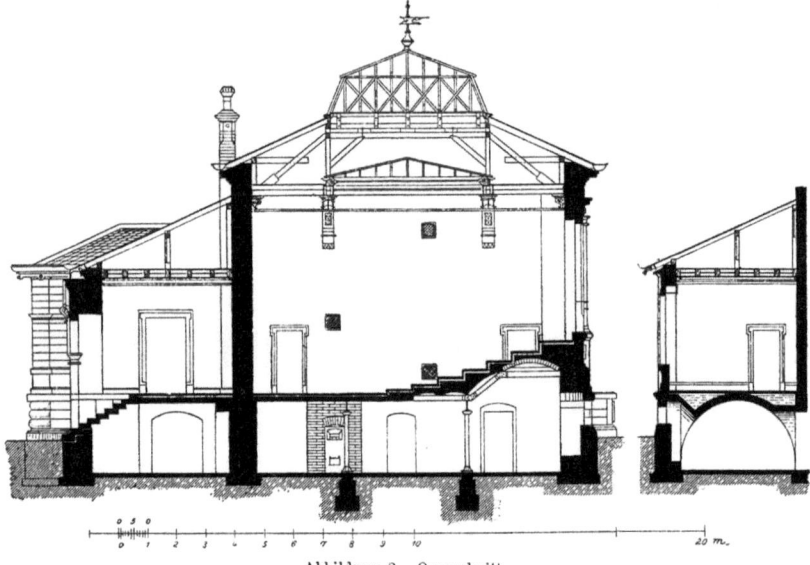

Abbildung 2. Querschnitt.

logischen Untersuchungen nötigen Apparaten ausgerüstet, zu selbständigen bakteriologischen Arbeiten dient. Von hier aus gelangt man in den Garderobevorraum, neben dem westwärts eine Bedürfnisanstalt liegt. Auch auf der östlichen Seite ist diese Einrichtung in der gleichen Weise getroffen.

Von dem östlichen Garderoberaum gelangt man schliesslich in die beiden sich anschliessenden grösseren Zimmer für chemische und mikroskopische Übungen und Untersuchungen (s. Abb. 1). Beide Räume können durch auf Schienen laufende Schiebethüren von einander abgeschlossen und getrennt benutzt werden. Im chemischen Arbeitszimmer befinden sich 12—14 Arbeitsplätze; die nötigen Chemikalien sind mehrfach aufgestellt. Zu Untersuchungen, bei denen irrespirable Gase entstehen oder entweichen, dient eine besondere Abzugsvorrichtung, in der auch zugleich ein kupferner Exsiccator angebracht ist. In dem für mikroskopische Arbeiten bestimmten Zimmer sind ca. 12 Plätze vorhanden. Da beide Räume bald ausschliesslich für chemische, bald für mikroskopische Untersuchungen benutzt werden, so ist für die entsprechenden Arbeitskurse der Platz vollkommen ausreichend. Von dem chemischen Laboratorium führt noch eine direkte Verbindung durch eine Thüre in den Hörsaal. An das mikroskopische Zimmer stösst westwärts noch ein dem Wartezimmer der anderen Seite entsprechender Raum, welcher als Dunkelzimmer zu Kehlkopf- und Augenuntersuchungen und zu Beobachtungen mit dem Polaristrobometer etc. benutzt wird. Von ihm aus führt eine weitere Thüre in den Hörsaal, eine dritte in den Vorraum des Verbindungsganges nach Pavillon II.

Die Fussböden sind im ganzen Bau dreischichtig gewählt: über einer unteren Betonschicht ist eine Asphaltlage ausgegossen, auf der letzteren Eichenparkett gelegt; diese Konstruktion macht das Gehen fast geräuschlos.

Im Souterrain liegen auf der westlichen Seite zwei kleinere Räume, in denen die Versuchstiere untergebracht werden sollen; alle übrigen sous terre gelegenen Räume dienen zu Lagerstätten für Heizmaterial und Betriebsgegenstände.

Das Fundament des Baues ist aus Bruchsteinen errichtet; vom Unterkantsockel bis Oberkantsockel ist nur innen noch Bruchsteinwerk, nach aussen schliessen rote Quadersteine ab. Der übrige Hauptteil des Baues besteht aus roten Backsteinen und weissem Sandstein. Am Kuppelteil ist aussen Rohglas und innen Mattglas verwendet. Der ganze Innenbau ruht auf mächtigen Eisenschienen, deren Felder durch Stampfbeton ausgefüllt sind. Die Kosten des ganzen Baues incl. Mobiliar belaufen sich auf 78000 Mark.

Die neue Frauenklinik der Universität Tübingen.

Von

Professor Dr. v. Saexinger,
Vorstand der Klinik.

Der klinische Unterricht in der Geburtshülfe wurde an der Tübinger Hochschule erst spät eingeführt. 1795 hat Professor Clossius das alte Lazarett, in welchem bisher arme Studierende und Buchbinder stiftungsgemäss behandelt wurden, zu einem Klinikum eingerichtet. Statt der von Clossius für die drei Kliniken beantragten 12 Betten sind in den ersten $2^1/_2$ Jahren nur zwei für die medizinische und zwei für die chirurgische

Klinik bewilligt worden. Nach Ablauf dieser Zeit wurden für die geburtshülfliche Klinik zwei Betten geschaffen, trotzdem die Fakultät erklärte, dass mindestens vier nötig sind. Der Etat für die drei Kliniken und den poliklinischen Unterricht betrug zu Anfang dieses Jahrhunderts 600 fl. In diesem primitiven Zustand bestanden die Kliniken bis Mai 1805, zu welcher Zeit das neue Klinikum bezogen wurde. Professor Autenrieth — 1797 Nachfolger von Clossius — hat durch inneren Umbau der seit 1482 bestehenden alten Bursa das neue Klinikum mit einem Kostenaufwand von 15000 fl. geschaffen und in demselben zwölf Zimmer mit anfangs 15 Betten für die drei Kliniken eingerichtet. Allmählich wurde die Zahl der Betten vermehrt und der geburtshülflichen Klinik 10 Betten zugewiesen. Der jährliche Etat für die geburtshülfliche Klinik, welche damals zugleich Hebammenschule war, betrug 1606 fl. Im Herbst 1846 bezogen die medizinische und chirurgische Klinik das neuerbaute Krankenhaus, während im alten Klinikum die geburtshülfliche Klinik blieb. 1847 wurde Professor Breit von Wien als erster selbständiger Lehrer der Geburtshülfe berufen, im November 1868 übernahm nach dem Tod von Breit der derzeitige Vorstand die Klinik. Bei der Übernahme waren in der Klinik 48 Betten vorhanden, welche bald auf 97 vermehrt wurden, wovon 2 für Gebärende, 16 für Wöchnerinnen, 35 für Schwangere, 36 für gynäkologische Kranke und 8 für das Personal bestimmt waren. Eine gynäkologische Klinik gab es 1868 noch nicht, diese wurde erst 1870 von dem derzeitigen Vorstand errichtet. In dem uralten baulich defekten Gebäude mit innerer Einrichtung der primitivsten Art für eine geburtshülfliche Klinik, war der Gesundheitszustand lange ein recht ungünstiger, Kindbettfieber kam in vielen Fällen vor, die Zahl der Erkrankungen und Todesfälle war eine grosse. Wiederholt musste wegen der vielen Erkrankungen der klinische Unterricht eingestellt werden. Durch zahlreiche bauliche Veränderungen wurden die grössten Übelstände beseitigt, welche die Gesundheit der Wöchnerinnen schwer schädigten. Nach Einführung der antiseptischen Massregeln hat sich der Gesundheitszustand bald gebessert und schliesslich so günstig sich gestaltet, dass am 26. September 1886 die letzte von 1000 Wöchnerinnen entlassen wurde, von welchen keine im Wochenbett erheblich puerperal erkrankt war. Die gynäkologische Klinik entwickelte sich rasch, so dass schon seit langer Zeit die 36 Betten nicht genügten und weitere Betten mit derartigen Kranken belegt werden mussten.

Allmählich wurde das über 400 Jahre alte Fachbaugebäude so defekt, dass wiederholt ein teilweiser Einsturz drohte, es musste daher bei den akademischen Behörden und dem hohen Ministerium der Antrag auf einen Neubau gestellt werden, der im Frühjahr 1887 von den Ständen auch genehmigt wurde. Bei Feststellung des Entwurfs für die neue Klinik wurde vor Allem die moderne Erfahrung bezüglich der Verhütung von Infektion,

Die neue Frauenklinik der Universität Tübingen.

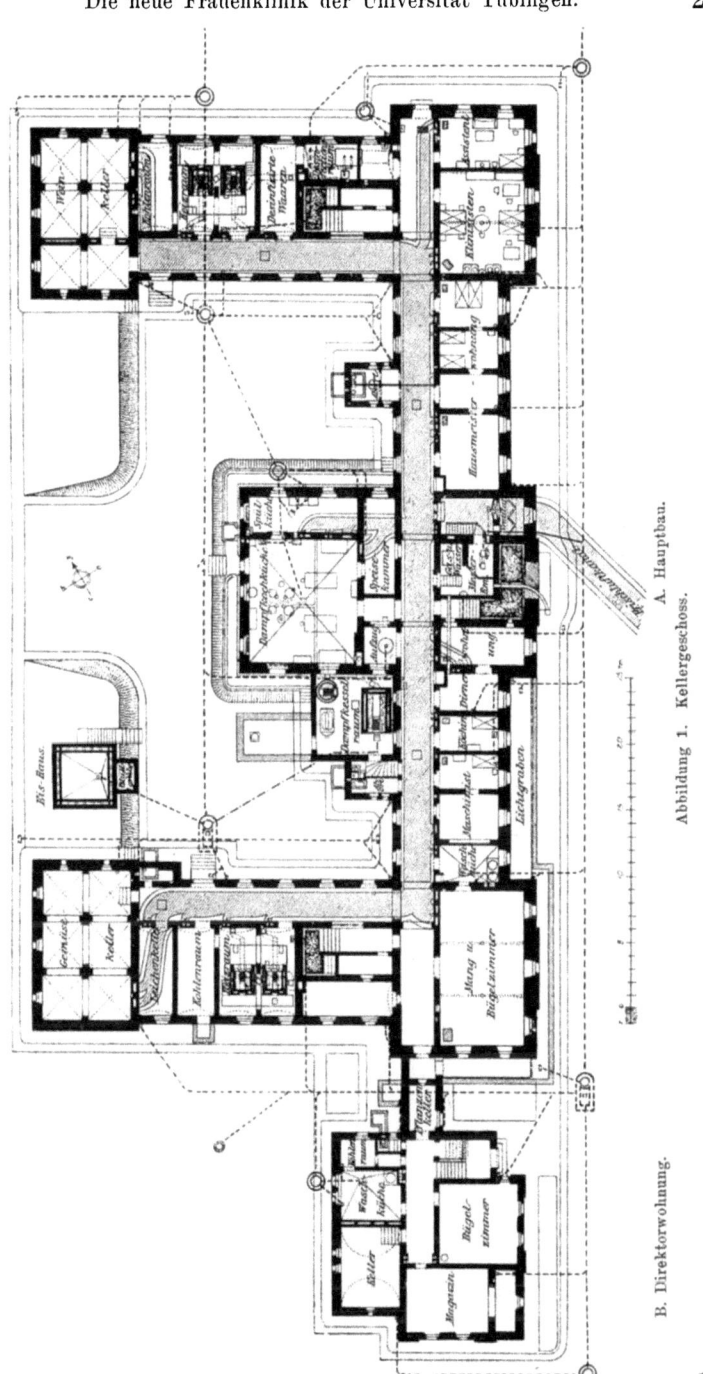

Abbildung 1. Kellergeschoss. A. Hauptbau. B. Direktorwohnung.

wie solche seit strenger Durchführung der Antisepsis sich ergeben hat, berücksichtigt. Die ganze Anlage des Gebäudes, die innere Einrichtung, Einteilung, Ausstattung wurde bis ins Detail dieser Erfahrung angepasst, um so möglichst sicher die Quellen der Infektion auszuschliessen, welche durch unzweckmässige Anlage und nicht zweckentsprechende Einrichtung entstehen. Es wurden ferner alle Anforderungen berücksichtigt, welche die Neuzeit beim Bau von Kliniken überhaupt, und speziell einer Frauenklinik, stellt und Alles in das Bauprogramm aufgenommen, was bei den neuen Frauenkliniken sich bereits voll und ganz bewährt hat. Die Klinik steht mit ihrem 72 m langen Mittelbau gegen Südosten; der Mittelbau hat drei, die beiden nicht ganz 40 m langen Seitenflügel haben zwei Stockwerke, von welchen der südliche durch einen 7 m langen gedeckten Gang mit der ausserhalb des Gebäudes liegenden Wohnung des Vorstandes in Verbindung steht. Der südliche Flügel enthält die gynäkologische, der nördliche die geburtshülfliche Abteilung. Im Mittelbau sind im Erdgeschoss der Hörsaal für die Theorie der Geburtshülfe und den Operationskurs, nebst Zimmer für die Bücher-, Instrumenten- und Präparaten-Sammlung, die Zimmer für den Vorstand, den Assistenzarzt der geburtshülflichen Klinik, die Kanzlei des Hausmeisters, des Wärters, Untersuchungs-, Aufnahme- und Bibliothekzimmer, nebst einem Badezimmer zu zwei Wannen untergebracht. Im ersten Stock sind der klinische Hörsaal für die geburtshülfliche und gynäkologische Klinik nebst Zimmer zum Mikroskopieren, das Zimmer für Laparatomierte, der kleine und grosse Operationssaal, ein Badezimmer, die Zimmer für den Assistenzarzt der gynäkologischen Klinik, ein Einzelzimmer und gegen Norden einige Zimmer für Wöchnerinnen untergebracht. Im zweiten Stock befinden sich die Tag- und Schlafräume für die Schwangeren, ein Badezimmer, ein Zimmer für die Wärterin und ein Reservezimmer für gynäkologische Kranke. Ausserdem enthält der Mittelbau einen hydraulischen Aufzug, der den Transport von Kranken durch alle Stockwerke ermöglicht. Das Kellergeschoss enthält im Mittelbau die Dampfküche nebst Spülzimmer und Vorratsraum, die Wohnung der Köchin, des Heizers, Maschinisten, Hausmeisters, zwei Speisenaufzüge, den Ventilator und Gasmotor.

Die Klinik enthält ausser den Betten für das Personal 118 Betten, wovon 48 für die gynäkologische Klinik, 40 für Schwangere und 30 für Wöchnerinnen bestimmt sind. Zwölf Zimmer enthalten nur je ein Bett und sind zur Aufnahme von Privatkranken, sowohl für die geburtshülfliche als gynäkologische Klinik bestimmt. Ausserhalb der Klinik steht ein Isolierhaus mit 10 Betten für Kranke und einem Bett für die Wärterin zur Aufnahme von Carcinomkranken, septischen und pyämischen Kranken. In der gynäkologischen Klinik sind vier grosse Säle mit je 8 Betten, ein Zimmer für Laparatomierte mit 4 Betten, ein Reservezimmer für gynäkologische Kranke mit 7 Betten; in der geburtshülflichen Abteilung befinden sich die Zimmer

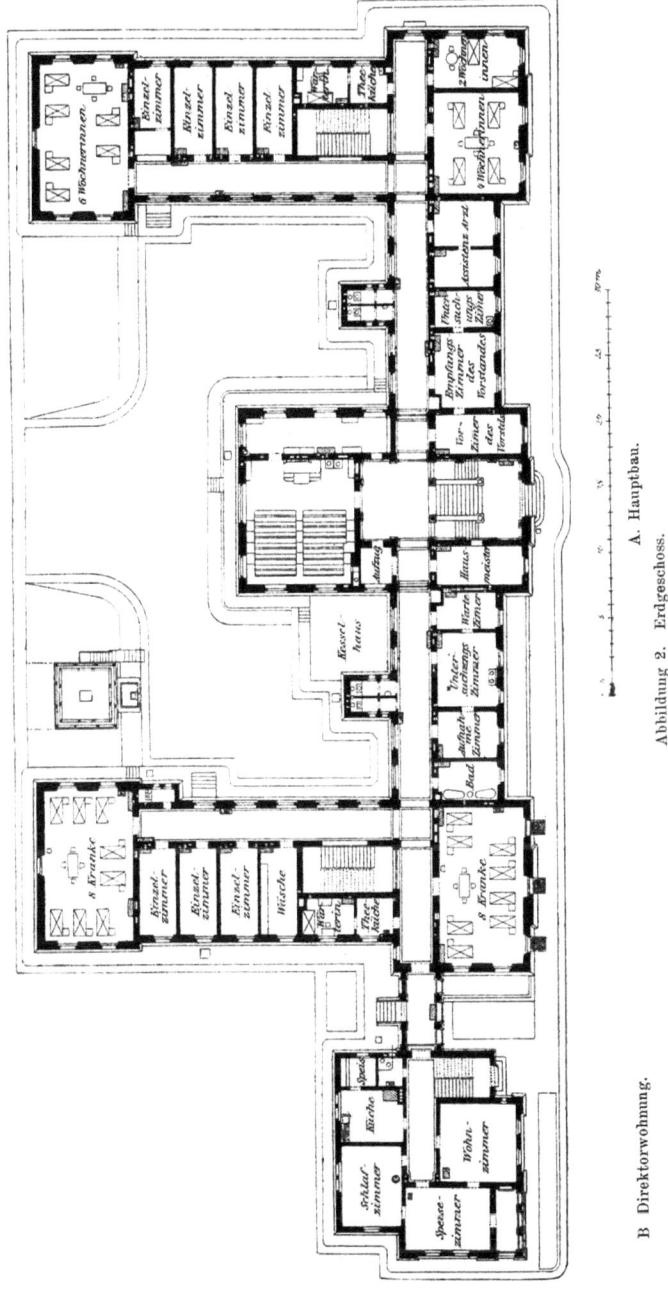

Abbildung 2. Erdgeschoss.
A. Hauptbau. B. Direktorwohnung.

für die Wöchnerinnen mit je 2, 3, 4 und 6 Betten. Der Gebärsaal ist am Ende des nördlichen Flügels untergebracht, enthält 3 Betten, unmittelbar nebenan ist ein Badezimmer mit zwei Wannen und das grosse Wartezimmer für die Studierenden mit Schlafsofa. Die 40 Schwangeren haben grosse Tag- und Schlafräume und einzelne kleinere Zimmer für 2, 3 und 4 Schwangere. Zur Aufnahme und Behandlung von syphilitischen Schwangeren ist eine völlig getrennte und abschliessbare Abteilung mit 3 Betten vorhanden, in welcher ein Bad, Schmierzimmer und ein Abort sich befinden. Im Kellergeschoss unter den Flügeln befinden sich unter dem nördlichen die Wohnung des Assistenten, ein Zimmer für 4 Hauspraktikanten, welche 6—8 Wochen in der Klinik wohnen, daselbst auch gegen billige Entschädigung verköstigt werden, der Desinfektionsofen, zwei Kessel der Niederdruckdampfheizung und der Weinkeller, auf der anderen Seite ein Wäsche- und Bügelraum, die Werkstatt des Maschinisten, zwei Kessel der Centralheizung, die Leichenkammer und ein zweiter Keller. Der Hochdruckdampfkessel mit den beiden Warmwasserkesseln für die Küche und den Ventilator sind südlich neben der Küche angebracht.

Die Klinik ist ganz aus Stein und Eisen gebaut, hat für alle Räume, inklusive Aborts und Korridore, Centralheizung — Niederdruckdampfheizung, System Bechem und Post — und wird in allen Räumen durch Pulsionsvorrichtung ventiliert. Alle Zimmer münden auf einen 2,60 m breiten Korridor, welcher die Flügel mit dem Mittelbau verbindet. Die lichte Höhe der Zimmer beträgt 4,50 m, die Fussböden haben eichene Riemen in Asphalt gelegt, die Wände der Zimmer sind ganz glatt und mit Porzellan-Emailfarbe angestrichen. Der Korridor, die sechs Badezimmer, welche 12 Wannen enthalten, die Aborte sind mit Terrazzo belegt, der grosse, kleine Operationssaal, der Gebärsaal, die syphilitische Abteilung für Schwangere haben Belag von Mettlacherplatten; in den ersten drei Sälen sind die Mettlacherplatten auch an den Wänden in einer Höhe von 1,75 m angebracht; auch kann daselbst der Fussboden mit Hydranten abgespült und ausgiebig gereinigt werden. Im grossen Operationssaal, nur für Laparatomien bestimmt, im Gebärsaal und in zwei Badezimmern sind Gasöfen aufgestellt, welche für sich allein im Herbst und Frühjahr ohne Centralheizung die Räume heizen. Eine Warm- und Kaltwasserleitung ist in allen Räumen und auf den Korridoren angebracht, die Badezimmer enthalten ausserdem die notwendigen Duschvorrichtungen. Die Aborte liegen ausserhalb des Hauses und sind gut ventiliert. Elektrische Klingeln und Telephons erleichtern den Verkehr mit den Kranken, Wärterinnen, mit der Küche und dem in der Klinik angestellten Personal. Vor der Klinik sind grosse der Klinik gehörende Anlagen, in welchen der Luftschacht für die Ventilation sich befindet; hinter der Klinik ist ein sehr grosser Garten für Obst- und Gemüsebau und zum Aufenthalt für die Kranken bestimmt.

Die neue Frauenklinik der Universität Tübingen.

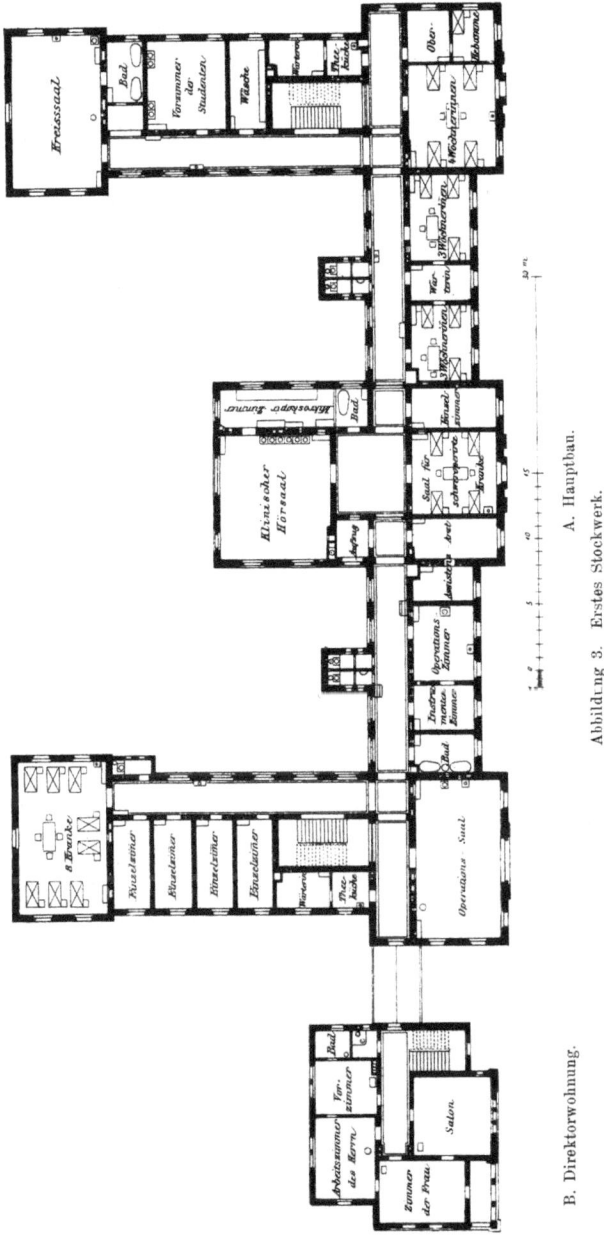

Abbildung 3. Erstes Stockwerk.

Als Techniker waren beim Bau thätig: Herr Baurat Berner: Entwurf der Klinik und Oberleitung des Hochbaues; Herr Baudirektor D. von Eh-

216 Die neue Frauenklinik der Universität Tübingen.

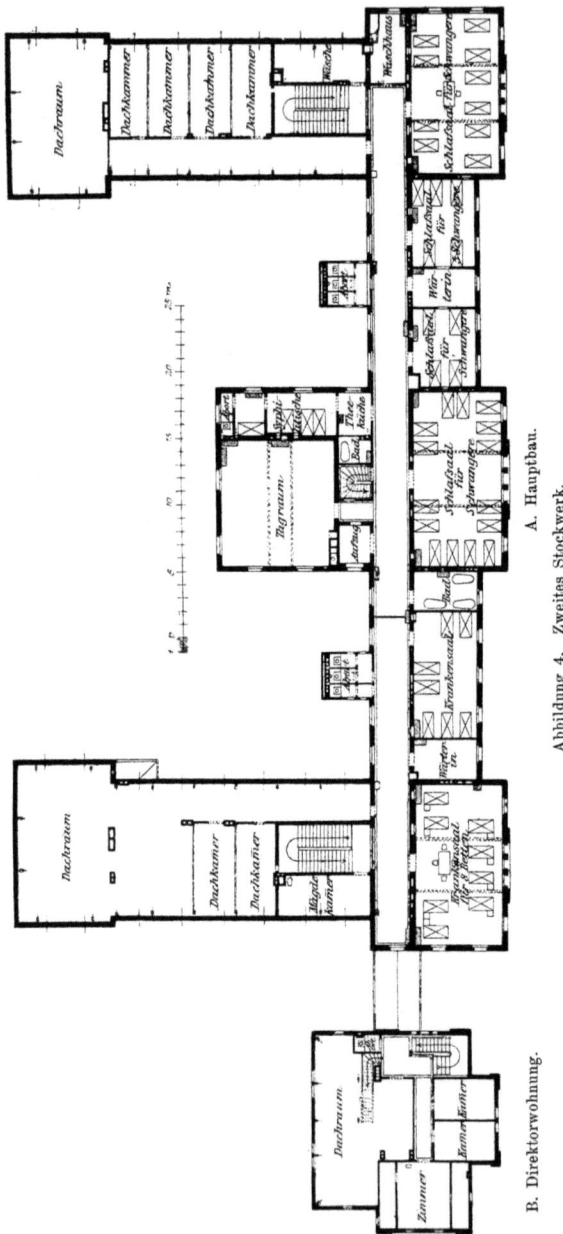

Abbildung 4. Zweites Stockwerk. A. Hauptbau. B. Direktorwohnung.

mann: Gas- und Wasserversorgung, Kanalisation, Heizung und Ventilation, hydraulischer Aufzug; Bauausführung die Herren Bauinspektor Knoblauch,

Findeisen und Regierungsbaumeister Fröhner. — Nach $3^1/_2$ jähriger Bauzeit wurde die Klinik am 1. November 1890 bezogen.

Die Kosten für die Klinik belaufen sich auf 640 000 Mark, für die Wohnung des Vorstandes auf 51 200 Mark, für das Eishaus auf 2 500 Mark, zusammen auf 693 700 Mark ohne die Kosten für das Isolierhaus.

Der neue Operationssaal der chirurgischen Klinik zu Tübingen.

Von

Professor Dr. P. Bruns.

Die fundamentale Umgestaltung der ganzen praktischen Chirurgie, welche sich unter dem Einfluss der Antiseptik vollzogen hat und noch vollzieht, tritt nicht bloss auf dem Gebiete der Wundbehandlung und Operationstechnik hervor, sondern macht sich auch auf dem Gebiete des Krankenhausbaues geltend.

Insbesondere haben die Grundsätze bei der Konstruktion und Einrichtung der Operationssäle wesentliche Änderungen erfahren, um den Anforderungen der Antiseptik an diese Räume zu genügen, welche den Kranken die grösstmögliche Sicherheit gegen die Gefahr einer Infektion bei der Operation bieten sollen. Deshalb sind denn auch fast an allen chirurgischen Kliniken und Krankenhäusern Deutschlands während des letzten Jahrzehnts die Operationsräume teils neugebaut, teils umgestaltet worden.

Die Grundsätze für den Bau von Operationsräumen, die nur für die Vornahme von Operationen, nicht aber zugleich zum klinischen Unterricht dienen sollen, also kein Auditorium enthalten, sind jetzt wohl allgemein anerkannt und bereits an zahlreichen Anstalten in mustergültiger Weise durchgeführt. Man hat sich auch darüber geeinigt, dass, wenn irgend möglich, mehrere Operationsräume vorhanden sein sollen, von denen der eine für Operationen an Kranken mit nicht infizierten Wunden, der zweite an solchen mit infizierten Wunden, der dritte für Tracheotomien bei Diphtherie benutzt wird; in manchen Anstalten ist sogar noch ein viertes Operationszimmer ausschliesslich für Laparotomien eingerichtet.

Ungleich schwieriger ist aber die Aufgabe, einen klinischen Operationssaal, der zugleich Auditorium ist, zu konstruieren, so dass er in gleichem Masse den Bedürfnissen des Unterrichts wie den Interessen der Kranken und des Operateurs entspricht. Denn diese beiden stehen sich zum Teil entgegen. Schon die Gegenwart einer grösseren oder grossen Zahl von Zuschauern kann die Gefahr für die zu operierenden Kranken vermehren, zumal wenn die Zuschauer vielleicht unmittelbar vorher mit infektiösen Kranken oder Leichenteilen in Berührung gekommen sind. Namentlich aber sind wir im Interesse des Unterrichts gezwungen, den Zuschauern nicht bloss eine Auswahl, sondern womöglich alle Arten von Krankheitsfällen und Operationen vorzuführen, sodass in demselben Raume oft in rascher Folge Kranke mit infizierten und solche mit nicht infizierten Wunden verkehren und operiert werden.

Glücklicherweise lehren die Resultate an unseren modernen chirurgischen Kliniken zur Genüge, dass diese Gefahren durch rigoröse Handhabung der Antiseptik und Aseptik sicher bekämpft werden können. Nur müssen wir verlangen, dass diese Handhabung schon durch die ganze Konstruktion und Einrichtung des Operationssaales nach Möglichkeit erleichtert wird. Und das ist um so eher möglich, als wir jetzt mit der Thatsache rechnen, dass nicht die Luftinfektion, sondern die Kontaktinfektion zu fürchten ist. Es ist also eine unerlässliche Anforderung, dass der ganze Operationssaal einschliesslich des Auditoriums leicht durch Abwaschen und Abspülen zu reinigen und aseptisch zu halten ist.

Eine weitere Schwierigkeit ergiebt sich daraus, dass die Operationsbühne vor allem möglichst hell beleuchtet, zugleich aber so gelegen sein muss, dass die auf derselben vorzunehmenden Demonstrationen und Operationen von allen Stellen des Auditoriums aus bequem gesehen werden können. Sehen wir ab von der ausschliesslichen Beleuchtung durch Oberlicht, welche sich nicht bewährt hat, so hat man auf zwei verschiedenen Wegen die Aufgabe zu lösen gesucht. Entweder benutzt man vorzugsweise Seitenlicht durch ein grosses tief herabgehendes Mittelfenster, an dass sich die Operationsbühne unmittelbar anschliesst; dann ist das amphitheatralische Sitzgerüst mit seiner Öffnung dem Fenster zugekehrt (sogen. Aussenwandsystem). Oder man benutzt hohes Seiten- und Oberlicht, das über das Amphitheater hinweg auf die Operationsbühne fällt, dann ist das Amphitheater mit seiner Öffnung von dem Fenster abgekehrt (sogen. Innenwandsystem).

Die erstere Anordnung hat das für sich, dass der Operationstisch dicht am Fenster steht, also vortrefflich beleuchtet ist und namentlich auch horizontales Licht erhält. Das Innenwandsystem bietet dagegen den Zuschauern den Vorteil, dass sie durch das von hinten über ihre Köpfe einfallende Licht nicht geblendet werden und daher die Demonstrationen auf der Operationsbühne genauer und bequemer sehen. Nicht minder wichtig ist der weitere Vorteil, dass es hierbei nicht notwendig ist, im Innenraum der Operationsbühne selbst die vielerlei Schränkchen und Fächer zur Aufbewahrung der Instrumente und Verbandgegenstände anzubringen, welche unter allen Umständen einer leichten Reinigung dieses Raumes im Wege

Der neue Operationssaal der chirurgischen Klinik zu Tübingen. 219

stehen. Es lassen sich nämlich bei diesem System die Utensilien, welche in dem hinteren Teil des Saales oder einem anstossenden Verband- und Instrumentenkabinett vorbereitet sind, auf fahrbaren Tischen jederzeit leicht herbeischaffen. Ich halte die Vorzüge dieses Innenwandsystemes für überwiegend, wie denn auch die Mehrzahl der neuesten Operationssäle nach diesem System gebaut sind. —

Das sind die wichtigsten Anforderungen, die man heutzutage an einen

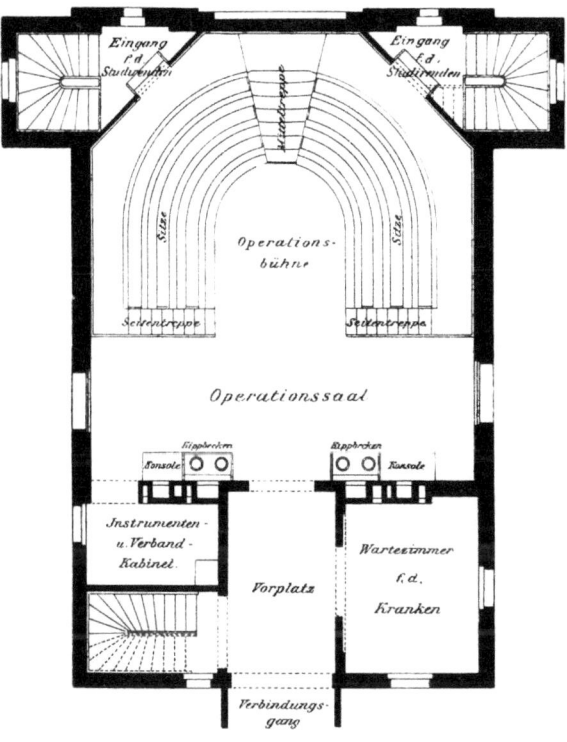

Abbildung 1.

klinischen Operationssaal stellen muss. Wie dieselben im einzelnen am besten erfüllt werden, ist noch vielfach Gegenstand der Diskussion und des praktischen Versuches. Durch die zahlreichen Neubauten der letzten Jahre sind auch diese Fragen in Fluss gebracht und wesentliche Fortschritte gemacht worden.

Um hierzu einen Beitrag zu liefern, gebe ich im folgenden eine Beschreibung des neuerbauten Operationssaales an der unter meiner Leitung stehenden Klinik, der zu Beginn dieses Wintersemesters eröffnet worden ist. Ich habe versucht, bei der Konstruktion und Einrichtung desselben die antiseptischen Prinzipien in möglichst strenger, zugleich aber möglichst einfacher und einheitlicher Weise durchzuführen; wo dies in eigenartiger bis jetzt noch nicht versuchter Weise geschehen ist, hat es sich nach der seitherigen Erfahrung vollständig bewährt.

Zur besseren Veranschaulichung möge der vorstehende Grundriss dienen.

Das neue Operationssaal-Gebäude steht vor der nordöstlichen Seitenfront des Hauptgebäudes der chirurgischen Klinik. Die Verbindung beider wird durch einen 8 m langen bedeckten Gang hergestellt, welcher die Fortsetzung des Korridors im ersten Stockwerk des Hauptgebäudes bildet. Dieser Verbindungsgang dient nur zur Benutzung für die Kranken und das ärztliche Personal, während für die Studierenden ein direkter Zugang zum Operationssaal von dem Erdgeschoss des Neubaues aus mittelst zweier seitlicher Treppenhäuser geboten ist.

Der Operationssaal stellt einen 6,0 m hohen, 10,10 m breiten und 11,50 m langen Raum dar, dessen grösserer vorderer Teil von dem amphitheatralischen Sitzgerüst für 100 Plätze sowie von der Operationsbühne eingenommen ist, während der hintere Teil einen grösseren freien Raum bildet. Die nach vorne und zu beiden Seiten von dem Sitzgerüst eingeschlossene Operationsbühne ist 4,50 m lang und 3,50 m breit. Ihre Beleuchtung geschieht durch ein 3,5 m breites Mittelfenster, welches von der obersten Sitzreihe bis zur Decke reicht und hier in ein grosses Deckenlicht übergeht. Der Übergang des Seiten- in das Oberlicht ist ein ununterbrochener, wie bei einem Maler- oder Photographen-Atelier, während sonst gewöhnlich beide durch einen Teil der Seitenwand oder der Decke voneinander getrennt sind. Diese Konstruktion der Fenster, welche bisher nirgends angewandt scheint, ist deshalb von Vorteil, weil hierdurch dem Saale gerade das unter dem günstigsten Winkel einfallende Licht zugeführt wird. Da zugleich das Licht über die Köpfe der Zuschauer hinweg auf den Operationsraum fällt, so werden dieselben nicht geblendet und können die Demonstrationen bequem und genau sehen. Die Tagesbeleuchtung der Operationsbühne hat sich in der That als eine ganz vorzügliche und selbst bei recht trübem Wetter hinreichend intensive bewährt. Auch ist eine Abblendung von direktem Sonnenlicht niemals nötig, da der Saal die zweckmässigste Lage gegen Nordosten hat.

Die Operationsbühne öffnet sich nach rückwärts in den hinteren geräumigen Teil des Saales, der völlig frei ist; derselbe hat eine Länge von 3,75 m bei einer Breite von 10,10 m. Seine Beleuchtung geschieht noch besonders durch zwei breite und tief herabgehende Fenster an den beiden Seitenwänden.

Auf die Grösse dieses Raumes lege ich ganz besonderen Wert. Vor Allem dient er zur Entlastung der eigentlichen Operationsbühne und gestattet, diese letztere im Interesse der Zuschauer auf eine möglichst geringe Ausdehnung zu beschränken. Die Operationsbühne braucht auch nicht für die Aufstellung zweier Operationstische eingerichtet zu sein, um gleichzeitig oder in rascher Aufeinanderfolge zwei Operationen auszuführen: der zweite Operationstisch findet in dem freien Raume überall Platz. Ferner kann für solche Operationen, welche sehr helles Seitenlicht mit horizontalem Lichteinfall verlangen, der Operationstisch vor eines der beiden tief herabreichenden Seitenfenster gestellt werden. Denn derartige Operationen auf der Operationsbühne selbst vorzunehmen, ist umsoweniger geboten, als hier ausser dem Operateur kaum ein weiterer Zuschauer von dem Operationsfeld etwas sehen kann. Der wichtigste Vorteil besteht aber darin, dass in diesem Raume alle zu den Operationen und Verbänden nötigen Utensilien auf fahrbaren Tischen bereit gehalten werden, um jeden Augenblick auf die Operationsbühne beigebracht zu werden. Nur auf diese Weise war es möglich, die Schränkchen, welche gewöhnlich das Innere der Operationsbühne abschliessen und zur Unterbringung der Instrumente, Verbandgegenstände und sonstiger Geräte dienen, nicht bloss aus dem Operationsraum, sondern überhaupt aus dem Operationssaale zu verbannen.

Dies ist die erste Bedingung, um den ganzen Saal ohne Schwierigkeit gründlich und vollkommen reinigen zu können. Demselben Zweck dient die besondere Konstruktion des Sitzgerüstes nach dem Muster der Socinschen Klinik in Basel. Dasselbe ist nicht wie gewöhnlich aus Holz mit Verkleidungen ausgeführt, sondern besteht aus einem leichten Eisengerüst, das überall offen und durchbrochen angeordnet ist; aus Holz sind nur die Klappsitze und die schmalen Pultbretter. Die Überhöhung der Sitzreihen ist derart, dass die Zuschauer frei und bequem über die Köpfe der vor ihnen Sitzenden hinwegschauen können. Die Studierenden gelangen von den beiden Treppenhäusern aus durch zwei seitliche Thüren auf die oberste Sitzreihe des Podiums; von hier führt in der Mitte und an beiden Enden des Podiums je eine Treppe zu den Sitzbänken und zur Operationsbühne hinab.

Der Raum unter dem Sitzgerüst ist ringsum durch einen Betonboden abgeschlossen, der dieselbe steile Neigung hat wie die Sitzreihen und am Fussboden direkt in die den Operationsraum umfassende Abflussrinne übergeht. Diese Einrichtung gestattet, mittelst der am Podium angebrachten Hydranten und eines starken Schlauches das ganze Sitzgerüst von oben bis unten abzuspülen, wobei alles Wasser auf dem schrägen Boden rasch wieder in die Abflussrinne abläuft. Zugleich ist dadurch jeder nicht leicht zugängliche Winkel vermieden, was bei jeder anderweitigen Verwendung des Raumes unter dem Podium nicht möglich ist, sobald er mit dem Operationsraume kommuniziert.

Um die Reinigung des Saales zu erleichtern, ist ferner der ganze Fussboden mit weissen Thonplättchen belegt; er besitzt ein Gefälle gegen ein am vorderen Ende der Operationsbühne angebrachtes Abflussloch, das mit Wasserverschluss versehen ist. Ebenso sind die Wände 1,50 m hoch vom Fussboden mit weissen glasierten Thonplättchen bekleidet; die Decke und der obere Teil der Wände des Saales sind mit Emailanstrich versehen, ohne allen Schmuck, mit abgerundeten Ecken und Winkeln; auch an den Fenstern und Thüren sind Kanten und Vorsprünge vermieden, sie liegen möglichst glatt im Niveau der umgebenden Wandflächen. Die Thüre des Haupteinganges dient zugleich als Wandtafel für Kreidezeichnungen.

Die unentbehrlichen Einrichtungsgegenstände sind an der hinteren, dem grossen Mittelfenster gegenüberliegenden Wand des Saales angebracht. Daselbst befinden sich zu beiden Seiten des Haupteinganges je zwei grosse Kippbecken in Marmorplatten gefasst, mit Kalt- und Warm-Wasserleitung. Über denselben ist je ein Spiegel so in die Wand eingelassen, dass die glatte Fläche derselben nicht unterbrochen wird. Neben den Waschtischen ist auf beiden Seiten eine Marmorkonsole angebracht: auf der einen ist ein Apparat zum Sterilisieren der Instrumente mittelst kochender Sodalösung (nach Schimmelbusch), auf der anderen ein Apparat zum Erwärmen und Warmhalten von antiseptischen Lösungen in den Irrigatoren aufgestellt. Darüber befindet sich gleichfalls zu beiden Seiten je eine Glasplatte mit Eisenträgern, auf welcher einzelne Gefässe und Schalen Platz finden.

Endlich befindet sich noch in der einen Ecke dieses Raumes ein Dampfsterilisator von Lautenschläger (Berlin) grössten Formates, in welchem Verbandstoffe, Gazetupfer, Servietten, Operationsmäntel etc. mittelst strömenden Wasserdampfes sterilisiert werden. Der Apparat ist absichtlich in dem Saale selbst aufgestellt, um den Zuschauern täglich vor Augen zu führen, wie die genannten Gegenstände unmittelbar vor dem Gebrauche aus dem Sterilisator entnommen werden. Auch scheint mir die Aufstellung des Sterilisators in einem anderen Raume deshalb weniger sicher und bequem, weil die Sterilisation nicht so leicht kontrolliert werden kann und die Verbandstoffe noch in besonderen Behältern in den Saal gebracht werden müssen, um sie vor neuer Infektion zu schützen. Die zuverlässige Wirksamkeit des Lautenschläger schen Apparates ist durch bakteriologische Untersuchungen nachgeprüft worden und hat sich vollkommen bewährt.

Über der Mitte der Operationsbühne hängen in entsprechender Höhe mehrere Irrigatoren an einem Gestell, das in Verbindung mit der Gaslampe von der Decke herabreicht.

Ausserdem befinden sich in dem Operationssaale zwei Operationstische nach dem Julliardschen[1] Modell, der eine in der Arena, der andere hinter derselben vor einem der beiden Seitenfenster. Dieser Operationstisch, den ich seit sieben Jahren ausschliesslich in meiner Klinik verwende, hat

---

[1] Illustr. Monatsschr. für ärztl. Polytechnik. 1883. Heft 12.

sich ausserordentlich gut bewährt. Er besteht aus einer Zinkwanne mit vielfach durchlöchertem Deckel und einem doppelten Boden, welcher in der Mitte von einem Trichter durchbohrt ist, durch welchen die Flüssigkeiten in einen darunter befindlichen Behälter abfliessen. Der doppelte Boden kann mit heissem Wasser gefüllt und dadurch der ganze Tisch auf mehrere Stunden erwärmt werden. Die Zinkwanne befindet sich auf einem eisernen Gestell mit Rollen und einer Vorrichtung, um den Tisch feststellen zu können. Die grossen Vorteile dieses Operationstisches bestehen darin, dass die bei der Desinfektion verwendeten oder bei der Operation sich ergiessenden Flüssigkeiten von allen Stellen aus direkt in die Wanne abfliessen. Es bleibt also nicht bloss der Patient trocken, sondern auch der Operateur, der Fussboden, ja sogar der Tisch selbst. Dabei ist es äusserst einfach und leicht, den Tisch zu reinigen und die Zinkflächen blank zu erhalten; auch die Imprägnierung mit septischen Flüssigkeiten ist absolut ausgeschlossen, so dass die Asepsis nach jahrelangem Gebrauche noch ebenso sicher garantiert ist.

Endlich sind noch zwei fahrbare Tische aus Glas und Eisen einfachster Konstruktion zu erwähnen, sowie ein fahrbares Tischchen mit zwei Becken und einem Abflussrohr; in den Becken werden Gazetupfer oder Sublimatlösung bereit gehalten. Benutzt man Schwämme, so dienen die Becken zum Reinigen derselben, wobei das eine mit Sublimatlösung gefüllt, das andere von den beiden Wasserleitungshahnen aus, die sich an den beiden seitlichen Enden des Sitzgerüstes befinden, beständig mit einer Mischung von kaltem und warmem Wasser durchgespült wird.

Das Instrumentarium und Verbandgerät befindet sich in dem anstossenden Raume, aus dem dasselbe auf den fahrbaren Tischen in den Operationssaal verbracht wird. Dieser Raum selbst steht mittelst Aufzugs mit einem darüber gelegenen Zimmer in Verbindung, welches zur Herstellung und Aufbewahrung der Verbandstoffe dient, so dass letztere auf direktestem Wege und ohne Gefahr der Verunreinigung in den Operationssaal gelangen.

Der gegenüberliegende Raum ist Wartezimmer für die Kranken vor der Operation, er besitzt nur eine Thüre gegen den Vorplatz, aber keine Verbindung mit dem Operationssaal, damit die Kranken die Vorgänge im Operationssaal nicht hören.

Ausser den vorbeschriebenen Räumen enthält der Neubau noch im Erdgeschoss eine Luftheizungsanlage, Garderobe und einen Abort für die Studierenden, sowie einen Hörsaal für theoretische Vorlesungen und praktische Kurse, nebst einem anstossenden Vorbereitungszimmer und Sammlungsraum. **Einen besonderen Hörsaal für den theoretischen Unterricht in der Chirurgie halte ich nämlich für unentbehrlich**, weil bei der Verwendung des Operationssaales für diesen Zweck die Demonstration von anatomischen Präparaten aus antiseptischen Rücksichten nicht zulässig wäre.

Ausserdem wird hierdurch der Operationssaal in sehr zweckmässiger Weise entlastet, so dass bei lange fortgesetztem Operieren keine Kollision mit Vorlesungen eintritt; auch wird hierdurch vermieden, dass der eben gereinigte Saal durch den Besuch einer darauffolgenden Vorlesung wieder verunreinigt wird.

Besonders möchte ich noch hervorheben, wie vorteilhaft die Unterbringung sämtlicher Unterrichtsräume in dem Neubau ist; da die Studierenden überhaupt nur diesen letzteren, aber nicht das Hauptgebäude der Klinik mit den Krankensälen betreten, so kommen sie mit den Kranken auf ihrem Wege zu und von dem Operationssaal nicht in Berührung. —

Aus der vorstehenden Beschreibung des neuen Operationssaalgebäudes geht hervor, dass das Bestreben massgebend war, den Bedürfnissen des chirurgischen Unterrichts ebenso wie den modernen Anforderungen der Antiseptik gerecht zu werden. Es sind hierbei einzelne neue bisher nirgends in Anwendung gekommene Einrichtungen getroffen worden, die sich nach den bisherigen Erfahrungen gut bewährt haben. Hierfür bin ich Herrn Baurat Berner, der bei dem Entwerfen der Pläne stets die meinen Intentionen und Wünschen entsprechende Form gefunden hat, zu Dank verpflichtet.

Möge der Neubau stets den Studierenden zu Nutz und Frommen, den Kranken zum Heil und Segen gereichen!

Bericht über eine Studienreise nach Paris im Dezember 1890.

Von

P. Böttger,
Kgl. Regierungs- und Baurat.

Mit Rücksicht auf das z. Z. in der Ausführung begriffene Institut für Infektionskrankheiten bei der königl. Charité in Berlin und insbesondere auf die von sonstigen Anlagen ihrer Bestimmung gemäss wesentlich abweichende innere Einrichtung der wissenschaftlichen Abteilung desselben sowie auch in Befolgung der mir hochgeneigtest erteilten Anweisung wandte ich meine Aufmerksamkeit in erster Linie dem Institut Pasteur zu. Die in dieser Anstalt seit mehreren Jahren durchgeführten Arbeiten entsprechen im wesentlichen den gleichen Bestrebungen wie die dem neuen Koch'schen Institute gesteckten Ziele, da auch dort das Studium der Infektionskrankheiten auf der Grundlage bakteriologischer Untersuchungen und damit verknüpfter praktischer Tierversuche den Hauptbestandteil der wissenschaftlichen Thätigkeit ausmacht.

Dank den mir von Herrn Geheimrat Koch mitgegebenen Empfehlungen war ich in der glücklichen Lage unter der persönlichen liebenswürdigen Führung und Anleitung des Direktors Herrn Pasteur sowie der Herren Abteilungsdirigenten Metchnikoff und Roux die Einrichtungen des Institutes während mehrtägiger Besuche in umfassender Weise kennen zu lernen.

Bezüglich einiger das wirtschaftliche Gebiet berührender Fragen schicke ich voraus, dass an laufenden Ausgaben für das Etatsjahr 1891 eine Summe von 126 000 Frcs. an Gehältern, Unterhaltung der Baulichkeiten, Beschaffung und Unterhaltung der Apparate, Kosten der Versuchstiere etc. vorgesehen ist, wobei hervorgehoben werden muss, dass Herr Pasteur sowie die Herren Abteilungsdirigenten Grancher und Metchnikoff ein Gehalt nicht beziehen. Die Behandlung der Kranken im Institut erfolgt kostenfrei.

Zur Aufbringung der laufenden Kosten werden in erster Linie die Zinsen des bei Gründung des Institutes durch freiwillige, aus allen Kulturländern beigesteuerte Spenden gesammelten Kapitals von 2 600 000 Frcs., wovon ein Betrag von 1 500 000 Frcs. für Erbauung und erste Einrichtung des Institutes von vornherein verbraucht wurde, verwandt. Hierzu tritt eine jährliche Subvention der französischen Staatsregierung von 60 000 Frcs., sowie der Erlös aus dem Verkauf der Lymphen für Milzbrand, Rotlauf etc., wofür eine jährliche Einnahme von etwa 10 000 Frcs. erzielt wird. Der Rest der erforderlichen Mittel wird im Allgemeinen durch freiwillige Spenden begüterter Kranken reichlich gedeckt.

Ähnlich eingerichtete und in erster Linie auf der Behandlung der Hundswutkrankheit beruhende, im wesentlichen nach dem Pariser Muster eingerichtete Institute bestehen z. Z. in Italien: Turin, Mailand und Neapel; Spanien: Barcelona; Österreich: Wien; Mittelmeer: Malta; Russland: St. Petersburg, Warschau, Moskau, Charkow, Odessa, Samara und Tiflis; Rumänien: Bukarest; Türkei: Konstantinopel; Nordamerika: Chicago; Centralamerika: Havannah, Mexiko; Südamerika: Rio de Janeiro und Buenos-Aires.

Im ganzen bestehen somit 21 Institute Pasteur.

Das Pariser Institut gliedert sich in folgende sechs Abteilungen:

1. Abteilung für Hundswut, Dirigent Prof. Grancher.

2. Allgemeine Mikrobiologie, Dirigent Duclaux, dessen Untersuchungen sich hauptsächlich auf die Gärungserscheinungen erstrecken.

3. Technisch-bakteriologische Abteilung, Dirigent Roux.

4. Hygieinische Abteilung, Dirigent Chamberland.

5. Mikroskopisch-morphologische Abteilung, Dirigent Metchnikoff.

6. Abteilung für vergleichende Bakteriologie.

Ausserdem steht noch getrennt hiervon ein besonderes Laboratorium zur Bereitung der Lymphen (vaccins) unter Leitung des Herrn Chamberland.

Das ziemlich weit vom Mittelpunkte der Stadt und dem Hauptsitze der medizinischen Institute entfernt im Stadtteil Vaugirard belegene,

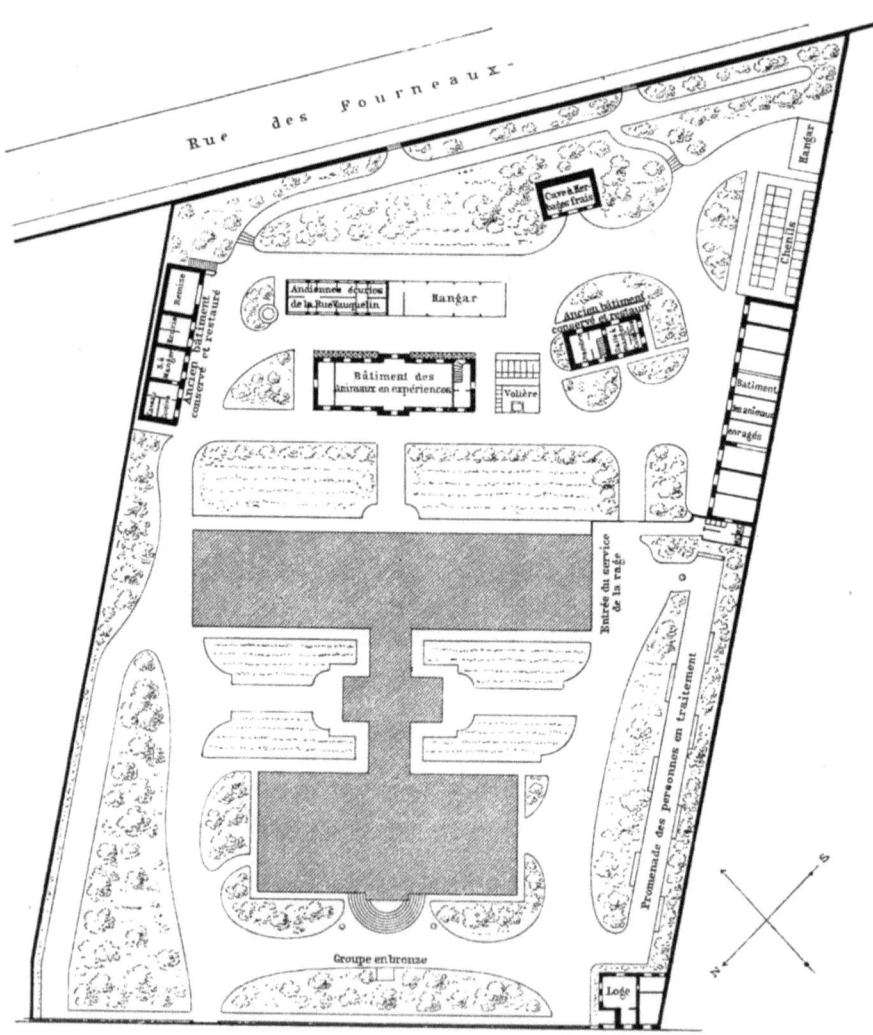

Abbildung 1. Lageplan des Institut Pasteur.

von dem Architekten Brébant erbaute Institut Pasteur besteht, wie der obenstehende Lageplan zeigt, aus zwei durch eine bedeckte Gallerie verbundenen Hauptgebäuden und einer Reihe kleinerer hauptsächlich zur Unterbringung der Versuchstiere dienender Nebengebäude.

Bericht über eine Studienreise nach Paris im Dezember 1890.

Von den Hauptgebäuden enthält das der Strasse (rue Dutot) zunächst gelegene in gefälligen Renaissanceformen aus Haustein und roten Verblendsteinen errichtete Vorderhaus die Dienstwohnung des Herrn Pasteur, dessen Privatarbeitsräume, sowie die Institutsbibliothek. In letzterer, einem architektonisch schönen und würdigen Raume, haben die Marmorbüsten des Kaisers von Russland, des vormaligen Kaisers von Brasilien sowie der Frau

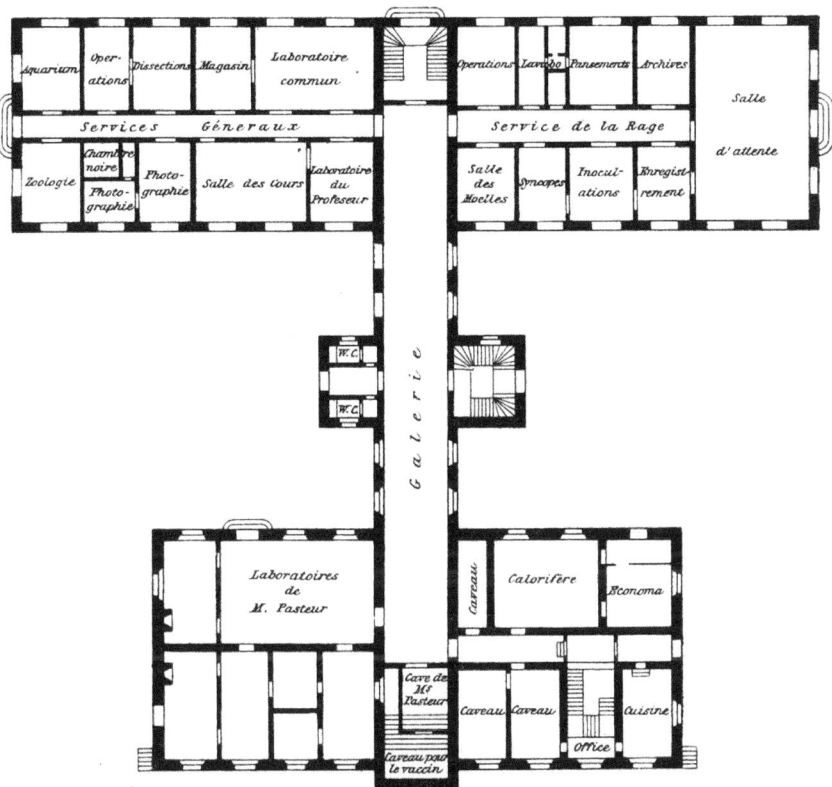

Abbildung 2. Erdgeschoss.

Boucicaut, welche bei der finanziellen Gründung des Institutes in erster Reihe sich durch reiche Spenden betheiligten, Aufstellung gefunden.

Das grössere Interesse in wissenschaftlicher Beziehung erweckt das in einfachen Formen unter Verwendung von unbehauenen Bruchsteinen errichtete hintere Hauptgebäude, in welchem die Arbeitszimmer, Laboratorien, Bruträume sowie die Hörsäle des Institutes untergebracht sind. Im Allgemeinen kann die Lage des Gebäudes nicht besonders günstig genannt werden, da die nach Nordosten gerichtete Hauptfront durch den nur etwa 18 m

15*

betragenden Abstand vom Vorderhause in der für mikroskopische Arbeiten besonders wichtigen reichlichen Lichtzufuhr etwas beeinträchtigt wird.

Im Untergeschoss befinden sich Vorratsräume sowie die Centralheizungsanlagen, welche das ganze Gebäude mit einer teils direkt wirkenden Dampfheizung, teils mit einer Dampfluftheizung unter Anwendung von Wärmeschutzmänteln versorgen.

Im Erdgeschoss nimmt, wie der beigegebene Grundriss (Abb. 2) zeigt, der rechte Flügel die Abteilung für die Behandlung der Hundswut ein.

Für das auf die ärztliche Behandlung wartende Publikum, welches ohne Berücksichtigung begleitender Angehöriger täglich zwischen 40 und 50 Personen schwankt, ist am rechten Giebel ein von aussen direkt zugänglicher grosser Wartesaal angelegt, an welchen sich die Geschäftsräume sowie die zur Vornahme der Impfungen (inoculations), der Operationen und Verbände (bei besonderen chirurgischen Eingriffen) erforderlichen Zimmer etc., und ein Raum zur Aufstellung der mit dem Impfstoff (moelle) gefüllten Gläser anschliessen. Die sachgemässe Aufbewahrung des Letzteren, welcher bekanntlich aus dem Rückenmarke der mit der Hundswut behafteten Tiere genommen wird, erfordert eine durchaus gleichmässige Temperatur von 23° C., welche durch eine mit selbstthätigen Regulatoren ausgestattete Gasheizung erzeugt wird. Auf die spezielle, höchst sinnreich konstruierte Einrichtung zur gleichmässigen Erwärmung dieses Raumes komme ich weiter unten bei gleichzeitiger Besprechung der Brutzimmer für Bakterien zurück.

Im linken Flügel befindet sich ein Hörsal für 50 Studierende in Verbindung mit einem als Vorbereitungszimmer dienenden Laboratorium des Professors, welches durch eine grosse Öffnung den Einblick vom Hörsal aus gewährt. Andererseits kann aber auch diese Öffnung durch eine grosse Wandtafel bezw. durch eine matte Glasscheibe für die Vorführungen mittels Projektionsapparates geschlossen werden. Im Übrigen befinden sich hier ein Aufbewahrungsraum, ein grosses Laboratorium, Räume für Operationen und Sektionen, wo unter Anderem die Trepanationen an den mit der Hundswut zu infizierenden Versuchstieren vorgenommen werden, Räume zur Unterbringung von Wassertieren und das photographische Atelier für mikroskopische Darstellung der bakteriologischen Präparate etc.

In der Hauptaxe führt eine Treppe nach dem ersten Stockwerk. Dieses zerfällt, wie die beigegebene Zeichnung (Abb. 3) darstellt, in zwei nahezu symmetrische Hälften, von denen die linke der allgemeinen, die rechte der medizinisch-technischen Mikrobiologie bestimmt ist. Das Giebelende beider Abteilungen nimmt je ein grosser von drei Seiten reichlich beleuchteter Arbeitssaal ein, an dessen Fensterwänden sieben grosse Arbeitstische zu je zwei Plätzen Aufstellung gefunden haben. Von diesen vortrefflich eingerichteten Arbeitssälen ist es mir gelungen, einige photographische Abbildungen von dem Fabrikanten Herrn Gillet zu erwerben. Die Photographien

Bericht über eine Studienreise nach Paris im Dezember 1890. 229

stellen einen der Säle von verschiedenen Richtungen gesehen dar und geben ein anschauliches Bild von der übersichtlichen und bequemen Einrichtung desselben. Die Fenster reichen bis fast unmittelbar unter die Decke und gewähren in der ganzen Ausdehnung des Raumes eine reichliche Lichtzufuhr.

Eine besonders zweckmässige Konstruktion zeigen die Arbeitstische,

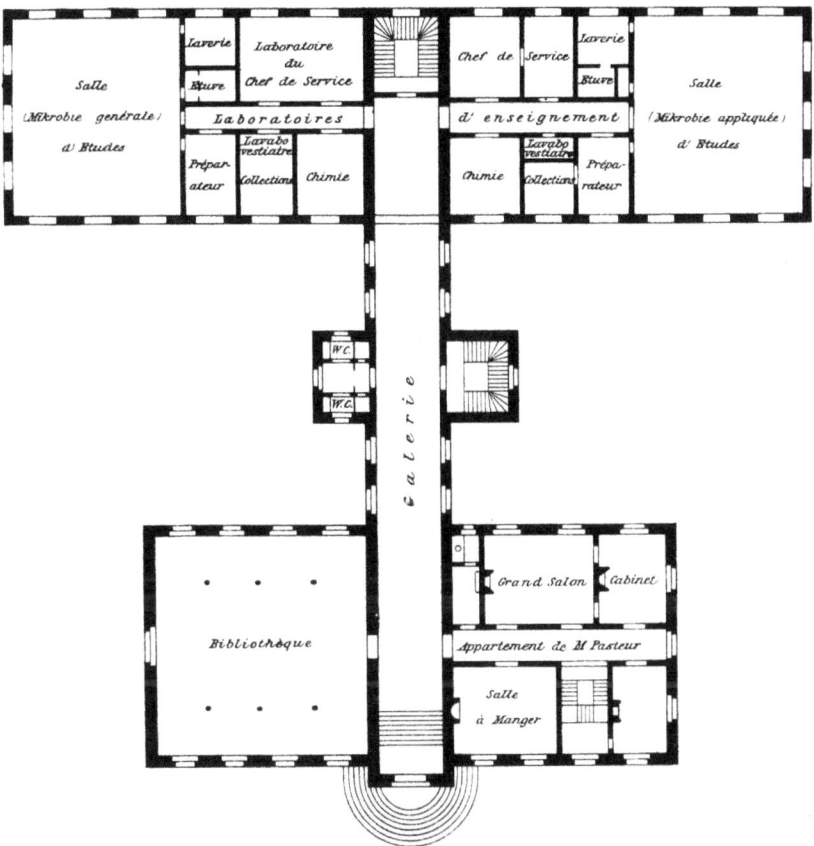

Abbildung 3. Erstes Stockwerk.

welche unterhalb vollkommen frei konstruiert, aber fest mit dem Fliesenfussboden verbunden sind. In der Mitte zwischen den beiden Arbeitsplätzen befindet sich ein in die Tischplatte versenktes Ausgussbecken, dessen Abflussrohre in einer losen Umhüllung liegen und in einem mit Platten abgedeckten, leicht zugänglichen Kanale nach den Abfallsträngen an der Aussenwand führen. In der Mitte des Tisches ist ein Gas- und Wasserständer angebracht, welcher unten zwei Gasauslässe zu Koch- und Wärmzwecken, in der Mitte einen Wasserhahn und oben zwei Gasarme zur Beleuchtung der Arbeitsplätze enthält. Ausserdem ist an der der Fensterwand zugekehrten Tischkante in der Mitte der Arbeitsplätze je ein Gasauslass zur Speisung der zum Mikroskopieren dienenden Albocarbonlampen angebracht. Für die Abdeckung der im Übrigen aus Holz konstruierten Tischgestelle hat man sich nach mancherlei Versuchen zu Platten aus emaillierter Lava entschieden, welche sich seit Bestehen des Institutes vortrefflich bewährt haben. Nach den mir von Herrn Pasteur gegebenen Erläuterungen ist dies das einzige brauchbare Material, welches sich auf die Dauer gegen die Einwirkung jeder Säure und sonstiger chemischer Reagentien, sowie gegen äussere Beschädigungen durch Stoss, Hitze etc. unangreifbar bewährt hat und sich auf das Vollkommenste reinigen lässt. Das Aussehen dieser Platten, welche seit Beginn der Arbeiten im Institut Pasteur unverändert in Benutzung sind, beweist im Übrigen ohne weiteres deren vortreffliche Eigenschaften, sie zeigen eine weisse gleichmässige glatte Oberfläche und machen den Eindruck einer grossen Porzellanplatte. Ich habe sie auch in anderen Pariser Instituten, wie z. B. in der école de pharmacie und in den Arbeitsräumen der Sorbonne vorgefunden und es ist mir überall das günstige Urteil von Herrn Pasteur bestätigt worden. In Deutschland sind m. W. seither derartige Platten nicht verwendet worden, vielmehr ist deren Gebrauch bisher auf Frankreich, Belgien und die Schweiz beschränkt geblieben.

Die Platten werden von dem Fabrikanten F. Gillet in Paris 9 rue Fénélon, dessen Fabrik ich in Augenschein genommen habe, aus Lava der Auvergne in Stärken von 10 bis 25 mm hergestellt und mit einer weissen Emaille bei einer Temperatur von 1200^0 C. versehen. Bei einer Plattengrösse für Tische der vorliegenden Art ist eine Plattenstärke von 20 mm erforderlich, wofür der Preis pro Quadratmeter 80 Frcs. (franko Paris) beträgt. Der Tarif des Herrn Gillet giebt über die Preise nähere Auskunft, auch ist aus einer Rechnung für das Institut Pasteur ersichtlich, dass die Einrichtung einer vollkommenen Tischabdeckung einschliesslich der Cuvette und der Durchbohrungen für Gas- und Wasseranschluss etwa 350 Frcs. beträgt. Für eine Lieferung nach Berlin würden hierzu noch die Kosten für Verpackung, Zoll und Transport hinzukommen.

Ausser den ringsum an den Fensterwänden stehenden Arbeitstischen für mikroskopische und sonstige feinere Arbeiten sind inmitten des Saales noch zwei ähnliche Arbeitstische zur allgemeinen Benutzung für gröbere Arbeiten aufgestellt. Im Übrigen sind an festen Einrichtungsgegenständen an den Fensterpfeilern Glasschränke für die Praktikanten angeordnet, in denen das Arbeitsmaterial, Chemikalien, Instrumente etc. jedes Einzelnen Unterkunft finden. Die fensterlose vierte Wand ist zur Aufstellung zweier grossen Digestorien verwendet worden. Letztere sind hier sowohl als auch in allen übrigen Laboratorien des Institutes in sehr einfacher Weise aus Eisenrahmen, Kachelbelag der Böden und Rückwand, sowie eisernen Schiebefenstern ohne Kontregewicht unter Ausschluss jeden Holzwerkes konstruiert worden. Die Glasumwandung schliesst bei diesen Digestorien nur einen Teil von etwa 1,30 m Länge ein, während der übrige Teil zur Vornahme der vorbereitenden Arbeiten eine offene unverkleidete Platte aufweist. Die übrigen Räume des ersten Stockwerkes dienen zu Laboratorien der Abteilungsdirigenten, zu Vorbereitungszimmern, chemischen Arbeitsräumen und Sammlungszimmern; ausserdem befinden sich hier Spülräume, Kleiderablagen, sowie auf jeder Seite ein Brutraum für die bei gleichmässiger Temperatur vorzunehmende Züchtung der Bakterien. Besonderes Interesse erweckt wegen seiner eigenartigen und höchst sinnreichen Einrichtungen der letztere Raum, von dessen dauernd

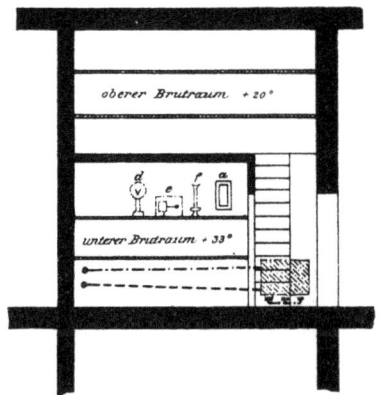

Abbildung 4. Schnitt durch den Brutraum.

gleichmässiger Temperatur das Gelingen der Bakterienzüchtung in erster Linie abhängig ist.

Um den Brutraum (étuve) von den Temperaturschwankungen der Aussenluft unabhängig zu machen, ist derselbe von der Aussenwand durch einen besonderen kleinen Vorraum (laverie), welcher als Spülzimmer dient, getrennt und nur vom Laboratorium aus zugänglich gemacht. Der Brutraum besitzt somit nur innere Scheidewände als Umfassung und ist daher auch von allen Seiten von der mittels einer centralen Dampfheizung erwärmten Innenluft umgeben. Die Temperatur im Brutraume muss dauernd zwischen $32\frac{1}{2}$ und 33^0 C. erhalten bleiben, darf somit nur innerhalb eines halben Centigrades schwanken. Um dies zu ermöglichen, ist bei b innerhalb des Vorraumes (laverie) eine Gasfeuerung angebracht, welche eine kleine Zirkulationswasserheizung beheizt, deren Hin- und Rücklaufrohre unterhalb der in dem Brutraume angebrachten Wandbretter entlang führen.

Der Wasserheizofen ist in Abbildung 5 S. 232 mit A, die Hin- und Rücklaufrohre punktiert angedeutet; die Wandbretter sind schraffiert angelegt.

Bei f innerhalb des Brutraumes befindet sich ein Thermometer, in welches an den Marken $32^1/_2$ und 33^0 Drahtenden einer elektrischen Leitung eingeschmolzen sind; diese stehen mit dem bei c innerhalb des Vorraumes angebrachten, von dem Dr. Roux (chef du service de l'institut Pasteur) konstruierten Gasfeuerungsregulator (regulateur à gaz) in Verbindung, welcher bei eintretendem elektrischen Kontakt durch die Kraftwirkung zweier Elektromagneten die Gaszuleitung zur Feuerung der Wasserheizung öffnet bezw. schliesst. Die Wirkung der Gasfeuerung folgt diesem Spiel der Magneten

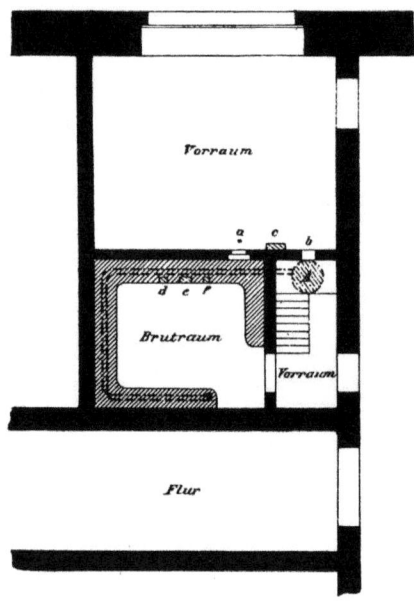

Abbildung 5. Grundriss des Brutraumes.

so genau, dass eine Abweichung von den so eng gesteckten Temperaturgrenzen von einem halben Grad nach den Äusserungen der Herren Metchnikoff und Roux kaum vorkommt.

Der regulateur à gaz wird von dem Fabrikanten Eugène Michel Succ[r], 16 rue Montgolfier, in vollendeter Weise konstruiert, und ist derselbe nach den mir gegenüber abgegebenen Erklärungen bereit, dieselben einschliesslich des Maximal- und Minimalthermometers und den nötigen Schutzgehäusen zum Preise von je 140 Frcs. (franko Paris) zu liefern.

Um einen zuverlässigen Nachweis für die richtige Einhaltung der vorgeschriebenen Temperaturen zu führen, ist bei e innerhalb des Brutraumes ein selbstregistrierendes Thermometer (thermomètre enrégistreur) von Richard Frères, 8 Impasse Fessart, aufgestellt. Dies Thermometer besteht, wie nebenstehende schematische Skizze (Abb. 6) zeigt, aus einer flachen mit Vaselin gefüllten hohlen Metallspirale a, welche an einem Ende befestigt, sich bei Temperaturveränderungen ausdehnt bezw. zusammenzieht und an ihrem freien Ende diese Formveränderungen durch die Hebelübersetzung b auf eine Zeigernadel c überträgt. Die mit Farbstoff gefüllte Spitze dieser Nadel gleitet über eine durch ein Uhrwerk gedrehte Trommel d, auf welcher Papierstreifen aufgerollt sind. Auf letzteren, welche in horizontalen geraden Teilungen die thermometrischen Grade und in kreisbogenförmigen dem radius vector der Nadel entsprechenden Teilungen die mit der Umdrehung der Trommel fortschreitende Zeit angeben, wird von der Nadelspitze in fortlaufender Kurve die in jedem Augenblicke herrschende Temperatur in durchaus zuverlässiger Weise markiert.

Um eine noch weitergehende Sicherheit in der Einhaltung der erforderlichen Temperaturen innerhalb der grossen Braträume des Institut Pasteur

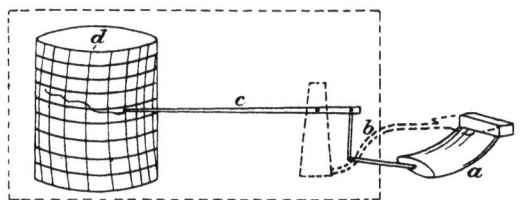

Abbildung 6. Thermometer.

zu erhalten und um sich unabhängig von etwaigen zufälligen Unvollkommenheiten des Gasregulators zu machen, ist weiterhin bei d ein thermomètre avertisseur électrique (von Richard frères) aufgestellt. Es besteht dieser Apparat, wie nachstehende schematische Skizze (Abb. 7) zeigt, aus einer Metallspirale a, deren durch Hebelübersetzung verbundene Zeigernadel b je nach den Temperaturschwankungen über dem nach den Thermometergraden geteilten Kreisbogen c c ausschlägt und bei den festgesetzten Temperaturgrenzen (von $32\frac{1}{2}$ und $33°$) die nach Bedürfnis einzustellenden Metallfedern d d berührt. In diesem Moment bewirkt der eintretende elektrische Kontakt ein Glockenzeichen zur Herbeirufung des Saaldieners. Nach den mir von Herrn Roux gewordenen Mitteilungen arbeiten aber die Gasregulatoren so genau und zuverlässig, dass die thermomètres avertisseurs kaum in Thätigkeit treten.

Innerhalb des etwa 3 m langen, 2,50 m breiten und 2 m hohen Brutraumes sind an den Wänden mehrere Brettlagen übereinander angeordnet, auf welchen die Gläser zur Aufnahme der Bakterienkulturen stehen. Um den Raum zu beleuchten, und um gleichzeitig die jeweilige Wärmeentwickelung einer Gasflamme von ihm fern zu halten, ist bei a (vergl. Grundriss, Abb. 5,

234 Bericht über eine Studienreise nach Paris im Dezember 1890.

auf Seite 232) ein Fensterchen angebracht, vor welchem innerhalb des Spülraumes eine Gasflamme nach Bedürfnis entzündet werden kann.

Oberhalb dieses Warmbrutraumes befindet sich, durch eine kleine Treppe zugänglich, ein zweiter Brutraum von gleicher Grösse, welcher keine besondere Heizeinrichtung enthält, aber vermöge der Umgebung gleichmässig erwärmter Räume und insbesondere der durch die Decke des unteren Brutraumes stets durchaus gleichmässig zuströmenden Wärme eine ziemlich gleichmässige Temperatur von etwa 20^0 C. aufweist.

Dieser Raum wird gleichfalls als Brutraum und zwar für Kulturen auf Gelatine benutzt, da letztere bekanntlich schon bei 24^0 C. flüssig wird und somit in dem unteren Brutraume nicht verwendet werden kann.

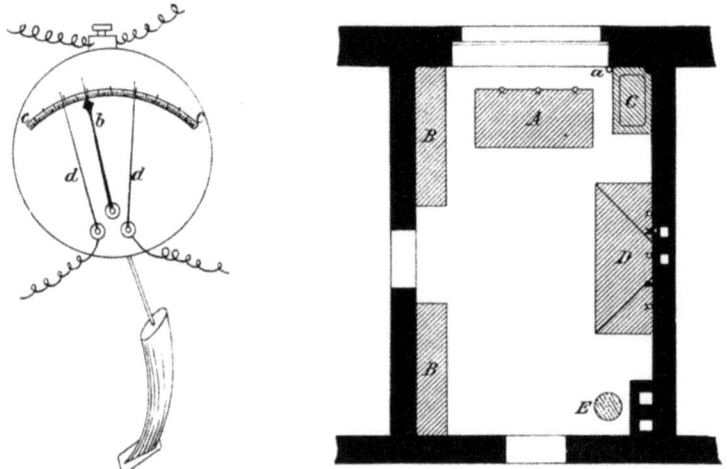

Abbildung 7. Elektrischer Thermometer-Anzeiger.   Abbildung 8. Grundriss eines Praktikantenzimmers.

Im zweiten Stockwerk des Gebäudes befinden sich die Räume der hygieinischen Abteilung und derjenigen für vergleichende Mikrobiologie. In jeder Abteilung ist ein Laboratorium für gröbere Arbeiten und ein Brutraum nach dem Muster der oben näher erläuterten gleichartigen Anlage im ersten Stock angeordnet, während sich im Übrigen hier eine Reihe von kleineren Arbeitszimmern vorfindet, welche einzelnen Praktikanten zur Vornahme selbständiger Arbeiten, jedoch unter Leitung und Verantwortlichkeit der Abteilungschefs überlassen werden.

Die Normaleinrichtung eines derartigen Praktikantenzimmers ist nach Abb. 8 etwa die folgende: An der Fensterseite befindet sich ein einfacher hölzerner grosser Arbeitstisch A mit emaillierter Lavaplatte. Die Tische haben eine Grösse von etwa 2 m Länge und 1 m Breite. An der hinteren Kante derselben sind drei Gasanschlüsse angebracht, welche durch Gummischläuche mit dem bei a liegenden Hauptgasrohre mit dreifachem Auslass in Verbindung gesetzt werden können. Die Gasauslässe auf dem Tische dienen nach Bedürfnis zu den verschiedenen Arbeiten, Wärmen, Kochen, Schmelzen, sowie zur Beleuchtung der Albocarbonlampen zum Mikroskopieren bei Licht.

Die freien Teile der linksseitigen Wand sind besetzt mit Schränken B, welche in ihren oberen Teilen Glasthüren enthalten und zur Aufnahme der Apparate, Reagenzgläser etc. bestimmt sind; der untere mit festen Holzthüren versehene Schrankteil bietet Gelegenheit Bakterienkulturen im Dunkeln aufstellen zu können.

In der rechtsseitigen Fensterecke befindet sich ein Spülbecken C, mit den nötigen Wasserauslässen. Daran schliesst sich ein Digestorium D, welches, wie schon oben beschrieben, bei einer Gesamtlänge von 2,10 m einen offenen 80 cm langen und einen mit Glasumwandung versehenen geschlossenen Teil zur Abdampfung etc. enthält. Die Digestorienplatten sind aus Kacheln auf Eisenplattenunterlage hergestellt, die Rückseiten sind gleichfalls mit Kacheln bekleidet. Die obere Konstruktion der Ummantelung besteht ganz aus Eisen und Glas; die Schiebefenster bewegen sich ohne Contregewicht in Führungsschienen leicht und sicher und können mittels Stellhaken in verschiedener Höhe nach Bedürfnis festgestellt werden. Der seitlich offene Teil des Digestoriums ist in gleicher Weise wie der geschlossene Teil mit einem Glasdach überdeckt und an ein Entlüftungsrohr angeschlossen. Innerhalb des Digestoriums sind mehrere Gas- und Wasserauslässe angeordnet.

An besonders bemerkenswerten und in allen Laboratorien für bakteriologische Arbeiten unentbehrlichen Apparaten erwähne ich nach den mir von den Herren Pasteur, Roux und Metchnikoff gegebenen Erläuterungen, und nachdem ich mir in der Fabrik von V. Wiesnegg, 64 rue Gay Lussac, die ich einer genauen Besichtigung unterzogen habe, über die Art und Weise der Herstellung, der Verwendung der Materialien etc. genaue Angaben habe machen lassen, die Folgenden:

1. Apparat zum Sterilisieren der Glassachen „Four de M. Pasteur". Derselbe hat sich vermöge seiner einfachen Konstruktion am besten bewährt. Bei einer Höhe von 40 cm betragen die Kosten 60 bezw. 100 Frcs. je nach dem Durchmesser von 23 bezw. 40 cm. Die Temperatur innerhalb des Apparates kann bis auf $180°$ Cels. gesteigert werden. Die Verbrennungsgase des Bunsenbrenners werden durch ein Eisenrohr einem Mauerkanale zugeführt. Seine Aufstellung in den kleinen Arbeitsräumen erfolgt in der Regel in der Ecke bei E (vergl. Abb. 8, S. 234).

2. Autoclave von M. Chamberland zur Sterilisierung der Lösungen zur Bereitung der Lymphen bei überhitztem Dampf und einer Temperatur von $115—120°$ C.; die Feuerung wird auch hier durch ein System von Bunsenbrennern bewirkt. Auf dem abnehmbaren Deckel ist ein Sicherheits-

ventil angebracht, welches zum Unterschiede von der Abbildung bei den neuesten Apparaten nicht als ein Gewichts- sondern als Federventil konstruiert ist. Ein Manometer giebt gleichzeitig den im Innern der Autoclave herrschenden Dampfdruck sowie die mit ihm proportionale Temperatur an. Die Apparate werden in vier verschiedenen Grössen konstruiert und kosten bei einem Durchmesser von   12   20   25   34 cm
120   200   280   350 Frcs.

Die Apparate sollen sich nach den mir von mehreren Seiten übereinstimmend gemachten Mitteilungen von allen sonstigen mit höherem Druck arbeitenden Dampfapparaten am besten bewährt haben.

3. Ein Apparat bezw. Behälter zur Aufnahme der Bakterienkulturen unter einem bestimmten, stets gleichbleibenden Wärmegrade.

Von diesen Apparaten (Etuve bezw. Thermostat) befinden sich im Institut Pasteur mehrere Systeme in Gebrauch. Die Etuve d'Arsonval besteht aus einem zur Aufnahme der Kulturen bestimmten, unten kegelförmig geschlossenen Hohlzylinder, welcher von einem zweiten weiteren Hohlzylinder umgeben wird. In dem verbleibenden ringförmigen Hohlraum befindet sich Wasser, welches durch eine an der Kegelspitze angebrachte Gasfeuerung in eine den besonderen Zwecken angemessene Temperatur versetzt wird. Steigt die Temperatur über das zulässige Mass, so wird durch entsprechende selbstthätige Ausdehnung einer in einem seitlichen Stutzen angebrachten Kautschukmembran der Zufluss des Gases zur Feuerung behindert bezw. ganz geschlossen, so dass aldann die Heizwirkung nachlässt und die Gesamttemperatur sinkt, bis dasselbe Spiel von neuem beginnt. Als Vorzug des Apparates ist die Umhüllung mit dem Wasserkissen anzusehen, welches plötzliche Wärmeschwankungen infolge der grossen Wärmereservation des Wassers verhindert. Hierin liegt aber auch eine gewisse Schwäche, da die immerhin etwas langsame Wärmeaufnahmefähigkeit des Wassers nicht schnell genug der erforderlichen stärkeren Heizwirkung nach gelegentlicher Öffnung des Deckels folgen kann. Andererseits wurde mir als Fehler bezeichnet, dass die Kautschukplatte in nicht allzulanger Zeit die Elastizität in allmählich sich steigerndem Masse einbüsst, wodurch alsdann die Einhaltung gleichmässiger Temperaturen in Frage gestellt wird.

Man hat sich daher auch in dem Institut Pasteur jetzt von diesem Etuves d'Arsonval abgewendet und bevorzugt z. Z. die von Dr. Roux konstruierte Etuve. Bei diesen Apparaten befindet sich innerhalb des schrankartigen mit mehreren Einlageböden versehenen Gehäuses, welches durch eine doppelt verglaste Thür geöffnet werden kann, ein kupferner Luftheizapparat, bestehend aus einem unteren und oberen flachen Hohlkasten, welche untereinander durch ein System von kupfernen, den Schrankumwandungen folgenden Luftrohren verbunden sind.

Das gesamte System steht durch mehrere Hähne mit der Aussenluft

Bericht über eine Studienreise nach Paris im Dezember 1890. 237

in Verbindung. Unterhalb des Bodenkastens befinden sich die Bunsenbrenner, deren Hitze durch die Warmluftzirkulation innerhalb der Rohre an den Innenraum der Etuve abgegeben wird. Um die Temperatur auf einer bestimmten Höhe zu erhalten, ist eine Regulierung des Gaszuflusses in der Art vorgenommen, dass in dem Gehäuse eine der Innentemperatur ausgesetzte Metallspirale, deren Mittelpunkt an der Wand befestigt ist und deren freies Ende sich je nach der schwankenden Temperatur ausdehnt bezw. zusammenzieht (Abb. 9), den Gasstrom mittels einer horizontalen Schieberstange innerhalb eines eigenartig konstruierten Ventils mehr oder weniger sperrt.

Eine grössere Empfindlichkeit zeigen diejenigen Apparate, bei denen statt der Spirale ein hufeisenförmig gestalteter Metallbogen (Abb. 10) an-

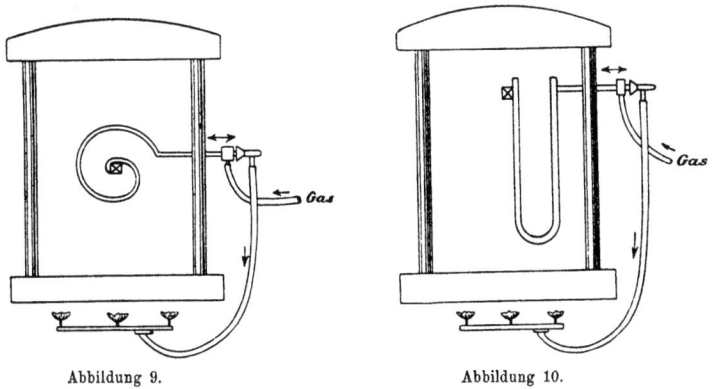

Abbildung 9.   Abbildung 10.

geordnet ist, dessen freier Schenkel sich bei Temperaturschwankungen in horizontaler Richtung ausdehnt bezw. zusammenzieht.

Die Apparate werden in der Wiesneggschen Fabrik in drei Grössen hergestellt, deren Kosten 550 — 450 — 150 Frcs. betragen. Im Allgemeinen werden im Institut Pasteur Apparate der mittleren Grösse bevorzugt.

Von den Aussenanlagen des genannten Institutes nehmen die Stallungen für die Versuchstiere naturgemäss den grössten Teil ein. Es sind getrennte Ställe für Kaninchen, Meerschweinchen und Hunde angeordnet, welche zum Teil durch Umbau und zweckentsprechende Einrichtung älterer auf dem Grundstücke von früher her vorhandenen Baulichkeiten gewonnen worden sind. Von vornherein bemerke ich, dass es sich hier lediglich um Räume zur Unterbringung, nicht aber zur Zucht von Versuchstieren handelt; für die Züchtung selbst ist ausserhalb Paris, in dem Orte Villeneuve l'Etang eine besondere kleine Anstalt angelegt, wobei man jedoch die Erfahrung gemacht hat, dass die Kosten der Züchtung diejenigen des freien Ankaufs nicht unwesentlich überschreiten, so dass man neuerdings sich vorwiegend auf letzteren beschränkt.

Für die Unterbringung gesunder bezw. mit der Hundswut behafteter Hunde ist ein in einzelne Stände geteilter Stall aus Schmiedeeisen auf erhöhtem mit Asphalt belegtem Boden erbaut, bei dem man durch vergitterte Schiebewände in der Lage ist, die Tiere teils in ihren mit Eisenblechwänden umschlossenen Hütten bezw. in dem allseitig offenen und nur durch Drahtgitterwände und -Decken von den Nachbarbuchten abgeschiedenen freien

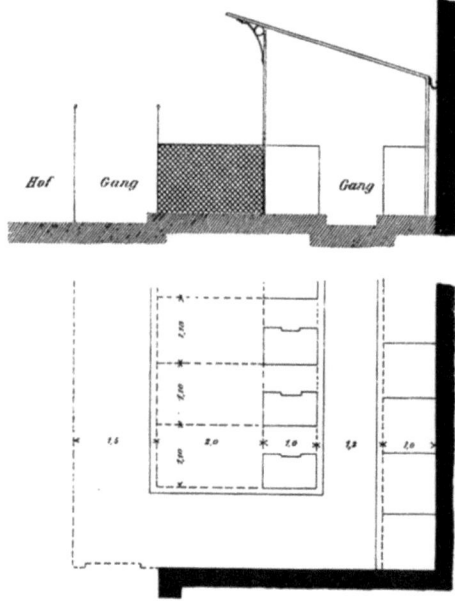

Abbildung 11. Stall.

Vorraume zu halten. Das Ganze ist durch ein hohes Gitter von dem Hofe abgeschieden und nur den besonderen Wärtern zugänglich (Abb. 11). Die inneren Drahtwände sind vertikal beweglich bezw. nach Bedürfnis zu entfernen, um die Ställe nach Belieben vereinigen zu können. Die der Nachbargrenze zugekehrte Hälfte des Stalles ist mit einem leichten eisernen Dach, welches zur Hälfte mit Glas, zur Hälfte mit Wellblech eingedeckt ist, versehen. Durch Anordnung einer reichlichen Spülung der Ställe ist für deren Reinhaltung bestens gesorgt.

Für die Unterbringung der Kaninchen und Meerschweinchen sind einfache aus Bruchsteinmauerwerk aufgeführte Ställe eingerichtet, welche in mehrere Abteilungen zerlegt sind und innerhalb dieser leichte Käfige für die Tiere enthalten. Für Tiere, welche mit besonders ansteckenden Krankheiten behaftet sind, ist ein Stall aus Eisenfachwerk mit unverbrennlicher Decke eingerichtet, welcher eine vollkommene Desinfektion mittels Ausbrennen ermöglicht, da eine Abwaschung mit desinfizierenden Mitteln nicht die volle Gewähr für Zerstörung der pathogenen Keime bietet.

Zur Verbrennung von Tierkadavern befinden sich auf dem hinteren Teile des Hofes zwei Cremationsöfen, der eine aus verankertem Ziegelmauerwerk mit einfacher zur Befeuerung mit Holz und Kohlen eingerichteter Herdplatte, der andere aus feuerfestem Material mit Gasfeuerung versehen. Letzterer entwickelt eine Hitze von etwa 1500^0 C. in welcher die Kadaver in Zeit von etwa 15 Minuten zu weisser Asche verbrannt werden.

Der Ofen hat sich seit längerer Zeit vortrefflich bewährt und wird z. Z. fast ausschliesslich benutzt. Die Konstruktion (Abb. 12) ist eine einfache und besteht der Hauptsache nach aus einer 1,20 m langen, 0,45 m breiten und 0,50 m hohen Feuerbuchse von 6 cm starken Chamotteringen,

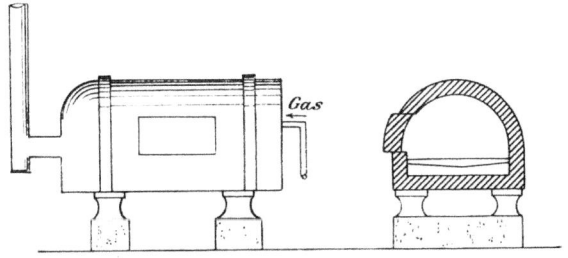

Abbildung 12. Cremationsofen.

welche durch Eisenbänder zusammengehalten werden. Eine seitliche Öffnung von 0,54 m Länge und 0,24 m Höhe dient zum Einbringen der Kadaver, welche auf einem gegen die Sohle der Feuerbuchse etwas erhöhtem Roste aufgeschichtet werden. Ein System von 10 Gasrohren von 1 cm Weite liefert das erforderliche Feuerungsgas. Die Verbrennungsgase werden durch einen etwa 8 m hohen Eisenschlot weggeführt.

Von sonstigen von mir besichtigten bemerkenswerten Instituten hebe ich die folgenden besonders hervor:

Die Ecole de médecine (Faculté de médecine).

Diese grossartige Anlage wird gewonnen durch einen umfangreichen Um- und Erweiterungsbau der seitherigen Baugruppe, welche in sich die école de médecine, das hôpital des cliniques und die école pratique vereinigte, und ist z. Z. nach erfolgter Durchlegung des Boulevard St. Germain zum grössten Teile vollendet. Abb. 13 veranschaulicht die nach vollkommener Durchführung des Umbaues beabsichtigte Gesamtanlage. Unter Führung des Professor Proust, an welchen ich von Herrn Geheimrat Koch empfohlen war, sowie der Herren Professor Cornil und des Anatomen Professor Poiriet habe ich von dieser vielgliedrigen Gebäudegruppe den Eindruck gewonnen, dass infolge der Schwierigkeiten der Adaptierung zahlreicher alter Bauteile und in Anbetracht des Bestrebens der Unterbringung aller für den medizinischen Unterricht erforderlichen Lehr- und Arbeitsräume zwar ein wenig übersichtliches und an vielen Stellen auch zu eng aneinander gedrängtes Ganzes geschaffen worden ist, dass aber fast alle einzelnen Räume ihrem Zweck nach Raumentwickelung, Gestalt und Beleuchtung wohl entsprechen. Besonderes Interesse verdient ein durch Einbau in den früher sehr geräumigen Hof des Hôpital des cliniques gewonnenes neues Auditorium für den anatomischen Unterricht, welches von mehreren radial gestellten Treppen für die Zuhörerschaft leicht und bequem zugänglich, Raum für 470 Studierende auf den etwas über 45^0 ansteigenden Sitzreihen bietet.

Die Grundform ist die eines Halbkreises, in dessen Mittelpunkt der Demonstrationstisch sowie die Projektionstafeln Aufstellung gefunden haben. Die Beleuchtung des Raumes erfolgt durch hochgestellte Seitenfenster und ein Oberlicht, wodurch allen Plätzen und vor Allem dem Demonstrationstisch vorzügliches Licht gewährt wird. Der neue Bauteil dieses Amphitheaters tritt segmentbogenförmig in den verkleinerten, jetzt cour du cloître genannten Hof ein und verleiht diesem vermöge der ringsum laufenden Säulenhallen ein architektonisch schönes und würdiges Gepräge. Als weitere bedeutungsvolle und wohlgelungene Anlage sind die acht neuen grossen Präpariersäle (zwischen der cour des examens und der cour de l'anatomie) für den praktischen anatomischen Unterricht zu nennen, die unter sich durch helle, luftige Hallen verbunden, als ein dem früheren Bauorganismus geschickt eingefügtes Ganzes erscheinen. Die Beleuchtung erfolgt für jeden einzelnen Saal durch grosse einseitige Fenster und Oberlichter.

Im Gegensatz zu den von mir bisher auf unseren Universitäten besuchten anatomischen Präpariersälen war es mir in hohem Masse auffallend, in diesen Sälen trotz der grossen Zahl der in allen Stufen der Zerlegung begriffenen Leichen von einem irgendwie belästigenden Geruch nichts zu spüren. Es hat dies weniger seinen Grund in den vorhandenen Lüftungseinrichtungen, die vielmehr nach unseren Begriffen recht einfach sind, als vielmehr darin, dass, wie mir Herr Poiriet sagte, die Leichen mit Sublimat bezw. Phenol behandelt werden, wodurch dem Verwesungsprozess auf Wochen hinaus vorgebeugt wird.

Einen weiteren, mein Interesse besonders anregenden Teil der Faculté de médecine bilden die hygieinischen Sammlungen des Professor Proust, von welchen ich unter gleichzeitiger eingehender Erläuterung des genannten Herrn in umfassender Weise Kenntnis nahm. Ausser den zahlreichen, in natürlicher Grösse dargestellten Modellen der verschiedensten Abort- und

Spülsysteme, Wasserreinigungsverfahren, Heizungs- und Ventilationssysteme, welche im Übrigen gegen die hier bekannten und erprobten Anordnungen keine Neuerungen boten, sogar mancherlei Verbesserungen vermissen liessen, waren es besonders die Modelle neuerer grosser Krankenhausanlagen in St. Denis und Montpellier, welche nach dem System Tollet in getrennten Pavillons erbaut sind. Die Krankensäle sind durchweg eingeschossig auf einem hohlen Unterbau errichtet, mit ringsum laufenden Galerien versehen

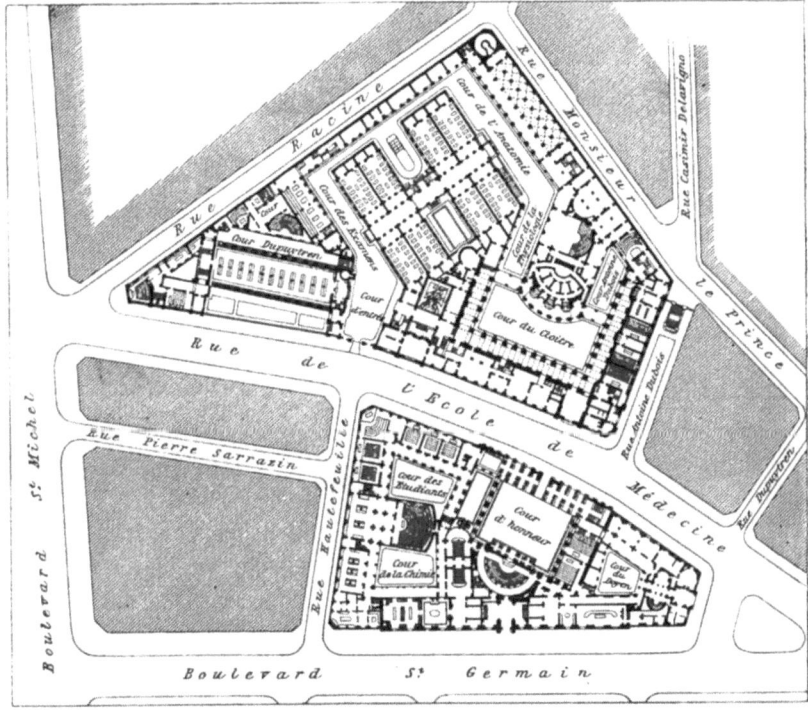

Abbildung 13. Ecole de médecine.

und mit einer kräftigen Firstventilation durch die nach einem Spitzbogen konstruierte Decke ausgestattet.

Leider ist in Paris selbst ein neueres Krankenhaus nach dem Pavillonsystem nicht vorhanden und die älteren z. T. grossartig angelegten, aber den hygienischen Anforderungen der heutigen Zeit nicht mehr entsprechenden Krankenhäuser, wie Hôtel Dieu neben Notre Dame, das Hôpital St. Louis, die Salpetrière, die hôpitaux Necker, Laennec, die Charité sowie das hôpital des enfants malades legen den von den Ärzten geteilten Wunsch nahe, hier bald eine durchgreifende Änderung durchgeführt zu sehen.

Die neue Sorbonne.

An Stelle der alten um die Mitte des 17. Jahrhunderts erbauten Sorbonne, in welcher sich die Lehrräume der theologischen, philosophischen und philologischen Fakultäten befinden, wird, da die Räume des alten Gebäudes bei weitem nicht mehr der Zahl der Studierenden und den Ansprüchen der Neuzeit auf Luft und Licht genügen, z. Z. von dem Architekten Nénot ein umfangreicher Neubau aufgeführt.

Von dem alten Gebäudekomplex bleibt allein erhalten die alte Universitätskirche, welche in geschickter Weise in den neuen Organismus aufgenommen wird und deren berühmtes, dem Hofe der Sorbonne zugekehrtes Seitenportal, welches in seiner Queraxe auf das schöne Grabmal Richelieus führt, auch in Zukunft mit dem vorliegenden Portikus den axialen Abschluss der grossen cour d'honneur bildet.

Das neue Gebäude wird nach seiner Vollendung das gesamte Viertel zwischen der rue des écoles, der rue Cujas, der rue Victor Cousin bezw. de la Sorbonne und der rue St. Jacques bilden und einige bisherige kleine Nebenstrassen, wie die rue des cordiers und die rue Gerson in sich aufnehmen bezw. verschwinden lassen.

Die Baugruppe wird demnach einschliesslich der Binnenhöfe die gewaltige Grundfläche von etwa 2 Hektar umfassen und nach den Anschlägen einen Kostenaufwand von etwa 22 Millionen Frcs. erfordern. Zur Zeit ist das vordere an der rue des écoles belegene erste Drittel vollendet, dessen Hauptfassade in schönen grossartigen Verhältnissen und kräftiger Detaillierung im Verein mit dem vortrefflichen weissen Pariser Werkstein einen in hohem Masse befriedigenden Eindruck macht. Dieser vordere, die Academie de Paris enthaltende Bauteil ist von der Rue des écoles durch ein stattliches Vestibul zugänglich, an welches sich in der Hauptaxe das durch Oberlicht beleuchtete Haupttreppenhaus mit zwei dreifach gebrochenen grossen Treppen anschliesst. In der Mittelaxe folgt weiter der Mitteleingang zu dem grossen Amphitheater. Letzteres ist im Grundriss nach einem überhöhten Halbkreis von etwa 28 m Durchmesser mit flachbogigem Abschluss gebildet und mit einem Kuppelgewölbe überdeckt, welches das halbkreisförmige Oberlicht enthält. An das Hauptgewölbe schliessen sich fünf nischenartige mit Halbkuppelgewölben überdeckte Erweiterungen an, in welchen doppelt übereinander Emporen angeordnet sind. Dieser mächtige Raum, in welchem bei der Eröffnungsfeier nahe an 3000 Personen Platz fanden, ist von fünf radial gestellten Eingängen zugänglich, während ausserdem noch zwei halbkreisförmige Haupttreppen und zwei Nebentreppen den Zugang zu den Emporen vermitteln.

Die Ausstattung durch Malerei und Skulptur entspricht in ihrer Schönheit der Würde des Raumes.

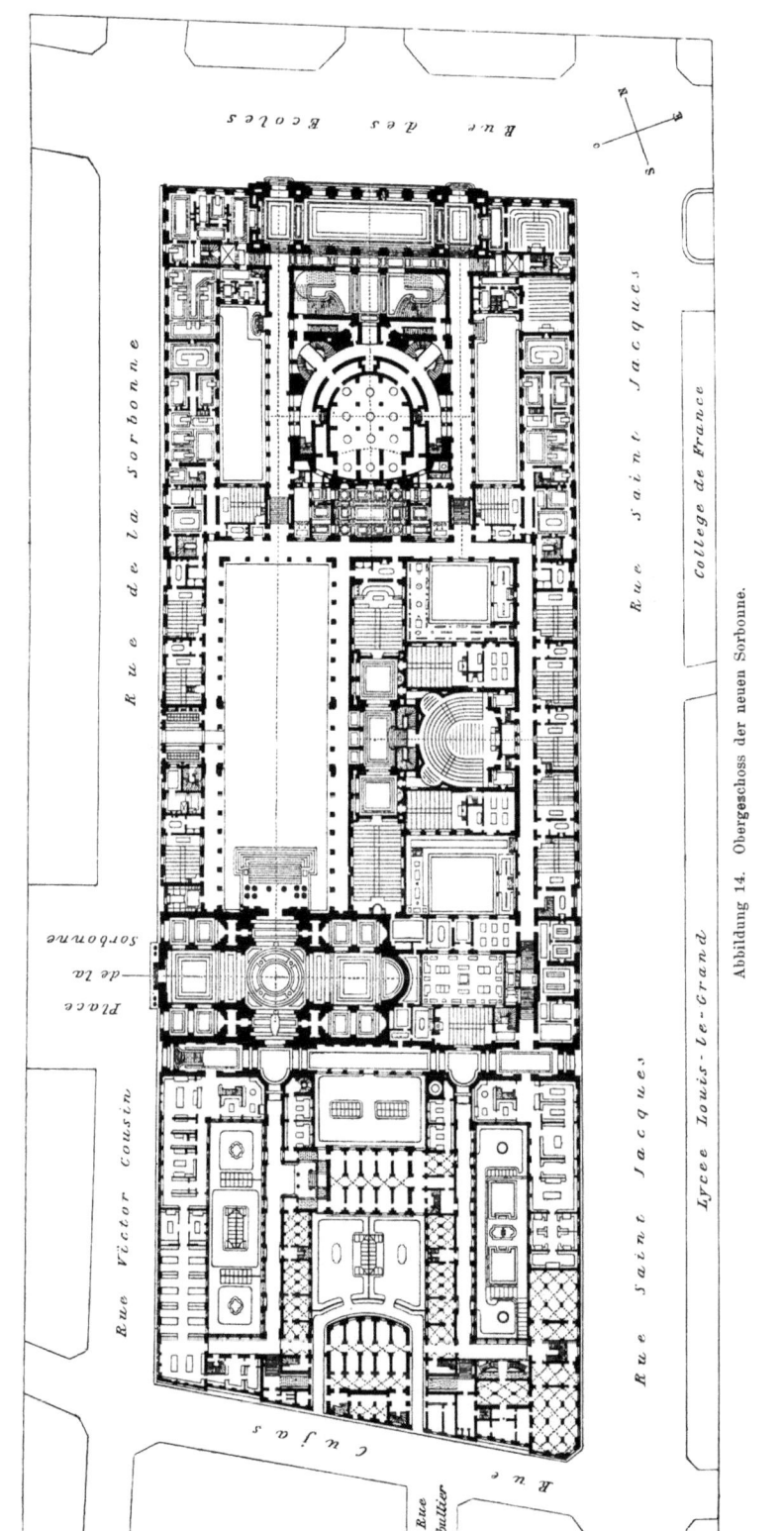

Abbildung 14. Obergeschoss der neuen Sorbonne.

Zu beiden Seiten dieses Centralbaues vermitteln geräumige helle Flurgänge den Verkehr nach den um zwei stattliche Höfe von etwa 35 m Länge und 10 m Breite gruppierten Lehrräumen.

Der rechtsseitige Flurgang führt in der Axe der Universitätskirche auf die grosse cour d'honneur des mittleren noch nicht in Angriff genommenen Teiles der Sorbonne, in welcher zukünftig die Faculté des lettres untergebracht werden soll. Dieser augenblicklich noch in dem alten Zustande bestehende Bauteil dient z. Z. zur Abhaltung der Vorlesungen und zeigt in seinen engen und schlecht beleuchteten Lehrräumen und ungenügenden Verkehrseinrichtungen wie notwendig es war, den Übelständen durch einen Neubau durchgreifend abzuhelfen.

Der südliche, bis zur rue Cujas reichende Bauteil, welcher die Faculté des sciences aufnehmen wird, war z. Z. etwa bis zur Höhe des Erdgeschosses gediehen.

Der im Massstabe von 1:2250 gezeichnete Grundriss (Abb. 14, S. 243) stellt die neue Gestaltung der Sorbonne dar und lässt erkennen, dass der Architekt Nénot mit grossem Geschick die Schwierigkeiten der eigenartigen Aufgabe überwunden hat.

C.

Statistik

der

stationären Kliniken und Polikliniken der Preussischen Universitäten für das Jahr 1890/91.

Vorbemerkung.

1) Die Verwaltungsnachrichten stimmen mit den bezüglichen Zahlen der Morbiditätsstatistik nicht immer überein, weil letztere wiederholte Aufnahmen ein und derselben kranken Person nur einmal und Krankenbegleiter überhaupt nicht berücksichtigt.

2) In den Spalten zeigt ein Punkt an, dass Angaben nicht vorgelegen haben, während ein kleiner horizontaler Strich andeutet, dass Nachrichten nicht zu geben waren. Zahlen in Parenthese sind in den daneben stehenden Zahlen enthalten.

I. Verwaltungsnachrichten
1. Personal und Grösse

Personal und Grösse	a) Kliniken und Polikliniken				
	Berlin, Königliche Charité			Bonn	Breslau
	I. Med. Klinik	II. Med. Klinik	(III. Med. Klinik†)		
I. Ärztliches Personal.					
Direktoren	E. Leyden Geh. Med.-Rat, Prof., Dr.	K. Gerhardt Geh. Med.-Rat, Prof., Dr.	H. Senator Geh. Med.-Rat a. o. Prof., Dr.	F. Schultze Prof., Dr. D. Finkler* a. o. Prof., Dr.	A. Biermer Geh. Med.-Rat, Prof., Dr. F. Müller* a. o. Prof., Dr.
Assistenten	4 DDr. Klemperer Privatdoz. Goldscheider Stabsarzt Renvers Stabsarzt Bein	4 DDr. Hertel Stabsarzt von Noorden Privatdoz. van Ackeren Grawitz Stabsarzt	1 u. 4* DDr. Löwenthal* Gast* Rosenheim* Laves*	4 DDr. Bohland Longard Gräser* Bieroth*	5 DDr. Herrmann Adler Stern Schmidt* Boltz*
Unterärzte, Volontärärzte, Amanuensen	3	3	1	—	—
II. Wartepersonal.					
Anzahl	25	24	11	8	9
Pflegeschwestern	¹) Diakoniss. 1	¹) Diakoniss. 5	¹) Diakoniss. 6	barm. Schw. aus Trier } 5	—
Wärterinnen	13	5	—	f. d. Isolirhaus } 2	9
Wärter	11	14	(1*) 5	1	—
III. Verwaltungspersonal M.	Kgl. Charité	Kgl. Charité	Kgl. Charité	²) 1	Städtisches Allerheil. Hospital
Fr.	„	„	„	—	
IV. Dienstpersonal M.	„	„	„	2	—
Fr.	„	„	„	4	(1*) 3
V. Anzahl der Betten				78	100
VI. Anzahl der Behandelten					
in der Klinik 1890/91	1 974	1 810	886	850	882
„ „ „ 1889/90	2 328	2 001	1 008	806	1 056
„ „ „ 1888/89	1 923	1 782	.	707	1 161
„ „ „ 1887/88	.	.	.	671	1 048
in d. Poliklinik 1890/91	—	—	14 036	³) 3 524	5 939
„ „ „ 1889/90	—	—	13 665	1 510	5 715
„ „ „ 1888/89	—	—	13 063	2 852	5 359
„ „ „ 1887/88	—	—	14 078	6 194	7 138

Anmerkungen. † Nebenabteilung für innerliche Kranke mit Poliklinik in der Dorotheenstrasse. — * Personal für die Polikliniken. — ¹) Die Diakonissen sind aus den Mutterhäusern in Bielefeld und Kaiserswerth. — ²) Ausserdem zwei zur allgemeinen Verwaltung sämtlicher Kliniken gehörige Beamte. — ³) Ausserdem wurden in der Poliklinik 1692 und in dem

für das Jahr 1890/91.
der klinischen Anstalten.

für innere Krankheiten.

Göttingen	Greifswald	Halle	Kiel	Königsberg	Marburg
W. Ebstein Geh. Med.-Rat, Prof., Dr.	Fr. Mosler Geh. Med.-Rat, Prof., Dr.	Th. Weber Geh. Med.-Rat, Prof., Dr.	H. Quincke Geh. Med.-Rat, Prof., Dr. G. Edlefsen a. o. Prof., Dr.	L. Lichtheim Med.-Rat, Prof., Dr. Schreiber a. o. Prof., Dr.	E. Mannkopff Geh. Med.-Rat, Prof., Dr. Th. Rumpf* a. o. Prof., Dr.
4	4	8	6 u. 2*	(2 u. 2*) 4	3 u. 2*
DDr. Nicolaier Studtmann Damsch* a. o. Prof. Theobald*	DDr. Colley Pumplun Peiper* Privatdoz. Kuthe*	DDr. Köhn Frick Herzfeld* Weise Beinert Böttger Nitsch* Mitteldorf*	DDr. Hoppe-Seyler Hochhaus Spener Ortmann Bütefisch Roos Nicolai* Hitzegrad*	DDr. Valentini R. Stern H. Stern* Hilbert*	DDr. Stauffer Willecke Nebelthau Martini* Ehrich*
1	—	—	—	(1*) 3	2
9	8	15	14	8	11
aus dem Klementinenhaus in Hannover } 2	Diakonissen a. Neu-Torney b. Stettin } 3	—	aus dem Mutterhause in Kiel } 4	Diakonissen aus Königsberg } 6	—
4	1	9	8	—	6
3	4	6	2	Heilgehilfen 2	5
1	4) { 2 / 5	5) { — / —	5) { — / —	2 / 2	3 / —
3	4) { 8 / 9	2 / 2	5) { — / —	1 / 6	2 / 5
10					
93	116	187	124	75	108
938	1 400	1 576	6) 2 042	879	757
1 072	1 298	1 604	6) 1 963	850	661
1 140	1 057	1 611	1 475	744	713
1 156	1 232	1 295	868	657	499
4 069	2 817	11 087	3 781	8 949	2 149
4 943	2 919	9 212	4 482	8 873	1 762
5 062	3 811	11 414	3 274	7 285	1 586
5 044	3 109	9 835	2 431	6 867	984

Ambulatorium für kranke Kinder 1362 behandelt. — 4) Gemeinschaftlich mit der chirurgischen Klinik. — 5) Gemeinschaftliche Verwaltung der klinischen Institute. — 6) Ausserdem wurden in der klinischen Ambulanz noch 1156 bezw. 1016 Kranke behandelt.

Personal und Grösse	b) Kliniken und Polikliniken			
	Berlin Charité	Berlin Ziegelstrasse	Bonn	Breslau
I. Ärztliches Personal.				
Direktoren	A. Bardeleben Geh.O.-Med.-Rat, Prof., Dr.	E. v. Bergmann Geh. Med.-Rat, Prof., Dr.	F. Trendelenburg Geh. Med.-Rat, Prof., Dr.	J. Mikulicz Geh. Med.-Rat, Prof., Dr. (s. d. 1/10. 90)
Assistenten	3 DDr. Köhler Stabsarzt Muhlack Stabsarzt Salzwedel Stabsarzt	7 DDr. Schlange* Nasse Schimmelbusch Wagner Roth Schmidt Bardenheuer	4 DDr. Witzel* a. o. Prof. Hackenbruch* Eickenbusch* Conrads*	4 DDr. von Noorden Braem Lasker (s.d.1/10.90) Tietze*
Unterärzte Volontärärzte Amanuensen	5	—	1	3
II. Wartepersonal.				
Anzahl	46	49	11	10
Pflegeschwestern	—	aus dem Viktoriahause } 6	aus dem Klementinenhause in Hannover } 7	—
Wärterinnen	30	27	4	9
Wärter	16	(2*) 16	—	1
III. Verwaltungspersonal M. Fr.	Kgl. Charité „	¹) { 2 —	²) } 1 —	{ Städtisches Allerh. Hospital
IV. Dienstpersonal M. Fr.	„ „	¹) { 7 16	3 5	— 4
V. Anzahl der Betten	343	189	99	78
VI. Anzahl der Behandelten				
in der Klinik 1890/91	2 780	1 832	1 148	913
„ „ „ 1889/90	3 336	2 072	1 258	1 112
„ „ „ 1888/89	2 773	2 019	1 203	1 183
„ „ „ 1887/88	.	1 588	1 118	918
in der Poliklinik 1890/91	—	16 580	5 522	7 006
„ „ „ 1889/90	—	16 590	5 389	7 718
„ „ „ 1888/89	—	16 096	5 236	5 597
„ „ „ 1887/88	—	12 967	4 768	6 559

Anmerkungen. * Personal der Polikliniken. — ¹) Gemeinschaftlich mit der Augen- und Ohrenklinik. — ²) Ausserdem 2 zur allgemeinen Verwaltung sämtlicher Kliniken gehörige

für chirurgische Krankheiten.

Göttingen	Greifswald	Halle	Kiel	Königsberg	Marburg
F. König Geh. Med.-Rat, Prof., Dr. J. Rosenbach* a. o. Prof., Dr. 5	H. Helferich Prof., Dr. 4	F. v. Bramann Prof., Dr. 7	F. v. Esmarch Geh. Med.-Rat, Prof., Dr. F. Petersen* a. o. Prof., Dr. (5 u. 1*) 6	H. Braun Prof., Dr. 4	E. Küster Geh. Med.-Rat, Prof., Dr. 3
DDr. Hildebrand Landow Maas Becker Schweppe*	DDr. Buchholz Lenschow Berndt* Schwan- häuser*	DDr. Pernice Volkmann Braun Nürnberg* Frentzel Nissen Sattler	DDr. Bier Sperber Hülsmann Rüdel Fischer Schütt*	DDr. Ortmann Storp Borchard Melcher*	DDr. Barth* Volkmann* Colley*
—	—	—	—	—	—
14	12	23	13	16	11
aus dem Kle- mentinenhause } 5 in Hannover	Diakonissen a.Neu-Torney } 6 bei Stettin	—	aus dem Mutterhause } 4 in Kiel	Diakonissen aus Königs- } 11 berg	—
6	—	16	6	Heilgehilfen 5	1 Oberwärter 6
3	(1*) 6	(1*) 7	3		1 Oberwärterin 5
2	³) { 2 5	—	—	—	1
—		1	—	—	—
3	³) { 8	1	—	4	2
9	9	3	—	10	5
110	114	160	132	110	77
1 344	1 190	1 732	1 168	1 012	654
1 318	1 124	1 751	1 200	996	585
1 316	959	1 629	1 010	854	564
1 235	992	1 530	931	853	533
3 375	3 671	⁴) 7 080	4 202	⁵) 7 785	1 502
3 593	3 662	10 913	4 884	⁶) 7 959	1 524
4 441	3 249	11 039	3 248	8 652	1 271
4 548	3 758	10 458	4 733	16 675	597

Beamte. — ³) Gemeinschaftlich mit der innern Klinik. — ⁴) Ausserdem etwa 4000 Zahn-extraktionen. — ⁵) 6480 desgl. — ⁶) Etwa 8000 desgl.

Personal und Grösse	c) Kliniken und Polikliniken für			
	Berlin Charité[1]	Berlin Artilleriestrasse	Bonn	Breslau
I. Ärztliches Personal.				
Direktoren	A. Gusserow Geh. Med.-Rat, Prof., Dr.	R. Olshausen Geh. Med.-Rat, Prof., Dr.	G. Veit Geh. Ober-Med.-Rat, Prof., Dr.	H. Fritsch Geh. Med.-Rat, Prof., Dr.
Assistenten	5	7	3	4
	DDr. Schwarze, St.-A. Hünermann, „ Nagel* Privatdozent Dührssen* Privatdozent Vowinkel*	DDr. Winter, Privatd. Glöckner Keller Mittermaier Saurenhaus Kruckenberg Gebhard, path.A.	DDr. Füth* Pletzer Umpfenbach	DDr. Pfannenstiel* Gläser* Möller* Heydrich*
Unterärzte } Amanuensen }	2	—	—	—
II. Wartepersonal.				
Oberwärterinnen	—	v. Viktoriahause in Berlin } 2	—	—
Hebammen	—	[2]) 16	1	—
Wärterinnen	23	4	5	9
Wärter	—	—	—	—
III. Verwaltungs- {M. personal {Fr.	Kgl. Charité „	2 —	[3]) 1 2	2 —
IV. Dienstpersonal {M. {Fr.	„ „	7 9	— —	2 8
V. Anz. der Betten überh.	186	145	109	110
für Geburtshilfe	129	76	62	65
für Frauenkrankh.	57	69	47	45
VI. Anzahl d. Behandelten.				
a) Verpflegte i. d. Klinik für Geburtshilfe 1890/91	1 519	1 239	488	681
„ „ 1889/90	1 534	1 188	452	577
„ „ 1888/89	.	1 178	443	551
„ „ 1887/88	.	1 136	479	504
b) Entbindg. i. d. Poliklin. f. Geburtsh. 1890/91	772	2 530	35	500
„ „ 1889/90	758	2 128	34	533
„ „ 1888/89	819	2 046	38	400
„ „ 1887/88	1 026	1 560	21	315
c) Behandelte i. d. Klin. f. Frauenkrankh. 1890/91	847	992	470	522
„ „ 1889/90	891	946	411	381
„ „ 1888/89	.	947	407	285
„ „ 1887/88	.	1 026	441	256
d) Behandelte i. d. Poliklin. f. Frauenkr. 1890/91	2 311	11 000	521	1 840
„ „ 1889/90	2 754	rund: 8 000	403	1 536
„ „ 1888/89	1 816	Zugang: 3 645	489	1 614
„ „ 1887/88	1 652	rund: 11 000	416	1 126

Anmerkungen. Die in Klammern stehenden Namen sind die der abgelösten Assistenten. — * Personal der Polikliniken. — [1]) Die gynäkologische Poliklinik ist in der Luisenstrasse. —

Geburtshilfe und Frauenkrankheiten.

Göttingen	Greifswald	Halle	Kiel	Königsberg	Marburg
M. Runge Prof., Dr.	H. Pernice Geh. Med.-Rat, Prof., Dr.	R. Kaltenbach Geh. Med.-Rat, Prof., Dr.	R. Werth Prof., Dr.	R. Dohrn Geh. Med.-Rat, Prof., Dr.	F. Ahlfeld Prof., Dr.
2	—	4	2	3	3
DDr. Cario* Kayser (Pottien)	DDr. Poggendorff Kirchhoff	DDr. von Herff* Privatdozent Rösger Fischer Brisken	DDr. Dönhoff* Schütt*	DDr. Hoffheinz* Eckerlein Rosinski	DDr. Eckardt* Rössing* Merttens*
—	1	—	—	—	—
—	—	—	—	—	—
einschl. 4 Schülerinnen } 5 *) 1	3	7	2 Pflegeschw. aus Kiel } 3	5 *) 1	2 —
—	1	—	—	3	—
—	1	—	—	1	—
1	2	2	—	—	—
4	2	1	—	4	—
52	51	71	65	75	72
24	25	38	38	41	58
28	26	33	27	34	14
109	172	426	294	480	411
109	164	390	290	477	338
124	159	363	261	481	348
82	140	352	224	465	381
92	176	505	69	301	50
76	171	493	64	316	30
90	122	438	70	280	32
80	131	415	78	185	26
237	315	547	299	412	225
249	322	565	251	309	239
208	324	521	247	362	222
176	290	513	244	356	199
553	286	2 100	—	1 108	534
538	343	2 411	226	1 064	306
523	254	2 064	204	955	479
433	313	2 210	—	796	274

²) Einschliesslich 2 Hebammenschülerinnen und 3 Wochenpflegeschülerinnen. — ³) Ausserdem 2 zur allgemeinen Verwaltung sämtlicher Kliniken gehörige Beamte.

Personal und Grösse	d) **Kliniken und Polikliniken**			
	Berlin	Bonn	Breslau	Göttingen
I. Ärztliches Personal.				
Direktoren	K. Schweigger Geh. Med.-Rat, Prof., Dr.	Th. Saemisch Geh. Med.-Rat, Prof., Dr.	R. Förster Geh. Med.-Rat, Prof., Dr.	H. Schmidt-Rimpler Geh. Med.-Rat, Prof., Dr. (s. 1/10. 90)
Assistenten	3 DDr. Silex Greef Deus	2 DDr. Caspar Krüger	2 DDr. Grönouw Ritter	3 DDr. Weinbaum (s. 1/10. 90) Kraus „ Gerloff „
Amanuensen	—	—	—	—
II. Wartepersonal.				
Anzahl	6	2	2	5
Pflegeschwestern	—	—	—	aus dem Klementinenhause in Hannover } 2
Wärterinnen	4	1	davon 1 Oberwärterin } 2	3
Wärter	2	1	—	—
III. Verwaltungspersonal. {M. {Fr.	¹) {— {—	Hauswart 1 —	2 —	— —
IV. Dienstpersonal {M. {Fr.	¹) {— {—	*) 1 3	— 1	1 2
V. Anzahl der Betten	61	57	40	56
VI. Anzahl der Behandelten				
in der Klinik 1890/91	1 042	655	398	875
„ „ „ 1889/90	959	615	368	866
„ „ „ 1888/89	935	657	398	828
„ „ „ 1887/88	908	666	415	839
in der Poliklinik 1890/91	11 297	3 285	4 078	4 265
„ „ „ 1889/90	11 150	3 423	3 842	4 809
„ „ „ 1888/89	10 944	3 842	3 775	4 857
„ „ „ 1887/88	9 550	6 096	6 583	4 116

Anmerkungen. Sämtliche Assistenten sind zugleich in der Poliklinik thätig. — ¹) Geder klinischen Anstalten.

für Augenkrankheiten.

Greifswald	Halle	Kiel	Königsberg	Marburg
R. Schirmer Geh. Med.-Rat, Prof., Dr.	A. Graefe Geh. Med.-Rat, Prof., Dr.	K. Völckers Prof., Dr.	A. v. Hippel Geh. Med.-Rat, Prof., Dr.	W. Uhthoff Prof. (s. 1/10. 90.)
1 Dr. Stöwer	2 DDr. Bunge Privatdozent Braunschweig	2 DDr. Rehr Hansen	2 DDr. Döhring Schirmer Privatdozent	2 DDr. Axenfeld Becker
5	—	—	2	—
2	4	4	5	3
—	—	aus dem Mutterhause in Kiel } 2	Diakonissen aus Königsberg } 3	—
1	1	2	1	2
1	3	—	1	1
Hausmeister 1	1	—	—	1
—	—	—	1	—
—	1	—	1	—
3	2	—	5	3
46	45	60	44	40
306	736	473	520	430
304	855	471	481	357
259	851	437	460	381
234	749	384	464	361
1 516	5 795	.	2 901	4 383
1 500	.	4 198	2 802	4 512
1 421	4 169	.	2 614	1 630
2 285	4 117	.	4 888	3 048

meinschaftlich mit der chirurgischen und Ohrenklinik.

Personal und Grösse	Kliniken und Polikliniken für e) Geistes-			
	Berlin (Charité)	Bonn (Rheinische Provinzial-Irrenanstalt)	Breslau Städt. Irren-Anstalt (Psychiatrische Klinik und Poliklinik für Nervenkranke)	Göttingen (Provinzial-Irren-Anstalt)
I. Ärztliches Personal.				
Direktoren	F. Jolly Prof., Dr.	K. Pelman Geh. Med.-Rat Prof., Dr.	K. Wernicke Med.-Rat, Prof., Dr.	L. Meyer Geh. Med.-Rat, Prof., Dr.
Assistenten	4 DDr. Siemerling Privatdozent Wollenberg Boedeker Oppenheim* Privatdozent	3 Dr. Liebmann . .	5 DDr. Lissauer Hahn Lasch Kemmler Mann*	5 Scholz, Kand. . . .
Unterärzte } Volontärärzte }	3	1	—	—
II. Wartepersonal.				
Anzahl	66	66	43	61
Wärterinnen	29	33	(1*) 22	dav. 1 Oberw. 33
Wärter	15 Diakone aus Bielefeld } 37	33	21	„ 1 „ 28
III. Verwaltungspersonal { M. { Fr.	Kgl. Charité „	19 12	. .	14 8
IV. Dienstpersonal { M. { Fr.	„ „	10 10	. .	— —
V. Anzahl der Betten		600	200	457
VI. Anzahl der Behandelten				
in der Klinik 1890/91	2 210	796	722	530
„ „ „ 1889/90	2 256	930	751	513
„ „ „ 1888/89	1 766	852	824	500
„ „ „ 1887/88	.	600	958	480
in der Poliklinik 1890/91	¹) 880	—	¹) 819	—
„ „ „ 1889/90	1 003	—	571	—
„ „ „ 1888/89	940	—	—	—
„ „ „ 1887/88	.	—	—	—

Anmerkungen. * Personal der Polikliniken. — ¹) Nervenkranke.

der klinischen Anstalten. 255

und Nervenkrankheiten.			f) Kinderkrankheiten.	
Greifswald	Halle (Psychiatrische und Nervenklinik mit Poliklinik)	Marburg (Kommunalständ. Irrenanstalt)	Berlin (Charité)	Greifswald (Poliklinik)
R. Arndt a. o. Prof., Dr.	Ed. Hitzig Geh. Med.-Rat, Prof., Dr.	H. Cramer Geh. Med.-Rat, Prof., Dr.	E. Henoch Geh. Med.-Rat, a. o. Prof., Dr.	P. Krabler* a. o. Prof., Dr.
1 Dr. Haeusser	3 DDr. Alt Giese Pagenstecher*	2 DDr. Tuczek, a.o.Prof. Schedtler	3 DDr. Görne, Stabsarzt Hauchecorne* Hauser*	1 DDr. Kirchhof* Sommersemester Hübner* Wintersemester
—	—	2	2	—
8	9	47	14	—
4	davon 1 Oberw 5	davon 2 Oberwärterinnen }24	—	—
4	„ 1 „ 4	dav. 1 Oberwärter 23	Diakonissen 14	—
1	1	8	—	—
1	—	2	—	—
1	1	11	—	—
2	—	9	—	—
52	40	316	94	—
172	438	427	1 149	—
141	366	435	1 193	—
116	314	401	1 148	—
135	283	413	.	—
—	¹) 924	—	3 384	1 432
—	694	—	3 709	1 029
—	438	—	3 715	902
—	296	—	.	803

Personal und Grösse	g) Syphilis und Hautkrankheiten.				h) Ohrenkrank			
	Berlin (Klinik für Syphilis)	Berlin (Klinik und Poliklinik f. Hautkrankheiten)	Bonn (Klinik und Poliklinik)	Breslau (Klinik und Poliklinik)	Berlin (Klinik und Poliklinik)	Bonn (Poliklinik)	Göttingen (Poliklinik)	Halle (Klinik und Poliklinik)
I. Ärztl. Personal.								
Direktoren	G. Lewin Geh. Med.-Rat, a. o. Prof., Dr.	E. Schweninger a.o. Prof., Dr.	J. Doutrelepont Geh. Med.-Rat Prof., Dr.	A. Neisser a.o. Prof., Dr.	A. Lucae a.o. Prof., Dr.	H. Walb a. o. Prof., Dr.	K. Bürkner a.o. Prof., Dr.	H. Schwartze Geh. Med.-Rat a.o. Prof., Dr.
Assistenten	2 DDr. Klamroth Stabsarzt Dietlen Stabsarzt	2 DDr. Klamroth St.-Arzt Fausto Buzzi	2 DDr. v. Broich* Wolters*	3 DDr. Jadassohn* Galewsky Ledermann	2 DDr. Jacobson Privatd. Jansen	1 Dr. Fleck	—	3 DDr. Ludewig Wegener Panse
Unterärzte } Volontärärzte }	3	1	1	—	—	—	2	—
II. Wartepersonal.								
Anzahl	21	4	4		2	—	1	3
Pflegeschwestern	Diakoniss. 9	—	—	v. Allerh. Hospital } 3	—	—	—	—
Wärterinnen	2	—	2		1	—	1	1
Wärter	10	—	2	1	Heilgehilfe { 1	—	—	2
III. Verwaltungsperson. {M. {Fr.	Kgl. Charité „		¹) 1 —	²) {— {—	³) {— {—	—	—	—
IV. Dienstpersonal. {M. {Fr.	„ „		— 1	²) {— {—	³) —	—	—	— 1
V. Anz. der Betten	386	37	56	145	20	—	—	20
VI. Anzahl der Behandelten								
in d. Klin. 1890/91	4 387	812	601	1 562	224	—	—	184
„ „ 1889/90	.	723	538	1 468	230	—	—	179
„ „ 1888/89	4 020	768	523	1 394	159	—	—	169
„ „ 1887/88	.	.	460	1 352	123	—	—	109
i. d. Polikl. 1890/91	—	584	2 518	3 050	5 383	1 412	1 307	1 605
„ „ 1889/90	—	666	2 279	2 604	5 978	1 542	1 591	1 815
„ „ 1888/89	—	751	1 852	2 617	4 599	1 283	1 407	1 524
„ „ 1887/88	—	.	1 639	3 047	4 084	1 358	1 621	1 525

Anmerkungen. * Personal der Polikliniken. — ¹) Ausserdem 2 zur allgemeinen Verwaltung sämtlicher Kliniken gehörige Beamte. — ²) Verwaltung des Allerheiligen Hospitals. — ³) Gemeinschaftlich mit der chirurgischen und Augenklinik. — ⁴) Nur Ohrenkranke. — ⁵) Am der klinischen Anstalten.

heiten.	i) Hals- und Nasenkrankheiten.			k) Orthopädische Chirurgie.	l) Zahnkrankheiten.			
Königsberg (Poliklinik)	Berlin (Poliklinik)	Greifswald (Poliklinik)	Marburg [5]) (Institut)	Berlin [6]) (Provisorische Poliklinik)	Berlin (Institut)	Breslau [7]) (Provisorisches Institut)	Halle (Poliklinik)	Marburg (Institut)
E. Berthold a. o. Prof., Dr.	B. Fraenkel a.o. Prof., Dr.	P. Strübing a.o. Prof., Dr.	A. F. Barth a.o. Prof., Dr.	J. Wolff a. o. Prof., Dr.	F. Busch a. o. Prof., Dr.	K. Partsch a. o. Prof., Dr.	L. Hollaender Prof., Dr.	J. Witzel Zahnarzt
1 Hess cand. med.	2 DDr. Rosenberg Scheinmann	—	—	—	4 Dieck Dumont Erzberger Dr. Hube Prof., DDr. Pätsch San.-Rat Miller Warnekros (Zahnärzte / Lehrer)	1 Geyer, Zahnarzt Prof., Dr. Bruck Sachs, Dr. Zahnarzt (Lehrer)	—	[8]) 1
1	—	—	—	—	—	—	—	—
1	1	—	—	—	—	—	—	—
—	—	—	—	—	—	—	—	—
1	—	—	—	—	—	—	—	—
—	1	—	—	—	—	—	—	—
1	—	—	—	—	Diener 2	Diener 1	—	—
—	—	—	—	—	—	—	—	—
1	—	—	—	—	—	—	—	—
—	—	—	—	—	—	—	—	—
—	—	—	—	—	—	—	—	—
—	—	—	—	—	—	—	—	—
931	3 342	412	229	803	11 643	1356		986
1 069	3 070	.	—	—	17 828	—	2 000	—
[4]) 788	2 440	—	—	—	12 675	—	1 748	—
1 511	1 964	—	—	—	13 710	—	1 362	—

15. Oktober 1890 eröffnet; auch für Ohrenkrankheiten. — [6]) Am 20. Mai 1890 eröffnet. — [7]) Am 29. Mai 1890 eröffnet. — [8]) Privatassistent.

2. Verpflegungsklassen und Bewegung

Verpflegungsklassen und Bewegung.	Kliniken und Polikliniken									
	Bonn			Breslau			Göttingen		
	m.	w.	zus.	m.	w.	zus.	m.	w.	zus.
Stationäre Kliniken[1].									
Anzahl der eingerichteten Plätze — I. Klasse	4	2	6	—	—	—	.	.	.
II. „	6	2	8	—	—	—	.	.	.
III. „	.	.	47	—	—	—	.	.	.
IV. „	.	.	17	—	—	—	.	.	.
zusammen	50	28	78	.	.	100	47	46	93
Preise der Plätze für den Tag in Mark — I. Klasse	7,50 M.			1,00 M., für Auswärtige 1,50 M.			5,00—0,50 M.		
II. „	5,00 bezw. 4,50 M.								
III. „	1,70 bis 0,70 „								
IV. „	frei								
Krankenbest. am 1. April 1890	45	16	61	21	22	43	25	20	45
Aufgenommen im Jahre...	579	210	789	471	368	839	558	335	893
Verpflegt im Jahre — I. Klasse	7	5	12	—	—	—	.	.	.
II. „	59	7	66	—	—	—	.	.	.
III. „	497	145	642	—	—	—	.	.	.
IV. „	61	69	130	—	—	—	.	.	.
zusammen	624	226	850	492	390	882	583	355	938
Entlassen im Jahre....	523	196	719	413	331	744	522	322	844
Gestorben im Jahre....	51	14	65	59	43	102	40	18	58
Krankenbest. am 31. März 1891	50	16	66	20	16	36	21	15	36
Sa. der Verpflegungstage..	17807	6689	24496	12508	9870	22378	13183	7847	21030
Nichtkranke Personen, welche an der Verpflegung teilgenommen haben:									
1. Ärzte.....	—	—	—	—	—	—	3	—	3
2. Wartepersonal...	1	7	8	—	—	—	3	6	9
3. Verwaltungspersonal.	—	—	—	—	—	—	1	—	1
4. Dienstpersonal...	2	4	6	—	—	—	3	10	13
5. Krankenbegleiter..	1	7	8	—	—	—	—	—	—
6. Krätzkranke zur Reinigung.....	—	—	—	—	—	—	—	—	—

[1]) Für die medizinischen Kliniken in der Königlichen Charité haben die Angaben nicht vorgelegen. — [2]) Einschl. 10 Plätze für Kinder. — [3]) Einschl. 2 Unterärzte, sämtlich ohne

in den klinischen Anstalten.

für innere Krankheiten.

Greifswald			Halle			Kiel			Königsberg			Marburg		
m.	w.	zus.	m.	w.	zus.	m.	w.	zus.	m.	w.	zus.	m.	w.	zus.
.	.	1	.	.	5	—	—	—	4	3	7	2	2	4
3	2	5	.	.	11	—	—	—	12	8	20	1	1	2
55	45	100	III .	.	} 171	—	—	—	22	²) 26	48	56	46	102
.	.	10	IV .	.		—	—	—	—	—	—	—	—	—
.	.	116	V .	.	187	.	.	124	38	²) 37	75	59	49	108
6,00 M.			8,00 u. 6,00 M.			{6,00, 4,00, 3,00,			4,50 M.			4,00—2,50 M.		
4,00 "			4,00 u. 3,00 "			2,00, 1,50, 1,31,			3,00 "			2,50—1,50 "		
IIIa 1,80 M., III 1,00 M.			1,60 u. 1,50 "			1,13 M. u. frei}			1,50 u. 1,00 M.			1,50—1,25 "		
frei			1,00 M. V frei						—			—		
46	37	83	75	39	114	85	28	113	36	11	47	46	22	68
821	496	1317	875	587	1462	1014	435	1449	541	291	832	450	239	689
5	6	11	25	5	30	—	—	—	40	25	65	.	.	.
90	24	114	54	37	91	—	—	—	110	49	159	.	.	.
IIIa 82	44	126	589	351	940	—	—	—	427	228	655	.	.	.
III 635	418	1053												
55	41	96	262	214	476	—	—	—	—	—	—	—	—	—
			V 20	19	39									
867	533	1400	950	626	1576	1099	463	1562	577	302	879	496	261	757
775	481	1256	766	554	1320	909	356	1265	464	257	721	410	198	608
53	29	82	128	45	173	118	74	192	84	27	111	35	24	59
39	23	62	56	27	83	72	33	105	29	18	47	51	39	90
20156	11463	31619	.	.	41180	.	.	40689	.	.	23404	17368	11795	29163
2	—	2	9	—	9	6	—	6	5	—	5	5	—	³) 5
4	4	8	6	9	15	2	12	14	2	6	8	5	6	11
—	5	5	—	—	—	—	—	—	—	2	2	2	—	⁴) 2
4	9	13	1	2	3	—	—	—	1	6	7	—	—	—
—	—	—	—	6	6	—	—	—	—	—	—	—	—	—
—	—	—	68	46	114	372	141	513	—	—	—	—	—	—

Beköstigung aus der Anstaltsküche. — ⁴) Ohne Beköstigung.

260   2. Verpflegungsklassen und Bewegung

Bewegung.	Kliniken und Polikliniken							
	Berlin[1]			Bonn			Breslau		
	m.	w.	zus.	m.	w.	zus.	m.	w.	zus.
Durchschnittlicher Aufenthalt eines Kranken in Tagen	.	.	.	28,0	29,0	28,0	25,4	25,0	25,4
Durchschnittlicher tägl. Krankenbestand	.	.	.	49,0	18,0	67,0	31,8	28,8	60,6
Datum und des höchsten Kranken- Zahl bestandes	.	.	.	30/1. 65	26	91	28/10. u. 3/11. 51	40	91
Datum und des niedrigsten Kranken- Zahl bestandes	.	.	.	8/9. 30	6	36	24/8. u. 31/3. 19	16	35
Durchschnittliche tägliche Aufnahme	.	.	.	1,6	0,6	2,2	1,3	1,0	2,3
Datum und der an einem Tage auf- höchste Zahl genommenen Kranken	.	.	.	3/6. 6	2	8	an mehr. Tagen 5	5	10
Datum und der an einem Tage auf- niedrigste Zahl genommenen Kranken	.	.	.	an mehr. Tagen —	—	—	an mehr. Tagen —	—	—
Aufnahmemonate.									
April 1890	.	.	.	52	15	67	22	16	38
Mai „	.	.	.	62	23	85	39	36	75
Juni „	.	.	.	49	22	71	55	36	91
Juli „	.	.	.	72	23	95	47	36	83
August „	.	.	.	42	8	50	12	12	24
September „	.	.	.	23	13	36	44	27	71
Oktober „	.	.	.	35	17	52	60	35	95
November „	.	.	.	71	28	99	50	37	87
Dezember „	.	.	.	36	16	52	36	28	64
Januar 1891	.	.	.	41	20	61	42	38	80
Februar „	.	.	.	51	16	67	39	35	74
März „	.	.	.	45	9	54	25	32	57
Summe des Zugangs	.	.	.	579	210	789	471	368	839
Polikliniken.									
Durchschnittlich wurden täglich behandelt	44,0	[2]) 57,0	101,0	.	.	29,0	20,0	24,2	44,2
Durchschnittlicher täglicher Zugang	21,0	[3]) 31,0	52,0	.	.	9,0	8,8	10,8	19,6
Datum und der an einem Tage zu- höchste Zahl gegangenen Kranken	.	.	.	31/3.		42,0	24/11. 17	30	47
Datum und der an einem Tage zu- niedrigste Zahl gegangenen Kranken	.	.	.	31/4.		4,0	4/10. 3	5	8
Aufnahmemonate.									
April 1890	394	610	1004	195	217	412	225	282	507
Mai „	478	691	1169	110	145	255	242	297	539
Juni „	472	844	1316	125	160	285	263	287	550
Juli „	463	794	1257	117	143	260	273	319	592
August „	357	581	938	109	132	241	314	335	649
September „	438	777	1215	112	145	257	199	231	430
Oktober „	363	548	911	98	151	249	200	228	428
November „	661	797	1458	142	169	311	168	299	467
Dezember „	632	480	1112	161	192	353	174	186	360
Januar 1891	632	652	1284	131	157	288	206	261	467
Februar „	505	739	1244	159	167	326	199	261	460
März „	565	563	1128	122	165	287	208	282	490
Summe des Zugangs	5960	[4]) 8076	14036	1581	1943	3524	2671	3268	5939

[1]) Vgl. Anmerkung 1 auf vorhergehender Seite. — [2]) Darunter 18 Kinder ohne Angabe

in den klinischen Anstalten.

für innere Krankheiten.

Göttingen			Greifswald			Halle			Kiel			Königsberg			Marburg		
m.	w.	zus.	m.	w.	zus.	m.	w.	zus.	m.	w.	zus.	m.	w.	zus.	m.	w.	zus.
23,0	22,0	22,4	23,2	21,5	22,6	.	.	26,1	.	.	26,0	.	.	26,6	35,2	44,9	42,3
33,0	22,0	55,0	55,2	31,4	86,6	.	.	113,0	.	.	111,5	39,0	20,0	59,0	47,6	32,3	79,9
7/2.			12/12.			24/12.			24/2.			22/2.			11/2.		
.	.	79	93	36	129	.	.	140	.	.	136	.	.	92	65	47	112
5/10.						3/8.			19/11.			21/11.			6-8/9.			17. u. 18/8.
.	.	31	40	19	59	.	.	73	.	.	78	.	.	11	27	21	48
1,6	1,0	2,6	2,2	1,4	3,6	.	.	4,0	.	.	4,0	.	.	2,0	1,2	0,7	1,9
8/4. u. 23/10.			2/12.			2/12.			10/6.			16/2.			15/7. u. 11/2.		
6	5	11	9	3	12	.	.	12	.	.	12	.	.	9	4	4	8
an mehr. Tagen			an mehr. Tagen			an mehr. Tagen			7/4.			an mehr. Tagen			an mehr. Tagen		
42	20	62	53	33	86	88	52	140	78	35	113	43	24	67	33	20	53
56	34	90	75	60	135	64	40	104	95	44	139	79	31	110	31	22	53
39	29	68	71	40	111	85	43	128	91	50	141	52	38	90	43	21	64
56	31	87	66	35	101	72	46	118	91	44	135	52	29	81	36	24	60
39	29	68	64	39	103	68	44	112	84	38	122	7	3	10	35	15	50
41	19	60	62	27	89	75	50	125	69	32	101	21	12	33	36	21	57
52	23	75	49	29	78	56	42	98	70	31	101	49	28	77	35	23	58
54	32	86	82	40	122	65	37	102	88	27	115	66	35	101	45	20	65
31	16	47	83	51	134	83	65	148	85	39	124	38	17	55	32	21	53
52	34	86	87	47	134	79	61	140	103	30	133	40	29	69	41	16	57
53	41	94	97	53	150	72	63	135	84	34	118	52	23	75	43	27	70
43	27	70	32	42	74	68	44	112	76	31	107	42	22	64	40	9	49
558	335	893	821	496	1317	875	587	1462	1014	435	1449	541	291	832	450	239	689
.	.	.	22,0	20,0	42,0	105,0	114,0	219,0	60,0	102,0	162,0	.	.	c.200	16,0	11,0	27,0
.	.	.	9,0	3,0	12,0	17,0	14,0	31,0	4,0	6,4	10,4	11,0	14,0	25,0	3,9	3,3	7,2
			5/12.						17/9.			14/4. u. 27/5.			14/5.		
.	.	.	16	9	25	.	.	.	14	17	31	.	.	68	9	13	22
			14/9.						6/11.			12/6. u. 1/1.			an mehr. Tagen		
.	.	.	4	2	6	.	.	.	2	1	3	.	.	2	—	—	—
.	.	.	100	125	225	437	519	956	174	281	455	498	602	1100	119	113	232
.	.	.	127	82	209	409	508	917	105	163	268	522	621	1143	130	128	258
.	.	.	126	73	199	443	558	1001	115	157	272	335	436	771	105	86	191
.	.	.	99	109	208	453	566	1019	103	154	257	353	456	809	102	79	181
.	.	.	154	79	233	474	585	1059	137	180	317	330	434	764	95	74	169
.	.	.	109	77	186	499	618	1117	203	244	447	256	355	611	63	60	123
.	.	.	124	113	237	471	584	1055	127	157	284	291	393	684	81	74	155
.	.	.	135	98	233	413	518	931	80	127	207	255	356	611	92	68	160
.	.	.	199	164	363	413	467	880	130	183	313	247	349	596	87	54	141
.	.	.	124	111	235	406	408	814	133	198	331	250	353	603	97	84	181
.	.	.	136	129	265	424	435	859	116	203	319	275	367	642	114	83	197
.	.	.	117	107	224	436	455	891	123	188	311	261	354	615	82	79	161
2253	1816	4069	1550	1267	2817	5278	6221	11499	1546	2235	3781	3873	5076	8949	1167	982	2149

des Geschlechts. — [3]) Darunter 12 Kinder desgl. — [4]) Darunter 3256 Kinder desgl.

2. Verpflegungsklassen und Bewegung

Verpflegungsklassen und Bewegung.	\multicolumn{12}{c}{Kliniken und Polikliniken}
	\multicolumn{3}{c}{Berlin[1] Ziegelstrasse}	\multicolumn{3}{c}{Bonn}	\multicolumn{3}{c}{Breslau}	\multicolumn{3}{c}{Göttingen}
	m.	w.	zus.	m.	w.	zus.	m.	w.	zus.	m.	w.	zus.
Stationäre Kliniken.												
Anzahl der eingerichteten Plätze — I. Klasse	4	3	7	4	4	8	—	—	—	—	—	—
II. „	17	13	30	1	1	2	—	—	—	—	—	—
III. „	.	.	152	57	32	89	—	—	—	—	—	—
IV. „							—	—	—	—	—	—
zusammen	.	.	189	62	37	99	54	24	78	.	.	100
Preise der Plätze für den Tag in Mark — I. Klasse	\multicolumn{3}{c}{9,00 M.}	\multicolumn{3}{c}{7,50 M.}	\multicolumn{3}{c}{für Auswärtige 1,50 M.,}	\multicolumn{3}{c}{}
II. „	\multicolumn{3}{c}{6,00 „}	\multicolumn{3}{c}{5,00 bezw. 4,50 M.}	\multicolumn{3}{c}{f. Einheimische ca. 1 M.}	\multicolumn{3}{c}{7,50—0,50 M.}
III. „	\multicolumn{3}{c}{2,50, 2,00, 1,75}	\multicolumn{3}{c}{1,70 bis 0,70 „}						
IV. „	\multicolumn{3}{c}{1,25 M. u. frei}	\multicolumn{3}{c}{frei}						
Krankenbestand am 1. April 1890	82	50	132	81	26	107	33	27	60	59	25	84
Aufgenommen im Jahre	1028	672	1700	686	355	1041	541	312	853	803	457	1260
Verpflegt im Jahre — I. Klasse	79	21	100	3	2	5	—	—	—	—	—	—
II. „	161	133	294	68	36	104	—	—	—	—	—	—
III. „	254	210	464	638	314	952	—	—	—	—	—	—
IV. „	616	358	974	58	29	87	—	—	—	—	—	—
zusammen	1110	722	1832	767	381	1148	574	339	913	862	482	1344
Entlassen im Jahre	881	597	1478	658	337	995	505	284	789	735	398	1133
Gestorben im Jahre	163	79	242	47	15	62	48	45	93	66	50	116
Krankenbestand am 31. März 1891	66	46	112	62	29	91	21	10	31	61	34	95
Sa. der Verpflegungstage	.	.	52968	25542	11994	37536	.	.	23377	22957	12679	35636
Nichtkranke Personen, welche an der Verpflegung teilgenommen haben:												
1. Ärzte	7	—	7	—	—	—	—	—	—	4	—	4
2. Wartepersonal	14	33	47	—	11	11	—	—	—	3	11	14
3. Verwaltungspers.	—	—	—	—	—	—	—	—	—	—	—	—
4. Dienstpersonal	7	16	23	3	5	8	—	—	—	3	9	12
5. Krankenbegleiter	—	—	—	—	61	61	—	—	—	—	—	—

[1] Für die chirurgische Klinik in der Königlichen Charité haben die Angaben nicht vor-

in den klinischen Anstalten.

für chirurgische Krankheiten.

Greifswald			Halle			Kiel			Königsberg			Marburg		
m.	w.	zus.	m.	w.	zus.	m.	w.	zus.	m.	w.	zus.	m	w.	zus.
1	1	2	.	.	.	—	—	—	—	—	—	1	—	1
4	2	6	.	.	.	—	—	—	—	—	—	2	2	4
70	26	96	.	.	.	—	—	—	—	—	—	47	25	72
.	.	10	.	.	.	—	—	—	—	—	—	—	—	—
.	.	114	v .	.	160	.	.	132	64	46	110	50	27	77
	6,00 M.			8,00 u. 6,00 M.			6,00, 4,00, 3,00,						6,00 M.	
	4,00 „			4,00 u. 3,00 „			2,00, 1,50, 1,31,			1,50 M.			4,00 „	
IIIa	1,80 „			1,60 u. 1,50 „			1,13 M. u. frei						1,50 „	
III	1,00 „			1,00 M.									—	
	frei			v frei										
78	35	113	96	37	133	100	32	132	43	26	69	42	23	65
692	385	1077	1140	459	1599	742	294	1036	596	347	943	382	207	589
9	6	15	?	—	2	—	—	—	—	—	—	2	—	2
60	30	90	9	5	14	—	—	—	—	—	—	7	3	10
IIIa 38	36	74	1153	429	1582	—	—	—	—	—	—	415	227	642
III 608	306	914												
55	42	97	48	51	99	—	—	—	—	—	—	—	—	—
			v 24	11	35									
770	420	1190	1236	496	1732	842	326	1168	639	373	1012	424	230	654
654	369	1023	1057	420	1477	702	276	978	530	292	822	356	183	539
52	21	73	79	46	125	46	13	59	61	49	110	28	20	48
64	30	94	100	30	130	94	37	131	48	32	80	40	27	67
25273	12878	38151	.	.	55004	.	.	41423	20884	12022	32906	14830	8853	23683
2	—	2	7	—	7	5	—	5	3	—	3	—	—	—
5	6	11	6	16	22	3	10	13	5	11	16	5	6	11
—	5	5	—	1	1	—	—	—	1	—	1	—	—	—
4	9	13	—	1	1	—	—	—	2	10	12	2	5	7
—	—	—	—	2	2	—	—	—	—	—	—	—	—	—

gelegen.

2. Verpflegungsklassen und Bewegung

Bewegung.[1])	Kliniken und Polikliniken							
	Berlin[1])			Bonn			Breslau		
	m.	w.	zus.	m.	w.	zus.	m.	w.	zus.
Durchschnittlicher Aufenthalt eines Kranken in Tagen	.	.	17,5	33,3	31,5	32,7	.	.	25,6
Durchschnittlicher tägl. Krankenbestand	142,0	30,0	172,0	70,0	33,0	103,0	.	.	64,0
Datum und ⎱ des höchsten Kranken- Zahl ⎰ bestandes	15/11.			9/7.			4/12.		
	155	102	257	78	46	124	.	.	78
Datum und ⎱ des niedrigsten Kranken- Zahl ⎰ bestandes	1/11.			8/9.			15/3.		
	98	62	160	51	22	73	.	.	31
Durchschnittliche tägliche Aufnahme	.	.	7,9	1,9	1,0	2,9	.	.	2,3
Datum und ⎱ der an einem Tage auf- höchste Zahl ⎰ genommenen Kranken				30/6.			9/12.		
	.	.	.	8	4	12	.	.	6
Datum und ⎱ der an einem Tage auf- niedrigste Zahl ⎰ genommenen Kranken							4/3.		
	.	.	.	an mehr. Tagen			.	.	1
Aufnahmemonate.									
April 1890	101	65	166	74	27	101	87	52	139
Mai „	80	54	134	71	40	111	66	34	100
Juni „	98	57	155	70	39	109	56	30	86
Juli „	63	46	109	61	40	101	52	31	83
August „	80	37	117	56	31	87	41	31	72
September „	96	27	123	44	23	67	26	17	43
Oktober „	85	77	162	54	27	81	31	15	46
November „	114	81	195	66	23	89	42	23	65
Dezember „	67	56	123	46	29	75	45	32	77
Januar 1891	94	68	162	48	18	66	47	20	67
Februar „	79	58	137	51	29	80	41	19	60
März „	71	46	117	45	29	74	7	8	15
Summe des Zugangs	1028	672	1700	686	355	1041	541	312	853
Polikliniken.									
Durchschnittlich wurden täglich behandelt	.	.	.	30,0	20,0	50,0	.	.	.
Durchschnittlicher täglicher Zugang	.	.	45,4	10,0	4,0	14,0	10,5	8,7	19,2
Datum und ⎱ der an einem Tage zu- höchste Zahl ⎰ gegangenen Kranken	11/8.			18/5.			12/5.		
	91	62	153	20	9	29	28	15	43
Datum und ⎱ der an einem Tage zu- niedrigste Zahl ⎰ gegangenen Kranken	19/12.			25/12.			25/12.		
	14	3	17	1	—	1	1	1	2
Aufnahmemonate.									
April 1890	636	471	1107	322	158	480	387	275	662
Mai „	881	594	1475	310	176	486	490	220	710
Juni „	838	708	1546	308	162	470	344	339	683
Juli „	870	593	1463	338	123	461	267	365	632
August „	900	572	1472	299	155	454	327	253	580
September „	835	678	1513	287	143	430	273	135	408
Oktober „	795	605	1400	261	122	383	267	298	565
November „	797	564	1361	281	116	397	276	287	563
Dezember „	717	447	1164	225	79	304	262	207	469
Januar 1891	825	612	1437	252	102	354	292	239	531
Februar „	779	542	1321	242	121	363	267	229	496
März „	725	596	1321	261	127	388	397	310	707
Summe des Zugangs	9598	6982	16580	3386	1584	4970	3849	3157	7006

[1]) Vgl. Anmerkung 1 auf vorhergehender Seite. — [2]) Ausserdem etwa 4000 Zahn-

in den klinischen Anstalten.

für chirurgische Krankheiten.

Göttingen			Greifswald			Halle			Kiel			Königsberg			Marburg		
m.	w.	zus.	m.	w.	zus.	m.	w.	zus.	m.	w.	zus.	m.	w.	zus.	m.	w.	zus.
26,6	26,3	26,5	32,8	30,7	32,1	.	.	31,8	.	.	35,5	33,0	32,0	32,5	35,0	38,5	36,2
.	.	97,6	69,2	25,2	94,4	.	.	151,0	.	.	113,5	58,0	32,0	90,0	40,6	24,0	64,6
	27/10.			12/2.			15/1.			19/2.			21/6.			5/3.	
.	.	120	81	49	130	.	.	178	99	43	142	72	49	121	53	31	84
	18/9.			3/10.			2/9.			19/11.			22/9.		18., 19. u. 25/10.		
.	.	62	39	15	54	.	.	121	47	23	70	22	10	32	27	17	44
2,2	1,3	3,5	1,9	1,1	3,0	.	.	5,0	.	.	3,0	3,0	1,0	4,0	1,0	0,6	1,6
29/5 u. 7/7.				6/3.			28/5.			15/4.			2/5.			28/4.	
8	7	15	5	3	8	.	.	14	.	.	9	7	4	11	6	2	8
	19/10.		an mehr. Tagen			an mehr Tagen				3/4.		an mehr. Tagen			an mehr.Tagen		
73	29	102	57	39	96	115	33	148	66	11	77	42	26	68	24	19	43
65	43	108	63	29	92	120	42	162	64	35	99	78	48	126	35	22	57
70	49	119	64	40	104	79	36	115	60	28	88	57	41	98	42	20	62
89	42	131	51	32	83	88	50	138	71	33	104	39	23	62	31	20	51
78	36	114	40	18	58	80	39	119	40	21	61	5	6	11	29	9	38
49	32	81	41	23	64	91	34	125	54	24	78	27	9	36	36	16	52
73	49	122	59	36	95	98	43	141	69	23	92	70	34	104	21	5	26
67	40	107	71	34	105	102	38	140	55	24	79	72	36	108	22	11	33
40	30	70	60	33	93	93	41	134	56	24	80	47	23	70	30	13	43
66	36	102	64	27	91	111	42	153	60	18	78	63	37	100	37	20	57
59	36	95	67	35	102	84	28	112	73	33	106	57	36	93	33	26	59
74	35	109	55	39	94	79	33	112	74	20	94	39	28	67	42	26	68
803	457	1260	692	385	1077	1140	459	1599	742	294	1036	596	347	943	382	207	589
.	.	.	19,0	11,0	30,0	.	.	.	.	.	.	.	.	.	.	.	.
.	.	.	6,0	4,8	10,8	13,0	6,0	19,0	5,0	6,0	11,0	12,2	9,2	21,4	3,9	1,3	5,2
				2/7.						31/7.			19/5.		2/6. u. 7/2.		
.	.	.	10	8	18	.	.	.	7	11	18	31	18	49	8	4	12
			an mehr.Tagen						an mehr. Tagen				14/5.		an mehr.Tagen		
.	.	.	.	.	.	.	.	.	.	.	.	3	—	3	—	—	—
.	.	.	178	124	302	521	186	707	205	158	363	339	231	570	110	48	158
.	.	.	197	138	335	447	140	587	180	221	401	472	338	810	90	55	145
.	.	.	204	124	328	434	169	603	156	221	377	469	280	749	96	51	147
.	.	.	178	123	301	432	215	647	212	163	375	503	310	813	107	48	155
.	.	.	182	132	314	429	214	643	203	154	357	369	372	741	81	27	108
.	.	.	171	123	294	398	241	639	180	129	309	364	275	639	73	45	118
.	.	.	174	116	290	372	169	541	230	242	472	386	207	593	78	32	110
.	.	.	157	141	298	343	147	490	140	105	245	333	262	595	71	31	102
.	.	.	177	113	290	373	189	562	125	192	317	291	210	501	77	33	110
.	.	.	204	121	325	348	205	553	147	189	336	338	233	571	78	22	100
.	.	.	180	110	290	397	181	578	120	189	309	300	310	610	93	49	142
.	.	.	177	127	304	357	173	530	151	190	341	281	312	593	71	36	107
2069	1306	3375	2179	1492	3671	4851	2229	[2])7080	2049	2153	4202	4445	3340	[3])7785	1025	477	1502

extraktionen. — [3]) Ausserdem 6480 dergl.

Verpflegungsklassen und Bewegung		Kliniken und Polikliniken für							
		Berlin[1] Artilleriestrasse		Bonn		Breslau		Göttingen	
		Geb.	Fr.	Geb.	Fr.	Geb.	Fr.	Geb.	Fr.
Stationäre Kliniken.									
Anzahl der eingerichteten Plätze	I. Klasse	—	5	1	10	—	2	—	2
	II. „	2	4	1	11	—	3	—	5
	III. „	—	8	60	26	65	40	—	21
	IV. „	74	52			—	—	24	—
	zusammen	76	69	62	47	65	45	24	28
Preise der Plätze für den Tag in Mark	I. Klasse	—	8,00 M.	7,50 M.		—	6,00 M.	5,00 M.	
	II. „	6,00 M.	6,00 „	5,00 bez. 4,50 M.		—	4,00 „	2,00 „	
	III. „	—	4,00 „	1,70 „	1,50 „	1,25 M.		1,00 „	
	IV. „	Einmal 36 M.	1,80 „	frei				frei	
Krankenbest. am 1. April 1890		48	36	47	17	13		16	15
Aufgenommen im Jahre...		1191	850	441	453	1190		93	222
Verpflegt im Jahre	I. Klasse	—	52	—	52	22		1	9
	II. „	20	76	3	91	86		—	119
	III. „	—	177	7	283	1095		5	74
	IV. „	1219	581	478	44	—		103	35
	zusammen	1239	886	488	470	1203		109	237
Entlassen im Jahre....		1144	794	427	435	1111		98	222
Gestorben im Jahre....		36	50	6	8	42		1	8
Krankenbest. am 31. März 1891		59	42	55	27	50		10	7
Sa. der Verpflegungstage..		23977	16455	20222	10109	21113		4001	4608
Nichtkranke Personen, welche an der Verpflegung teilgenommen haben:									
1. Ärzte.......		3	3	—	—	3		2	
2. Wartepersonal...w.		5	10	2	4	9		4	
3. Verwaltungspersonal..		—	—	—	—	—		1	
4. Dienstpersonal.. m.		—	2	—	—	1		1	
w.		—	9	—	—	8		4	
5. Arbeitspersonal....		—	—	—	—	—		2	
6. Personal zur Ausbildung		3	—	—	—	—		4	
7. Krankenbegleiter...w.		—	—	1	18	4		—	
8. Internisten......		—	—	—	—	—		1	
9. Andere......		[2]) 4	—	—	—	—		—	

[1]) Für die geburtshilfliche und gynäkologische Klinik in der Königlichen Charité haben die Angaben nicht vorgelegen. — [2]) 2 Hebammen, 2 Hebammenschülerinnen. — [3]) Frei-

in den klinischen Anstalten.

Geburtshilfe und Frauenkrankheiten.

Greifswald		Halle		Kiel		Königsberg		Marburg	
Geb.	Fr.	Geb.	Fr.	Geb.	Fr.	Geb.	Fr.	Geb.	Fr.
—	2	—	7	—	—	—	4	.	.
—	4	—	2	—	—	—	4	.	.
—	20	} 38	24	—	—	—	} 26	.	.
25	—	v }		—	—	41 }		.	.
25	26	38	33	38	27	41	34	58	14
—	4,50 M.	10,00—6,00 M.				—	6—4 M.	6,00 M.	
—	3,00 „	4,00 u. 300 „		6,00, 4,00, 3,00,		—	2,00 „	3,00 „	
—	3)1,00 „	1,60 u. 1,50 „		2,00, 1,50, 1,31		—	1,00 „	1,50 „	
				u. frei					
frei	—	1,00 M.				frei	—	0,75 „	
		v frei							
17	18	29	24	20	16	18	18	38	5
155	296	397	523	274	283	417	405	373	220
—	4	—	44	—	—	—	78	.	.
—	79	—	87	—	—	—	143	.	.
—	231	6	170	—	—	—	122	.	.
—	—	5	62	—	—	435	80	.	.
		v 415	184						
172	314	426	547	294	299	435	423	411	225
155	295	396	529	269	281	403	395	352	210
2	7	3	7	2	6	8	16	2	6
15	12	27	11	23	12	24	12	57	9
5990	6202	19178		8034	7565	7402	8785	16211	2533
—		4) 2		2		2		—	
3		7		3		5		2	
—		—		—		4		—	
2		1		—		—		1	
10		—		53		18		1	
16		4		—		—		5) 48	
—		—		—		—		—	

stelle 0,50 M. — 4) Volontärärzte für kurze Zeit. — 5) Hebammenschülerinnen in jedem Semester.

2. Verpflegungsklassen und Bewegung

Bewegung	Kliniken und Polikliniken für							
	Berlin[1] Charité		Berlin Artilleriestrasse		Bonn		Breslau	
	Geb.	Fr.	Geb.	Fr.	Geb.	Fr.	Geb.	Fr.
Durchschnittlicher Aufenthalt einer Kranken in Tagen	.	.	19,4	18,6	42,0	21,0	17,8	
Durchschnittlicher tägl. Krankenbestand	.	.	65,7	45,1	55,0	28,0	57,8	
Datum und Zahl des höchsten Krankenbestandes	.	.	29/1. 79	18/2. 59	17/12. 72	6/7. 43	17/7. 85	
Datum und Zahl des niedrigsten Krankenbestandes	.	.	7/4. 50	4/4. 30	30/9. 33	10/4. 12	4/1. 30	
Durchschnittliche tägliche Aufnahme	.	.	3,3	2,3	1,3	1,2	3,7	
Datum und der an einem Tage aufgenommenen Kranken höchste Zahl	.	.	.	.	3/5. 5	29/10. 8	10/7. 13	
Datum und der an einem Tage aufgenommenen Kranken niedrigste Zahl	.	.	.	.	mhr. Tg. —	mhr. Tg. —	3/1. —	
Aufnahmemonate.								
April 1890	.	.	102	69	39	33	24	40
Mai „	.	.	89	85	39	37	66	74
Juni „	.	.	97	88	33	46	80	47
Juli „	.	.	110	70	39	42	74	63
August „	.	.	79	62	23	38	74	28
September „	.	.	108	65	18	33	59	43
Oktober „	.	.	88	72	43	53	31	57
November „	.	.	102	76	34	39	45	48
Dezember „	.	.	95	50	35	21	42	25
Januar 1891	.	.	108	78	48	31	52	35
Februar „	.	.	112	74	44	41	48	45
März „	.	.	101	61	46	39	31	59
Summe des Zugangs	.	.	1191	850	441	453	[2])626	564
Polikliniken.								
Durchschnittlich wurden täglich behandelt	.	.	.	.	.	.	20,0	
Durchschnittlicher täglicher Zugang	.	.	.	.	.	.	5,0	
Datum und der an einem Tage aufgenommenen Kranken höchste Zahl	.	.	.	.	.	31/7. 7	24/1. 17	
Datum und der an einem Tage aufgenommenen Kranken niedrigste Zahl	.	.	.	.	.	.	an mehr.Tag. —	
Aufnahmemonate.								
April 1890	79	345	172	.	4	51	45	213
Mai „	73	272	212	.	5	51	58	130
Juni „	84	212	180	.	3	45	40	134
Juli „	68	212	220	.	4	61	43	137
August „	70	205	235	.	2	37	49	114
September „	80	200	219	.	3	42	38	67
Oktober „	50	159	209	.	2	46	39	100
November „	67	140	230	.	1	36	31	91
Dezember „	64	93	200	.	1	17	47	37
Januar 1891	68	148	222	.	2	37	40	100
Februar „	70	151	207	.	3	53	35	104
März „	66	176	188	.	4	45	35	114
Summe des Zugangs	839	2313	[2])2494	.	[2])34	521	[2])500	1341

[1]) Vgl. Anmerkung 1 auf vorhergehender Seite. — [2]) Anzahl der Entbundenen.

in den klinischen Anstalten.

Geburtshilfe und Frauenkrankheiten.

Göttingen		Greifswald		Halle		Kiel		Königsberg		Marburg	
Geb.	Fr.	Geb.	Fr.	Geb.	Fr.	Geb.	Fr.	Geb.	Fr.	Geb.	Fr.
37,0	19,5	35,0	20,0	20,0		27,0	25,3	17,0	20,8	39,4	11,2
11,1	12,1	14,0	16,0	52,0		22,0	20,7	.	.	42,8	7,2
22/11.	12/11.	25/2.	24/7.	27/2.		18/2.	27/2.	16/3.		12/3.	5. u. 6/5.
23	26	22	36	70		31	31	36	32	73	16
29/7.	24/8.	22/10.	7/9.	2/9.		5/10.	14/4.	30/8.		11.,12/10.	1/9.
8	3	5	5	29		13	9	12	.	28	1
0,3	0,6	0,4	0,9	2,6		0,8	0,8	2		1,0	0,6
2/6.	8/1.	mhr. Tg.	10/4.	11/3.		15/4.	18/11.	11/15.		19/11.	9. u. 22/4.
3	4	3	4	10		4	6	5	5	6	4
an mehr. Tagen		an mehr. Tagen		an mehr. Tagen		an mehr. Tagen		an mehr. Tagen		an mehr. Tagen	
—		—		—		—		—		—	
6	16	9	19	33	41	22	18	33	36	29	25
8	23	14	36	37	48	20	32	34	41	31	30
10	21	16	27	33	57	23	21	21	45	32	17
4	21	13	33	30	60	22	25	39	49	25	24
4	4	12	22	30	36	24	23	37	3	27	14
5	15	9	12	28	55	19	29	34	18	25	16
13	23	16	22	28	31	20	23	39	42	30	17
10	26	11	30	31	45	21	26	31	38	47	11
11	11	14	16	36	26	24	18	35	27	24	11
10	18	14	30	37	40	31	24	41	41	30	15
6	28	12	29	39	50	23	28	32	28	40	24
6	16	15	20	35	34	25	16	41	37	33	16
93	222	155	296	397	523	274	283	417	405	373	220
	2,0	.	.		20,0	.	.	1,0	15,0	.	2
	1,0	.	.		5,7	.	.	1,0	3,0	.	1,5
	25/10.	.	.		11/8.	.	.	11/9.	11/9.	18/10.	6/1.
.	7	.	.		19	.	.	3	8	3	5
an mehr. Tagen		.	.		4/4.	.	.	an mehr. Tagen		an mehr. Tagen	
.	—	.	.		—	.	.	—		—	
7	48	13	.	47	240	8	.	29	80	1	54
4	49	9	.	39	213	6	.	25	88	3	61
6	51	18	.	44	201	7	.	22	109	5	49
8	56	17	.	40	220	2	.	25	87	3	50
12	50	15	.	47	225	6	.	38	119	1	46
7	43	15	.	41	198	1	.	18	113	2	28
12	52	15	.	35	163	4	.	20	90	7	39
8	44	11	.	32	139	6	.	21	85	6	28
8	38	19	.	42	83	7	.	28	68	5	22
7	39	14	.	58	130	7	.	30	104	8	54
9	35	14	.	37	140	8	.	19	82	2	60
4	48	16	.	43	148	7	.	26	83	7	48
[2])92	553	[2]) 176	286	[2]) 505	2100	[2]) 69	.	301	1108	[2]) 50	534

Verpflegungsklassen und Bewegung		Kliniken und Polikliniken									
		Berlin			Bonn			Breslau			Göttingen		
		m.	w.	zus.	m.	w.	zus.	m.	w.	zus.	m.	w.	zus.
Stationäre Kliniken.													
Anzahl der eingerichteten Plätze	I. Klasse	—	—	—	—	—	—	—	—	—	—	—	—
	II. „	1	—	1	—	—	—	—	—	—	—	—	—
	III. „	27	33	60	28	27	55	—	—	—	—	—	—
	IV. „	—	—	—	1	1	2	—	—	—	—	—	—
	zusammen	28	33	61	29	28	57	.	.	40	27	29	56
Preise der Plätze für den Tag in Mark	I. Klasse	—			—			2,00—0,50 M.			5,00—0,50 M.		
	II. „	2,50 M.			—								
	III. „	1,75 „			1,20 M.								
	IV. „	—			frei								
Krankenbestand am 1. April 1890		11	20	31	25	22	47	7	13	20	18	11	29
Aufgenommen im Jahre		448	562	1010	351	257	608	235	143	378	506	340	846
Verpflegt im Jahre	I. Klasse	—	—	—	—	—	—	—	—	—	—	—	—
	II. „	2	—	2	—	—	—	—	—	—	—	—	—
	III. „	457	582	1039	358	255	613	—	—	—	—	—	—
	IV. „	—	—	—	18	24	42	—	—	—	—	—	—
	zusammen	459	582	1041	376	279	655	242	156	398	524	351	875
Entlassen im Jahre		444	571	1015	349	257	606	232	140	372	502	332	834
Gestorben im Jahre		—	—	—	—	—	—	—	—	—	1	1	2
Krankenbestand am 31. März 1891		15	11	26	27	22	49	10	16	26	21	18	39
Sa. der Verpflegungstage		.	.	17955	9550	7984	17534	5832	3430	9262	9905	6555	16460
Nichtkranke Personen, welche an der Verpflegung teilgenommen haben:													
1. Ärzte		—	—	—	—	—	—	—	—	—	3	—	3
2. Wartepersonal		—	—	—	—	1	1	—	2	2	—	5	5
3. Dienstpersonal		—	—	—	—	3	3	—	1	1	1	2	3
4. Krankenbegleiter		—	—	—	—	7	7	6	21	27	—	—	—
5. Andere		—	—	—	—	—	—	—	—	—	—	—	—

in den klinischen Anstalten.

für Augenkrankheiten.

Greifswald			Halle			Kiel			Königsberg			Marburg		
m.	w.	zus.	m.	w.	zus.	m.	w.	zus.	m.	w.	zus.	m.	w.	zus.
} 4	6	10	—	—	—	—	—	—	.	.	.	.	.	4
16	20	36	.	.	.	—	—	—	.	.	.	.	.	36
halbe Freistellen			.	.	.	—	—	—	—	—	—	—	—	—
20	26	46	v. .	.	45	.	.	60	.	.	44	.	.	40
6,00 M.						} 6,00, 4,00, 3,00,			4,00 M.			5,00 M.		
4,00 „			4,00 u. 3,00 M.			2,00, 1,50, 1,31			3,00 „			1,50 M. halbe		
1,00 „			1,60 u. 1,50 „			M. u. frei			1,00 „			Freistelle 1,00 M.		
0,50 „			1,00 M.											
			v frei											
15	8	23	33	15	48	26	24	50	13	16	29	10	4	14
160	123	283	403	285	688	258	165	423	266	225	491	214	202	416
1	—	1	—	—	—	—	—	—	30	20	50	12	12	24
7	7	14	—	—	—	—	—	—	27	32	59	212	194	406
152	116	268	377	238	615	—	—	—	222	189	411	—	—	—
15	8	23	24	25	49	—	—	—	—	—	—	—	—	—
			v 35	37	72									
175	131	306	436	300	736	284	189	473	279	241	520	224	206	430
158	119	277	408	280	686	239	175	414	267	230	497	210	190	400
1	—	1	5	3	8	2	1	3	2	1	3	—	1	1
16	12	28	23	17	40	43	13	56	10	10	20	14	15	29
5323	3507	8830	.	.	15516	.	.	19018	.	.	12504	5062	5553	10615
1	—	1	—	—	—	1	—	1	3	—	3	—	—	—
1	1	2	1	3	4	—	4	4	—	3	3	1	2	3
—	2	2	—	2	2	—	—	—	—	4	4	—	3	3
—	—	—	—	—	—	—	—	—	—	4	4	3	19	22
—	—	—	—	—	—	—	—	—	—	—	—	—	—	—

Bewegung	Kliniken und Polikliniken							
	Berlin			Bonn			Breslau		
	m.	w.	zus.	m.	w.	zus.	m.	w.	zus.
Durchschnittlicher Aufenthalt eines Kranken in Tagen	.	.	20,0	25,4	28,6	26,8	24,1	22,0	23,3
Durchschnittlicher tägl. Krankenbestand	18,0	20,0	38,0	26,0	22,0	48,0	16,0	9,0	25,0
Datum und des höchsten Kranken-Zahl bestandes	5/3. 27	33	60	an vielen Tagen 30	30	60	24/6. 26	14	40
Datum und des niedrigsten Kranken-Zahl bestandes	24/12. 11	11	22	13/9. 14	3	17	13/9. 6	3	9
Durchschnittliche tägliche Aufnahme	2,0	2,0	4,0	1,0	1,0	2,0	.	.	1,0
Datum und der an einem Tage aufhöchste Zahl genommenen Kranken	2/12. 7	6	13	2/9. 3	5	8	16/6. 3	3	6
Datum und der an einem Tage aufniedrigste Zahl genommenen Kranken	15/12. —	—	—	an mehr. Tagen —	—	—	an mehr. Tagen —	—	—
Aufnahmemonate.									
April 1890	28	56	84	28	19	47	21	12	33
Mai „	50	49	99	27	24	51	26	15	41
Juni „	42	64	106	40	28	68	27	19	46
Juli „	40	78	118	36	22	58	22	12	34
August „	37	49	86	25	16	41	14	10	24
September „	37	47	84	24	28	52	16	8	24
Oktober „	31	48	79	21	22	43	17	17	34
November „	39	43	82	26	25	51	20	12	32
Dezember „	31	38	69	31	15	46	20	5	25
Januar 1891	40	32	72	18	17	35	20	9	29
Februar „	39	28	67	40	22	62	16	14	30
März „	34	30	64	35	19	54	16	10	26
Summe des Zugangs	448	562	1010	351	257	608	235	143	378
Polikliniken.									
Durchschnittlich wurden täglich behandelt	40,0	40,0	80,0	71,0	50,0	121,0	.	.	c.200,0
Durchschnittlicher täglicher Zugang	19,0	18,0	37,0	6,4	4,2	10,6	.	.	.
Datum und der an einem Tage zuhöchste Zahl gegangenen Kranken	5/4. 39	39	78	24/8. .	.	32	2/6. 21	10	31
Datum und der an einem Tage zuniedrigste Zahl gegangenen Kranken	13/12. 8	7	15	10/1. .	.	1	an mehr. Tagen —	—	—
Aufnahmemonate.									
April 1890	513	513	1026	303	275	578	179	151	330
Mai „	525	524	1049	261	150	411	228	150	378
Juni „	535	536	1071	227	136	363	266	144	410
Juli „	554	554	1108	223	154	377	274	188	462
August „	475	475	950	224	165	389	223	148	371
September „	463	462	925	184	132	316	190	129	319
Oktober „	517	516	1033	165	103	268	204	143	347
November „	423	422	845	164	112	276	200	105	305
Dezember „	342	341	683	134	70	204	161	95	256
Januar 1891	382	382	764	113	52	165	170	110	280
Februar „	470	470	940	169	128	290	185	132	317
März „	451	452	903	189	113	302	187	116	303
Summe des Zugangs	5650	5647	11297	2356	1590	3946	2467	1611	4078

[1]) Es sind 2 Reservebetten eingeschoben.

in den klinischen Anstalten.

für Augenkrankheiten.

Göttingen			Greifswald			Halle			Kiel			Königsberg			Marburg		
m.	w.	zus.	m.	w.	zus.	m.	w.	zus.	m.	w.	zus.	m.	w.	zus.	m.	w.	zus.
18,9	18,7	18,8	30,4	26,7	28,9	.	.	21,1	.	.	40,2	.	.	24,0	22,6	27,0	24,7
27,0	18,0	45,0	14,6	9,6	24,2	.	.	43,0	.	.	52,1	.	.	34,0	13,9	15,2	29,1
25/7. u. 25/2.			25/6. u. 25/3.			6/5.			20/6.			im Juni			22/7.		
.	.	¹)58	18	21	39	.	.	55	.	.	69	62	44	106	26	19	45
4. u. 6/9.			21/9.			8/9.			30/10.			im Septbr.			10/10.		
.	.	23	8	6	14	.	.	24	.	.	33	18	7	35	5	7	12
1,4	1,0	2,4	0,4	0,3	0,7	.	.	2,0	.	.	1,2	.	.	1,0	0,6	0,6	1,2
28/5.	13/10.			9/6.			16/7.			19/6.			9/6.			2/6.		
7	6	13	2	2	4	.	.	7	.	.	4	3	3	6	.	.	6
an mehr. Tagen			an mehr. Tagen			an mehr. Tagen			1/4.			an mehr. Tagen			an mehr. Tagen		
47	29	76	8	10	18	41	33	74	20	21	41	26	24	50	10	9	19
42	35	77	13	11	24	43	26	69	25	14	39	36	23	59	18	29	47
39	33	72	20	16	36	36	34	70	24	21	45	34	27	61	22	15	37
50	31	81	15	11	26	52	32	84	23	16	39	25	27	52	33	20	53
33	21	54	13	13	26	23	14	37	22	10	32	7	2	9	14	7	21
43	20	63	10	11	21	25	24	49	16	12	28	14	6	20	10	19	29
39	46	85	20	14	34	30	13	43	18	11	29	20	26	46	17	8	25
43	19	62	8	4	12	31	18	49	16	20	36	27	26	53	23	21	44
30	21	51	6	9	15	19	23	42	19	8	27	15	18	33	14	12	26
49	27	76	14	10	24	37	18	55	28	7	35	25	19	44	20	18	38
52	27	79	17	6	23	30	25	55	25	14	39	24	14	38	17	24	41
39	31	70	16	8	24	36	25	61	22	11	33	13	13	26	16	20	36
506	340	846	160	123	283	403	285	688	258	165	423	266	225	491	214	202	416
.	.	.	18,0	12,0	30,0	.	.	.	.	.	.	80,0	65,0	145,0	5,0	6,0	11,9
.	.	.	2,4	1,7	4,1	9,4	6,4	15,8	.	.	.	5,0	4,0	9,0	2,6	2,0	4,6
			17/5.			11/3.						7/3.			27/5.		
.	.	.	7	4	11	54	27	81	.	.	.	11	7	18	15	13	28
			18/5.			1/3.						25/12.			an mehr. Tagen		
.	.	.	—	—	—	1	3	4	.	.	.	1	—	1	—	—	—
.	.	.	95	54	149	263	164	427	.	.	.	.	.	.	113	88	201
.	.	.	76	67	143	284	175	459	.	.	.	.	.	.	104	95	199
.	.	.	92	65	157	244	157	401	.	.	.	.	.	.	76	60	136
.	.	.	91	58	149	293	214	507	.	.	.	.	.	.	116	86	202
.	.	.	69	67	136	262	166	428	.	.	.	.	.	.	108	64	172
.	.	.	73	45	118	254	141	395	.	.	.	.	.	.	76	76	152
.	.	.	68	53	121	237	117	354	.	.	.	.	.	.	63	47	110
.	.	.	72	57	129	218	126	344	.	.	.	.	.	.	71	40	111
.	.	.	57	38	95	199	109	308	.	.	.	.	.	.	55	25	80
.	.	.	57	32	89	217	110	327	.	.	.	.	.	.	47	47	94
.	.	.	82	51	133	230	216	446	.	.	.	.	.	.	48	45	93
.	.	.	61	36	97	744	651	1395	.	.	.	.	.	.	57	34	91
2546	1719	4265	893	623	1516	3445	2346	5791	.	.	.	1593	1308	2901	934	707	1641

Verpflegungsklassen und Bewegung		Kliniken für Geistes- und Nerven							
		Breslau			Greifswald			Halle		
		m.	w.	zus.	m.	w.	zus.	m.	w.	zus.
Anzahl der eingerichteten Plätze	I. Klasse	—	—	—	2	2	4	—	—	—
	II. „	—	—	—	24	24	48	.	.	.
	III. „	—	—	—	—	—	—	.	.	.
	IV. „	—	—	—	—	—	—	—	—	—
	zusammen	100	100	200	26	26	52	20	20	40
Preise der Plätze für den Tag in Mark	I. Klasse				3,30 M.			—		
	II. „	2,69—0,30 M., für Pensionäre 5,00—3,00 M.			1,65 „			3,00—1,65 M.		
	III. „				—			1,50—0,65 „		
	IV. „				—					
Krankenbestand am 1. April 1890		.	.	199	29	30	59	18	20	38
Aufgenommen im Jahre		318	205	523	54	59	113	230	170	400
Verpflegt im Jahre	I. Klasse	—	—	—	5	—	5	—	—	—
	II. „	—	—	—	78	89	167	24	21	45
	III. „	—	—	—	—	—	—	224	169	393
	IV. „	—	—	—	—	—	—	—	—	—
	zusammen	.	.	722	83	89	172	248	190	438
Entlassen im Jahre		.	.	433	49	60	109	218	162	380
Gestorben im Jahre		.	.	89	8	4	12	12	9	21
Krankenbestand am 31. März 1891		.	.	200	26	25	51	18	19	37
Sa. der Verpflegungstage		.	.	74701	10846	10149	20995	7569	6911	14480
Nichtkranke Personen, welche an der Verpflegung teilgenommen haben:										
1. Ärzte		—	—	—	1	—	1	—	—	—
2. Wartepersonal		—	—	—	4	4	8	4	5	9
3. Verwaltungspersonal		—	—	—	1	1	2	—	—	—
4. Dienstpersonal		—	—	—	1	2	3	1	—	1
5. Krankenbegleiter		—	—	—	—	—	—	—	—	—
Durchschn. Aufenth. eines Krank. i. Tagen		.	.	103,5	131,0	114,0	122,0	31,0	36,0	33,0
„ täglicher Krankenbestand		.	.	205,0	30,0	28,0	58,0	21,0	19,0	40,0
Datum und Zahl des höchsten Krankenbestandes		2/8.		228	11/2.		64	26.—28/2.		45
					32	32		23	22	
Datum und Zahl des niedrigsten Krankenbestandes		19/12.		180	31/3.		52	20/8.		30
					27	25		17	13	
Durchschnittliche tägliche Aufnahme		1—2		.	0,1	0,2	0,3	.	.	1,1
Datum und der an einem Tage aufhöchste Zahl genommenen Kranken		5/3.		8	14/11.		3	12/3.		1,1
		.	.		1	2		.	.	
Datum und der an einem Tage aufniedrigste Zahl genommenen Kranken		an mehr. Tagen			an mehr. Tagen			an mehr. Tagen		
		—	—	—	—	—	—	—	—	—
Aufnahmemonate.										
April 1890		20	16	36	4	2	6	13	13	26
Mai „		28	23	51	3	1	4	21	16	37
Juni „		25	14	39	5	7	12	23	20	43
Juli „		33	21	54	8	9	17	23	22	45
August „		25	13	38	2	3	5	21	6	27
September „		24	11	35	5	9	14	18	20	38
Oktober „		29	17	46	4	4	8	20	16	36
November „		19	15	34	7	8	15	18	14	32
Dezember „		24	14	38	1	3	4	18	8	26
Januar 1891		31	24	55	4	7	11	19	10	29
Februar „		31	11	42	7	2	9	20	13	33
März „		29	26	55	4	4	8	16	12	28
Summe des Zugangs		318	205	523	54	59	113	230	170	400

[1]) Für das Jahr 1890.

in den klinischen Anstalten.

krankheiten.			Syphilis u. Hautkrankheiten.						Ohrenkrankheiten.					
Marburg[1])			Bonn			Breslau			Berlin			Halle		
m.	w.	zus.	m.	w.	zus.	m.	w.	zus.	m.	w.	zus.	m.	w.	zus.
34	32	66	3	3	6	—	—	—	—	—	—	—	—	—
117	133	250	6	4	10	—	—	—	.	.	.	.	.	.
—	—	—	} 20	20	40	—	—	—	.	.	.	.	.	.
—	—	—				—	—	—	.	.	.	v.		
151	165	316	29	27	56	42	103	145	.	.	20	.	.	20
5,00 u. 3,75 M.			7,50 M.									4,00 u. 3,00 M.		
1,67 u. 1,25 „			5,00 bezw. 4,50 M.			—			2,50 M.			1,60 u. 1,50 „		
—			1,70,1,50, 1, 0,90,0,70 M.			—			1,75 „			1,00 M.		
			frei									v frei		
119	118	237	26	24	50	27	62	89	13	7	20	9	3	12
110	124	234	326	225	551	588	885	1473	121	83	204	100	72	172
43	58	101	4	—	4	—	—	—	—	—	—	—	—	—
186	184	370	59	18	77	—	—	—	2	1	3	—	—	—
—	—	—	278	213	491	—	—	—	19	8	27	101	62	163
—	—	—	11	18	29	—	—	—	113	81	194	1	2	3
												v 7	11	18
229	242	471	352	249	601	615	947	1562	134	90	224	109	75	184
85	107	192	335	221	556	572	882	1454	106	78	184	94	65	159
16	5	21	1	1	2	7	6	13	11	7	18	3	4	7
128	130	258	16	27	43	36	59	95	17	5	22	12	6	18
.	.	90541	8580	8311	16891	10937	23614	34551	4884	2863	7747	.	.	6559
3	—	3	—	—	—	—	—	—	1	—	1	1	—	1
22	24	46	2	2	4	—	—	—	1	1	2	1	1	2
2	2	4	—	—	—	—	—	—	—	—	—	—	—	—
10	9	19	—	1	1	—	—	—	—	1	1	—	1	1
—	—	—	1	4	5	—	—	—	—	—	—	—	—	—
.	.	192,0	24,4	33,4	28,1	17,8	24,9	22,1	36,4	31,8	34,6	.	.	35,6
.	.	248,0	23,0	23,0	46,0	29,2	69,7	98,9	13,4	7,8	21,2	.	.	18,0
	5/9.			4/1.		26/1. u. 3/3.			25/11.			8/6.		
.	.	264	29	31	60	42	105	147	15	10	25	.	.	25
	21/2.			8/1.		1. u. 13/6.			6/5.			8/9.		
.	.	230	15	14	29	17	37	54	10	7	17	.	.	4
.	.	0,6	0,9	0,6	1,5	1,6	2,4	4,0	0,3	0,2	0,5	.	.	0,5
26/2., 27. u. 29/5.			8/7.			5/1. u. 25/2.			22/11.			6/5.		
.	.	4	5	2	7	7	9	16	2	2	4	.	.	5
an mehr. Tagen			an mehr. Tagen			25/12. u. 4/1.			an mehr. Tagen			an mehr. Tagen		
—	—	—	—	—	—	—	—	—	—	—	—	—	—	—
7	6	13	21	14	35	45	61	106	14	5	19	4	3	7
8	11	19	21	21	42	36	54	90	4	2	6	13	7	20
9	7	16	33	18	51	38	73	111	8	7	15	7	7	14
6	13	19	33	28	61	60	57	117	10	6	16	6	11	17
7	13	20	41	15	56	38	68	106	12	10	22	5	5	10
13	16	29	20	13	33	37	61	98	9	12	21	4	3	7
14	11	25	15	19	34	56	113	169	10	7	17	12	8	20
7	13	20	35	21	56	58	80	138	9	12	21	9	5	14
11	5	16	33	21	54	51	78	129	9	8	17	7	3	10
9	11	20	24	10	34	57	91	148	9	2	11	11	3	14
11	13	24	27	20	47	60	83	143	12	7	19	10	8	18
8	5	13	23	25	48	52	66	118	15	5	20	12	9	21
110	124	234	326	225	551	588	885	1473	121	83	204	100	72	172

2. Verpflegungsklassen und Bewegung in den klinischen Anstalten.

Bewegung	Polikliniken für											Nervenkrankheiten.			
	Ohrenkrankheiten.														
	Berlin[1]		Bonn		Göttingen		Halle	Königsberg		Breslau		Halle	
	m.	w.	m.	w.	m.	w.	zus.	m.	w.	m.	w.	m.	w.
Durchschn. wurd. tägl. behand.	87,0	74,0	32,0	24,0	31,0	15,0	.	40,0	40,0	30,0	20,0	30	15
„ täglicher Zugang .	9,2	7,5	2,7	2,0	2,8	1,6	.	1,3	1,3	1,0	1,0	.	.
Datum und }der an ein. Tage höchste Zahl{zugegang. Krk.	11/8. 29	18	1/4. 17	15	21/2. 9	5	.	9/4. 4	8	23/2. 7	7	a.mehr.Tg. 7	
Datum u. nie-}der an ein. Tage drigste Zahl{zugegang. Krk.	27/5. 2	1	5/6. —	—	12/10. —	—	.	a.mehr.Tg. —	—	3/4. —	—	a.mehr.Tg. —	—
Aufnahmemonate.													
April 1890	205	170	128	104	72	54	.	37	75	18	22	34	31
Mai „	261	176	97	52	91	54	.	45	37	22	28	35	33
Juni „	234	203	79	49	73	58	.	42	63	36	24	50	44
Juli „	240	230	85	58	68	60	.	48	39	31	28	45	37
August „	239	190	72	58	64	53	.	46	32	24	32	39	24
September „	245	197	66	54	51	29	.	40	50	23	28	31	45
Oktober „	231	193	55	32	56	30	.	28	25	34	39	41	26
November „	215	188	48	36	53	33	.	40	29	39	25	28	28
Dezember „	175	135	36	36	39	32	.	27	16	27	25	26	7
Januar 1891	241	157	39	34	53	35	.	37	37	46	23	34	25
Februar „	257	220	57	39	87	58	.	39	29	38	45	46	27
März „	209	159	56	42	63	41	.	30	40	45	34	31	25
Summe des Zugangs	2752	2218	818	594	770	537	1464	459	472	383	353	440	352

[1]) An 297 Tagen wurde Poliklinik abgehalten.

Bewegung	Polikliniken für										Hals- u. Nasenkrankh.		Zahnkrankheiten.	
	Kinderkrankheiten.				Syphilis und Hautkrankheiten.									
	Greifswald		Halle[1]		Bonn		Breslau		Halle		Berlin		Berlin	Marburg
	m.	w.	m.	w.	m.	w.	m.	w.	m.	w.	m.	w.	zus.	zus.
Durchschn. wurd. tägl. behand.	2,0	2,0	11,0	8,0	17,0	12,0	19,0	14,0	10,0	10,0	61,0	50,0	.	.
„ täglicher Zugang .	3,0	3,0	5,0	3,0	4,5	2,4	4,7	3,6	1,3	0,9	6,0	5,0	.	.
Datum und }der an ein. Tage höchste Zahl{zugegang. Krk.	24/6. 7	6	19	10	26/7. 9	7	20		3/1. 12		26/8. 5	6	28/5. 17	9	.	.
Datum u. nie-}der an ein. Tage drigste Zahl{zugegang. Krk.	17/4. —	—	2	1	15/11. —	—	1		14/12. 1		26/3. —	—	14/7. 1	2	.	.
Aufnahmemonate.														
April 1890	34	40	—	—	173	93	150	99	—	—	.	.	953	.
Mai „	66	63	125	129	139	77	153	100	—	—	.	.	1124	.
Juni „	90	85	131	142	172	69	124	103	—	—	.	.	1165	.
Juli „	75	95	139	114	160	91	143	112	—	—	.	.	1252	.
August „	68	57	142	120	106	82	139	107	32	19	.	.	570	.
September „	45	42	—	—	103	72	124	108	31	17	.	.	635	.
Oktober „	44	39	65	71	100	63	132	96	27	15	.	.	1221	.
November „	38	34	71	80	142	86	134	138	30	19	.	.	1022	.
Dezember „	56	39	41	57	135	50	147	93	44	26	.	.	652	.
Januar 1891	78	63	74	60	140	57	208	136	36	37	.	.	1007	.
Februar „	76	77	108	106	138	70	152	103	48	28	.	.	1102	.
März „	52	76	120	120	129	71	138	111	49	26	.	.	940	.
Summe des Zugangs	722	710	1016	999	1637	881	1744	1306	297	187	1874	1468	11643	986

[1]) Die 523 Impfkinder sind hier nicht mitgezählt. Im April und September blieb die Poliklinik geschlossen. Die Assistenzärzte der medizinischen Poliklinik übernahmen die Behandlung der betreffenden Kinder.

Additional information of this book
(Klinisches Jahrbuch; 978-3-642-51208-7) is provided:

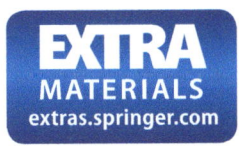

http://Extras.Springer.com

II.

Morbiditätsstatistik für das Jahr 1890/91.

286

II. Morbiditätsstatistik für das Jahr 1890/91.
4. Krankenbewegung in den stationären Kliniken für innere Krankheiten.

1. Sämtliche Kliniken.

Krankheitsbezeichnungen	Anzahl der Behandelten			Abgang												Bestand am 31. März 1891		
				geheilt			gebessert			ungeheilt			gestorben			überhaupt					
	m.	w.	zus.	m.	w.	zus.	m.	w.	zus.	m.	w.	zus.	m.	w.	zus.	m.	w.	zus.	m.	w.	zus.
I. Entwickelungskrankhtn.	10	168	178	1	107	108	2	4	6	1	52	53	5	3	8	9	166	175	1	2	3
Menstruationsanomalieen	—	16	16	—	10	10	—	1	1	—	5	5	—	—	—	—	16	16	—	—	—
Schwangerschaftsanomal.	—	54	54	—	31	31	—	2	2	—	21	21	—	—	—	—	54	54	—	—	—
Geburts- und Wochenbetts-anom. (ausschl. Puerperalf.)	—	84	84	—	64	64	—	1	1	—	19	19	—	—	—	—	84	84	—	—	—
Andere Krankheiten	10	14	24	1	2	3	2	—	2	1	7	8	5	3	8	9	12	21	1	2	3
II. Infektions- und allgemeine Krankheiten.	3063	2167	5230	1097	948	2045	826	447	1273	476	298	774	501	328	829	2900	2021	4921	163	146	309
Pocken	1	—	1	1	—	1	—	—	—	—	—	—	—	—	—	1	—	1	—	—	—
Scharlach	44	73	117	35	64	99	1	1	2	3	1	4	4	5	9	43	71	114	1	2	3
Scharlach und Diphtherie	7	4	11	4	2	6	—	—	—	—	1	1	3	1	4	7	4	11	—	—	—
Masern und Röteln	58	33	91	50	31	81	2	—	2	5	1	6	—	—	—	57	32	89	1	1	2
Rose	56	75	131	48	61	109	2	—	2	2	5	7	1	6	7	53	72	125	3	3	6
Diphtherie	254	244	498	167	170	337	5	4	9	17	11	28	63	56	119	252	241	493	2	3	5
Puerperalfieber	—	47	47	—	18	18	—	2	2	—	8	8	—	17	17	—	45	45	—	3	3
Keuchhusten	1	2	3	1	1	2	—	1	1	—	—	—	—	—	—	1	2	3	—	—	—
Gastrisches Fieber	16	7	23	15	6	21	—	—	—	—	—	—	—	—	—	15	7	22	1	—	1
Unterleibstyphus	258	128	386	202	111	313	7	2	9	14	—	15	22	7	29	245	121	366	13	7	20
Wechselfieber	31	8	39	29	6	35	2	—	2	—	1	1	—	—	—	31	7	38	—	1	1
Ruhr	5	2	7	2	1	3	—	—	—	—	—	—	1	1	2	4	2	6	1	—	1
Diarrhoe der Kinder	4	3	7	2	2	4	—	—	—	1	—	1	1	1	2	4	3	7	—	—	—
Katarrhfieber	1	7	8	1	5	6	2	—	2	—	2	2	—	—	—	1	7	8	—	—	—
Influenza	16	2	18	14	1	15	1	—	1	—	1	1	—	—	—	14	2	16	2	—	2

Akut. Gelenkrheumatismus	178	136	314	143	88	231	24	22	46	5	5	10	—	3	3	172	118	290	6	—	24
Blutarmut	34	235	269	10	130	140	12	74	86	3	3	13	5	8	13	30	222	252	4	18	17
Leukämie	12	6	18	—	—	—	—	3	5	1	1	7	4	1	5	11	6	17	1	1	1
Pyämie	10	10	20	—	3	3	2	—	5	2	2	3	—	1	1	10	9	19	—	1	1
Tier.Paras.(ausschl.Krätze)	31	11	42	25	7	32	3	—	1	1	1	2	1	4	4	30	10	40	1	1	2
Tuberculose	76	60	136	1	5	6	15	14	29	2	3	5	4	—	8	72	49	121	4	11	15
Lungenschwindsucht	1022	481	1503	12	9	21	483	198	681	215	104	319	16	37	113	929	424	1353	93	57	150
Meningitis tuberculosa	11	7	18	—	—	—	—	1	1	—	—	1	—	—	—	11	6	17	—	—	—
Peritonitis tuberculosa	20	11	31	2	—	2	5	2	7	1	1	—	—	—	—	19	10	29	1	—	1
Miliartuberculose	5	2	7	—	—	—	—	—	—	—	—	—	—	—	—	5	2	7	—	—	—
Haemoptoe	19	1	20	10	1	11	7	—	7	5	—	5	1	1	1	18	1	19	1	—	1
Scrophulosis	1	4	5	—	1	1	—	3	3	—	1	3	1	1	1	1	4	5	—	—	—
Rachitis	—	7	7	—	2	2	—	1	1	3	2	5	1	—	—	—	7	7	—	—	—
Zuckerruhr	36	20	56	3	3	6	14	8	22	4	4	5	1	6	11	32	18	50	4	2	6
Diabetes insipidus	3	1	4	—	1	1	2	—	2	1	1	1	1	—	1	3	1	4	—	—	—
Skorbut	10	1	11	6	—	6	2	—	2	—	—	—	—	—	—	9	1	10	1	—	1
Gicht	7	5	12	1	—	1	4	5	9	1	—	1	—	—	—	6	5	11	1	—	1
Neubildungen:																					
Carcinom	217	163	380	1	2	3	52	33	85	84	70	154	70	53	123	207	158	365	10	5	15
Sarcom	13	3	16	1	—	1	1	1	6	6	2	8	5	1	6	13	3	16	—	—	—
Lupus	20	29	49	5	5	10	7	17	24	4	5	9	—	—	—	16	27	43	4	2	6
Tumor	14	11	25	—	1	2	2	6	8	10	3	13	1	1	2	14	11	25	—	—	—
Gonorrhoe	159	75	234	94	58	152	47	10	57	17	3	20	—	—	1	158	71	229	1	4	5
Primäre Syphilis	62	45	107	45	33	78	13	7	20	3	4	7	1	—	—	61	44	105	1	1	2
Konstitutionelle Syphilis	129	154	283	43	90	133	60	24	84	4	23	41	8	3	3	124	145	269	5	9	14
Säuferwahnsinn	43	6	49	27	3	30	2	1	3	18	1	12	1	—	1	43	6	49	—	—	—
Chron. Alkoholismus	68	2	70	26	1	27	29	—	29	11	1	11	3	3	3	68	2	70	—	—	—
Bleiintoxication	70	8	78	50	6	56	27	1	29	10	—	11	3	1	3	70	7	77	—	—	—
Morphinismus	5	—	7	—	—	1	1	—	1	—	—	2	—	—	—	5	—	7	—	—	—
Phosphorintoxication	2	3	5	2	2	4	—	—	—	2	2	5	—	—	—	2	3	5	—	—	—
Andere Intoxicationen	28	30	58	13	16	29	2	3	3	4	4	6	—	—	1	27	30	57	1	—	1
Andere Krankheiten	[1]6	3	9	4	1	5	—	—	—	2	2	3	8	—	1	6	3	9	—	—	—

[1] Epidemische Genickstarre 1.

288

4. Krankenbewegung in den stationären Kliniken für innere Krankheiten.

Krankheitsbezeichnungen	Anzahl der Behandelten			geheilt			gebessert			Abgang ungeheilt			gestorben			überhaupt			Bestand am 31. März 1891		
	m.	w.	zus.	m.	w.	zus.	m.	w.	zus.	m.	w.	zus.	m.	w.	zus.	m.	w.	zus.	m.	w.	zus.
III. Lokalisierte Krankheiten.	4878	3402	8280	2450	1757	4207	1201	769	1970	582	461	1043	366	224	590	4599	3211	7810	279	191	470
A. Krankhtn. d. Nervensyst.	857	717	1574	190	246	436	293	212	505	241	144	385	62	60	122	786	662	1448	71	55	126
Apoplexia cerebri	40	29	69	3	3	6	12	7	19	7	5	12	14	13	27	36	28	64	4	1	5
Geisteskrankheiten . . .	42	40	82	4	5	9	15	7	22	21	18	39	1	10	11	41	40	81	1	—	1
Hirn- u. Hirnhautentzündg.	28	22	50	3	3	6	9	4	13	6	1	7	10	10	20	28	18	46	—	4	4
Tumor cerebri	28	23	51	—	—	—	2	2	4	19	11	30	6	8	14	27	23	50	1	—	1
Andere Krankh. d. Gehirns	22	4	26	6	1	7	6	1	7	7	2	9	2	—	2	21	4	25	1	—	1
Myelitis	29	13	42	2	1	3	6	4	10	11	5	11	4	5	9	23	10	33	6	3	9
Sklerose	34	14	48	—	—	—	10	6	16	19	5	24	—	—	—	29	11	40	5	3	8
Tabes dorsalis	82	30	112	1	1	2	35	11	46	32	11	43	4	2	6	72	25	97	10	5	15
Andere Rückenmarkkrankh.	7	4	11	1	—	1	—	1	1	3	4	7	—	—	—	5	4	9	2	—	2
Ischias	67	23	90	36	5	41	18	13	31	6	4	10	1	—	1	61	22	83	6	1	7
Lumbago	6	1	7	5	1	6	—	—	—	—	—	—	—	—	—	5	1	6	1	—	1
Neuralgie	20	30	50	8	20	28	8	8	16	2	1	3	—	—	—	18	29	47	2	1	3
Hemiplegie	42	18	60	—	2	2	18	6	24	13	5	18	8	1	9	39	14	53	3	4	7
Neuritis	36	8	44	9	5	14	18	3	21	3	—	3	1	—	1	31	8	39	5	—	5
Paralysis	52	20	72	9	2	11	14	3	17	22	8	30	2	2	4	47	15	62	5	5	10
Paresen	40	9	49	7	5	12	19	4	23	11	—	11	—	—	—	37	9	46	3	—	3
Neurosen	14	7	21	3	6	9	4	1	5	7	—	7	—	—	—	14	7	21	—	—	—
Chorea	11	35	46	8	14	22	14	—	14	3	3	6	—	2	2	11	33	44	—	2	2
Eklampsie	—	3	3	—	—	—	—	1	1	—	1	1	—	1	1	—	3	3	—	—	—
Epilepsie	43	12	55	8	—	8	19	8	27	12	3	15	1	1	2	40	12	52	3	—	3
Hysterie	22	240	262	10	116	126	6	64	70	3	42	45	—	—	—	19	222	241	3	18	21
Neurasthenie	118	63	181	44	25	69	54	22	76	14	12	26	—	—	—	112	59	171	6	4	10
Morbus Basedowii . .	—	17	17	—	2	2	—	9	9	—	—	—	—	3	3	—	15	15	—	2	2
Paralysis agitans . . .	4	1	5	—	—	—	2	—	2	2	—	2	—	1	1	4	1	5	—	—	—
Trismus und Tetanus .	7	3	10	3	2	5	—	—	—	—	—	—	3	1	3	7	3	10	—	—	—
Andere Krankheiten . .	63	48	111	20	27	47	17	12	29	18	6	24	4	1	5	59	46	105	4	2	6

289

B. Krankheiten des Ohres.	11	5	448	1663	—	3	632	242	874	3	2	304	102	406	5	2	—	6	2	66	45	—	8	111	—	120	30	150	—	11	4	1122	419	1541	16	—	93	—	—	122
C. Krankheiten der Augen.	4	5	—	9	—	1	—	—	2	1	2	—	1	5	—	2	—	2	3	2	—	—	5	2	—	—	—	—	—	4	5	—	—	9	9	—	—	—	—	—
D. Krankh. d. Atmungsorg.	1215	448	1663		632	242	874		304	102	406		66	45	111		120	30	150		1122	419	1541		93	29	122														
Krankheiten der Nase	12	—	19		6	6	12		4	1	5		2	—	2		—	—	—		12	7	19		6	—	—														
Croup	2	42	117		2	24	54		32	11	43		7	4	11		6	—	8		69	39	108		13	3	9														
Andere Kehlkopfkrankhtn.	75	74	245		30	37	123		57	17	74		9	11	20		4	2	4		158	67	225		2	7	20														
Bronchitis	171	63	115		86	46	70		19	9	28		3	7	—		3	—	3		50	62	112		1	1	3														
Bronchialkatarrh	52	1	11		24	—	—		3	—	3		3	1	4		—	2	—		9	1	10		1	—	1														
Bronchiektasie	10	116	565		—	69	383		33	16	49		14	9	23		66	15	81		427	109	536		22	7	29														
Lungenentzündung	449	4	21		314	11	12		93	—	4		—	—	1		—	—	—		16	—	20		—	—	1														
Pleuropneumonie	17	108	410		11	53	197		63	34	127		14	—	23		20	4	24		271	100	371		31	8	39														
Brustfellentzündung	302	25	129		144	2	12		57	12	69		12	1	13		11	7	18		90	22	112		14	3	17														
Emphysem	104	—	1		10	—	—		—	—	—		—	—	1		—	—	—		—	1	1		—	—	—														
Kropf	—	1	28		5	4	9		4	—	4		2	2	2		9	1	10		18	7	25		3	—	3														
Andere Krankheiten	21	7																																							
E. Krh. d. Cirkulationsorg.	355	254	609		46	30	76		156	100	256		49	36	85		79	64	143		330	230	560		25	24	49														
Herz- u. Herzbeutelentzünd.	47	25	72		7	4	11		17	7	24		4	1	5		12	12	24		24	24	64		7	1	8														
Dilatatio, Hypertrophia cord.	28	2	30		3	—	3		9	2	11		1	—	1		13	—	13		2	2	28		2	—	2														
Klappenfehler	142	112	254		16	3	19		70	49	119		20	20	40		29	30	59		135	102	237		7	10	17														
Vitium cord, oh. näh. Angab.	64	77	141		4	7	11		32	34	66		7	8	15		16	17	33		59	66	125		5	11	16														
Palpitatio cordis	11	8	19		3	4	7		4	6	2		1	—	2		1	1	2		9	8	17		5	2	2														
Angina pectoris	3	2	5		2	1	3		1	1	2		—	—	—		—	—	—		3	2	5		—	—	—														
Pulsadergeschwulst	17	4	21		—	1	—		—	—	9		4	—	4		5	2	7		17	3	20		—	7	1														
Venenentzündung	2	3	6		—	2	3		8	—	1		1	5	1		—	—	—		2	3	5		1	—	1														
Lymphgef.-u.Drüsenentzdg.	17	8	25		4	3	7		—	—	6		7	5	12		—	—	—		17	8	25		2	—	1														
Arteriosclerose	8	4	12		—	1	1		6	—	4		3	—	4		1	1	1		7	3	10		5	1	1														
Andere Krankheiten	15	9	24		6	5	11		4	3	8		1	—	1		3	1	4		15	9	24		2	1	2														
F. Krh. d. Verdauungsapp.	900	832	1732		559	556	1115		201	150	351		70	55	125		38	39	77		868	800	1668		32	32	64														
Krkh. d. Zähne u. d. Adnexa	5	2	7		2	1	3		1	—	1		2	2	2		—	—	—		5	1	6		—	1	1														
Zungenentzündung	5	1	6		2	1	3		1	—	1		2	2	3		—	—	—		5	1	6		—	1	1														
Mandelentzündung	138	192	330		127	182	309		5	6	11		2	2	4		—	—	1		134	191	325		4	1	5														

4. Krankenbewegung in den stationären Kliniken für innere Krankheiten.

Krankheitsbezeichnungen	Anzahl der Behandelten			geheilt			gebessert			ungeheilt			gestorben			überhaupt			Bestand am 31. März 1891		
	m.	w.	zus.	m.	w.	zus.	m.	w.	zus.	m.	w.	zus.	m.	w.	zus.	m.	w.	zus.	m.	w.	zus.
Angina Ludovici	5	8	13	3	7	10	1	—	1	—	—	—	—	—	—	4	7	11	1	1	2
Pharyngitis	2	4	6	1	3	4	1	1	2	—	—	—	—	—	—	2	4	6	—	—	—
Krankheiten der Speiseröhre	22	7	29	—	3	3	15	2	17	5	1	6	—	1	1	21	6	27	1	1	2
Akuter Magenkatarrh	114	134	248	100	115	215	6	13	19	4	4	8	—	1	1	110	133	243	4	1	5
Dyspepsie	35	19	54	27	14	41	7	3	10	—	—	—	—	2	2	34	19	53	1	—	1
Chronischer Magenkatarrh	60	40	100	25	21	46	30	12	42	3	3	6	—	1	1	58	37	95	2	3	5
Ectasia u. Dilatatio ventriculi	34	41	75	6	7	13	22	26	48	3	3	6	1	1	2	32	37	69	2	4	6
Magengeschwür	63	111	174	26	57	83	26	36	62	9	5	14	—	5	5	61	103	164	2	8	10
Akuter Darmkatarrh	74	20	94	60	18	78	10	—	10	2	2	4	—	—	—	72	20	92	2	—	2
Chronischer Darmkatarrh	26	11	37	14	3	17	8	6	14	2	1	3	2	1	3	26	11	37	—	—	—
Habituelle Verstopfung	36	39	75	28	32	60	7	5	12	—	1	1	—	—	—	35	38	73	1	1	2
Peritonitis (ausschl. tuberc.)	33	38	71	12	8	20	2	9	11	6	3	9	12	15	27	32	35	67	1	3	4
Typhlitis und Perityphlitis	69	60	129	56	47	103	4	5	9	4	5	9	2	—	2	66	57	123	3	3	6
Hernien	2	4	6	2	4	6	—	—	—	—	—	—	—	—	—	2	4	6	—	—	—
Innerer Darmverschluss	6	8	14	—	1	1	—	1	1	2	2	4	4	2	6	6	7	13	1	—	1
Abscessus hepatis	10	2	12	—	1	1	5	—	5	—	1	1	4	—	4	9	2	11	1	—	1
Cirrhosis hepatis	49	6	55	14	—	14	19	1	20	4	2	6	9	2	11	46	5	51	3	—	3
Gallensteine	17	28	45	8	18	26	6	6	12	—	1	1	2	1	3	16	26	42	1	2	3
Icterus	38	14	52	26	6	32	6	5	11	4	2	6	1	—	1	37	13	50	1	1	2
Krankheiten der Milz	5	1	6	1	—	1	—	—	—	3	—	3	1	1	2	5	1	6	—	—	—
Andere Krankheiten	52	42	94	18	12	30	18	13	31	11	12	23	3	5	8	50	42	92	2	—	2
	353	593	946	71	266	337	127	125	252	68	137	205	61	31	92	327	559	886	26	34	60
6. Krankheiten der Harn- und Geschlechtsorgane.																					
Krankheiten der Nieren	235	132	367	35	29	64	87	51	138	40	12	52	58	29	87	220	121	341	15	11	26
„ der Blase	80	34	114	26	13	39	25	10	35	19	9	28	3	—	3	73	32	105	7	2	9
Steinkrankheit	1	3	4	—	—	—	1	2	3	1	1	2	—	—	—	1	3	4	—	—	—
Krankheiten der Prostata	12	—	12	—	—	—	8	—	8	2	—	2	—	—	—	10	—	10	2	—	2
Verengerung der Harnröhre	10	—	10	4	—	4	4	—	4	1	—	1	—	—	—	9	—	9	1	—	1

291

Krankh. der Gebärmutter .	—	352	352	—	190	190	—	—	46	46	—	96	96	—	—	—	9	333	333	—	—	19	19
„ d. Hoden u. Eierst.	9	10	19	6	—	6	2	2	2	4	—	7	8	—	—	1	3	10	19	1	—	2	—
„ d. Penis u. d. Scheide	4	61	65	—	33	33	—	—	14	14	3	12	15	—	—	1	3	59	62	1	1	—	3
Andere Krankheiten . . .	2	1	3	—	1	1	—	—	—	—	2	—	2	—	—	—	2	1	3	—	—	—	—
H. Krankh. d. äuss. Bedeckng.	784	334	1118	728	300	1028	29	21	50	19	8	27	3	—	3	779	329	1108	5	—	10		
Krätze	625	266	891	622	264	886	3	—	3	—	1	1	—	—	—	625	265	890	—	1	1		
Akute Hautkrankheiten .	35	19	54	24	15	39	7	1	8	1	1	2	1	—	1	33	17	50	2	2	4		
Zellgewebsentzündung . .	15	4	19	4	2	6	—	—	1	10	1	11	—	—	—	15	3	18	—	1	1		
Andere Krankheiten . . .	109	45	154	78	19	97	18	20	38	8	5	13	2	—	2	106	44	150	3	1	4		
J. Krankh. d. Bewegungsorg.	342	199	541	194	107	301	74	53	127	48	27	75	1	—	1	317	187	504	25	12	37		
Krankheiten der Knochen .	24	14	38	4	2	6	7	4	11	11	7	18	—	—	—	22	13	35	2	1	3		
Krankheiten der Gelenke .	138	110	248	58	51	109	38	39	77	25	11	36	1	—	1	122	101	223	16	9	25		
Krankh. d. Muskeln u. Sehnen	180	75	255	132	54	186	29	10	39	12	9	21	—	—	—	173	73	246	7	2	9		
K. Mechan. Verletzungen.	57	15	72	26	9	35	14	2	16	13	4	17	2	—	2	55	15	70	2	—	2		
IV. Andere Krankheiten und unbestimmte Diagnosen.	163	87	250	67	34	101	2	12	14	9	4	13	7	4	11	85	54	139	78	33	111		
Summe der Behandelten	8114	5824	13938	3615	2846	6461	2031	1232	3263	1068	815	1883	879	559	1438	7598	5452	13045	521	372	893		

4. Krankenbewegung in den stationären Kliniken für innere Krankheiten. Berlin.

2. Berlin.
I. Medizinische Klinik in der Königl. Charité.

Krankheits-bezeichnungen	Behandelte		geheilt		gebessert		ungeheilt		gestorb.		überhaupt		Erläuterungen. Komplikationen. P. = Potator. Kr.I. = Infektion i. Krkhse. † = gestorben.
	m.	w.	m.	w.	m.	w.	m.	w.	m.	w.	m.	w.	
I. Entwickelungskrankh.	3	¹)67	1	47	—	—	1	19	1	1	3	67	¹) Menstruationsanomalien 9. Schwangerschaftsanom. 13. Part. praematur. 4. Abortus 29. Retentio placent. post abort 1. Blutung nach Abort 4.
II. Infektions- u. allg. Krk.	203	449	46	209	57	52	25	67	53	75	181	403	
Scharlach	1	25	1	22	—	—	—	—	1	1	1	23	
Masern und Röteln	—	18	—	16	—	—	—	1	—	—	—	17	
Rose	—	²)49	—	38	—	—	—	5	—	3	—	46	²) Pyaemie u. Endometrit. 1†, Myocardit. 1†.
Diphtherie	—	³)33	—	30	—	—	—	1	—	1	—	32	³) Pleuropneum.fibrinos.1†.
Puerperalfieber	—	11	—	5	—	—	—	2	—	4	—	11	
Gastrisches Fieber	—	1	—	1	—	—	—	—	—	—	—	1	
Unterleibstyphus	19	11	13	8	—	—	—	—	2	1	15	9	
Wechselfieber	3	3	2	3	1	—	—	—	—	—	3	3	
Ruhr	2	—	—	1	—	—	—	—	—	—	1	—	
Influenza	⁴)3	2	3	2	—	—	—	—	—	—	3	2	⁴) Pneumonie 1.
Ak. Gelenkrheumatismus	4	⁵)40	1	28	—	2	1	2	—	3	2	35	⁵) Endocardit. 3†, Vitium cord. 1, Stenos. valv. mitral. 1
Blutarmut	⁶)2	57	—	36	—	8	—	6	2	—	2	50	⁶) Perniciöse Anaemie.
Leukämie	—	1	—	—	—	1	—	—	—	—	—	1	
Pyämie	2	—	1	—	—	—	—	—	1	—	2	—	
Tier.Parasiten (exkl.Krätze)	—	⁷)2	—	—	—	—	—	2	—	—	—	2	⁷) Echinococcus hepatis 2.
Tuberculose	16	17	1	1	5	3	5	2	3	1	14	7	⁸) Diabetes 3†, P. 2.
Lungenschwindsucht	⁸)94	⁹)95	—	—	46	29	13	14	27	40	86	83	⁹) Stenos. mitral. 1†, Hepar adipos. et Oedem. cerebr. 1†.
Meningitis tuberculosa	—	1	—	—	—	—	—	—	—	1	—	1	
Peritonitis tuberculosa	2	—	—	—	—	—	—	—	2	—	2	—	
Miliartuberculose	1	—	—	—	—	—	—	—	1	—	1	—	
Haemoptoe	2	—	—	—	1	—	—	—	1	—	2	—	
Zuckerruhr	¹⁰)6	2	—	—	—	—	1	—	3	1	4	1	¹⁰) Phthis. pulm. 1†, perinephrit. Abscess 1†.
Skorbut	1	1	1	1	—	—	—	—	—	—	1	1	
Gicht	2	—	1	—	1	—	—	—	—	—	2	—	
Neubildungen	¹¹)17	¹²)35	—	1	2	3	2	14	10	16	14	34	¹¹) Carcinoma 16(9†) — ventriculi 9 (6†), oesophagi 6 (2†), pharyngis 1†, Multiple Sarcome 1.
Gonorrhoe	1	—	1	—	—	—	—	—	—	—	1	—	
Primäre Syphilis	1	2	1	—	—	—	—	2	—	—	1	2	¹²) Carcinoma 33 (15†) — ventriculi 24 (9†), uteri 13 (2†), Sarcoma ovarii 1†. Lupus 1.
Konstitutionelle Syphilis	¹³)2	¹⁴)24	—	5	1	5	1	12	—	2	2	24	
Säuferwahnsinn	5	2	5	1	—	1	—	—	—	—	5	2	¹³) Lues cerebri 1, Gelenkentzündung 1.
Chron. Alkoholismus	4	2	2	1	—	2	1	—	—	—	4	2	
Bleiintoxication	11	4	11	3	—	—	—	—	—	—	11	3	¹⁴) Lues cerebri 4 (2†), hereditaria 1.
Andere Intoxicationen	¹⁵)3	¹⁶)7	2	5	—	—	—	2	1	—	3	7	¹⁵) Opium 1†, Cocain 1, Kupfer 1.
Andere Krankheiten	1	2	—	—	—	—	—	1	1	—	1	2	¹⁶) Oxalsäure 3, Schwefelsäure 1, Chloroform 1, Kleesalz 1, Morphium 1.
III. Lokalisierte Krankh.	440	790	182	426	90	105	47	138	62	64	381	733	
A. Krankh. d. Nervensyst.	76	172	20	69	24	23	14	38	10	24	68	154	
Apoplexia cerebri	7	11	2	2	1	2	1	2	3	4	7	10	
Geisteskrankheiten	2	12	—	2	—	—	2	—	—	10	2	12	
Hirn- u. Hirnhautentzdg.	1	5	—	1	—	—	—	1	1	3	1	5	
Tumor cerebri	1	3	—	—	1	—	—	1	1	1	1	3	
Myelitis	2	3	—	—	1	—	—	1	1	2	1	

4. Krankenbewegung in den stationären Kliniken für innere Krankheiten. Berlin.

Krankheits-bezeichnungen	Behandelte m.	Behandelte w.	Abgang geheilt m.	Abgang geheilt w.	gebessert m.	gebessert w.	ungeheilt m.	ungeheilt w.	gestorb. m.	gestorb. w.	überhaupt m.	überhaupt w.	Erläuterungen. Komplikationen. P. = Potator. Kr. I. = Infektion i. Krkhse. † = gestorben.
Sklerose	1	2	—	1	1	—	—	—	—	—	1	1	
Tabes dorsalis	11	10	—	1	6	2	3	4	1	1	10	8	
Neuralgie	1	10	1	10	—	—	—	—	—	—	1	10	
Hemiplegia	¹)3	5	—	1	2	1	1	1	—	—	3	3	¹) Aphasia 1.
Neuritis	²)11	1	3	1	6	—	1	—	—	—	10	1	²) alcoholica 6.
Paralysis	9	7	1	1	2	1	2	3	—	1	5	6	
Neurosen	1	5	—	5	1	—	—	—	—	—	1	5	
Chorea	1	6	—	1	—	2	1	2	—	—	1	5	
Eklampsie	—	³)2	—	—	—	1	—	—	—	1	—	2	³) parturientium 1†.
Epilepsie	4	3	2	—	1	—	1	3	—	—	4	3	
Hysterie	3	42	1	19	2	7	—	11	—	—	3	37	
Neurasthenie	⁴)9	28	6	16	1	2	—	8	—	—	7	26	⁴) P. 1.
Morbus Basedowii	—	2	—	1	—	—	—	—	—	1	—	2	
Trismus und Tetanus	3	2	1	1	—	—	—	—	2	1	3	2	
Andere Krankheiten	⁵)6	⁶)13	3	7	—	3	2	2	1	—	6	12	⁵) Ischias 1. Paralysis agitans 1. ⁶) Ischias 2. Lumbago 1.
B. Krankheiten d. Ohres.	1	1	1	—	—	1	—	—	—	—	1	1	
C. Krankheiten d. Augen.	—	2	—	1	—	1	—	—	—	—	—	2	
D. Krh. d. Atmungsorg.	133	118	62	72	17	12	7	16	22	5	108	105	⁷) P. 1, Epilepsie 1. Bronchiektasie 1.
Krh. d. Nase u. d. Adnexa	—	2	—	2	—	—	—	—	—	—	—	2	⁸) Nephrit. 2, periphere Neurit. 1.
Andere Kehlkopfkrankh.	5	6	1	4	3	1	—	—	—	—	4	5	⁹) Pleurit. sicca 8, serosa 1, exsud. 8, purul. 1, tub. 7 (2†), mit Pericardit, Dilatat. cord., Nephrit. 1†. P. 1.
Bronchitis	11	15	2	4	3	1	1	3	2	1	8	9	
Bronchialkatarrh	5	⁷)28	3	23	1	1	1	3	—	—	5	27	
Lungenentzündung	⁸)58	36	32	21	3	4	2	5	10	3	47	33	¹⁰) Leberabscess 1†, Pleurit. sicca 7, exsud. 5.
Pleuropneumonie	2	1	2	—	—	1	—	—	—	—	2	1	¹¹) Vitium cord. 1, Mitralinsuff. 1, Hypertroph. cordis 1†, Dilatatio cord. 1†.
Brustfellentzündung	⁹)38	¹⁰)25	20	16	4	3	2	3	3	1	29	23	
Emphysem	¹¹)7	1	1	—	3	1	1	—	2	—	7	1	
Andere Krankheiten	¹²)7	¹³)4	1	2	—	—	—	2	5	—	6	4	¹²) Gangraen.pulm. 1†,Pyopneumothorax 1†.
E. Krankheiten der Cirkulationsorgane.	44	50	2	7	15	16	7	5	16	17	40	45	¹³) Gangraen. pulm. 2, Absc. pulm. 1, Volum. auct. pulm. 1.
Herz- u. Herzbeutelentz.	¹⁴)2	¹⁵)1	—	—	—	—	—	—	1	1	1	1	¹⁴) Endocard. 2 (1 ulceros.†).
Dilatat.,Hypertrph. cord.	¹⁶)8	1	—	—	2	1	—	—	5	—	7	1	¹⁵) Myocardit. mit Infarct. pulm. 1†.
Klappenfehler	¹⁷)19	¹⁸)9	1	—	9	—	1	—	8	8	19	9	¹⁶) Pleurit. 1, Nephrit. 1†, Tub. pulm. 1†.
Vitium cord. oh.näh.Ang.	¹⁹)4	²⁰)21	—	1	1	10	2	1	—	5	3	17	¹⁷) Insuff. valv. mitral. 6 (2†), valv. aort. 9 (2†).
Angina pectoris	—	2	—	1	—	1	—	—	—	—	—	2	¹⁸) Insuff. valv. mitr. 4, aort. 3. Stenosis mitr. 1†, aortae 1†.
Pulsadergeschwulst	1	—	—	—	—	—	1	—	—	—	1	—	
Lymphgf.- u.Drüsenentz.	²¹)3	2	—	—	1	—	2	2	—	—	3	2	¹⁹) Insuff. aort. 2, Stenosis mitralis 1, aortae 1.
Arteriosklerosis	—	3	—	1	—	—	—	1	—	—	—	2	²⁰) Nephrit. 1, Angina pect. 1, Rheumat. art. 1.
Debilitas cordis	4	6	—	3	1	1	1	1	1	1	3	6	²¹) Bubo axillar. 1, Lymphosarcomatose 1.
Andere Krankheiten	²²)3	²³)5	1	1	1	3	—	—	1	3	3	5	²²) Thromb. art. basilar. 1. ²³) Thromb. 2.
F. Krankheiten des Verdauungsapparats.	92	200	54	154	17	11	4	20	4	6	79	191	²⁴) Strictur. 4. Ätzung d. Salzsäure 1.
Mandelentzündung	9	52	8	47	—	2	—	2	—	—	8	51	²⁵) Strictura 1.
Krankheit. d.Speiseröhre	²⁴)5	²⁵)1	—	1	3	—	1	—	—	—	4	1	
Akuter Magenkatarrh	12	28	9	26	—	—	—	2	—	—	9	28	

4. Krankenbewegung in den stationären Kliniken für innere Krankheiten. Berlin.

Krankheits-bezeichnungen	Behandelte		Abgang										Erläuterungen. Komplikationen. P. = Potator. Kr.I.=Infektion i. Krkhse. † = gestorben.
			geheilt		gebessert		ungeheilt		gestorb.		überhaupt		
	m.	w.	m.	w.	m.	w.	m.	w.	m.	w.	m.	w.	
Dyspepsie	5	1	5	1	—	—	—	—	—	—	5	1	
Chronisch.Magenkatarrh	¹)5	7	3	6	2	—	—	—	—	—	5	6	¹) Alcoh. 2.
Ectasia u. Dilat. ventric.	5	3	2	1	—	2	—	—	1	—	3	3	
Magengeschwür	5	20	3	14	—	1	—	3	—	—	3	18	
Akuter Darmkatarrh	4	5	4	4	—	—	—	1	—	—	4	5	
Verstopfung	4	27	3	24	1	2	—	1	—	—	4	27	
Periton.(ausschl. tuberc.)	—	²)5	—	3	—	1	—	—	—	1	—	5	²) Pelveoperiton. 2 (1†).
Typhlitis u. Perityphlitis	³)10	11	6	7	2	—	1	2	1	—	10	9	³) purulent. 1†, Hepatit. 1, Perforation d. Coecum 1.
Innerer Darmverschluss	—	2	—	—	—	—	—	1	—	—	—	1	
Abscessus hepatis	1	2	—	1	—	—	—	—	—	1	—	2	
Cirrhosis hepatis	⁴)11	2	—	—	7	—	—	—	2	2	9	2	⁴) P. 1.
Gallensteine	2	10	2	8	—	1	—	—	—	—	2	9	⁵) P. 1.
Icterus	⁵)5	6	3	3	1	1	—	1	—	—	4	5	⁶) Perihepatit.1 (P.1), subphren. Abscess. 1, Tumor in abdom. 1.
Krankheiten der Milz	—	1	—	—	—	—	—	—	—	1	—	1	
Andere Krankheiten	⁶)9	⁷)17	6	8	1	2	2	6	—	1	9	17	⁷) Ileus 2 (1†), Tumor in abdom. 6, Abscess. 3.
G. Krankh. d. Harn- und Geschlechtsorgane.	42	202	9	97	11	32	8	52	10	12	38	193	⁸) Nephritis 21 (6†), Schrumpfniere 7 (3†), Ren mobil. 1, P. 1.
Krankheiten der Nieren	⁸)34	⁹)31	7	6	9	7	5	3	9	11	30	27	⁹) Nephrit. 17 (8†), Pyonephrose 4, Pyelonephrit 3 (1†), Schrumpfniere 3(2†), Ren mob.1, Hydronephr. 2, Albuminurie 1.
Krankheiten der Blase	¹⁰)5	10	2	9	2	—	—	1	1	—	5	10	
Steinkrankheit	—	1	—	—	—	—	—	1	—	—	—	1	
Krankheiten d. Prostata	1	—	—	—	—	—	1	—	—	—	1	—	¹⁰) Aortenstenose 1†.
Krankh. d. Gebärmutter	—	¹¹)116	—	63	—	16	—	34	—	—	—	113	¹¹) Endometrit. 28, Parametrit. 35, Perimetrit. 27, Prolaps. 3, Blutg. 1, Retroflexio 17, Anteflexio 3.
„ d. Hod. u. Eierst.	—	¹²)4	—	—	—	1	—	2	—	1	—	4	¹²) Sarcoma 1†.
„ d. Penis u. d.Scheide	2	¹³)40	—	19	—	8	2	11	—	—	2	38	¹³) Prolaps. 3.
H. Krkh. d. äuss. Bedeck.	2	4	2	3	—	—	—	1	—	—	2	4	
J. Krkh.d. Bewegungsorg.	¹⁴)48	¹⁵)37	33	20	4	9	6	5	—	—	43	34	¹⁴) Perichondrit. cost. 1, Rheum.artic. 22 (gonorrh. 1, Vitium cord. 1, Mitral-Insuff. 1). Myositis alcoh. 1, Rheumat. musc. 18.
K. Mech. Verletzungen.	2	4	—	2	1	1	1	1	—	—	2	4	
IV. Andere Krankheiten.	¹⁶)7	¹⁷)15	3	8	—	5	—	—	4	2	7	15	¹⁵) Ostit. et Periostit. tib. 1, Spondylit. 2, Rheum. art. chron. 13, Tendovaginit. 1, Caput obstip.1, Rheum. musc. 9.
Summe der Behandelten	653	1321*)	232	690	147	162	73	224	120	142	572	1218	¹⁶) Sterbend eingelief. 4†.

3. Berlin.
II. Medizinische Klinik in der Königl. Charité.

I. Entwickelungskrankh.	—	¹⁸)42	—	29	—	2	—	9	—	—	—	40	¹⁷) Sterbend eingelief. 2†. Conamen suicidii 5 (d. Ertränken 3, d. Vergiftung mit Oxalsäure 1. *) Ausserdem 1 Säugling (mit seiner Mutter). ¹⁸) Abortus 22.
II. Infektions- u. allg. Krk.	530	221	212	76	119	58	71	28	93	40	495	202	¹⁹) Gonorrh. 1, Ulc. dur. 1, Laryngit. acut. 1, Stenos. ost. aortae 1.
Scharlach	19	—	17	—	—	—	—	1	—	—	18	—	
Masern und Röteln	¹⁹)24	—	17	—	2	—	4	—	—	—	23	—	²⁰) capitis 3, faciei 17, capitis et faciei 3 (Insuff. valv. mitral. 1).
Rose	²⁰)30	—	23	—	2	—	2	—	—	—	27	—	
Diphtherie	²¹)45	—	32	—	3	—	5	—	5	—	45	—	²¹) Typh.abdominal. 1†, Infarct. haem. pulm. 1† Arthrit.urica 1,Infiltratio ap. pulm. 1.
Puerperalfieber	—	20	—	7	—	2	—	3	—	6	—	18	
Gastrisches Fieber	1	—	1	—	—	—	—	—	—	—	1	—	

4. Krankenbewegung in den stationären Kliniken für innere Krankheiten. Berlin.

Krankheits-bezeichnungen	Behandelte		Abgang										Erläuterungen. Komplikationen. P = Potator. Kr. I. = Infektion i. Krkhse. † = gestorben.
			geheilt		gebessert		ungeheilt		gestorb.		überhaupt		
	m.	w.	m.	w.	m.	w.	m.	w.	m.	w.	m.	w.	
Unterleibstyphus . . .	¹)25	16	19	15	2	—	—	—	4	—	25	15	¹) Nephrit.chron.et Pleurit. exsudat.1, Status epileptic.1, Angina 1.
Wechselfieber	3	—	3	—	—	—	—	—	—	—	3	—	
Ruhr	1	1	1	1	—	—	—	—	—	—	1	1	²) Gonorrhoe 4, Saturnism. 1, Apoplexie et Hemipar. 1. Endocardit. 9. Insuff. valv. mitral. 8, Insuff. aort. 3.
Ak.Gelenkrheumatismus	²)54	³)29	49	17	3	7	2	1	—	—	54	25	
Blutarmut	⁴) 4	⁵)24	2	17	1	3	—	—	1	3	4	23	
Pyämie	3	5	—	2	—	1	1	1	2	—	3	4	
Tier.Parasiten(exkl.Krätze)	⁶) 2	⁷) 1	2	—	—	—	—	1	—	—	2	1	³) Parametrit. 1, Vitium cordis 2, Tychycardie 1, Pericardit. 1, Bronchialcatarrh 1.
Tuberculose	⁸) 7	⁹)10	—	3	1	1	1	3	5	2	7	9	
Lungenschwindsucht .	¹⁰)198	¹¹)61	1	1	85	29	28	7	63	18	177	55	
Peritonitis tuberculosa .	3	—	—	—	1	—	—	—	1	—	2	—	⁴) post ulc. rotund. 2 (1 † d. Perforations-Periton.)
Haemoptoe	3	—	—	2	—	—	1	—	—	—	2	—	
Scrophulosis	—	2	—	1	—	1	—	—	—	—	—	2	⁵) perniciöse 2†.universell 1 †. Thromb.ven. fem.1.
Zuckerruhr	¹²) 3	3	—	1	1	1	—	—	1	1	2	3	⁶) Taenia solium.
Skorbut	3	—	1	—	1	—	—	—	1	—	3	—	⁷) Echinococcus lienis.
Gicht	2	1	—	—	1	1	—	—	—	—	1	1	⁸) pulm. et peritonei.1†, et laryng. 3 (2†). etintestin.
Neubildungen	¹³)14	¹⁴)28	—	1	12	4	10	6	6	11	28		1. pharyng. et laryng. 1†, allg. dissemin. Tub. 1†.
Gonorrhoe	9	1	2	—	—	—	7	1	—	—	9	1	⁹) pulm. et laryngis 1, laryngis 2 (1†). Pleuritis et Peritonitis 1†.
Konstitutionelle Syphilis	¹⁵)17	¹⁶) 5	4	—	4	—	6	—	1	2	15	2	
Säuferwahnsinn . . .	¹⁷)13	—	8	2	—	—	4	—	1	—	13	2	
Chron. Alkoholismus .	13	—	7	—	1	—	5	—	—	—	13	—	¹⁰) Nephrit. haemorrh. 1, Granularatr. 1(†), Cyst. 1, Tabes dors. 1, amyloide Degeneration der gross. Unterleibsdrüsen 2 †. Pleuritis 4 (2 †), Arthrit. urica 1.
Bleiintoxication . . .	28	3	17	3	10	—	1	—	—	—	28	3	
Morphinismus	1	—	—	—	—	—	1	—	—	—	1	—	
Phosphorintoxication .	—	3	—	2	—	—	—	—	—	1	—	3	
Andere Intoxicationen .	¹⁸) 5	6	4	4	—	—	—	—	1	1	5	6	¹¹) Abort. 1, Perimetrit. 1, Ulc. rotund. 1.
III. Lokalisierte Krankh.	597	409	300	201	108	92	88	57	56	29	552	379	¹²) Bronchopneum. 1†.
A. Krankh. d. Nervensyst.	86	80	15	24	18	23	31	12	12	9	76	68	¹³) Carcinom 13 (5†). — ventric. 8(2†), oesophagi 4(3†), laryngis 1, Sarcoma hepatis 1†.
Apoplexia cerebri . .	1	1	—	—	—	—	—	—	1	1	1	1	
Geisteskrankheiten . .	3	4	—	2	1	1	3	—	—	—	3	4	
Hirn- u. Hirnhautentzdg.	—	2	—	—	—	—	—	—	—	2	—	2	¹⁴) Carcinom 28(6†).— uteri 17 (1†). mammae 1, ventriculi 9 (5†), hepatis 1.
Tumor cerebri. . . .	3	1	—	—	—	—	3	—	—	1	3	1	¹⁵) cerebri 5, laryngis 1, Phthis. pulm. 1, Hemiplegia 1. Gumma linguae 1. Stomatitis 1, Pleur. 1.
Myelitis	¹⁹) 2	²⁰) 2	—	—	1	—	—	—	1	1	1	1	
Sklerose	5	1	—	—	1	—	3	1	—	—	4	1	
Tabes dorsalis . . .	²¹)12	²²)10	—	—	3	4	4	2	2	1	9	7	¹⁶) cerebri 2 (1†), laryng. 1.
Ischias	6	1	6	—	—	—	—	—	—	—	6	—	¹⁷) Cirrhosis hepatis 1. Phthisis pulm. 1.
Neuralgie	—	3	—	—	—	2	—	—	—	—	—	2	
Hemiplegia	²³)15	2	—	—	2	1	5	—	6	1	13	2	¹⁸) Kohlenoxyd 1,Leuchtgas 2, Quecksilber 1, Arsen 1.
Neuritis	²⁴) 3	—	1	—	1	—	—	—	—	—	2	—	¹⁹) Kyphoscoliosis 1. [1†.
Paralysis	²⁵)11	²⁶) 2	2	1	4	—	5	1	—	—	11	2	²⁰) Fibrom. dur. matr. spin. ²¹) Insuff. valv. aort. 1†, Paralys. progress. 1†.
Paresen	2	—	1	—	1	—	—	—	—	—	2	—	
Neurosen	4	—	—	—	1	—	3	—	—	—	4	—	²²) Phthis. pulm. 1†.
Chorea	²⁷) 2	6	—	4	—	1	2	—	—	1	2	6	²³) dextr. 4, sinistr. 7, Arteriocleros. 1, Sclerose 1.
Epilepsie	1	1	—	—	—	1	1	—	—	—	1	1	²⁴) P. 3.
Hysterie	3	35	1	18	—	8	1	4	—	—	2	30	²⁵) N. peronaei utriusque 1, n. median infolge Neuritis alcoholica 1, n. radial. 1, bulbae 1.
Neurasthenie	7	3	3	—	1	2	3	—	—	1	7	3	
Morbus Basedowii . .	—	5	—	—	—	3	—	1	—	1	—	5	²⁶) N. recur. 1, n. facial. 1.
Andere Krankheiten .	6	1	1	1	—	—	—	—	3	—	5	1	²⁷) Stenos. valv. mitral. 1.
B. Krankheiten d. Ohres.	²⁸) 4	1	2	—	—	—	2	1	—	—	4	1	²⁸) Otitis media mit Meningitis 1, Perforation 2.

4. Krankenbewegung in den stationären Kliniken für innere Krankheiten. Berlin.

Krankheits-bezeichnungen	Behandelte		geheilt		gebessert		ungeheilt		gestorb.		überhaupt		Erläuterungen. Komplikationen. P = Potator. Kr. I. = Infektion i. Krkhse. † = gestorben.
	m.	w.	m.	w.	m.	w.	m.	w.	m.	w.	m.	w.	
C. Krankheiten d. Augen.	—	¹)2	—	—	—	—	—	2	—	—	—	2	¹) Chorioiditis disseminat. 1, Conjunctiv. phlyctaen. 1.
D. Krh. d. Atmungsorg.	226	56	139	38	39	7	14	6	20	4	212	55	
Kehlkopfkrankheiten	²)2	1	1	—	1	—	—	—	—	1	1	²) Perichondrit. 1, Tumor laryng. 1.
Bronchitis	³)42	13	24	11	11	—	4	1	1	—	40	12	³) Emphysem 7 (1†), Nephrit. 2, P. 1.
Bronchialkatarrh	⁴)4	⁵)7	4	6	—	—	—	1	—	—	4	7	⁴) P. 1.
Bronchiektasie	6	—	—	—	2	—	1	—	2	—	5	—	⁵) Arteriosclerosis 1.
Lungenentzündung	⁶)93	13	67	8	10	2	3	2	11	1	91	13	⁶) Nephrit.2, Bronchiectasie 1, Emphysem 1, Rheumat. art. acut. 1, Vitium cord. 1, P. 1.
Pleuropneumonie	4	1	3	—	—	—	1	—	—	1	4	1	
Brustfellentzündung	⁷)53	⁸)18	34	12	11	4	2	2	1	—	48	18	
Emphysem	⁹)19	2	5	1	5	—	3	—	4	1	17	2	⁷) Emph. 2 (1†), Schrumpfniere 1, P. 1, Pericardit. 1, Insuff. mitral. 1.
Andere Krankheiten	¹⁰)3	¹¹)1	1	—	—	—	—	—	1	1	2	1	⁸) Nephrit. 1.
E. Krankheiten der Cirkulationsorgane.	43	31	11	5	13	9	8	4	7	9	39	27	⁹) Debilitas cord.1†, Endocardit. 1†, Arteriosclerose 2, Nephrit. 1.
Herz- u. Herzbeutelentz.	¹²)6	¹³)1	—	—	2	—	2	—	1	1	5	1	¹⁰) Pyopneumothorax 1, Tumor mediast. 1†.
Dilatat., Hypertrph. cord.	4	—	2	—	2	—	—	—	—	—	4	—	¹¹) Cirrhos. pulm. 1†.
Klappenfehler	¹⁴)21	¹⁵)14	6	2	4	5	4	2	5	5	19	14	¹²) Pericardit.1, Endocardit. 5 (mit Nephrit. 2, Milzinfarct 1†).
Vitium cord.oh.näh.Ang.	3	14	2	2	1	4	—	1	—	3	3	11	¹³) Myocardit. 1†.
Pulsadergeschwulst	3	1	—	—	2	—	—	—	1	—	3	—	¹⁴) Aorteninsuffic. 6 (3†), Mitralinsuff. 4, Aortenstenose 3, Mitralstenose 7 (2†).
Lymphgf.- u.Drüsenentz.	2	1	—	—	1	—	2	1	—	—	2	1	
Arteriosclerose	2	—	—	—	1	—	—	—	—	—	1	—	
Andere Krankheiten	2	—	1	—	1	—	—	—	—	—	2	—	¹⁵) Aorteninsuff. 3 (2†), Mitralinsuff. 6 (1†), Aortenstenose 1, Mitralstenose 4 (2†).
F. Krankheiten des Verdauungsapparats.	120	107	80	75	15	20	12	4	5	4	112	103	¹⁶) P. 2.
Mandelentzündung	23	9	18	8	—	1	2	—	—	—	20	9	
Akuter Magenkatarrh	¹⁶)15	26	14	24	—	2	1	—	—	—	15	26	
Dyspepsie	11	11	10	6	—	3	—	—	—	2	10	11	¹⁷) P. 1.
Chron. Magenkatarrh	¹⁷)1	7	—	3	—	3	1	—	—	—	1	6	¹⁸) Pelveoperiton. 2, Ulc. ventric. 1.
Ectasia u. Dilat. ventric.	2	—	—	—	1	—	1	—	—	—	2	—	¹⁹) Morb. Basedowii 1.
Magengeschwür	13	17	3	11	9	4	1	—	—	1	13	16	²⁰) Cholelith. 1, Nephrit. u. Alcoholism. 6 (3†).
Akuter Darmkatarrh	1	2	—	2	—	—	—	—	—	—	—	2	²¹) Gonorrhoe 1.
Periton. (ausschl. tuberc.)	2	¹⁸)4	—	1	—	1	1	—	1	—	2	2	²²) Tumor hepat. 1, Incontinent. alvi et urinae 1, Diarrh. profus. 1†.
Typhlitis u. Perityphlitis	20	¹⁹)14	18	11	—	2	1	1	—	—	19	14	
Innerer Darmverschluss	—	2	—	—	—	1	—	1	—	—	—	2	
Cirrhosis hepatis	²⁰)16	1	7	—	3	1	2	—	3	—	15	1	²³) Pharyngitis 1, Tumor 2, Hernia 1, Ulcera linguae 1.
Gallensteine	1	5	—	4	—	—	—	—	—	1	—	5	
Icterus	²¹)5	3	5	2	—	1	—	—	—	—	5	3	²⁴) Nephrit. parench. chron. 12 (4†), Nephrit. interstit. chron. 4, Granularatrophie 8 (3†).
Andere Krankheiten	²²)10	²³)6	5	3	2	2	2	1	—	—	10	6	
G. Krankh. d. Harn- und Geschlechtsorgane.	49	96	13	36	14	27	8	23	11	3	46	89	²⁵) Nephrit. parench. chron. 5 (1†), Granularatr. 4 (1†), Ren mobil. 3, Nephr. gravid. 2.
Krankh. der Nieren	²⁴)45	²⁵)24	11	4	14	12	6	3	11	3	42	22	²⁶) Endometrit. 14, Parametrit. 21, Perimetrit. 13, Prolaps. 2, Retroflex. 5, Tumoren 5.
„ der Blase	3	1	1	—	—	1	2	—	—	—	3	1	
„ d. Gebärmutter	—	²⁶)64	—	31	—	11	—	17	—	—	—	59	
„ d.Hod. u.Eierst.	1	²⁷)4	1	—	—	1	—	3	—	—	1	4	²⁷) Ovarialtumor 2, Cyste 1, Oophoritis 1.
„ der Scheide	—	3	—	1	—	2	—	—	—	—	—	3	

4. Krankenbewegung in den stationären Kliniken für innere Krankheiten. Berlin.

Krankheits-bezeichnungen	Behandelte m.	Behandelte w.	Abgang geheilt m.	Abgang geheilt w.	gebessert m.	gebessert w.	ungeheilt m.	ungeheilt w.	gestorb. m.	gestorb. w.	überhaupt m.	überhaupt w.	Erläuterungen. Komplikationen. P. = Potator. Kr. I. = Infektion i. Krkhse. † = gestorben.
H. Krh. d. äuss. Bedeck.	¹)14	²) 7	7	4	3	—	4	2	—	—	14	6	¹) Purpura rheumat. 2, Peliosis rheumat. 4, Herpes 2, Urticaria 1, Phlegmone 3, Oedem 2.
J. Krh. d. Bewegungsorg.	³)51	⁴)29	32	19	6	6	6	3	1	—	45	28	²) Urticaria, Erythem, Pityriasis, Scabies je 1, Phlegmone 3.
K. Mech. Verletzungen.	4	—	1	—	—	—	3	—	—	—	4	—	³) Caries 1, Spondylit. 1, Polyarthrit. rheumat. 10, gonorrh. 1, Ankylose 1, Caries 1, Pes plan. 1, (Pericardit. †), Muskel- und Sehnenkrankh. 29.
IV. Andere Krankheiten.	⁵)15	1	9	—	—	—	4	—	1	1	14	1	
Summe der Behandelten	1142	673	521	306	227	152	163	94	150	70	1061	622	

⁴) Spondylitis 1, Skoliose 1, Gelenkkrankh. 6, Muskelkrankh. 21. ⁵) Conamen suicidii durch Ertränken 5.

4. Berlin.
Nebenabteilung für innerlich Kranke (III. Medizinische Klinik) in der Königl. Charité.

Krankheit	Beh. m.	Beh. w.	geh. m.	geh. w.	gebess. m.	gebess. w.	ungeh. m.	ungeh. w.	gest. m.	gest. w.	überh. m.	überh. w.	Erläut.
I. Entwickelungskrankh.	—	⁶)52	—	28	—	2	—	22	—	—	—	52	⁶) Eclampsie 1, Gravidit. extrauterin. 1, Abort. 16, Retent. placent. 1, Placent. praev. 1.
II. Infektions- u. allg. Krk.	118	179	32	36	38	42	12	32	21	47	103	157	
Scharlach	1	—	—	—	—	—	1	—	—	—	1	—	
Puerperalfieber	—	13	—	3	—	—	—	3	—	7	—	13	
Gastrisches Fieber	4	—	4	—	—	—	—	—	—	—	4	—	
Unterleibstyphus	⁷) 9	7	5	5	3	—	—	—	1	2	9	7	⁷) Phthis. pulm. 2.
Wechselfieber	2	2	2	1	—	—	—	—	—	—	2	1	
Katarrhfieber	—	4	—	2	—	2	—	—	—	—	—	4	
Ak. Gelenkrheumatismus	10	⁸)10	8	4	1	1	—	—	—	—	9	5	⁸) Insuff. valv. mitral. 1.
Blutarmut	—	23	—	17	—	4	—	1	—	—	—	22	
Tuberculose	—	⁹) 5	—	—	—	—	—	—	—	5	—	5	⁹) Amyloidnephrit. 1 †, Nephrit. chron. 1 †.
Lungenschwindsucht	¹⁰)56	¹¹)76	—	—	21	30	2	11	20	24	43	65	¹⁰) Nephrit. chron. 2, Bronchitis foetida 1.
Meningitis tuberculosa	—	1	—	—	—	—	—	—	—	—	—	1	¹¹) Ulc. ventric. 1, Nephrit. 1, Insuff. valv. mitral. 1 †.
Peritonitis tuberculosa	1	—	—	—	1	—	—	—	—	—	1	—	
Haemoptoe	6	—	4	—	2	—	—	—	—	—	6	—	
Zuckerruhr	2	¹²) 2	—	—	1	—	—	—	—	1	1	1	¹²) Cataracta oc. utriusque 1 †.
Neubildungen	¹³)10	¹⁴)26	—	—	6	5	4	13	—	6	10	24	¹³) Carcinoma ventric. 6, oesophag. 3, intestin. 1.
Gonorrhoe	¹⁵) 2	—	—	—	—	—	2	—	—	—	2	—	¹⁴) Carcinoma hepatis 3 †, duoden. 1, ventricul. 5 (1 †), vag. 1, uteri 16 (2 †).
Konstitutionelle Syphilis	1	5	—	—	1	—	—	4	—	1	1	5	¹⁵) Kryptorchism. 1, Epididymit. 1.
Säuferwahnsinn	4	—	1	—	—	—	3	—	—	—	4	—	
Chron. Alkoholismus	1	—	—	—	1	—	—	—	—	—	1	—	¹⁶) Sublimat 1 †, Carbol 1, Kohlenoxyd 1, Paraldehyd 1.
Bleiintoxication	8	—	8	—	—	—	—	—	—	—	8	—	
Andere Intoxicationen	1	¹⁶) 5	—	4	—	—	—	1	—	—	1	5	
III. Lokalisierte Krankh.	197	337	86	169	47	56	29	69	20	26	182	320	
A. Krankh. d. Nervensyst.	52	58	14	26	17	16	14	10	3	4	48	56	
Apoplexia cerebri	5	4	1	—	2	1	—	—	1	1	4	2	
Geisteskrankheiten	2	2	—	—	—	—	2	2	—	—	2	2	
Hirn- u. Hirnhautentzdg.	1	1	1	—	—	—	—	—	—	1	1	1	
Tumor cerebri	1	1	—	—	—	—	—	—	1	1	1	1	
Myelitis	3	—	—	—	—	—	3	—	—	—	3	—	

4. Krankenbewegung in den stationären Kliniken für innere Krankheiten. Berlin.

Krankheits-bezeichnungen	Behandelte		Abgang									Erläuterungen. Komplikationen. P. = Potator. Kr. I. = Infektion i. Krkhse. † = gestorben.
			geheilt		gebessert		ungeheilt		gestorb.		überhaupt	
	m.	w.	m.	w.	m.	w.	m.	w.	m.	w.	m.	w.	
Sklerose	—	1	—	—	—	1	—	—	—	—	—	1	
Tabes dorsalis	6	4	—	—	5	3	1	1	—	—	6	4	
Ischias	3	1	3	—	—	1	—	—	—	—	3	1	
Neuralgie	[1])1	[2])1	1	1	—	—	—	—	—	—	1	1	[1]) occipital.
Hemiplegia	1	2	—	1	1	1	—	—	—	—	1	2	[2]) trigemini.
Neuritis	[3])2	[4])1	—	—	1	1	—	—	—	—	1	1	[3]) alcoholica 1. perinei 1.
Paralysis	[5])4	—	—	—	—	—	4	—	—	—	4	—	[4]) P. 1.
Paresen	1	—	—	—	—	—	1	—	—	—	1	—	[5]) Bulbärparalyse 1.
Neurosen	3	—	1	—	1	—	1	—	—	—	3	—	
Chorea	—	2	—	1	—	1	—	—	—	—	—	2	
Eklampsie	—	1	—	—	—	—	—	1	—	—	—	1	
Epilepsie	[6])3	1	—	—	1	1	1	—	—	—	2	1	[6]) Hystero-Epilepsie 1.
Hysterie	—	19	—	9	—	5	—	3	—	—	—	17	
Neurasthenie	4	2	1	2	3	—	—	—	—	—	4	2	
Paralysis agitans	1	1	—	—	—	1	—	—	1	—	1	1	
Andere Krankheiten	[7])11	[8])14	6	12	2	1	1	—	1	1	10	14	[7]) Vertigo 1, Coma 1†.
													[8]) Ohnmachtsanfall 2, Krämpfe mit Herzlähmung 1†.
B. Krankheiten d. Ohres.	—	1	—	—	—	—	—	1	—	—	—	1	
C. Krankheiten d. Augen.	1	—	—	—	—	—	1	—	—	—	1	—	
D. Krkh. d. Atmungsorg.	61	51	37	24	7	13	1	5	9	7	54	49	
Kehlkopfkrankheiten	3	2	2	1	1	—	—	1	—	—	3	2	
Bronchitis	[9])2	[10])6	1	2	—	2	—	2	1	—	2	6	[9]) Bronchit. putrida 1†.
Bronchialkatarrh	9	20	5	12	2	6	—	2	—	—	7	20	[10]) Vitium cord. 1, Emphysem 1.
Lungenentzündung	[11])31	[12])16	22	5	2	5	—	—	4	5	28	15	[11]) P. 1(†),Nephrit. chron.1.
Pleuropneumonie	3	1	2	1	1	—	—	—	—	—	3	1	
Brustfellentzündung	7	4	5	3	—	—	—	1	1	—	6	3	[12]) Peritonit. 1†.
Emphysem	2	[13])2	—	—	—	—	1	—	—	2	1	2	[13]) Carcinom. uteri 1†.
Andere Krankheiten	[14])4	—	—	—	1	—	—	—	3	—	4	—	[14]) Gangraena pulm. 2†, Oedema pulm. et Vitium cordis 1†.
E. Krankheiten der Cirkulationsorgane.	[15])13	[16])17	3	5	5	3	1	4	2	5	11	17	[15]) Endocarditis 2, Pericarditis 2, Mitralinsuff. 1, Aorteninsuff. 2, Aortenstenose 1. Aneurysma 1†, Thrombose 1†, Debilit. cord. 1, Adiposit. cord. 1.
F. Krankheiten des Verdauungsapparats.	32	73	20	44	6	5	4	11	2	8	32	68	
Krankh. der Zähne	2	—	—	—	—	—	2	—	—	—	2	—	[16]) Endocarditis 2 (1†), Mitralinsuff. 2†, Mitralstenose 1, Nephrit. chron. 1, Thrombose 2, Arteriosclerose 1, Klappenfehler ohne nähere Ang. 6 (2†).
Mandelentzündung	4	3	4	3	—	—	—	—	—	—	4	3	
Krankh. der Speiseröhre	[17])1	1	—	—	—	1	—	—	—	—	1	—	
Akuter Magenkatarrh	11	[18])21	9	16	2	3	—	2	—	—	11	21	
Dyspepsie	—	2	—	2	—	—	—	—	—	—	—	2	
Chronisch. Magenkatarrh	3	2	3	2	—	—	—	—	—	—	3	2	[17]) Strictur.
Ectasia u. Dilat. ventric.	—	3	—	2	—	—	—	—	—	—	—	2	[18]) P. 1, Artbrit. rheumat. 1, Parametrit. 1.
Magengeschwür	1	[19])11	1	7	—	—	—	1	—	1	1	9	[19]) Parametrit. 1.
Akuter Darmkatarrh	1	2	—	—	1	—	—	—	—	—	1	2	
Periton. (ausschl. tuberc.)	2	6	—	—	—	—	—	1	2	5	2	6	
Typhlitis u. Perityphlitis	[20])2	5	2	5	—	—	—	—	—	—	2	5	[20]) Paranephritis et Pleuritis 1.
Hernien	—	1	—	—	—	—	—	1	—	—	—	1	
Innerer Darmverschluss	—	3	—	—	—	1	—	1	—	1	—	3	

4. Krankenbewegung in den stationären Kliniken für innere Krankheiten. Bonn.

Krankheits-bezeichnungen	Behandelte		Abgang									Erläuterungen. Komplikationen. P. = Potator. Kr. I. = Infektion i. Krkhse. † = gestorben.
			geheilt		gebessert		ungeheilt		gestorb.		überhaupt	
	m.	w.	m.	w.	m.	w.	m.	w.	m.	w.	m.	w.	
Cirrhosis hepatis . . .	2	3	—	—	2	—	—	2	—	—	2	2	
Gallensteine	1	4	—	3	1	—	—	1	—	—	1	4	
Andere Krankheiten .	¹)2	²)6	1	2	—	1	1	2	—	1	2	6	¹) Tumor cystic. hepat. 1. ²) Tumor in abdom. 3 (1†). ³) Nephrit. 13 (3†, P.1†), Schrumpfniere, Pyelitis, Colica renum, Cystitis je 1.
G. Krankh. d. Harn- und Geschlechtsorgane.	³)17	⁴)111	2	52	7	18	3	31	4	2	16	103	
H. Krkh. d. äuss. Bedeck.	—	4	—	2	—	—	—	2	—	—	—	4	⁴) Nephrit. 6 (1† Embolia art. pulm.), Ren mobile 1, Colica renum 1, Endometrit. 11, Parametr. 42, Perim. 6, Reflex. uteri 6, Fluor alb. 8, Metrorrh. 6 (1†), Tumor ovarii 1.
J. Krkh. d. Bewegungsorg.	⁵)19	⁶)20	8	15	5	1	5	4	—	—	18	20	
K. Mech. Verletzungen.	2	2	2	1	—	—	—	1	—	—	2	2	⁵) Arthrit. rheumat. 8, tub. 1, Gonarthr. 1, Rheum. musc. 5, Rheum. art. chron. 2, Dystrophia musc. 1.
IV. Andere Krankheiten.	3	2	3	2	—	—	—	—	—	—	3	2	
Summe der Behandelten	318	570	121	235	85	100	41	123	41	7	288	531	⁶) Gelenkkrkh. 6. Psoitis 1.

5. Bonn.

	Behandelte		geheilt		gebessert		ungeheilt		gestorb.		überhaupt		
	m.	w.	m.	w.	m.	w.	m.	w.	m.	w.	m.	w.	
II. Infektions- u. allg. Krk.	229	68	44	27	56	15	73	16	33	9	206	67	
Pocken	1	—	1	—	—	—	—	—	—	—	1	—	
Masern und Röteln . .	3	3	3	3	—	—	—	—	—	—	3	3	
Rose	4	2	4	2	—	—	—	—	—	—	4	2	
Diphtherie	14	14	11	13	—	—	3	1	—	—	14	14	
Puerperalfieber . . .	—	1	—	1	—	—	—	—	—	—	—	1	
Keuchhusten	—	1	—	—	—	1	—	—	—	—	—	1	
Unterleibstyphus . . .	5	4	4	4	—	—	—	—	1	—	5	4	
Wechselfieber	1	—	1	—	—	—	—	—	—	—	1	—	
Ak. Gelenkrheumatismus	10	—	9	—	—	—	1	—	—	—	10	—	⁷) Taenia. ⁸) Echinococcus der Leber. ⁹) des Urogenitalapparats 3, pulmonum et laryngis 4, darunter 3 et tractus intestin. 4.
Blutarmut	—	6	—	2	—	4	—	—	—	—	—	6	
Leukämie	1	—	—	—	—	—	—	—	—	—	—	—	
Tier. Parasit. (exkl. Krätze)	⁷)4	⁸)1	4	1	—	—	—	—	—	—	4	1	
Tuberculose	⁹)11	¹⁰)3	—	—	2	—	1	1	7	2	10	3	¹⁰) pulmonum et intestin. 1, der Ovarien 1, Darmu. Drüsentub. m. Morbus Basedowii 1.
Lungenschwindsucht .	¹¹)120	¹²)22	2	—	44	8	40	8	15	5	101	21	
Meningitis tuberculosa .	4	—	—	—	—	—	—	—	4	—	4	—	
Peritonitis tuberculosa .	4	2	—	—	2	—	1	2	1	—	4	2	¹¹) et laryngis 29 (1 Pachymeningit. acuta), Tumor cerebri 1. Carcinoma oesophagi 1, Ulcus ventriculi 1, Vitium cordis 1, Thrombe der Vena femoralis 1.
Haemoptoe	—	1	—	1	—	—	—	—	—	—	—	1	
Skorbut	1	—	1	—	—	—	—	—	—	—	1	—	
Neubildungen	¹³)36	¹⁴)5	—	—	3	—	26	3	5	2	34	5	
Konstitutionelle Syphilis	¹⁵)2	¹⁶)2	—	—	1	1	1	1	—	—	2	2	¹²) Tumor d. Bauchhöhle 1. ¹³) Carcinoma 33 (5†) — oesophagi 14, laryngis 2, ventriculi 15, hepatis 2, Sarcom 3.
Alkoholismus	4	—	—	—	4	—	—	—	—	—	4	—	
Bleiintoxication . . .	4	1	4	—	—	1	—	—	—	—	4	1	
III. Lokalisierte Krankh.	384	152	147	29	105	70	86	34	18	5	356	138	¹⁴) Carcinoma 4 (2†) — oesophagi 1, uteri 2, ovarii 1, Lupus 1.
A. Krankh. d. Nervensyst.	95	37	13	2	21	13	46	16	4	1	84	32	
Apoplexia cerebri . .	10	—	—	—	—	—	5	—	3	—	8	—	¹⁵) Lues cerebri. ¹⁶) Lues cerebri 1, Rachen und Larynx 1.
Geisteskrankheiten . .	¹⁷)5	2	—	—	1	—	4	2	—	—	5	2	
Hirn- u. Hirnhautentzdg.	1	—	—	—	—	—	—	—	1	—	1	—	¹⁷) Dementia paralytica 3.

4. Krankenbewegung in den stationären Kliniken für innere Krankheiten. Bonn.

Krankheits-bezeichnungen	Behandelte		Abgang								Überhaupt		Erläuterungen. Komplikationen. P. = Potator. Kr. I. = Infektion i. Krkhse. † = gestorben.
			geheilt		gebessert		ungeheilt		gestorb.				
	m.	w.	m.	w.	m.	w.	m.	w.	m.	w.	m.	w.	
Tumor cerebri	2	1	—	—	—	—	2	1	—	—	2	1	
And. Krankh. d. Gehirns	7	1	—	—	1	—	5	1	—	—	6	1	
Myelitis	2	—	—	—	—	—	—	—	—	—	—	—	
Sklerose	7	—	—	—	1	—	5	—	—	—	6	—	
Tabes dorsalis	1)12	3	—	—	3	—	7	3	—	—	10	3	1) Caries der Wirbelsäule 1. nach Trauma 1.
Ischias	6	—	3	—	1	—	1	—	—	—	5	—	2) Nach Trauma 2.
Chorea	1	2	1	—	—	1	—	—	—	—	1	1	
Epilepsie	2) 8	—	1	—	2	—	5	—	—	—	8	—	
Hysterie	—	27	—	2	—	12	—	9	—	—	—	23	
Neurasthenie	17	—	4	—	6	—	5	—	—	—	15	—	
Morbus Basedowii . .	—	3) 1	—	—	—	—	—	—	—	1	—	1	3) Drüsen- u. Darmtuberkulose †.
Andere Krankheiten .	17	—	4	—	6	—	7	—	—	—	17	—	
B. Krankheiten d. Ohres.	1	—	—	—	—	—	1	—	—	—	1	—	
D. Krkh. d. Atmungsorg.	111	22	62	9	29	6	4	2	7	3	102	20	
Krankheiten der Nase .	2	—	—	—	2	—	—	—	—	—	2	—	
Kehlkopfkrankheiten .	5	4	3	2	1	1	—	1	—	—	4	4	4) et Carcinoma oesophagi 1, Ulcus ventriculi 1.
Bronchitis	4)35	7	17	3	11	3	3	—	2	1	33	7	5) croupöse 22, catarrhalis 3, Gangraena 1, P. 1†.
Lungenentzündung . .	5)27	6) 7	23	3	—	—	—	—	4	2	27	5	6) croupöse 2, catarrhalis 1, Gangraena 1.
Pleuropneumonie . . .	1	—	1	—	—	—	—	—	—	—	1	—	
Brustfellentzündung . .	36	4	18	1	11	2	1	1	1	—	31	4	
Emphysem	5	—	—	—	4	—	—	—	—	—	4	—	
E. Krankheiten der Cirkulationsorgane.	34	17	5	1	19	11	5	3	3	—	32	15	
Herz- u. Herzbeutelentz.	5	—	2	—	2	—	—	—	—	—	4	—	7) Insuff. mitralis 8, aortae 5, aortae et mitralis 5.
Klappenfehler	7)24	8)16	1	—	15	11	4	3	3	—	23	14	8) Insuff. mitralis 12, aortae 2.
Pulsadergeschwulst . .	9) 1	—	—	—	1	—	—	—	—	—	1	—	9) et Nephritis, Carcinom. oesophagi.
Venenentzündung . .	1	1	1	1	—	—	—	—	—	—	1	1	
Lymphgf.-u.Drüsenentz.	3	—	1	—	1	—	1	—	—	—	3	—	
F. Krankheiten des Verdauungsapparats.	80	44	52	11	20	27	6	2	—	1	78	41	
Mandelentzündung . .	7	2	6	2	1	—	—	—	—	—	7	2	
Akuter Magenkatarrh .	4	2	4	2	—	—	—	—	—	—	4	2	
Chron. Magenkatarrh .	6	2	2	1	2	1	1	—	—	—	5	2	
Ectasia u. Dilat. ventric.	2	2	—	—	2	—	—	1	—	—	2	2	
Magenkrampf	2	1	1	—	1	1	—	—	—	—	2	1	
Magengeschwür . . .	20	10)25	8	1	9	20	3	1	—	1	20	23	10) Lupus d. Gesichtshaut 1.
Akuter Darmkatarrh .	13	1	13	1	—	—	—	—	—	—	13	1	
Chronisch. Darmkatarrh	8	3	5	1	1	2	2	—	—	—	8	3	11) Nephritis chron. 7, acuta 1, Nephrolithiasis 1, Cystitis 10.
Habituelle Verstopfung	4	2	2	1	2	—	—	—	—	—	4	—	
Typhlitis u. Perityphlitis	5	2	4	1	—	1	—	—	—	—	4	2	12) Nephritis chron. 2, Schrumpfniere 1, Wanderniere 1, Parametritis 3, Endometritis 3, Anteflexio uteri 1, Prolapsus uteri et multiple Sklerose 1.
Gallensteine	1	1	—	—	1	1	—	—	—	—	1	1	
Icterus	8	1	7	1	1	—	—	—	—	—	8	1	
G. Krankh. d. Harn- und Geschlechtsorgane.	11)22	12)17	6	2	5	5	8	8	2	—	21	15	

4. Krankenbewegung in den stationären Kliniken für innere Krankheiten. Breslau.

Krankheits-bezeichnungen	Behandelte		Abgang								Erläuterungen. Komplikationen. P = Potator. Kr. I. = Infektion i. Krkhse. † = gestorben.
			geheilt		gebessert		ungeheilt		gestorb.		überhaupt	
	m.	w.	m.	w.	m.	w.	m.	w.	m.	w.	m.	w.	
H. Krkh. d. äuss. Bedeck.	3	—	2	—	—	—	1	—	—	—	3	—	
J. Krh. d. Bewegungsorg.	[1)]24	[2)]13	7	4	7	7	8	2	—	—	22	13	[1)] Caries der Wirbelsäule 2, der Lendenwirbel 1, Gelenkkrankh. 13, Krkh. der Muskeln u. Sehnen 7.
K. Mech. Verletzungen.	14	2	—	—	4	1	7	1	2	—	13	2	[2)] Caries d. Wirbelsäule 2, Gelenkkrankh. 6, Muskelkrankh. 4.
IV. Andere Krankheiten.	[3)] 3	1	3	1	—	—	—	—	—	—	3	1	
Summe der Behandelten	616	221	194	57	161	85	159	50	51	14	565	206	[3)] Simulatio.

6. Breslau.

	m.	w.	m.	w.	m.	w.	m.	w.	m.	w.	m.	w.	
II. Infektions- u. allg. Krk.	188	187	93	103	27	30	34	25	29	22	183	180	
Scharlach	[4)]12	[5)]27	11	22	—	1	—	1	1	3	12	27	[4)] Nephrit. parench. 1.
Scharlach u. Diphtherie	3	1	1	—	—	—	—	—	2	1	3	1	[5)] Meningit. 1†, Bronchopneumon. 1, Nephrit. 1.
Masern und Röteln	[6)]13	7	12	7	—	—	1	—	—	—	13	7	[6)] Bronchopneumonie 1, Phthis. pulm. 1.
Rose	1	[7)] 8	1	7	—	—	—	—	—	1	1	8	[7)] Pneumon. hypostat. 1 †.
Diphtherie	—	1	—	—	—	—	—	—	1	—	1	1	
Gastrisches Fieber	2	3	1	3	—	—	—	—	—	—	1	3	
Unterleibstyphus	[8)]46	17	25	17	1	—	14	—	6	—	46	17	[8)] Scarlatina 1, Pneum. 1†.
Wechselfieber	5	1	5	—	—	—	—	—	1	—	5	1	
Ruhr	—	1	—	—	—	—	—	—	—	1	—	1	
Ak. Gelenkrheumatismus	[9)]27	[10)]27	23	18	2	4	1	2	—	—	26	24	[9)] Endocardit. 2, Vitium cord. 1.
Blutarmut	3	39	1	23	1	14	—	1	—	1	2	39	[10)] Mitralinsuff. 3, Bronchitis 1.
Pyämie	2	1	—	—	—	—	—	—	2	1	2	1	
Tuberculose	—	5	—	—	—	3	—	—	—	2	—	5	
Lungenschwindsucht	[11)]38	[12)]30	1	2	17	8	10	11	8	5	36	26	[11)] Pleurit. 1, Pyopneumothorax 1 †. Degeneratio amyl. ren. 1 †.
Meningitis tuberculosa	1	—	—	—	—	—	—	—	1	—	1	—	[12)] Pleuritis 1 †, Pneum. croup. 1 †.
Peritonitis tuberculosa	2	—	—	—	—	—	1	—	1	1	2	1	
Skorbut	1	—	—	—	1	—	—	—	—	—	1	—	
Carcinom	[13)] 7	[14)] 5	—	—	1	—	1	3	5	2	7	5	[13)] ventric. 5 (4†), oesophag. 1, pancreat. 1 †.
Konstitutionelle Syphilis	2	1	—	—	—	—	2	1	—	—	2	1	[14)] oesophagi 1. ventric. 2 (1†), hepat. 1 †, uteri 1.
Säuferwahnsinn	4	—	—	—	2	—	—	—	2	—	4	—	
Chron. Alkoholismus	1	—	—	—	1	—	—	—	—	—	1	—	
Bleiintoxication	5	—	3	—	2	—	—	—	—	—	5	—	
Andere Intoxicationen	[15)] 8	[16)] 8	3	2	1	—	1	3	3	3	8	8	[15)] Arsen. 2 (1†), Salzsäure 2, Schwefelsäure 1 †, Ammoniak 1 †, Kohlenoxyd 1, Phosphor 1.
Andere Krankheiten	5	3	4	2	—	—	1	1	—	—	5	3	[16)] Morphin. 1.
III. Lokalisierte Krankh.	280	188	115	87	69	57	54	14	30	21	268	179	
A. Krankh. d. Nervensyst.	45	24	6	4	16	10	15	7	6	3	43	24	
Apoplexia cerebri	5	5	—	—	1	2	—	1	3	2	4	5	
Geisteskrankheiten	2	1	—	—	—	—	2	1	—	—	2	1	
Hirn- u. Hirnhautentzdg.	[17)] 3	—	—	—	1	—	—	—	2	—	3	—	[17)] Meningitis cerebrospinal. 1†, Pachymening. 1.
And. Krankh. d. Gehirns	[18)]11	2	4	—	5	1	2	1	—	—	11	2	[18)] Haemorrhag. pontis 1 †.
Myelitis	1	—	—	—	—	—	1	—	—	1	1	1	
Sklerose	—	2	—	—	—	1	—	1	—	—	—	2	
Tabes dorsalis	5	—	—	—	3	—	2	—	—	—	5	—	

4. Krankenbewegung in den stationären Kliniken für innere Krankheiten. Breslau.

Krankheits-bezeichnungen	Behandelte		Abgang								Erläuterungen. Komplikationen. P. = Potator. Kr. I. = Infektion i. Krkhse. † = gestorben.
			geheilt		gebessert		ungeheilt		gestorb.		überhaupt	
	m.	w.	m.	w.	m.	w.	m.	w.	m.	w.	m.	w.	
Ischias	3	1	—	—	—	1	2	—	1	—	3	1	
Hemiplegia	¹)6	—	—	—	3	—	3	—	—	—	6	—	¹) dextr. 5, sinist. 1.
Neuritis	1	1	—	—	—	1	1	—	—	—	1	1	
Paralysis	3	2	—	—	2	—	—	2	—	—	2	2	
Chorea	2	4	2	3	—	1	—	—	—	—	2	4	
Morbus Basedowii	—	1	—	—	—	1	—	—	—	—	—	1	
Andere Krankheiten	3	4	—	1	1	2	2	1	—	—	3	4	
D. Krh. d. Atmungsorg.	84	39	39	21	14	10	14	2	10	4	77	37	
Krankh. der Nase	—	1	—	1	—	—	—	—	—	—	—	1	
Kehlkopfkrankheiten	²)2	5	—	3	1	1	—	—	—	—	1	4	²) Cicatric. laryng. 1, Ulcus 1.
Bronchitis	³)11	3	5	1	5	—	—	2	—	—	10	3	³) Emphysem. pulm. 1, Myocardit. 1.
Lungenentzündung	⁴)37	13	25	10	3	2	5	—	4	1	37	13	⁴) P. 3, Gangraen. 1, Diphtherie 1, Gonorrh. 1.
Pleuropneumonie	5	—	2	—	—	—	1	—	1	—	4	—	⁵) Gonarthrit. 1.
Brustfellentzündung	⁵)24	12	7	6	5	4	4	—	4	1	20	11	⁶) Myocardit. 1, Marasm. senil. 1.
Emphysem	5	⁶)5	—	—	—	3	4	—	1	2	5	5	
E. Krankheiten der Cirkulationsorgane.	⁷)37	⁸)30	1	2	21	15	6	3	7	6	35	26	⁷) Myocardit. 6 (1†), Endocard. 1, Pericard. 1, Hypertrophia cordis 3, (Struma 1†), Mitralinsuff. 4, Aorteninsuff. 3 (1†), Mitralstenose 2, Klappenfehler 7 (1†) (Epilepsie 1), Aneurysma 3 (1†), Arteriosclerose 4 (P. 1).
F. Krankheiten des Verdauungsapparats.	75	61	59	41	6	12	6	—	4	5	75	58	⁸) Myocardit. 5 (1†), Mitralinsuff. 13 (3†), Mitralu. Aorteninsuff. 3, Mitralstenose 6, Aortenstenose 1†, Thrombose 1, Aneurysma 1†.
Krankheiten der Zähne	—	2	—	1	—	—	—	—	—	—	—	1	
Mandelentzündung	5	17	5	16	—	1	—	—	—	—	5	17	
Krankh. der Speiseröhre	⁹)2	1	—	—	1	1	1	—	—	—	2	1	⁹) Strictur 1, Stenosis (Carcinom) 1.
Akuter Magenkatarrh	¹⁰)26	12	25	11	—	—	1	—	—	—	26	11	¹⁰) Gastro-Enterit. acut. 9.
Ectasia u. Dilat. ventric.	—	5	—	—	—	4	—	—	—	1	—	5	
Magenkrampf	1	2	1	1	—	1	—	—	—	—	1	2	
Magengeschwür	—	2	—	—	—	2	—	—	—	—	—	2	
Akuter Darmkatarrh	5	1	3	1	—	—	2	—	—	—	5	1	
Periton. (ausschl. tuberc.)	¹¹)3	6	2	1	—	2	—	—	1	3	3	6	¹¹) traumat. 1†.
Typhlitis u. Perityphlitis	12	7	12	6	—	—	—	—	—	—	12	6	
Cirrhosis hepatis	¹²)8	—	6	—	—	—	1	—	1	—	8	—	¹²) Pleurit. tub. 1, Diabet. mellit. 1, P. 3.
Gallensteine	6	2	2	2	2	—	—	—	2	—	6	2	
Icterus	3	—	2	—	—	—	1	—	—	—	3	—	
Andere Krankheiten	4	¹³)4	1	2	3	1	—	—	—	1	4	4	¹³) Acute gelbe Leberatroph. 1†.
G. Krankh. d. Harn- und Geschlechtsorgane.	¹⁴)22	¹⁵)22	4	11	9	7	5	1	3	3	21	22	¹⁴) Nierenkrankh. 21 (3†), Cystitis 1.
H. Krkh. d. äuss. Bedeck.	5	2	1	1	1	1	3	—	—	—	5	2	¹⁵) Nierenkrankh. 14 (3†), Ren mobile 1, Endometr. 1, Parametr. 2, Perimetr. 2, Metrorrhag. 1, Blasen-Scheidenfistel 1.
J. Krh. d. Bewegungsorg.	¹⁶)11	¹⁷)9	5	7	1	2	5	—	—	—	11	9	¹⁶) Kyphose 2, Spondylit. 1, Rheum. art. chron. 2, Abscess des Psoas 1, Rheum. musc. 5.
K. Mech. Verletzungen.	1	1	—	—	—	—	1	—	—	—	1	1	¹⁷) Caput obstip. 1, Gelenkkrankh. 4.
IV. Andere Krankh.	5	1	3	1	—	—	—	—	—	—	3	1	
Summe der Behandelten	473	376	211	191	96	87	88	39	59	43	454	360	

4. Krankenbewegung in den stationären Kliniken für innere Krankheiten. Göttingen.

7. Göttingen.

| Krankheits-bezeichnungen | Behandelte | | Abgang | | | | | | | | Erläuterungen. Komplikationen. P. = Potator. Kr. I. = Infektion i. Krkhse. † = gestorben. |
| | | | geheilt | | gebessert | | ungeheilt | | gestorb. | | überhaupt | | |
	m.	w.	m.	w.	m.	w.	m.	w.	m.	w.	m.	w.	
I. Entwickelungskrankht.	[1]) 1	2	—	2	—	—	—	—	1	—	1	2	[1]) Atrophie 1†.
II. Infektions- u. allg. Krh.	254	144	93	67	38	29	93	40	26	6	250	142	
Scharlach u. Diphtherie	—	[2]) 1	—	1	—	—	—	—	—	—	—	1	[2]) Gelenkrheumatismus 1.
Rose	4	[3]) 5	4	5	—	—	—	—	—	—	4	5	[3]) Nephritis 1.
Diphtherie	32	48	22	40	1	1	7	6	2	1	32	48	
Puerperalfieber	—	1	—	1	—	—	—	—	—	—	—	1	
Unterleibstyphus	[4]) 7	7	6	6	—	—	—	1	1	—	7	6	[4]) Nephritis, Bronchitis 1†.
Influenza	3	1	3	1	—	—	—	—	—	—	3	1	
Ak. Gelenkrheumatismus	[5]) 18	5	12	4	6	1	—	—	—	—	18	5	[5]) Polyarthritis acuta 3, Pericarditis 6, Mitralinsuff. 4.
Blutarmut	3	[6]) 12	1	5	—	6	2	—	—	1	3	12	[6]) Morbus Basedowii 1†.
Leukämie	1	—	—	—	—	—	—	1	1	—	1	—	
Tier. Parasit. (exkl. Krätze)	[7]) 9	1	8	1	—	—	1	—	—	—	9	1	[7]) Taenia 8, Echinococcus 1.
Tuberculose	10	3	—	—	—	2	3	1	7	—	10	3	
Lungenschwindsucht	[8]) 86	[9]) 32	3	—	13	8	60	23	8	—	84	31	[8]) et laryng. 27, Epilepsie 1, Dilatatio cordis 1. [9]) et laryng. 5, Diphtherie 1, Psychose 1.
Peritonitis tuberculosa	2	1	1	—	—	—	1	1	—	—	2	1	
Haemoptoe	6	—	2	—	4	—	—	—	—	—	6	—	
Zuckerruhr	[10]) 4	3	—	1	2	2	—	—	1	1	4	3	[10]) Psychose 1†.
Neubildungen:													
Carcinom	[11]) 18	[12]) 8	—	—	5	2	7	3	5	3	17	8	[11]) ventriculi 4 (2†), oesoph. 8, pylori 2.
Lupus	[13]) 2	2	1	—	—	—	1	2	—	—	2	2	[12]) pulmon. 2†, hepatis 1†, uteri 1, allgemein 1.
Tumor in abdomine	3	1	1	—	—	—	2	1	—	—	3	1	[13]) Nase und Kehlkopf 1, Nase u. Gesicht 1.
Gonorrhoe	22	2	18	1	2	—	2	1	—	—	22	2	
Primäre Syphilis	14	3	10	—	2	3	1	—	—	—	13	3	
Konstitutionelle Syphilis	5	[14]) 5	—	1	2	3	2	1	1	—	5	5	[14]) Lues hepatis 1.
Intoxication	[15]) 1	[16]) 2	—	1	1	1	—	—	—	—	1	2	[15]) Bleiintoxication. [16]) Salzsäure.
Andere Krankheiten	[17]) 4	1	1	—	1	—	2	1	—	—	4	1	[17]) Diarrhoe der Kinder 2, Diabetes insipidus 1, Gicht 1.
III. Lokalisierte Krankh.	314	202	125	90	89	59	71	34	13	12	298	195	
A. Krankh. d. Nervensyst.	83	43	26	8	18	16	30	15	3	2	77	41	
Geisteskrankheiten	2	2	—	—	—	1	2	1	—	—	2	2	
Hirn- u. Hirnhautentzdg.	5	2	—	—	—	1	2	—	3	1	5	2	
Tumor cerebri	3	3	—	—	—	1	3	1	—	1	3	3	
Myelitis	—	[18]) 4	—	1	—	3	—	—	—	—	—	4	[18]) Diphtherie 1.
Sklerose	4	1	—	—	—	1	3	—	—	—	4	1	
Tabes dorsalis	[19]) 3	—	—	—	—	—	3	—	—	—	5	2	[19]) Progressive Paralyse 2.
Ischias	5	2	4	—	1	1	—	1	—	—	5	2	
Neuralgie	7	1	3	—	3	1	1	—	—	—	7	1	
Neuritis	3	—	1	—	1	—	—	—	—	—	2	—	
Paralysis	3	1	1	—	1	—	1	1	—	—	3	1	
Paresen	8	1	2	1	1	—	5	—	—	—	6	1	
Neurosen	2	—	—	1	—	1	—	—	—	—	2	—	
Chorea	[20]) 2	[20]) 1	2	—	—	1	—	—	—	—	2	1	[20]) Mitralinsuff. 1.
Epilepsie	2	4	1	—	—	4	1	—	—	—	2	4	
Hysterie	4	13	3	5	1	2	—	6	—	—	4	13	
Neurasthenie	17	1	7	—	7	—	2	1	—	—	16	1	
Andere Nervenkrankh.	13	7	3	1	1	1	7	4	—	—	11	6	

304 4. Krankenbewegung in den stationären Kliniken für innere Krankheiten. Göttingen.

Krankheits-bezeichnungen	Behandelte		Abgang								Erläuterungen. Komplikationen. P. = Potator. Kr. I. = Infektion i. Krkhse. † = gestorben.
			geheilt		gebessert		ungeheilt		gestorb.		überhaupt	
	m.	w.	m.	w.	m.	w.	m.	w.	m.	w.	m.	w.	
C. Krankheiten d. Augen.	—	1	—	—	—	—	—	1	—	—	—	1	
D. Krh. d. Atmungsorg.	58	29	19	16	26	7	6	3	2	2	53	28	
Kehlkopfkrankheiten	9	1)8	2	6	6	2	1	—	—	—	9	8	1) Tumor laryngis 1.
Bronchitis	14	7	5	3	6	2	1	2	—	—	12	7	
Lungenentzündung	5	6	2	5	—	1	—	—	2	—	4	6	
Brustfellentzündung	2)21	3)5	8	2	11	2	2	—	—	1	21	5	2) exsudativa 5, Diphtherie 1.
Emphysem	4)8	5)3	2	—	2	—	2	1	—	1	6	2	3) adhaesiva duplex 1†.
Andere Krankheiten	1	—	—	—	1	—	—	—	—	—	1	—	4) Nephritis 1, Myocarditis 1.
E. Krankheiten der Cirkulationsorgane.	32	24	5	1	11	8	10	8	5	5	31	22	5) Apoplexia sanguinia 1, Nephritis 1.
Herz- u. Herzbeutelentz.	2	4	—	1	1	—	—	1	1	2	2	4	
Dilat., Hypertroph. cord.	2	—	—	—	—	—	1	—	1	—	2	—	
Klappenfehler	6)22	7)17	4	—	8	7	6	5	3	3	21	15	6) Insuff. 2 (1†), Insuff. mitralis 9, (Chorea 1), aortae 2 (1†), et Stenose mitr. 1, Insuff. aortae et mitral. et Stenosis mitral. 2, Insuff. mitral. et aortae 1, Stenosis aortae et Insuff. aortae et mitralis 1, Stenosis aortae 1†, mitralis 1.
Vitium cord. oh. näh. Ang.	2	3	—	—	1	1	1	2	—	—	2	3	
Angina pectoris	1	—	—	—	1	—	—	—	—	—	1	—	
Pulsadergeschwulst	2	—	—	—	—	—	2	—	—	—	2	—	
Varices	1	—	1	—	—	—	—	—	—	—	1	—	
F. Krankheiten des Verdauungsapparats.	72	74	42	52	19	18	10	3	—	1	71	74	
Mandelentzündung	8	29	8	28	—	1	—	—	—	—	8	29	7) Insuff. 2†, mitralis 11 (1†), et Stenosis mitr. 1, Stenosis mitralis 3.
Krankh. der Speiseröhre	1	—	—	—	1	—	—	—	—	—	1	—	
Akuter Magenkatarrh	7	5	5	2	1	3	1	—	—	—	7	5	
Dyspepsie	17	5	11	5	6	—	—	—	—	—	17	5	
Chronisch. Magenkatarrh	3	8	—	3	3	3	—	2	—	—	3	8	
Dilatatio ventriculi	8	7	3	2	4	5	1	—	—	—	8	7	
Magengeschwür	4	8)7	2	7	—	—	2	—	—	—	4	7	8) Gelenkrheumat. 1.
Habituelle Verstopfung	2	1	2	1	—	—	—	—	—	—	2	1	
Periton. (ausschl. tuberc.)	6	5	3	2	1	3	2	—	—	—	6	5	
Typhlitis u. Perityphlitis	2	2	2	1	—	1	—	—	—	—	2	2	
Hernien, eingeklemmte	1	1	—	—	—	—	1	1	—	—	1	1	
Innerer Darmverschluss	—	1	—	—	—	—	—	—	—	1	—	1	
Cirrhosis hepatis	1	—	—	—	—	1	—	—	—	—	1	—	
Gallensteine	—	2	—	1	—	1	—	—	—	—	—	2	
Icterus	2	1	—	—	—	1	2	—	—	—	2	1	
Milztumor	1	—	—	—	—	—	1	—	—	—	1	—	
Andere Krankheiten	9	—	6	—	2	—	—	—	—	—	8	—	
G. Krankh. d. Harn- und Geschlechtsorgane.	9)33	10)15	8	4	11	4	8	3	3	2	30	13	9) Nierenkrankh. 19 (3†), Morb. Addisonii 1, Cystitis 10, Tumor vesicae 1, Tubercul. testis 1. 10) Pyelonephritis 1†, Ren mobile 3, Cystitis 2. Dysurie 2.
H. Krkh. d. äuss. Bedeck.	11)24	12)8	20	5	1	3	3	—	—	—	24	8	11) Scabies 1, Psoriasis 5, Phlegmone 3. 12) Scabies 2, Psoriasis 1.
J. Krh. d. Bewegungsorg.	13)10	14)8	4	4	3	3	3	1	—	—	10	8	13) Kyphoscoliosis 1, Arthritis deformans 1, Genua valga 1, chron. Gelenkrheumatismus 3.
K. Mech. Verletzungen.	15)2	—	1	—	—	—	1	—	—	—	2	—	14) Chron. Gelenkrheum. 6. 15) Commotio cerebri 1.
IV. Andere Krankheiten.	8	1	8	1	—	—	—	—	—	—	8	1	
Summe der Behandelten	577	349	226	160	127	88	164	74	40	18	557	340	

4. Krankenbewegung in den stationären Kliniken für innere Krankheiten. Greifswald.

Krankheits-bezeichnungen	Behandelte		Abgang								Erläuterungen. Komplikationen. P. = Potator. Kr. I. = Infektion i. Krkhse. † = gestorben.
			geheilt		gebessert		ungeheilt		gestorb.		überhaupt	
	m.	w.	m.	w.	m.	w.	m.	w.	m.	w.	m.	w.

8. Greifswald.

Krankheit	m.	w.	m.	w.	m.	w.	m.	w.	m.	w.	m.	w.	Erläuterungen
I. Entwickelungskrankht.	2	4	—	—	1	—	—	2	1	2	2	4	
II. Infektions- u. allg. Krh.	285	189	94	87	122	57	32	18	26	18	274	180	
Scharlach	3	2	—	2	—	—	2	—	1	—	3	2	
Scharlach u. Diphtherie	1	1	—	—	—	—	—	1	1	—	1	1	
Diphtherie	¹)13	²)27	7	22	1	—	1	2	2	2	11	26	¹) Nephr. et Enteritis 1 (†).
Gastrisches Fieber	1	2	1	2	—	—	—	—	—	—	1	2	²) Bronchitis 1 †, Myocarditis 1 †.
Unterleibstyphus	³)33	16	30	13	—	1	—	—	1	1	31	15	³) Psoriasis 1.
Wechselfieber	1	—	1	—	—	—	—	—	—	—	1	—	
Ruhr	1	—	—	—	—	—	—	—	1	—	1	—	
Diarrhoe der Kinder	1	⁴)1	1	—	—	—	—	—	—	1	1	1	⁴) Bronchitis 1.
Influenza	—	2	—	1	—	1	—	—	—	—	—	2	
Ak. Gelenkrheumatismus	⁵)13	⁶)9	11	6	—	3	—	—	—	—	11	9	⁵) Pleuritis sicca 1, Pericarditis et Pleuritis 1.
Blutarmut	7	13	6	5	—	6	—	—	1	—	7	11	⁶) Pleuritis sicca 1, Insuff. mitralis 1.
Leukämie	2	2	—	—	1	2	1	—	—	—	2	2	
Tier. Parasit. (exkl. Krätze)	⁷)4	⁷)1	4	1	—	—	—	—	—	—	4	1	⁷) Taenia.
Tuberculose	4	2	—	—	—	—	1	1	3	—	4	1	
Lungenschwindsucht	⁸)112	⁹)47	—	—	80	28	19	9	9	6	108	43	⁸) et laryng. 26, Diabetes insip. 2, Lupus faciei 1, Scarlatina 1.
Rachitis	—	3	—	1	—	1	—	1	—	—	—	3	
Zuckerruhr	2	1	—	—	—	1	1	—	1	—	2	1	⁹) et laryng. 6, Insuff. valv. mitralis 1.
Diabetes insipidus	1	—	—	—	1	—	—	—	—	—	1	—	
Gicht	—	1	—	—	—	1	—	—	—	—	—	1	
Neubildungen:													
Carcinom	¹⁰)15	¹¹)14	—	—	9	5	3	3	3	6	15	14	¹⁰) ventriculi 9 (3 †), laryngis 1, recti 1, ventriculi et laryngis 1, pylori 2.
Lupus	—	2	—	1	—	1	—	—	—	—	—	2	
Tumor	¹²)3	¹³)5	—	—	1	3	1	1	1	1	3	5	¹¹) ventriculi 8, et hepatis 3 †, uteri 1.
Gonorrhoe	27	24	14	22	11	1	2	—	—	—	27	23	¹²) hepatis 2 (1 †), in abdomine 1.
Primäre Syphilis	4	2	1	2	3	—	—	—	—	—	4	2	¹³) in abdomine 1.
Konstitutionelle Syphilis	¹⁴)23	11	8	9	13	2	1	—	—	—	22	11	¹⁴) Luetische Perforation des Gaumens 1, Lues des Rachens 1 u. Kehlkopfs 1, Myositis gummosa 1.
Alkoholismus	¹⁵)11	1	7	—	2	—	—	—	2	1	11	1	
Bleiintoxication	2	—	2	—	—	—	—	—	—	—	2	—	
Morphinismus	1	—	1	—	—	—	—	—	—	—	1	—	
III. Lokalisierte Krankh.	549	307	276	165	188	82	33	39	26	8	523	294	¹⁵) Pneumonia 1 †, Ulcus durum et Phimosis 1, Gonnorrhoea 1.
A. Krankh. d. Nervensyst.	72	62	15	16	36	30	13	12	3	3	67	61	
Apoplexia cerebri	¹⁶)9	2	—	—	7	2	—	—	2	—	9	2	¹⁶) Vitium cordis 1 †, Arteriosclerose 1 †.
Geisteskrankheiten	—	1	—	—	—	—	1	2	—	—	1	2	
Hirn- u. Hirnhautentzdg.	—	1	—	—	—	—	—	—	—	1	—	1	
Tumor cerebri	4	2	—	—	—	1	3	1	1	—	4	2	
Sklerose	—	1	—	—	—	1	—	—	—	—	—	1	
Tabes dorsalis	8	—	—	—	5	—	2	—	—	—	7	—	
Ischias	12	5	5	2	4	2	1	1	—	—	10	5	
Neuralgie	2	4	1	1	—	2	—	1	—	—	1	4	
Hemiplegia	¹⁷)2	1	—	—	1	—	1	1	—	1	2	1	¹⁷) Kerato-Iritis 1.
Paralysis	2	1	—	1	—	1	—	1	1	—	2	1	
Paresen	7	2	1	1	5	1	1	—	—	—	7	2	

4. Krankenbewegung in den stationären Kliniken für innere Krankheiten. Greifswald.

Krankheits-bezeichnungen	Behandelte		Abgang										Erläuterungen. Komplikationen. P. = Potator. Kr. I. = Infektion i. Krkhse. † = gestorben.
			geheilt		gebessert		ungeheilt		gestorb.		überhaupt		
	m.	w.	m.	w.	m.	w.	m.	w.	m.	w.	m.	w.	
Chorea	1	3	1	1	—	1	—	—	—	1	1	3	
Epilepsie	1	—	—	—	1	—	—	—	—	—	1	—	
Hysterie	1	27	—	8	1	14	—	5	—	—	1	27	
Neurasthenie	18	6	6	1	10	4	2	1	—	—	18	6	
Morbus Basedowii	—	3	—	—	—	2	—	—	—	—	—	2	
Andere Nervenkrankh.	4	2	1	2	1	—	1	—	—	—	3	2	
B. Krankheiten d. Ohres.	—	1	—	—	—	1	—	—	—	—	—	1	
C. Krankheiten d. Augen.	1	—	1	—	—	—	—	—	—	—	1	—	
D. Krh. d. Atmungsorg.	140	33	63	14	53	10	6	5	11	1	133	30	
Krankheiten der Nase	1	2	—	1	1	1	—	—	—	—	1	2	
Croup	2	—	2	—	—	—	—	—	—	—	2	—	1) Stenosis laryngis 2.
Andere Kehlkopfkrankh.	1)17	5	8	1	7	1	2	2	—	—	17	4	
Bronchitis	18	9	12	5	6	4	—	—	—	—	18	9	
Bronchialkatarrh	17	1	1	—	10	—	2	1	4	—	17	1	2) P. 1†.
Lungenentzündung	2)41	4	28	3	3	—	1	—	6	1	38	4	3) exsudat. 16.
Brustfellentzündung	3)33	4)10	11	2	17	4	1	2	1	—	30	8	4) exsudat. 4.
Emphysem	7	1	—	1	6	—	—	—	—	—	6	1	
Andere Krankheiten	4	1	1	1	3	—	—	—	—	—	4	1	5) Insufficientia 1†. mitr. 11 (1†), et Stenos. mitr. 1†, Insuff. aortae 2, et Stenos. aortae 1, Klappenfehler 3 (1†), Palpitatio cordis 3, Aneurysma 1.
E. Krankheiten der Cirkulationsorgane.	5)25	6)15	2	1	18	6	—	4	4	3	24	14	
F. Krankheiten des Verdauungsapparats.	113	59	70	42	34	13	3	2	3	1	110	58	6) Myocarditis chron. 1, Insuff. 1, mitralis 9 (2†), et Stenosis aortae 1†, Tuberc. pulm. 1, Vitium congenitale 1.
Mandelentzündung	17	11	16	11	1	—	—	—	—	—	17	11	
Krankh. der Speiseröhre	7)2	8)1	—	—	2	—	—	1	—	—	2	1	7) Divertikel 1, Strictur 1.
Akuter Magenkatarrh	16	9	15	8	1	1	—	—	—	—	16	9	8) Stenose 1.
Chron. Magenkatarrh	25	9)12	12	5	12	4	—	1	—	1	24	11	9) Melancholia agitata 1†.
Magengeschwür	—	13	—	10	—	3	—	—	—	—	—	13	10) Darm-Harnblasenfistel 1†.
Akuter Darmkatarrh	8	2	5	2	2	—	—	—	—	—	7	2	
Chronisch. Darmkatarrh	10)5	—	1	—	3	—	—	1	—	—	5	—	11) Hydrocele tunicae vaginalis 1.
Habituelle Verstopfung	4	3	2	—	2	3	—	—	—	—	4	3	12) Milzkrankh. 1, Schnürleber 1.
Periton. (ausschl. tuberc.)	2	—	2	—	—	—	—	—	—	—	2	—	13) Nephritis parenchymat. 6, interstitialis 11, Infarkt 1, Cystitis 19, Strictura urethrae 3, Krankh. d. Prostata 3.
Typhlitis u. Perityphlitis	11	5	8	5	2	—	—	—	—	—	10	5	
Hepatitis interstit.	9	—	—	—	5	—	2	—	2	—	9	—	
Cirrhosis hepatis	3	—	—	—	3	—	—	—	—	—	3	—	
Gallensteine	2	1	2	—	—	1	—	—	—	—	2	1	
Icterus	3	—	3	—	—	—	—	—	—	—	3	—	14) Nephr. parenchym. 2, interstitialis 9, Wanderniere 4, Nephr. scarlat. 1, Blasenkrankh. 2, Prolapsus uteri 1, Cervicalcatarrh 37, Scheidenkrankh. 5.
Andere Krankheiten	11)6	12)2	4	1	1	1	—	—	—	—	6	2	
G. Krankh. d. Harn- und Geschlechtsorgane.	13)49	14)68	8	45	22	9	6	8	4	—	40	62	15) Scabies 73, Pemphigus malignus 1†, Phlegmone 1.
H. Krkh. d. äuss. Bedeck.	15)98	16)49	87	43	7	5	3	1	1	—	98	49	16) Scabies 39.

4. Krankenbewegung in den stationären Kliniken für innere Krankheiten. Halle.

Krankheits-bezeichnungen	Behandelte		Abgang								Erläuterungen. Komplikationen. P. = Potator. Kr.I. = Infektion i. Krkhse. † = gestorben.
			geheilt		gebessert		ungeheilt		gestorb.		überhaupt	
	m.	w.	m.	w.	m.	w.	m.	w.	m.	w.	m.	w.	
J. Krh. d. Bewegungsorg.	¹)49	²)19	28	3	18	8	2	7	—	—	48	18	¹) Gelenkkrankh.17, Muskel- u.Sehnenkrankh.30.
K. Mech. Verletzungen.	2	1	2	1	—	—	—	—	—	—	2	1	²) Gelenkkrankh. 14.
IV. Andere Krankheiten.	8	16	8	13	—	1	—	1	—	1	8	16	
Summe der Behandelten	844	516	378	265	311	140	65	60	53	29	807	494	

9. Halle.

	Behandelte m.	w.	geheilt m.	w.	gebessert m.	w.	ungeheilt m.	w.	gestorb. m.	w.	überhaupt m.	w.	Erläuterungen.
I. Entwickelungskrankht.	3	—	—	—	—	—	—	—	—	—	2	—	2	—
II. Infektions- u. allg. Krh.	378	317	109	177	151	81	31	21	70	23	361	302	
Scharlach	³)2	11	1	11	1	—	—	—	—	—	2	11	³) Nephritis 1.
Masern und Röteln	3	2	3	2	—	—	—	—	—	—	3	2	
Rose	5	6	5	5	—	—	—	—	—	1	5	6	
Diphtherie	4	3	3	2	—	—	1	1	—	—	4	3	
Keuchhusten	1	1	1	1	—	—	—	—	—	—	1	1	
Gastrisches Fieber	4	—	4	—	—	—	—	—	—	—	4	—	
Unterleibstyphus	45	26	36	21	—	1	—	1	6	1	42	24	
Wechselfieber	2	1	2	1	—	—	—	—	—	—	2	1	
Diarrhoe der Kinder	⁴)1	1	—	1	—	—	—	—	1	—	1	1	⁴) Furunculosis 1†.
Influenza	5	—	3	—	—	—	—	—	—	—	3	—	
Ak. Gelenkrheumatismus	10	6	7	6	3	—	—	—	—	—	10	6	
Blutarmut	1	⁵)31	—	21	—	8	—	—	—	1	—	30	⁵) Perniciöse Anaemie 1†.
Leukämie	3	1	—	—	—	—	1	—	2	1	3	1	
Pyämie	2	—	—	—	—	—	—	—	2	1	2	1	
Tierische Parasiten	⁶)2	—	1	—	—	—	1	—	—	—	2	—	⁶) Echinococcus hepatis 1.
Tuberculose	⁷)12	4	—	—	5	—	1	1	5	3	11	4	⁷) P. 1.
Lungenschwindsucht	⁸)120	⁹)55	1	4	76	31	8	6	27	8	112	49	⁸) et laryng. 21 (1 Conjunctivitis sarcomatosa), Diabetes 1.
Meningitis tuberculosa	1	1	—	—	—	—	—	—	1	1	1	1	⁹) et laryng. 11.
Peritonitis tuberculosa	1	1	—	—	—	—	—	—	1	1	1	1	
Miliartuberculose	1	1	—	—	—	—	—	—	1	1	1	1	
Scrophulosis	1	1	—	—	1	1	—	—	—	—	1	1	
Zuckerruhr	¹⁰)3	—	—	—	1	—	—	—	2	—	3	—	¹⁰) Pericarditis 1.
Skorbut	1	—	1	—	—	—	—	—	—	—	1	—	¹¹) ventriculi 14, oesophagi 17, hepatis 4, laryngis 3, recti 1, pelvis 1, allgemeine Carcinose 1.
Gicht	1	2	—	—	1	2	—	—	—	—	1	2	
Neubildungen:													
Carcinom	¹¹)41	¹²)12	—	—	14	4	9	6	17	2	40	12	¹²) ventriculi 7, oesophagi 2, hepatis 1, Gallenblase 1†, uteri 1.
Sarcom	1	—	—	—	—	1	—	—	1	—	1	—	
Lupus	4	13	1	2	2	11	—	—	—	—	4	13	
Tumores	4	¹³)5	—	1	—	3	4	1	—	—	4	5	¹³) in abdomin.
Gonorrhoe	27	44	16	33	11	8	—	1	—	—	27	42	
Primäre Syphilis	7	21	2	18	4	2	1	1	—	—	7	21	
Konstitutionelle Syphilis	37	¹⁴)64	9	48	27	9	1	3	—	1	37	61	¹⁴) Lues hereditaria 1†.
Alkoholismus	10	—	5	—	3	—	1	—	1	—	10	—	¹⁵) Cloakengas 2 (1†), Chlorkalk 2 (1†), Cyankali 1, Leuchtgas 1, Schwefelsäure 2 †.
Bleiintoxication	6	—	5	—	1	—	—	—	—	—	6	—	
Morphinismus	2	—	—	—	1	—	1	—	—	—	2	—	
Andere Intoxicationen	¹⁵)8	¹⁶)3	3	—	—	—	1	—	4	2	7	3	¹⁶) Schwefelsäure 2 (1†).

4. Krankenbewegung in den stationären Kliniken für innere Krankheiten. Halle.

Krankheits-bezeichnungen	Behandelte		geheilt		gebessert		ungeheilt		gestorb.		überhaupt		Erläuterungen. Komplikationen. P. = Potator. Kr. I. = Infektion i. Krkhse. † = gestorben.
	m.	w.	m.	w.	m.	w.	m.	w.	m.	w.	m.	w.	
III. Lokalisierte Krankh.	605	331	320	234	158	59	37	6	56	22	571	321	
A. Krankh. d. Nervensyst.	64	62	23	52	19	6	7	—	6	4	55	62	
Apoplexia cerebri	3	—	—	—	1	—	1	—	1	—	3	—	
Geisteskrankheiten	5	2	2	2	1	—	—	—	1	—	4	2	
Hirn- u. Hirnhautentzdg.	—	1	—	—	—	—	—	—	—	1	—	1	
Tumor cerebri	3	4	—	—	1	1	1	—	—	3	2	4	
Myelitis	2	—	—	—	—	—	—	—	2	—	2	—	
Sklerose	1	1	—	—	—	1	—	—	—	—	—	1	
Tabes dorsalis	4	—	—	—	1	—	1	—	1	—	3	—	
Ischias	11	1	4	1	4	—	1	—	—	—	9	1	
Neuralgie	4	2	—	2	4	—	—	—	—	—	4	2	
Hemiplegia	2	1	—	—	2	1	—	—	—	—	2	1	
Paralysis	6	1	5	—	—	1	1	—	—	—	6	1	
Paresen	4	[1])1	1	—	2	1	1	—	—	—	4	1	[1]) Influenza.
Chorea	1	1	1	1	—	—	—	—	—	—	1	1	
Epilepsie	5	—	2	—	—	—	1	—	—	—	3	—	
Hysterie	4	40	3	40	—	—	—	—	—	—	3	40	
Morbus Basedowii	—	1	—	1	—	—	—	—	—	—	—	1	
Trismus und Tetanus	1	1	—	1	—	—	—	—	1	—	1	·1	
Andere Krankheiten	8	5	5	4	2	1	1	—	—	—	8	5	
B. Krankh. d. Ohres.	2	—	—	—	1	—	1	—	—	—	2	—	
C. Krankh. der Augen.	1	—	—	—	1	—	—	—	—	—	1	—	
D. Krh. d. Atmungsorg.	132	33	63	11	47	17	5	1	12	2	127	31	
Krh. d. Nase u. d. Adnexa	4	1	2	1	—	—	2	—	—	—	4	1	
Kehlkopfkrankheiten	16	5	7	2	7	3	1	—	—	—	15	5	
Bronchitis	12	3	7	3	4	—	—	—	—	—	11	3	
Bronchialkatarrh	9	2	4	1	4	1	1	—	—	—	9	2	
Bronchiektasie	1	—	—	—	—	—	—	—	1	—	1	—	
Lungenentzündung	[2])30	5	24	2	—	2	—	—	5	1	29	5	[2]) crouposa 4, P. 2 (1 †), Typhus 1.
Brustfellentzündung	[3])46	[4])14	19	2	20	9	—	1	6	1	45	13	[3]) Pleuritis exsudativa 21, sicca 2, Pericarditis 1†, Erysipelas migrans 1, P. 1†.
Emphysem	14	3	—	—	12	2	1	—	—	—	13	2	
E. Krankheiten der Circulationsorgane.	52	22	7	3	19	8	5	1	18	7	49	19	[4]) Pleuritis exsud. 4, Hydrothorax 1.
Herz- u. Herzbeutelentz.	5	4	2	1	—	1	—	—	3	2	5	4	[5]) Insuff. 2 (1†), mitralis 6 (2†), et Stenosis mitr. 2 (1†), Stenosis mitr. 1.
Dilat., Hypertroph. cord.	5	—	—	—	1	—	—	—	3	—	4	—	
Klappenfehler	[5])13	[6])11	2	—	4	5	1	—	4	4	11	9	[6]) Insuff. mitralis 7 (1†), et Stenose 1, Insuff. aortae 1†, Stenosis mitralis 2†.
Vitium cord. o. näh. Ang.	19	3	—	1	11	1	1	—	7	—	19	2	
Palpitatio cordis	2	—	1	—	1	—	—	—	—	—	2	—	
Pulsadergeschwulst	2	1	—	—	1	—	1	—	—	1	2	1	
Brand der Alten	1	—	—	—	—	—	—	—	1	—	1	—	
Venenentzündung	—	2	—	1	—	1	—	—	—	—	—	2	
Lymphgf.- u. Drüsenentz.	5	1	2	—	1	—	2	1	—	—	5	1	

4. Krankenbewegung in den stationären Kliniken für innere Krankheiten. Kiel.

Krankheits-bezeichnungen	Behandelte		Abgang									Erläuterungen. Komplikationen. P. = Potator. Kr. I. = Infektion i. Krkhse. † = gestorben.
			geheilt		gebessert		ungeheilt		gestorb.		überhaupt	
	m.	w.	m.	w.	m.	w.	m.	w.	m.	w.	m.	w.	
F. Krankheiten des Verdauungsapparats.	121	94	75	78	27	7	7	1	11	7	120	93	
Mandelentzündung	12	46	12	46	—	—	—	—	—	—	12	46	
Krankh. der Speiseröhre	2	—	—	—	2	—	—	—	—	—	2	—	
Akuter Magenkatarrh	18	21	15	21	1	—	1	—	—	—	17	21	
Chron. Magenkatarrh	12	2	2	1	9	1	1	—	—	—	12	2	
Magengeschwür	10	6	5	2	4	3	1	—	—	1	10	6	
Akuter Darmkatarrh	24	2	19	2	5	—	—	—	—	—	24	2	
Chronisch. Darmkatarrh	4	7	3	2	—	3	—	1	1	1	4	7	
Habituelle Verstopfung	10	1	9	1	1	—	—	—	—	—	10	1	
Periton. (ausschl. tuberc.)	9	7	3	1	—	—	2	—	4	5	9	6	
Innerer Darmverschluss	1)5	—	1	—	—	—	—	—	4	—	5	—	1) Tumor recti 1†, Volvulus et Incarceratio retroperitonealis 1†.
Cirrhosis hepatis	3	—	1	—	—	—	—	—	2	—	3	—	
Gallensteine	1	—	1	—	—	—	—	—	—	—	1	—	
Icterus	4	—	4	—	—	—	—	—	—	—	4	—	
Andere Krankheiten	7	2	—	2	5	—	2	—	—	—	7	2	
G. Krankh. d. Harn- und Geschlechtsorgane.	2)50	3)14	9	3	22	8	8	1	8	2	47	14	2) Nierenkrankh. 22 (8†), Pyelitis 1, Blasenkrankh. 14, Prostataerkrankung 5, Strictura urethrae 5, Orchitis 3.
H. Krkh. d. äuss. Bedeck.	4)97	5)68	88	57	5	9	—	1	1	—	94	67	3) Nierenkrankh. 7 (2†).
J. Krh. d. Bewegungsorg.	6)69	7)34	43	26	14	4	3	1	—	—	60	31	4) Krätze 69. Pruritus 4, Psoriasis 3, Sycosis 4, Eczema totale 1†.
K. Mech. Verletzungen.	8)17	4	12	4	3	—	1	—	—	—	16	4	5) Krätze 46, Psoriasis 6.
IV. Andere Krankheiten.	15	3	14	3	—	—	—	—	—	—	14	3	6) Gelenkrheum. 25.
													7) Gelenkrheum. 26.
Summe der Behandelten	1001	651	443	414	309	140	68	27	128	45	948	626	8) Comb. acidi sulfuris 1.

10. Kiel.

	Behandelte		geheilt		gebessert		ungeheilt		gestorb.		überhaupt		Erläuterungen.
	m.	w.	m.	w.	m.	w.	m.	w.	m.	w.	m.	w.	
I. Entwickelungskrankh.	—	1	—	1	—	—	—	—	—	—	—	1	
II. Infektions- u. allg. Krh.	486	226	257	122	106	31	37	12	86	61	486	226	
Scharlach	9)5	7	5	7	—	—	—	—	—	—	5	7	9) Nephritis 1.
Masern und Röteln	7	3	7	3	—	—	—	—	—	—	7	3	10) Lupus faciei 1.
Rose	10)8	11)4	8	3	—	—	—	1	—	—	8	4	11) Pneumonie 1†.
Diphtherie	12)140	13)110	87	58	—	2	—	—	53	50	140	110	12) Varicellen 1, Lues 2 (1†) Typhus abdomin. 1† Tracheotomia superior 54 (39†).
Puerperalfieber	—	1	—	1	—	—	—	—	—	—	—	1	
Unterleibstyphus	35	15	34	14	1	—	—	—	—	1	35	15	13) Morbilli 2†, Tubercul. peritonei 1†, Epilepsie 1†, Tracheotomia superior 30 (22†).
Wechselfieber	14	—	13	—	1	—	—	—	—	—	14	—	
Influenza	6	—	6	—	—	—	—	—	—	—	6	—	
Ak. Gelenkrheumatismus	14	1	8	1	6	—	—	—	—	—	14	1	
Blutarmut	2	14)15	—	2	2	11	—	1	—	1	2	15	14) Perniciöse Anaemie 1†.
Leukämie	1	—	—	—	—	—	1	—	—	—	1	—	
Pyämie	1	—	—	—	—	—	—	—	1	—	1	—	15) Taenia.
Tierische Parasiten	15)3	2	3	2	—	—	—	—	—	—	3	2	16) et laryngis 2 (1†), Tumor cerebri 1, Diabetes mell. 2.
Tuberculose	8	2	—	—	—	1	4	—	4	—	8	2	
Lungenschwindsucht	16)69	17)20	2	1	41	11	11	8	15	—	69	20	17) et laryngis 3 (1 Iritis syphil.).
Meningitis tuberculosa	2	2	—	—	—	—	1	—	2	2	2	2	

4. Krankenbewegung in den stationären Kliniken für innere Krankheiten. Kiel.

Krankheits-bezeichnungen	Behandelte		Abgang									Erläuterungen. Komplikationen. P. = Potator. Kr.I.= Infektion i. Krkhse. † = gestorben.
			geheilt		gebessert		ungeheilt		gestorb.		überhaupt		
	m.	w.	m.	w.	m.	w.	m.	w.	m.	w.	m.	w.	
Peritonitis tuberculosa	1	1	—	—	1	—	—	—	—	1	1	1	
Miliartuberculose	1	1	—	—	—	—	—	—	1	1	1	1	
Haemoptoe	1	—	1	—	—	—	—	—	—	—	1	—	
Rachitis u. Scroph.	—	2	—	—	—	1	—	1	—	—	—	2	
Zuckerruhr	1	—	—	—	—	1	—	—	—	—	1	—	
Neubildungen:													
Carcinom	¹)18	²)3	—	—	3	—	8	—	7	3	18	3	¹) ventriculi 8 (4†), oesophagi 2 (1†), vesicae 1†, hepatis 1, d. Hoden u. d. Retroperitonealdrüs. 1†, peritonei 1, cardiae 1, maxillae sup. 1.
Sarcom	³)1	—	—	—	—	—	1	—	—	—	1	—	
Lupus	1	2	—	1	1	1	—	—	—	—	1	2	
Tumores	⁴)2	—	—	—	—	—	2	—	—	—	2	—	
Gonorrhoe	⁵)59	1	34	1	21	—	4	—	—	—	59	1	
Primäre Syphilis	24	5	20	4	3	—	1	1	—	—	24	5	²) oesophagi 1†, coli 1†, intestini 1†.
Konstitutionelle Syphilis	23	29	16	24	4	3	2	—	1	2	23	29	³) Lymphosarcom.
Alkoholismus	35	—	12	—	19	—	2	—	2	—	35	—	⁴) pelvis 1, im Mediastinalraum 1.
Bleiintoxication	3	—	—	—	2	—	1	—	—	—	3	—	
Andere Intoxicationen	⁶)1	—	1	—	—	—	—	—	—	—	1	—	⁵) Epididymitis 23, Balanitis et Phimosis 3, Ulcera ad praeputium 1, Condylomata 3.
III. Lokalisierte Krankh.	877	333	643	242	153	58	49	20	31	13	876	333	
A. Krankh.d.Nervensyst.	106	51	22	17	59	19	19	11	6	4	106	51	⁶) durch Löthwasser.
Apoplexia cerebri	—	3	—	—	—	—	—	—	3	—	—	3	
Geisteskrankheiten	13	11	2	1	8	5	3	5	—	—	13	11	
Hirn- u. Hirnhautentzdg.	11	3	—	1	8	2	2	—	—	1	11	3	
Tumor cerebri	⁷)3	—	—	—	1	—	1	—	1	—	3	—	⁷) Nephritis 1†.
Myelitis	4	1	1	—	1	—	2	—	—	1	4	1	
Sklerose	4	1	—	—	3	1	1	—	—	—	4	1	
Tabes dorsalis	5	2	1	—	4	—	—	1	—	—	5	2	
Ischias	10	4	4	1	6	2	—	1	—	—	10	4	
Neuralgie	3	6	1	4	1	2	1	—	—	—	3	6	
Hemiplegia	4	—	—	—	1	—	1	—	2	—	4	—	
Paralysis	6	1	—	—	1	—	3	1	2	—	6	1	
Paresen	8	3	3	2	4	1	1	—	—	—	8	3	
Neurosen	4	2	1	1	—	1	3	—	—	—	4	2	
Epilepsie	⁸)11	—	—	—	9	—	1	—	1	—	11	—	⁸) P. 1.
Hysterie	2	6	1	3	1	1	—	2	—	—	2	6	
Neurasthenie	9	—	—	3	6	—	—	—	—	—	9	—	
Morbus Basedowii	—	2	—	—	—	2	—	—	—	—	—	2	
Trismus und Tetanus	1	—	1	—	—	—	—	—	—	—	1	—	
Andere Nervenkrankh.	8	6	4	4	4	1	—	1	—	—	8	6	
B. Krankheiten des Ohres.	2	—	—	—	—	—	2	—	—	—	2	—	
D. Krh. d. Atmungsorg.	143	33	88	25	38	5	4	3	12	—	142	33	⁹) Laryngitis acuta 9, Papillomata 1, Tumor 1.
Krankheiten der Nase	3	1	3	1	—	—	—	—	—	—	3	1	¹⁰) Laryngitis 2, et Oedem. 1, Larynxstenose et Keuchhust. 1 (Tracheotomie).
Kehlkopfkrankheiten	⁹)11	¹⁰)4	4	4	4	—	3	—	—	—	11	4	
Bronchitis	15	5	10	4	5	1	—	—	—	—	15	5	
Bronchialkatarrh	5	5	3	4	2	1	—	—	—	—	5	5	¹¹) Gangraena pulmon. 1†, P. 1 †, Lungenabscess 3.
Lungenentzündung	¹¹)77	10	58	8	7	—	—	2	11	—	76	10	¹²) Resectio costae.
Brustfellentzündung	¹²)13	¹³)4	8	4	4	—	1	—	—	—	13	4	¹³) Pericarditis 1, Thoracotomie 2.
Emphysem	¹⁴)19	3	2	—	16	3	—	—	1	—	19	3	¹⁴) Meningitis 1, Paraesthesien 1.
Kropf	—	1	—	—	—	—	—	1	—	—	—	1	

4. Krankenbewegung in den stationären Kliniken für innere Krankheiten. Königsberg.

Krankheits-bezeichnungen	Behandelte		Abgang										Erläuterungen. Komplikationen. P. = Potator. Kr. I. = Infektion i. Krkhse. † = gestorben.
			geheilt		gebessert		ungeheilt		gestorb.		überhaupt		
	m.	w.	m.	w.	m.	w.	m.	w.	m.	w.	m.	w.	
E. Krankheiten der Cirkulationsorgane.	24	12	7	1	9	3	3	1	5	7	24	12	
Herz- u. Herzbeutelentz.	[1]10	[2]3	1	—	5	—	1	—	3	3	10	3	[1]) Endocarditis 2 (1 †), Myocarditis 5 (1†), Pericarditis 3 (1†).
Klappenfehler	[3]6	[4]4	2	—	2	2	—	1	2	1	6	4	[2]) Endocarditis 2, Myocarditis 1.
Vitium cord. o. näh. Ang.	2	4	—	—	1	1	1	—	—	3	2	4	[3]) Insuff. mitral. 4 (2†), Insuff. et Stenosis aortae 1, Fatigatio cordis 1.
Palpitatio cordis	1	—	1	—	—	—	—	—	—	—	1	—	[4]) Stenose et Insuff. mitr. 2 (1†), Insuff. aortae et mitral.1. Stenos.mitr.1.
Angina pectoris	2	—	2	—	—	—	—	—	—	—	2	—	[5]) Mastitis adulescentium 1.
Venenentzündung	1	1	—	1	—	—	—	—	1	—	1	1	
Lymphgf.- u.Drüsenentz.	[5]2	—	1	—	1	—	—	—	—	—	2	—	
F. Krankheiten des Verdauungsapparats.	105	64	74	41	24	20	5	2	2	1	105	64	
Zungenentzündung	2	—	1	—	—	—	1	—	—	—	2	—	
Mandelentzündung	41	22	39	20	2	1	—	—	—	1	41	22	
Krankh. der Speiseröhre	[6]5	2	—	2	3	—	2	—	—	—	5	2	[6]) Magenfistel 1, Stenos. 4
Akuter Magenkatarrh	4	5	3	3	1	2	—	—	—	—	4	5	
Chron. Magenkatarrh	[7]4	—	—	3	—	1	—	—	—	—	4	—	[7]) Epilepsie 1.
Ectasia u. Dilat. ventric.	[8]9	13	1	1	8	11	—	1	—	—	9	13	[8]) Emphysem 1.
Magenkrampf	—	1	—	—	—	1	—	—	—	—	—	1	
Magengeschwür	2	4	1	3	—	1	1	—	—	—	2	4	
Akuter Darmkatarrh	11	4	10	3	1	—	—	1	—	—	11	4	
Chronisch. Darmkatarrh	6	1	3	—	3	1	—	—	—	—	6	1	
Habituelle Verstopfung	[9]8	2	8	2	—	—	—	—	—	—	8	2	[9]) Neurasthenie 1.
Periton. (ausschl.tuberc.)	5	1	2	—	1	1	—	—	2	—	5	1	
Typhlitis u. Perityphlitis	1	8	—	7	—	1	1	—	—	—	1	8	[10]) Nephritis 10 (6†, P. 1). Pyelonephritis et multiple Sklerose 1, Cystitis 9, Neoplasma vesicae 1, Prostatahypertrophia et Diabetes orchitis 4.
Innerer Darmverschluss	1	—	1	—	—	—	—	—	—	—	1	—	
Gallensteine	1	—	—	—	—	1	—	—	—	—	1	—	
Icterus	5	1	2	—	3	1	—	—	—	—	5	1	
G. Krankh. d. Harn- und Geschlechtsorgane.	[10]29	[11]11	8	7	6	2	9	1	6	1	29	11	[11]) Nephritis 1†, Pyelitis 1, Endometritis 1, Parametritis 4, Vaginitis 3.
H. Krkh. d. äuss. Bedeck.	[12]419	[13]147	409	143	7	3	3	1	—	—	419	147	[12]) Krätze 377, Phlegmone 2, Psoriasis 4, Pruritus 1, Acne rosacea 1, Sycosis barbae 1.
J. Krh. d. Bewegungsorg.	[14]40	[15]15	29	8	7	6	4	1	—	—	40	15	[13]) Krätze 141, Pemphigus 1.
K. Mech. Verletzungen.	[16]9	—	6	—	3	—	—	—	—	—	9	—	[14]) Spondylitis 2, Gelenkkrankh. 15.
IV. Andere Krankheiten.	84	35	6	1	2	—	1	1	1	—	10	2	[15]) Psoitis 1, Gelenkkrankh. 10.
Summe der Behandelten	1447	595	906	366	261	89	87	33	118	74	1372	562	[16]) Fractura costarum 1.

11. Königsberg.

	m.	w.	m.	w.	m.	w.	m.	w.	m.	w.	m.	w.
I. Entwickelungskrankh.	1	—	—	—	1	—	—	—	—	—	1	—
II. Infektions- u. allg. Krk.	245	105	65	23	63	32	58	27	46	13	232	95
Scharlach	3	2	2	1	—	—	—	—	1	1	3	2
Masern und Röteln	5	—	5	—	—	—	—	—	—	—	5	—
Rose	4	3	3	—	—	—	—	—	1	—	4	3
Diphtherie	3	2	2	2	—	—	—	—	1	—	3	2

4. Krankenbewegung in den stationären Kliniken für innere Krankheiten. Königsberg.

Krankheits-bezeichnungen	Behandelte m.	Behandelte w.	Abgang geheilt m.	Abgang geheilt w.	gebessert m.	gebessert w.	ungeheilt m.	ungeheilt w.	gestorb. m.	gestorb. w.	überhaupt m.	überhaupt w.	Erläuterungen. Komplikationen. P. = Potator. Kr. I. = Infektion i. Krkhse. † = gestorben.
Gastrisches Fieber	1	—	1	—	—	—	—	—	—	—	1	—	
Unterleibstyphus	22	8	19	7	—	—	—	—	—	1	19	8	
Ak.Gelenkrheumatismus	¹)9	4	8	3	1	1	—	—	—	—	9	4	¹) gonorrh. 1.
Blutarmut	7	²)11	—	2	4	7	1	1	1	1	6	11	²) pernicios. 2, post partum 1.
Leukämie	3	1	—	—	—	—	2	1	1	—	3	1	
Pyämie	1	1	—	—	—	—	1	—	—	1	1	1	
Tier. Parasit. (exkl. Krätze)	—	³)2	—	1	—	—	—	—	—	—	—	1	³) Vermes 1, Echinococc. hepat. 1.
Tuberculose	6	6	—	1	1	2	3	3	2	—	6	6	⁴) et laryngis 5.
Lungenschwindsucht	⁴)72	⁵)19	2	—	33	9	15	4	18	2	68	15	⁵) Diabetes mellitus 1.
Meningitis tuberculosa	1	1	—	—	—	—	—	—	1	1	1	1	
Peritonitis tuberculosa	4	3	1	—	—	1	2	1	1	1	4	3	
Miliartuberculose	2	—	—	—	—	—	—	—	2	—	2	—	
Haemoptoe	1	—	1	—	—	—	—	—	—	—	1	—	
Zuckerruhr	13	9	3	2	8	4	—	1	2	2	13	9	
Skorbut	3	—	2	—	—	—	—	—	—	—	2	—	
Neubildungen:													
Carcinom	⁶)38	⁷)18	1	1	5	1	22	11	10	2	38	15	⁶) ventric. 22 (3†), oesophagi 11 (5†), peritonei 2 (1†), hepatis 2, duct. choledoch. 1.
Sarcom	⁸)6	⁹)2	1	—	—	—	2	2	3	—	6	2	⁷) ventric. 8 (1†), oesoph. 2, hepatis 3, duct. choledoch. 2 (†), peritonei 1, ovarii 2.
Lupus	12	8	3	1	4	4	2	2	—	—	9	7	
Tumor	2	—	—	—	1	—	1	—	—	—	2	—	
Gonorrhoe	1	1	1	—	—	—	1	—	—	—	1	1	
Primäre Syphilis	1	—	1	—	—	—	—	—	—	—	1	—	⁸) hepatis, column. vertebr. lumbal., pelvis, oss. ischii, renis, urethrae je 1.
Konstitutionelle Syphilis	¹⁰)13	¹¹)3	5	—	5	1	2	1	—	—	12	2	⁹) ossium 1, sterni 1.
Säuferwahnsinn	3	—	1	—	—	—	2	—	—	—	3	—	¹⁰) cerebri 3, medull. spinal. 1, cutis 2, hepatis 2, Periostitis luetica 1.
Intoxicationen	¹²)6	¹³)2	2	1	—	—	2	—	2	1	6	2	¹¹) cerebri 1, linguae 1.
Andere Krankheiten	3	2	1	1	1	1	1	—	—	—	3	2	¹²) Mercurialintox.,Kohlenoxyd, Kali chloric., Sulfonal, Phosphorintox. je 1.
III. Lokalisierte Krankh.	314	187	87	48	109	72	68	43	37	14	301	177	¹³) Kohlenoxyd 1 (†), Carbolsäure 1.
A. Krankh. d. Nervensyst.	119	86	25	24	40	30	42	21	6	4	113	79	
Apoplexia cerebri	—	2	—	1	—	—	—	—	—	1	—	2	
Geisteskrankheiten	4	2	—	—	1	—	3	2	—	—	4	2	
Hirn- u. Hirnhautentzdg.	4	5	—	—	—	—	2	—	2	1	4	1	
Tumor cerebri	6	7	—	—	—	—	4	6	2	1	6	7	
Myelitis	3	—	—	—	—	—	3	—	—	—	3	—	
Sklerose	7	3	—	—	—	—	7	3	—	—	7	3	
Tabes dorsalis	13	1	—	—	4	1	8	—	—	—	12	1	
Andere Rückenmarkkrh.	¹⁴)1	¹⁴)3	—	—	—	—	1	3	—	—	1	3	¹⁴) Tumor medullae spinalis 1.
Ischias	8	2	4	1	2	1	1	—	—	—	7	2	
Lumbago	2	—	2	—	—	—	—	—	—	—	2	—	
Hemiplegia	7	3	—	—	5	1	2	2	—	—	7	3	
Neuritis	¹⁵)10	2	4	2	4	—	—	1	1	—	9	2	¹⁵) P. 1.
Paralysis	6	2	—	—	3	1	3	—	—	—	6	1	
Chorea	1	1	1	—	—	—	—	1	—	—	1	1	
Epilepsie	3	2	—	—	2	1	1	—	—	1	3	2	
Hysterie	5	24	1	11	1	10	2	1	—	—	4	22	
Neurasthenie	29	16	11	6	15	8	2	2	—	—	28	16	
Morbus Basedowii	—	1	—	—	—	1	—	—	—	—	—	1	
Trismus und Tetanus	2	—	1	—	—	—	—	—	1	—	2	—	
Andere Krankheiten	8	10	1	3	3	6	3	1	—	—	7	10	

4. Krankenbewegung in den stationären Kliniken für innere Krankheiten. Königsberg.

Krankheits-bezeichnungen	Behandelte		Abgang									Erläuterungen. Komplikationen. P. = Potator. Kr. I. = Infektion i. Krkhse. † = gestorben.
			geheilt		gebessert		ungeheilt		gestorb.		überhaupt	
	m.	w.	m.	w.	m.	w.	m.	w.	m.	w.	m.	w.	
C. Krankheiten d. Augen.	1	—	—	—	—	—	1	—	—	—	1	—	
D. Krh. d. Atmungsorg.	72	17	41	7	16	6	3	2	8	2	68	17	
Bronchitis	5	5	—	1	5	3	—	1	—	—	5	5	
Bronchialkatarrh	3	—	3	—	—	—	—	—	—	—	3	—	
Bronchiektasie	2	1	—	—	1	—	1	1	—	—	2	1	[1]) P. 1 †.
Lungenentzündung	[1])31	3	22	2	1	—	2	—	6	1	31	3	
Brustfellentzündung	23	7	13	4	5	3	—	—	2	—	20	7	
Emphysem	4	1	—	—	3	—	—	—	—	1	3	1	
Andere Krankheiten	4	—	3	—	1	—	—	—	—	—	4	—	
E. Krankheiten der Cirkulationsorgane.	31	20	1	1	15	16	2	2	11	1	29	20	
Herz- u. Herzbeutelentz.	[2]) 4	[3]) 2	—	—	1	2	—	—	2	—	3	2	[2]) Endocarditis chron. 2†, Pericardit. 2.
Dilat., Hypertroph. cord.	3	1	—	—	1	1	—	—	1	—	3	1	[3]) Endocarditis 1, Myocarditis 1.
Klappenfehler	[4]) 3	[5]) 1	—	—	1	1	2	—	—	—	3	1	[4]) Insuff. aortae 2 (P. 1), mitral. 1.
Vitium cord. o. näh. Ang.	15	14	—	1	8	10	—	2	6	1	14	14	[5]) Mitralinsuff.
Palpitatio cordis	1	1	—	—	1	1	—	—	—	—	1	1	[6]) aortae.
Pulsadergeschwulst	[6]) 3	[6]) 1	—	—	1	1	—	—	2	—	3	1	
Arteriosclerose	2	—	—	—	2	—	—	—	—	—	2	—	
F. Krankheiten des Verdauungsapparats.	46	26	14	5	15	8	12	9	5	3	46	25	[7]) Stenosis.
Krankh. der Speiseröhre	[7]) 1	—	1	—	—	—	—	—	—	—	1	—	
Akuter Magenkatarrh	1	1	1	—	—	1	—	—	—	—	1	1	
Ectasia u. Dilat. ventric.	5	3	—	1	4	2	1	—	—	—	5	3	
Magengeschwür	5	1	3	—	1	1	1	—	—	—	5	1	[8]) Tumor 2, lien magnum 1.
Akuter Darmkatarrh	2	—	2	—	—	—	—	—	—	—	2	—	[9]) Diarrhoe 4, Amyloid d. Unterleibsorg. 3 (1†), Hepatitis chron. 3 (1†), Tumor hepatis, Fistula ani je 1.
Habituelle Verstopfung	1	1	—	1	1	—	—	—	—	—	1	1	
Periton.(ausschl. tuberc.)	1	3	—	—	—	1	—	1	1	1	1	3	
Typhlitis u. Perityphlitis	6	4	4	2	—	—	1	2	1	—	6	4	
Innerer Darmverschluss	—	2	—	—	—	—	—	—	—	2	—	—	[10]) Amyloid d. Unterleibsorg. 2 (1†), Ileus 1 (†), Tumor abdom., bewegliche Leber je 1.
Cirrhosis hepatis	3	—	—	—	1	—	1	—	1	—	3	—	
Gallensteine	1	—	—	—	1	—	—	—	—	—	1	—	
Icterus	2	2	—	—	1	1	1	1	—	—	2	2	[11]) Nephritis acuta 3†, chron. 22 (3†), Tumor, Cystitis suppurat., Fistula urethrae je 1.
Krankheiten der Milz	[8]) 3	—	1	—	—	—	2	—	—	—	3	—	
Andere Krankheiten	[9])15	[10]) 7	2	1	6	1	5	3	2	2	15	7	
G. Krankh. d. Harn- und Geschlechtsorgane.	[11])28	[12])25	1	6	16	8	3	7	7	4	27	25	[12]) Nephritis acuta, scarlatin. 1, chron. 8 (4†), Ren mobile 4, Pyelonephrose 1, Cystitis 1, Tumor 2, Parametritis 3 (purulenta 1), Cystoma ovarii 1.
H. Krkh d. äuss. Bedeck.	[13]) 3	[13]) 3	2	3	1	—	—	—	—	—	3	3	[13]) Psoriasis 1.
J. Krkh. d. Bewegungsorg.	[14])13	[15]) 9	2	1	6	4	5	2	—	—	13	7	[14]) Rheumatism. art. chron. 3, muscul. 2, Coxitis chron. 1, Abscess 2, Atrophia 4.
K. Mech. Verletzungen.	1	1	1	1	—	—	—	—	—	—	1	1	
IV. Andere Krankheiten.	11	9	7	4	—	4	3	1	1	—	11	9	[15]) Rheumatism. art. chron. 5, Contractura genu 1, Atrophia 2.
Summe der Behandelten	571	301	159	75	173	108	129	71	84	27	545	281	

4. Krankenbewegung in den stationären Kliniken für innere Krankheiten. Marburg.

12. Marburg.

Krankheits-bezeichnungen	Behandelte		Abgang										Erläuterungen. Komplikationen. P. = Potator. Kr.I. = Infektion i.Krkhse. † = gestorben
			geheilt		gebessert		ungeheilt		gestorb.		überhaupt		
	m.	w.	m.	w.	m.	w.	m.	w.	m.	w.	m.	w.	
II. Infektions- u. allg. Krk.	147	82	52	21	49	20	10	12	18	14	129	67	
Scharlach	1	—	1	—	—	—	—	—	—	—	1	—	
Masern und Röteln	3	—	3	—	—	—	—	—	—	—	3	—	
Rose	—	1	—	1	—	—	—	—	—	—	—	1	
Diphtherie	3	6	3	3	—	1	—	—	—	1	3	5	
Gastrisches Fieber	3	1	3	—	—	1	—	—	—	—	3	1	
Unterleibstyphus	12	1	11	1	—	—	—	—	—	—	11	1	
Ak. Gelenkrheumatismus	1)9	2)5	7	1	2	3	—	—	—	—	9	4	1) Vitium cordis 1.
Blutarmut	5	4	—	—	4	3	—	—	—	—	4	3	
Leukämie	1	1	—	—	1	—	—	1	—	—	1	1	
Pyämie	1	—	—	—	—	—	—	—	1	—	1	—	
Tier.Parasiten (exkl.Krätze)	3)7	4)1	3	1	3	—	—	—	—	—	6	1	2) Vitium cordis 4.
Tuberculose	5)2	6)3	—	—	1	1	—	2	1	—	2	3	3) Taenia 6 (solium 4, mediocan. 1, sagin. 1), Echinococc. in abdomine 1.
Lungenschwindsucht	7)57	24	—	1	27	7	9	3	9	5	45	16	
Meningitis tuberculosa	2	1	—	—	—	—	—	—	2	1	2	1	
Peritonitis tuberculosa	—	2	—	—	—	1	—	1	—	—	—	2	4) Taenia mediocanell.
Rachitis	—	8)1	—	—	—	—	—	—	—	1	—	1	5) pulm. et laryng. 2.
Zuckerruhr	2	—	—	—	1	—	—	—	1	—	2	—	6) pulm. et laryng. 1, multiplex 1, laryng. et intestin. et Vitium cordis 1.
Carcinom	9)8	10)12	—	—	3	1	1	5	4	6	8	12	
Lupus	1	—	—	—	—	—	—	—	—	—	1	—	7) Vitium cordis 2 (1 †), Arteriosclerose 1 †, Pneumothorax, Kyphoscoliose je 1.
Gonorrhoe	11)10	2	7	1	2	—	—	—	—	—	9	1	
Primäre Syphilis	11	12	10	9	1	2	—	—	—	—	11	11	8) Bronchitis et Compressionsatelectasis pulm. 1 †.
Konstitutionelle Syphilis	4	5	1	3	2	—	—	—	—	—	3	3	
Säuferwahnsinn	3	—	3	—	—	—	—	—	—	—	3	—	9) oesophagi 1, ventric. 4 (2 †), hepatis 1 †, coli ascendent. 1, duodeni 1 †.
Bleiintoxication	2	—	—	—	2	—	—	—	—	—	2	—	
III. Lokalisierte Krankh.	321	166	168	67	86	58	20	7	17	10	291	142	10) ventric. 2, oesophag. 1, hepatis 5 (4 †), uteri 2 †, pelvis 2.
A. Krankh. d. Nervensyst.	59	42	11	4	25	26	10	2	3	2	49	34	
Apoplexia cerebri	—	1	—	—	—	—	—	—	—	1	—	1	11) Epididymitis 1.
Geisteskrankheiten	3	—	—	—	2	—	1	—	—	—	3	—	
Hirn- u. Hirnhautentzdg.	12)2	2	2	1	—	1	—	—	—	—	2	2	12) Meningitis cerebrospinalis 2.
Tumor cerebri	13)2	1	—	—	—	—	2	1	—	—	2	1	13) Stauungspapille 1.
Myelitis	10	14)2	1	—	3	1	2	—	1	1	7	2	14) Compressionsmyelitis 1 († Carcinom vertebrar. et pulm.)
Sklerose	5	1	—	—	3	—	—	—	—	—	3	—	
Tabes dorsalis	3	—	—	—	1	—	1	—	—	—	2	—	
Ischias	2	4	2	—	—	4	—	—	—	—	2	4	
Neuralgie	2	1	1	—	—	1	—	—	—	—	1	1	15) Vitium cordis 2.
Hemiplegia	2	15)4	—	—	—	1	—	1	1	—	1	2	
Neuritis	4	1	—	—	3	1	1	—	—	—	4	1	
Paralysis	1	16)3	—	—	—	1	—	—	—	—	1	—	16) Spastische Spinalparalyse 3.
Paresen	9	1	1	—	5	1	2	—	—	—	8	1	
Chorea	—	17)9	—	3	—	6	—	—	—	—	—	9	17) Vitium cordis 4.
Epilepsie	18)4	1	2	—	2	1	—	—	—	—	4	1	18) P. 1.
Hysterie	—	3	—	—	—	3	—	—	—	—	—	3	
Neurasthenie	6	7	2	—	4	6	—	—	—	—	6	6	
Morbus Basedowii	—	1	—	—	—	—	—	—	—	—	—	1	
Andere Krankheiten	4	—	—	—	2	—	—	—	1	—	3	—	

4. Krankenbewegung in den stationären Kliniken für innere Krankheiten. Marburg.

Krankheitsbezeichnungen	Behandelte		Abgang									Erläuterungen. Komplikationen. P. = Potator. Kr. I. = Infektion i. Krkhse. † = gestorben.
			geheilt		gebessert		ungeheilt		gestorb.		überhaupt	
	m.	w.	m.	w.	m.	w.	m.	w.	m.	w.	m.	w.	
B. Krankheiten d. Ohres.	¹) 1	²) 1	—	—	1	1	—	—	—	—	1	1	¹) Mittelohrkatarrh und Tubenschwellung. ²) Tubenkatarrh.
D. Krkh. d. Atmungsorg.	55	17	19	5	18	9	2	—	7	—	46	14	
Kehlkopfkrankheiten	³) 4	⁴) 2	2	1	1	1	—	—	—	—	3	2	³) Laryngitis catarrhal. 3, Oedema laryng. 1.
Bronchitis	7	⁵) 1	4	—	1	1	—	—	—	—	5	1	⁴) Lar. acuta 1, chron. 1.
Lungenentzündung	⁶)19	3	11	2	4	—	1	—	3	—	19	2	⁵) Morphinismus 1.
Pleuropneumonie	2	1	1	—	1	1	—	—	—	—	2	1	⁶) Lar. ulcerosa 1.
Brustfellentzündung	⁷) 8	⁸) 5	1	1	5	3	1	—	1	—	8	4	⁷) exsudativa 6, sicca 1.
Emphysem	⁹)14	4	—	—	6	3	—	—	3	—	9	3	⁸) exsudativa 3.
Andere Krankheiten	1	1	—	1	—	—	—	—	—	—	—	1	⁹) Insufficientia cordis 3, Nephrit. chron. 1.
E. Krankheiten der Cirkulationsorgane.	¹⁰)20	¹¹)16	2	3	11	5	2	1	1	4	16	13	¹⁰) Pericarditis 1, Insuff mitral. 6 (et aortae 2), Klappenfehler 8 (1 †), Thrombose 1.
F. Krankheiten des Verdauungsapparats.	44	30	19	13	18	9	1	1	2	2	40	25	¹¹) Pericard. 2 (tub. 1 †), Stenosis ost. venos. sinistr. 1, Klappenfehler 10 (3 †), Lymphaden. 3.
Mandelentzündung	12	1	11	1	1	—	—	—	—	—	12	1	
Angina Ludovici	5	7	3	6	1	—	—	—	—	—	4	6	
Pharyngitis	—	1	—	—	—	1	—	—	—	—	—	1	
Krankh. der Speiseröhre	¹²) 3	¹²) 1	—	—	3	1	—	—	—	—	3	1	¹²) Stenosis.
Akuter Magenkatarrh	—	¹³) 4	—	2	—	1	—	—	—	1	—	4	¹³) Gastro-Enterit. 2 (1 †).
Chronisch. Magenkatarrh	1	—	—	—	1	—	—	—	—	—	1	—	
Ectasia u. Dilat. ventric.	3	—	—	—	3	1	—	1	—	—	3	2	
Magengeschwür	3	¹⁴) 5	—	2	3	1	—	—	—	1	3	4	¹⁴) Morphinismus 1 †.
Akuter Darmkatarrh	2	1	1	1	1	—	—	—	—	—	2	1	¹⁵) Entero-Peritonit. chron 1 †.
Peritonitis (exkl. tuberc.)	¹⁵) 3	1	—	—	—	1	1	—	1	—	2	1	¹⁶) P. 1.
Cirrhosis hepatis	¹⁶) 2	—	—	—	2	—	—	—	—	—	2	—	¹⁷) Hydrops vesicae felleae 2.
Gallensteine	1	1	1	—	—	1	—	—	—	—	1	1	¹⁸) Nephritis 5 (chron. 2 †), Cystitis 5, Steinkrkh. 1, paranephrit. Abscess 1.
Icterus	1	—	—	—	—	—	—	—	—	1	1	—	
Andere Krankheiten	8	¹⁷) 3	3	1	3	2	—	—	—	—	6	3	
G. Krankh. d. Harn- und Geschlechtsorgane.	¹⁸)12	¹⁹)12	3	3	4	5	2	2	3	2	12	12	¹⁹) Nephrit. chron. u. Granularatroph. 3 (2 †), Pyelonephrit., Ren mobile je 1, Blasenkrkh. 4, Endometritis 2, Fluor vaginal. 1.
H. Krankheiten der äusseren Bedeckung.	²⁰)119	²¹)42	110	39	4	—	2	—	1	—	117	39	²⁰) Krätze 104, Eczema 9 (1†Nephrit.), Psoriasis 3.
J. Krankheiten der Bewegungsorgane.	²²) 8	²³) 6	3	—	3	3	1	1	—	—	7	4	²¹) Krätze 36, Eczema 2, Erythema 2, Herpes 1. ²²) Osteomyelitis 2, Gelenkrheumat. 2, Atrophie 1.
K. Mech. Verletzungen.	²⁴) 3	—	1	—	2	—	—	—	—	—	3	—	²³) Osteom. 1, Gelenkrh. 3 (Vitium cordis 1, Stenos. ost. ven. sin. 1), Rheumatismus 1.
IV. Andere Krankheiten.	4	3	3	—	—	2	1	1	—	—	4	3	²⁴) Ruptura membran. tympan. 1, Vulnera 2.
Summe d. Behandelten	472	251	223	88	135	80	31	20	35	24	424	212	

5. Alter, Familienstand, Bezahlungsart Kranken in den stationären

Alter, Familienstand, Bezahlungsart der Verpflegungskosten und Wohnort	I. Sämtliche Kliniken					
	Behandelte			gestorben		
	m.	w.	zus.	m.	w.	zus.
Überhaupt:	7637	5574	13211	879	559	1438
1. Alter.						
unter bis 1 Jahr	26	18	44	5	4	9
über 1 „ 5 „	123	102	225	42	30	72
„ 5 „ 10 „	146	129	275	17	27	44
„ 10 „ 15 „	220	221	441	20	21	41
„ 15 „ 20 „	937	954	1891	41	39	80
„ 20 „ 25 „	1302	1228	2530	88	52	140
„ 25 „ 30 „	1033	787	1820	102	69	171
„ 30 „ 40 „	1452	892	2344	194	106	300
„ 40 „ 50 „	1102	533	1635	146	84	230
„ 50 „ 60 „	668	274	942	112	54	166
„ 60 „ 70 „	276	131	407	60	39	99
„ 70 Jahr	81	58	139	21	21	42
unbekannt	271	247	518	31	13	44
2. Familienstand.						
ledig	4146	3447	7593	419	254	673
verheiratet	2762	1460	4222	372	201	573
verwitwet und geschieden	411	425	836	66	94	160
unbekannt	318	242	560	22	10	32
3. Verpflegungskosten.						
auf eigene Kosten	2036	1259	3295	248	125	373
„ öffentliche Kosten	2197	2859	5056	356	369	725
auf Kosten:						
der Klinik (frei)	84	54	138	2	6	8
der Wohlthätigkeit	—	2	2	—	—	—
akademischer Krankenkassen	50	—	50	2	—	2
Brot- oder Dienstherrschaft	—	2	2	—	—	—
Unfallversicherung	1	—	1	—	—	—
von Krankenkassen	2797	1085	3882	246	46	292
und zwar:						
Kreiskrankenkassen	65	21	86	8	1	9
Gemeindekrankenkassen	26	5	31	3	—	3
Ortskrankenkassen	589	37	626	24	4	28
Betriebs- (Fabrik-) Krankenkassen	275	41	316	23	1	24
Baukrankenkassen	180	—	180	12	—	12
Innungskrankenkassen	18	4	22	2	—	2
Knappschaftskrankenkassen	53	11	64	3	—	3
Eingeschriebene Hilfskassen	624	76	700	89	8	97
Dienstbotenkrankenkassen	45	429	474	1	3	4
Berufsgenossenschaften	23	1	24	—	—	—
ohne nähere Angabe der Kasse	899	460	1359	81	29	110
ohne jede Angabe	472	313	785	25	13	38
4. Wohnort.						
aus dem Orte der Klinik	4272	4037	8309	556	426	982
„ der Umgegend desselben	1593	811	2404	149	61	210
„ „ Provinz desselben	1459	626	2085	151	61	212
„ andern Provinzen Preussens	235	62	297	16	9	25
„ dem Deutschen Reiche	69	33	102	7	2	9
„ „ Auslande	9	5	14	—	—	—

Anmerkungen: { [1]) Davon für Rechnung der Berliner Kommune . . . .
„ „ „ „ des Polizeifonds. . . . .
„ „ „ „ Landgerichts I. . . . .
„ „ „ „ „ II. . . . .

[1]) Angaben über Krätzkranke u. dgl., welche nicht auf Zählkarten gemacht sind, haben Tabelle gegen die der Tabelle 4 zu erklären. — [2]) Nebenabteilung für innerlich Kranke in

der Verpflegungskosten und Wohnort der
Kliniken für innere Krankheiten.[1])

				2., 3. und 4. Berlin, Kgl. Charité								5. Bonn			
I. Med. Klinik				II. Med. Klinik				(III. Med. Klinik)[2])							
Behandelte		gestorben		Behandelte		gestorben		Behandelte		gestorben		Behandelte		gestorben	
m.	w.	m.	w.	m.	w.	m.	w.	m.	w.	m.	w.	m.	w.	m.	w.
640	1317	120	142	1136	673	150	70	318	568	41	73	613	219	51	14
3	3	—	—	4	2	—	—	5	2	—	—	1	—	—	—
—	—	—	—	—	1	—	—	—	—	—	—	9	8	—	—
—	—	—	—	1	—	—	—	—	—	—	—	11	12	—	3
6	29	2	2	18	7	5	—	4	4	—	2	16	6	2	—
49	164	8	10	117	79	5	4	22	52	2	4	82	38	2	1
86	320	7	11	186	149	14	10	44	115	4	6	81	38	5	2
76	214	16	20	169	114	17	12	45	98	13	16	93	30	6	2
128	255	27	46	218	130	38	13	71	131	7	18	125	36	16	1
99	124	22	26	185	76	22	13	44	67	9	9	110	24	11	2
60	53	15	11	97	35	29	10	36	32	2	9	50	17	5	2
24	29	6	9	35	17	11	6	12	13	2	4	21	8	2	1
12	14	5	5	7	7	3	2	2	9	2	2	8	1	1	—
97	112	12	2	99	56	6	—	33	45	—	3	6	1	1	—
268	754	56	56	594	356	62	26	147	250	23	23	356	128	25	8
233	342	50	64	387	190	67	30	116	221	15	36	216	76	17	4
34	108	9	20	51	65	13	12	19	52	1	14	38	14	8	2
105	113	5	2	104	62	8	2	36	45	2	—	3	1	1	—
74	77	19	9	131	34	28	2	57	40	7	6	194	87	18	3
[1]) 257	[1]) 884	[1]) 69	[1]) 120	[1]) 465	[1]) 427	[1]) 85	[1]) 54	[1]) 129	[1]) 393	[1]) 24	[1]) 58	145	86	20	8
—	3	—	—	4	4	—	—	2	2	—	1	—	—	—	—
—	—	—	—	—	—	—	—	—	—	—	—	15	—	—	—
221	243	32	12	450	125	35	11	100	85	10	5	238	37	10	2
—	—	—	—	—	—	—	—	—	—	—	—	1	—	—	—
—	—	—	—	—	—	—	—	—	—	—	—	4	—	1	—
—	—	—	—	—	—	—	—	—	—	—	—	164	13	4	2
—	—	—	—	—	—	—	—	—	—	—	—	45	15	3	—
—	—	—	—	—	—	—	—	—	—	—	—	5	2	1	—
—	—	—	—	—	—	—	—	—	—	—	—	13	—	1	—
—	—	—	—	—	—	—	—	—	—	—	—	—	7	—	—
—	—	—	—	—	—	—	—	—	—	—	—	1	—	—	—
221	243	32	12	450	125	35	11	100	85	10	5	5	—	—	—
88	110	—	1	86	83	2	3	30	48	—	3	21	9	3	1
605	1273	108	129	1084	662	139	69	285	551	36	70	223	102	17	10
19	28	8	8	37	9	9	1	18	6	3	3	53	23	14	2
12	11	4	5	10	2	2	—	11	9	1	—	[1]) 320	87	19	2
3	4	—	—	5	—	—	—	4	2	1	—	12	7	—	—
—	—	—	—	—	—	—	—	—	—	—	—	4	—	1	—
1	1	—	—	—	—	—	—	—	—	—	—	[2]) 1	—	—	—
249	880	69	118	458	426	85	54	126	393	24	58	[1]) darunter 15 domizillos.			
—	—	—	—	—	—	—	—	—	—	—	—	[2]) England.			
7	4	—	2	6	1	—	—	3	—	—	—				
1	—	—	—	1	—	—	—	—	—	—	—				

hier keine Berücksichtigung gefunden; damit ist die Abweichung der Gesamtzahlen dieser der Königl. Charité.

Klinisches Jahrbuch IV. 6.

Alter, Familienstand, Bezahlungsart der Verpflegungskosten und Wohnort.	6. Breslau				7. Göttingen				8. Greifswald			
	Behandelte		gestorben		Behandelte		gestorben		Behandelte		gestorben	
	m.	w.	m.	w.	m.	w.	m.	w.	m.	w.	m.	w.
Überhaupt:	473	376	59	43	575	346	40	18	837	470	53	29
1. Alter.												
unter bis 1 Jahr	—	—	—	—	2	4	2	—	1	—	—	—
über 1 „ 5 „	8	13	1	3	14	19	2	2	5	4	1	1
„ 5 „ 10 „	29	21	3	3	19	18	—	—	6	6	—	—
„ 10 „ 15 „	34	22	3	1	34	28	—	2	21	20	1	1
„ 15 „ 20 „	85	71	1	4	65	84	2	1	135	97	2	3
„ 20 „ 25 „	60	88	9	7	104	75	8	3	177	103	8	3
„ 25 „ 30 „	51	37	5	3	69	30	5	1	101	67	7	3
„ 30 „ 40 „	71	48	10	1	116	34	9	1	137	73	9	3
„ 40 „ 50 „	59	37	7	10	75	24	7	1	104	40	7	1
„ 50 „ 60 „	36	13	5	3	51	12	3	1	86	29	5	3
„ 60 „ 70 „	23	13	8	5	20	8	2	3	40	16	7	5
„ 70 Jahr	5	1	1	1	3	5	—	3	20	8	4	3
unbekannt	12	12	6	2	3	5	—	—	4	7	2	3
2. Familienstand.												
ledig	285	275	28	23	331	252	18	8	517	303	27	8
verheirathet	150	57	26	10	215	65	16	3	265	127	22	9
verwitwet und geschieden	25	31	3	7	21	22	4	5	55	40	4	12
unbekannt	13	13	2	3	8	7	2	2	—	—	—	—
3. Verpflegungskosten.												
auf eigene Kosten	67	78	9	17	280	156	17	10	252	196	15	11
„ öffentliche Kosten	116	132	19	23	74	143	6	6	[1])312	205	22	16
auf Kosten:												
der Klinik (frei)	1	2	—	—	—	1	—	—	59	25	—	2
der Wohlthätigkeit	—	2	—	—	—	—	—	—	—	—	—	—
akademischer Krankenkass.	—	—	—	—	2	—	2	—	21	—	—	—
Brot- oder Dienstherrschaft	—	—	—	—	—	—	—	—	—	1	—	—
Unfallversicherung	—	—	—	—	1	—	—	—	—	—	—	—
von Krankenkassen	247	155	22	2	138	7	11	—	175	41	14	—
und zwar:												
Kreiskrankenkassen	—	—	—	—	—	—	—	—	7	1	—	—
Gemeindekrankenkassen	—	—	—	—	2	—	2	—	14	—	—	—
Ortskrankenkassen	4	2	2	—	20	—	—	—	75	—	4	—
Betriebs-(Fabrik-)Krkenk.	49	4	7	—	3	—	3	—	13	—	10	—
Baukrankenkassen	—	—	—	—	—	—	—	—	1	—	—	—
Innungskrankenkassen	2	—	—	—	—	—	—	—	4	—	—	—
Knappschaftskrankenkassen	—	—	—	—	8	—	—	—	—	—	—	—
Eingeschriebene Hilfskassen	192	15	13	1	9	3	2	—	37	1	—	—
Dienstbotenkrankenkassen	—	131	—	—	—	—	—	—	11	39	—	—
Berufsgenossenschaften	—	—	—	—	1	—	—	—	—	—	—	—
ohne nähere Angabe d. Kasse	—	3	—	1	95	4	4	—	13	—	—	—
ohne jede Angabe	42	7	9	1	80	39	4	2	18	2	2	—
4. Wohnort.												
aus dem Orte der Klinik	465	373	58	42	137	162	11	6	177	148	10	10
„ der Umgegend desselben	—	1	—	—	150	84	5	3	406	210	35	11
„ „ Provinz desselben	7	2	1	1	196	75	22	6	[2])227	[3])102	[4]) 6	6
„ andern Prov. Preussens	1	—	—	—	76	23	2	3	23	7	2	1
„ dem Deutschen Reiche	—	—	—	—	15	2	—	—	4	3	—	1
„ „ Auslande	—	—	—	—	1	—	—	—	—	—	—	—

[1]) darunter 31 Militärkasse.
[2]) „ 51 Zugereiste.
[3]) „ 4 „
[4]) „ 4 „

Wohnort der Kranken in den stationären Kliniken für innere Krankheiten.

9. Halle				10. Kiel				11. Königsberg				12. Marburg			
Behandelte		gestorben		Behandelte		gestorben		Behandelte		gestorben		Behandelte		gestorben	
m.	w.	m.	w.	m.	w.	m.	w.	m.	w.	m.	w.	m.	w.	m.	w.
931	605	128	45	1072	452	118	74	570	297	84	27	472	251	35	24
2	—	1	—	1	2	—	2	4	1	2	1	3	4	—	1
8	9	—	1	61	37	36	21	7	4	1	—	11	7	1	2
12	5	2	—	31	33	6	15	20	16	3	4	17	18	3	2
24	29	2	3	29	41	3	8	17	19	2	1	17	16	—	1
107	173	9	7	157	107	5	3	42	37	3	1	76	52	2	1
150	176	12	6	211	89	11	1	56	31	6	2	147	44	4	1
156	79	15	7	160	59	9	2	65	34	7	3	48	25	2	—
191	57	31	6	193	44	16	8	147	56	23	7	55	28	8	2
135	35	21	5	128	18	15	5	114	58	19	5	49	30	6	7
90	28	19	5	58	10	11	2	75	28	15	1	29	17	3	7
42	7	12	2	26	6	2	3	19	9	3	1	14	5	5	—
8	3	2	1	8	4	2	3	4	3	—	1	4	3	1	—
6	4	2	2	9	2	2	1	—	1	—	—	2	2	—	—
484	439	47	22	584	362	84	56	226	136	31	12	354	192	18	12
357	139	65	16	407	74	31	9	314	129	50	12	102	40	13	8
65	27	15	7	59	15	2	8	30	32	3	3	14	19	4	4
25	—	1	—	22	1	1	1	—	—	—	—	2	—	—	—
273	144	58	23	282	180	20	35	283	178	46	5	143	89	11	4
137	202	24	12	182	153	51	34	133	78	19	18	[1]) 247	156	17	20
15	16	2	2	3	1	—	1	—	—	—	—	—	—	—	—
—	—	—	—	—	—	—	—	—	—	—	—	—	—	—	—
—	—	—	—	4	—	—	—	2	—	—	—	6	—	—	—
—	1	—	—	—	—	—	—	—	—	—	—	—	—	—	—
440	232	42	7	569	115	45	3	147	41	19	4	72	4	6	—
17	5	1	—	5	—	1	—	33	15	6	1	2	—	—	—
—	4	—	—	3	1	—	—	3	—	—	—	—	—	—	—
122	3	1	1	142	14	9	1	9	1	—	—	53	4	4	—
51	22	—	1	95	—	—	—	17	—	—	—	2	—	—	—
2	—	—	—	177	—	12	—	—	—	—	—	—	—	—	—
7	2	1	—	—	—	—	—	—	—	—	—	—	—	—	—
30	11	2	—	—	—	—	—	—	—	—	—	2	—	—	—
174	21	37	2	131	11	22	2	70	25	13	3	11	—	2	—
21	163	—	3	13	89	1	—	—	—	—	—	—	—	—	—
5	1	—	—	3	—	—	—	11	—	—	—	2	—	—	—
11	—	—	—	—	—	—	—	4	—	—	—	—	—	—	—
66	10	2	1	32	3	2	1	5	—	—	—	4	2	1	—
375	348	60	24	489	266	69	38	237	96	39	19	195	56	9	9
240	101	20	5	339	115	18	16	191	125	22	4	140	109	15	8
[1]) 232	143	[2]) 44	[3]) 14	[1]) 235	50	[2]) 29	19	100	62	13	2	[2]) 109	83	10	6
47	4	—	1	7	7	2	1	29	7	6	2	28	1	1	1
37	9	2	1	2	10	—	—	7	7	4	—	—	2	—	—
—	—	—	—	—	[3]) 4	—	—	[1]) 6	—	—	—	—	—	—	—

[1]) darunter 5 domizillos.
[2])   „   3   „
[3])   „   1   „

[1]) darunter 43 Zugereiste.
[2])   „   2   „
[3])   „   3 Amerika
            1 Russland.

[1]) darunter 5 Russland
            1 Amerika.

[1]) darunter 63 Soldaten
[2])   „   21 Zugereiste.

22*

6. Beruf der Kranken in den stationären Kliniken für innere Krankheiten.

Berufsarten[1]	I. Sämtliche Kliniken							2. u. 3. Berlin, Kgl. Charité							
	Behandelte			gestorben			I. Medizinische Klinik				II. Medizinische Klinik			
							Behandelte		davon aus Berlin		Behandelte		davon aus Berlin	
	m.	w.	zus.	m.	w.	zus.	m.	w.	m.	w.	m.	w.	m.	w.
A. Bodenbenutzung und Tierzucht.	389	166	555	31	11	42	7 (1)	13 (4)	3 (1)	9 (4)	17 (3)	2	16 (3)	2
Landwirtschaft einschl. Tierzucht	317	138	455	26	8	34	3	9 (2)	1	5 (2)	9 (3)	2	8 (3)	1
Kunst- und Handelsgärtnerei	43	11	54	4	2	6	4 (1)	4 (2)	2 (1)	4 (2)	8	—	8	1
Forstwirtschaft u. Jagd, Fischerei	29	17	46	1	1	2	—	—	—	—	—	—	—	—
B. Industrie und Gewerbe.	3343	1676	5019	395	229	624	405 (81)	579 (75)	380 (75)	563 (72)	711 (91)	344 (51)	684 (86)	337 (48)
Bergbau, auch Torfgräberei	55	12	67	4	—	4	—	—	—	—	—	—	—	—
Hüttenwesen	—	2	2	2	—	2	—	—	—	—	—	—	—	—
Ziegelei, Thonröhrenfabrikation	23	7	30	2	—	2	3	1	2	1	2	2	2	2
Übrige Industrie d. Steine u. Erden	58	11	69	10	1	11	7 (3)	16	7 (3)	16	10	3	10 (2)	3
Verarbeitung von Metallen	89	35	124	7	6	13	15 (1)	5	14 (1)	5	25 (1)	6	23 (1)	6
Grob- und Hufschmiede	114	30	144	11	5	16	10 (1)	—	10 (1)	—	5 (4)	4	6 (1)	4
Schlosserei, Geldschrankfabrikat.	191	34	225	14	7	21	13 (1)	11	10 (1)	11	49 (3)	6	47 (2)	5
Sonstige Eisenverarbeitung	67	5	72	1	2	3	—	—	—	—	4 (1)	4	4 (1)	1
Verf. v. Masch., Schussw., Lampen	49	13	62	7	2	9	3 (1)	5	3 (1)	5	11 (3)	3	10 (3)	3
Stellmacherei, Wagenbau	60	7	67	6	—	6	4 (1)	—	4	—	6 (2)	1	6 (2)	1
Schiffsbau, Verf.v.Instrum., Uhren	34	6	40	1	2	3	—	5	—	5	6 (1)	1	6 (1)	1
Chemische Industrie	25	2	27	3	1	4	4 (3)	5	4 (3)	4	—	—	—	—
Spinnerei u. Weberei als Hausbetr.	38	13	51	5	1	6	5 (1)	3	4	3	8 (2)	—	5	—
" " " "Fabrikbtr.	2	7	9	—	—	—	2	1	2	1	—	—	—	—
Übrige Textilindustrie	21	8	29	2	1	3	2	—	3	—	5	—	5	—
Buchbinderei u.Kartonnagefabrik.	57	6	63	10	1	11	9 (2)	8 (3)	9 (2)	8 (3)	14 (3)	3	14 (6)	3
Sonstige Papier- u. Lederindustrie	92	31	123	12	6	18	35 (7)	26 (5)	35 (7)	26 (5)	17 (6)	3	17 (6)	3
Tischlerei, Parkettfabrikation	255	89	344	28	18	46	12 (3)	10 (2)	12 (3)	9 (2)	48 (6)	20	48 (6)	20
Sonst. Ind. d.Holz- u. Schnitzstoffe	112	38	150	13	7	20	2 (1)	3	3	2	19 (2)	13	18 (2)	13
Getreide, Mahl- u. Schälmühlen	31	14	45	4	2	6	1	1	—	1	1	1	1	1
Bäckerei und Konditorei	145	16	161	16	1	17	18 (4)	5 (2)	18 (4)	5 (1)	25 (4)	3	22 (4)	3
Fleischerei	93	17	110	5	3	8	4	5	4 (2)	5	19	3	19	3
Sonst.Ind.d.Nahr-u.Genussmittel	114	24	138	17	4	21	13 (3)	10 (1)	13 (3)	9 (1)	18 (1)	5	16 (1)	5
Näherei, Schneiderei, Konfektion	220	381	601	22	60	82	16 (2)	132 (20)	13 (1)	129 (19)	35 (12)	65	34 (12)	65

[1] 320

Schuhmacherei	193		275	17	15	32	(2)	13	18	(3)	33	11	(3)	32	(6)	11
Übr. Bekldg.-, auch Reinigungsgw.	79	82	165	8	5	13	(3)	9	34	(2)	15	24	(2)	15	(1)	24
Baugewerbe	523	86	691	61	21	82	(3)	58	42	(1)	(1)	109	37	(11)	101	(1)	33
Polygraphische Gewerbe	70	168	86	18	1	19	(6)	11	5	(6)	15	3	(10)	15	(1)	3
Kunstgw. u. unbest. Fabrikationszw.	533	16	1049	91	57	148	(28)	155	234	(28)	125	227	(32)	213	(11)	130	(31)	210	(10)	128

C. Handel und Verkehr.

	919	437	1356	131	36	167	(17)	64	104	(17)	61	101	(30)	145	(10)	58	(29)	139	(10)	56
Warenhandel in stehendem Betr.	241	107	348	36	11	47	(2)	18	26	(2)	18	25	(2)	30	(4)	12	(2)	30	(4)	12
Üb. Handels- auch Versichergsgw.	123	68	191	22	6	28	(4)	11	16	(4)	11	16	(5)	21	(1)	8	(5)	21	(1)	8
Landverkehr	315	95	410	47	7	54	(9)	28	22	(9)	25	22	(16)	66	(2)	13	(16)	61	(2)	12
Wasserverkehr	72	29	101	8	2	10	(1)	5	(1)	5	1		
Beherbergung und Erquickung	168	138	306	18	10	28	(2)	7	35	(2)	7	35	(7)	28	(3)	24	(6)	27	(3)	24

D. Hausdienst und wechselnde Lohnarbeit.

	1417	2012	3429	173	121	294	(11)	24	391	(5)	24	376	(7)	86	(7)	167	(3)	73	(9)	166

E. Heer- und Verwaltungsdienst und freier Beruf.

	400	194	594	39	27	66	(4)	33	45	(4)	31	43	(9)	55	(2)	21	(9)	53	(2)	21
Armee	83	1	84													
Staats- und Gemeindedienst	139	97	236	24	13	37	(2)	7	12	(2)	7	12	(5)	20	(1)	7	(5)	19	(1)	7
Ärzte	9	1	10	3		3		4			3			3			3	
Wartepersonal	52	36	88	2	1	3		5	10	(2)	5	10	(1)	14		4	(1)	14		4
Freie Berufsarten	117	59	176	10	13	23		17	23	(2)	16	21	(3)	18	(1)	10	(3)	17	(1)	10

F. Personen ohne Beruf oder Berufsangabe.

	1169	1089	2258	110	135	245	(6)	107	185	(6)	106	181	(10)	122	81	(9)	119	80
Rentner, Pensionäre	56	26	82	10	1	11	(2)	8	4	(2)	8	3	5	2	4	1
Kandidaten der Medizin	17		17	3		3			(1)		2		1	
Studenten der Medizin	32		32	3		3						1		
Studenten einer anderen Fakultät	68		68	5		5					(1)			
Sonstige Berufslose	534	615	1149	13	52	65	(2)	90	149	(2)	90	147	(4)	91	69	(4)	91	69
Kinder unter 15 Jahren	462	448	910	78	82	160	(2)	9	32	(2)	8	31	(5)	23	10	(5)	23	10

| Zusammen | 7637 | 5574 | 13211 | 879 | 559 | 1438 | (120) | 640 | 1317 | (108) | 605 | 1273 | (150) | 1136 | (70) | 673 | (139) | 1084 | (69) | 662 |

[1]) Bei den Frauen ist der Beruf des Mannes berücksichtigt. — Die Zahlen in Parenthese beziehen sich auf Todesfälle.

6. Beruf der Kranken in den stationären Kliniken für innere Krankheiten.

Berufsarten[1]	4. Berlin, Kgl. Charité (III. Medizinische Klinik)[2]				5. Bonn				6. Breslau			
	Behandelte		davon aus Berlin		Behandelte		davon aus Bonn		Behandelte		davon aus Breslau	
	m.	w.	m.	w.	m.	w.	m.	w.	m.	w.	m.	w.
A. Bodenbenutzung und Tierzucht.	10 (2)	10	4	4 (2) 10	(3) 63	1	5	—	(1) 4	4	(1) 3	4
Landwirtschaft einschl. Tierzucht	7 (1)	5	2	2 (1) 5	(3) 58	1	3	—	(1) 3	3	(1) 2	3
Kunst- und Handelsgärtnerei	3	3	2	3	5	—	2	—	1	1	1	—
Forstwirtschaft und Jagd, Fischerei	—	(1) 2	—	(1) 2	—	—	—	—	—	—	—	—
B. Industrie und Gewerbe.	(26) 191 (51) 312		(23) 174 (51) 300		(22) 311	20	(11) 122	8	(28) 202 (15) 72		(28) 202 (15) 72
Bergbau, auch Torfgräberei	—	—	—	—	(1) 10	—	—	—	1	—	1	—
Hüttenwesen	1	1	—	—	(1) 2	—	—	—	6	2	6	2
Ziegelei, Thonröhrenfabrikation	3	2	1	2	7	—	3	—	3	—	3	—
Übrige Industrie der Steine u. Erden	6	9	2 (1)	8	7	—	2	—	—	—	—	—
Verarbeitung von Metallen	(2) 6	1	4	4	6	—	1	—	—	—	—	—
Grob- und Hufschmiede	6	4	6 (2)	4	(1) 18	—	(1) 8	—	5 (1)	2	5 (1)	2
Schlosserei, Geldschrankfabrikation	3 (1)	1	3 (1)	1	9	—	4	—	9	1	9	1
Sonstige Eisenverarbeitung	4 (1)	3	4 (1)	3	6	—	4	—	5	—	5	—
Verf. v. Masch., Schusswaff., Lampen	—	2	—	2	—	—	—	—	2	1	2	1
Stellmacherei, Wagenbau	—	—	—	—	—	—	—	—	3	—	3	—
Schiffsbau, Verf. v. Instrum., Uhren	2 (1)	1	2 (1)	1	1	1	1	1	—	—	—	—
Chemische Industrie	—	—	—	—	5	—	—	—	—	—	—	—
Spinnerei u. Weberei als Hausbetrieb „ „ „ „ Fabrikbetr.	—	3	—	3	2	—	—	—	3	1	3 (1)	1
Übrige Textilindustrie	—	—	—	—	10	—	6	—	—	—	—	—
Buchbinderei u. Kartonnagefabrik.	1	1	1	1	(3) 5	—	(3) 3	—	—	—	—	—
Sonstige Papier- und Lederindustrie	5 (3)	8	5 (3)	8	5	—	—	—	2	2	2	2
Tischlerei, Parkettfabrikation	(3) 15 (2)	17	12 (2)	17	(1) 30	—	(1) 19	—	29 (3)	4	29 (3)	4
Sonst. Ind. der Holz- u. Schnitzstoffe	(1) 2 (1)	6	2 (1)	6	(1) 12	—	(1) 5	—	12 (3)	1	12 (3)	1
Getreide-, Mahl- und Schälmühlen	1	1	—	1	1	—	—	—	3	—	3	—
Bäckerei und Konditorei	(2) 8	3	(2) 6	3	(1) 12	—	6	—	11 (1)	1	11 (1)	1
Fleischerei	6 (1)	2	6 (1)	2	5	—	3	—	6 (1)	—	6 (1)	—
Sonst. Ind. d. Nahr.- u. Genussmittel	— (1)	1	— (1)	1	8	—	1	—	11 (3)	1	11 (3)	1
Näherei, Schneiderei, Konfektion	(2) 7 (11)	71	(2) 7 (11)	70	(2) 20	6	(1) 13	4	20 (1)	34 (7)	20 (1)	34 (7)

323

Schuhmacherei	(2)	12	(4)	16	(2)	12	(4)	15	(2)	13		6	(4)	22	(2)	5
Üb.Bekleid.-, auch Reinigungsgew.	(2)	12		12	(2)	6		12		7		3		8	(2)	7
Baugewerbe		28	(7)	29	(7)	27		29		56		15	(1)	31		8
Polygraphische Gewerbe		3		3	(1)	3		3		6		6		4		—
Kunstgw.u.unbest.Fabrikationszw.	(12)	70	(14)	118	(9)	64	(14)	110		52	(2)	12	(2)	3	(1)	1
C. Handel und Verkehr.																
Warenhandel in stehendem Betriebe	(9)	51	(6)	52	(8)	45	(6)	48	(3)	80		27	(10)	55		23
Üb. Handels-auch Versicherungsgw.	(4)	15	(2)	13	(4)	15	(2)	12	(2)	18		4	(2)	16	(2)	7
Landverkehr	(3)	9		6	(2)	7		5		7		1	(2)	6		10
Wasserverkehr		15		16		13		15		31		8	(5)	18		3
Beherbergung und Erquickung	(2)	12	(4)	17	(2)	10	(4)	16		2		—		3		2
										22		14	(1)	12	(1)	1
D. Hausdienst und wechselnde Lohnarbeit.	(2)	11	(9)	109	(1)	10	(6)	108	(19)	65	(6)	42	(5)	29	(4)	30	(18)	116	(10)	188	(17)	113	(10)	188
E. Heer- und Verwaltungsdienst und freier Beruf.	(2)	11	(1)	15	(2)	8	(1)	15		24		2		8		1	(2)	13	(2)	15	(2)	11	(2)	15
Armee		—		—		—		—		—		—		—		—		—		—		—		—
Staats- und Gemeindedienst		4		9		2		9		10	(1)	1		1		—	(1)	11	(2)	6	(1)	9	(2)	6
Ärzte		—		—		—		—		—		—		—		—		—		—		—		—
Wartepersonal		3	(1)	3		2	(1)	3		4		1		4		1		7		7		7		7
Freie Berufsarten	(2)	4		3	(2)	4		3		10		1		3		—	(1)	1		1	(1)	1		2
F. Personen ohne Beruf oder Berufsangabe.	(2)	44	(4)	70	(2)	44	(4)	70	(4)	70	(8)	152	(1)	32	(6)	61	(5)	83	(16)	74	(5)	81	(15)	71
Rentner, Pensionäre		—		2		—		2		3		—		5		—		1		—		1		—
Kandidaten der Medizin		—		—		—		—		5		—		1		—		—		—		—		—
Studenten der Medizin		1		—		1		—		1		—		8		—		1		—		1		—
Studenten einer anderen Fakultät	(1)	2	(2)	62	(1)	2	(2)	64	(2)	20	(5)	126	(1)	6	(3)	46	(1)	9	(9)	18	(1)	9	(8)	16
Sonstige Berufslose	(1)	32	(2)	6	(1)	32		9	(2)	27	(3)	26		12	(3)	15	(4)	72	(7)	56	(4)	71	(7)	55
Kinder unter 15 Jahren		9		4		9		4																
Zusammen	(41)	318	(73)	568	(36)	285	(70)	551	(51)	613	(14)	219	(17)	223	(10)	102	(59)	473	(43)	376	(58)	465	(42)	373

[1] Bei den Frauen ist der Beruf des Mannes berücksichtigt. — Die Zahlen in Parenthese beziehen sich auf Todesfälle.
[2] Nebenabteilung für innerlich Kranke in der Königl. Charité.

324

6. Beruf der Kranken in den stationären Kliniken für innere Krankheiten.

Berufsarten[1]	7. Göttingen				8. Greifswald				9. Halle			
	Behandelte		davon aus Göttingen		Behandelte		davon aus Greifswald		Behandelte		davon aus Halle	
	m.	w.	m.	w.	m.	w.	m.	w.	m.	w.	m.	w.
A. Bodenbenutzung und Tierzucht.	(2) 61	33		5	2	(6) 101	(1) 33		7	2	(6) 33	(1) 11	(4) 6	(1) 3
Landwirtschaft einschl. Tierzucht	(2) 54	28		3	1	(6) 81	(1) 29		4	2	(4) 26	(1) 8	(2) 2	(1) 3
Kunst- und Handelsgärtnerei	—	1		2	1	7	—		2	—	(2) 5	—	(2) 4	—
Forstwirtschaft und Jagd, Fischerei	7	4		—	—	13	4		1	—	2	3	—	—
B. Industrie und Gewerbe.	(19) 196	(7) 61	(4) 56	(3) 16	(19) 327	(6) 71	(2) 56	(3) 15	(50) 434	(14) 118	(23) 152	(8) 50
Bergbau, auch Torfgräberei	5	1	1	—	—	—	—	—	(3) 39	11	1	—
Hüttenwesen	—	—	—	—	—	—	—	—	—	2	—	2
Ziegelei, Thonröhrenfabrikation	(1) 5	2	(1) 2	1	7	1	3	—	—	1	—	—
Übrige Industrie der Steine u. Erden	3	—	1	—	8	3	—	(1) 1	(1) 5	3	2	—
Verarbeitung von Metallen	4	1	1	—	4	—	1	—	(2) 11	2	(2) 5	(1) 3
Grob- und Hufschmiede	11	(1) 7	1	—	(3) 17	7	1	—	(2) 27	(1) 2	(2) 14	(1) 2
Schlosserei, Geldschrankfabrikation	8	(1) 3	3 (1)	2	(2) 13	1	2	1	(3) 44	4	(1) 25	—
Sonstige Eisenverarbeitung	—	—	—	—	11	—	—	—	16	2	5	—
Verf. v. Masch., Schusswaff., Lampen	(1) 5	—	—	—	5	1	2	—	2	—	—	—
Stellmacherei, Wagenbau	2	1	1	—	7	1	1	—	(1) 15	(1) 1	(1) 3	1
Schiffsbau, Verf. v. Instrum., Uhren	4	—	—	—	10	1	2	—	5	1	3	(1) 1
Chemische Industrie	1	—	—	—	—	1	1	—	1	—	—	—
Spinnerei u. Weberei als Hausbetrieb	7	4	1	—	3	3	—	—	2	2	—	—
„ „ „ „ Fabrikbetr.	—	4	—	—	—	—	—	—	—	—	—	—
Übrige Textilindustrie	—	—	—	—	1	1	1	—	1	1	1	—
Buchbinderei u. Kartonnagefabrik.	(1) 7	(1) 2	—	—	5	5	2	—	(2) 8	3	(2) 4	1
Sonstige Papier- u. Lederindustrie	9	—	4	—	17	1	3	—	13	5	3	2
Tischlerei, Parkettfabrikation	(1) 11	(1) 4	(1) 4	1	24	(1) 4	4	—	(2) 22	(1) 8	(2) 11	(1) 3
Sonst. Ind. der Holz- u. Schnitzstoffe	10	1	2	—	(1) 10	1	1	—	(3) 23	(2) 6	(1) 7	(1) 1
Getreide-, Mahl- und Schälmühlen	—	1	—	—	7	3	3	—	8	—	6	—
Bäckerei und Konditorei	16	2	6	—	(2) 18	—	(2) 3	—	(1) 13	3	(1) 4	1
Fleischerei	(1) 8	(1) 2	2	—	21	—	5	—	(1) 6	—	(1) 5	—
Sonst. Ind. d. Nähr.- u. Genussmittel	(2) 10	1	(1) 1	—	12	—	—	—	(3) 17	(1) 3	(3) 9	(1) 3
Näherei, Schneiderei, Konfektion	(1) 13	(2) 6	8 (2)	4	29	(1) 14	8	6	(4) 26	(3) 24	(2) 9	14

325

Schuhmacherei		19		6			2	33	(1)	11		12	(1)		4		7	(1)	4		4	
Üb. Bekleid.-, auch Reinigungsgew.		17					3	10		2	(1)	1		3		1	(1)	1		4	(1)	1
Baugewerbe	(3)	8	(1)	10		8	2	35	(1)	15		4		3		9	(1)	75	(1)	15	17	3
Polygraphische Gewerbe	(3)	8				3	2	2		—	(1)	2		—		(2)	1	15		4		
Kunstgw. u. unbest. Fabrikationszw.	(3)	12		3		1	1	11		—		—		—	(7)	20	(1)	15	(2)	6	5

C. Handel und Verkehr.

	(2)	81		25	(2)	17	(4)	103	(4)	40	(3)	17	(1)	5	(22)	112	(14)	39	(14)	65	17
Warenhandel in stehendem Betriebe		23		1		—	(1)	20	(1)	7	(1)	1		2	(5)	37	(5)	7	(5)	30	3
Üb. Handels-auch Versicherungsgw.	(1)	8	(1)	2		1	(2)	10	(2)	7	(2)	5		—	(4)	12	(2)	6	(2)	3	
Landverkehr	(1)	38		16		3		28		8		1		—	(10)	34	(5)	6	(5)	14	6
Wasserverkehr		—		—		5		23	(1)	11		—		—	(1)	11		—		5	
Beherbergung und Erquickung		12		6		5	(1)	22		7		10		3	(2)	18		20	(2)	13	8

D. Hausdienst und wechselnde Lohnarbeit.

| | (8) | 123 | (5) | 140 | (1) | 11 | (1) | 100 | (17) | 195 | (11) | 252 | (2) | 23 | 89 | (33) | 209 | (17) | 319 | (10) | 103 | (8) | 225 |

E. Heer- und Verwaltungsdienst und freier Beruf.

	(2)	31	(1)	19		8	(3)	38	(2)	15	(1)	27			(9)	45	(3)	19	(4)	18	(3)	4
Armee		1		1		—		19		—		19		—		—		—		—		—		
Staats- und Gemeindedienst		12	(1)	10		2	(3)	11	(2)	13		4		—	(6)	15	(3)	5	(3)	5	(3)	3
Ärzte		—		—		—		—		—		—		—	(1)	1		—		1		
Wartepersonal		5		4		2		5		—		—		—		7		4		3		
Freie Berufsarten	(2)	14		4		4		3		2		4		—	(2)	22		10		9		1

F. Personen ohne Beruf oder Berufsangabe.

	(7)	83	(4)	40	(2)	31	(4)	73	(5)	59	(2)	47	(3)	37	(8)	98	(10)	99	(5)	31	(4)	49
Rentner, Pensionäre	(2)	9	(2)	4		—	(1)	5		1		2		—	(4)	9		3	(2)	3		2
Kandidaten der Medizin		—		—		—		1		—		1		—		1		—		1		
Studenten der Medizin		1		—		—		1		—		12		—		1		—		1		
Studenten einer anderen Fakultät	(1)	13	(1)	10	(2)	12	(2)	12		—		17		—	(1)	6		—	(1)	4		—
Sonstige Berufslose		5	(1)	1		1		17	(3)	35	(3)	4	(3)	34		35	(6)	63		7	(2)	26
Kinder unter 15 Jahren	(4)	55	(4)	67	(1)	25	(2)	30	(1)	33	(2)	23		11	3	(3)	46	(4)	33	(2)	15	(2)	21

| Zusammen | (40) 575 | (18) 346 | (11) 137 | (6) 162 | (53) 837 | (29) 470 | (10) 177 | (10) 148 | (128) 931 | (45) 605 | (60) 375 | (24) 348 |

¹) Bei den Frauen ist der Beruf des Mannes berücksichtigt. — Die Zahlen in Parenthese beziehen sich auf Todesfälle.

6. Beruf der Kranken in den stationären Kliniken für innere Krankheiten.

Berufsarten[1]	10. Kiel				11. Königsberg				12. Marburg			
	Behandelte		davon aus Kiel		Behandelte		davon aus Königsberg		Behandelte		davon aus Marburg	
	m.	w.	m.	w.	m.	w.	m.	w.	m.	w.	m.	w.
A. Bodenbenutzung und Tierzucht.	(3) 23	(2) 17	(1) 5	—	(6) 45	(1) 42	(1) 5	2	25	—	3	—
Landwirtschaft einschl. Tierzucht	(1) 18	(2) 17	2	—	(6) 39	(1) 36	(1) 2	1	19	—	2	—
Kunst- und Handelsgärtnerei	(1) 4	—	(1) 3	—	4	3	1	1	2	—	—	—
Forstwirtschaft und Jagd, Fischerei	(1) 1	—	—	—	2	3	—	—	4	—	1	—
B. Industrie und Gewerbe.	(26) 285	(3) 37	(13) 197	(1) 16	(23) 172	(5) 50	(14) 78	(2) 23	(15) 109	(2) 12	(4) 34	4
Bergbau, auch Torfgräberei	—	—	—	—	—	—	—	—	1	—	—	—
Hüttenwesen	—	—	—	—	4	—	1	—	—	—	—	—
Ziegelei, Thonröhrenfabrikation	1	—	1	—	7	—	3	—	2	—	2	—
Übrige Industrie der Steine u. Erden	2	—	2	—	5	1	4	—	2	—	1	—
Verarbeitung von Metallen	11	—	8	—	(1) 11	(1) 2	(1) 10	1	7	(1) 2	—	—
Grob- und Hufschmiede	(2) 13	—	6	(1) 1	(2) 17	2	(1) 1	1	7	—	6	—
Schlosserei, Geldschrankfabrikation	(2) 12	(1) 2	16	—	4	—	—	—	3	—	—	—
Sonstige Eisenverarbeitung	18	1	3	—	(1) 2	—	—	—	3	—	1	—
Verf. v. Masch., Schusswaff., Lampen	(2) 7	—	15	—	(1) 3	—	—	—	2	—	2	—
Stellmacherei, Wagenbau	16	1	1	—	3	—	1	—	4	(1) 4	—	—
Schiffsbau, Verf. v. Instrum., Uhren	4	3	10	2	—	2	—	—	1	—	—	—
Chemische Industrie	10	—	2	—	—	—	—	—	—	—	—	—
Spinnerei u. Weberei als Hausbetrieb u. Fabrikbetr.	(1) 3	—	—	—	(1) 1	1	(1) 1	—	2	—	1	—
Übrige Textilindustrie	(1) 3	1	3	—	4	4	1	3	2	—	—	—
Buchbinderei u. Kartonnagefabrik	(1) 3	—	3	—	(2) 11	2	(1) 6	—	7	(1) 2	6	—
Sonstige Papier- und Lederindustrie	(1) 5	—	2	—	3	1	2	—	7	—	—	—
Tischlerei, Parkettfabrikation	23	(1) 4	14	1	(2) 3	2	2	—	3	—	—	—
Sonst. Ind. der Holz- u. Schnitzstoffe	6	—	6	—	(1) 10	3	(1) 5	1	3	—	—	—
Getreide-, Mahl- und Schälmühlen	2	—	2	—	4	—	—	—	2	—	—	—
Bäckerei und Konditorei	12	—	11	—	(1) 8	1	(1) 5	—	4	—	2	—
Fleischerei	(1) 10	1	9	—	(1) 11	1	(1) 7	—	(2) 6	(2) 8	6	—
Sonst. Ind. d. Nahr.- u. Genussmittel	11	1	8	1	(2) 11	11	—	7	18	(2) 8	—	—
Näherei, Schneiderei, Konfektion	(3) 25	(1) 10	(2) 20	4					(4)	(3)		1

327

Schuhmacherei		15		—		12		8	(1) 10		—	—
							2		5		3	3
Üb.Bekleid.-, auch Reinigungsgew.		2		—	7			—	5		5	—
Baugewerbe	(11)	64	(7)	39	(6)	32	(4)	11	(3) 18		5	1
Polygraphische Gewerbe		2		2	(3)	6	(3)	4	4	5	1	2
Kunstgw. u. unbest. Fabrikationszw.		5		—	(1)	6	(1)	1	6	1	1	—
C. Handel und Verkehr.												
Warenhandel in stehendem Betriebe	(5)	68	(4)	48	(25)	102	(7)	58	(4) 58	15	3	17
Üb. Handels- auch Versicherungsgw.	(1)	22	(1)	17	(14)	20	(3)	25	(3) 22	1	(1) 1	(1) 8
Landverkehr		3		3	(4)	27	(2)	11	9	3	1	4
Wasserverkehr		8		5	(3)	34	(1)	4	15	2	—	1
Beherbergung und Erquickung	(4)	24	(3)	16	(2)	6	(1)	5	3	3	—	2
		11		7	(2)	15		13	(1) 9	6	1	2
D. Hausdienst und wechselnde Lohnarbeit.	(35)	376	(13)	140	(13)	110	(6)	66	(10) 102	28	(3) 116	(4) 15
		222	(7)	159	(12)		(12)					
E. Heer- und Verwaltungsdienst und freier Beruf.												
Armee	(1)	19	(1)	15	(6)	50	(2)	26	(1) 81	9	6	78
Staats- und Gemeindedienst		1		1					63		3	63
Ärzte	(1)	7	(1)	5	(5)	34	(2)	22	(1) 8	(2) 5	—	7
Wartepersonal		—		—		1		1		1		—
Freie Berufsarten		—		—		3		3	5		3	5
		11		9	(1)	12	(2)	3	5	(2) 3		3
F. Personen ohne Beruf oder Berufsangabe.	(48)	301	(37)	84	(11)	91	(7)	55	(5) 97	(5) 19	(19) 114	(7) 48
	(48)	132	(29)	71								
Rentner, Pensionäre		3		2		6		11	(1) 7	2	1	2
Kandidaten der Medizin		5		—	(1)	3			7	1	—	—
Studenten der Medizin		7		5		1			—	1	—	4
Studenten einer anderen Fakultät		3		7	(2)	5	(1)	4	7	4	—	6
Sonstige Berufslose	(3)	191	(3)	20	(8)	28	(1)	4	(13) 28	2	(13) 71	(4) 19
	(2)	17	(3)	5								
Kinder unter 15 Jahren	(45)	92	(34)	49	(8)	48	(6)	40	(6) 48	(5) 20	42	17
	(46)	113	(29)	66								
Zusammen	(118)	1072	(69)	489	(84)	570	(27)	297	(35) 472	(19) 96	(24) 251	(9) 195
	(74)	452	(38)	266	(39)	237						(9) 56

[1]) Bei den Frauen ist der Beruf des Mannes berücksichtigt. — Die Zahlen in Parenthese beziehen sich auf Todesfälle.

7. Krankheitsfälle in den Polikliniken

Krankheitsbezeichnungen	Sämtliche Polikliniken*) Behandelte			Bonn Behandelte		Breslau Behandelte		davon der stationären Klinik überwiesen	
	m.	w.	zus.	m.	w.	m.	w.	m.	w.
I. Entwickelungskrankheiten.[1]	172	474	646	22	48	27	68	—	4
II. Infektions- u. allgem. Krankh.	7673	8260	15933	624	642	967	1106	67	81
Scharlach[2]	135	111	246	—	—	7	11	—	—
Scharlach und Diphtherie	35	55	90	—	—			1	2
Masern und Röteln	1142	1166	2308	107	98	11	12	—	2
Rose	37	90	127	6	13	1	5	—	2
Diphtherie	285	336	621	8	14	13	26	4	11
Puerperalfieber	—	9	9	—	1	—	—	—	—
Keuchhusten	385	380	765	45	47	24	33	—	—
Gastrisches Fieber	64	99	163	2	2	—	—	—	—
Unterleibstyphus	95	72	167	10	1	11	7	2	3
Epidemische Genickstarre	2	4	6	—	—	—	1	—	—
Wechselfieber	29	24	53	—	1	13	7	1	—
Brechdurchfall	623	641	1264	24	19	76	63	1	2
Diarrhoe der Kinder	264	240	504	1	1			—	—
Influenza	67	67	134	5	5	—	—	—	—
Akuter Gelenkrheumatismus	177	224	401	14	11	23	36	4	9
Blutarmut	444	1756	2200	24	181	120	337	2	15
Leukämie	3	7	10	—	2	—	1	—	—
Tierische Parasiten[3]	280	311	591	2	6	20	24	—	2
Tuberculose	117	102	219	9	7	40	29	1	1
Lungenschwindsucht	1458	1060	2518	119	72	332	307	37	16
Meningitis tuberculosa	37	33	70	7	—	1	3	—	—
Peritonitis tuberculosa	26	21	47	4	3	8	12	—	1
Miliartuberculose	26	22	48	3	5	2	4	—	—
Haemoptoe	116	61	177	5	3	12	10	—	2
Scrophulosis	203	194	397	7	9	14	15	—	—
Rachitis	501	381	882	147	89	50	34	2	—
Zuckerruhr	18	9	27	1	1	1	—	—	—
Diabetes insipidus	3	4	7	—	2	—	—	—	—
Skorbut	2	4	6	1	—	—	—	—	—
Gicht	10	12	22	2	10	—	—	—	—
Neubildungen:									
Carcinom	209	204	413	11	7	35	31	3	1
Fibrom	5	8	13	—	—	3	5	—	1
Sarcom	13	12	25	3	—	1	—	—	—
Lymphomata	20	23	43	3	2	1	—	—	—
Lupus	18	28	46	1	3	—	—	—	—
Gonorrhoe	141	41	182	1	—	3	3	—	—
Primäre Syphilis	91	99	190	—	—	3	1	—	—
Konstitutionelle Syphilis	195	169	364	19	10	35	41	—	3
Säuferwahnsinn	44	1	45	1	—	1	—	—	—

*) Für die medizinische Poliklinik in Berlin haben Angaben nicht vorgelegen. **) Cfr. schaftsanomalien 65, Geburts- und Wochenbettsanomalien (ausschl. Puerperalfieber) 22, Alters- und Königsberg. — [3] ausschl. Krätze.

für innere Krankheiten.

Göttingen**)				Greifswald				Halle				Kiel				Königsbg.		Marburg			
Behandelte		davon der stationären Klinik überwiesen		Behandelte		davon der stationären Klinik überwiesen		Behandelte		davon der stationären Klinik überwiesen		Behandelte		davon der stationären Klinik überwiesen		Behandelte		Behandelte		davon der stationären Klinik überwiesen	
m.	w.	m.	w.	m.	w.	m.	w.	m.	w.	m.	w.	m.	w.	m.	w.	m.	w.	m.	w.	m.	w.
7	18	1	—	12	18	1	—	65	119	—	2	8	66			26	109	5	28	—	—
645	639	56	30	516	438	91	54	2365	2501	54	70	618	894			1484	1687	454	353	33	22
—	—	—	—	32	16	—	1	46	52	—	—	17	16			40	27	—	—	—	—
—	—	—	—	1	2	—	—	25	41	—	—	—	—			—	—	2	1	1	—
1	—	—	—	142	106	1	—	340	391	—	—	93	100			412	436	36	23	1	—
4	11	—	1	2	2	—	—	15	26	—	—	2	8			7	24	—	1	—	—
51	64	4	8	16	34	3	6	63	59	3	4	95	99			38	40	1	—	—	—
—	—	—	—	—	—	—	—	—	6	—	2	—	1			—	—	—	1	—	—
3	2	—	—	16	14	—	—	136	125	—	—	108	102			52	57	1	—	—	—
—	—	—	—	4	2	—	—	7	9	—	—	—	—			51	86	—	—	—	—
9	5	2	—	8	1	5	—	23	27	—	1	3	6			25	23	6	2	4	—
—	—	—	—	—	—	—	—	—	—	—	—	2	3			—	—	—	—	—	—
—	—	—	—	1	—	1	—	3	—	—	—	3	7			9	9	—	—	—	—
1	—	—	—	19	23	—	—	287	297	—	—	45	48			}147	156	24	35	—	—
2	1	—	—	5	6	—	—	228	208	1	—	22	13					6	11	—	—
15	12	1	—	4	—	—	—	39	45	—	—	3	3			—	—	1	2	—	—
28	12	4	2	11	12	3	4	48	64	1	7	18	42			25	31	10	16	1	—
119	327	3	2	10	72	—	4	87	344	—	18	10	193			62	239	12	63	—	2
1	—	—	—	1	—	1	—	1	2	—	—	—	—			—	—	—	2	—	2
15	14	4	4	7	9	2	3	174	163	—	—	20	44			17	30	25	21	—	—
7	—	3	—	5	4	—	—	16	10	—	—	1	2			32	38	7	12	—	—
169	76	12	7	126	75	48	20	315	273	9	7	32	44			200	153	165	60	12	6
4	1	—	—	2	1	—	—	17	12	—	—	2	6			4	7	—	3	—	—
5	—	1	—	2	—	—	—	7	5	—	—	—	1			—	—	—	—	—	—
1	1	1	—	3	—	—	—	16	10	—	—	—	1			—	—	1	1	—	—
9	6	1	—	5	3	1	2	4	1	—	—	1	2			15	16	65	20	—	—
11	19	—	1	7	4	—	—	52	43	—	—	33	19			69	71	10	14	—	—
59	45	—	—	4	1	1	—	68	47	—	—	61	70			99	86	13	9	—	—
7	1	—	—	2	3	3	—	3	2	1	—	—	—			1	2	3	—	1	—
1	—	—	—	1	2	1	—	—	—	—	—	—	—			—	—	—	—	—	—
—	—	—	—	—	—	—	—	—	2	—	—	—	1			1	1	—	1	1	—
4	—	1	—	1	—	—	—	3	1	—	—	—	1			—	—	—	—	—	—
34	11	2	2	23	19	6	2	69	65	4	3	4	13			28	45	5	13	1	8
1	—	—	—	—	—	—	—	—	—	—	—	—	—			1	3	—	—	—	—
1	3	—	—	—	—	—	—	2	4	2	2	—	—			6	5	—	—	—	—
—	—	—	—	—	—	—	—	9	8	—	—	4	5			—	1	3	7	—	—
3	2	—	—	3	7	—	2	2	5	—	3	2	—			2	6	7	4	1	1
33	2	8	—	14	7	6	5	58	20	8	4	3	—			15	6	14	3	3	3
26	8	8	2	8	4	7	2	16	12	2	4	9	26			26	46	3	2	1	—
—	—	—	—	8	1	1	1	115	103	23	15	10	7			1	2	7	5	1	—
—	—	—	—	5	1	1	1	15	—	—	—	7	—			14	—	1	—	1	—

Specialtabellen. — [1]) Darunter Atrophie 131 m. 108 w., Menstruationsanomalien 197, Schwangerschwäche 29 m. 71 w., Missbildungen 12 m. 11 w. — [2]) Scharlach und Diphtherie in Breslau

Krankheitsbezeichnungen	Sämtliche Polikliniken Behandelte			Bonn Behandelte		Breslau Behandelte		davon der stationären Klinik überwiesen	
	m.	w.	zus.	m.	w.	m.	w.	m.	w.
Chron. Alkoholismus	149	5	154	1	—	67	5	8	1
Bleiintoxication	34	5	39	6	—	9	—	—	—
Andere Intoxicationen[1])	21	3	24	2	—	—	—	—	—
Varicellen	87	87	174	22	14	6	12	—	—
Parotitis[2])	20	23	43	—	—	—	—	—	—
Andere Krankheiten[3])	42	57	99	1	3	24	31	1	7
III. Lokalisierte Krankheiten.	13065	14244	27309	981	1090	1856	2101	69	92
A. Krankheiten des Nervensystems.	1312	1848	3160	69	107	236	292	14	14
Apoplexia cerebri	25	31	56	3	4	—	1	—	—
Geisteskrankheiten	40	53	93	—	2	10	3	—	—
Hirn- und Hirnhautentzündung	18	8	26	1	—	3	—	—	—
Tumor cerebri	11	5	16	—	—	2	3	—	—
Andere Krankheiten des Gehirns	43	28	71	—	—	11	11	2	1
Myelitis	7	5	12	—	—	—	2	—	—
Sklerose	11	4	15	—	1	1	1	—	—
Tabes dorsalis	51	21	72	6	—	17	2	3	1
Andere· Rückenmarkkrankheiten	47	30	77	2	—	10	15	—	—
Ischias	70	47	117	4	2	13	7	1	2
Lumbago	129	94	223	13	1	18	19	—	1
Neuralgie	106	248	354	18	32	16	16	1	—
Hemiplegia	30	39	69	1	1	7	8	1	1
Neuritis	11	5	16	2	1	2	—	—	—
Paralysis	14	14	28	2	1	4	4	—	—
Paresen	42	34	76	1	—	7	6	—	—
Chorea	47	80	127	1	8	8	14	1	—
Eklampsie	20	12	32	4	3	3	—	—	—
Epilepsie	99	119	218	2	11	17	24	1	1
Hysterie	43	622	665	2	26	16	110	—	5
Neurasthenie	143	42	185	3	11	35	5	1	1
Morbus Basedowii	—	9	9	—	—	—	4	—	—
Paralysis agitans	8	8	16	—	—	2	—	—	—
Andere Krankheiten[4])	297	290	587	4	3	34	36	3	1
B. Krankheiten des Ohres.	90	108	198	1	3	18	23	—	—
C. Krankheiten der Augen.	64	60	124	2	2	9	2	—	—
D. Krankheiten der Atmungsorgane.	4168	4029	8197	349	294	651	568	28	15
Krankheiten der Nase	137	151	288	9	14	38	47	—	—
Croup	20	21	41	—	2	—	3	—	1

*) Cfr. Specialtabellen. — [1]) Alkoholintox. 1 m. Bonn, 4 m. Halle. Quecksilberintox. 1 m., Sublimat 2 m. 1 w., Arsen 1 m. Halle. Durch Salzsäure 1 w. Königsberg. Merkurialismus 1 m. Greifswald. Ruhr 1 w. Bonn, 1 m. Göttingen. Pyämie 1 w. Bonn, 1 m. Halle, 1 w. Königs- 10 m. 20 w. Königsberg, Neur. traumatica 5 m. 1 w. Marburg. Aphasia 3 m. 1 w. Königsberg. Polymyelitis acuta 1 m. Greifswald. Progressive Bulbärparalyse 1 m. 2 w. Greifswald.

für innere Krankheiten.

Göttingen				Greifswald				Halle				Kiel		Königsbg.		Marburg			
Behandelte		davon der stationären Klinik überwiesen		Behandelte		davon der stationären Klinik überwiesen		Behandelte		davon der stationären Klinik überwiesen		Behandelte		Behandelte		Behandelte		davon der stationären Klinik überwiesen	
m.	w.	m.	w.	m.	w.	m.	w.	m.	w.	m.	w.	m.	w.	m.	w.	m.	w.	m.	w.
3	—	—	—	3	—	—	—	19	—	—	—	1	—	50	—	5	—	1	—
4	—	—	—	1	—	—	—	2	—	—	—	—	—	—	—	12	5	2	—
2	—	—	—	3	1	—	1	13	1	—	—	—	—	—	1	1	—	—	—
—	—	—	—	10	4	—	—	19	18	—	—	—	—	23	24	7	15	1	—
—	—	—	—	—	2	—	—	2	—	—	—	9	11	9	10	—	—	—	—
12	16	—	1	1	—	—	—	1	—	—	—	—	—	2	6	1	1	—	—
1898	1362	90	48	972	795	166	80	3205	3472	62	34	1012	1445	2306	3296	835	683	49	30
178	141	16	7	88	129	6	17	328	524	4	3	44	94	257	442	112	119	11	5
—	—	—	—	8	6	1	—	5	8	—	—	4	5	4	6	1	1	—	—
—	—	—	—	3	10	—	—	12	13	1	3	—	3	12	15	3	7	—	—
—	—	—	—	2	1	—	—	7	4	1	—	—	—	3	3	2	—	2	—
—	—	—	—	1	—	1	—	7	2	2	—	—	—	1	—	—	—	—	—
—	—	—	—	1	—	—	—	15	9	—	—	—	1	13	5	3	2	—	—
—	—	—	—	3	2	—	1	—	—	—	—	—	—	—	1	4	—	1	—
—	—	—	—	—	—	—	—	—	—	—	—	—	—	10	2	—	—	—	—
—	—	—	—	2	1	—	—	12	7	—	—	—	—	11	11	3	—	—	—
—	—	—	—	3	2	—	—	4	3	—	—	—	—	15	5	13	5	5	3
—	—	—	—	4	1	1	—	21	7	—	—	4	6	14	20	10	4	—	—
—	—	—	—	14	3	—	—	55	43	—	—	7	4	15	22	7	2	—	—
—	—	—	—	7	11	—	1	38	93	—	—	7	35	16	55	4	6	—	—
—	—	—	—	1	—	—	—	5	5	—	—	—	—	15	25	1	—	—	—
—	—	—	—	—	—	—	—	—	—	—	—	2	1	2	2	3	1	—	1
—	—	—	—	1	—	—	—	—	—	—	—	—	—	5	3	2	6	1	—
—	—	—	—	1	2	1	—	1	2	—	—	3	2	18	11	11	11	1	—
—	—	—	—	1	11	1	2	24	29	—	—	1	2	4	6	8	10	—	1
—	—	—	—	—	—	—	—	—	1	—	—	11	8	2	—	—	—	—	—
—	—	—	—	3	10	—	2	23	23	—	—	4	13	34	26	16	12	—	—
—	—	—	—	—	41	—	8	15	245	—	—	—	14	8	151	2	35	—	—
—	—	—	—	15	1	1	—	49	15	—	—	—	—	34	10	7	—	—	—
—	—	—	—	—	2	—	2	—	1	—	—	—	—	—	—	—	2	—	—
—	—	—	—	1	—	—	—	—	1	—	—	1	—	3	3	1	3	—	—
*)178	*)141	16	7	17	25	—	1	35	13	—	—	—	—	18	60	11	12	1	—
6	8	—	—	3	2	3	2	7	7	1	2	9	5	18	35	28	25	—	—
2	—	—	—	3	3	3	3	17	15	2	2	10	19	10	8	11	11	—	—
530	375	19	10	278	234	38	8	934	854	3	3	361	493	822	1033	243	178	8	4
}*)128	*)59	—	—	6	6	—	—	40	40	—	—	8	3	31	35	5	6	—	—
								15	14	—	—	1	—	4	2	—	—	—	—

Nicotin 1 m. Göttingen, 5 m. Halle. Kohlenoxydverg. Greifswald. Durch Schwefelsäure 1 m., Marburg. — ²) epidemica in Greifswald und Kiel. — ³) Pocken 1 m. Bonn. Hitzschlag 1 m. berg. Arthritis deformans 2 m. 3 w. Göttingen. Morbus maculosis 1 w. Bonn. — ⁴) Neurosen Tetanus und Trismus 1 m. Halle. Simulatio 2 m. 3 w. Greifswald, 23 m. (P. 7) 2 w. Halle.

7. Krankheitsfälle in den Polikliniken

Krankheitsbezeichnungen	Sämtliche Polikliniken Behandelte			Bonn Behandelte		Breslau Behandelte		davon der stationären Klinik überwiesen	
	m.	w.	zus.	m.	w.	m.	w.	m.	w.
Andere Kehlkopfkrankheiten . .	380	382	762	23	21	105	105	—	2
Trachealkrankheiten	52	57	109	5	9	8	12	—	—
Bronchitis	1633	1652	3285	117	123	}199	189	11	3
Bronchialkatarrh	387	407	794	61	39			—	—
Bronchiektasie	18	14	32	1	—	2	1	—	—
Lungenentzündung	386	351	737	71	53	}67	43	—	—
Pleuropneumonie	154	143	297	2	1			4	2
Brustfellentzündung	376	309	685	20	12	143	90	7	4
Emphysem	493	398	891	26	7	66	33	4	2
Kropf	14	69	83	—	4	4	35	—	1
Asthma	64	53	117	11	8	19	10	2	—
Andere Krankheiten[1])	54	22	76	3	1	—	—	—	—
E. Krankheiten d. Cirkulationsorg.	710	728	1438	51	51	117	137	4	9
Herz- und Herzbeutelentzündung	55	54	109	5	8	9	12	1	2
Dilatatio, Hypertrophia cord. . .	47	45	92	1	—	9	12	—	2
Klappenfehler	211	280	491	6	9	37	72	2	4
Vitium cord. ohne nähere Angabe	74	87	161	5	6	4	3	—	1
Palpitatio cordis, Cardialgie . .	41	57	98	3	—	13	13	—	—
Angina pectoris	25	11	36	1	—	3	1	—	—
Pulsadergeschwulst	16	10	26	—	[2])3	3	1	—	—
Venenentzündung	20	34	54	4	1	—	1	—	—
Lymphgefäss- und Drüsenentzdg.	97	86	183	24	23	9	9	—	—
Arteriosklerose	50	17	67	2	1	24	5	1	—
Hämorrhoiden u. Varicen . . .	39	34	73	—	—	6	8	—	—
Andere Krankheiten[3])	35	13	48	—	—	—	—	—	—
F. Krankh. d. Verdauungsapparats.	4277	5018	9295	373	496	601	742	14	35
Krankh. der Zähne u. der Adnexa	163	202	365	27	26	7	20	2	—
Zungenentzündung	72	80	152	1	3	22	33	—	1
Mandelentzündung	702	1035	1737	}57	85	76	146	2	9
Angina Ludovici	11	1	12			—	—	—	—
Pharyngitis	471	424	895	19	15	170	137	1	1
Krankheiten der Speiseröhre . .	43	19	62	—	—	11	10	—	—
Akuter Magenkatarrh	658	712	1370	40	59	68	70	1	3
Dyspepsie	295	331	626	46	67	17	12	—	—
Chronischer Magenkatarrh . . .	304	264	568	19	39	31	28	1	—
Ectasia und Dilatatio ventriculi .	87	121	208	1	3	15	30	—	—
Magenkrampf	55	165	220	1	1	22	60	—	3
Magengeschwür	94	209	303	4	10	16	48	—	8
Akuter Darmkatarrh	483	473	956	78	76	43	31	1	4
Chronischer Darmkatarrh . . .	153	135	288	12	18	10	6	—	1
Habituelle Verstopfung	223	394	617	15	27	25	30	—	—
Peritonitis (ausschl. tuberc.) . .	15	23	38	6	6	3	2	—	—
Typhlitis und Perityphlitis . . .	55	53	108	5	4	5	5	—	2

[1]) Käsige Pneumonie 3 w. Spitzeninfiltration 36 m. 17 w., Lungenabscess 1 m, Lungen- 5 m., Lungenabscess 1 m. Königsberg. — [2]) Angiom. — [3]) Endocarditis valvularis 6 m. 4 w.,

für innere Krankheiten. 333

Göttingen				Greifswald				Halle				Kiel		Königsbg.		Marburg			
Behandelte		davon der stationären Klinik überwiesen		Behandelte		davon der stationären Klinik überwiesen		Behandelte		davon der stationären Klinik überwiesen		Behandelte		Behandelte		Behandelte		davon der stationären Klinik überwiesen	
m.	w.	m.	w.	m.	w.	m.	w.	m.	w.	m.	w.	m.	w.	m.	w.	m.	w.	m.	w.
—	—	5	4	8	7	3	2	45	35	3	2	6	17	57	128	8	10	—	—
—	—	—	—	2	2	—	—	28	23	—	—	—	—	2	8	7	3	—	—
179	147	—	—	172	149	16	—	340	378	—	—	13	31	}506	566	107	69	—	—
17	13	—	—	16	6	4	—	66	68	—	—	201	266			26	15	—	—
8	6	—	—	5	—	1	—	—	4	—	—	—	—	2	3	—	—	—	—
50	48	1	1	18	22	2	4	99	81	—	—	38	41	97	87	13	19	2	—
27	45	2	1	2	3	—	—	5	1	—	—	49	41	1	7	1	2	—	1
49	15	7	3	30	25	8	1	77	88	—	1	11	35	37	38	9	6	2	—
17	14	—	—	15	8	3	—	201	109	—	—	30	46	78	149	60	32	4	2
3	4	—	—	—	1	—	—	—	3	—	—	—	—	—	6	7	16	—	1
8	3	1	—	4	5	1	1	18	10	—	—	4	13	—	4	—	—	—	—
44	21	3	1	—	—	—	—	—	—	—	—	—	—	7	—	—	—	—	—
126	105	9	7	72	30	18	6	137	139	3	3	33	34	141	175	33	57	6	10
21	20	1	1	—	1	—	—	5	2	—	—	3	1	10	8	2	2	1	2
10	10	—	—	9	7	3	2	16	10	—	—	2	—	—	4	—	2	—	—
30	33	2	4	13	10	3	1	50	42	1	2	10	7	45	66	20	41	4	7
4	3	1	1	25	9	10	3	10	13	2	1	6	10	19	41	1	2	—	—
9	19	—	—	3	2	—	—	7	5	—	—	1	1	2	11	3	6	—	—
7	4	—	—	4	—	2	—	3	3	—	—	1	2	3	—	3	1	1	—
6	1	3	1	—	—	—	—	4	2	—	—	—	—	3	3	—	—	—	—
1	—	—	—	3	—	—	—	4	21	—	—	—	1	8	10	—	—	—	—
2	—	—	—	15	1	—	—	20	22	—	—	8	7	18	22	1	2	—	1
—	—	—	—	—	—	—	—	5	2	—	—	—	—	19	9	—	—	—	—
3	3	—	—	—	—	—	—	12	16	—	—	2	5	13	1	3	1	—	—
33	12	2	—	—	—	—	—	1	1	—	—	—	—	1	—	—	—	—	—
654	532	21	17	315	258	33	17	1126	1264	10	1	387	565	648	999	173	162	9	2
3	3	—	—	5	4	—	—	86	87	—	—	16	17	16	41	3	4	1	—
1	—	—	—	10	3	—	—	7	8	—	—	—	—	25	30	6	3	—	1
56	68	—	—	60	60	—	3	193	275	2	—	130	208	107	173	23	20	—	—
1	—	—	—	—	—	—	—	9	1	—	—	—	—	—	—	1	—	1	—
83	66	—	—	29	13	3	1	73	29	—	—	1	5	76	149	20	10	—	—
15	3	3	—	3	1	—	—	10	1	1	—	—	1	3	3	1	—	—	—
80	73	—	—	70	65	2	1	238	251	—	—	45	60	}96	121	21	13	—	—
112	101	—	1	3	6	—	—	75	81	—	—	42	64						
103	38	1	—	22	10	5	1	30	36	1	—	8	13	68	85	23	15	1	—
34	22	3	2	3	2	—	—	3	3	—	—	1	7	3	11	27	42	—	—
5	6	—	—	12	30	5	1	3	28	—	—	—	7	12	29	—	4	—	—
32	32	4	3	9	8	1	1	22	67	2	1	3	15	6	15	2	14	—	—
38	34	—	—	17	18	1	—	153	179	—	—	74	60	60	63	20	12	—	—
27	13	2	3	16	11	2	2	19	18	—	—	5	6	58	61	6	2	—	—
33	33	1	1	8	6	—	—	34	69	—	—	47	78	58	146	3	5	—	—
—	4	—	—	1	3	—	—	3	5	—	—	1	3	—	—	1	—	—	—
7	12	2	3	12	7	—	4	18	21	—	—	5	4	1	—	2	—	1	—

schrumpfung 6 m. 1 w., Neoplasma pulmon. 1 m. Göttingen. Gangräna pulm. 1 m., Emphysem
Fettherz 2 m. 3 w., Arythmie, Tachycardie 1 m. 1 w., Insufficienz d. Herzens 17 m. 4 w. Göttingen.

Klinisches Jahrbuch IV. 7.

23

Krankheitsbezeichnungen	Sämtliche Polikliniken Behandelte			Bonn Behandelte		Breslau Behandelte		davon der stationären Klinik überwiesen	
	m.	w.	zus.	m.	w.	m.	w.	m.	w.
Hernien: a) eingeklemmte . . .	10	9	19	—	—	—	—	—	—
„ b) nicht eingeklemmte .	115	69	184	6	8	17	6	—	—
Innerer Darmverschluss	2	5	7	—	2	—	2	—	1
Abscessus hepatis	24	10	34	—	—	—	—	—	—
Cirrhosis hepatis	79	18	97	3	1	11	3	3	—
Gallensteine	37	100	137	4	5	10	44	1	2
Icterus	54	86	140	4	15	14	19	2	—
Krankheiten der Milz.	20	14	34	—	—	—	—	—	—
Andere Krankheiten[1])	52	66	118	25	26	8	—	—	—
G. Krkh. d. Harn- u. Geschlechtsorg.	516	593	1109	27	18	73	169	4	17
Krankheiten der Nieren	200	188	388	8	5	37	65	4	7
„ „ Blase . . .	105	89	194	7	5	6	14	—	4
Steinkrankheit	12	5	17	—	—	4	—	—	—
Krankheiten der Prostata . . .	15	—	15	—	—	3	—	—	—
Verengerung der Harnröhre . .	31	—	31	7	—	2	—	—	—
Krankheiten der Gebärmutter . .	—	167	167	—	1	—	46	—	6
„ der Hoden u. Eierstöcke	67	14	81	1	1	6	8	—	—
„ des Penis und der Scheide	67	66	133	1	1	10	21	—	—
Andere Krankheiten[2])	19	64	83	3	5	5	15	—	—
H. Krankh. d. äuss. Bedeckung.[3])	1186	1117	2303	57	59	45	63	1	2
J. Krankh. der Bewegungsorgane.[4])	529	544	1073	22	32	96	91	3	—
K. Mechanische Verletzungen.[5])	213	199	412	30	28	10	14	1	—
IV. Andere Krankheiten.	467	394	861	38	14	228	253	5	2
Summe der Krankheitsfälle	21377	23372	44749	1665	1794	3078	3528	141	179
Summe der behandelten Personen	13605	15314	28919	3054		2671	3268	141	179
davon:									
aus der Universitätsstadt . . .	9788	11952	21740	.	.	1989	2473	.	.
„ der nächsten Umgegend ders.	1827	1444	3271	.	.	245	314	.	.
„ der Provinz derselben . . .	1423	1406	2829	.	.	197	206	.	.
„ anderen Provinzen Preussens	195	176	371	.	.	75	92	.	.
„ dem Deutschen Reiche . . .	137	72	209	.	.	72	41	.	.
„ dem Auslande	235	264	499	.	.	93	142	.	.

[1]) Gastro-duodenalcatarrh 2 m. 3 w., Tumor 1 m., Leberschwellung 1 w., Wanderleber Dysurie 2 m. 2 w., Bubo inguinalis 2 m., Pollutionen, Spermatorrhoe 7 m. Göttingen. Ren Zellgewebsentzündung 69 m. 91 w. — Herpes tonsur. 1 m., Herpes zoster 3 m. 3 w. Bonn. Alopecia areata 3 m. 1 w. Marburg. — [4]) Krankheiten der Knochen und Knochenhaut 73 m. 3 w., Krankheiten der Wirbelsäule 1 m. 6 w. Marburg. — [5]) Quetschungen und Zerreissungen Verbrennung 17 m. 25 w., Erfrierung 23 m. 29 w.

für innere Krankheiten.

Göttingen				Greifswald				Halle				Kiel		Königsbg.		Marburg			
Behandelte		davon der stationären Klinik überwiesen		Behandelte		davon der stationären Klinik überwiesen		Behandelte		davon der stationären Klinik überwiesen		Behandelte		Behandelte		Behandelte		davon der stationären Klinik überwiesen	
m.	w.	m.	w.	m.	w.	m.	w.	m.	w.	m.	w.	m.	w.	m.	w.	m.	w.	m.	w.
—	1	—	1	3	2	2	2	6	2	4	—	—	—	1	4	—	—	—	—
13	1	2	1	3	—	3	—	40	26	—	—	4	5	23	19	9	4	5	1
1	—	1	—	—	—	—	—	—	1	—	—	—	—	1	—	—	—	—	—
1	—	1	—	—	—	—	—	23	10	—	—	—	—	—	—	—	—	—	—
1	—	—	—	17	—	2	—	29	10	—	—	3	1	14	2	1	1	—	—
—	4	—	1	—	3	—	—	19	20	—	—	—	2	2	15	2	7	—	—
7	13	1	—	5	2	1	—	10	7	—	—	2	9	11	18	1	3	—	—
1	—	—	—	7	3	4	1	10	4	—	—	—	—	2	6	—	1	—	—
—	5	—	1	—	—	—	—	13	25	—	—	—	—	5	8	1	2	—	—
83	37	14	4	52	31	15	14	148	130	16	1	14	30	100	161	19	17	4	3
34	17	5	2	19	6	6	—	38	25	4	1	5	6	54	57	5	7	1	1
15	8	4	—	19	2	6	—	26	37	1	—	7	10	23	12	2	1	—	—
3	—	—	—	—	—	—	—	4	4	1	—	—	—	1	1	—	—	—	—
—	—	—	—	1	—	—	—	6	—	—	—	—	—	1	—	4	—	2	—
1	—	1	—	3	—	1	—	16	—	3	—	—	—	2	—	—	—	—	—
—	2	—	—	—	23	—	14	—	41	2	—	—	7	—	42	—	5	—	2
13	—	2	—	8	—	—	—	28	2	4	—	—	1	8	1	3	1	—	—
6	3	1	1	2	—	2	—	30	21	1	—	2	6	11	13	5	1	1	—
11	7	1	1	—	—	—	—	—	—	—	—	—	—	—	35	—	2	—	—
236	113	10	3	92	53	40	8	326	365	28	19	108	145	145	232	177	87	1	3
75	49	1	—	65	52	10	5	118	97	—	—	18	37	114	163	21	23	7	3
8	2	—	—	4	3	—	—	64	77	—	—	28	23	51	48	18	4	3	—
67	43	—	5	80	33	—	—	3	11	—	—	9	9	2	—	40	31	—	2
2617	2062	147	83	1580	1284	258	134	5638	6103	116	106	1647	2414	3818	5092	1334	1095	82	54
2253	1816	147	83	1580	1284	245	127	5127	5945	116	106	1446	2335	2760	3505	1167	982	82	54
.	.	.	.	998	1112	62	21	4092	5090	.	.	.	.	2150	2851	459	317	31	26
.	.	.	.	483	112	113	93	617	511	.	.	.	.	136	169	246	230	17	8
.	.	.	.	50	43	25	7	317	294	.	.	.	.	340	353	419	408	29	18
.	.	.	.	32	17	40	6	53	30	.	.	.	.	8	12	27	19	3	2
.	.	.	.	12	—	4	—	42	20	.	.	.	.	—	—	11	6	2	—
.	.	.	.	5	—	1	—	6	—	.	.	.	.	126	120	5	2	—	—

4 w. Göttingen. Tumor hepatis 3 m. 6 w. Königsberg. — [2]) Wanderniere 5 w., Urinretention, mobilis 35 w. Königsberg. — [3]) Krätze 256 m. 179 w., acute Hautkrankheiten 679 m. 618 w., Psoriasis 10 m. 4 w., Herpes tonsur. und Sykosis 10 m. 3 w., Pityriasis versic. 4 m. 3 w., 88 w., der Gelenke 162 m. 200 w., der Muskeln und Sehnen 263 m. 214 w. — Plattfuss 4 m. 80 m. 81 w., Knochenbrüche 37 m. 21 w., Verstauchungen 24 m. 25 w., Wunden 31 m. 15 w.,

23*

336

8. Krankenbewegung in den stationären Kliniken für chirurgische Krankheiten.

1. Sämtliche Kliniken.

Bezeichnung der Krankheiten nach Körperteilen	Anzahl der Behandelten			Abgang												Bestand am 31. März 1891		
				geheilt			gebessert			ungeheilt			gestorben			überhaupt		
	m.	w.	zus.	m.	w.	zus.	m.	w.	zus.	m.	w.	zus.	m.	w.	zus.	m.	w.	zus.
I. Kopf und Gesicht.	703	347	1050	359	172	531	161	103	264	70	23	93	79	20	99	669	318	987	34	29	63
Abscessus	22	14	36	13	8	21	4	5	9	—	—	—	4	—	4	21	13	34	1	1	2
Actinomycosis	3	1	4	1	—	1	1	1	2	—	1	1	—	—	—	3	1	4	—	—	—
Carbunculus	2	—	2	—	1	1	—	—	—	—	—	—	1	—	1	2	—	2	—	—	—
Carcinoma	56	38	94	24	23	47	6	5	11	14	2	16	8	3	11	52	33	85	4	5	9
Caries	19	6	25	7	4	11	7	2	9	1	—	1	3	—	3	18	6	24	1	—	1
Combustio	18	5	23	9	3	12	6	2	8	—	—	—	3	2	5	17	5	22	1	—	1
Commotio cerebri	15	5	20	9	2	11	4	1	5	1	1	2	2	1	2	15	5	20	—	—	—
Contusio	23	3	26	14	1	15	3	1	4	4	1	5	—	—	—	21	3	24	2	—	2
Empyema antri Highmori	4	6	10	—	3	3	—	5	5	4	1	5	—	—	—	4	6	10	—	—	—
Erysipelas	9	2	11	7	1	8	1	—	1	—	1	1	1	—	1	9	2	11	—	—	—
Fractura cranii	88	14	102	45	4	49	10	1	11	3	—	3	26	9	35	84	14	98	4	—	4
" mandib.	26	4	30	12	2	14	9	2	11	2	1	3	1	—	1	24	4	28	2	—	2
Lues	5	2	7	2	—	2	1	1	2	1	—	1	—	—	—	3	2	5	2	—	2
Lupus	32	73	105	8	16	24	11	37	48	2	2	4	—	—	—	21	55	76	11	18	29
Meningocele	1	—	1	—	—	—	—	—	—	—	—	—	1	—	1	1	—	1	—	—	—
Necrosis	16	15	31	13	7	20	2	7	9	1	—	1	—	—	—	16	14	30	—	1	1
Neuralgia	13	9	22	7	6	13	4	1	5	—	2	2	—	—	—	13	9	22	—	—	—
Ostitis und Periostitis	6	2	8	4	1	5	1	1	2	—	—	—	1	—	1	6	2	8	—	—	—
Phlegmone	3	1	4	2	—	2	1	—	1	—	—	—	—	—	—	3	1	4	—	—	—
Sarcoma	16	22	38	11	16	27	1	1	2	2	3	5	2	2	4	15	22	37	1	—	1
Tuberculosis	2	4	6	2	2	4	—	1	1	—	1	1	—	—	—	2	4	6	—	—	—
Tumores	37	39	76	18	30	48	6	4	10	7	3	10	5	1	6	36	38	74	1	1	2
Ulcera	11	7	18	5	6	11	4	1	5	2	—	2	—	—	—	11	7	18	—	—	—
Vulnera	210	29	239	113	19	132	63	8	71	12	—	12	19	—	19	207	27	234	3	2	5
Andere Krankheiten	66	46	112	29	21	50	17	15	32	14	5	19	5	4	9	65	45	110	1	1	2
II. Augen.	42	18	60	25	11	36	8	3	11	6	1	7	2	2	4	41	17	58	1	1	2
III. Ohren.	71	22	93	31	6	37	23	7	30	5	4	9	6	2	8	65	19	84	6	3	9

337

IV. Nase.	89	99	188	61	62	123	16	20	36	5	5	10	1	1	2	83	88	171	6	11	17
Carcinoma	6	11	17	5	8	13	1	—	2	—	—	—	—	—	—	6	9	15	—	2	2
Defectus	4	6	10	2	3	5	1	2	4	—	—	—	—	—	—	4	6	10	—	—	—
Fractura oss. n.	5	1	6	3	—	4	2	—	2	—	—	—	—	—	—	5	1	6	—	—	—
Lupus	12	28	40	7	12	19	2	8	9	1	1	1	—	—	—	5	8	29	4	7	11
Polypus	13	16	29	10	13	23	1	2	3	1	—	1	—	—	—	12	16	28	1	—	1
Schiefes Septum	13	1	14	11	1	12	1	—	1	1	—	1	—	—	—	13	1	14	—	—	—
Tumores	1	2	3	1	2	3	—	—	—	—	—	—	—	—	—	1	2	3	—	—	—
Andere Krankheiten	35	34	69	22	22	44	—	7	15	—	3	6	—	1	1	34	32	66	1	2	3
V. Mund, Schlund, Speiser.	649	429	1078	342	198	540	56	37	93	40	18	58	200	167	367	638	420	1058	11	9	20
Abscessus	20	11	31	11	6	17	7	5	12	1	1	—	1	1	1	20	11	31	—	—	—
Actinomycosis	2	—	2	1	—	1	1	—	1	—	—	1	—	—	—	—	—	—	—	—	—
Angina phlegmonosa	12	—	12	5	—	5	5	—	4	2	—	2	1	—	1	12	—	12	—	—	—
Carcinoma	119	15	134	73	7	80	4	1	16	11	3	14	19	1	20	115	15	130	4	—	4
Corpus alienum	3	4	7	—	5	5	12	4	—	—	—	—	1	—	1	3	—	7	—	—	—
Diphtheria	291	273	564	123	105	228	1	2	3	—	3	5	161	156	317	288	265	553	3	8	11
Epulis	7	16	23	6	15	21	1	1	2	—	2	2	—	—	—	7	16	23	—	—	—
Fibroma	1	1	2	1	—	1	1	—	1	1	—	1	—	—	—	1	—	2	—	—	—
Fistula	5	6	11	3	2	5	1	4	5	—	1	2	—	—	—	5	6	11	—	—	—
Gumma	6	—	6	—	—	—	—	—	2	2	—	1	—	—	—	5	—	5	—	—	—
Hypertrophia tonsillarum	2	3	5	1	2	9	1	—	2	—	1	2	—	—	—	2	3	5	—	—	—
Labium fissum	7	—	7	3	—	—	1	—	1	2	—	1	1	—	1	7	3	10	—	—	—
„ et palatum fissum	37	15	52	31	14	45	1	—	1	1	—	2	—	—	—	34	15	49	3	—	3
Missbildungen	44	35	79	28	22	50	7	8	15	5	2	6	4	—	4	44	34	78	—	—	—
Parulis	4	4	8	2	1	3	2	3	5	1	—	1	—	—	—	4	4	8	—	—	—
Sarcoma	14	7	21	13	5	18	1	—	2	2	2	2	3	3	6	14	7	21	—	—	—
Strictura oesophagi	7	6	13	13	2	4	1	—	1	—	1	1	3	—	3	7	6	13	—	—	—
Tuberculosis	13	4	17	3	2	5	1	—	1	1	—	1	3	—	3	13	4	17	—	—	—
Tumores	10	4	14	3	2	4	3	—	5	4	—	4	2	—	2	9	4	13	1	—	1
Ulcera und Vulnera	13	10	23	4	5	15	1	—	—	2	2	3	1	—	1	13	10	23	—	—	—
Andere Krankheiten	7	—	8	10	5	4	3	1	4	—	2	—	—	—	—	7	—	8	—	—	—
	31	11	42	13	6	19	8	2	10	6	3	9	4	3	4	31	11	42	—	1	1
VI. Hals und Nacken.	335	247	582	188	165	353	66	38	104	33	21	54	22	9	31	309	233	542	26	14	40
Abscessus	24	14	38	15	10	25	6	4	10	—	—	—	—	—	—	21	14	35	3	—	3
Actinomycosis	3	2	5	2	2	4	1	—	1	—	—	—	—	—	—	3	2	5	—	—	—
Caput obstipum	14	10	24	12	10	22	—	—	—	2	1	2	—	—	—	14	10	24	—	—	—
Carbunculus	5	—	5	3	—	3	2	—	2	2	—	2	—	—	—	5	—	5	—	—	—
Carcinoma	41	3	44	13	2	15	2	—	2	2	1	2	9	—	11	39	3	42	2	—	2
Corpus alienum	1	—	1	1	—	1	7	—	—	—	1	—	—	—	—	1	—	1	—	—	—

338

8. Krankenbewegung in den stationären Kliniken für chirurgische Krankheiten.

Bezeichnung der Krankheiten nach Körperteilen	Anzahl der Behandelten			Abgang											Bestand am 31. März 1891		
				geheilt			gebessert			ungeheilt			gestorben					
	m.	w.	zus.	m.	w.	zus.	m.	w.	zus.	m.	w.	zus.	m.	w.	zus.	m.	w.	zus.
Echinococcus	—	1	1	—	1	1	—	—	—	—	—	—	—	—	—	—	—	—
Larynx-Krankheiten	21	14	35	9	8	17	5	2	7	3	1	4	2	1	3	2	2	4
Lues	1	6	7	1	3	4	—	1	1	—	2	2	—	—	—	—	—	—
Lymphomata	108	89	197	69	59	128	18	18	36	8	4	12	—	—	—	12	8	20
Phlegmone	4	5	9	3	3	6	—	2	2	—	—	—	—	1	1	1	—	1
Sarcoma	8	4	12	2	2	4	2	—	2	2	—	2	3	1	4	—	—	—
Stenosis laryngis	10	14	24	5	4	9	2	5	7	2	1	3	3	—	3	2	2	2
Struma	13	42	55	7	34	41	2	1	3	2	3	3	—	2	2	2	—	2
Tuberculosis	20	20	40	6	10	16	6	3	9	3	3	6	3	—	3	2	—	2
Tumores	22	12	34	13	8	21	4	1	5	3	7	10	2	—	2	2	—	2
Vulnera	9	2	11	5	2	7	3	—	3	—	1	4	—	—	—	1	—	1
Andere Krankheiten	31	9	40	22	7	29	6	1	7	2	—	2	—	1	1	—	—	—
VII. Brust und Rücken.																		
Abscessus	377	420	797	202	303	505	101	65	166	26	22	48	31	12	43	17	18	35
Aneurysma	23	20	43	13	12	25	7	7	14	1	1	—	1	1	2	2	—	2
Carbunculus	4	—	4	1	—	1	—	—	—	1	—	1	1	—	1	1	—	1
Carcinoma	3	—	3	1	—	1	—	1	1	—	—	—	2	—	2	1	—	1
Caries	7	209	216	5	161	166	1	19	20	—	12	12	—	8	8	—	10	10
Combustio	22	14	36	8	7	15	6	1	7	2	4	6	1	—	1	5	2	7
Contusio	8	3	11	3	2	5	5	—	5	—	1	1	—	—	—	—	—	—
Empyema	61	10	71	39	5	44	16	5	21	5	—	5	1	2	—	1	—	1
Fibroma	59	20	79	19	10	29	21	6	27	5	—	5	10	2	12	4	2	6
Fractura costarum	44	6	50	26	7	—	—	—	—	—	—	—	—	—	—	—	—	—
„ claviculae	24	2	26	16	2	18	8	3	11	2	—	2	7	—	9	1	2	1
„ scapulae	8	2	10	5	2	7	6	—	6	2	—	2	—	—	—	—	—	—
Gummata	3	—	3	2	—	2	1	—	1	1	—	1	—	—	—	1	—	1
Lymphadenitis	11	13	24	4	9	13	6	4	10	1	—	1	—	—	—	—	—	—
Lymphomata	7	—	7	6	1	—	1	—	—	—	—	—	—	—	—	—	—	—
Mastitis	—	23	23	1	15	16	—	7	7	—	—	—	—	1	1	—	—	—
Phlegmone	6	—	6	1	—	1	2	—	2	1	—	1	2	—	2	—	—	—
Sarcoma	7	20	27	3	17	20	1	2	7	1	—	1	2	—	2	1	1	1
Tuberculosis	8	16	24	5	8	13	2	7	9	1	—	1	—	—	—	—	1	1

339

Tumores	18	38	56	14	35	49	3	2	5	—	—	1	—	1	1	18	37	55	20	—	1	1
Vulnera	24	2	26	14	1	15	6	1	7	1	2	2	—	2	2	23	2	25	1	1	—	1
Andere Krankheiten	30	13	43	16	9	25	8	2	10	3	—	2	—	2	2	29	13	42	1	—	—	1
VIII. Wirbelsäule.	153	101	254	29	19	48	47	47	94	30	16	46	7	27	34	133	39	222	20	1	12	32
Caries	10	7	17	3	1	4	2	2	4	2	—	3	—	2	3	9	5	14	1	—	—	3
Contusio	14	2	16	6	1	7	5	—	5	1	1	1	—	2	3	13	2	15	—	—	2	1
Fractura	28	5	33	6	1	8	2	—	2	1	1	3	1	2	14	23	4	27	5	1	—	6
Kyphosis	22	10	32	—	—	1	10	6	16	3	3	11	—	13	—	19	10	29	3	—	1	3
Scoliosis	7	15	22	—	—	1	6	12	18	1	1	2	1	1	1	7	14	21	1	—	—	1
Spina bifida	7	7	14	2	2	4	—	—	—	—	—	4	—	4	—	7	7	14	—	—	—	—
Spondylitis	33	32	65	2	7	14	12	19	31	1	3	7	1	4	5	29	27	56	4	1	5	4
Tuberculosis	7	3	10	—	—	—	2	1	3	—	1	2	—	1	1	5	1	6	2	—	2	6
Tumores	2	6	8	—	—	1	—	—	1	1	—	1	—	—	—	—	6	6	2	—	—	1
Andere Krankheiten	23	14	37	5	3	8	8	—	13	4	—	12	1	—	1	21	13	34	2	—	—	3
IX. Bauch.	386	286	672	192	138	330	49	26	75	38	37	75	69	86	155	365	270	635	21	16	—	37
Abscess	20	13	33	11	7	18	4	2	6	2	1	—	3	4	7	19	12	31	1	—	—	2
Carcinoma	38	31	69	5	4	9	2	2	4	9	14	23	9	22	31	38	29	67	1	2	—	2
Cholelithiasis	—	4	4	—	2	2	—	1	1	1	—	—	1	1	1	—	4	4	—	—	—	—
Echinococcus	6	3	9	2	1	3	—	—	—	1	1	2	—	—	1	4	2	6	2	1	—	3
Fistula	3	6	9	3	1	7	—	—	1	1	1	1	—	1	1	3	6	9	1	—	—	—
Hernia inguinalis	166	32	198	108	24	132	20	—	22	11	—	12	17	—	21	156	31	187	10	1	4	11
„ cruralis	14	89	103	8	57	65	2	—	7	2	—	—	4	—	27	14	85	99	4	4	6	4
„ umbilicalis	7	15	22	—	5	8	2	—	3	—	1	3	2	9	2	7	9	16	—	—	1	6
Ileus	15	9	24	5	3	8	2	—	—	—	—	—	6	9	15	14	9	23	1	—	—	1
Peritonitis	9	6	15	1	1	2	2	—	1	—	1	—	4	8	12	9	5	14	—	—	—	1
Sarcoma	1	5	6	—	2	2	—	—	—	—	—	—	1	1	3	1	5	6	—	—	—	—
Tumores	20	26	46	4	8	12	4	—	4	—	—	—	5	—	5	15	26	41	5	—	—	5
Vulnera	18	1	19	11	—	11	2	1	3	7	13	20	5	5	5	18	—	19	—	—	—	—
Andere Krankheiten	69	46	115	31	20	51	13	11	24	8	5	13	10	15	25	67	46	113	5	—	—	2
X. Mastdarm.	300	141	441	132	67	199	84	36	120	24	25	49	8	35	43	275	136	411	25	5	16	30
Anus praeternaturalis	3	5	8	1	3	4	1	—	1	—	1	1	1	1	2	3	5	8	—	—	—	—
Atresia ani	5	1	6	1	1	2	—	1	1	7	7	18	1	4	4	5	1	6	—	—	—	—
Carcinoma recti	61	41	102	15	15	30	10	10	20	13	8	23	5	22	27	58	37	95	8	4	—	7
Fissura ani	—	7	15	5	4	11	—	—	—	—	—	2	1	4	—	8	7	15	3	—	—	—
Fistula ani	118	25	143	46	15	61	45	—	52	8	2	10	4	4	5	103	25	128	15	4	15	7
Haemorrhois	59	26	85	38	16	54	13	11	20	2	3	5	3	3	3	56	26	82	3	—	3	15

340

8. Krankenbewegung in den stationären Kliniken für chirurgische Krankheiten.

Bezeichnung der Krankheiten nach Körperteilen	Anzahl der Behandelten			Abgang												Bestand am 31. März 1891		
				geheilt			gebessert			ungeheilt			gestorben			überhaupt		
	m.	w.	zus.	m.	w.	zus.	m.	w.	zus.	m.	w.	zus.	m.	w.	zus.	m.	w.	zus.
Peri- und Paraproctitis	22	7	29	9	3	12	9	4	13	1	—	1	—	—	—	19	7	26	3	—	3
Polypi	2	2	4	2	2	4	—	—	—	—	—	—	—	—	—	2	2	4	—	—	—
Prolapsus recti	2	2	4	1	—	1	1	—	1	1	1	2	—	—	—	2	2	4	—	—	—
Strictura	2	14	16	1	3	4	—	2	2	1	7	7	—	1	1	2	13	15	1	1	—
Tumor	4	2	6	4	1	5	—	—	—	—	1	1	—	—	—	4	2	6	—	—	—
Andere Krankheiten	14	9	23	7	4	11	5	3	8	1	2	2	—	—	—	13	9	22	1	—	1
XL. Harn- u. Geschlechtsorg.	744	140	884	394	56	450	194	26	220	84	39	123	42	12	54	714	133	847	30	7	37
Carcinoma	34	17	51	22	6	28	1	1	2	4	9	13	7	1	8	34	17	51	—	—	—
Corpus alienum	2	—	2	2	—	2	1	—	1	—	—	—	—	—	—	2	—	2	—	—	—
Cystitis	77	11	88	19	2	21	40	5	45	11	4	15	4	—	4	74	11	85	3	—	3
Ectopia vesicae	8	1	9	1	—	1	3	—	3	—	—	—	1	—	1	5	1	6	3	—	3
Epi- und Hypospadia	21	—	21	9	—	9	5	—	5	4	—	4	1	—	1	19	—	19	2	—	2
Fistula	16	4	20	3	3	6	5	1	6	4	—	4	—	—	—	12	4	16	4	—	4
Gonorrhoea	18	1	19	5	—	5	8	—	8	5	1	6	—	—	—	18	1	19	—	—	—
Hernia scrotalis	9	—	9	5	—	5	1	—	1	1	—	1	—	—	—	9	—	9	—	—	—
Hydrocele	148	1	149	118	1	119	22	—	22	4	—	4	2	—	2	144	1	145	4	—	4
Hydronephrosis	2	1	3	1	—	1	—	1	1	1	—	1	—	—	—	2	1	3	—	—	—
Lithiasis	26	3	29	20	2	22	2	1	3	1	1	2	2	—	2	25	3	28	1	—	1
Orchitis und Epididymitis	35	—	35	23	—	23	8	—	8	4	—	4	—	—	—	35	—	35	—	—	—
Phimosis und Paraphimosis	40	—	40	31	—	31	5	—	5	4	—	4	—	—	—	40	—	40	—	—	—
Prostatitis	43	—	43	8	—	8	21	—	21	9	—	9	5	—	5	43	—	43	—	—	—
Pyonephrosis	3	7	10	2	1	3	2	2	4	—	1	1	—	3	3	3	5	8	2	2	—
Ren mobile	6	10	16	1	2	3	2	2	4	3	5	5	—	—	—	6	9	15	2	1	—
Ruptura urethrae	13	—	13	9	—	9	3	—	3	—	—	—	—	—	—	12	—	12	1	—	1
" vesicae	3	—	3	1	—	1	—	—	—	—	—	—	—	—	—	2	—	2	1	—	1
Sarcoma	12	3	15	8	—	8	1	1	2	3	—	3	1	3	3	12	3	15	—	—	—
Strictura urethrae	72	1	73	35	—	35	27	1	27	9	—	9	3	—	3	68	3	69	4	—	4
Tuberculosis	41	2	43	21	—	21	6	1	7	7	—	7	3	1	4	40	1	41	1	1	2
Tumores	23	31	54	7	19	26	5	4	9	1	3	10	4	5	9	23	31	54	—	—	—
Ulcera penis	3	—	3	—	—	—	—	—	—	1	—	1	—	—	—	1	—	1	2	—	2
Varicocele	4	—	4	4	—	4	—	—	—	—	—	—	—	—	—	4	—	4	—	—	—

Vulnera	5	80	4	43	4	36	3	17	7	53	1	26	—	10	—	36	—	9	—	13	—	22	—	5	—	1	—		5	76	3	41	8	117	—	24	—	4	—	1	1	6
Andere Krankheiten																																									2	28

XII. Becken- u. Lendengeg.

Abscessus	272	105	142	377	51	193	63	33	96	26	39	17	4	21	6	248	101	349	24	4		
Actinomycosis	32	17	14	49	9	23	11	5	16	1	2	4	1	5		30	16	46	2	1	—	3
Bubo inguinalis	—	1		2						1	—							2				
Carbunculus	103	23	60	126	11	71	22	10	32	2	8	2		2		90	23	113	13	—		13
Carcinoma	1	—	—	—	—	2	1	3			1	—						1				
Caries	3	1	1	4	1	2	2	2	5	2	1	3	1	1		3	1	4				1
Contusio	9	10	5	19	4	9	6	1	8	3	1	1	1			9	8	18		1		
Fistula	21	8	14	29	6	20	6	—	4	1	5	—				21	6	29	2	—	2	2
Fractura ossis pelvis	13	6	5	19	3	8	3	3	2	—	3	—	—			11	3	17	—	—	—	1
Ischias	20	3	8	23	8	9	2	—	6	1	4	2	2		8	19	6	22	1		1	—
Osteomyelitis	15	4	8	19	1	9	3	1	2	—	1	—		1	—	15	4	19	—	1		
Sarcoma	8	2	—	10	—	5	1	—	1		1	1		—	2	7	2	9	1			
Tuberculosis	1	6	1	7	1	2	3	3	3	2	2	—	—		1	4	2	7	—	—	3	3
Tumor	6	5	10	11	9	19	4	2	6		2	1	2		2	15	4	8	2	1	3	3
Andere Krankheiten	18	12	10	30	—	2	8	2	10	4	3		—		—	22	12	27	3			1
	22	7	12	29	9	14				8		1				6	6	28				

XIII. Obere Extremitäten.

Abscessus	1086	437	585	1523	232	817	550	136	486	64	28	92	25	10	35	1024	406	1430	62	31	93	
Aneurysma	19	9	11	28	7	18	6	2	8	—	—	—	—	—	—	17	9	26	2	—	2	
Ankylosis	2	—	2	2	—	2	—	4	—	8	4	4	—	—	—	2	—	2	—	—	—	
Arthritis humeri	13	6	1	19	2	3	8	3	12	1	2	4	—	—	—	13	6	19	1	3	4	
" cubiti	13	12	7	25	4	11	8	5	6	6	2	4	—	—	—	12	9	21	5	1	6	
" manus	22	9	8	31	2	10	8	11	13	1	1	2	—	—	—	17	8	25	2	2	4	
Bursitis	15	16	8	31	2	10	4	—	15	1	—	2				13	14	27	2			
Carcinoma	6	1	3	7	1	4	3	2	3	—	1	—	—	—	—	6	1	7	—	—	—	
Caries	3	—	—	4	—	—	2	1	—	1	—	—	—	—	—	3	—	4	—	—	—	
Combustio	16	25	7	41	13	20	7	9	16	3	3	3	1	—	1	15	25	40	1	—	1	
Congelatio	17	7	12	24	4	16	3	3	6	—	1	1	—	—	—	16	7	23	1	—	1	
Conquassatio	17	5	12	22	4	16	2	—	2	1	—	1	—	—	—	15	5	20	2	—	2	
Contractura	45	2	30	47	2	32	10	3	10	3	2	5	—	—	—	41	2	43	4	—	4	
Contusio	19	8	11	27	3	11	7	1	2	—	1	—	—	—	—	18	8	26	1	—	1	
Corpus alienum articulorum	67	8	45	75	4	49	15	—	18	1	—	1	—	—	—	62	7	69	5	1	6	
Distorsio	5	1	4	6	—	5	—	3	—	—	—	—	—	—	—	5	1	6	—	—	—	
Echinococcus	11	1	7	12	—	7	3	1	1	—	—	—	—	—	—	11	1	12	1	1	2	
Erysipelas	6	3	—	9	3	—	—	—	—	—	—	—	—	—	—	6	3	9	—	—	—	4
Fistula	5	1	3	6	1	3	1	—	2	—	—	1	—	—	1	5	—	6	—	1	1	6

342

8. Krankenbewegung in den stationären Kliniken für chirurgische Krankheiten.

Bezeichnung der Krankheiten nach Körperteilen	Anzahl der Behandelten			Abgang													Bestand am 31. März 1891		
				geheilt			gebessert			ungeheilt			gestorben			überhaupt				
	m.	w.	zus.	m.	w.	zus.	m.	w.	zus.	m.	w.	zus.	m.	w.	zus.	m.	w.	zus.	m.	w.	zus.
Fractura humeri	62	13	75	30	8	38	23	4	27	2	—	2	—	—	—	55	12	67	7	—	7	1	8
,, antibrachii	27	5	32	12	2	14	11	3	14	2	—	2	2	—	2	27	5	32	—	—	—
,, radii	27	15	42	18	10	28	7	1	8	1	—	1	—	—	—	26	13	39	1	2	3
,, ulnae	15	5	20	7	1	8	6	2	8	1	—	1	1	—	1	15	4	19	—	1	1
,, olecrani	5	1	6	4	1	5	1	—	1	—	—	—	—	—	—	5	1	6	—	—	—
,, oss. carpi et metac.	8	2	10	5	—	5	2	2	4	1	—	1	—	—	—	8	2	10	—	—	—
,, digitorum	6	1	7	5	1	6	—	—	—	1	—	1	—	—	—	6	1	7	—	—	—
Gangraena	6	4	10	1	4	5	3	—	3	—	—	—	2	—	2	6	4	10	—	2	2
Lupus	2	6	8	1	2	3	1	2	3	—	—	—	—	—	—	2	4	6	—	—	—
Luxatio claviculae	1	—	1	—	—	—	1	—	1	—	—	—	—	—	—	1	—	1	—	—	—
,, scapulae	—	—	—	—	—	—	—	—	—	—	—	—	—	—	—	—	—	—	—	—	—
,, humeri	32	7	39	18	3	21	7	4	11	4	—	4	1	—	1	30	7	37	2	—	2
,, cubiti	25	3	28	14	2	16	7	1	8	2	—	2	—	—	—	23	3	26	2	—	2
,, digitorum	8	—	8	5	—	5	3	—	3	—	—	—	—	—	—	8	—	8	—	—	—
Lymphadenitis	20	9	29	12	7	19	8	2	10	—	—	—	—	—	—	20	9	29	—	—	—
Missbildungen	2	4	6	1	2	3	1	2	3	—	—	—	—	—	—	2	4	6	—	—	—
Necrosis	15	8	23	8	5	13	6	1	7	1	1	—	—	—	—	15	7	22	—	1	1
Neurosis	4	—	6	—	—	—	3	—	3	1	—	1	—	—	—	4	—	5	—	—	—
Osteomyelitis	16	8	24	7	4	11	7	4	11	—	—	—	—	—	—	14	8	22	2	—	2
Panaritium	49	52	101	26	32	58	16	15	31	2	—	2	—	—	—	44	49	93	5	—	5	2
Phlegmone	126	43	169	63	25	88	36	12	48	4	1	5	10	4	14	113	42	155	13	1	3	14
Pseudarthrosis	6	1	7	1	1	2	5	—	5	1	—	1	—	—	—	6	—	7	—	—	—
Sarcoma	7	4	11	4	—	4	2	—	2	1	—	1	1	—	1	7	4	11	—	—	—
Spina ventosa	4	11	15	—	9	9	1	4	5	2	—	2	—	—	—	4	9	13	2	2	2
Tendovaginitis	11	5	16	6	5	11	4	1	5	1	—	1	—	—	—	11	3	14	—	2	2
Tuberculosis	40	35	75	13	15	28	19	12	31	5	4	9	1	2	3	38	33	71	2	2	4
Tumor	17	16	33	12	12	24	4	4	8	6	—	6	—	—	—	17	16	33	—	—	—
Vulnera	170	25	195	106	16	122	53	6	59	6	—	6	2	2	4	168	23	191	2	—	2	4
Andere Krankheiten	72	37	109	31	16	47	30	8	38	9	8	17	3	1	4	70	33	103	2	4	6
XIV. Untere Extremitäten.	3123	1257	4380	1812	676	2488	742	325	1067	157	84	241	90	42	132	2801	1127	3928	322	130	452
Abscessus	84	31	115	57	19	76	13	8	21	3	—	3	2	—	2	75	27	102	9	4	13
Aneurysma	2	1	3	1	1	2	—	—	—	—	—	—	—	—	—	1	1	2	1	—	1

343

Ankylosis	17	9	26	—	6	16	4	1	5	1	2	3	—	—	—	15	9	24	2	—	2
Arthritis coxae	218	121	339	10	42	112	71	36	107	15	7	22	20	8	28	176	93	269	42	28	70
„ genu	243	149	392	70	62	188	67	56	123	19	9	28	11	3	14	223	130	353	20	19	39
„ pedis	43	25	68	126	9	27	10	9	19	4	1	5	—	—	—	32	19	51	11	6	17
Bursitis	31	24	55	18	19	41	5	2	7	1	—	1	—	—	—	28	21	49	3	3	6
Carcinoma	9	4	13	22	—	6	1	—	2	—	2	2	1	—	1	7	4	11	3	—	2
Caries	23	29	52	5	18	26	12	1	20	—	2	2	1	2	1	21	28	49	2	1	3
Combustio	14	28	42	8	19	28	4	8	—	2	2	2	—	2	2	13	27	40	1	1	2
Congelatio	34	6	40	9	2	24	1	4	1	1	1	1	1	1	3	24	5	29	10	1	—
Conquassatio	22	1	23	22	—	14	1	—	—	2	—	1	—	—	2	18	1	19	4	—	1
Contractura	24	22	46	14	—	18	7	12	19	5	3	4	—	2	—	19	22	41	5	—	1
Contusio	180	25	205	11	7	134	44	5	49	5	1	6	2	—	4	171	22	193	9	3	4
Corpus mobile articularis	15	—	15	120	14	13	—	—	1	1	—	1	—	—	—	15	—	15	—	—	5
Difformitates	—	2	2	13	—	1	—	1	1	—	—	—	—	—	—	—	2	2	2	—	12
Distorsio	71	19	90	—	1	60	17	5	22	3	1	4	—	3	—	69	17	86	2	2	—
Elephanthiasis	6	2	8	49	11	—	2	1	3	3	—	2	—	3	—	6	2	8	—	—	4
Erysipelas	15	14	29	2	1	3	—	2	3	2	—	—	—	—	4	9	13	22	6	—	—
Exostosis	10	—	11	6	9	15	—	3	2	1	—	1	3	—	—	9	1	10	1	—	7
Fistula	35	14	49	6	1	7	2	—	—	5	1	6	—	—	—	35	14	49	—	—	1
Fractura colli femoris	17	22	39	12	7	19	18	6	24	5	—	5	2	2	5	15	19	34	21	3	—
„ femoris	146	48	194	7	8	15	3	6	9	3	2	1	4	1	6	125	47	172	7	2	5
„ tibiae	55	5	60	95	38	133	19	6	22	7	4	1	—	1	—	48	3	51	—	1	22
„ fibulae	25	—	26	36	—	1	11	3	13	1	1	—	—	—	—	24	1	25	16	—	9
„ cruris	204	26	230	16	1	37	—	2	8	—	—	6	5	—	6	188	25	213	9	4	1
„ malleol.	89	11	100	118	19	17	8	—	64	4	—	5	—	1	—	80	10	90	—	2	17
„ oss. tarsi et metat.	17	—	17	49	9	137	59	5	27	2	—	2	—	1	—	17	—	17	—	—	10
„ digitorum pedis	5	—	6	12	—	58	26	1	3	1	—	—	—	—	—	5	1	6	—	—	—
„ patellae	40	2	42	3	1	12	3	2	2	—	—	1	—	—	—	37	2	39	3	—	—
Gangraena	38	7	45	6	—	4	—	—	6	1	2	2	—	—	7	32	3	35	6	—	3
Genu valgum	50	14	64	30	2	32	2	2	4	1	—	2	—	—	1	47	12	59	3	—	10
„ varum	2	—	5	20	2	22	6	—	10	—	—	1	—	—	—	2	3	5	—	—	5
Haemarthrosis genu	21	3	25	34	12	46	4	—	—	4	—	2	—	—	—	20	—	24	—	—	—
Hallux valgus	4	4	4	2	3	4	10	1	8	2	—	—	—	1	—	4	4	4	1	—	1
Hantkrankheiten	16	9	25	13	—	16	—	—	—	1	—	1	—	—	—	15	8	23	2	—	2
Luxatio coxae	14	7	21	4	3	4	7	1	8	—	—	—	—	1	2	13	4	17	1	1	4
„ genu	6	4	10	11	6	17	—	—	4	—	—	—	—	1	1	6	4	10	1	—	—
„ pedis	5	2	7	9	2	11	2	—	3	1	—	—	—	—	—	4	2	6	—	—	—
Lymphangitis	4	2	6	5	2	—	3	—	1	—	—	—	—	—	—	4	2	6	—	—	1
Missbildungen	—	—	2	4	1	5	—	—	1	—	—	—	—	—	—	—	—	—	—	—	—
Necrosis	99	32	131	—	—	5	1	2	1	—	—	1	—	—	—	85	29	114	14	3	—
Osteomyelitis	99	33	132	59	21	80	22	6	28	4	1	5	8	1	10	79	25	104	20	8	17
Ostitis und Periostitis	17	3	20	55	11	66	15	11	26	1	1	2	—	2	—	12	3	15	5	—	5

8. Krankenbewegung in den stationären Kliniken für chirurgische Krankheiten.

Bezeichnung der Krankheiten nach Körperteilen	Anzahl der Behandelten			Abgang													Bestand am 31. März 1891		
				geheilt			gebessert			ungeheilt			gestorben			überhaupt					
	m.	w.	zus.	m.	w.	zus.	m.	w.	zus.	m.	w.	zus.	m.	w.	zus.	m.	w.	zus.	m.	w.	zus.
Pes equinus	29	19	48	13	8	21	14	10	24	1	1	2	—	—	—	28	19	47	1	—	1
„ equino-varus	21	5	26	12	1	13	7	2	9	1	2	3	—	—	—	20	5	25	1	—	1
„ calcaneus	6	3	9	4	1	5	1	2	3	—	—	—	—	—	—	5	3	8	1	—	1
„ planus	26	10	36	15	5	20	8	3	11	2	1	3	—	—	—	25	9	34	1	1	2
„ valgus	13	3	16	2	1	3	8	1	9	—	1	1	—	—	—	10	3	13	3	—	3
„ varus	10	10	20	4	3	7	5	7	12	—	—	—	—	—	—	9	10	19	1	—	1
Phlebitis	2	4	6	2	1	3	—	2	2	—	1	1	—	1	1	2	4	6	—	—	—
Phlegmone	88	13	101	63	6	69	14	1	15	2	1	3	7	2	9	86	10	96	2	3	5
Pseudarthrosis	9	4	13	4	2	6	2	1	3	1	1	2	—	—	—	7	4	11	2	—	2
Rheumatismus articul.	1	2	3	—	1	1	—	1	1	—	—	—	—	—	—	—	1	—	3	1	—
Sarcoma	34	19	53	20	8	28	5	4	9	4	3	7	2	3	5	31	18	49	3	1	4
Tendovaginitis	2	2	4	2	—	2	—	2	2	—	—	—	—	—	—	2	2	4	—	—	—
Tuberculosis	133	100	233	66	57	123	38	21	59	8	7	15	3	2	5	115	87	202	18	13	31
Tumor	21	25	46	17	21	38	2	2	4	1	1	2	—	—	—	20	24	44	1	1	2
Ulcera cruris et pedis	269	168	437	159	110	269	58	36	94	21	11	32	2	2	4	240	159	399	29	9	38
Unguis incarnatus	28	7	35	23	4	27	5	3	8	—	—	—	—	—	—	28	7	35	—	—	—
Varices	14	6	20	10	5	15	1	—	1	2	1	3	—	—	—	13	6	19	1	—	1
Verkrümmungen	8	7	15	6	—	6	1	6	7	1	—	1	—	1	1	8	7	15	—	—	—
Vulnera	204	22	226	150	16	166	39	5	44	5	1	6	2	—	2	196	22	218	8	—	8
Andere Krankheiten	136	63	199	67	33	100	48	17	65	10	8	18	2	1	3	127	59	186	9	4	13
XV. Allgemeine Krankheiten.	425	215	640	180	93	273	73	36	109	69	29	98	33	23	56	355	181	536	70	34	104
XVI. Nicht chirurg. Krankh.	68	21	89	24	4	28	13	5	18	21	10	31	9	2	11	67	21	88	1	—	1
Summe der Behandelten	8823	4285	13108	4696	2253	6949	2047	943	2990	699	375	1074	705	390	1095	8147	3961	12108	676	324	1000

8. Krankenbewegung in den stationären Kliniken für chirurg. Krankheiten. Berlin.

2. Berlin.
Königliche Charité.

Krankheits-bezeichnungen	Behandelte m.	Behandelte w.	geheilt m.	geheilt w.	gebessert m.	gebessert w.	ungeheilt m.	ungeheilt w.	gestorb. m.	gestorb. w.	überhaupt m.	überhaupt w.
I. Kopf und Gesicht.	201	54	84	16	59	20	25	8	26	6	194	50
Abscessus	[1]) 3	5	1	2	1	2	—	—	1	—	3	4
Actinomycosis	—	1	—	—	—	1	—	—	—	—	—	1
Carcinoma	[2]) 7	[3]) 2	1	—	—	1	3	1	2	—	6	2
Combustio	6	3	3	1	3	2	—	—	—	—	6	3
Commotio cerebri	2	[4]) 2	2	1	—	—	—	1	—	—	2	2
Contusio	[5])18	3	10	1	3	1	3	1	—	—	16	3
Erysipelas	[5]) 3	1	2	—	—	—	—	1	1	—	3	1
Fractura cranii	13	6	5	1	—	—	1	—	6	5	12	6
„ mandib.	1	—	—	—	1	—	—	—	—	—	1	—
Lues	[6]) 2	1	1	1	—	—	1	—	—	—	1	1
Lupus	1	1	1	—	—	—	—	—	—	—	—	—
Necrosis	—	1	—	1	—	—	—	1	—	—	—	1
Phlegmone	2	—	2	—	—	—	—	—	—	—	2	—
Sarcoma	—	[7]) 1	—	—	—	—	—	1	—	—	—	1
Tumores	—	2	—	1	—	1	—	—	—	—	—	2
Ulcera	[8]) 2	1	—	1	1	—	1	—	—	—	2	1
Vulnera	[9])122	[10])13	53	5	45	7	11	—	13	—	122	12
Andere Krankheiten	[11])19	[12])11	5	3	5	4	5	3	3	—	18	10
II. Augen.	[13])11	1	4	—	4	—	3	—	—	—	11	—
III. Ohren.	[14])25	[15])11	9	3	8	3	2	2	2	1	21	9
IV. Nase.	[16])17	[17]) 2	7	1	5	1	—	—	—	—	12	2
V. Mund, Schlund, Speiseröhre.	29	18	10	8	7	7	4	1	8	2	29	18
Abscessus	2	5	—	2	2	3	—	—	—	—	2	5
Angina	[18]) 6	—	3	—	—	2	—	1	—	—	6	—
Carcinoma	[19]) 3	[20]) 2	—	1	—	1	—	—	3	—	3	2
Caries dentium	3	2	3	2	—	1	—	—	—	—	3	2
Corpus alienum	—	3	—	3	—	—	—	—	—	—	—	3
Fibroma	—	1	—	—	—	1	—	—	—	—	—	1
Fistula	1	1	—	—	—	—	—	—	—	—	1	1
Labium fissum	2	—	—	2	—	—	—	—	—	—	—	—
„ et palatum fissum	[21]) 4	[22]) 1	1	1	—	—	—	—	3	1	4	2
Sarcoma pharyngis	—	1	—	—	—	—	—	—	—	1	—	1
Andere Krankheiten	[23]) 8	[24]) 2	1	1	4	—	2	—	1	—	8	2
VI. Hals und Nacken.	42	27	17	11	9	7	2	5	3	—	31	23
Abscessus	5	5	—	3	2	2	—	—	—	—	2	5
Carcinoma	[25]) 3	[26]) 1	—	—	—	—	1	3	—	—	3	1

Erläuterungen. Komplikationen.
P. = Potator.
Kr. I. = Infektion i. Krkhse.
† = gestorben.

[1]) Atrophie 1†.
[2]) Unterkiefer 3 (2†), Oberkief. 1, Nase 1, Submaxillardrüse 1.
[3]) Carcinom parotidis et Lupus faciei 1, Wangenhaut 1.
[4]) Fractur. femor. 1.
[5]) P. 1.
[6]) Lues cerebri und Stichwunde in Brust (Suicid.) 1, Necrose 1.
[7]) Gliosarcom, Encephalit. purulent. 1†.
[8]) Ulc. rodens 1, diphth. 1.
[9]) Durch Hieb 16 (davon mit Conjunctivitis 1), Stich 9 (Ulnaris sin. durchschnitt. 1), Schuss 17 (Suicid. 4, †3), Erysipel 5, Epilepsie 3, Tetanus cephal. 1 (†). P. 5.
[10]) Erysipel 1, Iritis traum. 1.
[11]) Dolor. capit. 8. Periostit. mandib. 3. Drüsen-Erkrankg. 4. Cyste 2. Facialisparese 1, Empyem der Stirnhöhle 1(†), Blutung i. d. Schädelh. 1(†).
[12]) Eiterung der Knochen 2, Periostit. mandib. 1, Drüsen-Erkrg. 1, Encephalocèle 1.
[13]) Schuss; Zerreissg. des N. optic. sin. u. Zerschm. des rechten Bulbus 1, Wunde 1, Contusio 5, Luxatio d. Linse 1, Keratit (Syphil.) 1, Narbenectropie 1, Fibroid an Orbitalwandg. 1.
[14]) Periostit. oss. petros. 1, Caries oss. petros. (Tubercul.) 1, Otitis med. 13 (suppur. 3, ThromboPhlebitis 1[†]), Schwerhörigkeit 2, Congelatio 1, Ankylose der Gehörknöchel 1, Wunden a. äuss. Ohr 3 (Schusswunde 1†).
[15]) Chron. Entz. d. Paukenhöhle 1, Caries oss. petr. 1, Otit. med. 8 (Gehirnabscess 1†).
[16]) Adenoide Veget. 1, Loch im Septum (Lues?) 1, Fractur 1, Lupus 1, Polyp 3, Syphilis 1.
[17]) Polyp.
[18]) Sepsis 1†.
[19]) oesophag. 2† (cum perforatione in bronch. sin. 1), linguae 1†.

[20]) oesophag. 1, linguae 1. — [21]) Brechdurchfall 2†, Darmcatarrh 1†. — [22]) Bronchopneum. 1†. — [23]) Schusswunden im Munde 3 (1†), Lippenwunden 2, Glossitis 1, Gangrän d. Rachens 1. — [24]) Adenoide Veget. d. Gaumentonsille 1, Papilloma linguae 1. — [25]) colli 1† (auch Gangräna pulm.), laryng. et gland. cervicis 2†. — [26]) recidiv. ad collum.

346 8. Krankenbewegung in den stationären Kliniken für chirurg. Krankheiten. Berlin.

Krankheits-bezeichnungen	Behandelte		Abgang										Erläuterungen. Komplikationen. P. = Potator. Kr. I. = Infektion i. Krkhse. † = gestorben.
			geheilt		gebessert		ungeheilt		gestorb.		überhaupt		
	m.	w.	m.	w.	m.	w.	m.	w.	m.	w.	m.	w.	
Larynx-Krankheiten	1	1	1	1	—	—	—	—	—	—	1	1	
Lues	1	3	1	—	—	1	—	2	—	—	1	3	
Lymphomata	8	5	2	1	2	2	—	—	—	—	4	3	[1]) Erysipel. colli et faciei.
Phlegmone	2	[1])1	1	—	—	1	—	—	—	—	1	1	[2]) an d.recht.Seit.d.Halses.
Sarcoma	—	[2])1	—	1	—	—	—	—	—	—	—	1	[3]) Canüle.
Stenosis laryngis	[3])1	[4])3	1	1	—	—	—	1	—	—	1	2	[4]) Tuberculose 1, Granulationen 1.
Struma	[5])1	2	1	1	—	—	—	—	—	—	1	1	[5]) Lues.
Tuberculosis	[6])4	3	2	1	—	1	1	1	—	—	3	3	[6]) der Halsdrüsen 4 (Insuff. valv. aortae 1).
Andere Krankheiten	[7])16	[8])2	8	2	5	—	1	—	—	—	14	2	[7]) Caries articulationis Atlanto-occipitalis 1.
VII. Brust und Rücken.	89	47	52	17	19	15	7	8	6	2	84	42	[8]) Cystengeschwulst 1. Rheumatism. musc. nuch. 1.
Abscessus	[9])2	3	1	—	1	2	—	1	—	—	2	3	[9]) P. 1.
Carbunculus	1	—	—	—	—	—	—	—	—	—	—	—	[10]) mammae sinist.
Carcinoma	[10])1	[11])13	1	2	—	4	—	3	—	1	1	10	[11]) mammae 13 (recidiv. 2, mammae utriusque et glandul. supraclavic. 1).
Caries	[12])6	[13])5	1	—	—	—	1	3	1	—	3	3	[12]) cost. 4, Gelenke 2.
Combustio	3	1	2	1	1	—	—	—	—	—	3	1	[13]) cost. 1, clavicul. 2, scapul. 2.
Contusio	32	8	25	4	6	4	1	—	—	—	32	8	[14]) Tubercul. 2.
Empyema	[14])9	—	2	—	3	—	2	—	2	—	9	—	[15]) Neuro-Fibrom. mammae recid. 1.
Fibroma	—	[15])1	—	—	—	—	—	1	—	—	—	1	[16]) InnereVerblutg. 2†. P. 2.
Fractura costarum	[16])16	2	10	—	2	1	1	—	3	1	16	2	[17]) Acromion 1.
„ claviculae	7	1	5	—	1	1	1	—	—	—	7	1	[18]) Lipom 1.
„ scapulae	[17])4	1	2	1	1	—	—	—	—	—	3	1	[19]) Lipom 1, Angiom 1.
Mastitis	—	9	—	5	—	4	—	—	—	—	—	9	[20]) Contusio 4, Fractur 4†, Kyphose 3, Spina bifida 3(2†), Spondylitis 3, Sarcoma oss. coccygis u. sacri, Myelitis, Mal perforant je 1.
Tumores	[18])2	[19])2	1	2	1	—	—	—	—	—	2	2	
Andere Krankheiten	6	1	2	1	3	—	1	—	—	—	6	1	
VIII. Wirbelsäule.	[20])22	[21])7	3	—	7	1	1	2	6	—	17	3	[21]) Caries 2, Fractur 1, Kyphose 1, Spondyl. 3.
IX. Bauch.	48	35	21	11	4	5	6	6	12	11	43	33	[22]) Iliocoecalgegend 1 († Phthis. pulm.)
Abscess	[22])2	—	—	—	1	—	—	—	1	—	2	—	[23]) cardiae 1†, pylori 1†, coeci 1†, peritonei 1†.
Carcinoma	[23])6	[24])2	1	—	—	—	1	1	4	1	6	2	[24]) ventric. et coli 1, coli transvers. cum perforatione ventriculi 1†.
Echinoc. hepatis	—	1	—	—	—	—	—	1	—	—	—	1	[25]) dextrae 10, duplex 4, incarc. 6, m.Varicocele 1, Sepsis 1†.
Hernia inguinalis	[25])23	2	10	1	3	1	4	—	1	—	18	2	[26]) dextra incarc. 6 (1†), sinistr. incarc. 4, gangraenosa 1.
„ cruralis	—	[26])11	—	5	—	4	—	—	—	2	—	11	
„ umbilicalis	—	3	—	1	—	—	—	1	—	—	—	2	
Ileus	1	1	1	—	—	—	—	—	—	1	1	1	
Peritonitis	1	3	—	—	—	—	—	—	1	2	1	2	
Sarcoma	[27])1	[28])2	—	—	—	—	—	—	1	2	1	2	[27]) Bauchdecke 1†.
Andere Krankheiten	[29])14	[30])10	9	4	—	1	3	—	4	2	14	10	[28]) hepatis 1†. [29]) Contus. 4 (1† Leberruptur), Typhlit. 3 (1†), Magen-Darmcat. 3.
X. Mastdarm.	66	32	17	6	30	13	5	9	4	2	56	30	[30]) Dilat. ventric. (Stenos. pylor.) 2 (1†), Typhlit. 1, Darmstenose 1, Erysipel 1†, Tumor hepat. 1.
Carcinoma recti	5	3	1	—	1	—	1	2	2	—	5	2	[31]) Decubit.1†, Herzlähg.1†.
Fissura ani	3	4	2	1	—	2	1	1	—	—	3	4	[32]) Kotfistel unterhalb d. Nabels 1.
Fistula ani	[31])37	[32])4	6	1	18	3	2	—	2	—	28	4	[33]) syphilitic. 3 (1†), mit Anus praeternat. 1.
Haemorrhois	11	6	4	—	6	4	1	1	—	—	11	6	
Peri- und Paraproctitis	3	2	—	1	2	1	—	—	—	—	2	2	
Strictura	—	[33])7	—	—	—	—	—	5	—	1	—	6	
Andere Krankheiten	7	6	4	2	3	3	—	—	—	1	7	6	

8. Krankenbewegung in den stationären Kliniken für chirurg. Krankheiten. Berlin.

Krankheits-bezeichnungen	Behandelte m.	Behandelte w.	Abgang geheilt m.	geheilt w.	gebessert m.	gebessert w.	ungeheilt m.	ungeheilt w.	gestorb. m.	gestorb. w.	überhaupt m.	überhaupt w.	Erläuterungen. Komplikationen. P. = Potator. Kr. I. = Infektion i. Krkhse. † = gestorben.
XI. Harn- u. Geschlechtsorgane.	130	34	53	4	46	14	20	14	5	1	124	33	
Carcinoma uteri	—	3	—	1	—	—	—	2	—	—	—	3	[1]) Gonorrhoea 3, Strict. urethr.3, Pyelonephr.1†.
Cystitis	[1])35	[2]) 8	11	1	18	4	4	3	1	—	34	8	[2]) Gonorrh. 1.
Fistula	[3]) 2	[4]) 1	—	—	1	1	—	—	—	—	1	1	[3]) urethrae 2.
Gonorrhoea	[5]) 5	1	—	—	1	—	4	1	—	—	5	1	[4]) Scheiden-Dammfistel.
Hydrocele	[6])16	—	8	—	6	—	2	—	—	—	16	—	[5]) Epididymit. 2, Blasencatarrh 1, Oedem. articul. 1.
Lithiasis	1	[7]) 1	—	—	—	1	—	—	—	—	—	1	[6]) Funicul. spermat. 2.
Orchitis u. Epididymitis	9	—	6	—	1	—	2	—	—	—	9	—	[7]) Nierensteinkolik.
Phimosis u. Paraphimosis	[8])10	—	5	—	3	—	2	—	—	—	10	—	[8]) congenit. 1, Bubo 1, Oedema praeput. 1.
Prostatitis	[9]) 6	—	4	—	1	—	1	—	—	—	6	—	[9]) Gonorrh. 1.
Pyonephrosis	—	2	—	—	—	—	—	1	—	—	—	1	
Ren mobile	1	—	—	—	—	—	1	—	—	—	1	—	
Ruptura urethrae	4	—	3	—	1	—	—	—	—	—	4	—	[10]) nach Amput. d. Penis 1.
Strictura urethrae	[10])15	—	8	—	5	—	1	—	—	—	14	—	[11]) Niere 1, Blase 1 †.
Tumores	[11]) 2	—	—	—	1	—	—	—	1	—	2	—	
Para- und Perimetritis	—	9	—	1	—	5	—	2	—	1	—	9	[12]) Incontinent. urin. 2 (1† Marasm.senil.) Kryptorch. 2. Retent. urin. 2, Haematocele 2, Spermatocele 1, starke Harninfiltrat. und Oedem 1†, Nephrit. 2, Ectopia vesicae 1†, Epi- u. Hypospadie 2.
Andere Krankheiten	[12])24	9	8	1	8	3	3	5	3	—	22	9	
XII. Beck.- u. Lendengeg.	93	28	47	8	26	16	4	1	5	2	82	27	
Abscessus	[13]) 4	[14]) 3	1	2	2	1	—	—	1	—	4	3	[13]) Caries d. Wirbelsäule 1†.
Bubo inguinalis	[15])59	[16])13	30	8	16	10	2	—	2	—	50	13	[14]) Durchbr. in d. Blase 1.
Contusio	12	5	7	3	4	2	1	—	—	—	12	5	[15]) Sepsis 1†, Decubit. 1†, Gonorrh. 1, Ulcur. dur. 1.
Fractura ossis pelvis	[17]) 4	[18]) 2	2	—	—	—	—	—	2	2	4	2	[16]) Gonorrh. 1, Fissura ani 1.
Ischias	3	1	3	—	—	1	—	—	—	—	3	1	[17]) Ruptura urethr. 2†.
Tumor	2	1	1	—	—	1	—	—	—	—	1	1	[18]) Becken- u. Rippenbruch, Leberzerreissg.1†, Commotio cerebri 1†
Andere Krankheiten	9	[19]) 3	3	—	4	1	1	1	—	—	8	2	[19]) Decubit. 1, Phlegmone 1 Ulc. specif. serpig. 1.
XIII. Obere Extremitäten.	314	113	176	57	87	31	20	7	8	5	291	100	
Abscessus	5	3	3	3	1	—	—	—	—	—	4	3	[20]) Arter. rad. sin. 1.
Aneurysma	[20]) 1	—	1	—	—	—	—	—	—	—	1	—	
Ankylosis	7	—	—	—	4	—	3	—	—	—	7	—	
Arthritis humeri	1	5	1	3	—	1	—	1	—	—	1	5	
„ manus	1	2	1	—	—	2	—	—	—	—	1	2	
Caries	1	1	—	—	—	—	—	1	—	—	—	1	
Combustio	11	5	8	4	2	1	—	—	—	—	10	5	
Congelatio	[21])12	5	8	4	1	—	1	1	—	—	10	5	[21]) Fettdegener.d. Herz.1†.
Conquassatio	[22]) 2	—	—	—	3	—	—	1	—	—	4	—	[22]) an Hand u. Fingern 3, Radius 1.
Contractura	[23]) 2	—	1	—	1	—	—	—	—	—	2	—	[23]) d. Finger.
Contusio	44	6	31	3	8	2	1	—	—	—	40	5	
Distorsio	[24])10	1	7	—	2	1	1	—	—	—	10	1	[24]) Handgelenk 8, Finger 2.
Echinococcus	[25]) 1	—	—	—	—	1	—	—	—	—	1	1	[25]) Aneurysma art. axill. sin. 1.
Erysipelas	1	1	—	1	—	—	—	—	—	1	1	1	
Fractura humeri	13	4	8	1	2	3	—	—	—	—	10	4	[26]) complic. 1.
„ antibrachii	[26]) 2	—	1	—	—	—	1	—	—	—	2	—	
„ radii	11	6	6	4	4	—	—	—	—	—	10	4	
„ ulnae	—	1	—	1	—	1	—	—	—	—	—	1	

348   8. Krankenbewegung in den stationären Kliniken für chirurg. Krankheiten. Berlin.

Krankheits-bezeichnungen	Behan-delte		Abgang								Erläuterungen. Komplikationen. P. = Potator. Kr. I. = Infektion i. Krkhse. † = gestorben.
			geheilt		ge-bessert		unge-heilt		ge-storb.		über-haupt		
	m.	w.	m.	w.	m.	w.	m.	w.	m.	w.	m.	w.	
Fractura olecrani	¹) 1	—	1	—	—	—	—	—	—	—	1	—	¹) Epilepsie.
„ oss. carpi et met.	4	—	3	—	—	—	1	—	—	—	4	—	
„ digitorum	²) 3	—	3	—	—	—	—	—	—	—	3	—	²) complic. 2.
Gangraena	³) 2	⁴) 2	—	2	1	—	—	—	1	—	2	2	³) Phthisis pulm. 1 †. ⁴) d. Finger.
Luxatio humeri	10	2	6	—	3	2	—	—	—	—	9	2	
„ cubiti	5	—	3	—	2	—	—	—	—	—	5	—	
„ digitorum	4	—	2	—	2	—	—	—	—	—	4	—	
Lymphadenitis	15	1	8	1	7	—	—	—	—	—	15	1	
Osteomyelitis	⁵) 2	1	—	—	1	1	—	—	—	—	1	1	⁵) humeri 2.
Panaritium	22	29	12	18	5	8	2	—	—	—	19	26	
Phlegmone	⁶)27	8	9	4	10	2	—	—	3	2	22	8	⁶) Gehirnabsc. 1 †.
Spina ventosa	2	⁷) 2	—	—	1	2	1	—	—	—	2	2	⁷) an beiden Händen und Füssen 1.
Tendovaginit. u. Tendin.	2	3	2	—	—	1	—	—	—	—	2	1	⁸) Gelenktub. 4, Knochentub. 1.
Tuberculosis	⁸) 5	⁹) 3	3	—	1	2	—	—	1	—	5	2	⁹) Drüsentub. 1, Knochentub. 1, Gelenktub. 1 †.
Vulnera	¹⁰)63	10	36	4	22	3	3	—	2	1	63	8	
Andere Krankheiten	¹¹)20	¹²)12	9	4	8	2	3	3	—	1	20	10	¹⁰) Pyaemie, Arachnit. purulent. 1, Durchschn. d. Art. rad. 1† (Morphinvergiftung).
XIV. Untere Extremitäten.	816	332	460	163	200	89	46	32	17	10	723	294	¹¹) Carbunc. 1, Ulcera 3. Furunc. 1.
Abscessus	26	6	15	3	3	2	1	—	—	—	19	5	¹²) Furunc. 2, Rheumatism. 1, Darmcatarrh 1 †.
Ankylosis	¹³) 3	—	2	—	—	—	—	—	—	—	2	—	¹³) Kniegel. 2, femor. 1.
Arthritis coxae	¹⁴)14	¹⁵)12	7	3	—	3	1	1	1	2	9	9	¹⁴) Darmtuberc. 1 †, Tuberc. 1, Tab. dorsal. 1.
„ genu	¹⁶)22	¹⁷)25	12	7	6	12	1	2	—	—	19	21	¹⁵) Miliartub. 1 †, Encephalit. 1 †.
„ pedis	¹⁸) 5	1	3	—	1	1	1	—	—	—	5	1	¹⁶) purulent. 2, gonorrhoic. 2, tubercul. 1.
Bursitis	¹⁹) 5	²⁰) 1	2	1	2	—	1	—	—	—	5	1	¹⁷) gonorrh. 3, tuberc. 1, purul. 2, deform. 1.
Carcinoma	—	1	—	—	—	—	—	1	—	—	—	1	¹⁸) gonorrh. 2, tuberc. 1.
Caries	5	6	2	4	3	1	—	1	—	—	5	6	¹⁹) praepatell. 5, (P. 1).
Combustio	9	22	6	14	3	4	—	2	—	1	9	21	²⁰) praepatellar. 1.
Congelatio	14	—	9	—	1	—	—	—	—	—	10	—	²¹) Phlegmone 1 †.
Conquassatio	4	—	2	—	1	—	1	—	—	—	4	—	²²) pedis 36, genu 5, malleol. 1.
Contusio	²¹)126	14	75	5	37	4	4	1	1	1	117	11	²³) Decubitus senil. 1 †.
Distorsio	²²)42	12	30	4	11	5	—	1	—	—	41	10	
Erysipelas	²³)10	8	2	4	—	2	—	—	3	1	5	7	
Exostosis	2	—	2	—	—	—	—	—	—	—	2	—	
Fistula	10	3	3	1	5	2	2	—	—	—	10	3	
Fractura colli femoris	3	10	1	2	—	2	2	2	—	1	3	7	
„ femoris	²⁴)28	9	20	8	1	—	2	1	1	—	24	9	²⁴) P. 1 †, Rachit. 1, Genu valg. 1, Schädelbruch u. Otit. med. 1.
„ tibiae	²⁵)18	3	9	1	2	—	—	—	—	—	11	1	²⁵) tib. et fibul. 1.
„ fibulae	9	1	6	1	2	—	—	—	—	—	8	1	
„ cruris	28	5	17	2	6	3	1	—	2	—	26	5	
„ malleol.	25	3	14	2	7	1	1	—	—	—	22	3	
„ oss. tarsi et met.	5	—	3	—	1	—	1	—	—	—	5	—	
„ digitorum pedis	5	—	3	—	2	—	—	—	—	—	5	—	
„ patellae	²⁶) 9	—	7	—	—	—	1	—	—	—	8	—	²⁶) P. 1.
Gangraena	4	1	3	—	—	—	—	1	1	—	4	—	
Genu valgum	3	—	1	—	—	—	1	—	—	—	2	—	
Haemarthros. u. Hydrops	17	2	11	1	5	1	—	—	—	—	16	2	
Hautkrankheiten	5	3	4	3	1	—	—	—	—	—	5	3	
Luxatio genu	1	1	1	1	—	—	—	—	—	—	1	1	
„ pedis	2	1	2	—	—	1	—	—	—	—	2	1	²⁷) Verkürzg. d. Beine 1. Missbild. d. Nagels 1.
Missbildungen	—	²⁷) 2	—	—	—	1	—	1	—	—	—	2	

8. Krankenbewegung in den stationären Kliniken für chirurg. Krankheiten. Berlin.

Krankheits-bezeichnungen	Behandelte		Abgang									Erläuterungen. Komplikationen. P. = Potator. Kr. I. = Infektion i. Krkhse. † = gestorben.
			geheilt		gebessert		ungeheilt		gestorb.		überhaupt	
	m.	w.	m.	w.	m.	w.	m.	w.	m.	w.	m.	w.	
Osteomyelitis	14	—	10	—	1	—	—	—	—	—	11	—	[1]) Pachymeningit. 1†. Sepsis universal. 1†. Pyaemie 3†,Diabet. mellit.1†.
Paralysis und Paresis	5	1	1	—	1	—	—	1	—	—	2	1	
Pes equinus	—	1	—	1	—	—	—	—	—	—	—	1	[2]) Pneum. u. Sepsis 1†.
„ calcaneus	1	—	—	—	—	—	—	—	—	—	—	—	[3]) Knochentub. 1, Gelenktub. 5.
„ planus	4	2	3	1	1	—	—	1	—	—	4	2	[4]) Gelenke 3, Knochen 1.
„ valgus	4	1	—	1	2	—	—	—	—	—	2	1	[5]) Haematom. 1, Lipo-Fibromata 1.Tumor alb. 1.
„ varus	1	—	—	—	—	—	—	—	—	—	—	—	
Phlebitis	—	1	—	—	—	1	—	—	—	—	—	1	[6]) P. 1, Syphil. 6, progress. Paralyse 3, Sklerose 1.
Phlegmone	[1])43	[2])8	26	4	8	—	2	1	6	1	42	6	[7]) Phthis. pulm. 1†, Herzschwäche 1†, luetic. 5.
Rheumatismus articul.	1	1	—	—	—	1	1	—	—	—	1	1	
Sarcoma tibiale	—	1	—	—	—	—	—	—	—	—	—	1	[8]) Ulc. fem. 2 (1† Herzlähmg.), Carbuncel 1.
Tendovaginitis	1	2	1	—	—	2	—	—	—	—	1	2	[9]) Atrophie 2 (1†), Osteomyelitis 3, Phlegmone 2 (Decubitus 1†),Lymphosarcom 1†. Rheumat. articul. 11, Tuberculose 10 (1†), Pyaemie 1†. Epilepsie 2 (P. 1†), innere Verletzg. 2 (1†), multiple Fracturen 2†.
Tuberculosis	[3])6	[4])4	1	2	—	—	—	—	—	—	1	2	
Tumor	[5])3	2	2	1	1	—	—	—	—	—	3	1	
Ulcera cruris et pedis	[6])136	[7])113	63	67	39	25	17	10	—	2	119	104	
Unguis incarnatus	11	2	8	1	3	1	—	—	—	—	11	2	
Varices	3	4	—	3	1	—	—	1	2	—	3	4	
Vulnera	69	7	38	5	27	2	4	—	—	—	69	7	
Periostitis	13	2	6	—	3	1	—	1	—	—	9	2	
Andere Krankheiten	42	[8])28	27	10	13	11	1	4	—	1	41	26	[9a]) Atrophie 4†,Rheumat. articul. 4, Tubercul. 6 (1†). Sepsis puerperal. 1†, Decubitus 2†, Sublimatvergiftung 1†.
XV. Allgem. Krankheiten.	[9])83	[9a])38	36	12	10	3	18	6	10	9	74	30	
XVI. Nicht chirurgische Krankheiten.	[10])9	[11])6	1	2	1	1	4	2	3	1	9	6	[10]) Phthis. pulm. 2 (1†), Pneum. 1†, Mening. purul. 1, Febr. gastr. 1, Tab. dorsal. 1, Schlaganfall 1.
Summe der Behandelten	1995	785	997	319	522	226	167	103	115	52	1801	700	[11]) Phthis. pulm. 1†, Epilepsie 1, Eclampsie 1, Molim. gravidit. 2, Delirien 1.

3. Berlin.

Klinik in der Ziegelstrasse.

I. Kopf und Gesicht.	87	57	41	30	18	12	9	5	17	4	85	51	
Abscessus	[12])5	[13])3	3	3	—	—	—	—	2	—	5	3	[12]) cerebr. 1†, cerebell. 1†, mandib. 2, proc. mast. 1.
Actinomycosis	1	—	1	—	—	—	—	—	—	—	1	—	[13]) cerebri 2.
Carcinoma	[14])12	[15])4	7	1	2	2	1	—	2	1	12	4	[14]) faciei 2 (recid. 1). malae 2 (1†), maxill. sup. 4, maxill. inf. 2 (1†. 1 recidiv.), parotid. 2.
Combustio	1	—	1	—	—	—	—	—	—	—	1	—	
Commotio cerebri	—	1	—	—	—	1	—	—	—	—	—	1	
Contusio	2	—	1	—	—	—	1	—	—	—	2	—	[15]) faciei 2 (1†), mandib. 2.
Erysipelas	1	—	1	—	—	—	—	—	—	—	1	—	
Fractura cranii	[16])13	[17])2	6	1	2	—	—	—	5	1	13	2	[16]) Riss in d. Dura u. Prolaps. cerebr. 1 (†), fract oss. nar. 1 (†).
„ mandib.	2	2	—	—	2	2	—	—	—	—	2	2	
Lues	1	—	1	—	—	—	—	—	—	—	1	—	[17]) et antibrach. 1.
Lupus	[18])7	[19])13	2	2	2	5	1	1	—	—	5	8	[18]) faciei 6, malae 1.
Naevus	—	2	—	1	—	1	—	—	—	—	—	2	[19]) faciei 12, malae 1.
Necrosis	2	3	1	3	—	—	1	—	—	—	2	3	
Neuralgia	2	3	1	2	—	—	—	1	1	—	2	3	
Phlegmone	1	1	—	—	1	—	—	1	—	—	1	1	

8. Krankenbewegung in den stationären Kliniken für chirurg. Krankheiten. Berlin.

Krankheits-bezeichnungen	Behandelte		Abgang								Erläuterungen. Komplikationen. P. = Potator. Kr. I. = Infektion i. Krkhse. † = gestorben.
			geheilt		gebessert		ungeheilt		gestorb.		überhaupt	
	m.	w.	m.	w.	m.	w.	m.	w.	m.	w.	m.	w.
Sarcoma	[1]) 3	4	2	2	—	—	—	1	1	1	3	4
Tumores	[2]) 6	[3]) 9	3	6	1	—	—	1	2	1	6	8
Vulnera	[4])15	4	8	4	5	—	—	—	2	—	15	4
Ostitis und Periostitis	2	2	—	1	1	1	—	—	1	—	2	2
Andere Krankheiten	[5])11	[6]) 4	3	4	2	—	4	—	2	—	11	4
II. Augen.	[7]) 5	[8]) 4	4	2	—	2	1	—	—	—	5	4
III. Ohren.	4	—	2	—	1	—	1	—	—	—	4	—
IV. Nase.	[9])12	[10])14	10	7	—	3	—	1	1	—	11	11
V. Mund, Schlund, Speiser.	178	121	75	56	13	7	9	2	80	54	177	119
Abscessus	[11]) 4	1	2	1	2	—	—	—	—	—	4	1
Carcinoma	[12])27	[13]) 2	13	—	7	1	—	1	7	—	27	2
Diphtheria	[14])116	[15])99	45	47	—	—	—	1	—	69	50	115	97
Labium fissum	3	—	2	—	—	—	—	—	1	—	3	—
„ et palatum fissum	7	7	4	4	—	2	3	—	—	1	7	7
Missbildungen	[16]) 3	[17]) 1	1	—	2	—	—	—	—	1	3	1
Sarcoma tonsillae	1	1	1	—	—	—	—	—	—	1	1	1
Strictura oesophagi	[18]) 3	—	—	—	—	—	2	—	1	—	3	—
Tuberculosis	[19]) 1	[20]) 2	—	—	—	—	—	2	1	—	1	2
Tumores	[21]) 1	[22]) 1	—	—	—	—	—	1	—	1	1	1
Vulnera	2	1	2	—	—	—	—	1	—	—	2	1
Andere Krankheiten	[23])10	6	5	4	2	—	1	1	2	1	10	6
VI. Hals und Nacken.	58	48	32	31	12	9	5	5	7	2	56	47
Abscessus	6	1	5	—	1	1	—	—	—	—	6	1
Actinomycosis	2	—	1	—	1	—	—	—	—	—	2	—
Caput obstipum	5	4	4	4	1	—	—	—	—	—	5	4
Carbunculus	1	—	1	—	—	—	—	—	—	—	1	—
Carcinoma	[24])14	—	7	—	—	—	4	—	3	—	14	—
Echinococcus	—	[25]) 1	—	1	—	—	—	—	—	—	—	1
Larynx-Krankheiten	[26]) 4	[27]) 7	3	3	1	2	—	—	—	1	4	6
Lymphomata	[28]) 8	2	3	—	3	1	2	—	—	1	1	6	2
Stenosis laryngis	—	5	—	1	—	3	—	—	—	1	—	5
Struma	1	7	—	6	—	1	1	—	—	—	1	7
Tuberculosis	[29])11	[30])15	3	9	5	2	—	4	3	—	11	15
Tumores	1	[31]) 3	1	3	—	—	—	—	—	—	1	3
Andere Krankheiten	[32]) 5	3	4	3	1	—	—	—	—	—	5	3
VII. Brust und Rücken.	28	92	15	82	8	6	1	2	3	1	27	91
Abscessus	1	4	—	3	—	1	—	—	—	—	—	4
Aneurysma aortae	1	—	—	—	—	—	—	—	1	—	1	—
Carcinoma	[33]) 2	[34])54	1	52	—	—	—	1	1	—	2	53
Contusio	1	1	1	1	—	—	—	—	—	—	1	1
Empyema	6	—	—	—	6	—	—	—	—	—	6	—
Fibroma	—	[35]) 3	—	3	—	—	—	—	—	—	—	3

Erläuterungen. Komplikationen.
P. = Potator.
Kr. I. = Infektion i. Krkhse.
† = gestorben.

[1]) mandib. 3 (recid. 2 [1†]).
[2]) cerebr. 1, parotid. 2, mandib. 2, Atherom 1.
[3]) Cavernom. 2, Angiom. 2. Epitheliom 1, Tumor, parotid. 2, Cysto-myx. 1.
[4]) P. 1 (†), Commot. cerebr. 1 †.
[5]) Prolaps. cerebr. 1 (†), Hydrocephal. u. Spin. bifid. 1 (†), Sycosis 1, Fract. max. sup. et orbit. 1, Hernia cerebri-occipit. 1.
[6]) Telang. 1, Encephalocele 1, Defect. mal. 1.
[7]) Carcin. d. Orbita 1, palpebr. sup. 1, Sarcom d. Orbita 1, Ectrop. 1, Vulnus 1.
[8]) Carc. palp. inf. et nas. 1, Ectrop. palp. utr. 1, Fistel 2.
[9]) Carcinom 1. Sattelnase 1, Lupus 6 (et palati 2), Sarcom 1 †.
[10]) Carcinom 2, Sattelnase 1, Defect der Spitze 1, Lupus 4, Gummata 2, Epitheliom, Acne je 1.
[11]) d. Zunge 3, Mundboden 1.
[12]) lab. inf. 15 (1†), oesophag. 6 (4†), et ventric. 1), linguae 5 (2†), palat. moll. et ling. 1.
[13]) ling. 1, pharyngis 1.
[14]) u. Masern 5 (3†), u. Scharlach 8 (5†).
[15]) u. Masern 4 (2†), u. Scharl. 7 (5†), Croup 1†.
[16]) Macroglossie 2, Microstoma 1.
[17]) Ectrop. lab. inf. 1.
[18]) Carcinom. 1.
[19]) d. Gaumens 1.
[20]) d. Gaumens 1, d. Mundschleimhant 1.
[21]) Rachen.
[22]) d. Zunge († Pneum).
[23]) Gangraen 1(†), Combust. 1(†), Speichelstein 2, Lymphangiectasie 1.
[24]) laryng. 7 (3†), laryng. et pharyng. 2, d. Halsdrüs. 3, d. Schilddrüse 1. colli 1.
[25]) gland. thyreoid. 1.
[26]) Papillom. 1, Phthisis 1.
[27]) Papillom. 4 (Croup-Diphtherie 1†), Defect 1.
[28]) tub. 3.
[29]) laryng. 6 (3†), laryng. et pulm. 1. Halsdrüs. 4.
[30]) laryng. 1. Halsdrüs. 14 (recidiv. 1, Lues 1).

[31]) Cavernom 2, Lipom 1. — [32]) Fistula trach. 1, Strictur. trach. 1, Eröffnung der Trachea 1. — [33]) mammae 1, pulm. et hepat. 1†. — [34]) mammae 53 (recidiv. 3), Brust u. Achselhöhle 1. — [35]) mammae.

8. Krankenbewegung in den stationären Kliniken für chirurg. Krankheiten. Berlin.

Krankheits-bezeichnungen	Behandelte		Abgang								Erläuterungen. Komplikationen. P. = Potator. Kr. l. = Infektion i. Krkhse. † = gestorben.
			geheilt		gebessert		ungeheilt		gestorb.		überhaupt	
	m.	w.	m.	w.	m.	w.	m.	w.	m.	w.	m.	w.	
Fractura costarum	2	1	1	—	—	1	1	—	—	—	2	1	[1]) et radii 1.
„ claviculae	[1]) 2	—	1	—	1	—	—	—	—	—	2	—	[2]) et cost. 1, Luxat. hum. 1.
„ scapulae	[2]) 2	—	2	—	—	—	—	—	—	—	2	—	[3]) d. Thoraxwand 1.
Lymphadenitis	—	7	—	7	—	—	—	—	—	—	—	7	[4]) mammae 3, scapul. 1.
Sarcoma	[3]) 1	[4]) 5	1	4	—	—	—	1	—	—	1	5	[5]) cost. 1, artic. sterno-claviculi. 1.
Tuberculosis	[5]) 2	[6]) 6	2	4	—	2	—	—	—	—	2	6	[6]) Schultergel. 1, scapul. 2 (Coxitis 1), cost. 3 (tub. ostit. 2).
Tumores	[7]) 4	[8]) 3	3	3	—	—	—	—	1	—	4	3	[7]) mediastin. 1(†), Lipom 3.
Andere Krankheiten	[9]) 4	[10]) 8	3	5	1	2	—	—	—	1	4	8	[8]) Atherom. 2, Lipom 1.
VIII. Wirbelsäule.	[11]) 10	[12]) 9	4	1	2	5	2	2	1	1	9	9	[9]) Osteomyelit. d. Rippen 1, d. Clavic. 1, Necrose d. Clavic. 1.
IX. Bauch.	68	51	33	30	12	3	4	8	17	5	66	46	[10]) Cysten i. d. Mamma 3, Indurat. mammae 1.
Abscess	[13]) 3	1	2	1	—	—	—	—	1	—	3	1	[11]) Fractur 1, Kyphose 2, Spondylitis 4 (1†), Tubercul. d. Atlanto-occipitalgelenks 1, Abscess 1.
Carcinoma	[14]) 7	[15]) 4	—	—	2	—	—	4	5	—	7	4	
Echinococcus hepatis	2	—	—	—	—	—	1	—	—	—	1	—	[12]) Spina bifida 2 (u. Meningocele 1), Spondylitis 5 (mit Kyphose 3), Tumor 1†, Luxatio 1.
Hernia inguinalis	[16]) 33	[17]) 11	24	10	4	—	2	—	3	—	33	10	
„ cruralis	[18]) 4	[19]) 20	2	15	1	—	—	—	1	3	4	18	[13]) Leberabscess u. subphren. Absc. 1(†).
„ umbilicalis	1	[20]) 4	—	1	1	—	—	—	—	1	1	2	[14]) ventric. 5 (3†), Pankreas 1(†), intestin. 1(†).
Ileus	1	—	1	—	—	—	—	—	—	—	1	—	[15]) intestin. 2, hepat. 1, colon. transvers. 1.
Peritonitis	4	—	—	—	—	—	—	—	4	—	4	—	
Sarcoma	—	2	—	1	—	—	—	1	—	—	—	2	[16]) incarcerat. 15. congenit. 2, Hydrocele 1.
Tumores	2	3	—	—	—	—	1	3	—	—	1	3	[17]) incarcerat. 9.
Vulnera	2	1	1	—	1	1	—	—	—	—	2	1	[18]) incarcerat. 2 (1†).
Typhlitis u. Perityphlitis	6	2	2	1	1	1	—	—	3	—	6	2	[19]) incarcerat. 11 (2†).
Andere Krankheiten	[21]) 3	[22]) 3	1	1	2	1	—	—	—	1	3	3	[20]) incarc. 2 (1†).
X. Mastdarm.	43	27	24	12	6	5	3	6	9	2	42	25	[21]) Darmstenose 1, Hernia i. lin. alb. 1, Bluterguss in abdom. 1.
Anus praeternaturalis	—	1	—	—	—	—	—	1	—	—	—	1	[22]) Strictura pylori 1 †, Hern. ventral. 1, Empyem. cyst. fell. 1.
Atresia ani	1	—	—	—	—	—	—	—	1	—	1	—	
Carcinoma recti	10	[23]) 12	1	3	2	2	2	3	5	2	10	10	[23]) Durchbr. i. d. Vagina 1.
Fistula ani	17	5	12	4	2	1	1	—	2	—	17	5	[24]) Pneum. 1(†), Prolaps. ani et recti 1.
Haemorrhois	[24]) 10	1	6	1	2	—	—	—	1	—	9	1	
Peri- und Paraproctitis	1	3	1	2	—	1	—	—	—	—	1	3	[25]) luetica 3.
Polypi	1	—	1	—	—	—	—	—	—	—	1	—	
Strictura	—	[25]) 4	—	1	—	1	—	2	—	—	—	4	
Andere Krankheiten	3	1	3	1	—	—	—	—	—	—	3	1	
XI. Harn- u. Geschlechtsorgane.	103	17	60	4	27	4	5	5	8	2	100	15	[26]) ren. 1(†), vesic. 2(†), penis 2, test. 1(†).
Carcinoma	[26]) 6	[27]) 2	2	—	—	—	1	4	1	6	2		
Corpus alienum	2	—	1	—	1	—	—	—	—	—	2	—	[27]) vesicae 1†, vaginae 1.
Cystitis	9	1	—	—	7	—	1	1	—	—	8	1	[28]) urethrae, vesicae je 1.
Ectopia vesicae	[28]) 3	—	—	—	1	—	1	—	—	—	2	—	
Fistula urethrae	3	—	2	—	1	—	—	—	—	—	3	—	
Hydrocele	30	1	30	1	—	—	—	—	—	—	30	1	
Lithiasis	3	—	1	—	1	—	—	—	1	—	3	—	
Orchitis u. Epididymitis	5	—	3	—	2	—	—	—	—	—	5	—	
Phimosis u. Paraphimosis	4	—	3	—	1	—	—	—	—	—	4	—	
Prostatitis	8	—	—	—	6	—	—	—	2	—	8	—	

8. Krankenbewegung in den stationären Kliniken für chirurg. Krankheiten. Berlin.

Krankheits-bezeichnungen	Behandelte		Abgang								Erläuterungen. Komplikationen. P. = Potator. Kr. I. = Infektion i. Krkhse. † = gestorben.
			geheilt		gebessert		ungeheilt		gestorb.		überhaupt	
	m.	w.	m.	w.	m.	w.	m.	w.	m.	w.	m.	w.	
Ren mobile	—	3	—	—	—	2	—	1	—	—	—	3	
Ruptura	2	—	1	—	—	—	—	—	—	—	1	—	
Sarcoma	[1]) 3	[2]) 2	2	—	—	—	—	2	1	—	3	2	[1]) ren. 1(†). test. 2.
Strictura urethrae	[3]) 9	—	5	—	4	—	—	—	—	—	9	—	[2]) ren. 1, lab. maj. 1.
Tuberculosis	[4]) 8	—	4	—	2	—	2	—	—	—	8	—	[3]) Fistula urethr. 1.
Tumores	—	2	—	—	—	—	—	2	—	—	—	2	[4]) test.5. Epididym.2,ren.1,
Varicocele	1	—	1	—	—	—	—	—	—	—	1	—	[5]) Nephrit. 1, Haematocele 1, Gummata 1, Echinococc.ren.1, Gonorrhoe 1.
Vulnera	—	2	—	1	—	—	—	—	—	—	—	1	[6]) Nephrit.1, Pyelonephr.1.
Andere Krankheiten	[5]) 7	[6]) 4	5	2	1	—	1	—	—	1	7	3	[7]) Abscess 2, Bubo 7, Carcinoma 2 (Inguinalgeg. 1, pelvis 1), Perinealfist. 1, Fractur 2 (et femor. 1), Osteomyelitis 1, Tuberc. 3, Fibrolipom 1, Phlegmone 1,Perilymphadenit. 1, traum. Neurose 1.
XII. Beck.- u. Lendengeg.	[7])23	[8])11	13	4	3	3	5	2	—	1	21	10	
XIII. Obere Extremitäten.	96	39	60	22	29	12	3	2	2	1	94	37	
Arthritis	1	1	1	—	—	1	—	—	—	—	1	1	[8]) Abscess 2 (1†), Actinomycose, Carcinom, Fistel je 1, Tubercul. 4, Fibrom 1, papilläres Cancroid 1.
Carcinoma	[9]) 2	[10]) 1	1	—	1	1	—	—	—	—	2	1	
Caries	1	—	1	—	—	—	—	—	—	—	1	—	[9]) manus 1, antibrach. 1.
Combustio	—	2	—	—	—	2	—	—	—	—	—	2	[10]) pollic. 1.
Congelatio	1	—	1	—	—	—	—	—	—	—	1	—	
Conquassatio	4	1	2	1	2	—	—	—	—	—	4	1	
Contractura	3	—	2	—	1	—	—	—	—	—	3	—	
Contusio	11	—	7	—	3	—	—	—	1	—	11	—	
Erysipelas	1	—	1	—	—	—	—	—	—	—	1	—	
Fractura humeri	[11]) 5	1	4	1	1	—	—	—	—	—	5	1	[11]) colli 2, epicond. ext. 1.
„ antibrachii	1	—	1	—	—	—	—	—	—	—	1	—	
„ radii	[12]) 2	—	2	—	—	—	—	—	—	—	2	—	[12]) rad. dextr. et clavic. sin. 1, perfor. Schuss in Lunge 1.
„ ulnae	—	2	—	—	—	—	—	—	—	1	—	1	
„ oss.carpi et met.	1	—	1	—	—	—	—	—	—	—	1	—	
Lupus	—	1	—	1	—	—	—	—	—	—	—	1	
Luxatio humeri	[13]) 5	—	1	—	2	—	2	—	—	—	5	—	[13]) inveterat. 2 (Phlebit. 1).
„ cubiti	[14]) 6	—	5	—	—	—	1	—	—	—	6	—	[14]) inveter. 2, sept. 1.
„ digitorum	2	—	2	—	—	—	—	—	—	—	2	—	[15]) Spaltbildung an beiden Händen 1, Defect.humer. nach Operat. 1
Lymphadenitis	2	1	1	1	1	—	—	—	—	—	2	1	
Missbildungen	—	[15]) 2	—	—	—	2	—	—	—	—	—	2	[16]) manus 7, antibrach. 4, digit. 2.
Necrosis	2	1	2	1	—	—	—	—	—	—	2	1	[17]) Erysipel 1.
Osteomyelitis	1	1	—	—	1	1	—	—	—	—	1	1	[18]) Handgel. 4, Ellbogengel. 1, manus 1, cubit. 2, radii 1, Tendovagin. extensor. manus 1.
Phlegmone	[16])14	[17]) 7	6	3	6	3	—	—	1	—	13	6	
Sarcoma	—	1	—	1	—	—	—	—	—	—	—	—	
Spina vent. digiti	—	1	—	—	—	1	—	—	—	—	—	1	[19]) Ellbogengel. 2, antibrach. 1.
Tuberculosis	[18])10	[19]) 3	4	2	6	—	—	1	—	—	10	3	[20]) Lipom 2, Lymphom 2.
Tumor	[20]) 4	[21]) 6	4	5	—	1	—	—	—	—	4	6	[21]) Hygrom 3, Lipom 2, Angiom 1.
Vulnera	[22])12	3	8	2	3	1	—	—	—	—	11	3	[22]) Durchschneidg. d. Nerv. radial. 1.
Andere Krankheiten	[23]) 5	[24]) 4	3	3	2	—	—	1	—	—	5	4	[23]) Periostit. man. 1, Synovit. artic. man. 1.
XIV. Untere Extremitäten.	229	112	143	44	53	37	10	9	10	3	216	93	[24]) Keloid 1, Cyste i. Achselhöhle 1, Schlottergel. nach Resect. cubit. 1.
Abscessus	10	3	7	1	2	1	1	—	—	—	10	2	
Aneurysma	—	1	—	1	—	—	—	—	—	—	—	1	
Ankylosis	[25]) 1	[26]) 2	1	1	—	1	—	—	—	—	1	2	[25]) genu. [26]) genu, coxae je 1.

8. Krankenbewegung in den stationären Kliniken für chirurg. Krankheiten. Berlin.

Krankheits-bezeichnungen	Behandelte		Abgang								Erläuterungen. Komplikationen. P. = Potator. Kr. I. = Infektion i. Krkhse. † = gestorben.
			geheilt		gebessert		ungeheilt		gestorb.		überhaupt	
	m.	w.	m.	w.	m.	w.	m.	w.	m.	w.	m.	w.	
Arthritis coxae	[1)]34	[2)]25	14	11	14	5	1	3	5	—	34	19	[1)] tub. 24 (Contractur 1), Verjauchung 1(†).
„ genu	[3)]16	[4)]7	6	1	7	2	1	—	—	—	14	3	[2)] tuberc. 21 (recidiv. 3).
„ pedis	[5)]1	2	1	2	—	—	—	—	—	—	1	2	[3)] tub. 7, serosa 2, purul. 2, gonorrh. 1. deform. 1.
Bursitis	2	1	2	—	—	1	—	—	—	—	2	1	[4)] tub
Carcinoma	[6)]4	[7)]1	3	1	—	—	—	—	—	1	3	1	[5)] gonorrh. 1.
Conquassatio	—	1	—	—	—	—	—	—	—	1	—	1	[6)] calcan., pedis je 2.
Contractura	[8)]4	[9)]8	2	4	2	3	—	1	—	—	4	8	[7)] cruris.
Contusio	4	2	3	1	—	—	—	—	1	1	4	2	[8)] coxae.
Corpus mobile articularis	2	—	2	—	—	—	—	—	—	—	2	—	[9)] genu.
Erysipelas	—	1	—	1	—	—	—	—	—	—	—	1	[10)] femor. 1, tibiae 2.
Exostosis	[10)]3	—	1	—	2	—	—	—	—	—	3	—	[11)] Apoplexie 1(†).
Fistula	2	1	2	—	—	1	—	—	—	—	2	1	[12)] tib. et fibul. 2.
Fractura colli femoris	[11)]2	1	—	—	—	1	1	—	—	1	2	1	[13)] Luxat. pedis 1. [14)] Diabetes 1, Lues 1. [15)] Fractur. crur. 1.
„ femoris	10	—	6	1	2	2	—	—	—	—	8	3	[16)] femor. 5, tib. 3, mit Abscess 1.
„ tibiae	[12)]8	—	7	—	—	—	1	—	—	—	8	—	[17)] fem. 3, tib. 3 (Osteomyelit. 3).
„ fibulae	4	—	4	—	—	—	—	—	—	—	4	—	[18)] femoris, humeris, claviculae 1.
„ cruris	17	[13)]3	12	2	4	1	—	—	—	—	16	3	[19)] paralyt. 3, spin. bifid. occult. (1).
„ malleol.	3	1	3	1	—	—	—	—	—	—	3	1	[20)] congenit. 2, paralyt. 5.
„ patellae	4	—	3	—	1	—	—	—	—	—	4	—	[21)] P. 1.
Gangraena	6	[14)]2	3	—	1	—	—	—	2	—	6	—	[22)] cruris 1.
Genu valgum	5	1	5	1	—	—	—	—	—	—	5	1	[23)] tib. 2, Kniegel. 1.
Hallux valgus	1	—	1	—	—	—	—	—	—	—	1	—	[24)] tib. 4, femor. 1, crur. 1.
Luxatio coxae	2	[15)]2	2	—	—	—	—	—	—	—	2	—	[25)] Melanosarc. 1, recid. 1.
„ genu	1	—	1	—	—	—	—	—	—	—	1	—	[26)] Fascienfibrom 1, Atherom 1, Hygrom 1.
Necrosis	[16)]11	[17)]6	7	3	—	1	2	—	—	—	9	4	[27)] Gumma, Atherom, Lipom je 1.
Osteomyelitis	[18)]11	7	8	2	—	4	—	1	1	—	9	7	[28)] Osteomyelitis 5, Phlegmone 4 (1†), Tuberculose 4 (1†), Erysipel 2 (†), Tumor 4, Haemophilie 3, Lymphadenitis 2, Septicaemie 2 (†), Gangraena senil. 1 (†), congenit. Missbildg. 1 (†), traumat. Neurose 1. Rheumat. musc. 1, Phlebit. 1.
Pes equinus	—	[19)]3	—	2	—	1	—	—	—	—	—	3
„ equino-varus	[20)]7	1	5	—	2	1	—	—	—	—	7	1
„ planus	1	—	1	—	—	—	—	—	—	—	1	—
„ varus	—	1	—	—	—	1	—	—	—	—	—	1
Phlegmone	[21)]11	1	9	—	2	—	—	—	—	1	11	1
Pseudarthrosis	[22)]1	[23)]3	—	1	—	1	—	1	—	—	—	3
Sarcoma	[24)]6	[25)]4	1	1	2	1	2	2	—	—	5	4
Tuberculosis	14	10	8	2	6	6	—	—	—	—	14	8
Tumor	[26)]3	[27)]3	3	2	—	1	—	—	—	—	3	3	[29)] Gangr. senil. 1 (†), Contractur 1, Arthrit. def. 1, Actinomycosis 2, Tuberculose 6 (1†), Lupus 7, Tumor 1.
Ulcera cruris et pedis	5	2	2	—	3	—	—	1	—	—	5	2
Unguis incarnatus	1	2	1	1	—	1	—	—	—	—	1	2
Vulnera	5	—	5	—	—	—	—	—	—	—	5	—
Andere Krankheiten	7	1	3	1	2	—	1	—	—	—	6	1	[30)] Phthis. pulm., Asthma, Parese, Vitium cord., Ichthyosis, Epilepsie, Cephalgie je 1; Meningit. 1 (†), Encephalit. 1 (†).
XV. Allgem. Krankheiten.	[28)]84	[29)]48	38	28	12	10	10	6	6	2	66	46
XVI. Nicht chirurgische Krankheiten.	[30)]9	[31)]4	3	1	1	—	3	2	2	1	9	4	[31)] Hysterie 2, Pleurit. 2 (1†).
Summe der Behandelten	1037	654	557	354	197	118	71	57	163	79	988	608	

8. Krankenbewegung in den stationären Kliniken für chirurg. Krankheiten. Bonn.

4. Bonn.

Krankheits-bezeichnungen	Behandelte m.	Behandelte w.	geheilt m.	geheilt w.	gebessert m.	gebessert w.	ungeheilt m.	ungeheilt w.	gestorb. m.	gestorb. w.	überhaupt m.	überhaupt w.
I. Kopf und Gesicht.	56	31	35	25	12	4	1	1	6	1	54	31
Abscessus	3	1	2	—	1	—	—	—	—	—	3	1
Carbunculus	[1)] 1	—	1	—	—	—	—	—	—	—	1	—
Carcinoma	[2)] 4	[3)] 7	3	5	—	1	—	—	1	1	4	7
Caries	[4)] 8	[5)] 5	4	4	2	1	—	—	2	—	8	5
Combustio	[6)] 1	—	1	—	—	—	—	—	—	—	1	—
Commotio cerebri	2	—	1	—	—	—	1	—	—	—	2	—
Empyema antri Highmori	1	—	1	—	—	—	—	—	—	—	1	—
Erysipelas	—	1	—	1	—	—	—	—	—	—	—	1
Fractura cranii	[7)] 5	—	2	—	1	—	—	—	2	—	5	—
„ mandib.	3	1	1	1	2	—	—	—	—	—	3	1
Lupus	—	1	—	1	—	—	—	—	—	—	1	—
Naevus	1	—	—	—	1	—	—	—	—	—	1	—
Necrosis	[8)] 2	[9)] 1	2	1	—	—	—	—	—	—	2	1
Neuralgia	1	1	1	1	—	—	—	—	—	—	1	1
Sarcoma	[10)] 2	[11)] 1	1	—	—	1	—	—	1	—	2	1
Tumores	3	[12)] 8	2	8	1	—	—	—	—	—	3	8
Ulcera	[13)] 2	—	2	—	—	—	—	—	—	—	2	—
Vulnera	10	[14)] 1	8	1	1	—	—	—	—	—	9	1
Andere Krankheiten	[15)] 6	[16)] 4	4	3	2	—	—	1	—	—	6	4
II. Augen.	[17)] 8	[18)] 3	5	2	2	—	—	—	1	—	8	3
III. Ohren.	[19)] 6	1	5	—	—	1	—	—	1	—	6	1
IV. Nase.	[20)] 22	[21)] 22	20	21	1	—	1	—	—	1	22	22
V. Mund, Schlund, Speiser.	63	35	38	25	5	3	7	5	11	1	61	34
Carcinoma	[22)] 28	[23)] 2	17	1	2	—	3	1	4	—	26	2
Diphtheria	12	7	4	3	—	—	1	2	7	1	12	6
Epulis	1	3	1	3	—	—	—	—	—	—	1	3
Labium fissum	5	[24)] 6	5	5	—	—	—	1	—	—	5	6
„ et palatum fissum	[25)] 10	[26)] 8	7	6	3	2	—	—	—	—	10	8
Missbildungen	—	2	—	1	—	1	—	—	—	—	—	2
Strictura oesophagi	—	1	—	1	—	—	—	—	—	—	—	1
Tuberculosis	[27)] 2	—	1	—	—	—	1	—	—	—	2	—
Tumores	1	4	—	3	—	—	1	1	—	—	1	4
Andere Krankheiten	[28)] 4	[29)] 2	3	2	—	—	1	—	—	—	4	2
VI. Hals und Nacken.	47	38	32	31	10	3	2	3	3	—	47	37
Abscessus	3	2	3	2	—	—	—	—	—	—	3	2
Caput obstipum	4	2	4	2	—	—	—	—	—	—	4	2
Carbunculus	1	—	—	—	1	—	—	—	—	—	1	—
Carcinoma	[30)] 8	[31)] 1	2	1	4	—	—	—	2	—	8	1
Larynx-Krankheiten	[32)] 3	1	1	1	1	—	—	—	1	—	3	1
Lymphomata	18	20	16	15	1	3	—	1	1	—	18	19

Erläuterungen. Komplikationen.
P. = Potator.
Kr. I. = Infektion i. Krkhse.
† = gestorben.

[1)] malae 1.
[2)] max. sup., inf., frontis, malae je 1.
[3)] max. sup. 1, inf. 1, malae 3, frontis 1, cranii 1.
[4)] cranii 2 (1 †), oss. petros. 2, mandib. 2, oss. occipit. 1 (†), max. sup. 1.
[5)] cranii 1, proc. mast. 3, oss. parietal. 1.
[6)] mit Verlust d. Sehkraft.
[7)] Paral. N. facial. 1.
[8)] maxill. sup., inf. je 1.
[9)] proc. mastoid. 1.
[10)] mandib. 1 †, recid. malae 1.
[11)] faciei.
[12)] Lipom 3, Fibrom, Angiom, Dermoid je 1. Lymphom 2.
[13)] tuberc. malae 2.
[14)] perfor. cranii 1.
[15)] Kieferklemme 2. Fract. oss. occip., Empyem. antr. front. Dermoidcyste, Fistul. malae je 1.
[16)] Kieferklemme, Luxat. mandib., Cystis, Periostitis je 1.
[17)] Carcinom 3 (1 † Meningit.), Tumor 2, Sarcom recidiv, Ectropium, Abscess je 1.
[18)] Carcinom 1 †, Tumor 1.
[19)] Carcinom 2, Otit. med. 3 (Caries oss. petr. 1 †).
[20)] Carcinom 1, Polyp 3, schiefes Septum 9, Vegetationes 2, Ulc. rod. 1, Hypertroph. d. Schleimhaut 3, Tub., Fistel, Lupus je 1.
[21)] Carcinom 2, Polyp 8 (Perforat. sept. et Miliartub. 1 †), Adenoide Wucherungen 2, Tumores 3, Ulcera 1, Hypertr. d. unt. Musch. 2, schiefes Septum 1.
[22)] lab. inf. 15, Mundbod. 2, linguae 5, veli 2 (1 †), oesophg. 4 (3 †).
[23)] lab. inf. 1, oesophg. 1.
[24)] Alveolarspalt 1.
[25)] palat. fiss. 2 (Schiefnase und Scoliose 1), velum fiss. 1.
[26)] velum fiss. 2.
[27)] linguae.
[28)] Ranula 2, Cyst. gland. 1.
[29)] Vulnus 1.
[30)] laryng. 4 (1 †), colli 3, Lymphdrüsen 1 †.
[31)] laryng. 1.
[32)] Perichondrit. 2, Phthis. laryng. et pulm. 1 †.

8. Krankenbewegung in den stationären Kliniken für chirurg. Krankheiten. Bonn.

Krankheits-bezeichnungen	Behandelte		Abgang								Erläuterungen. Komplikationen. P. = Potator. Kr. I. = Infektion i. Krkhse. † = gestorben.
			geheilt		gebessert		ungeheilt		gestorb.		überhaupt	
	m.	w.	m.	w.	m.	w.	m.	w.	m.	w.	m.	w.	
Struma	[1]) 1	[2]) 7	1	7	—	—	—	—	—	—	1	7	[1]) cystic.
Tubercul. laryng.	—	1	—	—	—	—	—	1	—	—	—	1	[2]) cystic. 2, vasculos. 2, Kolloid 1.
Tumores	[3]) 5	[4]) 1	3	—	2	—	—	1	—	—	5	1	[3]) Polypen d. Stimmband., Angiom, Lymphangiom, Hygrom, Lipom je 1.
Vulnera	—	1	—	1	—	—	—	—	—	—	—	1	[4]) innerh. d. Stimmband. 1.
Andere Krankheiten	[5]) 4	[6]) 2	2	2	1	—	1	—	—	—	4	2	[5]) Décanulement 2, Trachealfistel 1, Ulcus 1.
VII. Brust und Rücken.	44	36	31	30	9	3	2	—	2	3	44	36	[6]) Décanulement1, Fistel1.
Abscessus	5	4	4	3	1	1	—	—	—	—	5	4	[7]) nuchae 1.
Carcinoma	[7]) 1	[8])18	1	13	—	2	—	—	—	3	1	18	[8]) mammae 18 (3 †, Collaps 2, Pneum. 1).
Caries	9	1	4	1	4	—	1	—	—	—	9	1	
Contusio	1	—	1	—	—	—	—	—	—	—	1	—	
Empyema	[9]) 4	—	—	—	3	—	—	—	1	—	4	—	[9]) P. 1 †.
Fibroma mammae	—	1	—	1	—	—	—	—	—	—	—	1	
Fractura costarum	[10]) 5	—	4	—	—	—	—	—	1	—	5	—	[10]) Lungenverletzg.u.Pneumothor. 1 †.
„ claviculae	3	—	3	—	—	—	—	—	—	—	3	—	
„ scapulae	[11]) 1	—	—	—	—	—	1	—	—	—	1	—	[11]) Luxat. humeri 1.
Lymphomata	5	—	5	—	—	—	—	—	—	—	5	—	
Mastitis	—	3	—	3	—	—	—	—	—	—	—	3	
Sarcoma	[12]) 3	[13]) 2	2	2	1	—	—	—	—	—	3	2	[12]) Chondrosarc. thorac., axillae, ad clavicul. je 1.
Tumores	[14]) 4	[15]) 7	4	7	—	—	—	—	—	—	4	7	[13]) mammae 1.
Vulnera	[16]) 3	—	3	—	—	—	—	—	—	—	3	—	[14]) Chondrom. 1, Lipom 2. [15]) in mamma 3. [16]) Perforat. pleurae 1.
VIII. Wirbelsäule.	[17])13	[18]) 8	6	2	1	1	1	5	5	—	13	8	[17]) Caries 6, Spina bifida 2, Tuberucl., Fractur, Lordosis je 1.
IX. Bauch.	32	14	20	7	4	1	3	1	3	5	30	14	[18]) Caries 2, Malum Pottii, Lordose, Scoliose, Spina bifida, Sarcom je 1.
Abscess. hepatis	1	—	1	—	—	—	—	—	—	—	1	—	
Carcinoma ventric.	1	2	1	—	—	—	—	—	—	2	1	2	
Hernia inguinalis	[19])16	—	12	—	1	—	1	—	—	—	14	—	[19]) incarc. 2, dupl. 3.
„ cruralis	—	[20]) 4	—	3	—	—	—	—	—	1	—	4	[20]) incarc.
„ umbilicalis	2	3	1	2	1	1	—	—	—	—	2	3	
Ileus	2	1	1	1	—	—	—	1	1	—	2	1	
Tumores	1	2	—	1	1	—	—	1	—	—	1	2	
Andere Krankheiten	[21]) 9	[21a]) 2	4	—	1	—	2	—	2	2	9	2	[21]) Darmruptur 1 †, Ascit., Perityphlit. Contus. je 1, Stenos. pylor. 3, Dickdarmfistel 1, Vulnera intestin. 1 †.
X. Mastdarm.	[22])16	[23]) 7	12	4	1	2	—	1	1	—	14	7	[21a]) Darmruptur 1 †, Stenosis pylor. 1 †.
XI. Harn- und Geschlechtsorgane.	77	12	45	8	17	2	7	1	7	1	76	12	[22]) Atresia ani,Fistul. rectourethral. 1, Carcinoma recti 5 (1 †), Fissur 2, Fistel 4.
Carcinoma	[24]) 6	[25]) 3	2	2	1	1	1	—	2	—	6	3	[23]) Fissur 1, Fistel 2, Proctitis 1, Rectalblutung 1.
Cystitis	7	—	4	—	3	—	—	—	—	—	7	—	[24]) renis 1 †, vesicae 2, penis 3 (1 †).
Epispadia	[26]) 4	—	3	—	1	—	—	—	—	—	4	—	[25]) renis, uteri, ovariorum je 1.
Fistula	[27]) 1	[28]) 2	1	2	—	—	—	—	—	—	1	2	[26]) Ectopia vesicae 1.
Hernia scrotalis	[29]) 3	—	2	—	—	—	—	—	1	—	3	—	[27]) urethrae 1.
Hydrocele	12	—	11	—	—	—	1	—	—	—	12	—	[28]) vesico-vaginalis.
Lithiasis	3	—	3	—	—	—	—	—	—	—	3	—	[29]) incarc. 2 (1 †).
Epididymitis	[30]) 1	—	—	—	1	—	—	—	—	—	1	—	[30]) tub. duplex 1.
Phimosis u. Paraphimosis	4	—	4	—	—	—	—	—	—	—	4	—	
Prostatitis	7	—	2	—	4	—	1	—	—	—	7	—	
Ren mobile	2	1	—	1	1	—	1	—	—	—	2	1	

8. Krankenbewegung in den stationären Kliniken für chirurg. Krankheiten. Bonn.

Krankheits-bezeichnungen	Behandelte		Abgang									Erläuterungen. Komplikationen. P. = Potator. Kr. I. = Infektion i. Krkhse. † = gestorben.
			geheilt		gebessert		ungeheilt		gestorb.		überhaupt	
	m.	w.	m.	w.	m.	w.	m.	w.	m.	w.	m.	w.	
Strictura urethrae	[1]) 5	—	3	—	1	—	—	—	1	—	5	—	[1]) Fistul. vesic. 1, Endocardit. 1 († Pyaemie).
Tuberculosis	[2])14	—	7	—	1	—	3	—	2	—	13	—	[2]) testis 2, vesicae 12 (†).
Tumor uteri	—	2	—	1	—	—	—	—	—	1	—	2	[3]) Haematurie 2, Hyperaestesia vesic., Parese vesicae, Haematocele, Kryptorchism.dexterje1.
Andere Krankheiten	[3]) 8	[4]) 4	3	2	3	1	2	1	—	—	8	4	
XII. Beck.- u. Lendengeg.	[5])18	[6]) 8	10	3	6	1	2	4	—	—	18	8	[4]) Nephrit.. Paralys. vesic., parametrit. Absc., Cervicalcatarrh je 1.
XIII. Obere Extremitäten.	83	48	47	26	29	18	5	3	1	1	82	48	[5]) Abscess 8, Caries pelv. 1.oss. ilei 1. Contusio 2, Mal. Pottii, Lumbalfistel 1, Fractur 1, Lymphom 2.
Abscessus	3	1	1	1	2	—	—	—	—	—	3	1	
Ankylosis	—	[7]) 4	—	1	—	3	—	—	—	—	—	4	[6]) Caries pelv.2,Synchondr. sacro-iliac. 1, Darmtubercul.-fistel. Haematom, Mal. Pott. lumbal. je 1.
Arthritis humeri	—	1	—	—	—	—	—	1	—	—	—	1	
„ cubiti	4	1	2	—	2	1	—	—	—	—	4	1	
„ manus	—	1	—	—	—	1	—	—	—	—	—	1	
Caries	8	16	4	5	3	9	—	2	1	—	8	16	
Conquassatio	[8]) 2	—	1	—	1	—	—	—	—	—	2	—	[7]) cubit. 4 (et manus 1).
Contractura	[9]) 4	[10]) 1	3	1	—	—	—	—	—	—	3	1	[8]) antibrach. 1, manus 1.
Erysipelas	1	—	1	—	—	—	—	—	—	—	1	—	[9]) cubit. 1, manus 3.
Fractura humeri	[11]) 4	[12]) 1	2	1	2	—	—	—	—	—	4	1	[10]) digitor.
„ antibrachii	3	1	1	—	2	1	—	—	—	—	3	1	[11]) et antibrach. 1, Luxat. hum. 1.
„ radii	[13]) 4	1	2	—	2	—	—	—	—	—	4	1	[12]) difforme sanata 1.
„ oss. carpi et metac.	—	1	—	—	—	1	—	—	—	—	—	1	[13]) utriusque 1, difforme sanata 1.
„ digitorum	2	—	1	—	—	—	1	—	—	—	2	—	
Gangraena	[14]) 1	[15]) 1	1	1	—	—	—	—	—	—	1	1	[14]) digit. 1.
Lupus	—	1	—	1	—	—	—	—	—	—	—	1	[15]) antibrach. 1.
Luxatio humeri	[16]) 1	—	1	—	—	—	—	—	—	—	1	—	[16]) subcorac. inveterat. 1.
„ cubiti	2	[17]) 1	1	1	1	—	—	—	—	—	2	1	[17]) inveterata 1.
Necrosis	2	[18]) 3	1	1	1	1	—	—	—	1	2	3	[18]) humeri 1 (Pneum †), digit. 2.
Osteomyelitis hum.	—	1	—	1	—	—	—	—	—	—	—	1	
Panaritium	2	3	1	2	1	1	—	—	—	—	2	3	
Paralysis und Paresis	—	—	—	—	—	—	—	—	—	—	—	—	
Phlegmone	16	5	14	5	2	—	—	—	—	—	16	5	
Pseudarthrosis	[19]) 2	—	1	—	1	—	—	—	—	—	2	—	[19]) olecrani 1. antibrach. 1.
Sarcoma hum.	1	—	—	—	—	—	1	—	—	—	1	—	
Tuberculosis	[20]) 2	—	—	—	1	—	1	—	—	—	2	—	[20]) manus.
Tumor	[21]) 2	1	2	—	—	—	—	—	—	1	2	1	[21]) Osteochondrom 1, Augiom 1.
Vulnera	[22])12	1	4	1	7	—	1	—	—	—	12	1	[22]) Eröffnung d. Handgel. 1.
Andere Krankheiten	[23]) 5	[24]) 2	3	2	1	—	—	—	—	—	5	2	[23]) Paral. N. radial., Periostit.. Distors. manus, Steifigk. d. Gelenke je 1.
XIV. Untere Extremitäten.	206	88	139	57	40	21	14	10	4	—	197	88	[24]) Syndactilie 1.
Abscessus	7	2	6	2	1	—	—	—	—	—	7	2	
Ankylosis	[25]) 5	[26]) 3	2	2	1	—	1	1	—	—	4	3	[25]) coxae 3 (et genu 1), genu 2.
Arthritis coxae	11	4	5	2	3	1	2	1	1	—	11	4	[26]) genu.
„ genu	[27])19	[28])13	5	4	6	7	5	2	1	—	17	13	[27]) Fungus 10 (Caries tibiae 2,1†). Hydrops 5. tub. 2.
„ pedis	[29]) 3	2	1	1	1	1	1	—	—	—	3	2	[28]) Fungus 11, crepitans 1.
Carcinoma	[30]) 1	1	—	—	1	—	—	1	—	—	1	1	[29]) Fungus 3 (sanat. 1).
Caries	7	16	1	10	6	5	—	1	—	—	7	16	[30]) malleol. ext. 1.
Combustio	1	—	—	—	—	—	—	—	—	—	—	—	
Conquassatio fem.	1	—	—	—	—	—	—	—	1	—	1	—	[31]) coxae 1, genu 4 (et coxae 1).
Contractura	[31]) 5	[32]) 3	2	1	2	1	1	1	—	—	5	3	[32]) genu 3 (Fungus 1).

8. Krankenbewegung in den stationären Kliniken für chirurg. Krankheiten. Breslau.

Krankheits-bezeichnungen	Behandelte		Abgang								Erläuterungen. Komplikationen. P. = Potator. Kr. I. =Infektion i. Krkhse. † = gestorben.
			geheilt		gebessert		ungeheilt		gestorb.		überhaupt	
	m.	w.	m.	w.	m.	w.	m.	w.	m.	w.	m.	w.
Contusio	4	1	4	1	—	—	—	—	—	—	4	1	
Erysipelas	2	2	2	2	—	—	—	—	—	—	2	2	
Fistula	—	¹)1	—	1	—	—	—	—	—	—	—	1	¹) ad femur 1.
Fractura colli femoris	²)2	2	2	2	—	—	—	—	—	—	2	2	²) Fract. humeri 1.
„ femoris	³)13	4	10	3	1	—	1	1	—	—	12	4	³) sanans 1, male sanata 1.
„ tibiae	2	—	2	—	—	—	—	—	—	—	2	—	
„ cruris	⁴)27	1	21	1	4	—	—	—	1	—	26	1	⁴) sanata 2. et Fract. costar. et scapul. 1 †.
„ malleol	⁵) 8	⁶) 2	7	2	—	—	1	—	—	—	8	2	⁵) difforme sanat. 2, Fissur 1.
„ oss. tarsi et metat.	1	—	1	—	—	—	—	—	—	—	1	—	⁶) Struma 1.
„ patellae	⁷) 5	—	4	—	1	—	—	—	—	—	5	—	⁷) inveter. 1.
Gangraena	1	—	—	—	—	—	—	—	—	—	—	—	
Genu valgum	7	6	6	6	1	—	—	—	—	—	7	6	
„ varum	1	1	1	1	—	—	—	—	—	—	1	1	
Luxatio	⁸) 3	—	2	—	1	—	—	—	—	—	3	—	⁸) coxae 2. pedis 1.
Necrosis	8	2	7	2	1	—	—	—	—	—	8	2	
Osteomyelitis	⁹) 4	—	3	—	—	—	1	—	—	—	4	—	⁹) femor. 3, metatarsi 1.
Pes equinus	2	2	1	2	—	—	1	—	—	—	2	2	
„ equino-varus	1	1	—	1	1	—	—	—	—	—	1	1	
„ calcaneus	2	—	2	—	—	—	—	—	—	—	2	—	
„ planus	4	3	3	2	1	1	—	—	—	—	4	3	
„ varus	2	1	—	1	2	—	—	—	—	—	2	1	
Phlebitis	—	¹⁰)1	—	—	—	—	—	1	—	—	—	1	¹⁰) Periphleb. Entz. cruris.
Phlegmone	1	—	1	—	—	—	—	—	—	—	1	—	¹¹) femor. 1. ad artic. genu 2. crur. 1.
Sarcoma	¹¹) 4	—	4	—	—	—	—	—	—	—	4	—	¹²) genu 1, crur. 2, tarsi et metat. 2. malleol. 1.
Tuberculosis	¹²) 6	¹³) 3	3	1	3	—	—	2	—	—	6	3	¹³) ad genu 2. tarsi 1.
Ulcera cruris et pedis	5	5	5	5	—	—	—	—	—	—	5	5	¹⁴) Zerreissung d. Patellabänder 2, Eröffnung d. Kniegel. 1, inficirte Wunden 4.
Varices	5	—	5	—	—	—	—	—	—	—	5	—	¹⁵) Tumor patellae 1.
Verkrümmungen	3	1	3	—	—	1	—	—	—	—	3	1	¹⁶) Pyaemie 2 (1 †). multip. Absc. 2 (1 †), Exostosen 1.
Vulnera	¹⁴)12	1	12	1	—	—	—	—	—	—	12	1	
Andere Krankheiten	¹⁵)11	4	6	1	3	3	—	—	—	—	9	4	
XV. Allgem. Krankheiten.	¹⁶)50	¹⁷)22	16	2	2	1	1	—	2	1	21	4	¹⁷) Combustio 1 †. Caries, Tub., Angiome je 1.
XVI. Nichtchirurg. Krkh.	¹⁸) 3	¹⁹) 1	1	1	2	—	—	—	—	—	3	1	¹⁸) Epilepsie. epileptif. Krämpfe, Schwindel je 1. ¹⁹) Hysterie.
Summe der Behandelten	744	374	462	244	141	61	46	34	47	15	696	354	

5. Breslau.

I. Kopf und Gesicht.	49	31	22	23	12	3	8	2	6	3	48	31	
Abscessus	1	1	1	1	—	—	—	—	—	—	1	1	
Actinomycosis mandib.	1	—	—	—	1	—	—	—	—	—	1	—	
Carcinoma	²⁰) 3	²¹) 3	—	3	—	2	—	1	—	—	3	3	²⁰) faciei 2, tempor. 1. ²¹) maxill. sup., malae, faciei je 1.
Caries	3	1	1	—	1	1	—	—	1	—	3	1	
Combustio	1	—	—	—	1	—	—	—	—	—	1	—	
Commotio cerebri	3	2	—	1	2	—	—	—	1	1	3	2	
Fractura cranii	²²) 7	1	—	1	6	1	—	—	1	—	7	1	²²) et sterni et claviculae 1 †.
„ mandib	2	—	—	—	1	—	—	—	1	—	2	—	

8. Krankenbewegung in den stationären Kliniken für chirurg. Krankheiten. Breslau.

Krankheits-bezeichnungen	Behandelte		Abgang								Erläuterungen. Komplikationen. P. = Potator. Kr. I. = Infektion i. Krkhse. † = gestorben.
			geheilt		gebessert		ungeheilt		gestorb.		überhaupt	
	m.	w.	m.	w.	m.	w.	m.	w.	m.	w.	m.	w.	
Lues ossis front. . . .	1	—	1	—	—	—	—	—	—	—	1	—	
Lupus.	1	1	—	—	1	1	—	—	—	—	1	1	
Necrosis	1	—	1	—	—	—	—	—	—	—	1	—	
Neuralgia	1) 2	1) 1	—	1	1	—	1	—	—	—	2	1	1) trigemini.
Sarcoma	2) 1	3) 6	—	5	—	—	1	1	—	—	1	6	2) faciei.
Tuberculosis . . .	4) 1	5) 1	1	1	—	—	—	—	—	—	1	1	3) maxill. sup. 2, inf. 2, faciei 2.
Tumores	6) 4	7) 6	—	5	1	—	2	1	—	—	3	6	4) cutis malae 1.
Ulcera	2	1	1	1	—	—	1	—	—	—	2	1	5) cutis et gland. faciei 1.
Vulnera	8)11	1	7	1	3	—	—	—	1	—	11	1	6) Cephalhaematom, Epiteliom, Lymphom je 1.
Andere Krankheiten	4	9) 6	3	3	—	1	1	—	—	2	4	6	7) cerebri 1, Cholesteatom proc. mastoid. 1.
II. Augen.	10) 2	11) 2	2	1	—	—	—	1	—	—	2	2	8) Ruptura hepatis, Fract. costar. 1 †.
III. Ohren.	4	1	1	1	2	—	—	—	—	—	3	1	9) Hydrocephal. (et Spina bifida), Fract. oss. parietal., Ostitis purul. cranii je 1.
IV. Nase.	12) 1	13) 6	—	4	1	1	—	1	—	—	1	6	10) Carcinoma palpebr. inf. 1, Ectropium et Defect. palpebr. inf. 1.
V. Mund, Schlund, Speiser.	41	31	14	10	3	—	3	2	21	19	41	31	11) Ectrop. palp. sup. 1, Sarcom palp. inf. 1.
Carcinoma	14) 6	15) 2	6	1	—	—	—	1	—	—	6	2	12) Defectus.
Corpus alienum . .	1	—	1	—	—	—	—	—	—	—	1	—	13) Defectus, Fractur, Polyp, Ulcera luetica, Depressio Rhinitis je 1.
Diphtheria	16)23	17)20	4	3	—	—	1	—	18	17	23	20	14) lab. infer. 5, parotid. 1.
Labium et palatum fissum	—	1	—	1	—	—	—	—	—	—	—	1	15) labii inf., linguae je 1.
Parulis	1	5	—	4	1	—	—	1	—	—	1	5	16) Pneum. 6 †, Scarlatina 2 †.
Sarcoma	1	—	—	—	—	—	1	—	—	—	1	—	17) Pneum. 6 †, Bronchit. 2 †.
Strictura oesophagi .	4	1	1	1	—	—	—	—	2	—	4	1	18) retropharyng., cav. nasopalatini je 1.
Tumores	18) 2	19) 2	1	—	—	—	—	—	1	2	2	2	19) palati mollis, tonsillaris je 1.
Andere Krankheiten .	20) 3	—	1	—	1	—	1	—	—	—	3	—	20) Vulnus lab. inf., Cicatric. linguae, Periostitis alveolar. je 1.
VI. Hals und Nacken.	33	20	18	16	6	—	5	3	3	1	32	20	21) colli, laryngis je 1.
Abscessus	1	1	1	1	—	—	—	—	—	—	1	1	22) Phthisis 2 (et Fistula ani et Varicocele 1).
Carbunculus colli . .	1	—	1	—	—	—	—	—	—	—	1	—	23) laryng. et dorsi manus 1.
Carcinoma	21) 4	—	1	—	1	—	1	—	1	—	4	—	24) tub. 8.
Larynx-Krankheiten .	22) 2	3	—	2	1	—	1	1	—	—	2	3	25) colli 2 (1 †), laryng. 1 †, Lymphosarcom 1.
Lues	—	23) 1	—	1	—	—	—	—	—	—	—	1	26) region. parotidis.
Lymphomata . . .	24)12	24) 9	8	8	2	—	2	1	—	—	12	9	27) parenchymatosa.
Phlegmone	—	2	—	2	—	—	—	—	—	—	—	2	
Sarcoma	25) 4	26) 1	1	—	1	—	—	—	2	1	4	1	
Stenosis laryngis . .	2	—	1	—	1	—	—	—	—	—	2	—	
Struma	27) 3	1	2	1	—	—	1	—	—	—	3	1	
Tubercul. laryng. et pulm.	—	1	—	—	—	—	—	1	—	—	—	1	
Tumores	4	1	3	1	—	—	—	—	—	—	3	1	
VII. Brust und Rücken.	29	32	8	27	16	—	4	3	1	2	29	32	28) dorsi 1, region. scapul. 1.
Carbunculus	28) 2	—	1	—	1	—	—	—	—	—	2	—	29) mammae 16 (et gland. axill. 1), thoracis 2.
Carcinoma	—	29)18	—	17	—	—	—	1	—	—	—	18	
Caries.	1	4	1	3	—	—	—	1	—	—	1	4	
Combustio	2	1	—	—	2	—	—	1	—	—	2	1	
Contusio	3	—	—	1	2	—	—	—	—	—	3	—	
Empyema	2	1	—	—	1	—	—	—	1	1	2	1	

8. Krankenbewegung in den stationären Kliniken für chirurg. Krankheiten. Breslau.

Krankheits-bezeichnungen	Behandelte m.	Behandelte w.	geheilt m.	geheilt w.	gebessert m.	gebessert w.	ungeheilt m.	ungeheilt w.	gestorb. m.	gestorb. w.	überhaupt m.	überhaupt w.	Erläuterungen. Komplikationen. P.=Potator. Kr.I.=Infektion i. Krkhse. †=gestorben.
Fractura costarum	1	[1)] 2	—	1	1	—	—	—	—	1	1	2	[1)] Contus. hepat. et Vitium cordis 1 †.
„ claviculae	1	1	—	1	1	—	—	—	—	—	1	1	
„ scapulae	—	1	—	1	—	—	—	—	—	—	—	1	
Phlegmone	5	—	1	—	3	—	1	—	—	—	5	—	[2)] penetrirend. Brustschuss 1.
Sarcoma mammae	—	1	—	1	—	—	—	—	—	—	—	1	[3)] Atroph. musc. 1, Myositis 1, Osteomyelit. 2, Ulcus, Fistula je 1.
Vulnera	[2)] 5	—	2	—	2	—	1	—	—	—	5	—	[4)] Mastitis 1.
Andere Krankheiten	[3)] 7	[4)] 3	2	3	3	—	2	—	—	—	7	3	[5)] Caries 2, Contusio 3 (medullae spin. 2 †). Fractur 3 (2†), Kyphose 5, Spondylitis tub. 1, Malum Pottii 2.
VIII. Wirbelsäule.	[5)]17	[6)] 8	1	2	6	2	6	3	4	1	17	8	
IX. Bauch.	24	22	15	8	1	—	4	6	4	8	24	22	
Abscess	[7)] 2	[8)] 3	2	1	—	—	—	—	—	1	2	2 3	[6)] Caries 2 (1 †), Contusio 1, Kyphose 2, Spondylitis 1, Malum Pottii 2.
Carcinoma	[9)] 2	[10)] 3	1	—	—	—	1	2	—	1	2	3	[7)] perityphlit. 1 †.
Hernia inguinalis	[11)]13	[12)] 9	9	6	1	—	2	1	1	2	13	9	[8)] perityphlit. 2 (1 † Tub. intestin.), intraperitoneal 1 († Marasm. senil.).
„ crualis	—	[13)] 1	—	—	—	—	—	—	—	1	—	1	[9)] hepatis 1, tegm. abdom. 1.
„ umbilicalis	[14)] 1	—	—	—	—	—	1	—	—	—	1	—	[10)] ventriculi 2 (1†), hepatis 1.
Ileus	2	1	—	—	—	—	—	—	2	1	2	1	[11)] incarc. 9 (1 †), duplex 1.
Peritonitis	—	1	—	—	—	—	—	—	—	1	—	1	[12)] incarc. 8 (2 †).
Tumores	1	2	1	—	—	—	—	2	—	—	1	2	[13)] Bronchopneum. 1 †.
Andere Krankheiten	[15)] 3	[16)] 2	3	—	—	—	—	1	—	1	3	2	[14)] et scrotalis et Hydrocele 1. [15)] Contusio 2, Perityphlit.1. [16)] Empyem vesic. felleae 1, Hypertroph. hepatis 1.
X. Mastdarm.	[17)]24	[18)]12	10	8	8	1	3	2	1	1	22	12	[17)] Anus praeternat. 2(1†), Carcinom 5, Fistel 11 (Tuberc. pulm. 3), Prolaps 1, Ulcus tuberc. 1.
XI. Harn- und Geschlechtsorgane.	44	5	16	2	18	—	8	3	1	—	43	5	[18)] Atresia ani 1, Carcinom 5 (1 †), Fistel 1, Strictur 1.
Carcinoma	[19)] 4	—	3	—	—	—	1	—	—	—	4	—	[19)] penis 3, prostatae 1.
Epi- und Hypospadia	2	—	—	—	1	—	1	—	—	—	2	—	[20)] duplex 1, funic. spermat. 2.
Gonorrhoea	2	—	—	—	2	—	—	—	—	—	2	—	[21)] gonorrhoica 4, ex amputat. penis 1, Absc. 1.
Hernia scrotalis	1	—	—	—	—	—	1	—	—	—	1	—	[22)] renis 2 (Diabetes 1 †), vesic. 1.
Hydrocele	[20)] 7	—	4	—	2	—	1	—	—	—	7	—	[23)] Absc. 2, Phlegmone 2, Haematurie 1, Ulcera penis 1.
Hydronephrosis	—	1	—	—	—	—	—	1	—	—	—	1	[23a)] Absc., Nephritis, Myom. uteri, Prolaps. uteri je 1.
Lithiasis	2	—	1	—	1	—	—	—	—	—	2	—	[24)] Bubo 14, Carbunculis sacralis 1, Fistel 2, Osteosarcom 1 †.
Orchitis u. Epididymitis	2	—	1	—	—	—	1	—	—	—	2	—	[25)] Bubo 5. Contusio 3, Osteomyelitis 1, Lymphosarcom 1 †, Osteosarcom 1.
Phimosis u. Paraphimosis	1	—	1	—	—	—	—	—	—	—	1	—	[26)] humeri 1 (ex Luxatione), cubiti 1.
Prostatitis	2	—	—	—	2	—	—	—	—	—	2	—	[27)] cubiti 1.
Ren mobile	1	—	—	—	1	—	—	—	—	—	1	—	[28)] humeri 1, cubiti tub. 1.
Ruptura urethrae	2	—	—	—	2	—	—	—	—	—	2	—	[29)] cubiti tuberculosa.
Strictura urethrae	[21)] 6	—	2	—	4	—	—	—	—	—	6	—	[30)] ulnae 2 (et pedis 1).
Tuberculosis testis	2	—	1	—	—	—	1	—	—	—	2	—	[31)] artic. cubiti 3, digitor. 1, radii 1.
Tumores	[22)] 3	—	—	—	1	—	1	1	—	—	3	—	
Andere Krankheiten	[23)] 7	[23a)] 4	2	2	3	—	1	2	—	—	6	4	
XII. Beck.- u. Lendengeg.	[24)]21	[25)]13	15	9	1	—	4	2	1	1	21	13	
XIII. Obere Extremitäten.	57	38	17	25	26	6	12	5	2	2	57	38	
Ankylosis	[26)] 2	[27)] 1	—	1	2	—	—	—	—	—	2	1	
Arthritis	[28)] 2	[29)] 1	—	1	1	—	1	—	—	—	2	1	
Caries	[30)] 2	[31)] 5	—	5	2	—	1	—	—	—	2	5	
Combustio brachior	1	—	—	—	—	—	1	—	—	—	1	—	

8. Krankenbewegung in den stationären Kliniken für chirurg. Krankheiten. Breslau.

Krankheits-bezeichnungen	Behandelte		Abgang										Erläuterungen. Komplikationen. P = Potator. Kr. I. = Infektion i. Krkhse † = gestorben.
			geheilt		gebessert		ungeheilt		gestorb.		überhaupt		
	m.	w.	m.	w.	m.	w.	m.	w.	m.	w.	m.	w.	
Conquassatio	1	—	—	—	1	—	—	—	—	—	1	—	
Contractura	¹) 1	¹) 2	—	2	—	—	1	—	—	—	1	2	¹) digitorum 1.
Contusio	1	1	—	1	1	—	—	—	—	—	1	1	
Fistula	1	—	—	—	1	—	—	—	—	—	1	—	
Fractura humeri	4	3	—	2	3	1	1	—	—	—	4	3	
„ antibrachii	²) 5	³) 2	1	1	3	1	1	—	—	—	5	2	²) et Luxatio 1, Infractio 1
„ radii	3	5	2	2	—	1	1	2	—	—	3	5	³) difforme sanata 1, antibrach. utr. 1.
„ oss. carpi et metac.	1	—	—	—	1	—	—	—	—	—	1	—	
Lupus cubiti	—	1	—	—	—	1	—	—	—	—	—	1	
Luxatio	⁴) 3	⁵) 1	1	—	—	1	—	—	1	—	3	1	⁴) humeri.
Lymphadenitis	1	—	1	—	—	—	—	—	—	—	1	—	⁵) cubiti.
Necrosis	1	—	—	—	—	—	1	—	—	—	1	—	
Osteomyelitis hum.	1	1	1	—	—	1	—	—	—	—	1	1	
Panaritium	3	1	1	—	2	—	—	1	—	—	3	1	
Paralysis und Paresis	2	—	—	—	1	—	1	—	—	—	2	—	
Phlegmone	⁶) 7	⁷) 8	5	5	1	—	—	1	1	2	7	8	⁶) humeri 3 (1 † Sepsis) antibrach. 2, manus 1
Sarcoma	⁸) 2	—	1	—	1	—	—	—	—	—	2	—	⁷) humeri 3 (septic. 2) antibrach. et manus 2
Tendovaginitis	⁹) 2	—	—	—	1	—	1	—	—	—	2	—	manus 1.
Tuberculosis	—	¹⁰) 2	—	1	—	—	—	1	—	—	—	2	⁸) antibrach., ulnae je 1.
Tumor	3	—	1	—	1	—	1	—	—	—	3	—	⁹) manus 2 (tub. 1).
Vulnera	¹¹) 8	4	3	4	4	—	1	—	—	—	8	4	¹⁰) radii 1. ulnae 1.
													¹¹) sept. 1, Haemorrhagia 1
XIV. Untere Extremitäten.	160	64	79	45	47	6	23	9	3	4	152	64	
Abscessus	2	3	1	2	1	1	—	—	—	—	2	3	
Ankylosis	¹²) 1	¹²) 1	—	1	1	—	—	—	—	—	1	1	¹²) genu.
Arthritis coxae	¹³) 7	¹⁴) 6	2	4	2	—	2	1	1	1	7	6	¹³) tub. 6 (1 †). gonorrh. 1
„ genu	¹⁵) 9	¹⁶) 4	3	2	2	—	2	1	—	1	7	4	¹⁴) tub. 2. Phthis. pulm. 1 †.
„ pedis	¹⁷) 6	—	—	—	3	—	1	—	—	—	4	—	¹⁵) deform. 1. tub. 4. traumat. 1. Hydarthrose 1.
Bursitis	¹⁸) 5	¹⁸) 1	5	1	—	—	—	—	—	—	5	1	Fungus 2.
Caries	2	3	2	3	—	—	—	—	—	—	2	3	¹⁶) tub. 1 († Encephalitis tub.).
Combustio	¹⁹) 1	1	1	1	—	—	—	—	—	—	1	1	¹⁷) Fungus 3 (et Lupus faciei 1).
Conquassatio	²⁰) 2	—	1	—	—	—	1	—	—	—	2	—	¹⁸) praepatellar.
Contusio	4	1	3	1	—	—	1	—	—	—	4	1	¹⁹) femor. et crur. utriusque 1.
Distorsio	6	2	2	2	2	—	2	—	—	—	6	2	²⁰) pedis 1. crur. utriusq. 1.
Exostosis pedis	—	1	—	1	—	—	—	—	—	—	—	1	²¹) tub. pedis 1.
Fistula	6	²¹) 1	2	—	3	—	1	—	—	—	6	1	
Fractura colli femoris	1	—	—	—	1	—	—	—	—	—	1	—	
„ femoris	14	²²) 10	10	9	3	—	1	1	—	—	14	10	²²) Rachitis 2, duplex 1. Infractio alterius 1.
„ tibiae	2	—	1	—	1	—	—	—	—	—	2	—	
„ cruris	18	3	10	3	6	—	1	—	—	—	17	3	
„ malleol.	7	—	5	—	—	—	2	—	—	—	7	—	
„ oss. tarsi et metat.	2	—	1	—	1	—	—	—	—	—	2	—	
„ digitorum pedis	—	1	—	1	—	—	—	—	—	—	—	1	
„ patellae	4	1	4	1	—	—	—	—	—	—	4	1	
Gangraena	²³) 3	²⁴) 1	2	—	—	—	—	1	1	—	3	1	²³) pedis 3 (senilis 1 † Pneum. croup.).
Genu valgum	8	2	2	2	6	—	—	—	—	—	8	2	²⁴) circumscripta cruris, Myocarditis, Embolie.
„ varum	—	1	—	—	—	—	1	—	—	—	—	1	
Haemarthrosis genu	2	—	—	—	2	—	—	—	—	—	2	—	
Hallux valgus	1	—	1	—	—	—	—	—	—	—	1	—	
Luxatio coxae	2	—	2	—	—	—	—	—	—	—	2	—	

8. Krankenbewegung in den stationären Kliniken für chirurg. Krankheiten. Göttingen.

Krankheits-bezeichnungen	Behandelte		Abgang								Erläuterungen. Komplikationen. P. = Potator. Kr. I. = Infektion i. Krkhse. † = gestorben.
			geheilt		gebessert		ungeheilt		gestorb.	überhaupt	
	m.	w.	m.	w.	m.	w.	m.	w.	m.	w.	m.	w.	
Necrosis	6	[1])1	3	—	2	—	—	—	—	1	5	1	[1]) femoris 1 (†Myocarditis).
Osteomyelitis	[2])3	[3])3	—	2	1	1	—	—	—	—	1	3	[2]) tibiae 2 (et fibul. 1), extremit. infer. 1.
Pes equinus	1	—	—	—	1	—	—	—	—	—	1	—	[3]) femoris.
„ planus	3	—	—	—	1	—	2	—	—	—	3	—	[4]) metatars. 2, pedis 1 († Meningit.).
„ varus	—	1	—	—	—	—	—	1	—	—	—	1	[5]) Tumor albus genu.
Phlegmone	4	—	3	—	1	—	—	—	—	—	4	—	[6]) Lipom 1, Tumor alb. genu 1.
Sarcoma tibiae	1	—	1	—	—	—	—	—	—	—	1	—	[7]) tub. 1, am Amputationsstumpf 1.
Tuberculosis	—	[4])3	—	1	—	—	—	1	—	1	—	3	[8]) et Corp. alien. in planta pedis 1.
Tumor	[5])2	[6])4	2	3	—	—	—	—	—	1	2	4	[9]) Ostitis und Periostit. 3 (syphilit. 1), Gumma, Psoitis, Oedem je 1.
Ulcera cruris et pedis	[7])9	2	4	—	3	2	2	—	—	—	9	2	[10]) Lupus, Schwellung des Fussgel., Schlottergel. des Knies je 1.
Vulnera	7	[8])2	5	1	—	—	1	1	1	—	7	2	[11]) Innere Verletzungen 1†, Pyaemie 1, Rheumat. artic. chron. 1.
Andere Krankheiten	[9])9	[10])5	1	3	4	1	4	—	—	1	9	5	[12]) Combustio 3 †, Arthrit. deform., Myositis, Scrophulose, multip. Tub., Polyomyelitis, Rheumat. artic. Lues je 1.
XV. Allgem. Krankheiten.	[11])16	[12])15	4	4	3	1	8	7	1	3	16	15	
XVI. Nichtchirurg. Krkh.	[13])6	[14])6	—	—	1	—	5	6	—	—	6	6	[13]) Pneum. 1, Pleuritis 2, Apoplexie, essentielle Kinderlähmung, epileptiforme Anfälle je 1.
Summe der Behandelten	528	306	222	185	151	21	93	55	48	45	514	306	[14]) Vitium cordis 2, Hysterie 2, Tollwut 1, Graviditas und Anaemie 1.

6. Göttingen.

	Behandelte		geheilt		gebessert		ungeheilt		gestorb.		überhaupt		
	m.	w.	m.	w.	m.	w.	m.	w.	m.	w.	m.	w.	
I. Kopf und Gesicht.	43	39	22	20	11	12	6	1	4	2	43	35	[15]) malae 4, d. Temporalgeg. 1†, d.Submaxillar. 1.
Abscessus	3	2	1	1	2	1	—	—	—	—	3	2	[16]) maxill. sup. 5 (1 †), inf. 1, malae 1.
Actinomycosis mandib.	1	—	—	—	—	—	1	—	—	—	1	—	[17]) mandib. et Fistul. dent. 1.
Carcinoma	[15])6	[16])7	5	5	—	—	—	—	1	1	6	6	[18]) mandib. 1, proc. mastoid. 1.
Empyema antri Highmori	—	2	—	—	—	1	—	—	—	—	—	1	[19]) trigemini.
Fractura cranii	6	1	2	—	1	—	—	1	3	—	6	1	[20]) maxill. sup.
„ mandib.	1	—	1	—	—	—	—	—	—	—	1	—	[21]) maxill. sup.
Lupus	2	13	—	3	2	7	—	—	—	—	2	10	[22]) cerebri 1, antr. Highm. 1.
Necrosis	[17])1	[18])2	—	1	1	1	—	—	—	—	1	2	[23]) Angiom 3.
Neuralgia	[19])3	—	2	—	1	—	—	—	—	—	3	—	[24]) Ulc. rod. d. Kopfhaut 1.
Sarcoma	[20])2	[21])1	2	1	—	—	—	—	—	—	2	1	[25]) Ulc. rod. malae 1.
Tumores	[22])5	[23])4	1	4	—	—	4	—	—	—	5	4	[26]) Fissura oss. front. 1, Messerstiche in Gesicht und Thorax 1.
Ulcera	[24])1	[25])1	—	1	1	—	—	—	—	—	1	1	[27]) Periostit., Osteomyelit., Caries d. Felsenbeins, Tuberculosis des Kiefergelenks u. d. Tibia je 1.
Vulnera	[26])5	2	4	2	1	—	—	—	—	—	5	2	[28]) Basilarmeningitis 1 †, Fistel 2, Lymphadenit. 1.
Andere Krankheiten	[27])7	[28])4	5	1	2	2	—	—	—	1	7	4	[29]) Orbitasarcom 1, Ulc. rod. palp. 1, Infraorbitalneuralgie 1.
II. Augen.	[29])4	[30])1	2	1	1	—	1	—	—	—	4	1	[30]) Carcinom recid. palp. 1.
III. Ohren.	[31])5	1	1	—	3	—	1	1	—	—	5	1	[31]) Carcinom 3.
IV. Nase.	[32])11	[33])14	8	4	2	9	1	1	—	—	11	14	
V. Mund, Schlund, Speiser.	76	63	49	31	3	3	1	1	20	28	73	63	
Actinomycosis	[34])1	—	1	—	—	—	—	—	—	—	1	—	
Carcinoma	[35])11	—	—	—	—	—	—	—	11	—	11	—	
Corpus alienum	[36])1	—	—	—	—	—	1	—	—	—	1	—	

[32]) Lupus 1, Polyp 2, schiefes Septum 4, Hypertrophie der Muschel 2, Tuberc. 1, Tumor 1. — [33]) Carcinom 1, Defect. 2, Lupus 6, Polyp 1, Hypertrophie der Muschel 1, Tuberc. 1, Tumor 1. — [34]) apic. ling. 1. — [35]) lab. 9, ling. 1, palat. dur. 1. — [36]) Knochen i. Pharynx 1.

8. Krankenbewegung in den stationären Kliniken für chirurg. Krankh. Göttingen.

Krankheits-bezeichnungen	Behandelte		Abgang									Erläuterungen. Komplikationen. P. = Potator. Kr. I. = Infektion i. Krkhse. † = gestorben.
			geheilt		gebessert		ungeheilt		gestorb.		überhaupt	
	m.	w.	m.	w.	m.	w.	m.	w.	m.	w.	m.	w.	
Diphtheria	[1])30	[2])39	11	12	—	—	—	—	19	27	30	39	[1]) Croup 1†.
Hypertroph. tonsillarum	1	—	1	—	—	—	—	—	—	—	1	—	[2]) Croup 1†.
Labium fissum	[3])12	[4]) 2	9	2	—	—	—	—	—	—	9	2	[3]) Doppelseitig 1, mit Lippengeschwür 1.
„ et palatum fissum	[5])13	[6])13	10	11	2	1	—	—	1	1	13	13	[4]) Doppelseitig 1.
Missbildungen	[7]) 1	1	1	—	—	1	—	—	—	—	1	1	[5]) Pneum. 1 (†).
Strictura oesophagi	—	1	—	—	—	1	—	—	—	—	—	1	[6]) Doppelseitig 1, Darmkatarrh 1 †.
Tuberculosis linguae	2	—	2	—	—	—	—	—	—	—	2	—	[7]) Gaumendefect. 1.
Tumores	[8]) 2	—	2	—	—	—	—	—	—	—	2	—	[8]) Ranula 1, Angiom.ling.1.
Andere Krankheiten	2	[9]) 7	1	6	1	—	—	1	—	—	2	7	[9]) Oedem 1, Narben 1.
VI. Hals und Nacken.	29	25	20	21	5	—	3	1	1	2	29	24	
Actinomycosis	1	2	1	2	—	—	—	—	—	—	1	2	
Caput obstipum	—	3	—	3	—	—	—	—	—	—	—	3	[10]) thyreoid. 2 (1†).
Carcinoma	[10]) 3	—	—	1	—	1	—	—	—	1	—	3	—	[11]) Ulcera d. Glottis 1, Polyp 1.
Larynx-Krankheiten	[11]) 3	[12]) 1	—	1	—	1	—	—	—	—	3	—	[12]) Tumor.
Lymphomata	11	7	9	7	2	—	—	—	—	—	11	7	[13]) malign. 1 (†), cystic. 1.
Struma	—	[13])10	—	8	—	—	—	1	—	1	—	10	[14]) Meningocele congenit.1, Dermoidcyste 1, erschwert. Décanulem. 2.
Tumores	5	1	2	1	—	—	2	—	—	—	5	1	
Andere Krankheiten	[14]) 6	[15]) 1	6	—	—	—	—	—	—	1	6	1	[15]) Ulc. rod. mit Sepsis 1(†).
VII. Brust und Rücken.	30	44	21	34	6	6	1	1	2	1	30	42	[16]) aort. 1, subclav. 1.
Abscessus	2	1	1	1	1	—	—	—	—	—	2	1	[17]) mammae 2, Brustkrebs 1.
Aneurysma	[16]) 2	—	—	—	—	—	1	—	—	—	2	—	[18]) mammae 19 (1† Pleurit. purul.).
Carcinoma	[17]) 3	[18])19	2	16	1	2	—	—	—	1	3	19	[19]) mammae.
Empyema	10	3	7	2	2	—	—	—	1	—	10	2	[20]) cost. 2, clavic. 1.
Fractura claviculae	2	—	2	—	—	—	—	—	—	—	2	—	[21]) cost. 1, proc. spin. 1, Schultergel. 2, foss. suprascap. 1.
Sarcoma	—	[19]) 3	—	3	—	—	—	—	—	—	—	3	[22]) Lipom. 2, Atherom 1.
Tuberculosis	[20]) 3	[21]) 5	2	2	1	2	—	—	—	—	3	4	[23]) Lipom. 4, Angiom 3, Mammatumor 1.
Tumores	[22]) 3	[23])10	3	9	—	1	—	—	—	—	3	10	[24]) Osteomyel. 2 (1†), Necrose 1.
Andere Krankheiten	[24]) 5	3	3	1	1	1	—	1	—	—	5	3	[25]) Fractur 3 (P.1). Kyphose 4 (1 †), Tubercul. 3, Gibbus 4.
VIII. Wirbelsäule.	[25])16	[26])12	1	1	4	4	8	3	1	1	14	9	[26]) Fractur, Kyphose, Scol., Spina bif., Vulnus je 1, Gibbus 5, Tuberc. 2.
IX. Bauch.	37	32	16	14	3	4	6	3	10	11	35	32	[27]) perityphlit. 1.
Abscess	[27]) 1	[28]) 2	—	—	1	1	—	—	—	1	1	2	[28]) Nabel 1, perityphlit.1(†).
Carcinoma	[29]) 3	[29]) 1	—	—	—	—	—	—	3	1	3	1	[29]) ventric.
Echinococcus	[30]) 2	[30]) 1	1	1	—	—	—	—	—	—	1	1	[30]) hepatis 1.
Fistula	1	1	1	—	—	—	—	1	—	—	1	1	[31]) incarc. 2, doppelseit. 2.
Hernia inguinalis	[31])10	—	7	—	1	—	—	—	2	—	10	—	[32]) incarc. 8 (5†).
„ cruralis	2	[32])12	1	7	—	—	—	—	1	5	2	12	[33]) incarc. 1†.
„ umbilicalis	1	[33]) 2	—	1	—	—	1	—	—	1	1	2	[34]) abdom. 4, hepat. 1, intestin. 1.
Ileus	1	1	—	—	—	—	—	—	1	1	1	1	[35]) abdom. 2, integum abd. 1, intestin. 1 (†).
Peritonitis tuberc.	1	—	—	—	—	—	—	—	1	—	1	—	[36]) Schuss mit folgd. Peritonit. 1 (†).
Tumores	[34]) 6	[35]) 4	1	2	1	—	3	1	—	1	5	4	[37]) Hern. ventric., Typhlit., Gallencyste je 1.
Vulnera	[36]) 2	—	1	—	—	—	—	—	1	—	2	—	[38]) Ascites 1 (†), Magenstenose 2, Fremdkörp.1. Magen 1, Wandermilz 1.
Andere Krankheiten	[37]) 7	[38]) 8	4	3	—	3	2	1	1	1	7	8	[39]) Carcinom 6 (3†), Fistel 7, Periproctitis 4, Strictur 2.
X. Mastdarm.	[39])22	[40]) 6	7	—	9	3	3	3	3	—	22	6	[40]) Carcinom 3, Fistel 2.

8. Krankenbewegung in den stationären Kliniken für chirurg. Krankh. Göttingen.

Krankheits-bezeichnungen	Behandelt		Abgang								Erläuterungen. Komplikationen. P = Potator. Kr. I. = Infektion i. Krkhse. † = gestorben.
			geheilt		gebessert		ungeheilt		gestorb.		überhaupt	
	m.	w.	m.	w.	m.	w.	m.	w.	m.	w.	m.	w.	
XI. Harn- u. Geschlechtsorgane.	80	16	47	10	20	1	7	2	3	2	77	15	
Carcinoma	[1] 4	[2] 2	4	1	—	—	—	1	—	—	4	2	[1] penis 4.
Cystitis	7	1	—	1	5	—	1	—	1	—	7	1	[2] uteri, vulvae je 1.
Ectopia vesicae	1	—	—	—	1	—	—	—	—	—	1	—	
Epi- und Hypospadia	5	—	5	—	—	—	—	—	—	—	5	—	
Fistula urethrae	2	—	—	—	—	—	—	—	—	—	—	—	
Hydrocele	[3] 18	—	14	—	4	—	—	—	—	—	18	—	[3] Epididymit. gonorrh. 1.
Lithiasis	1	—	1	—	—	—	—	—	—	—	1	—	
Phimosis u. Paraphimosis	2	—	2	—	—	—	—	—	—	—	2	—	[4] ren. 1, test. 1.
Prostatitis	3	—	1	—	1	—	1	—	—	—	3	—	[5] Gehirn- u. Rückenm.-Eiterung.1(†), congen.1, traumat. 1.
Pyonephrosis	2	—	1	—	1	—	—	—	—	—	2	—	
Ren mobile	—	1	—	1	—	—	—	—	—	—	—	1	[6] test. 2, test. et epididym. 1, epidid. 4, urethr. 1.
Ruptura urethrae	1	—	1	—	—	—	—	—	—	—	1	—	[7] Nieren.
Sarcoma	[4] 2	—	2	—	—	—	—	—	—	—	2	—	[8] Nieren 1, Blase 3.
Strictura urethrae	[5] 10	—	7	—	1	—	—	—	1	—	9	—	[9] Ovarialtumor 6 (1 †), Myom. 1 †.
Tuberculosis	[6] 8	[7] 2	3	—	3	1	2	—	—	—	8	1	[10] Anurie 1 (†), Haematurie, Nierenkolik, Kryptorchism. sin., Hodensyphil., Nebenhodencyste, Abscess in der Prostatagegend je 1.
Tumores	[8] 4	[9] 7	1	5	1	—	2	—	—	2	4	7	
Andere Krankheiten	[10] 10	[11] 3	5	2	3	—	1	1	1	—	10	3	
XII. Beck.- u. Lendengeg.	[12] 14	[13] 6	9	4	2	2	1	—	—	—	12	6	[11] Incontinent. urin., Ulc. luetic. vulv., Gravidit. je 1.
XIII. Obere Extremitäten.	76	33	35	16	35	10	4	4	2	1	76	31	[12] Bubo 3, Fractura ossis pelvis 1, Osteomyel. 2, Tuberc. d. Darmbeins 1.
Abscessus	3	[14] 1	3	—	—	1	—	—	—	—	3	1	[13] Tuberc. d. Schambeins, Dammriss, Fistel, Cyste je 1.
Arthritis humeri	1	—	—	—	—	—	1	—	—	—	1	—	
„ cubiti	[15] 2	1	2	—	—	1	—	—	—	—	2	1	
Conquassatio	1	—	1	—	—	—	—	—	—	—	1	—	[14] Lupus faciei 1.
Contractura	[16] 1	[17] 2	—	—	1	2	—	—	—	—	1	2	[15] Osteochondrit. dissec. 2.
Fractura humeri	5	1	2	1	3	—	—	—	—	—	5	1	[16] digit. 1.
„ antibrachii	9	—	3	—	5	—	—	1	—	—	9	—	[17] manus 1, digit. 1.
„ ulnae	6	1	3	—	3	1	—	—	—	—	6	1	[18] humeri 2 (et Fractur 1), cubiti 5 (et Fractur 1), digitorum 1.
Lupus	1	1	—	—	1	—	—	—	—	—	1	—	
Luxatio	[18] 8	—	2	—	4	—	2	—	—	—	8	—	[19] Syndactylia congen.
Missbildungen	[19] 1	—	1	—	—	—	—	—	—	—	1	—	[20] Pneum. 1 †.
Osteomyelitis	2	2	1	1	1	—	—	—	—	1	2	2	[21] Ellbog. 4, Ellbogengel. 1. Handgel. 4.
Phlegmone	[20] 4	1	2	1	1	—	—	—	1	—	4	1	[22] Handgel. 4 (1 † Phthis. pulm.), Ellbog.3,Hand 1.
Sarcoma	1	1	—	1	1	—	—	—	—	—	1	1	[23] Milzbrand 1, Ostit. u. Paraostit. 2, Adhaesion. u. Synechie 2.
Spina ventosa	—	3	—	3	—	—	—	—	—	—	—	3	
Tuberculosis	[21] 11	[22] 12	2	7	9	2	—	1	—	1	11	11	[24] Adhaesion i. Gelenken 4, Bluterguss 1.
Tumor	1	1	1	—	—	1	—	—	—	—	1	1	[25] Knochenabsc. 1.
Vulnera	9	—	7	—	2	—	—	—	—	—	9	—	[26] genu 1, Metatarso-Phalangealgel. 1.
Andere Krankheiten	[23] 10	[24] 5	5	1	4	1	1	3	—	—	10	5	[27] tub. 32 (2 †), fistulos. 2, deform. 1, Ankylose, Caries, Abscess je 1.
XIV. Untere Extremitäten.	305	140	166	77	79	44	21	6	14	2	280	129	
Abscessus	[25] 9	[25] 5	8	4	—	1	1	—	—	—	9	5	[28] tub. 13 (mit Absc. 1).
Ankylosis	[26] 2	1	2	1	—	—	—	—	—	—	2	1	[29] Fungus 6, Hydrops 3, purul. 3.
Arthritis coxae	[27] 62	[28] 16	21	—	22	12	5	1	2	1	50	13	[30] tub.3, Fung. 3. Struma 1.
„ genu	[29] 19	[30] 11	12	7	3	3	2	1	2	—	19	11	[31] Fistul. 1, Fungus 1.
„ pedis	2	[31] 3	2	—	—	3	—	—	—	—	2	3	

364 8. Krankenbewegung in den stationären Kliniken für chirurg. Krankh. Greifswald.

Krankheits-bezeichnungen	Behandelte		Abgang									Erläuterungen. Komplikationen. P. = Potator. Kr. I. = Infektion i. Krklise. † = gestorben.
			geheilt		gebessert		ungeheilt		gestorb.		überhaupt	
	m.	w.	m.	w.	m.	w.	m.	w.	m.	w.	m.	w.	
Carcinoma	[1])2	—	2	—	—	—	—	—	—	—	2	—	[1]) femor. 1, crur. 1.
Congelatio	—	1	—	—	—	—	—	1	—	—	—	1	
Contractura	—	3	—	1	—	2	—	—	—	—	—	3	[2]) beiderseits (r. 2 mal) 1, et crur. et humeri 1.
Corpus mobile genu	3	—	2	—	1	—	—	—	—	—	3	—	[3]) Pneum. 1†.
Elephanthiasis	1	—	—	—	1	—	—	—	—	—	1	—	[4]) beiderseits 1, et tali 1, P. 1.
Erysipelas	1	—	1	—	—	—	—	—	—	—	1	—	[5]) senilis.
Exostosis	—	—	—	—	—	—	—	—	—	—	—	—	[6]) beiders. 2 (1 † Sublimatvergiftg).
Fistula	3	1	—	1	2	—	1	—	—	—	3	1	[7]) genu.
Fractura colli femoris	2	2	1	1	1	—	—	—	—	1	2	2	[8]) coxae congenit. 2, mit Abbruch des Pfannenrand. 1.
„ femoris	[2])20	[3]) 2	15	1	2	—	—	—	—	1	17	2	
„ cruris	[4])20	1	10	—	6	1	1	—	2	—	19	1	
„ malleol.	2	—	1	—	—	—	1	—	—	—	2	—	[9]) Fistel a. Trochant. maj.1.
„ oss. tarsi et metat.	4	—	3	—	—	—	1	—	—	—	4	—	[10]) congenit. 8, paralyt. 2, beiders. 2.
„ patellae	3	—	1	—	1	—	—	—	—	—	2	—	[11]) Contractur in Knie u. Hüfte.
Gangraena	[5]) 2	—	—	—	—	—	1	—	1	—	2	—	
Genu valgum	[6]) 5	2	4	2	—	—	—	—	—	1	5	2	[12]) traumat. 2.
Luxatio	[7]) 2	[8]) 3	1	1	—	—	1	1	—	—	2	2	[13]) Lungenembolie 1†.
Necrosis	10	5	3	3	5	2	1	—	—	—	9	5	[14]) coll. fem. 1, crur. 2.
Osteomyelitis	10	[9]) 3	7	—	2	1	—	—	—	—	9	1	[15]) Diphtherie 2(†), cutis 2, tibiae 1, genu 33, pedis 16, tarsi 6, femor. 4, coxae 2.
Pes equinus	[10])12	[11]) 6	6	—	6	6	—	—	—	—	12	6	
„ calcaneus	2	1	1	1	1	—	—	—	—	—	2	1	[16]) genu 12, coxae 1, pedis 16, tarsi et metatarsi 17, cutis 4, gland. 1.
„ planus	[12]) 4	—	4	—	—	—	—	—	—	—	4	—	
Phlegmone	[13]) 2	—	1	—	—	—	—	—	1	—	2	—	[17]) Bursitis praepatellaris 2.
Pseudarthrosis	[14]) 3	—	2	—	1	—	—	—	—	—	3	—	[18]) Allgemeininfection 1 († Meningit.), multiple Fracturen 1 (†), Leukaemie, multip. Tub., Lupus. Lymphangit., multip. Exostosen. Tendovaginit..Tuberclabsc. je 1, Milzbrand 2, Narbenkeloid. 2, Tumores 3.
Sarcoma	8	1	6	1	—	—	1	—	1	—	8	1	
Tuberculosis	[15])68	[16])54	39	38	19	9	2	2	2	—	62	49	
Tumor	2	5	2	5	—	—	—	—	—	—	2	5	
Ulcera cruris et pedis	4	1	3	1	—	—	—	—	1	—	4	1	
Vulnera	7	2	4	1	3	1	—	—	—	—	7	2	
Andere Krankheiten	9	[17])11	2	8	4	3	2	—	1	—	9	11	
XV. Allgemeine Krankh.	[18])29	[19])21	14	11	8	8	3	1	3	—	28	20	[19]) Carcinoma 2, Dermoidcyste 1, multip. Arthrit. 1, Tumores 2, congen. Luxat. 1, Lupus 2, multip. Tub. 3.
XVI. Nicht chirurgische Krankheiten	[20]) 7	[21]) 1	3	—	—	1	1	—	2	—	6	1	[20]) Pneum. 2 (1†), Pleurit. 1, Tetanus 1 (†), Epilepsie 1.
Summe der Behandelten	784	454	420	245	191	106	68	28	66	50	745	429	[21]) Tetanus.

7. Greifswald.

I. Kopf und Gesicht.	45	35	25	19	9	8	4	1	3	1	41	29	
Abscessus	1	1	1	1	—	—	—	—	—	—	1	1	
Carbunculus	[22]) 1	—	—	—	—	—	—	1	—	—	1	—	[22]) faciei.
Carcinoma	[23]) 4	[24]) 5	1	3	1	1	1	—	1	—	3	4	[23]) maxill. sup. 2 (et Erysip. faciei 1), malae 1, faciei 1.
Caries	4	—	—	—	1	2	—	1	—	—	4	—	
Combustio	1	1	1	1	—	—	—	—	—	—	1	1	[24]) mandib. 3, faciei 1, malae 1.
Empyema antri Highmori	—	1	—	—	—	1	—	—	—	—	—	1	
Erysipelas	2	—	1	—	1	—	—	—	—	—	2	—	
Fractura cranii	[25]) 5	1	2	—	—	—	1	1	1	—	4	1	[25]) Encephalit. et Meningit. 1†.
„ mandib.	1	—	1	—	—	—	—	—	—	—	1	—	

8. Krankenbewegung in den stationären Kliniken für chirurg. Krankh. Greifswald.

Krankheits-bezeichnungen	Behandelte		geheilt		gebessert		ungeheilt		gestorb.		überhaupt		Erläuterungen. Komplikationen. P.=Potator. Kr.I.=Infektion i. Krkhse. †=gestorben.
	m.	w.	m.	w.	m.	w.	m.	w.	m.	w.	m.	w.	
Lupus	3	10	1	3	—	2	—	1	—	—	1	6	
Naevus	—	[1])3	—	2	—	1	—	—	—	—	—	3	[1]) Teleangectasie 1.
Necrosis	2	3	1	—	1	2	—	—	—	—	2	2	[2]) trigemini.
Neuralgia	[2])2	[3])1	2	1	—	—	—	—	—	—	2	1	[3]) N. supraorbit. 1.
Sarcoma mandib.	—	3	—	3	—	—	—	—	—	—	—	3	[4]) Adenom, Cholesteatom, Enchondrom, Lipom je 1.
Tumores	[4])4	[5])2	4	2	—	—	—	—	—	—	4	2	[5]) Angiom 1, Atherom 1.
Vulnera	[6])8	—	7	—	—	—	—	—	—	1	8	—	[6]) Verletzg. d. Halsmarkes 1 †.
Andere Krankheiten	[7])7	[8])4	2	3	4	1	1	—	—	—	7	4	[7]) Lymphadenit. 2, Aneurysma circoides, Paral. N. facialis, Empyem antr. front., Microcephalie, Osteomyelit. je 1.
II. Augen.	[9])3	—	3	—	—	—	—	—	—	—	3	—	[8]) Dermoid, Fistel, Parotitis, Ulcus rodens je 1. Cancroid 2, Vulnus 1.
III. Ohren.	[10])7	[11])4	4	2	3	1	—	—	—	—	7	3	[9]) Otit. med. 5 (purul. 3), Perichondrit. 1, Carcin. d. Muschel 1.
IV. Nase.	[12])5	[13])11	4	8	—	1	1	—	—	—	5	9	[10]) Otit. med. 2, Corp. alien. 1, Lupus 1.
V. Mund, Schlund, Speiser.	52	31	27	16	6	3	4	—	13	11	50	30	[11])
Abscessus	[14])7	[15])2	4	1	2	1	1	—	—	—	7	2	[12]) Carcinom 1, Polyp 4.
Angina phlegmonosa	3	—	2	—	1	—	—	—	—	—	3	—	[13]) Carcinom 1, Lupus 8 (et labii inf. 1), Polyp 1, Atherom 1.
Carcinoma	[16])5	[17])2	3	2	—	—	—	—	1	—	4	2	[14]) am Mundboden 5, Zunge 1, Zahn 1.
Diphtheria	[18])19	21	6	8	1	1	—	—	11	11	18	20	[15]) retropharyng. 1, am Mundboden 1.
Fibroma linguae	1	—	1	—	—	—	—	—	—	—	1	—	[16]) lab. inf. 4 (et Metastas. 1), oesophg. 1 †.
Labium fissum	4	1	3	1	—	—	1	—	—	—	4	1	[17]) lab. inf. 2.
Sarcoma	[19])1	[20])1	—	1	—	—	—	—	1	—	1	1	[18]) Croup 1, Fract. fem. 1 †.
Strictura oesophagi	2	1	—	—	1	1	1	—	—	—	2	1	[19]) pharyn. 1.
Andere Krankheiten	[21])10	[22])3	8	3	1	—	1	—	—	—	10	3	[20]) palat. moll. 1.
VI. Hals und Nacken.	31	19	13	11	9	6	3	—	3	—	28	17	[21]) Paralys. N. hypogloss. 1, Vuln. 1, Ulcera luetica lab. inf 1.
Abscessus	3	2	1	2	2	—	—	—	—	—	3	2	[22]) Lues congen. palati 1.
Caput obstipum	1	—	1	—	—	—	—	—	—	—	1	—	
Carbunculus nuchae	2	—	1	—	1	—	—	—	—	—	2	—	
Carcinoma colli	2	—	—	—	—	—	—	—	1	—	1	—	
Larynx-Krankheiten	[23])2	[24])1	—	—	—	—	1	—	1	—	2	1	[23]) Laryngit. croupos. 1(†), Phthis. 1.
Lymphomata	[25])13	[26])13	5	6	6	5	—	—	—	—	11	11	[24]) Papillomata 1.
Phlegmone	—	2	—	—	—	1	—	—	—	—	—	2	[25]) tub. 8 (1 Phthis. pulm.), luetic. 1.
Sarcoma	[27])1	[28])1	—	1	—	—	—	—	1	—	1	1	[26]) tuberc. 7, post Carcin. ling. 1.
Stenosis laryngis	3	—	2	—	—	—	1	—	—	—	3	—	[27]) gland. thyreoid. 1 †.
Struma	1	—	—	—	—	—	1	—	—	—	1	—	[28]) Lymphosarcom 1.
Andere Krankheiten	[29])3	—	—	—	3	—	—	—	—	—	3	—	[29]) Lupus 1, Fistel 1.
VII. Brust und Rücken.	26	44	7	29	13	8	1	2	3	1	24	40	
Aneurysma	[30])1	—	—	—	—	—	—	—	1	—	1	—	[30]) Art. anonym. 1 †.
Carcinoma mammae	—	28	—	16	—	6	—	2	—	1	—	25	
Combustio	2	—	1	—	1	—	—	—	—	—	2	—	
Contusio	3	—	—	—	—	2	—	—	—	—	3	—	
Empyema	3	3	1	—	1	2	—	—	1	—	3	2	
Fractura costarum	3	—	3	—	—	—	—	—	—	—	3	—	
„ claviculae	1	—	—	—	1	—	—	—	—	—	1	—	
Lymphadenitis	[31])3	1	1	1	2	—	—	—	—	—	3	1	[31]) tub. 3 (supp. 1.)
Phlegmone	2	—	—	—	2	—	—	—	—	—	2	—	

8. Krankenbewegung in den stationären Kliniken für chirurg. Krankh. Greifswald.

Krankheits-bezeichnungen	Behandelte		Abgang								Erläuterungen. Komplikationen. P. = Potator. Kr. I. = Infektion i. Krkhse. † = gestorben.
			geheilt		gebessert		ungeheilt		gestorb.		überhaupt		
	m.	w.	m.	w.	m.	w.	m.	w.	m.	w.	m.	w.	
Sarcoma	[1]) 1	[2]) 5	—	5	—	—	1	—	—	—	1	5	[1]) pleurae 1.
Tumores	[3]) —	[4]) 1	1	1	—	—	—	—	—	—	1	1	[2]) mammae 3.
Vulnera pulm.	1	—	—	—	—	—	—	—	1	—	1	—	[3]) Haematom mesenter. 1.
Andere Krankheiten	[5]) 5	[6]) 6	—	6	4	—	—	—	—	—	4	6	[4]) Adenom. mam. 1. [5]) Necros. cost. 2, Fistul. thorac. 1, Granulationsdefect a. Rücken 1.
VIII. Wirbelsäule.	[7])10	[8])11	—	5	6	5	3	—	—	1	9	11	[6]) Necros. cost. 2, Periostit. cost. 1, Intercostalneuralgie 1, Cyste 1.
IX. Bauch.	31	19	20	12	3	—	1	—	7	5	31	17	[7]) Kyphosis cervicalis 1, Scoliose 2, Spina bifida 1, Spondylitis tuberc. 3, lumbal. .1, spinale Kinderlähmung 1.
Abscess	[9]) 2	[9]) 2	2	2	—	—	—	—	—	—	2	2	
Carcinoma	[10]) 3	[11]) 2	1	—	—	—	1	—	1	1	3	1	
Echinococcus hepatis	—	1	—	—	—	—	—	—	—	—	—	1	[8]) Contusio 1, Fractura cervic. 1 †, dorsi 1, Kyphose 2, Scoliose 2, Spondylitis 1 (traum. 1).
Fistula	—	1	—	1	—	—	—	—	—	—	—	1	
Hernia inguinalis	[12])18	[13]) 2	14	2	1	—	—	—	3	—	18	2	
„ cruralis	[14]) 3	[15]) 7	2	6	—	—	—	—	1	1	3	7	[9]) tegum. abdom. 1, perytyphlitic. 1.
Ileus	—	2	—	1	—	—	—	—	—	1	—	2	[10]) ventric. 3 (1†).
Peritonitis	1	1	—	—	—	—	—	—	1	1	1	1	[11]) pylori 1, colli transv. 1†.
Andere Krankheiten	[16]) 4	[17]) 1	1	—	2	—	—	—	1	1	4	1	[12]) incarc. 8(1†), gangr.2(†). [13]) incarc. [14]) incarc. 2 (1†).
X. Mastdarm.	[18])29	[19])15	14	11	9	4	—	—	4	—	27	15	[15]) incarc. 3, gangraen. 1. [16]) Actinomyc. 2 (1†), gangraenöse Netzhernie 1.
XI. Harn- u. Geschlechtsorgane.	68	5	40	3	19	—	4	2	3	—	66	5	[17]) Bluterguss in abdom. [18]) Atresia 1†, Carcinom 5(2†), Fistel 11, Abscesse 5, Ulcera 1, Kotfistel nach perityph. Absc. 1†.
Carcinoma	[20]) 5	—	4	—	—	—	1	—	—	—	5	—	
Cystitis	[21]) 4	—	1	—	1	—	1	—	1	—	4	—	
Gonorrhoea	2	—	1	—	1	—	—	—	—	—	2	—	[19]) Anus praeternat. vaginalis 2, Carcinom 2, Fistel 7.
Hydrocele	[22])15	—	12	—	2	—	—	—	—	—	14	—	
Lithiasis vesicae	1	—	1	—	—	—	—	—	—	—	1	—	[20]) testis 1, penis 4 (et gland. inguin. 1).
Orchitis u. Epididymitis	[23]) 6	—	6	—	—	—	—	—	—	—	6	—	[21]) tub. 1 (†), gonorrhoic. 1, Hypertroph. prostat. 1.
Phimosis u. Paraphimosis	[24]) 3	—	3	—	—	—	—	—	—	—	3	—	
Prostatitis	3	—	—	—	2	—	1	—	—	—	3	—	[22]) Orchit. et Epididym. 1, Arthrit. deform. genu 1, tub. 2.
Sarcoma testis	1	—	1	—	—	—	—	—	—	—	1	—	
Strictura urethrae	7	—	—	—	2	—	5	—	—	—	7	—	[23])
Tuberculosis	[25]) 3	—	—	—	2	—	—	—	1	—	3	—	[24]) congenit. 1, Vulnus penis 1.
Andere Krankheiten	[26])18	[27]) 5	7	3	8	—	1	2	1	—	17	5	[25]) test. 2, ren. 1 (†). [26]) Nephrit. 2 (1†), periurethral. Absc. 2, Phlegmone penis 1, Paral. d. Musc. detrusor 1, Tumor testis 1, Varicocele 1.
XII. Beck.- u. Lendengeg.	[28])21	[29]) 8	10	4	7	3	2	—	1	—	20	7	
XIII. Obere Extremitäten.	108	55	55	38	34	11	3	3	4	—	96	52	[27]) Ovarialcyste, Perimetr., perinephrit. Absc., Inversio vesic. je 1.
Aneurysma	1	—	1	—	—	—	—	—	—	—	1	—	
Arthritis humeri	1	1	1	1	—	—	—	—	—	—	1	1	[28])Glutaealabs.1,Psoasabsc. 1, Bubo 5, Fractura pelvis 3, Apoplex. cerebr. et Pneum. croup. 1†.
„ cubiti	—	[30]) 3	—	—	—	2	—	—	—	—	—	2	
„ manus	[31]) 4	4	1	—	3	2	—	1	—	—	4	3	
Carcinoma	[32]) 1	—	—	—	1	—	—	—	—	—	1	—	Coxitis inveterat. 1, Ischias 3, Lymphom. reg. ing., Sacraltumor, Lumbago traum., Dermoid je 1.
Congelatio man.	1	—	1	—	—	—	—	—	—	—	1	—	
Conquassatio	[33]) 5	—	2	—	2	—	—	—	—	—	—	—	
Contractura	[34]) 1	[35]) 1	—	—	—	1	—	1	—	—	1	1	
Contusio	—	—	3	—	—	—	—	—	—	—	3	—	[29]) Bubo 2, Caries 2, Sarcoma humeri 1, Atherom 1, Ischias 2.
Corpus alienum articulor.	[36]) 1	[36]) 1	—	—	—	—	1	—	—	—	1	1	
Erysipelas	[37]) 2	1	2	—	—	—	—	—	2	1	2	1	[30]) tub. 2.

[31]) suppur. 1, tub. 1. — [32]) dorsi man. et gland. axill. 1. — [33]) man. 2, digit. 2. — [34]) Cicatr. digit. 1. — [35]) spastic. digitor. 1. [36]) cubiti 1. — [37]) cum Phlegmone 1, cum Absc. 1.

8. Krankenbewegung in den stationären Kliniken für chirurg. Krankh. Greifswald.

Krankheits-bezeichnungen	Behandelte		Abgang									Erläuterungen. Komplikationen. P. = Potator. Kr. I. = Infektion i. Krkhse. † = gestorben.
			geheilt		gebessert		ungeheilt		gestorb.		überhaupt	
	m.	w.	m.	w.	m.	w.	m.	w.	m.	w.	m.	w.	
Fractura humeri	¹)12	2	10	1	1	—	—	—	—	—	11	1	¹) colli hum. 3, et rad. 1, et femor. 1.
„ antibrachii	—	²)1	—	1	—	—	—	—	—	—	—	1	²) invet.
„ radii	2	1	2	1	—	—	—	—	—	—	2	1	
„ ulnae	2	—	1	—	1	—	—	—	—	—	2	—	
„ olecrani	2	—	2	—	—	—	—	—	—	—	2	—	
„ oss. carpi et metac.	1	—	—	—	1	—	—	—	—	—	1	—	
Gangraena	³)3	—	—	—	2	—	—	—	1	—	3	—	³) senil. digitor. 2 (et pedis 1 † Diabetes), manus 1.
Luxatio claviculae	⁴)1	—	—	—	1	—	—	—	—	—	1	—	⁴) supracromial. 1.
„ humeri	⁵)3	⁵)3	3	3	—	—	—	—	—	—	3	3	⁵) subcoracoid. 3.
„ cubiti	2	1	—	1	1	—	—	—	—	—	1	1	
Missbildungen	—	⁶)1	—	1	—	—	—	—	—	—	—	1	⁶) pollex duplex 1.
Necrosis	3	2	2	2	1	—	—	—	—	—	3	2	⁷) hum. 1, antibrach. 2 † (et manus 1), man. 16.
Osteomyelitis hum.	2	—	1	—	—	—	—	—	—	—	1	—	⁸) hum. 2, antibrach. 1, man. 3, dig. 1.
Panaritium	4	12	—	9	4	3	—	—	—	—	4	12	⁹) Myxosarc. antibrach. 1.
Phlegmone	⁷)19	⁸)7	8	6	3	1	1	—	2	—	14	7	
Sarcoma	—	⁹)1	—	1	—	—	—	—	—	—	—	1	¹⁰) tub. manus 1.
Tendovaginitis	¹⁰)1	1	—	1	1	—	—	—	—	—	1	1	¹¹) cubiti 1.
Tuberculosis	¹¹)1	¹²)1	1	—	—	1	—	—	—	—	1	1	¹²) Ulcera tub. brachii 1.
Vulnera	14	¹³)2	9	1	4	1	—	—	1	—	14	2	¹³) Discis. tend. man. et ulnaris 1.
Andere Krankheiten	¹⁴)15	¹⁵)9	5	7	8	1	1	1	—	—	14	9	¹⁴) Periostit. tub., Hautdefect, Cicatr., Hygroma tub. man. je 1.
XIV. Untere Extremitäten.	270	113	164	78	62	25	8	1	7	1	241	105	¹⁵) Exostosis, Lymphangit., Kuhpocken, Bursitis olecrani, Psoriasis luetica man., Spina ventosa man. je 1.
Abscessus	¹⁶)10	3	6	3	3	—	—	—	—	—	9	3	
Arthritis coxae	¹⁷)18	¹⁸)9	6	2	4	4	—	—	3	—	13	6	¹⁶) erysipelatos., periartic., Knochen-, Typhusabsc. je 1.
„ genu	¹⁹)34	²⁰)18	23	10	7	5	2	1	—	—	32	16	
„ pedis	²¹)6	²²)3	2	1	1	1	—	—	—	—	3	2	
Bursitis	1	1	—	1	1	—	—	—	—	—	1	1	¹⁷) tub. 13 (3 †), traumat. 1, Paracoxit. 1.
Carcinoma	—	²³)1	—	—	—	1	—	—	—	—	—	1	¹⁸) tub. 4, rheumat. 1.
Combustio	—	1	—	1	—	—	—	—	—	—	—	1	¹⁹) deform. 4, tub. 13, purul. 5, Hydrops 10.
Congelatio	2	—	1	—	—	—	—	—	—	—	1	—	
Contractura	²⁴)3	²⁵)1	1	1	1	—	—	—	—	—	2	1	²⁰) Hydrops 3, rheumat. 1, exsudativ. 1, tub. 8.
Contusio	6	2	5	2	1	—	—	—	—	—	6	2	²¹) tub. 4, purul. 1.
Distorsio	²⁶)5	—	2	—	2	—	—	—	—	—	4	—	²²) tub. 2.
Erysipelas	—	1	—	1	—	—	—	—	—	—	—	1	²³) Melanocarc. halluc. 1.
Exostosis	²⁷)3	—	2	—	—	—	—	—	—	—	2	—	²⁴) genu 2, coxae 1.
Fistula	²⁸)5	—	3	—	1	—	1	—	—	—	5	—	²⁵) genu 1.
Fractura colli femoris	—	4	—	2	—	3	—	1	—	—	—	4	²⁶) coxae 1, pedis 4.
„ femoris	²⁹)5	²⁹)6	2	6	—	—	—	—	1	—	3	6	²⁷) tibiae, calcan., halluc. je 1.
„ tibiae	³⁰)6	—	5	—	1	—	—	—	—	—	6	—	²⁸) post Resect. cox. 2, femor. 2 (post Osteomyel. 1), halluc. 1.
„ fibulae	4	—	4	—	—	—	—	—	—	—	4	—	²⁹) inveter. 1.
„ cruris	³¹)9	3	4	3	4	—	1	—	—	—	9	3	³⁰) male sanata 1.
„ malleol.	³²)5	1	1	1	3	—	—	—	—	—	4	1	³¹) inveter. 2, sanata 1.
„ patellae	2	—	2	—	1	—	1	—	—	—	2	—	³²) inveter. 1, Infractio 2.
Gangraena	³³)4	—	—	—	3	—	—	—	1	—	4	—	³³) diabetic. pedis 1 †, digit. ped. 2 (senil. 1).
Genu valgum	³⁴)4	1	2	—	1	1	—	—	—	—	4	—	³⁴) duplex 2, traumat. 1.
Hallux valgus	—	—	—	—	—	—	—	—	—	—	—	—	
Hautkrankheiten	3	2	3	2	—	—	—	—	—	—	3	2	³⁵) coxae et Fractur. fem. 1 †.
Luxatio	³⁵)2	³⁶)1	1	—	—	1	—	—	—	—	2	1	³⁶) genu.
Missbildungen	—	—	—	—	—	—	—	—	—	—	—	—	

8. Krankenbewegung in den stationären Kliniken für chirurg. Krankh. Halle.

Krankheits-bezeichnungen	Behandelte		Abgang								Erläuterungen. Komplikationen. P. = Potator. Kr. I. = Infektion i. Krkhse. † = gestorben.
			geheilt		gebessert		ungeheilt		gestorb.		überhaupt	
	m.	w.	m.	w.	m.	w.	m.	w.	m.	w.	m.	w.	
Necrosis	[1]17	[2]3	9	3	3	—	1	—	—	—	13	3	[1]) fem. 8, tib. 7, fibul. 1, metatarsi 1.
Osteomyelitis	[3]7	[4]2	2	—	2	1	—	—	2	—	6	1	[2]) fem., fibul., halluc. je 1.
Ostitis u. Periostitis	4	1	1	1	2	—	—	—	—	—	3	1	[3]) fem. 3 (inveter. 1), tib. 4 (suppur. 1).
Pes equinus	—	2	—	2	—	—	—	—	—	—	—	2	[4]) fem. 2.
„ equino-varus	1	—	—	—	1	—	—	—	—	—	1	—	[5]) duplex 2, traumat. 1.
„ planus	1	1	—	—	1	1	—	—	—	—	1	1	[6]) paralyt. 2, traumat. 1.
„ valgus	[5]3	—	1	—	2	—	—	—	—	—	3	—	[7]) crur., pedis, halluc. je 2.
„ varus	—	[6]4	—	2	—	2	—	—	—	—	—	4	[8]) Medullarsarc. fem. 1.
Phlegmone	[7]6	1	6	1	—	—	—	—	—	—	6	1	[9]) fem. 2 (1†), tib. 2.
Sarcoma	[8]1	[9]4	1	2	—	1	—	—	—	1	1	4	[10]) genu 3, tarsi 2, ped. 1.
Tuberculosis	[10]6	[11]1	4	—	2	1	—	—	—	—	6	1	[11]) metatarsi 1.
Tumor	[12]2	[13]4	2	4	—	—	—	—	—	—	2	4	[12]) Myxom, Lipom je 1.
Ulcera cruris et pedis	[14]41	17	30	12	8	5	—	—	—	—	38	17	[13]) Atherom 1, Fibrom 1, Hygrom 2.
Unguis incarnatus	7	—	6	—	1	—	—	—	—	—	7	—	[14]) luet. 2, Varices 2, Elephantias. 1, Scarlatina 1.
Vulnera	12	3	10	2	1	1	—	—	—	—	11	3	[15]) Carbunculus pedis, Defect. tibiae je 1, Lymphadenit. 2, Steifigkeit und Schwäche d. Gelenke 5.
Andere Krankheiten	[15]23	[16]11	13	11	8	—	1	—	—	—	22	11	
XV. Allgemeine Krankh.	[17]23	[18]23	7	14	7	4	2	3	4	1	20	22	[16]) Resect. genu 6, Cicatr. 1, Exostoses sub ungue 1.
XVI. Nicht chirurgische Krankheiten.	[19]10	1	6	—	3	1	1	—	—	—	10	1	[17]) Abscess erysip. 2 (1†), metastat. 1, glandul. 1, Lues 2, Gangraen. senil. 2 (1†), Lupus 2, Osteomyelit. 2†, Combust. 2, Varices 2, Scrophulose, Marasm., Tuberc. je 1.
Summe der Behandelten	[20]739	394	399	250	190	80	37	12	52	21	678	363	[18]) Abscess 3 (tub. 1), Lues 11, Cancroid 1, Sepsis 1†.

8. Halle.

													[19]) Tuberc. pulm. 3, Simulant 1, zur Untersuchg. 3, Anpassung eines Stelzfusses 2.
I. Kopf und Gesicht.	68	23	36	13	15	7	4	—	9	1	64	21	[20]) Ausserd. 3 als Masseur.
Carcinoma	[21]8	[22]1	3	—	1	—	—	—	4	—	8	—	[21]) maxill. sup. 2, facioi, tempor., malae, antr. Highm., gland. lymph., parotid. je 1.
Combustio	3	1	—	1	1	—	—	—	2	—	3	1	[22]) mandib. 1.
Commotio cerebri	[23]5	—	4	—	1	—	—	—	—	—	5	—	[23]) Psychose 1.
Erysipelas	1	—	1	—	—	—	—	—	—	—	1	—	[24]) et maxill. sup. et inf. 1 († Meningit.) et column. vertebr. dors. 1†, et femoris et costarum 1†.
Fractura cranii	[24]14	1	2	—	4	—	—	—	4	1	10	1	
„ mandib.	1	1	3	1	—	—	—	—	—	—	3	1	
Lupus	1	[25]7	—	2	1	5	—	—	—	—	1	7	[25]) et palat. dur. 1.
Meningocele	1	—	—	—	1	—	—	—	—	—	1	—	[26]) maxill. sup. 3, parotid. 1.
Necrosis	2	1	2	1	—	—	—	—	—	—	2	1	[27]) mandib. 2, Chondrosarc. parotid. 1.
Sarcoma	[26]4	[27]3	3	3	—	—	—	—	—	—	3	3	
Tubercul. ossis occip.	—	1	—	—	—	1	—	—	—	—	—	1	[28]) Cavernom 2, Haematom, Enchondrom je 1.
Tumores	[28]6	2	2	2	2	—	—	—	2	—	6	2	[29]) Epilepsie 1.
Vulnera	[29]16	3	11	1	3	1	—	—	1	—	15	2	[30]) Empyem antri front., adhaerente Schädelnarbe je 1.
Andere Krankheiten	[30]6	2	5	2	1	—	—	—	—	—	6	2	
II. Augen.	[31]3	[32]4	2	4	—	—	1	—	—	—	3	4	[31]) Exophthalmus, Ectrop., Abreissg. d. unt. Lid. je 1.
III. Ohren.	[33]5	[34]1	2	—	3	1	—	—	—	—	5	1	[32]) Carcinom 3, Sarcom 1.
IV. Nase.	[35]12	[36]12	6	6	4	1	2	2	—	—	12	9	[33]) Carcinom 1, Lupus 2, Otit. acuta 1, Vulnus 1. [34]) Lupus.

[35]) Carcinom 2, Polyp 1, schiefes Septum 1, Lues 2, Ulcera 2, adenoide Wucherungen, Tumor, Verengerung, Vulnus je 1.
[36]) Carcinom 4, Lupus 2, Polyp 1, Sarcom 1, Lues 1, Ulcera 2.

8. Krankenbewegung in den stationären Kliniken für chirurg. Krankheiten. Halle. 369

Krankheits-bezeichnungen	Behandelte		Abgang								Erläuterungen. Komplikationen. P. = Potator. Kr. I. = Infektion i. Krkhse. † = gestorben.
			geheilt		gebessert		ungeheilt		gestorb.		überhaupt	
	m.	w.	m.	w.	m.	w.	m.	w.	m.	w.	m.	w.	
V. Mund, Schlund, Speiser.	63	39	32	15	6	5	7	—	17	16	62	36	
Abscessus	[1]) 3	1	2	1	1	—	—	—	—	—	3	1	[1]) tonsill. 2, Mundboden 1.
Carcinoma	[2])16	[3]) 1	6	1	2	—	6	—	2	—	16	1	[2]) tonsill. 3 (1†), oesophag. 4, Mundschleimhaut 2 (1 †), lab. inf. 4, linguae 3.
Diphtheria	28	28	15	9	—	1	—	—	13	15	28	25	
Gumma	2	—	—	—	—	2	—	—	—	—	2	—	
Labium fissum	2	2	1	2	1	—	—	—	—	—	2	2	[3]) linguae.
„ et palatum fissum	—	1	—	—	—	1	—	—	—	—	—	1	
Parulis	6	2	6	1	—	1	—	—	—	—	6	2	
Sarcoma tonsill.	—	1	—	—	—	—	—	—	—	1	—	1	[4]) et laryng. 1 †, Tub. univers.
Strictura oesophagi	1	—	—	—	—	—	1	—	—	—	1	—	[5]) Pharyngit. et Enterit. 1 (†), Fissur. palat. moll. 1.
Tuberculosis linguae	[4]) 2	—	—	—	—	—	—	—	1	—	1	—	
Andere Krankheiten	[5]) 3	[6]) 3	2	1	—	2	—	—	1	—	3	3	[6]) Lues 1, Dermoidcyste 1.
VI. Hals und Nacken.	35	14	19	10	5	3	7	1	1	—	32	14	[7]) laryng. 3, gland. thyreoid. 1.
Carcinoma	[7]) 4	—	—	—	—	—	3	—	—	—	3	—	[8]) Fractur, Polyp, Papillom je 1.
Larynx-Krankheiten	[8]) 3	[9]) 1	2	—	—	1	—	—	—	—	2	1	[9]) Stenose.
Lues	—	2	—	2	—	—	—	—	—	—	—	2	[10]) tuberc. 4.
Lymphomata	[10])11	[10]) 6	8	4	1	1	2	1	—	—	11	6	[11]) Lymphosarcom ad coll. 1.
Sarcoma	[11]) 1	—	—	—	—	1	—	—	—	—	1	—	[12]) mit Fistel 2.
Struma	[12]) 2	4	—	4	—	—	—	—	1	—	2	4	[13]) Tentam. suicid. 2 (Eröffnung d. Trachea 1).
Tuberculosis laryngis	4	—	—	—	1	—	2	—	—	—	3	—	[14]) Hautpapillom 1, Kiemencyste 2, Narbenkeloid 1.
Vulnera	[13]) 4	—	3	—	1	—	—	—	—	—	4	—	[15]) Lipom.
Andere Krankheiten	[14]) 6	[15]) 1	6	—	—	—	—	—	—	—	6	1	[16]) tub. 1.
VII. Brust und Rücken.	42	34	19	22	13	9	7	2	1	—	40	33	[17]) Abscess. ren. 1.
Abscessus	5	2	3	2	1	—	—	—	1	—	5	2	[18]) Lähmung d. unt. Extremitäten 1.
Carcinoma mammae	—	14	—	12	—	—	—	2	—	—	—	14	[19]) cost. 1.
Caries	1	1	—	1	1	—	—	—	—	—	1	1	[20]) sterni 3, gland. axill. 1.
Empyema	[16]) 4	[17]) 4	2	3	1	1	1	—	—	—	4	4	[21]) Verletzung. d. Lunge 2 (Pneumo - Haematothor. 1).
Fractura costarum	7	[18]) 1	5	—	1	—	—	1	—	—	6	1	[22]) Zerreissung d. Serrat. antic. maj. 1.
„ claviculae	1	—	—	—	1	—	—	—	—	—	1	—	[23]) Fistul. cost. 2, Cyste i. d. Achselhöhle 1, Dolores 1.
„ scapulae	1	—	1	—	—	—	—	—	—	—	1	—	
Lymphadenitis	5	2	2	—	3	2	—	—	—	—	5	2	[24]) Contusio 5 (Bluterguss i. Wirbelkanal 1). Fractur 8 (3†), (et humeri 1, et cruris 1), Kypho-Scoliose 1, Spina bifida (Hydromeningocele) 1, Spondylitis 15 (1 †).
Mastitis	1	3	1	1	—	2	—	—	—	—	1	3	
Sarcoma	—	2	—	1	—	—	—	—	—	—	—	—	
Tuberculosis	[19]) 1	[20]) 4	1	2	—	2	—	—	—	—	1	4	
Vulnera	[21]) 2	[22]) 1	1	—	1	1	—	—	—	—	2	2	
Andere Krankheiten	[23])13	—	3	—	4	—	6	—	—	—	13	—	[25]) Caries tub. d. Atlanto-Occipitalgel. 1, Fractura columnae et cost. 1, Scoliose 1, Spina bifida 2, Spondylitis 15, Sarcoma (Compress. med. spin.) 1†.
VIII. Wirbelsäule.	[24])30	[25])21	6	6	10	10	4	—	4	2	24	18	
IX. Bauch.	41	32	21	13	5	3	2	3	11	11	39	30	
Abscess	[26]) 2	2	2	1	—	—	—	—	—	—	2	1	[26]) perityphlit. 2.
Carcinoma	[27]) 3	[28]) 3	1	1	—	—	1	1	1	1	3	3	[27]) ventriculi 2 (1†).
Cholelithiasis	—	1	—	1	—	—	—	—	—	1	—	3	[28]) ventric. 2 (et hepat. 1†), intestin. 1.
Echinococcus hep.	1	—	1	—	—	—	—	—	—	—	1	—	[29]) incarc. 10 (3†).
Hernia inguinalis	[29])16	[30]) 3	10	2	1	—	—	—	4	1	15	3	[30]) incarc. 1 (†).
„ cruralis	[31]) 2	[32])11	1	4	—	1	—	—	1	6	2	11	[31]) incarc. 2 (1†).
													[32]) incarc. 10 (6†).

8. Krankenbewegung in den stationären Kliniken für chirurg. Krankheiten. Halle.

Krankheits-bezeichnungen	Behandelte		Abgang									überhaupt		Erläuterungen. Komplikationen. P. = Potator. Kr. I. = Infektion i. Krkhse. † = gestorben.
			geheilt		gebessert		ungeheilt		gestorb.				
	m.	w.	m.	w.	m.	w.	m.	w.	m.	w.	m.	w.	
Ileus	2	2	—	1	—	—	—	—	2	1	2	2	[1]) Angiom 1, Lebertumor 1.
Tumores	1	[1])3	—	1	—	—	1	2	—	—	1	3	[2]) Schussverletzung des Dickdarms 1.
Vulnera	[2])5	—	4	—	1	—	—	—	—	—	5	—	[3]) Rupt. hepat. 1 †, Ulc. ventric. 1 †, Incont. alvi, Typhlit.. Contusio je 1, Tubercul. intestin.2(1†), Tub. peritonei 1.
Andere Krankheiten	[3])9	[4])5	2	2	3	1	—	—	3	1	8	4	
X. Mastdarm.	[5])31	[6])14	13	6	9	4	3	3	3	1	28	14	
XI. Harn- und Geschlechtsorgane.	84	9	51	3	12	1	10	5	7	—	80	9	[4]) Ulc. ventric. 1 †, Contus., Hern. incarc. lin. alb, Hängebauch je 1.
Carcinoma	[7])2	[8])3	2	—	—	—	—	3	—	—	2	3	[5]) Atresia ani 2 †, Carcinom 6 (1 †), Fissur 3, Fistel 14, Abscess 2, Condylom 2, Vulnus 1.
Gonorrhoea	5	—	4	—	1	—	—	—	—	—	5	—	
Hydrocele	[9])27	—	19	—	5	—	1	—	—	—	25	—	[6]) Carcinom 6, Fissur, Fistel, Tumor, Ulcera je 1, Abscess 2, Prolaps 2.
Lithiasis	4	1	4	1	—	—	—	—	—	—	4	1	
Orchitis u. Epididymitis	7	—	5	—	1	—	1	—	—	—	7	—	[7]) penis, praeputii je 1.
Phimosis u. Paraphimosis	4	—	3	—	—	—	1	—	—	—	4	—	[8]) uteri 2 (Fractura femoris 1), vesicae 1.
Prostatitis	[10])4	—	—	—	—	—	2	—	2	—	4	—	
Ruptura urethrae	3	—	2	—	—	—	—	—	—	—	2	—	[9]) funic. sperm. 2, Sarcoma test. 1, Hernia inguin. 1, P. 1.
Sarcoma testis	2	—	1	—	—	—	—	—	1	—	2	—	
Strictura urethrae	[11])5	—	3	—	1	—	—	—	1	—	5	—	[10]) Cystit. 1 †, Cysto-Nephrit. 1 †.
Tuberculosis testis	1	—	1	—	—	—	—	—	—	—	1	—	
Tumores	[12])4	[13])3	1	—	—	1	1	2	2	—	4	3	[11]) traum. et Cystit. 1 †.
Andere Krankheiten	[14])16	[15])2	6	2	4	—	4	—	1	—	15	2	[12]) vesic. 2, renum 1, prostatae 1.
XII. Beck.- u. Lendengeg.	[16])32	[17])12	14	6	8	4	3	2	4	—	29	12	[13]) ren. 1, ovarii 1, Cavernom. vagin. 1.
XIII. Obere Extremitäten.	138	32	69	11	53	21	7	—	3	—	132	32	[14]) Haematocele 3, Spermatocele, Urethrit., Contus. ren., Eczema scrot., Harninfiltrat. je 1.
Abscessus	3	2	1	1	2	1	—	—	—	—	3	2	
Arthritis	[18])3	[19])3	1	—	1	3	—	—	—	—	2	3	[15]) Abscess. paranephrit. 1.
Combustio	[20])4	—	3	—	1	—	—	—	—	—	4	—	[16]) Bubo 10, Caries 3, Contusio 3, Fistel 2, Fractura pelvis 5 (2 †), Osteomyelitis, Tuberc. ossi sacri et Amyloid d. Leber u. Nieren, Endotheliom, Lupus je 1, Gangraen 2 (1 †).
Congelatio	1	—	1	—	—	—	—	—	—	—	1	—	
Conquassatio	[21])7	—	5	—	2	—	—	—	—	—	7	—	
Contusio	5	1	3	—	2	—	—	—	—	1	5	1	
Erysipelas	1	1	1	—	—	1	—	—	—	—	1	1	
Fractura humeri	[22])13	—	2	—	8	—	—	—	—	—	10	—	[17]) Abscess 4, Bubo 1, Caries 3 (Mitralstenose 1), Fistel 2. Osteomyelitis 1.
„ antibrachii	[23])3	—	2	—	1	—	—	—	—	—	3	—	
„ radii	2	—	1	—	1	—	—	—	—	—	2	—	[18]) cubiti 2, manus 1.
„ ulnae	6	1	2	—	2	1	—	1	—	—	6	1	[19]) manus.
„ olecrani	—	1	—	1	—	—	—	—	—	—	—	1	[20]) antibrach. 2, manus 2.
„ oss. carpi et metac.	—	1	—	1	—	—	—	—	—	—	—	1	[21]) antibrach. 4, manus, digitor., ganz. Arm je 1.
„ digitorum	—	1	—	1	—	—	—	—	—	—	—	1	[22]) Fissur 1, antibrach. et femor. 1, colli hum. et oss. pelv. 1.
Luxatio	[24])4	[25])1	4	—	—	1	—	—	—	—	4	1	
Missbildungen	[26])1	—	—	—	1	—	—	—	—	—	1	—	[23]) costar. 1.
Osteomyelitis	[27])6	[28])2	3	2	3	—	—	—	—	—	6	2	[24]) humeri 1, cubiti 2, digitorum 1.
Panaritium	1	1	1	1	—	—	—	—	—	—	1	1	[25]) humeri.
Phlegmone	[29])18	[30])4	8	—	7	3	2	—	—	—	18	4	[26]) Sehnenverwachsung der Flex. subl. u. profund. dig. 1.
Sarcoma	1	—	1	—	—	—	—	—	—	—	1	—	
Tuberculosis	[31])9	[32])11	3	3	3	8	1	—	1	—	8	11	

[27]) hum. 5 (recid. 3, traum. 1), antibrach. 1. — [28]) hum. 1, radii 1. — [29]) hum. 3, antibrach. 9 (Diabet. mellit. 1 †, Erysip. 1). manus 6. — [30]) hum. 1, antibrach. 1, manus 2. — [31]) cubiti 6, manus 2 (1 † Phthis. pulm.), artic. scap. 1. — [32]) hum. et faciei et halluc. 1, ulnae 1, artic. cubit. 4, manus 5.

8. Krankenbewegung in den stationären Kliniken für chirurg. Krankheiten. Halle.

Krankheits-bezeichnungen	Behandelte m.	Behandelte w.	Abgang geheilt m.	Abgang geheilt w.	gebessert m.	gebessert w.	ungeheilt m.	ungeheilt w.	gestorb. m.	gestorb. w.	überhaupt m.	überhaupt w.	Erläuterungen. Komplikationen. P. = Potator. Kr. I. = Infektion i. Krkhse. † = gestorben.
Tumor	1) 2	1	1	1	1	—	—	—	—	—	2	1	1) Lymphangiom 1, Neurofibrom 1.
Vulnera	2) 32	1	22	—	9	1	—	—	—	—	31	1	2) sept. 3, Luxat. cubiti 1, Exarticul. metacarp. et dig. 1, Absägung d. Ellbogens mit Eröffn. des Gel. 1.
Andere Krankheiten	3) 16	—	4	—	9	—	3	—	—	—	16	—	
XIV. Untere Extremitäten.	511	167	276	91	144	47	14	3	15	10	449	151	3) Distors. cubiti 1, Gummata 1, Steifigkeit 1.
Abscessus	4) 11	5	9	1	1	2	—	—	1	—	11	3	4) tub. 1, Knochenabsc. 1
Ankylosis	5) 3	6) 1	1	1	2	—	—	—	—	—	3	1	(† Myocardit. purul.).
Arthritis coxae	7) 31	8) 11	4	5	15	3	—	—	2	—	21	8	5) coxae 2, genu 1.
„ genu	9) 46	10) 27	17	11	21	15	2	—	2	1	42	27	6) genu 1.
„ pedis	2	11) 2	2	—	—	1	—	1	—	—	2	2	7) tub. 11, acetabulos. 2, senil. 1, Osteomyelit. 1.
Bursitis	3	15	2	13	1	1	—	—	—	—	3	14	8) tub. 2.
Carcinoma	1	—	—	—	—	—	—	—	—	—	—	—	9) Fungus 20 (mit Contractur 1), tub. 7. suppur. 3, deform. 2, Hydrops 4, Haemarthr. 2.
Combustio	1	2	—	1	1	—	—	—	—	1	1	2	
Congelatio	12	4	10	1	—	—	—	—	1	2	11	3	
Conquassatio	12) 6	—	3	—	—	—	—	—	—	—	3	—	10) Fungus 13, Hydrops 2. tub. 5. suppur. 2 (1 † Pyaemie), deform. 1.
Contractura	13) 4	14) 3	3	—	—	2	—	1	—	—	3	3	
Contusio	16	3	10	2	6	1	—	—	—	—	16	3	11) fungos. 1, suppur. 1.
Corpus mobile genu	4	—	3	—	—	—	1	—	—	—	4	—	12) femor. 2, crur. 2, pedis 1, digitor. ped. 1.
Distorsio	5	1	3	1	1	—	1	—	—	—	5	1	13) genu 3, digit. ped. 1.
Elephantiasis	2	2	2	2	—	1	—	—	—	—	2	2	14) coxae 1, genu 2.
Erysipelas	1	—	1	—	—	—	—	—	—	—	1	—	
Exostosis	15) 2	—	1	—	—	—	1	—	—	—	2	—	15) femor. 1, malleol. 1.
Fistula	2	16) 1	—	1	2	—	—	—	—	—	2	1	16) Amputationsstumpf cruris 1.
Fractura colli femoris	4	2	1	—	1	1	—	—	1	1	3	2	
„ femoris	17) 34	10	19	6	7	1	1	1	1	1	28	9	17) et cruris 3 (1 † Septic.), et humeri 1, Luxat. hum. 1.
„ tibiae	10	2	6	—	4	2	—	—	—	—	10	2	
„ fibulae	5	—	—	—	5	—	—	—	—	—	5	—	
„ cruris	36	18) 4	16	3	16	—	—	—	—	1	32	4	18) Arteriensclerose 1 († Pneum.).
„ malleol	25	3	7	2	14	—	—	—	—	—	21	2	
„ oss. tarsi et metat.	3	—	—	—	—	—	—	—	—	—	3	—	
„ patellae	19) 7	20) 1	6	1	1	—	—	—	—	—	7	1	19) et Haemarthrose 1.
Gangraena	21) 3	22) 1	1	1	—	—	—	—	1	—	2	1	20) Vulnus genues, Contus. artic. man. 1.
Genu valgum	7	1	6	—	1	—	—	—	—	—	7	—	21) femor. 2 (1 †, 1 senil.), digit. ped. 1.
„ varum	1	1	1	1	—	—	—	—	—	—	1	1	
Hallux valgus	2	—	2	—	—	—	—	—	—	—	2	—	22) diabet. pedis 1.
Hautkrankheiten	1	1	—	—	1	—	—	—	—	—	1	—	
Luxatio coxae	23) 4	—	1	—	2	—	—	—	—	—	3	—	23) ischiad. 2, obturat. 1.
„ genu	1	—	1	—	—	—	—	—	—	—	1	—	
„ pedis	1	—	1	—	—	—	—	—	—	—	1	—	24) femor. 21 (1 †), coxae 1 †, tib. 11.
Osteomyelitis	24) 40	25) 9	22	5	8	1	—	—	3	—	33	6	25) Thrombophlebitis 1.
Pes equinus	6	2	3	1	2	1	—	—	—	—	5	2	26) fem., crur., ped. je 1.
„ calcaneus	—	1	—	1	—	—	—	—	—	—	—	—	
„ planus	5	2	3	1	1	1	—	—	—	—	4	2	28) cruris 3.
„ varus	—	1	—	—	—	1	—	—	—	—	—	1	30) femor. 5 (mit Fractur 1 †), tibiae 1, ped. 1.
Phlebitis	26) 1	26) 1	1	—	—	—	—	1	—	—	1	1	31) femor. 2 (1 †), crur. 1 †.
Phlegmone	27) 3	28) 3	2	1	1	—	—	—	—	—	3	2	32) genu 4, ped. 9 (et cubiti et pulm. 1 †), tibiae 2, tarsi et metatarsi 8, digit. ped. 2, d. Sehnenscheide 1, d. Haut 1.
Pseudarthrosis	29) 3	—	1	—	1	—	—	—	—	—	2	—	
Sarcoma	30) 7	31) 3	3	—	3	1	—	—	1	2	7	3	
Tuberculosis	32) 27	33) 17	8	11	7	5	6	—	1	—	22	16	33) genu 6, ped. 4, coxae 1, crur. 1, metatars. 5,
Tumor	1	3	—	2	1	1	—	—	—	—	1	3	

8. Krankenbewegung in den stationären Kliniken für chirurg. Krankheiten. Kiel.

Krankheits-bezeichnungen	Behandelte		Abgang								Erläuterungen. Komplikationen. P. = Potator. Kr. I.=Infektion i. Krkhse. † = gestorben.
			geheilt		gebessert		ungeheilt		gestorb.		überhaupt	
	m.	w.	m.	w.	m.	w.	m.	w.	m.	w.	m.	w.
Ulcera cruris et pedis	30	[1])14	20	13	4	1	1	—	1	—	26	14
Unguis incarnatus	2	—	2	—	—	—	—	—	—	—	2	—
Vulnera	70	4	59	4	7	—	—	—	—	—	66	4
Andere Krankheiten	[2])20	[3]) 4	10	1	7	3	1	—	—	—	18	4
XV. Allgem. Krankheiten.	[4])77	[5])27	38	14	19	2	15	5	2	5	74	26
XVI. Nichtchirurg. Krkh.	[6]) 4	1	1	—	1	1	—	—	2	—	4	1
Summe der Behandelten	1176	442	605	220	307	119	86	26	79	46	1077	411

9. Kiel.

	Behandelte		geheilt		gebessert		ungeheilt		gestorb.		überhaupt	
I. Kopf und Gesicht.	78	33	43	9	18	21	6	1	4	1	71	32
Abscessus	[7]) 4	1	2	—	—	1	—	—	1	—	3	1
Carcinoma	[8]) 5	[9]) 1	2	1	1	—	2	—	—	—	5	1
Combustio	5	—	4	—	1	—	—	—	—	—	5	—
Commotio cerebri	2	—	1	—	1	—	—	—	—	—	2	—
Empyema antri Highmori	3	2	2	—	—	2	1	—	—	—	3	2
Fractura cranii	[10])11	[11]) 1	6	—	2	—	—	—	2	—	10	1
„ mandib.	5	—	3	—	2	—	—	—	—	—	5	—
Lues	[12]) 1	[13]) 1	—	—	—	1	—	—	—	—	—	1
Lupus	[14]) 9	14	3	3	2	10	1	—	—	—	6	13
Necrosis	3	2	3	1	—	1	—	—	—	—	3	2
Sarcoma	[15]) 2	—	1	—	—	1	—	—	1	—	2	—
Tumores	4	2	2	—	1	2	—	—	1	—	4	2
Vulnera und Ulcera	15	3	7	3	7	—	—	—	—	—	14	3
Andere Krankheiten	9	[16]) 6	7	1	1	4	1	1	—	—	9	6
II. Augen.	[17]) 4	[18]) 1	1	—	1	—	—	—	1	1	3	1
III. Ohren.	[19]) 5	—	3	—	1	—	—	—	—	—	4	—
IV. Nase.	[20]) 5	[21])12	3	5	2	4	—	—	—	—	5	9
V. Mund, Schlund, Speiser.	23	12	15	2	5	3	1	6	2	1	23	12
Carcinoma	[22]) 5	[23]) 1	3	—	—	—	1	—	1	1	5	1
Fistula	1	1	1	—	—	1	—	—	—	—	1	1
Gumma	—	[24]) 3	—	1	—	—	—	2	—	—	—	3
Labium fissum	2	—	2	—	—	—	—	—	—	—	2	—
„ et palatum fissum	2	[25]) 2	1	—	1	1	—	1	—	—	2	2
Sarcoma	[26]) 1	—	—	—	—	—	—	—	1	—	1	—
Strictura oesophagi	3	—	2	—	1	—	—	—	—	—	3	—
Tuberculosis	[27]) 1	[28]) 1	—	—	1	—	—	1	—	—	1	1
Andere Krankheiten	[29]) 8	[30]) 4	6	1	2	1	—	2	—	—	8	4
VI. Hals und Nacken.	[31])24	[32])23	14	13	2	4	2	1	—	3	18	21

Erläuterungen:
[1]) luetic. 3.
[2]) Lues 2, Periostit. 1.
[3]) Spina vent. ped. 1, Adductionsstellung beider Beine im Hüftgel. 1.
[4]) Arthritis deform. 5, Combustio 6, Osteomyelitis 11, Phlegmone 2 (1†), Tuberc. 2, Pyaemie, Sarcom, Milzbrand je 1.
[5]) Arthritis deform. 2, Combustio 6 (5†), Phlegmone 2, Tuberc. 3, Leukaemie, Lues je 1.
[6]) Apoplexie 1†, Epilepsie 2 (1†), Pleurit. 1.
[7]) cerebri 1†, malae 3.
[8]) mandib. 3, faciei 1, gland. submax. 1.
[9]) faciei.
[10]) Conquassat. cerebri 3 (2†), traumat. Epilepsie 1, Emp. antr. Highm. 1.
[11]) Conquass. cerebr. 1†.
[12]) maxill. sup. utr. et Atrophia N. optici.
[13]) Gummata cranii 1.
[14]) et manus et pedis 1.
[15]) oss. petros. 1, Myxosarc. parotid. 1.
[16]) Ostit. et Periost. 2, Hydrops antr. Highm., Acne, Cicatrices, Defect. faciei je 1.
[17]) Carcin. orbit. 3 (1†), palp. utr. 1.
[18]) Sarcom. bulbi et abdom. 1†.
[19]) Otit. med. 3 (purul. 2, 1†), Otit. ext. 1, Otorrhoe u. Caries d. proc. mastoid. 1.
[20]) Fractura 2, Lupus 1, Necrosis 1.
[21]) Lupus 6 (Lymphom. colli 2, Adenome des Nasenrachenraumes 1), Polyp 2, Tuberc. 2, Granulationen d. Nasenrachenr. und Hypertr. tonsill. 1.
[22]) lab. inf. 3, oesophag. 2 (Recurrenslähmg. 1†).
[23]) ling. et mand. 1†.
[24]) lab., gingiv., tonsill. je 1.
[25]) palat. dur. et moll. fiss. 1.
[26]) tonsill., ling., pharyng.
[27]) linguae.
[28]) tonsillae.
[29]) Vuln. lab. inf. 1, Haemorrhag. gingiv. 1, Abscessus linguae 1.
[30]) Glossit. 2, Excoriation. lab. 1, Polyp. pharyng. 1.
[31]) Abscess 2, Caput obstip., Carcinoma colli recid., Tubercul., Papilloma laryngis je 1, Lymphome 15 (tuberc. 2), Struma, Tumor, Vulnus je 1. — [32]) Caput obstip. 1, Lymphomata colli 15 (et region. inguin. 1, Lupus faciei 1, Ulc. tonsill. 1), Struma 3 (1†), Lymphangioma cyst. 2†, Cyste 1, Vulnus 1.

8. Krankenbewegung in den stationären Kliniken für chirurg. Krankheiten. Kiel.

Krankheits-bezeichnungen	Behandelte		Abgang								Erläuterungen. Komplikationen. P. = Potator. Kr. I. = Infektion i. Krkhse. † = gestorben.
			geheilt		gebessert		ungeheilt		gestorb.		überhaupt	
	m.	w.	m.	w.	m.	w.	m.	w.	m.	w.	m.	w.
VII. Brust und Rücken.	38	26	25	13	9	8	—	2	3	1	37	24
Carcinoma mammae	—	12	—	8	—	3	—	1	—	—	—	12
Contusio	9	1	7	—	2	1	—	—	—	—	9	1
Empyema	1	2	—	—	—	1	—	—	1	1	1	2
Fibroma mammae	—	2	—	1	—	—	—	—	—	—	—	1
Fractura costarum	[1])7	—	2	—	4	—	—	—	1	—	7	—
„ claviculae	[2])3	—	3	—	—	—	—	—	—	—	3	—
Lymphadenitis	2	1	1	—	1	1	—	—	—	—	2	1
Sarcoma mammae	—	1	—	1	—	—	—	—	—	—	—	1
Tuberculosis mammae	—	1	—	—	—	1	—	—	—	—	—	1
Tumores	3	[3])4	1	2	2	1	—	—	—	—	3	3
Vulnera	[4])5	—	4	—	—	—	—	—	1	—	5	—
Andere Krankheiten	[5])8	[6])2	7	1	—	—	—	1	—	—	7	2
VIII. Wirbelsäule.	[7])21	[8])15	6	2	7	12	1	—	3	—	17	14
IX. Bauch.	45	17	16	9	11	2	4	3	9	3	40	17
Abscess	[9])4	—	—	1	—	1	—	—	1	—	3	—
Carcinoma	[10])4	[11])3	—	—	—	—	2	2	2	1	4	3
Fistula	[12])1	[13])2	1	2	—	—	—	—	—	—	1	2
Hernia inguinalis	[14])17	[15])2	6	1	6	1	2	—	2	—	16	2
„ cruralis	[16])2	[17])4	1	4	1	—	—	—	—	—	2	4
Tumores	3	[18])3	—	—	—	—	—	1	—	2	—	3
Vulnera	[19])3	—	1	—	—	—	—	—	2	—	3	—
Andere Krankheiten	[20])11	[20a])3	6	2	3	1	—	—	2	—	11	3
X. Mastdarm.	[21])25	[22])6	12	5	8	1	—	—	4	—	24	6
XI. Harn- und Geschlechtsorgane.	48	12	17	4	16	2	8	4	3	—	44	10
Carcinoma	[23])3	[23a])1	3	—	—	—	—	1	—	—	3	1
Fistula urethrae	3	—	—	—	2	—	1	—	—	—	3	—
Gonorrhoea	[24])3	—	—	—	2	—	1	—	—	—	3	—
Hydrocele	[25])6	—	5	—	1	—	—	—	—	—	6	—
Lithiasis	[26])4	—	2	—	—	1	1	—	1	—	4	1
Orchitis u. Epididymitis	2	—	1	—	1	—	•	—	—	—	2	—
Prostatitis	[27])2	—	—	—	—	—	2	—	—	—	2	—
Ren mobile	—	[28])3	—	—	—	2	—	—	—	—	—	2
Sarcoma	[29])1	[30])1	—	—	1	1	—	—	—	—	1	1
Strictura urethrae	7	—	—	—	4	—	1	—	—	—	5	—
Tuberculosis renis	1	—	—	—	—	—	—	—	1	—	1	—
Tumores	—	[31])3	—	2	—	—	—	1	—	—	—	3
Andere Krankheiten	[32])16	[33])4	6	2	5	1	2	—	1	—	14	3

[1]) Haemothorax 1, Haemo-Pneumoth. 1, Pneumoth. 2.
[2]) Lungenzerreissung und Haemothorax 1.
[3]) Lipom 2, Fibro-Adenom. mammae utr. 1, Cystis mammae 1.
[4]) pulmon. 2 (1 † P.), Discisio. art. subclav. 1.
[5]) Bursit. purul. clavic., Furuncul., Necrosis je 1.
[6]) Corp. alien. i. Bronch. 1.
[7]) Fractura (Conquassat. medull. spinal. u. Haemothorax u. Pneum. 1 †), Kyphose 4 (Spondylit. 1, Fistul. cost. 1), Scoliose 3, Spondylitis 7 (2 †), Neurosis spinal. 1, Distors. 1, Discis. medull. spin. 1.
[8]) Kyphose 1, Scoliosis 5 (tuberc. 1, habitualis 3), Spina bifida 1, Spondylitis 4 (cervicalis 1, dorsal. 3), Neurosis 2, Ostitis 1, Contractur 1.
[9]) perityphlit. 2 (1 †), periton. 1, abdom. post typh. 1.
[10]) hepat. 2 (1 †), periton. 1 †, ventric. 1.
[11]) coli transversi 1 †, hepat. 1, periton. 1.
[12]) abdom. post abscess, perityphlit. 1.
[13]) perityphlitica.
[14]) incarc. 6 (gangraenos. 1 †), duplex 1.
[15]) incarc. 1, Ovarium als Inhalt 1.
[16]) incarc. 2.
[17]) incarc. 3 (inflammat. 1).
[18]) hepat. (mit Ascites) 1, Cystis ovarii 1.
[19]) hepat., et ventric., et pleurae 1 †, Peritonit. 1 †, Vuln. intestin. 1.
[20]) Contus. abdom. 3 (1 † Ruptur. intestin.), Incontin. alvi, Obstipatio, Saturnism., Catarrh. ventric., Actinomyc. je 1.
[20a]) Actinomyc. 1, Ruptur. vesic., Pyosalpinx, Abscess je 1.
[21]) Carcinom 7 (3 †), Fistel 10, Haemorrhois 4 (1 † Tuberc. pulm.), Periproctitis 2, Papillom 2.

[22]) Carcinom 2, Fistel 1, Polyp 1, Haemorrhois 2. — [23]) penis 3 (et gland. inguin. 1). — [23a]) vaginae. — [24]) Orchitis 1, Epididym. 1, Strict. urethr. et Hypospadie 1. — [25]) test. 5 (funic. sperm. 1) Hern. ing. 1. — [26]) ren. 2, vesic, 2. — [27]) Pyonephrit. 1 †, Peritonit. 1 †. — [28]) Retroflex. uteri 1. — [29]) test. et gland. abdom. 1. — [30]) renis mobilis 1. — [31]) Myomata uteri 1, Cystis ovarii 2. — [32]) Abscess 2, Spasmus vesic., Defect. glandis, Cystis test. je 1. — [33]) Spermatocele, Neurosis vesic., Pyosalpinx, Abscess je 1.

8. Krankenbewegung in den stationären Kliniken für chirurg. Krankheiten. Kiel.

Krankheits-bezeichnungen	Behandelte		Abgang										Erläuterungen. Komplikationen. P. = Potator. Kr. I. = Infektion i. Krkhse. † = gestorben.
			geheilt		gebessert		ungeheilt		gestorb.		überhaupt		
	m.	w.	m.	w.	m.	w.	m.	w.	m.	w.	m.	w.	
XII. Beck.- u. Lendengeg.	[1])22	[2]) 4	12	3	3	1	2	—	4	—	21	4	[1]) Abscess 3 (2†). Bubo 3, Caries 3 (Phthis. pulm. 1†), Fistula post bubon. inguin. 1, Fractura ossis pelvis 2 (Fettembolie 1†, Pneum. 1), Osteomyelitis 2, Gumma 1, Haematom 1.
XIII. Obere Extremitäten.	123	40	74	21	31	12	4	—	—	—	109	33	[2]) Ren mobile, Bubo, Abscess, Lymphadenit. purul. je 1.
Ankylosis	[3]) 2	—	—	—	2	—	—	—	—	—	2	—	[3]) humeri 1, cubiti spuria 1.
Arthritis humeri	[4]) 6	[5]) 2	2	—	3	—	—	—	—	—	5	—	[4]) Atrophia deltoid. 1.
„ cubiti	[6]) 6	—	2	—	—	—	1	—	—	—	3	—	[5]) Empyem. articul. 1, tub. 1.
„ manus	[7]) 6	[8]) 4	5	1	—	2	—	—	—	—	5	3	[6]) Phthis. pulm. et Nephr. 1.
Combustio	[9]) 1	—	1	—	—	—	—	—	—	—	1	—	[7]) traum. 2, fungos. 2, tub. 1.
Congelatio	1	—	—	—	1	—	—	—	—	—	1	—	[8]) purul. 1, et Cubitis 1.
Conquassatio	[10])18	[11]) 1	13	1	2	—	—	—	—	—	15	1	[9]) et faciei 1.
Contractura	[12]) 2	—	—	—	2	—	—	—	—	—	2	—	[10]) humeri 2, cubiti 3, manus 4, digit. 8.
Corpus alienum articulor.	4	—	4	—	—	—	—	—	—	—	4	—	[11]) digit. 1.
Fractura humeri	[13]) 3	1	2	1	1	—	—	—	—	—	3	1	[12]) cubit. 1, digit. 1.
„ antibrachii	1	1	1	—	—	1	—	—	—	—	1	1	[13]) condylic. 2.
„ radii	2	—	2	—	—	—	—	—	—	—	2	—	[14]) et luxatio 1.
„ olecrani	1	—	1	—	—	—	—	—	—	—	1	—	[15]) scapulae 1, humeri 3, cubiti 1.
„ digitorum	[14]) 1	—	1	—	—	—	—	—	—	—	1	—	[16]) humeri.
Lupus manus	—	1	—	—	—	1	—	—	—	—	—	1	[17]) ulnae 1, metacarp. 1.
Luxatio	[15]) 5	[16]) 1	4	—	—	1	—	—	—	—	4	1	[18]) manus 10 (et Lymphangit. 1), brach. 2.
Necrosis	2	1	1	1	—	—	—	—	—	—	2	1	[19]) tub. antibrach. 3.
Neurosis	2	2	—	1	2	1	—	—	—	—	2	1	[20]) tub. antibrach. 1.
Osteomyelitis	[17]) 2	—	1	—	1	—	—	—	—	—	2	—	[21]) Lipom 1, Ganglion 1.
Panaritium	11	5	8	2	3	3	—	—	—	—	11	5	[22]) Ganglion 2, Fibromyom 1.
Phlegmone	[18])15	—	6	—	5	—	1	—	—	—	12	—	[23]) Discisio tend. 5.
Tendovaginitis	[19]) 3	[20]) 1	2	—	1	1	—	—	—	—	3	1	[24]) Discisio tend. flex. antibrach. et N. median. 1 (Conam. suicid.).
Tuberculosis manus	2	—	—	—	—	—	1	—	—	—	1	—	[25]) Versteifg. 3, Muskelatroph., Distors., Lues, Lymphangit., Furuncul., Cicatrix, Stellungsanomalie je 1, Bursitis olecrani 4.
Tumor	[21]) 2	[22]) 3	1	1	1	2	—	—	—	—	2	3	[26]) Ostit. 3, Ulcera 2, Osteochondrit., Lymphangit., Cicatrix, Ablatio je 1, Gangraena cut. dorsi manus 1.
Vulnera	[23])11	[24]) 2	9	2	1	—	1	—	—	—	11	2	[27]) art. femoral. 1, art. poplit. 1.
Andere Krankheiten	[25])14	[26])15	8	10	5	2	—	—	—	—	13	12	[28]) coxae et genu valgum.
XIV. Untere Extremitäten.	301	93	200	50	42	14	8	9	10	3	260	76	[29]) tub. 4 (2†, Miliartub. u. Meningit.), purul. 1†, Caries pelv. 1.
Abscessus	4	1	3	1	1	—	—	—	—	—	4	1	[30]) tub. 5.
Aneurysma	[27]) 2	—	1	—	—	—	—	—	—	—	1	—	[31]) Fungus 8 (2† Phthis. pulm.), Empyem 2, deform. 1, Tuberc. testis 1.
Ankylosis	—	[28]) 1	—	—	—	—	—	1	—	—	—	1	[32]) Fungus 8, Hydrops 6 (Myocardit. 1, Phthis. pulm. 1).
Arthritis coxae	[29])12	[30]) 6	4	1	—	1	2	—	3	1	9	3	
„ genu	[31])25	[32])14	20	8	2	2	1	—	2	—	25	10	
„ pedis	[33])12	[34]) 6	5	2	3	1	—	—	—	—	8	3	
Bursitis	[35])12	[36]) 1	8	—	1	—	—	—	—	—	9	—	
Combustio	2	2	2	2	—	—	—	—	—	—	2	2	
Congelatio	5	1	1	1	—	—	—	—	—	—	1	1	
Conquassatio	[37]) 8	—	7	—	—	—	—	—	—	—	7	—	
Contractura	[38]) 3	[39]) 1	1	—	1	1	—	—	—	—	2	1	
Contusio	17	2	17	2	—	—	—	—	—	—	17	2	
Corpus mobile genu	2	—	2	—	—	—	—	—	—	—	2	—	
Distorsio	[40]) 7	2	7	2	—	—	—	—	—	—	7	2	
Erysipelas	1	2	—	1	—	1	—	—	—	—	—	2	

[33]) Fung. 8, Phthis. pulm. 1, Lupus faciei 1. — [34]) Fung. 6 (Phthis. pulm. 1). — [35]) purul. 1, praepatellar. 8, poplit. 2, trochant. 1. — [36]) tub. trochant. 1. — [37]) pedis 4 (1 mit Fractur. und Luxat. tali u. Fract. tars. et metatars.), femor. 2 (1 mit Fract.), hallucis 2. — [38]) coxae 1, genu 2. — [39]) genu. — [40]) genu 2, pedis 5.

8. Krankenbewegung in den stationären Kliniken für chirurg. Krankh. Königsberg.

Krankheits-bezeichnungen	Behandelte m.	Behandelte w.	Abgang geheilt m.	geheilt w.	gebessert m.	gebessert w.	ungeheilt m.	ungeheilt w.	gestorb. m.	gestorb. w.	überhaupt m.	überhaupt w.	Erläuterungen. Komplikationen. P. = Potator. Kr. I. = Infektion i. Krkhse. † = gestorben.
Fistula	1	1	1	1	—	—	—	—	—	—	1	1	[1]) Rupt. renis mit Pyelonephrit. 1†.
Fractura colli femoris .	—	1	—	—	—	1	—	—	—	—	—	1	[2]) et fibul. 1.
„ femoris . . .	[1]) 7	1	3	1	—	—	—	—	2	—	5	1	[3]) Conquass. ped. 1.
„ tibiae . . .	[2]) 4	—	3	—	1	—	—	—	—	—	4	—	[4]) complicat. 5.
„ fibulae . . .	[3]) 3	—	2	—	1	—	—	—	—	—	3	—	[5]) Luxat. pedis 1.
„ cruris . . .	[4])30	2	19	1	7	—	1	—	—	—	27	1	[6]) Längsfractur 1.
„ malleol.. . .	[5]) 7	1	6	1	—	—	—	—	—	—	6	1	[7]) genu 1†, (Pyelonephrit. Pneum.), pedis 1.
„ oss. tarsi et metat.	1	—	1	—	—	—	—	—	—	—	1	—	[8]) femor. 3 (Empyem cox. 1† Collaps), crur. 1.
„ patellae . . .	[6]) 4	—	4	—	—	—	—	—	—	—	4	—	[9]) fem. 2 (Anaemie 1†).
Genu valgum	3	1	1	1	—	—	—	—	—	—	2	1	[10]) paralyt.
Hautkrankheiten . .	4	2	2	1	—	1	1	—	—	—	3	2	[11]) traum. 1, contract. 1.
Luxatio	—	[7]) 2	—	1	—	—	—	—	—	1	—	2	[12]) contract.
Necrosis	16	6	10	3	3	2	—	1	—	—	13	6	[13]) traum. 1, contract. 3, paralyt. 2.
Neurosis	1	4	1	1	—	1	—	1	—	—	1	3	[14]) Diphtherie 1.
Osteomyelitis	[8]) 4	[9]) 2	1	1	1	—	—	—	1	1	3	2	[15]) pedis 13 (Sepsis 1), genu 1.
Pes equinus.	[10]) 4	[10]) 2	3	—	1	1	—	1	—	—	4	2	[16]) luetic.
„ equino-varus . .	5	2	3	—	2	—	—	2	—	—	5	2	[17]) luetic. 3 (mit Gonorrh. 1), Arthrit. humeri 1.
„ planus	[11]) 3	[12]) 2	2	1	1	—	—	—	—	—	3	1	[18]) Schusswunde 3 (Fractura crur. 1†, Aneurysma art. fem. 1).
„ valgus	[13]) 6	[14]) 2	1	—	4	1	—	1	—	—	5	2	[19]) Ostit. 4 (1†), Oedem 2, Atrophia femor., Corp. alien. ped., Gangraena, Haematom, Mal. perforant du pied, Chondrom, Myom je 1.
Phlebitis.	1	1	1	1	—	—	—	—	—	—	1	1	
Phlegmone	[15])14	—	12	—	2	—	—	—	—	—	14	—	
Tuberculosis . . .	4	4	2	—	1	—	—	2	—	—	3	2	
Ulcera cruris et pedis .	[16])26	[17]) 9	19	8	1	1	—	—	—	—	21	9	
Unguis incarnatus . .	6	2	5	2	1	—	—	—	—	—	6	2	
Vulnera	[18])16	1	11	1	—	—	—	—	1	—	13	1	[20]) Arthritis 2, Rheum. articul. acut. 3, Tendovaginitis 3 (tub. 2, seros. 1), Ulcera 2, Xeroderma pigment. 3, lues 4.
Andere Krankheiten .	[19])19	6	9	5	6	—	2	—	1	—	18	5	
XV. Allgem. Krankheiten.	[20])29	[21]) 7	12	4	6	2	5	1	2	—	25	7	[21]) Arthritis 3, Myositis 1, Friedrichsche Form d. Tabes 2.
XVI. Nichtchirurg. Krkh.	12	—	6	—	2	—	4	—	—	—	12	—	
Summe der Behandelten	803	301	459	140	163	86	45	27	46	13	713	266	[22]) faciei 4, mandibul. 1.

10. Königsberg.

	Behandelte m.	Behandelte w.	geheilt m.	geheilt w.	gebessert m.	gebessert w.	ungeheilt m.	ungeheilt w.	gestorb. m.	gestorb. w.	überhaupt m.	überhaupt w.	
I. Kopf und Gesicht.	44	26	27	10	6	9	7	2	—	1	40	22	[23]) faciei 2, capit. 1.
Carcinoma	[22]) 5	[23]) 3	2	2	1	—	1	—	—	—	4	2	[24]) proc. mastoid. 1, maxill. sup. cum Empyem antr. Highm. 1.
Caries	[24]) 2	—	1	—	1	—	—	—	—	—	2	—	[25]) Fissur 1, et Fract. mandib. 1, Prolaps. cerebr. 1, Aphasie 1.
Fractura cranii . .	[25])10	1	10	—	—	1	—	—	—	—	10	1	[26]) Favus capit. et faciei 1.
„ mandib.. .	4	—	1	—	—	2	—	—	—	—	3	—	[27]) oss. petros., maxill. sup. et Kieferklemme, mandib. je 1.
Hautausschlag . . .	[26]) 1	1	—	1	—	—	1	—	—	—	1	1	[28]) maxill. sup. 1, mandib. 1 (et Ulcera luetic.).
Lupus	3	7	1	—	3	—	—	—	—	—	4	—	[29]) faciei 3, maxill. sup. 1.
Necrosis	[27]) 3	[28]) 2	3	—	—	2	—	—	—	—	3	2	[30]) faciei 1, oss. occipit. 1.
Neuralgia	2	1	1	—	1	1	—	—	—	—	2	1	[31]) rodens faciei.
Sarcoma	[29]) 2	[30]) 2	2	2	—	—	—	—	—	—	2	2	[32]) traumat. Neurose 1.
Tuberculosis faciei . .	—	1	—	—	—	—	—	1	—	—	—	1	[33]) Scalpierung 1.
Tumores	4	—	2	3	2	—	—	1	—	—	4	1	[34]) Paralys. N. facial., Hydrocephal., Kieferklemme je 1.
Ulcera	1	[31]) 2	1	1	—	1	—	—	—	—	1	2	[35]) Inflammat. proc. mastoid. 1, Periostit. mastoid 1, Empyem antr. front. 1.
Vulnera	[32]) 4	[33]) 1	3	—	1	—	1	—	—	—	4	1	
Andere Krankheiten	[34]) 3	[35]) 3	—	1	—	1	2	—	—	1	2	3	

8. Krankenbewegung in den stationären Kliniken für chirurg. Krankh. Königsberg.

Krankheits-bezeichnungen	Behandelte		Abgang								Erläuterungen. Komplikationen. P. = Potator. Kr. I. = Infektion i. Krkhse. † = gestorben.
			geheilt		gebessert		ungeheilt		gestorb.		überhaupt	
	m.	w.	m.	w.	m.	w.	m.	w.	m.	w.	m.	w.	
III. Ohren.	[1])8	[2])2	4	—	3	1	—	—	1	1	8	2	[1]) Otit. med. 6 (mit Caries proc. mast. 3, mit Gehirnabsc. 1†), Carcinom. 1, Defect. 1.
IV. Nase.	[3])2	[4])3	1	3	1	—	—	—	—	—	2	3	[2]) Otit. med. 2 (1†). [3]) Defectus (Sattelnase) 1, Tumor 1.
V. Mund, Schlund, Speiser.	106	64	71	30	5	5	4	1	24	28	104	64	[4]) Cavernom, Lupus, Tumor je 1.
Abscessus	1	[5])1	1	—	—	1	—	—	—	—	1	1	[5]) gland. sublingual. 1.
Angina phlegmonosa	1	—	—	—	1	—	—	—	—	—	1	—	[6]) lab. inf. 13 (recidiv. 2), linguae 2.
Carbunculus	—	—	—	—	—	—	—	—	—	—	—	—	[7]) linguae 2.
Carcinoma	[6])15	[7])2	11	1	1	1	1	—	1	—	14	2	[8]) oris ex operatione 1.
Diphtheria	59	49	36	21	—	—	—	—	22	28	58	49	[9]) pharyng. 2, palati 1.
Fistula	[8])1	3	—	2	—	1	1	—	—	—	1	3	[10]) pharyngis.
Labium fissum	6	4	6	4	—	—	—	—	—	—	6	4	[11]) oris 1.
„ et palatum fissum	8	1	5	—	1	1	2	—	—	—	8	1	[12]) linguae.
Sarcoma	[9])3	[10])2	1	1	1	—	—	1	1	—	3	2	[13]) parotid. 4, pharyng. 1, Lymphangiom linguae 1.
Tuberculosis	[11])1	[12])1	1	—	—	1	—	—	—	—	1	1	[14]) Ranula, Defect. palat. dur., Ulcus rodeus lab. inf., Ulcus tub. ling. je 1.
Tumores	[13])6	—	6	—	—	—	—	—	—	—	6	—	[15]) colli 1.
Andere Krankheiten	[14])5	1	4	1	1	—	—	—	—	—	5	1	[16]) laryngis 1.
VI. Hals und Nacken.	22	23	13	12	4	5	4	2	1	1	22	20	[17]) in Trachea 1.
Abscessus	1	3	1	2	—	1	—	—	—	—	1	3	[18]) tubercul. 5. [19]) tubercul.
Carcinoma	[15])1	[16])1	1	1	—	—	—	—	—	—	1	1	[20]) thyreoid. 1.
Corpus alienum	[17])1	—	1	—	—	—	—	—	—	—	1	—	[21]) tracheae 2 (1† Rupt, aneurysmat.).
Lymphomata	[18])8	[19])7	6	4	1	2	1	—	—	—	8	6	[22]) laryng. 3 (1† Phthis. pulm.), trach. 1.
Sarcoma	[15])2	[20])1	1	—	—	—	1	1	—	—	2	1	[23]) cystic. 3.
Stenosis	[21])4	[22])4	1	1	1	—	1	1	1	1	4	3	[24]) Fistul. ad collum 1, Fist. tracheae 1. Laryngitis et Tracheitis chron. 1.
Struma	1	[23])4	1	2	—	1	—	1	—	—	1	3	
Andere Krankheiten	[24])4	3	1	2	2	1	1	—	—	—	4	3	[25]) dorsi 1, thoracis 1 († Pneum.).
VII. Brust und Rücken.	36	44	15	35	6	7	3	—	8	—	32	42	[26]) recid. 2.
Abscessus	[25])2	3	1	2	—	1	—	—	1	—	2	3	[27]) Empyemfistel 8, Absc. dorsi 1, Phlegmone thoracis 1.
Carcinoma	—	[26])23	—	19	—	2	—	—	—	—	—	21	[28]) mammae.
Contusio	2	—	2	—	—	—	—	—	—	—	2	—	[29]) Rupt. pulm. 1†, diaphragm. 1†.
Empyema	[27])18	5	6	3	4	2	2	—	2	—	14	5	[30]) male sanat. 1, et Fract. costar. 1.
Fibroma	—	[28])2	—	2	—	—	—	—	—	—	—	2	[31]) thorac. 1, scapul. 1.
Fractura costarum	[29])2	—	—	—	—	—	—	—	2	—	2	—	[32]) thorac. 1, scapul. 1.
„ claviculae	[30])3	—	1	—	1	—	1	—	—	—	3	—	[33]) thorac. 1 († Sarcomatosis), scapul. 1†.
Gummata	[31])2	—	2	—	—	—	—	—	—	—	2	—	[34]) mammae.
Phlegmone	[32])2	—	1	—	—	—	—	—	1	—	2	—	[35]) Tumor mammae 4, Adenom. mammae 3, Lipoma dorsi 1.
Sarcoma	[33])2	[34])1	—	—	—	1	—	—	2	—	2	1	[36]) Pleurit. exsud. 1, Thoraxfistel 1.
Tumores	—	[35])8	—	8	—	—	—	—	—	—	—	8	[37]) Caries costarum 1.
Andere Krankheiten	[36])3	[37])2	2	1	1	1	—	—	—	—	3	2	[38]) Caries 1, Contusio 1, Fractur 2†, Kyphose 3, Abscess 1, Ostitis 1.
VIII. Wirbelsäule.	[38])9	[39])6	1	—	2	5	4	—	2	1	9	6	[39]) Kypho-Scoliose 1, Kyphose 1, Tumor medull. spinal. 2 (1† Sepsis), Tuberculose 1.
IX. Bauch.	38	45	19	26	4	3	5	5	8	8	36	42	
Abscess	1	3	1	2	—	1	—	—	—	—	1	3	
Carcinoma	[40])4	[41])5	—	1	—	—	1	2	3	1	4	4	

[40]) ventric. 3 †, oesophg. 1. — [41]) ventric. 4 (et oesophg. 1), omenti 1.

8. Krankenbewegung in den stationären Kliniken für chirurg. Krankh. Königsberg.

Krankheits-bezeichnungen	Behandelte m.	Behandelte w.	Abgang geheilt m.	geheilt w.	gebessert m.	gebessert w.	ungeheilt m.	ungeheilt w.	gestorb. m.	gestorb. w.	überhaupt m.	überhaupt w.	Erläuterungen. Komplikationen. P. = Potator. Kr.I. = Infektion i. Krkhse. † = gestorben.
Cholelithiasis	—	1	—	1	—	—	—	—	—	—	—	1	
Hernia inguinalis	¹)16	²)3	12	2	2	—	—	—	1	1	15	3	¹) incarc. 7 (1†), Hydrocele 1, Hypertrophia prostat. 1.
„ cruralis	—	³)15	—	10	—	—	—	—	—	4	—	14	²) incarc. 2 (1†).
„ umbilicalis	—	1	—	—	—	—	—	—	—	—	—	—	³) incarc. 13 (4†).
Ileus	3	—	1	—	—	—	—	—	2	—	3	—	
Sarcoma tegum.	—	1	—	1	—	—	—	—	—	—	—	1	
Tumores	⁴)3	6	—	2	1	—	2	3	—	1	3	6	⁴) Tumor abdom. 2, hepat. 1.
Andere Krankheiten	⁵)11	⁶)10	5	7	1	2	2	—	2	1	10	10	⁵) Hepatit. 1 († P.), Perityphlit 1†, Peritonitis, Stenos. pylori, Ulc. ventric., Kotfistel, Aneurysma, Contusion je 1.
X. Mastdarm.	33	17	19	12	3	3	5	1	3	1	30	17	⁶) Actinomyc. abdom. 1†, Ascites1, Kotfistel1, Perityphlit. 3, Steuosen 2.
Anus praeternaturalis	1	1	—	1	1	—	—	—	—	—	1	1	
Carcinoma recti	8	4	3	2	1	1	2	—	2	1	8	4	
Fistula ani	⁷)6	2	3	1	—	1	2	—	—	—	5	2	⁷) Phthis. pulm. 1.
Haemorrhois	⁸)15	6	11	5	—	1	1	1	1	—	13	6	⁸) Hern. inguin. 2, Nephrit. 1†.
Strictura	—	2	—	1	—	1	—	—	—	—	—	2	⁹) Prolapsus recti 1.
Andere Krankheiten	⁹)3	¹⁰)2	2	2	1	—	—	—	—	—	3	2	¹⁰) Polypi 1.
XI. Harn- und Geschlechtsorgane.	78	23	53	15	11	2	8	2	3	4	75	23	
Carcinoma	¹¹)2	¹²)2	2	2	—	—	—	—	—	—	2	2	¹¹) penis 2.
Cystitis	8	1	3	—	2	1	3	—	—	—	8	1	¹²) urethrae, uteri je 1.
Epi- und Hypospadia	5	—	1	—	2	—	1	—	—	—	4	—	
Hernia scrotalis	¹³)5	—	3	—	1	—	—	—	1	—	5	—	¹³) incarc. 2 (gangraenos. 1†).
Hydrocele	¹⁴)15	—	13	—	1	—	—	—	—	—	14	—	¹⁴) Hern. inguin. 1, Necros. femor. 1.
Lithiasis	7	1	7	1	—	—	—	—	—	—	7	1	¹⁵) Fistula urin. et Lupus 1.
Orchitis u. Epididymitis	¹⁵)3	—	1	—	2	—	—	—	—	—	3	—	¹⁶) Hydrocele duplex 1.
Prostatitis	¹⁶)2	—	1	—	1	—	—	—	—	—	2	—	
Pyonephrosis tuberc.	—	1	—	—	—	—	—	—	—	1	—	1	
Ren mobile	—	2	—	—	—	2	—	—	—	—	—	2	¹⁷) urethrae 2, vesicae 1.
Ruptura	¹⁷)3	—	3	—	—	—	—	—	—	—	3	—	¹⁸) ren. 1 († Pneumothorax dupl.), testis 1.
Sarcoma	¹⁸)2	—	1	—	—	—	—	—	1	—	2	—	¹⁹) Fistul. urin. 2, Fistul. perinei 1.
Strictura urethrae	¹⁹)7	²⁰)1	5	—	1	—	1	—	—	1	7	1	²⁰) Peritonitis 1†.
Tuberculosis testis	4	—	3	—	—	—	1	—	—	—	4	—	²¹) testis 4, vesic. 1, Lymphangiom. scroti 1.
Tumores	²¹)6	²²)13	4	10	—	1	2	—	—	2	6	13	²²) ovarii 8, uteri 4, vesicae 1.
Varicocele	2	—	2	—	—	—	—	—	—	—	2	—	²³) Absc., Haematurie, Torsio funic. sperm. je 1, Phlegmone penis-scroti-perinei 1 († Septicaemie).
Andere Krankheiten	²³)7	²⁴)2	4	2	1	—	—	—	1	—	6	2	
XII. Beck.- u. Lendengeg.	²⁵)14	²⁶)8	5	7	4	—	2	1	—	—	11	8	²⁴) Echinococc. renis 1, Haematurie 1.
XIII. Obere Extremitäten.	36	15	19	4	13	9	1	1	3	—	36	14	²⁵) Abscess 2, Bubo, Necrosis je 1, Tumor 5, Fistel 3, Fractura ossis pelvis, inveterata 1, et Fract. clavicul. 1.
Arthritis humeri	—	1	—	—	—	1	—	—	—	—	—	1	
„ cubiti	²⁷)5	1	2	—	3	1	—	—	—	—	5	1	²⁶) Abscess 2, Tumor sacralis. Bubo, Fistula tuberc. pelvis je 1, Sarcoma 3.
„ manus	²⁸)1	—	—	—	1	—	—	—	—	—	1	—	²⁷) mit Abscess 1.
Conquassatio	1	—	1	—	—	—	—	—	—	—	1	—	²⁸) Contractura digitor. et Gangraena 1.
Contusio	2	—	—	—	1	—	1	—	—	—	2	—	
Fistula	²⁹)2	1	1	—	—	1	1	—	—	—	2	1	²⁹) tub. antibrach. 1, cubiti 1.
Fractura humeri	—	—	—	—	—	—	—	—	—	—	1	—	³⁰) P. 1†.
„ antibrachii	³⁰)3	—	2	—	—	—	—	—	1	—	3	—	
„ ulnae	1	1	1	1	—	—	—	—	—	—	1	1	
„ oss. carpi et metac.	1	—	1	—	—	—	—	—	—	—	1	—	

8. Krankenbewegung in den stationären Kliniken für chirurg. Krankh. Königsberg.

Krankheits-bezeichnungen	Behandelte		Abgang								Erläuterungen. Komplikationen. P. = Potator. Kr. I.= Infektion i. Krkhse. † = gestorben.
			geheilt		gebessert		ungeheilt		gestorb.		überhaupt	
	m.	w.	m.	w.	m.	w.	m.	w.	m.	w.	m.	w.
Lupus	—	1	—	—	—	—	—	—	—	—	—	1	
Phlegmone	1)3	2)3	2	—	—	3	—	—	1	—	3	3	1) antibrach. 2 (1 † Sepsis), manus 1.
Sarcoma	3)2	1	2	1	—	—	—	—	—	—	2	1	2) humeri et cubiti 1, manus 1, brachii et pedis 1.
Spina ventosa	4)2	—	—	—	1	—	—	—	1	—	2	—	3) recid. humeri 2 (et antibrach. 1).
Tuberculosis radii	—	1	—	1	—	—	—	—	—	—	—	1	4) manus et pedis 1 († Peritonit., Kr. I. — Morbilli), antibrach. 1.
Tumor	2	5)1	1	1	1	—	—	—	—	—	2	1	5) Lipoma humeri 1.
Andere Krankheiten	6)10	7)5	5	1	5	3	—	1	—	—	10	5	6) Enchondrom. digit. 1, Necrosis humeri 2, multip. brachii et manus 1, Tendovaginitis tub. manus 1.
XIV. Untere Extremitäten.	191	83	103	44	47	19	8	4	7	3	165	70	
Abscessus	8)3	9)1	2	1	—	—	—	—	1	—	3	1	7) Ankylosis radii et ulnae 1, Contractura et Cicatr. manus1, Bubo axillaris 3.
Ankylosis	10)2	—	2	—	—	—	—	—	—	—	2	—	8) femor. 1 († Peritonit., Amyloid.), surae 1, cruris 1.
Arthritis coxae	11)20	12)24	7	11	6	6	1	—	2	1	16	18	9) Kr. I. — Morbilli 1.
„ genu	13)36	14)16	22	10	6	1	2	2	3	—	33	13	10) coxae 1, genu 1 (et Contract.).
„ pedis	15)4	16)5	2	3	—	—	1	—	—	—	3	3	11) tub. 8, Necros. femor. 1, Erysipel 1, Abscess 1.
Caries calcanei	1	—	—	—	—	—	—	—	1	—	1	—	12) tub. 12, K.I. — Morbilli 1 († Pneum.).
Congelatio	—	1	—	1	—	—	—	—	—	—	—	1	13) tub. 24 (2 †), suppurat. 4 (1 †), deform. 1, Hydrops 3.
Conquassatio pedis	1	—	1	—	—	—	—	—	—	—	1	—	14) femor. 4, Gonorrhoe, Fisteln, Contractur je 1.
Contractura	17)5	18)3	2	—	1	3	—	—	—	—	3	3	15) tub. 3, tabic. 1.
Corpus mobile genu	1	—	1	—	—	—	—	—	—	—	1	—	16) tub. 2.
Elephanthiasis	19)2	—	—	—	—	2	—	—	—	—	2	—	17) coxae 1, genu 3, coxae et genu 1.
Fistula	1	20)3	—	1	1	2	—	—	—	—	1	3	18) coxae et genu 1, genu 2.
Fractura femoris	21)10	3	6	3	3	—	—	—	—	—	9	3	19) crur. 1 (et Carcinom), ped. utriusq. 1.
„ tibiae	2	—	—	—	—	2	—	—	—	—	2	—	20) fem., crur., ped. je 1.
„ cruris	22)12	2	4	2	5	—	—	—	—	—	9	2	21) sanata 1, et Fract. humeri 1 (P.).
„ malleol.	3	—	1	—	2	—	—	—	—	—	3	—	22) et Fract. clavic. 1.
„ oss.tarsi et metat.	1	—	—	—	1	—	—	—	—	—	1	—	23) pedis 7 (et cruris 1, P., senilis 1), digit. ped. 4, natae 1.
Gangraena	23)12	—	5	—	3	—	—	—	—	—	8	—	24) Sepsis 1 †.
Genu valgum	7	—	6	—	—	—	—	—	—	—	6	—	25) cum Fract. tali 1.
Luxatio coxae	2	24)2	2	1	—	—	—	—	—	1	2	2	26) femor. 9, tib. 12, fibul. 1.
„ genu	—	1	—	1	—	—	—	—	—	—	—	1	27) fem. 2, fibul. 1.
„ pedis	25)1	—	—	—	—	—	—	—	—	—	—	—	28) fem., coxae, tibiae je 1.
Necrosis	26)22	27)3	14	2	6	—	—	—	—	—	20	2	29) paralytic. 2.
Osteomyelitis	—	28)3	—	1	—	2	—	—	—	—	—	3	30) paralytic. 2 (Contract. genu 1).
Pes equinus	2	—	—	—	2	—	—	—	—	—	2	—	31) genu 2, femor 1.
„ equino-varus	29)7	1	4	—	1	1	—	—	—	—	6	1	32) fem. 2, crur. 1, ped. 1.
„ calcaneus	—	1	—	1	—	—	—	—	—	—	1	—	33) cruris 4, pedis 1.
„ varus	30)5	1	2	—	3	1	—	—	—	—	5	1	34) pedis 2 (fistulos. 1).
Phlegmone	31)3	—	2	—	—	—	—	—	—	—	2	—	35) genu 1 †, fibul. 1, pedis 2.
Sarcoma	32)4	33)5	3	3	—	1	1	—	—	—	4	5	36) Enchondrom. fem., Neurom. fem. je 1.
Tuberculosis	34)2	35)4	1	2	—	—	—	—	—	1	1	3	37) Lipoma femoris.
Tumor	36)3	37)1	3	1	—	—	—	—	—	—	3	1	
Verkrümmungen	1	1	—	—	1	—	—	—	—	—	1	—	
Vulnera	3	1	3	1	—	—	—	—	—	—	3	1	
Andere Krankheiten	38)11	39)2	6	1	5	—	—	1	—	—	11	2	
XV. Allgem. Krankheiten.	40)12	41)8	3	3	2	2	5	—	1	1	11	6	
XVI. Nichtchirurg. Krkh.	42)4	—	2	—	—	1	—	—	—	—	4	—	
Summe der Behandelten	633	367	355	201	112	70	57	19	61	49	585	339	

38) Ostit. u. Periostit. 3, Paraplegie d. unt. Extrem. 1, Echinococc. femoris 1. — 39) Arthritis d. unt. Extremität. 1. — 40) Osteomyelit. 2 (1 † Endocardit. u. Sepsis), traumat. Neurose, Lepra tuberos., Absc., malig. Lymphom, Lupus, Ulcera je 1. — 41) Absc., Arthrit. tuberc., Contusio, Ichthyosis, Osteomyelit., Prurigo je 1, Pemphigus 1 †. — 42) Bewusstlosigkeit 1 (P.), Epilepsie, Pneum. dupl., spast. Spinalparalyse je 1.

8. Krankenbewegung in den stationären Kliniken für chirurg. Krankh. Marburg.

11. Marburg.

Krankheits-bezeichnungen	Behandelte m.	Behandelte w.	Abgang geheilt m.	Abgang geheilt w.	gebessert m.	gebessert w.	ungeheilt m.	ungeheilt w.	gestorb. m.	gestorb. w.	überhaupt m.	überhaupt w.	Erläuterungen. Komplikationen. P. = Potator. Kr. I. = Infektion i. Krkhse. † = gestorben.
I. Kopf und Gesicht.	32	18	24	7	1	7	—	2	4	—	29	16	[1] mandibulae 1 († Pneum.), malae 1.
Carcinoma	[1]) 2	[2]) 5	—	3	—	—	—	1	1	—	1	4	[2] faciei 2, malae 2, frontis 1.
Commotio cerebri	[3]) 1	—	1	—	—	—	—	—	—	—	1	—	[3] P. 1.
Empyema antri Highmori	—	1	—	—	—	1	—	—	—	—	—	1	[4] et brachii 1.
Erysipelas	2	—	2	—	—	—	—	—	—	—	2	—	[5] maxill. sup. 1, mandib. 3.
Fractura cranii	7	—	5	—	—	—	—	—	2	—	7	—	[6] Epithelioma frontis 1.
" maxill. sup.	3	—	3	—	—	—	—	—	—	—	3	—	[7] Angioma malae 2.
Lupus	4	[4]) 7	1	2	1	4	—	—	—	—	2	6	[8] Schuss ins Gehirn 1 † (Suicidium), et Fract. antibrach. utruisque 1.
Ostitis und Periostitis	[5]) 4	—	4	—	—	—	—	—	—	—	4	—	[9] Tuberculosis cutis.
Sarcoma maxill. sup.	—	1	—	—	—	—	—	1	—	—	—	1	[10] Dermoid d. Orbitalrand. 1, Cornu cutan. palp. 1.
Tumores	[6]) 1	[7]) 2	1	—	—	2	—	—	—	—	1	2	[11] Carcinoma orbitae.
Ulcera	—	—	—	—	—	—	—	—	—	—	—	—	[12] Lupus auricul. 1, Schwerhörigkeit 1.
Vulnera	[8]) 6	1	5	1	—	—	—	—	1	—	6	1	[13] Corp. alien. in meatu ext.
Andere Krankheiten	2	[9]) 1	2	1	—	—	—	—	—	—	2	1	[14] Rhinitis chron. 1, Verziehung d. Nasenflügels durch Hasenscharte 1.
II. Augen.	[10]) 2	[11]) 2	1	—	1	—	—	—	—	—	2	2	[15] Epithelioma, Carcinom., Lupus je 1.
III. Ohren.	[12]) 2	[13]) 1	—	—	—	—	2	1	—	—	2	1	[16] labii inf. 3.
IV. Nase.	[14]) 2	[15]) 3	2	3	—	—	—	—	—	—	2	3	[17] oesophagi 1.
V. Mund, Schlund, Speiser.	18	15	11	5	3	1	—	4	7		18	13	[18] Enchondroma parotid. 1.
Actinomycosis linguae	1	—	—	1	—	—	—	—	—	—	1	—	[19] Glossitis 1, Abscessus tonsill. 1 (Pyämie †), Hypertrophia tonsill. 3, Tub. linguae 1 (Tub. pulm. †)
Carcinoma	[16]) 3	[17]) 1	3	—	—	1	—	—	—	—	3	1	[20] Vulnus pharyng. 1, Abscessus 1.
Diphtheria	4	10	2	2	—	—	—	2	7		4	9	[21] Caput obstip., Carcinoma laryngis, Phlegmone, Tubercul. cutis ad collum je 1, Struma 2, Adenom gland. thyreoid. 1, Atheroma colli 1, Lymphomata tubercul. 4.
Labium et palat. fissum	1	1	1	1	—	—	—	—	—	—	1	—	
Tumores	[18]) 1	[18]) 1	1	1	—	—	—	—	—	—	1	1	
Andere Krankheiten	[19]) 8	[20]) 2	4	2	2	—	—	2	—	—	8	2	
VI. Hals und Nacken.	[21]) 14	[22]) 10	10	9	4	1	—	—	—	—	14	10	[22] Lymphomata tuberc. 5, Stenosis laryngis 1, Struma 4.
VII. Brust und Rücken.	15	21	9	14	2	3	—	2	2	1	13	20	[23] Empyemfistel 1 († Amyloid u. Tub. der Bauchorgane).
Abscessus	1	3	1	1	—	2	—	—	—	—	1	3	[24] Infractio. costarum 1, Fract. claviculae 1.
Carcinoma mammae	—	10	—	6	—	—	—	2	—	1	—	9	[25] Lipoma dorsi.
Caries costar.	2	—	—	—	—	—	—	—	—	—	2	—	[26] Pyopneumothorax 1 †, Exostosis clavic. 2, Contusio 2.
Combustio	—	1	—	1	—	—	—	—	—	—	—	1	[27] Lymphadenitis axillar'. 1, Mastitis 2.
Empyema	[23]) 2	2	1	2	—	—	—	1	—	—	2	2	[28] Fractur 2, Scoliose 1, Spondylitis tub. 2 (et Arthrit. tub. pedis 1).
Fractura	[24]) 2	—	2	—	—	—	—	—	—	—	2	—	[29] Kyphose 2, Scoliose 2.
Tuberculosis costar.	—	—	—	—	1	—	—	—	—	—	1	—	[30] ventriculi 4 (3 †, innere Einklemmg. Peritonitis), col. ascend. 1.
Tumores	[25]) 1	[25]) 2	1	2	—	—	—	—	—	—	1	2	[31] ventriculi 6 (pylori 1).
Andere Krankheiten	[26]) 6	[27]) 3	4	2	1	1	—	—	—	1	—	6	3	[32] retroperitoneal. 1 († Embolia art. pulm.).
VIII. Wirbelsäule.	[28]) 5	[29]) 4	1	—	2	2	—	1	1	—	4	3	
IX. Bauch.	22	19	11	8	2	5	3	2	5	2	21	17	
Carcinoma	[30]) 5	[31]) 6	—	2	—	2	2	2	3	—	5	6	
Echinococcus	[32]) 1	—	—	—	—	—	—	—	1	—	1	—	

8. Krankenbewegung in den stationären Kliniken für chirurg. Krankh. Marburg.

Krankheits-bezeichnungen	Behandelte		Abgang									Erläuterungen. Komplikationen. P. = Potator. Kr. I. = Infektion i. Krkhse. † = gestorben.
			geheilt		gebessert		ungeheilt		gestorb.		überhaupt	
	m.	w.	m.	w.	m.	w.	m.	w.	m.	w.	m.	w.
Hernia inguinalis	[1])4	—	4	—	—	—	—	—	—	—	4	—	[1]) incarc. 3, duplex 1.
„ cruralis	[2])1	[3])4	1	3	—	—	—	—	—	—	1	3	[2]) incarc.
„ umbilicalis	1	1	1	—	—	—	—	—	—	—	1	—	[3]) incarc. 3.
Ileus	2	[4])1	—	—	—	—	—	—	1	1	1	1	[4]) Carcinoma coli 1 †.
Phlegmone	2	—	1	—	1	—	—	—	—	—	2	—	
Tumores	—	[5])3	—	2	—	—	—	—	—	1	—	3	[5]) Lipom subperiton. 2, Tum. abdom. 1 († Carcinomcachexie).
Andere Krankheiten	[6])6	[7])4	4	1	1	3	1	—	—	—	6	4	
X. Mastdarm.	[8])11	[9])5	4	3	1	—	2	—	3	1	10	4	[6]) Ascites, Actinomycos., Paratyphlitis, Ulcus ventric. je 1.
XI. Harn- und Geschlechtsorgane.	32	7	12	3	8	—	7	1	2	2	29	6	[7]) Stenos. cardiae 1, Hydrops vesic. felleae 1, Fistula abdominis 1.
Carcinoma	[10])2	[11])1	—	—	—	—	1	1	1	—	2	1	[8]) Carcinoma recti 4 (3 †), Polyp 1, Haemorrhois 4.
Ectopia vesicae	3	1	1	—	—	—	—	—	—	1	1	1	[9]) Carcinoma recti 4 (1 †).
Epi- und Hypospadia	1	—	—	—	—	—	1	—	—	—	1	—	[10]) prostatae 2 (1 †).
Fistula	[12])2	[13])1	—	1	—	—	2	—	—	—	2	1	[11]) ovarii 1.
Hydrocele	2	—	2	—	—	—	—	—	—	—	2	—	[12]) renis 1, urethrae 1.
Phimosis u. Paraphimosis	6	—	6	—	—	—	—	—	—	—	6	—	[13]) ex operatione Ectop. vesic. 1.
Prostatitis	6	—	—	—	4	—	2	—	—	—	6	—	
Pyonephrosis	—	2	—	—	—	—	—	—	—	1	—	1	
Ren mobile	1	—	—	—	1	—	—	—	—	—	1	—	
Ruptura vesicae	1	—	—	—	—	—	—	—	1	—	1	—	
Sarcoma testis	1	—	1	—	—	—	—	—	—	—	1	—	
Strictura urethrae	1	—	—	—	1	—	—	—	—	—	1	—	
Tumores	[14])1	1	—	1	1	—	1	—	—	—	2	1	[14]) Tumor, Papilloma vesic. je 1.
Andere Krankheiten	[15])4	[16])1	2	1	1	—	1	—	—	—	3	1	[15]) Gangraena scroti 1.
XII. Beck.- u. Lendengeg.	[17])14	[18])7	7	3	3	2	1	1	2	—	13	6	[16]) Abscess. ex parametrit. 1.
													[17]) Abscess 5 (1 †), Bubo 1, Carcinoma ossis sacri 1, Caries 2, Osteomyelitis 3 (1 † Pericarditis), Tuberc. ossis sacri 1.
XIII. Obere Extremitäten.	55	24	33	12	13	6	5	3	—	—	51	21	
Arthritis humeri	2	2	2	—	—	1	—	—	—	—	2	1	[18]) Abscess, Caries ossis sacri je 2, Sarcoma pelvis 1, Lipom. 2.
„ cubiti	[19])2	2	2	—	1	1	—	1	—	—	1	2	[19]) Fungus 2 (et Ostitis cranii 1).
„ manus	[20])2	1	—	1	1	—	1	—	—	—	1	1	[20]) tubercul.
Congelatio	1	—	1	—	—	—	—	—	—	—	1	—	[21]) humeri 1, antibrach. 1.
Conquassatio	[21])2	—	2	—	—	—	—	—	—	—	2	—	[22]) digitorum.
Contractura	[22])3	1	2	—	—	1	1	—	—	—	3	1	
Fractura humeri	1	—	—	—	1	—	1	—	—	—	2	—	
„ radii	1	2	1	2	—	—	—	—	—	—	1	2	
„ olecrani	1	—	—	—	1	—	—	—	—	—	1	—	
Lupus	1	—	1	—	—	—	—	—	—	—	1	—	
Luxatio	[23])6	—	3	—	3	—	—	—	—	—	6	—	[23]) humeri 4, cubiti 2.
Lymphadenitis	2	1	2	1	—	—	—	—	—	—	2	1	
Panaritium	6	1	3	—	1	—	—	1	—	—	4	1	[24]) humeri 2, antibrach. 4, manus je 1.
Phlegmone	[24])8	1	6	1	2	—	—	—	—	—	8	1	[25]) Lipoma humeri, Hygroma cubiti je 1.
Spina vent. metacarpi	—	4	—	—	—	—	—	2	—	—	—	2	[26]) Sectio tendin. manus 1.
Tuberculosis cubiti	—	2	—	1	—	—	—	1	—	—	—	2	[27]) Steifigkeit 3, Distorsio cubit., Ulcus manus, Ankylosis cubiti, Tendovaginitis supp. manus je 1.
Tumor	—	[25])2	—	2	—	—	—	—	—	—	—	2	
Vulnera	6	[26])1	6	1	—	—	—	—	—	—	6	1	
Andere Krankheiten	[27])10	4	4	2	4	2	2	—	—	—	10	4	

8. Krankenbewegung in den stationären Kliniken für chirurg. Krankh. Marburg.

Krankheits-bezeichnungen	Behandelte		Abgang									Erläuterungen. Komplikationen. P. = Potator. Kr. I. = Infektion i. Krkhse. † = gestorben.
			geheilt		gebessert		ungeheilt		gestorb.		überhaupt	
	m.	w.	m.	w.	m.	w.	m.	w.	m.	w.	m.	w.	
XIV. Untere Extremitäten.	134	65	82	27	28	23	5	1	3	6	118	57	[1] tub. surae 1.
Abscessus	[1] 2	2	—	1	1	1	—	—	—	—	1	2	[2] tub. 7.
Arthritis coxae	[2] 9	[3] 8	—	3	5	1	1	—	—	3	6	7	[3] suppur. 1, tub. 5 (3 †: Meningit. tub. 1, Amyloid d. Bauchorg. 2).
„ genu	[4] 17	[5] 14	6	2	7	9	1	—	1	1	15	12	[4] Fungus 2, suppurat. 2, tub. 6.
„ pedis	[6] 2	1	—	—	1	1	—	—	—	—	1	1	[5] Hydrops 3, Fungus 2, tub. 4 (1 † Amyl. der Bauchorg. und Phthis. pulm.).
Bursitis praepatell.	2	2	2	1	—	—	—	—	—	—	2	1	
Carcinoma	[7] 1	—	—	—	—	—	—	—	1	—	1	—	
Caries	[8] 6	[9] 4	2	1	2	2	—	—	—	—	4	3	[6] tub. 2.
Contusio	2	—	2	—	—	—	—	—	—	—	2	—	[7] et Lupus femoris 1 († Arrosio art. crural.).
Corpus mobile genu	2	—	2	—	—	—	—	—	—	—	2	—	[8] pedis 5, calcanei 1.
Distorsio pedis	5	—	5	—	—	—	—	—	—	—	5	—	[9] metatarsi 1, pedis 3.
Elephanthiasis cruris	1	—	—	—	1	—	—	—	—	—	1	—	[10] femoris 2, coxae 1, cruris 2.
Fistula	[10] 5	[11] 2	1	—	4	1	—	1	—	—	5	2	[11] femoris 1, cruris 1.
Fractura colli femoris	[12] 1	—	—	—	—	—	—	—	—	—	—	—	[12] inveterata.
„ femoris	5	—	4	—	—	—	1	—	—	—	5	—	[13] male sanata 1, et Gangraena pedis 1.
„ tibiae	3	—	3	—	—	—	—	—	—	—	3	—	[14] pedis 2 (utriusque 1).
„ cruris	[13] 7	2	5	2	—	—	1	—	—	—	7	2	[15] senilis pedis 1, cruris 1.
„ malleol.	4	—	4	—	—	—	—	—	—	—	4	—	[16] femoris 2, tibiae 4, fibulae 1.
„ patellae	1	—	—	—	1	—	—	—	—	—	1	—	[17] femoris 1, tibiae 5.
Gangraena	[14] 2	[15] 2	2	1	—	—	—	—	—	—	2	1	[18] femoris 2 (1 † Sepsis), tali 1, calcanei 2.
Genu valgum	1	—	1	—	—	—	—	—	—	—	1	—	[19] femoris 3 (1 † Mitralstenose), tibiae 1.
Haemarthrosis genu	2	—	2	—	—	—	—	—	—	—	2	—	[20] periosteal. femor. 1, cutis femor. 1, fascae latae 1.
Subluxatio genu	1	—	1	—	—	—	—	—	—	—	1	—	
Necrosis	[16] 7	[17] 6	5	5	1	1	—	—	—	—	6	6	[21] femoris 1.
Osteomyelitis	[18] 5	[19] 4	2	—	—	—	1	—	1	3	—	3	[22] Haematom pedis 1.
Pes equinus	2	1	—	—	2	1	—	—	—	—	2	1	[23] Atherom femoris, Lipom u. Myofibrom cruris je 1.
„ planus	1	—	1	—	—	—	—	—	—	—	1	—	[24] syphilit. 2, traumat. 1.
„ varus	2	—	1	2	—	1	—	—	—	—	1	—	[25] Carbuncul. femor. 1, Decubitus pedum 3, Oedem. pedis, Kapseleinklemmung a. Knie, Zerrung d. Gastrocnem., Steifigkeit je 1
Phlegmone genu	1	—	1	—	—	—	—	—	—	—	1	1	
Sarcoma	[20] 3	[21] 1	1	1	—	—	—	—	—	—	1	1	
Tumor	[22] 1	[23] 3	1	3	—	—	—	—	—	—	1	3	
Ulcera cruris et pedis	13	[24] 5	13	4	—	1	—	—	—	—	13	5	
Verkrümmungen	1	2	—	—	—	—	1	1	—	1	1	2	[26] Schlottergel. d. Fuss. 1.
Vulnera	3	1	3	—	—	1	—	—	—	—	3	1	[27] Combustio 5. Ostitis 3 (1 †), Tuberculose 5 (1 †), Rheum. articul. 1.
Andere Krankheiten	[25] 14	[26] 4	12	3	1	—	—	—	—	—	13	4	
XV. Allgem. Krankheiten.	[27] 22	[28] 6	12	1	4	3	2	—	2	1	20	5	[28] Tuberculose 4 (1 †), multiple Abscesse 1, Ulcus traumat. 1.
XVI. Nichtchirurg. Krkh.	[29] 4	[30] 1	1	—	1	1	2	—	—	—	4	1	[29] Dyspnoe, Epilepsie, Neurasthenie, Pleuritis je 1.
Summe der Behandelten	384	208	221	96	72	55	29	14	28	20	350	185	[30] Hysterie 1.

9. Alter, Familienstand, Bezahlungsart Kranken in den stationären

Alter, Familienstand, Bezahlungsart der Verpflegungskosten und Wohnort	I. Sämtliche Kliniken					
	Behandelte			gestorben		
	m.	w.	zus.	m.	w.	zus.
Überhaupt:	8823	4285	13108	705	390	1095
1. Alter.						
unter bis 1 Jahr	91	74	165	22	15	37
über 1 „ 5 „	568	435	1003	145	131	276
„ 5 „ 10 „	511	344	855	54	45	99
„ 10 „ 15 „	503	291	794	22	13	35
„ 15 „ 20 „	978	498	1476	27	19	46
„ 20 „ 25 „	1062	477	1539	34	11	45
„ 25 „ 30 „	816	361	1177	42	14	56
„ 30 „ 40 „	1428	551	1979	73	30	103
„ 40 „ 50 „	1133	472	1605	84	28	112
„ 50 „ 60 „	810	367	1177	89	39	128
„ 60 „ 70 „	457	226	683	59	27	86
„ 70 Jahr	141	71	212	22	9	31
unbekannt	325	118	443	32	9	41
2. Familienstand.						
ledig	4950	2630	7580	371	254	625
verheiratet	3187	1167	4354	268	95	363
verwitwet und geschieden	339	388	727	36	36	72
unbekannt	347	100	447	30	5	35
3. Verpflegungskosten.						
auf eigene Kosten	2685	1802	4487	238	133	371
„ öffentliche Kosten	2629	1457	4086	244	154	398
auf Kosten:						
der Klinik (frei)	6	3	9	1	—	1
der Wohlthätigkeit	7	4	11	2	1	3
akademischer Krankenkassen	51	—	51	—	—	—
Brot- oder Dienstherrschaft	35	14	49	4	—	4
Unfallversicherung	6	3	9	—	—	—
von Krankenkassen	2333	359	2692	113	7	120
und zwar:						
Kreiskrankenkassen	132	5	137	5	1	6
Gemeindekrankenkassen	136	30	166	8	—	8
Ortskrankenkassen	402	45	447	22	—	22
Betriebs- (Fabrik-) Krankenkassen	356	31	387	20	2	22
Baukrankenkassen	203	—	203	12	—	12
Innungskrankenkassen	18	1	19	1	—	1
Knappschaftskrankenkassen	123	23	146	10	1	11
Eingeschriebene Hilfskassen	143	7	150	3	—	3
Dienstbotenkrankenkassen	22	64	86	—	1	1
Berufsgenossenschaften	148	12	160	4	—	4
ohne nähere Angabe der Kasse	650	141	791	28	2	30
ohne jede Angabe	1071	643	1714	103	95	198
4. Wohnort.						
aus dem Orte der Klinik	3937	1789	5726	345	236	581
„ der Umgegend desselben	764	329	1093	62	47	109
„ „ Provinz desselben	3720	2004	5724	264	99	363
„ anderen Provinzen Preussens	299	122	421	28	6	34
„ dem Deutschen Reiche	52	23	75	4	—	4
„ „ Auslande	51	18	69	2	2	4

Anmerkungen: { ¹) Davon für Rechnung der Berliner Kommune . . . .
„ „ „ „ Landgerichts I. . . . .

der Verpflegungskosten und Wohnort der Kliniken für chirurgische Krankheiten.

	2. und 3. Berlin							4. Bonn			
	Kgl. Charité				Ziegelstrasse						
Behandelte		gestorben		Behandelte		gestorben		Behandelte		gestorben	
m.	w.	m.	w.	m.	w.	m.	w.	m.	w.	m.	w.
1995	785	115	52	1037	654	163	79	744	374	47	15
15	10	7	6	9	7	5	—	14	14	—	—
38	15	5	2	132	112	54	41	64	28	10	3
16	22	—	2	97	70	23	15	53	42	3	—
46	20	2	2	65	42	5	1	46	41	—	2
203	86	5	3	68	47	4	2	100	40	2	2
262	127	8	4	96	58	2	2	83	39	5	—
221	100	9	2	78	41	7	1	60	36	1	1
430	135	19	12	155	73	12	1	83	36	6	2
274	82	18	6	134	88	12	4	102	48	7	2
158	47	14	4	112	62	23	8	79	29	9	2
72	30	11	4	66	37	13	3	35	19	1	1
19	15	3	3	19	13	1	—	16	—	2	—
241	96	14	2	6	4	2	1	9	2	1	—
1058	479	45	26	568	389	98	63	454	235	25	6
582	144	46	12	425	185	59	6	250	111	20	8
80	73	7	12	33	78	4	8	29	28	2	1
275	89	17	2	11	2	2	2	11	—	—	—
255	56	14	7	452	367	72	37	348	263	20	8
[1])1058	[1])509	[1])79	[1])37	353	236	65	40	162	85	13	5
2	2	—	—	—	—	—	—	—	—	—	—
—	—	—	—	—	—	—	—	—	—	—	—
—	—	—	—	7	—	—	—	14	—	—	—
—	—	—	—	3	3	—	—	—	5	—	—
—	—	—	—	—	—	—	—	2	—	—	—
478	124	20	2	187	35	19	—	194	14	11	—
—	—	—	—	3	—	—	—	3	—	1	—
—	—	—	—	16	2	1	—	7	1	1	—
—	—	—	—	55	18	6	—	80	4	5	—
—	—	—	—	33	6	3	—	53	5	4	—
—	—	—	—	18	—	4	—	—	—	—	—
1	—	—	—	1	1	—	—	1	—	—	—
—	—	—	—	3	—	1	—	29	3	—	—
—	—	—	—	28	3	—	—	5	—	—	—
—	1	—	—	—	—	—	—	—	—	—	—
—	—	—	—	11	1	—	—	7	1	—	—
477	123	20	2	19	4	4	—	9	—	—	—
202	94	2	6	35	13	7	2	24	7	3	2
1872	756	106	45	534	360	93	61	120	52	12	4
83	19	3	5	87	42	14	6	82	53	4	3
29	7	3	2	338	211	45	8	517	256	29	7
9	3	3	—	72	39	11	4	21	13	1	1
—	—	—	—	3	2	—	—	2	—	1	—
[2]) 2	—	—	—	[1]) 3	—	—	—	[1]) 2	—	—	—
1030	504	78	36								
28	5	1	1	[1]) 2 England				[1]) 1 Italien			
[2]) 1 Österreich				1 Amerika.				1 Belgien.			
1 Amerika.											

9. Alter, Familienstand, Bezahlungsart der Verpflegungskosten und

Alter, Familienstand, Bezahlungsart der Verpflegungskosten und Wohnort	5. Breslau				6. Göttingen				7. Greifswald			
	Behandelte		gestorben		Behandelte		gestorben		Behandelte		gestorben	
	m.	w.	m.	w.	m.	w.	m.	w.	m.	w.	m.	w.
Überhaupt:	528	306	48	45	784	454	66	50	739	394	52	21
1. Alter.												
unter bis 1 Jahr	4	3	2	—	21	18	2	1	5	5	2	2
über 1 „ 5 „	45	47	18	20	72	65	12	19	37	28	12	7
„ 5 „ 10 „	30	20	—	1	92	47	13	8	33	29	2	4
„ 10 „ 15 „	29	13	—	1	81	40	4	—	46	30	1	—
„ 15 „ 20 „	64	24	—	2	79	53	3	1	103	60	3	2
„ 20 „ 25 „	55	39	2	3	69	39	3	1	102	46	4	1
„ 25 „ 30 „	39	28	2	3	60	38	2	1	56	28	4	1
„ 30 „ 40 „	84	43	4	6	97	57	5	2	93	49	2	—
„ 40 „ 50 „	60	34	5	2	86	38	6	4	95	46	7	—
„ 50 „ 60 „	45	27	3	4	70	31	7	4	89	41	6	2
„ 60 „ 70 „	30	20	4	2	41	22	6	6	54	25	5	2
„ 70 Jahr	6	5	2	—	14	5	2	2	25	6	3	—
unbekannt	37	3	6	1	2	1	1	1	1	1	1	—
2. Familienstand.												
ledig	284	186	30	29	485	297	39	32	422	238	27	16
verheiratet	221	85	16	10	267	126	18	12	277	124	22	5
verwitwet und geschieden	7	33	—	5	28	31	7	6	40	32	3	—
unbekannt	16	2	2	1	4	—	2	—	—	—	—	—
3. Verpflegungskosten.												
auf eigene Kosten	—	—	—	—	326	213	19	11	278	227	24	11
„ öffentliche Kosten	—	—	—	—	44	14	5	1	¹)319	157	22	10
auf Kosten:												
der Klinik (frei)	—	—	—	—	—	—	—	—	—	—	—	—
der Wohlthätigkeit	—	—	—	—	—	—	—	—	—	—	—	—
akademischer Krankenkass.	—	—	—	—	—	—	—	—	20	—	—	—
Brot- oder Dienstherrschaft	—	—	—	—	3	—	—	—	—	—	—	—
Unfallversicherung	—	—	—	—	4	3	—	—	—	—	—	—
von Krankenkassen	—	—	—	—	143	7	4	—	119	9	6	—
und zwar:												
Kreiskrankenkassen	—	—	—	—	—	—	—	—	15	—	1	—
Gemeindekrankenkassen	—	—	—	—	—	—	—	—	8	—	—	—
Ortskrankenkassen	—	—	—	—	2	1	—	—	51	1	1	—
Betriebs-(Fabrik-)Krkenk.	—	—	—	—	1	3	—	—	10	—	—	—
Baukrankenkassen	—	—	—	—	—	—	—	—	1	—	—	—
Innungskrankenkassen	—	—	—	—	—	—	—	—	2	—	—	—
Knappschaftskrankenkassen	—	—	—	—	—	—	—	—	—	—	1	—
Eingeschriebene Hilfskassen	—	—	—	—	1	—	—	—	7	—	1	—
Dienstbotenkrankenkassen	—	—	—	—	—	—	—	—	—	6	—	—
Berufsgenossenschaften	—	—	—	—	—	—	—	—	24	2	2	—
ohne nähere Angabe d. Kasse	—	—	—	—	139	3	4	—	1	—	—	—
ohne jede Angabe	528	306	48	45	264	217	38	38	3	1	—	—
4. Wohnort.												
aus dem Orte der Klinik	388	179	38	33	70	56	21	23	130	55	11	11
„ der Umgegend desselben	22	12	2	1	54	32	10	8	71	33	4	4
„ „ Provinz desselben	93	98	7	8	514	308	29	19	517	299	35	6
„ anderen Prov. Preussens	11	2	—	1	118	49	5	—	20	7	2	—
„ dem Deutschen Reiche	—	—	—	—	26	9	1	—	—	—	—	—
„ „ Auslande	¹)14	¹)15	1	2	¹)2	—	—	—	²)1	—	—	—
Anmerkungen:	¹) Russland.				¹) 1 Holland 1 Antwerpen.				¹) darunter 8 Soldaten. ²) Österreich.			

Wohnort der Kranken in den stationären Kliniken für chirurgische Krankheiten. 385

8. Halle				9. Kiel				10. Königsberg				11. Marburg			
Behandelte		gestorben		Behandelte		gestorben		Behandelte		gestorben		Behandelte		gestorben	
m.	w.	m.	w.	m.	w.	m.	w.	m.	w.	m.	w.	m.	w.	m.	w.
1176	442	79	46	803	301	46	13	633	367	61	49	384	208	28	20
6	3	2	2	4	2	1	1	8	7	1	2	5	5	—	1
81	58	13	12	15	13	1	3	72	48	17	19	12	21	3	5
68	40	2	4	22	12	1	—	68	48	8	8	32	14	2	3
73	33	4	4	34	28	1	—	47	19	3	1	36	25	2	2
139	68	3	2	130	65	5	2	46	34	2	2	46	21	—	1
122	39	5	—	130	42	4	—	63	30	—	—	80	18	1	—
113	24	4	3	89	27	4	—	67	27	7	2	33	12	2	—
189	47	9	1	155	41	5	—	104	47	8	2	38	23	3	4
150	48	8	5	109	21	6	1	79	47	9	4	44	20	6	—
129	34	12	4	56	27	4	2	43	39	4	6	29	30	7	3
67	29	8	2	45	16	8	4	26	13	2	2	21	15	1	1
15	13	4	4	10	6	4	—	9	4	—	—	8	4	1	—
24	6	5	3	4	1	2	—	1	4	—	1	—	—	—	—
594	270	39	27	479	198	19	6	351	209	38	35	255	129	11	14
510	129	32	17	286	77	20	7	262	133	20	12	107	53	15	6
54	40	5	2	32	25	4	—	14	22	2	2	22	26	2	—
18	3	3	—	6	1	3	—	6	3	1	—	—	—	—	—
346	210	32	17	189	152	13	7	355	229	30	29	136	85	14	6
257	131	20	24	167	106	15	6	101	107	16	18	[1])168	112	9	13
—	—	—	—	—	—	—	—	—	—	—	—	4	1	1	—
—	—	—	—	—	—	—	—	—	—	—	—	7	4	2	1
—	—	—	—	10	—	—	—	—	—	—	—	—	—	—	—
2	1	—	—	—	—	—	—	27	5	4	—	—	—	—	—
569	100	25	5	433	42	17	—	142	22	10	—	68	6	1	—
93	2	2	1	3	1	—	—	9	2	1	—	6	—	—	—
72	18	5	—	5	—	1	—	26	7	—	—	2	2	—	—
61	9	1	—	86	11	6	—	44	1	3	—	23	—	—	—
121	13	4	2	82	3	4	—	46	1	5	—	10	—	—	—
24	—	4	—	157	—	4	—	—	—	—	—	3	—	—	—
8	—	1	—	1	—	—	—	4	—	—	—	—	—	—	—
85	20	7	1	—	—	—	—	—	—	—	—	6	—	1	—
40	3	—	—	57	1	2	—	—	—	—	—	5	—	—	—
15	33	—	1	7	24	—	—	—	—	—	—	—	—	—	—
47	2	1	—	34	2	—	—	12	—	1	—	13	4	—	—
3	—	—	—	1	—	—	—	1	11	—	—	—	—	—	—
2	—	2	—	4	1	1	—	8	4	1	2	1	—	1	—
312	127	23	22	234	94	11	3	180	95	28	32	97	15	2	2
149	52	10	7	152	48	5	4	32	20	4	5	32	18	6	4
691	259	45	17	388	150	25	6	387	249	28	12	246	167	18	14
7	2	—	—	26	2	5	—	9	—	—	—	6	5	1	—
17	2	1	—	2	7	—	—	—	—	—	—	2	3	1	—
—	—	—	—	[1]) 1	—	—	—	[1])25	[2]) 3	1	—	[2]) 1	—	—	—

[1]) Russland.
[1]) 23 Russland 1 England 1 Dänemark.
[2]) Russland.
[1]) darunter 56 Soldaten.
[2]) Ungarn.

10. Beruf der Kranken in den stationären Kliniken für chirurgische Krankheiten.

Berufsarten[1]	I. Sämtliche Kliniken							2. und 3. Berlin							
	Behandelte			gestorben				Königl. Charité				Ziegelstrasse			
								Behandelte		davon aus Berlin		Behandelte		davon aus Berlin	
	m.	w.	zus.	m.	w.	zus.		m.	w.	m.	w.	m.	w.	m.	w.
A. Bodenbenutzung und Tierzucht.	554	149	703	46	9	55		(2) 24	(1) 6	(1) 19	(1) 3	(7) 67	(1) 17	5	—
Landwirtschaft einschl. Tierzucht	490	129	619	37	6	43		(2) 16	5	(1) 12	2	(6) 61	(1) 13	3	—
Kunst- und Handelsgärtnerei	37	7	44	5	2	7		7	—	6	—	(1) 5	(1) 3	2	—
Forstwirtschaft u. Jagd, Fischerei	27	13	40	4	1	5		1	(1) 1	1	(1) 1	1	1		
B. Industrie und Gewerbe.	2745	571	3316	153	46	199		(37) 728	(18) 166	(36) 688	(17) 161	(26) 231	(1) 90	(16) 131	(1) 48
Bergbau, auch Torfgräberei	94	9	103	6	1	7		2	—	1	—	3	—	1	—
Hüttenwesen	3	3	6	—	—	—		—	—	—	—	1	—	—	—
Ziegelei, Thonröhrenfabrikation	22	6	28	1	2	3		—	—	—	—	1	—	—	—
Übrige Industrie d. Steine u. Erden	84	5	89	5	—	5		2	—	2	—	8	1	—	—
Verarbeitung von Metallen	26	5	31	2	3	5		16	2	15	2	—	—	—	—
Grob- und Hufschmiede	120	13	133	4	2	6		(2) 34	(1) 3	(2) 33	3	4	2	2	1
Schlosserei, Geldschrankfabrikat.	157	21	178	8	2	10		(1) 62	(1) 4	(1) 58	4	(1) 7	5	5	3
Sonstige Eisenverarbeitung	96	11	107	3	—	3		(3) 33	7	(3) 30	7	(1) 15	2	11	1
Verf. v. Masch., Schussw., Lampen	47	4	51	3	1	4		(1) 11	3	11	3	1	1	1	—
Stellmacherei, Wagenbau	34	7	41	4	—	4		6	1	6	1	(1) 3	1	1	1
Schiffsbau, Verf. v. Instrum., Uhren	40	6	46	1	—	1		12	3	10	3	5	1	3	1
Chemisch.Industrie u.Leuchtstoffe	19	1	20	1	—	1		1	—	1	—	(1) 2	1	3	1
Spinnerei u. Weberei als Hausbetr.	53	11	64	3	—	3		(3) 11	1	(3) 9	1	2	—	2	—
Übrige Textilindustrie	21	14	35	2	1	3		(1) 13	(1) 5	(1) 13	4	4	2	3	2
Buchbinderei u. Kartonnagefabrik.	29	5	34	2	—	2		13	2	13	2	(1) 10	3	3	1
Sonstige Papier- u. Lederindustrie	80	9	89	3	—	3		24	4	23	3	(1) 18	8	5	3
Tischlerei u. Parkettfabrikation	185	37	222	10	4	14		(7) 84	14	(7) 81	14	(2) 4	1	9	4
Sonst. Ind. d. Holz- u. Schnitzstoffe	84	16	100	7	2	9		(2) 27	(2) 4	(2) 26	(2) 2	7	—	1	1
Getreide-, Mahl- u. Schälmühlen	57	11	68	2	—	2		5	1	5	2	(1) 7	1	—	—
Bäckerei und Konditorei	139	9	148	3	—	3		67	5	65	2	(2) 9	2	6	1
Fleischerei	99	20	119	4	—	4		(1) 36	5	(1) 34	5	4	3	4	1
Sonst.Ind.d.Nahr.-u.Genussmittel	68	12	80	6	—	6		(3) 16	6	(3) 14	6	(1) 9	1	(1) 5	—
Näherei, Schneiderei, Konfektion	155	132	287	8	7	15		37	(3) 45	36	(3) 44	(2) 25	(1) 26	19	(1) 17

Schuhmacherei	186	42	228	20		3	23	(4)	43	(1)	14	(1)	11	5	2
Übr. Bekldg.-, auch Reinigungsgw.	52	32	84			1	1		17		10		8	5	3
Baugewerbe	547	96	643	39		14	53	(6)	129	(7)	25	(8)	47	12	(7)	31	4
Polygraphische Gewerbe	34	6	40	3		1	4	(1)	11	(1)	3	(1)	8	2	(1)	6	2
Knnstgw.u.umbest.Fabrikationszw.	214	28	242	5		2	7	(1)	18	(1)	3		5	3		1	1

C. Handel und Verkehr.

	795	219	1014	66		10	76	(11)	183	(1)	48	(1)	153	(2)	57	(10)	84	(1)	27
Warenhandel in stehendem Betr.	234	68	302	15		2	17	(2)	52		13		51	(4)	54	(1)	22	(1)	29	(1)	14
Üb. Handels- auch Versichergsgw.	115	39	154	13		2	15	(3)	35	(2)	8		12	(3)	19		7	(2)	13	4
Landverkehr	278	55	333	21		2	23	(5)	57	(3)	11		34	(6)	54	(1)	12	(3)	31	3
Wasserverkehr	71	21	92	6			6	(1)	9	(1)	3		53		9		5		1	
Beherbergung und Erquickung	97	36	133	11		4	15		30	(1)	13		8		17	(1)	11	(4)	10	6

D. Hausdienst und wechselnde Lohnarbeit.

	2192	1083	3275	143	55	198	(33)	674	(8)	352	(8)	343	(14)	119	(5)	98	(6)	44	(1)	53

E. Heer- und Verwaltungsdienst und freier Beruf.

	343	86	429	16	6	22	(2)	36	(3)	20	(1)	32	(2)	17	(5)	98	(1)	20	(1)	44	(1)	8
Armee	116	4	120	2	2			1		1					1	28				15	
Staats- und Gemeindedienst	145	51	196	12	4	16	(2)	9	(2)	10	(1)	7	(1)	8	(1)	46	(1)	15		17	(1)	6
Ärzte	24		24	2		2									(3)	12				3	
Wartepersonal	14	16	30					8	(1)	4		7	(1)	3	(1)	9		1		2	
Freie Berufsarten	44	15	59	2		2		18		5		17		5		9		4		7	2

F. Personen ohne Beruf oder Berufsangabe.

	2194	2177	4371	281	264	545	(30)	350	(21)	193	(26)	338	(92)	369	(69)	372	(60)	226	(57)	224
Rentner, Pensionäre	92	56	148	15	10	25	(2)	10	(2)	3	(2)	9	(3)	26	(3)	21		11	(2)	8
Kandidaten der Medizin	16		16	1		1								3				3		
Studenten der Medizin	24		24					2				2		3				2		
Studenten einer anderen Fakultät	64		64	2		2	(1)	4	(1)			4		12				10		
Sonstige Berufslose	403	1013	1416	23	52	75	(13)	284	(8)	135	(12)	231	(1)	29	(9)	126		14	(5)	57
Kinder unter 15 Jahren	1595	1108	2703	240	202	442	(14)	100	(11)	55	(11)	92	(88)	297	(57)	225	(60)	186	(50)	159

Zusammen | 8823 | 4285 | 13108 | 705 | 390 | 1095 | (115) | 1995 | (52) | 785 | (106) | 1872 | (45) | 756 | (163) | 1037 | (79) | 654 | (93) | 534 | (61) | 360

[1]) Bei den Frauen ist der Beruf des Mannes berücksichtigt. — Die Zahlen in Parenthese beziehen sich auf Todesfälle.

10. Beruf der Kranken in den stationären Kliniken für chirurgische Krankheiten.

Berufsarten[1]	4. Bonn Behandelte m	w	davon aus Bonn m	w	5. Breslau Behandelte m	w	davon aus Breslau m	w	6. Göttingen Behandelte m	w	davon aus Göttingen m	w
A. Bodenbenutzung und Tierzucht.	(2) 85	—	(4) 39	—	(1) 22	12	3	1	(6) 81 (1)	33	2	—
Landwirtschaft einschl. Tierzucht	(2) 84	—	—	—	20	12	3	1	(5) 71 (1)	30	2	—
Kunst- und Handelsgärtnerei	1	—	—	—	(1) 2	—	—	—	(1) 4	—	—	—
Forstwirtschaft und Jagd, Fischerei	—	—	—	—	—	—	—	—	6	3	—	—
B. Industrie und Gewerbe.	(14) 258	(1) 9	(4) 39	2	(10) 184	(5) 60	(8) 147	(4) 41	(11) 227	(7) 68	(3) 16	3
Bergbau, auch Torfgräberei	(1) 14	—	—	—	1	—	—	—	(1) 9	—	—	—
Hüttenwesen	1	—	—	—	—	—	—	—	—	2	—	—
Ziegelei, Thonröhrenfabrikation	1	—	—	—	(1) 5	—	(1) 5	—	5	4	1	—
Übrige Industrie der Steine u. Erden	(2) 16	—	—	—	—	—	—	—	12	2	—	—
Verarbeitung von Metallen	4	—	—	—	5	(1) 3	5	2	14	(2) 1	1	—
Grob- und Hufschmiede	(1) 3	—	1	—	(1) 9	(1) 2	(1) 7	1	5	—	1	—
Schlosserei, Geldschrankfabrikation	(1) 13	—	1	—	8	1	7	1	5	—	—	—
Sonstige Eisenverarbeitung	(1) 12	—	(1) 3	—	—	—	—	—	2	—	1	—
Verf. v. Masch., Schusswaff., Lampen	(1) 2	—	—	—	4	1	3	—	—	1	—	—
Stellmacherei, Wagenbau	1	—	—	—	—	—	—	—	1	—	—	—
Schiffsbau, Verf. v. Instrum., Uhren	1	—	1	—	1	—	1	—	5	—	1	—
Chemische Industrie u. Leuchtstoffe	2	—	—	—	1	1	2	—	15	4	—	—
Spinnerei u. Weberei als Hausbetrieb	11	—	—	—	2	4	6	—	—	1	—	—
Übrige Textilindustrie	(1) 5	—	—	—	2	2	6	2	11	4	1	—
Buchbinderei u. Kartonnagefabrik.	1	—	—	—	6	(1) 6	9	(1) 5	(1) 11	4	—	—
Sonstige Papier- und Lederindustrie	3	—	1	—	9	—	8	—	12	—	—	—
Tischlerei u. Parkettfabrikation	12	—	3	—	8	4	1	3	5	2	—	—
Sonst. Ind. der Holz- u. Schnitzstoffe	(2) 6	—	(2) 4	—	3	2	5	—	2	3	—	—
Getreide-, Mahl- und Schälmühlen	5	—	—	—	7	1	4	—	3	—	—	—
Bäckerei und Konditorei	14	—	2	—	4	1	7	—	(1) 7	—	(1) 1	—
Fleischerei	7	—	2	—	7	—	8	(1) 1	9 (1)	9	—	1
Sonst. Ind. d. Nahr.- u. Genussmittel	6	—	1	—	14	20	—	17	—	—	—	—
Näherei, Schneiderei, Konfektion	7	3	3	—	—	—	—	—	—	—	—	—

Schuhmacherei	(1) 14	—	3	—	(1) 12	5	5	—	(5) 16	5	(2) 4	1
Üb. Bekleid.-, auch Reinigungsgw.	—	—	—	—	4	3	4	—	4	1	—	—
Baugewerbe	(1) 44	—	7	—	(6) 46	3	38	—	(2) 44	(3) 18	(1) 3	(1) 1
Polygraphische Gewerbe	—	—	—	—	7	—	7	—	2	2	1	—
Kunstgw. u. unbest. Fabrikationszw.	(2) 53	(1) 6	7	2	19	—	14	—	25	6	2	—
C. Handel und Verkehr.												
Warenhandel in stehendem Betriebe	(8) 60	(1) 1	8	1	(3) 58	(2) 13	36	4	(5) 73	(2) 16	7	2
Üb. Handels- auch Versicherungsgw.	(1) 12	—	—	—	(1) 9	1	7	—	(1) 25	(1) 4	3	—
Landverkehr	(3) 13	—	2	—	(1) 5	5	(1) 1	1	15	2	—	—
Wasserverkehr	22	—	4	—	(1) 31	5	18	2	(3) 19	(1) 9	2	—
Beherbergung und Erquickung	(4) 9	—	2	—	7	1	4	—	5	—	2	—
	4	—	1	—	6	1	6	1	9	1	2	—
D. Hausdienst und wechselnde Lohnarbeit.	(5) 95	(1) 27	15	9	(10) 118	(9) 84	(8) 88	(4) 45	(10) 96	(7) 69	1	(1) 14
E. Heer- und Verwaltungsdienst und freier Beruf.												
Armee	21	—	8	1	(1) 16	10	11	6	(1) 21	(1) 4	3	—
Staats- und Gemeindedienst	1	—	—	—	1	—	1	—	1	—	1	—
Ärzte	11	—	2	—	(1) 14	1	10	1	(1) 15	4	1	—
Wartepersonal	6	—	4	—	—	—	—	4	2	—	1	—
Freie Berufsarten	3	—	2	—	1	6	—	1	3	(1) —	1	—
F. Personen ohne Beruf oder Berufsangabe.												
Rentner, Pensionäre	(1) 4	—	—	1	(1) 4	(1) 10	3	(1) 8	(2) 9	1	1	—
Kandidaten der Medizin	3	—	3	—	2	—	2	—	1	—	1	—
Studenten der Medizin	3	—	3	—	1	—	1	—	—	—	—	—
Studenten einer anderen Fakultät	9	—	8	—	6	—	6	—	6	—	3	—
Sonstige Berufslose	(4) 34	(9) 215	(1) 7	(2) 20	(3) 21	(6) 39	(4) 9	(4) 19	(4) 10	(4) 93	1	2
Kinder unter 15 Jahren	(13) 172	(4) 122	(6) 29	(2) 18	(20) 96	(22) 78	(2) 82	(20) 55	(31) 260	(28) 170	(18) 35	(21) 35
Zusammen	(47) 744	(15) 374	(12) 120	(4) 52	(48) 528	(45) 306	(38) 388	(33) 179	(66) 784	(50) 454	(21) 70	(23) 56

[1]) Bei den Frauen ist der Beruf des Mannes berücksichtigt. — Die Zahlen in Parenthese beziehen sich auf Todesfälle.

10. Beruf der Kranken in den stationären Kliniken für chirurgische Krankheiten.

Berufsarten[1)]	7. Greifswald				8. Halle				9. Kiel			
	Behandelte		davon aus Greifswald		Behandelte		davon aus Halle		Behandelte		davon aus Kiel	
	m.	w.	m.	w.	m.	w.	m.	w.	m.	w.	m.	w.
A. Bodenbenutzung und Tierzucht.												
Landwirtschaft einschl. Tierzucht	(3) 75	25	3	3	(10) 50	(1) 8	(1) 2	1	(9) 53	(1) 13	2	—
Kunst- und Handelsgärtnerei	(2) 56	18	1	—	(7) 44	6	—	—	(7) 48	(1) 12	—	—
	—	2	2	—	(1) 3	(1) 2	(1) 1	1	(2) 5	1	2	—
Forstwirtschaft und Jagd, Fischerei	(1) 9	5	—	—	3	—	—	—	—	—	—	—
B. Industrie und Gewerbe.												
Bergbau, auch Torfgräberei	(8) 181	(2) 37	(1) 42	(1) 11	(23) 485	(8) 76	(7) 142	(2) 15	(5) 213	(1) 25	(1) 97	9
Hüttenwesen	—	—	—	—	(3) 56	(1) 9	1	1	—	—	—	—
Ziegelei, Thonröhrenfabrikation	7	—	—	—	—	1	—	—	—	—	—	—
Übrige Industrie der Steine u. Erden	—	—	2	—	4	(2) 2	5	—	—	—	3	—
Verarbeitung von Metallen	1	—	—	—	13	—	2	—	1	—	—	—
Grob- und Hufschmiede	(1) 13	1	1	—	4	—	—	—	7	—	—	—
Schlosserei, Geldschrankfabrikation	7	2	3	—	15	1	5	—	19	(1) 1	9	—
Sonstige Eisenverarbeitung	8	2	3	—	21	2	14	2	13	—	5	—
Verf. v. Masch., Schusswaff., Lampen	—	—	—	—	15	2	10	—	8	—	5	—
Stellmacherei, Wagenbau	2	—	2	—	7	1	4	1	19	—	11	—
Schiffsbau, Verf. v. Instrum., Uhren	7	1	—	—	(1) 5	—	1	—	(1) 5	2	(1) 1	—
Chemische Industrie u. Leuchtstoffe	—	—	2	—	5	—	3	—	(1) 10	—	5	—
Spinnerei u. Weberei als Hausbetrieb	—	—	—	—	1	3	—	—	4	—	1	—
Übrige Textilindustrie	2	1	—	—	3	1	3	—	—	—	—	—
Buchbinderei u. Kartonnagefabrik.	2	1	—	—	3	—	2	—	2	—	2	—
Sonstige Papier- u. Lederindustrie	(1) 1	2	—	—	(1) 3	—	5	—	4	—	1	—
Tischlerei u. Parkettfabrikation	(1) 7	2	(1) 5	—	12	(2) 3	5	—	9	1	3	—
Sonst. Ind. der Holz- u. Schnitzstoffe	10	2	4	—	13	—	3	(1) 1	4	3	3	—
Getreide-, Mahl- und Schälmühlen	(1) 7	1	2	1	12	3	4	—	2	1	2	—
Bäckerei und Konditorei	9	1	4	—	14	2	4	—	11	1	7	—
Fleischerei	(1) 13	(1) 2	2	—	12	—	5	—	16	3	7	—
Sonst. Ind. d. Nahr.- u. Genussmittel	6	1	1	—	11	(1) 2	(1) 5	—	2	—	1	1
	3	—	1	—	13	1	5	—	(1) 4	(1) 4	(1) 5	4
Näherei, Schneiderei, Konfektion	11	5	3	1	20	10	3	2	13			

391

Schuhmacherei	(1)	20	(1)	5					(1)	11				
Üb.Bekleid.-, auch Reinigungsgew.		2								2	1		5	
Baugewerbe	(2)	35	(1)	11						33			3	3
Polygraphische Gewerbe													16	
Kunstgw. u. unbest. Fabrikationszw.	(1)	8								18			6	
C. Handel und Verkehr.	(4)	47	(1)	24	(1)	8	(4)	73	(2)	44	(1)	2	(2)	10	15	5
Warenhandel in stehendem Betriebe	(2)	14		2	(1)	4		14		2				9	2	4	1
Üb.Handels- auchVersicherungsgw.		2		2		1		10		4	(1)			2	3		2
Landtverkehr		17		7		1	(3)	38		6		1		13	1	5	
Wasserverkehr	(1)	7		8				1		1				17	3	5	1
Beherbergung und Erquickung	(1)	7		5		3	(1)	10	(2)	2		1	(2)	3	1	1	
D. Hausdienst und wechselnde Lohnarbeit.	(16)	244	(3)	139	(2)	25	(20)	324	(8)	123	(4)	93	(4)	45	(22)	363	(6)	122	89	(3)	57
E. Heer- und Verwaltungsdienst und freier Beruf.	(3)	31	(1)	7		12	(1)	14		4		2		3	(1)	19		9	(1)	6	5
Armee	(1)	13		1		8		1								9		2			
Staats- und Gemeindedienst	(2)	12	(1)	5		1	(1)	10		2		1		2		6		4		4	2
Ärzte		2				1									(1)	1				1	
Wartepersonal		1		1		1		1		1		1		1				1			
Freie Berufsarten		3						2		1		1		1		3		2		1	2
F. Personen ohne Beruf oder Berufsangabe.	(18)	161	(15)	162	(7)	40	(10)	25	(21)	230	(27)	216	(11)	45	(15)	61	(7)	111	(5)	122	25	18
Rentner, Pensionäre	(2)	11		3		2	(2)	7	(1)	9	(1)	1		1	(2)	4		2				1
Kandidaten der Medizin												1				2				2	
Studenten der Medizin		10				10										4				4	
Studenten einer anderen Fakultät		9				9										6				6	
Sonstige Berufslose	(1)	13	(1)	72		1		5	(5)	77		3		1	(1)	25	(2)	68		3	12
Kinder unter 15 Jahren	(15)	118	(14)	87	(7)	18	(19)	209	(21)	130		39	(13)	41	(4)	70	(3)	52	10	5
Zusammen	(52)	739	(21)	394	(11)	130	(11)	55	(79)	1176	(46)	442	(23)	312	(22)	127	(46)	803	(13)	301	234	(3)	94

[1]) Bei den Frauen ist der Beruf des Mannes berücksichtigt. — Die Zahlen in Parenthese beziehen sich auf Todesfälle.

392

10. Beruf der Kranken in den stationären Kliniken für chirurgische Krankheiten.

Berufsarten[1]	10. Königsberg					II. Marburg				
	Behandelte		davon aus Königsberg		Behandelte		davon aus Marburg	
	m.	w.	m.	w.	m.	w.	m.	w.
A. Bodenbenutzung und Tierzucht.								
Landwirtschaft einschl. Tierzucht	(3) 60	(3) 34	—	3	(3) 37	(1) 1	—	—
Kunst- und Handelsgärtnerei	(3) 54	(3) 32	—	2	(3) 36	(1) 1	—	—
	2	—	—	—	—	—	—	—
Forstwirtschaft und Jagd, Fischerei	4	2	—	1	1	—	—	—
B. Industrie und Gewerbe.	(6) 123	(3) 32	(2) 36	(1) 11	(13) 115	8	(1) 18	—
Bergbau, auch Torfgräberei	1	—	—	—	(1) 8	—	—	—
Hüttenwesen	—	—	—	—	1	—	—	—
Ziegelei, Thonröhrenfabrikation	—	—	—	—	(1) 1	—	—	—
Übrige Industrie der Steine u. Erden	2	2	—	1	5	—	—	—
Verarbeitung von Metallen	4	—	3	—	1	—	1	—
Grob- und Hufschmiede	8	—	2	—	2	—	2	—
Schlosserei, Geldschrankfabrikation	(1) 8	3	3	1	4	—	1	—
Sonstige Eisenverarbeitung	3	1	1	—	3	—	—	—
Verf. v. Masch., Schusswaff., Lampen	1	—	—	—	2	—	—	—
Stellmacherei, Wagenbau	3	—	—	—	—	—	—	—
Schiffsbau, Verf. v. Instrum., Uhren	1	—	—	—	—	—	—	—
Chemische Industrie u. Leuchtstoffe	(1) 7	—	(1) 5	—	3	—	—	—
Spinnerei u. Weberei als Hausbetrieb	1	—	—	—	1	—	—	—
Übrige Textilindustrie	1	1	—	—	—	—	—	—
Buchbinderei u. Kartonnagefabrik	3	1	—	—	2	—	—	—
Sonstige Papier- und Lederindustrie	1	—	—	—	10	—	1	—
Tischlerei u. Parkettfabrikation	9	2	1	—	2	—	—	—
Sonst. Ind. der Holz- u. Schnitzstoffe	2	1	1	—	2	—	—	—
Getreide-, Mahl- und Schälmühlen	5	—	—	—	(1) 2	—	—	—
Bäckerei und Konditorei	6	—	3	—	—	—	—	—
Fleischerei	4	1	—	1	(1) 3	—	—	—
Sonst. Ind. d. Nahr.- u. Genussmittel	3	2	—	—	(1) 2	—	1	—
Näherei, Schneiderei, Konfektion	(1) 10	5	1	1	(1) 9	5	2	—

Schuhmacherei	(1) 17	(1) 2		10	1	(2) 12		1
Üb. Bekleid., auch Reinigungsgew.	5	2		3	1			
Baugewerbe	(2) 13	(1) 5		2	4	(4) 31		6
Polygraphische Gewerbe	1		(1)			(1) 2		1
Kunstgw. u. unbest.Fabrikationszw.	4	2		1		9		1
C. Handel und Verkehr.	(8) 91	(1) 35	(4) 33		(1) 4	(2) 13		2
Warenhandel in stehendem Betriebe	(3) 42	21	(1) 16		2	(1) 3		1
Üb.Handels-auchVersicherungsgw.	(2) 12	(1) 8	(2) 4		2	(1) 2		
Landverkehr	(3) 23	4	(1) 11			4		
Wasserverkehr	7		2					
Beherbergung und Erquickung	7	2				4		1
D. Hausdienst und wechselnde Lohnarbeit.	(12) 104	(6) 47	(4) 28		(1) 8	(1) 55	(2) 22	3
E. Heer- und Verwaltungsdienst und freier Beruf.								
Armee	(1) 24	12		2	2	(1) 63		55
Staats- und Gemeindedienst	5					56		54
Ärzte	(1) 16	10		2	2	(1) 6		
Wartepersonal	1							
Freie Berufsarten	1	2				1		1
F. Personen ohne Beruf oder Berufsangabe.	(31) 231	(36) 207	(13) 81		(30) 67	(8) 101	(17) 177	(1) 19
Rentner, Pensionäre	(1) 11	(3) 7	3		(1) 5	6		2
Kandidaten der Medizin	(1) 1					3		3
Studenten der Medizin						2		2
Studenten einer anderen Fakultät	2		1			(1) 5		4
Sonstige Berufslose	25	(2) 76	1		(1) 5	4	(6) 112	(1) 8
Kinder unter 15 Jahren	(29) 192	(31) 124	(18) 76		(28) 57	(7) 81	(11) 65	
Zusammen	(61) 633	(49) 367	(28) 180		(32) 95	(28) 384	(20) 208	(2) 97

	(2) 13
	(2) 13
	(1) 7
	(1) 6
	(2) 15

[1]) Bei den Frauen ist der Beruf des Mannes berücksichtigt. — Die Zahlen in Parenthese beziehen sich auf Todesfälle.

11. Übersicht der wichtigsten Operationen in den

Operationsbezeichnung		Sämtliche Kliniken		Berlin (Kgl. Charité)		Berlin Ziegelstr.		Bonn		Breslau	
		operiert	gestorben	operiert	gestorben	operiert	gestorben	operiert	gestorben	operiert	gestorben
Operationen an Knochen.											
Amputatio	m.	141 ⎫ 202	15 ⎫ 21	12	2	18	2	10	—	5	1
	w.	61 ⎭	6 ⎭	2	—	5	2	9	—	4	—
humeri	m.	12 ⎫ 14	2	1	1	1	—	1	—	—	—
	w.	2 ⎭	—	—	—	—	—	—	—	1	—
antibrachii	m.	15 ⎫ 21	—	—	—	1	—	1	—	—	—
	w.	6 ⎭	—	—	—	—	—	1	—	—	—
femoris	m.	44 ⎫ 68	13 ⎫ 18	6	1	4	2	2	—	2	1
	w.	24 ⎭	5 ⎭	2	—	4	2	5	—	3	—
cruris	m.	34 ⎫ 52	—	1	—	6	—	6	—	3	—
	w.	18 ⎭	1	—	—	1	—	2	—	—	—
Pirogoff	m.	11 ⎫ 13	—	—	—	1	—	—	—	—	—
	w.	2 ⎭	—	—	—	—	—	1	—	—	—
Lisfranc	m.	5 ⎫ 6	—	1	—	2	—	—	—	—	—
	w.	1 ⎭	—	—	—	—	—	—	—	—	—
Chopart	m.	5 ⎫ 9	—	—	—	—	—	—	—	—	—
	w.	4 ⎭	—	—	—	—	—	—	—	—	—
Finger, Zehen	m.	15 ⎫ 19	—	3	—	3	—	—	—	—	—
	w.	4 ⎭	—	—	—	—	—	—	—	—	—
Resectionen	m.	118 ⎫ 184	13 ⎫ 16	3	—	13	3	8	—	6	3
	w.	66 ⎭	3 ⎭	3	—	5	—	2	—	6	—
Oberkiefer	m.	20 ⎫ 33	3 ⎫ 5	—	—	[1]) 2	1	1	—	[2]) 1	1
	w.	13 ⎭	2 ⎭	1	—	—	—	1	—	4	—
Unterkiefer	m.	16 ⎫ 28	3	—	—	3	2	—	—	1	1
	w.	12 ⎭	—	—	—	1	—	—	—	—	—
Rippen	m.	48 ⎫ 70	6 ⎫ 7	[3]) 2	—	[4]) 4	—	[5]) 3	—	[6]) 2	1
	w.	22 ⎭	1 ⎭	[12]) 2	—	[13]) 2	—	—	—	[3]) 1	—
Andere Knochen	m.	34 ⎫ 53	1	1	—	4	—	4	—	2	—
	w.	19 ⎭	—	—	—	2	—	1	—	1	—
Osteotomie	m.	62 ⎫ 81	1 ⎫ 2	1	—	6	—	12	—	5	—
	w.	19 ⎭	1 ⎭	—	—	1	—	5	—	1	—
Nekrotomie, Sequestrotomie, Excochleatio u. s. w.	m.	227 ⎫ 351	9 ⎫ 13	10	—	17	—	16	—	12	1
	w.	124 ⎭	4 ⎭	—	—	9	—	8	1	7	2
Osteoklase, Brisement forcé	m.	13 ⎫ 28	—	—	—	1	—	2	—	—	—
	w.	15 ⎭	—	—	—	—	—	2	—	3	—
Knochennath	m.	26 ⎫ 31	—	1	—	—	—	8	—	2	—
	w.	5 ⎭	—	—	—	2	—	—	—	—	—
Trepanation am Kopf	m.	62 ⎫ 93	17 ⎫ 24	[18]) 5	2	[19]) 8	6	[20]) 6	1	[21]) 5	1
	w.	31 ⎭	7 ⎭	[28]) 4	3	[20]) 3	—	[30]) 2	—	[31]) 3	1
„ an and. Knochen	m.	4 ⎫ 5	—	—	—	—	—	—	—	1	—
	w.	1 ⎭	—	—	—	—	—	—	—	—	—
Pseudoarthrosen-Operation	m.	5	—	—	—	—	—	1	—	—	—

stationären Kliniken für chirurgische Krankheiten.

Göttingen		Greifswald		Halle		Kiel		Königsberg		Marburg		Erläuterungen. † = gestorben.
operiert	gestorben	operiert	gestorben	operiert	gestorben	operiert	gestorben	operiert	gestorben	operiert	gestorben	
17	1	21	1	19	2	10	4	23	1	6	1	[1]) Sarc. in cav. naso-palatin 1†. [2]) Pneum. 1†. [3]) Caries costarum. [4]) Empyem.
5	—	11	2	10	1	6	—	4	—	5	1	[5]) Absc., Caries, Chondrom costar. je 1.
—	—	2	—	3	—	—	—	3	1	1	—	[6]) Empyem 2 (et Stenos. oesophg. 1†).
—	—	—	—	—	—	1	—	—	—	—	—	[7]) Empyem 7 (1†), Osteomyelitis cost. 1†, Tub. cost. 2, Necros. 1.
—	—	2	—	6	—	1	—	2	—	2	—	[8]) Empyem 5, Caries cost. 1.
—	—	—	—	2	—	2	—	1	—	—	—	[9]) Caries cost. 2, Necrose 1.
7	1	7	1	4	2	5	4	6	—	1	1	[10]) Empyem 7 (1†), Caries cost. 1, Pyopneumothorax 1.
—	—	3	1	1	1	2	—	1	—	3	1	[11]) Empyem 1†, Pyopneumothorax 1†, Tub. cost. 2, Caries u. Necrose je 1.
6	—	2	—	4	—	3	—	1	—	2	—	[12]) Empyem und Caries je 1.
1	—	4	1	6	—	1	—	1	—	2	—	[13]) Tub. Ostitis 2.
2	—	4	—	1	—	—	—	3	—	—	—	[14]) Empyem 2, Tub. cost. 1, Tumor thoracis 1.
1	—	—	—	—	—	—	—	—	—	—	—	[15]) Empyem 4, Caries cost. 1.
—	—	1	—	—	—	1	—	—	—	—	—	[16]) Empyem 2, Absc. thorac. 1.
—	—	1	—	—	—	—	—	—	—	—	—	[17]) Tub. costar. 1†.
2	—	1	—	—	—	—	—	2	—	—	—	[18]) Fractura cranii 1, Vulnus 2 (Schuss 1†), Otitis media 2 (1†).
3	—	—	—	—	—	—	—	1	—	—	—	[19]) Encephalitis 1†, Fract. cran. 2(1†), Absc. cerebr. 1†, Ostitis 2 (1†), Messerstich 1†.
—	—	2	—	1	—	—	—	6	—	—	—	[20]) Depress. d. Schäd. durch epilept. Anfälle 3, Fract. 1, Empyem antr. frontis 1. Otitis media purulenta 1†.
—	—	8	—	1	—	—	—	—	—	—	—	
27	2	16	—	6	—	7	1	18	1	14	3	[21]) Otit. med. 3 (1†), Caries proc. mast. 1, Depress. oss. front. 1.
21	1	9	—	12	1	3	—	4	—	1	1	[22]) Fract. cranii 2 (1† Meningitis).
4	—	2	—	2	—	2	—	5	—	[2]) 1	1	[23]) Fract. cranii 2, Caries proc. mast. 2, Tub. proc. mast. 2, Periostitis und Cholesteatom auris je 1.
4	1	1	—	2	1	—	—	—	—	—	—	
4	—	5	—	—	—	1	—	1	—	—	—	[24]) Fract. cranii 2, Epilepsie nach Schädelverletzung 1†. Empyem sin. front. 1, epidural. Absc. 1.
4	—	3	—	3	—	—	—	1	—	—	—	
[7]) 12	2	[8]) 6	—	[4]) 1	—	[9]) 3	—	[10]) 9	1	[11]) 6	2	[25]) Fract. cranii 4, Absc. cerebri 1†, Empyema antri mast. 1†, Caries proc. mast. 1.
[14]) 4	—	4	—	[15]) 5	—	—	—	[16]) 3	—	[17]) 1	1	
7	—	3	—	2	—	1	1	3	—	7	—	[26]) Fract. cran. 4, Necross. oss. petros. 1, Otit. med. 2 (1†), Vulnus 2.
9	—	1	—	2	—	3	—	—	—	—	—	
10	1	4	—	8	—	8	—	8	—	—	—	[27]) Fract. cran. 3, Absc. cerebri 1 (†), Caries cran. 1.
5	—	2	—	1	—	3	1	1	—	—	—	
40	1	27	1	25	2	33	1	34	2	13	1	[28]) Fract. cran. 1†. Gliosarc. cerebri 1†, Otitis med. 2 (1†).
33	—	20	1	15	—	16	—	9	—	7	—	
4	—	2	—	—	—	1	—	2	—	1	—	[29]) Eiterg. d. proc. mast., Empyem antr. front., Fistel über der Orbita je 1.
7	—	2	—	—	—	9	—	3	—	—	—	[30]) Caries oss. petros. u. proc. mast. je 1.
1	—	2	—	—	—	—	—	1	—	—	—	[31]) Otitis purulenta 1†, Schussfract. 1. Cholesteatom proc. mast. 1.
—	—	1	—	1	—	—	—	1	—	—	—	
[22]) 2	1	[23]) 9	1	[24]) 5	1	[25]) 8	2	[26]) 9	—	[27]) 5	1	[32]) Empyem antri Highm. 1, Basilarmeningitis 1†.
[32]) 2	1	[33]) 7	1	—	—	[34]) 4	—	[35]) 4	1	[36]) 2	—	[33]) Schuss ins Gehirn 1.
—	—	2	—	1	—	—	—	—	—	—	—	[34]) Empyema antr. Highm. 2, Hydrops antr. Highm. 1, Ostitis sin. front. 1.
—	—	—	—	—	—	—	—	1	—	—	—	[35]) Empyema sin. front. 1, Otit. med. 1†, Tumor cerebri 1, Inflammatio proc. mast. 1.
2	—	2	—	—	—	—	—	—	—	—	—	[36]) Empyem antr. Highm. 1, Tub. cran. 1

11. Übersicht der wichtigsten Operationen in den

Operationsbezeichnung			Sämtliche Kliniken		Berlin (Kgl. Charité)		Berlin (Ziegelstr.)		Bonn		Breslau	
			operiert	gestorben	operiert	gestorben	operiert	gestorben	operiert	gestorben	operiert	gestorben
Operationen an Gelenken.												
Exarticulatio	m.		63⎫ 97	3	2	—	6	—	7	—	2	—
	w.		34⎭	—	—	—	1	—	3	—	2	—
humeri	m.		6⎫ 7	—	—	—	—	—	2	—	—	—
	w.		1⎭	—	—	—	—	—	—	—	1	—
manus	m.		5⎫ 6	—	—	—	1	—	1	—	—	—
	w.		1⎭	—	—	—	—	—	—	—	1	—
femoris	m.		8⎫ 12	—	1	—	1	—	1	—	—	—
	w.		4⎭	—	—	—	—	—	—	—	—	—
pedis	m.		3	—	—	—	1	—	—	—	1	—
Finger, Zehen	m.		40⎫ 68	2	1	—	3	—	3	—	1	—
	w.		28⎭	—	—	—	1	—	3	—	—	—
genu	m.		1	1	—	—	—	—	—	—	—	—
Resectio s. Arthrektomie	m.		239⎫ 368	27⎫ 36	7	2	29	5	8	1	11	1
	w.		129⎭	9⎭	4	—	13	—	2	—	8	2
humeri	m.		11⎫ 17	2	2	1	2	—	2	1	1	—
	w.		6⎭	—	—	—	2	—	—	—	—	—
cubiti	m.		27⎫ 42	3	1	—	2	—	4	—	3	—
	w.		15⎭	—	1	—	1	—	2	—	2	—
manus	m.		14⎫ 23	—	1	—	2	—	—	—	1	—
	w.		9⎭	—	—	—	—	—	—	—	—	—
coxae	m.		75⎫ 116	19⎫ 25	3	1	15	5	2	—	2	1
	w.		41⎭	6⎭	2	—	7	—	—	—	2	1
genu	m.		84⎫ 127	3⎫ 6	—	—	6	—	—	—	3	—
	w.		43⎭	3⎭	1	—	3	—	—	—	3	1
pedis	m.		28⎫ 43	—	—	—	2	—	—	—	1	—
	w.		15⎭	—	—	—	—	—	—	—	1	—
Punction, Ausspülung u. Drainage von Gelenken	m.		49⎫ 76	1⎫ 3	—	—	—	—	1	—	—	—
	w.		27⎭	2⎭	—	—	2	—	1	—	1	—
Reposition von Luxationen	m.		23⎫ 28	—	—	—	4	—	2	—	1	—
	w.		5⎭	1	—	—	—	—	1	—	—	—
Plastische Operationen	m.		144⎫ 231	5⎫ 8	2	1	10	—	18	—	4	—
	w.		87⎭	3⎭	—	—	6	—	10	—	4	—
Gesicht	m.		6⎫ 20	—	—	—	—	—	—	—	1	—
	w.		14⎭	—	—	—	—	—	—	—	1	—
Nase	m.		15⎫ 26	—	—	—	2	—	3	—	2	—
	w.		11⎭	—	—	—	3	—	1	—	2	—
Mund	m.		9⎫ 14	—	—	—	1	—	—	—	—	—
	w.		5⎭	—	—	—	—	—	—	—	—	—
Rumpf u. Extremitäten	m.		47⎫ 63	2⎫ 4	—	—	2	—	2	—	1	—
	w.		16⎭	2⎭	—	—	—	—	—	—	—	—
Hasenschartenoperation	m.		50⎫ 75	3⎫ 4	2	1	—	—	10	—	—	—
	w.		25⎭	1⎭	—	—	—	—	4	—	1	—
Gaumennath	m.		17⎫ 33	—	—	—	5	—	3	—	—	—
	w.		16⎭	—	—	—	3	—	5	—	—	—

stationären Kliniken für chirurgische Krankheiten.

| Göttingen | | Greifs-wald | | Halle | | Kiel | | Königs-berg | | Marburg | | Erläuterungen. |
operiert	gestorben	operiert	gestorben	operiert	gestorben	operiert	gestorben	operiert	gestorben	operiert	gestorben	† = gestorben.
12	3	22	—	3	—	2	—	—	—	7	—	
12	—	12	—	3	—	1	—	—	—	—	—	
1	—	1	—	1	—	1	—	—	—	—	—	
—	—	—	—	—	—	—	—	—	—	—	—	
—	—	2	—	—	—	—	—	—	—	1	—	
2	—	2	—	—	—	—	—	—	—	1	—	
2	—	—	—	1	—	1	—	—	—	—	—	
—	—	—	—	1	—	—	—	—	—	—	—	
8	2	17	—	1	—	1	—	—	—	5	—	
10	—	12	—	2	—	—	—	—	—	—	—	
1	1	—	—	—	—	—	—	—	—	—	—	
63	2	26	6	20	1	21	4	45	4	9	1	
34	—	17	1	5	—	12	2	20	2	14	2	
1	—	2	—	1	—	—	—	—	—	—	—	
2	—	1	—	—	—	—	—	—	—	1	—	
2	—	5	2	1	—	3	—	4	—	2	1	
2	—	2	—	—	—	—	—	1	—	4	—	
4	—	1	—	1	—	2	—	1	—	1	—	
2	—	1	—	1	—	2	—	—	—	3	—	
18	1	8	4	8	1	5	4	13	2	1	—	
9	—	5	1	3	—	3	1	6	1	4	2	
25	1	8	—	5	—	7	—	26	2	4	—	
8	—	7	—	1	—	7	1	11	1	2	—	
13	—	2	—	4	—	4	—	1	—	1	—	
11	—	1	—	—	—	—	—	2	—	—	—	
16	—	18	—	3	—	7	—	2	1	2	—	
5	1	12	—	3	1	1	—	—	—	2	—	
4	—	9	—	1	—	2	—	—	—	—	—	
—	—	4	1	—	—	—	—	—	—	—	—	
47	2	15	—	7	—	4	1	28	1	9	—	
29	2	15	—	7	—	5	1	10	—	1	—	
2	—	2	—	—	—	—	—	1	—	—	—	
8	—	—	—	3	—	2	—	—	—	—	—	
5	—	—	—	1	—	—	—	1	—	1	—	
3	—	2	—	—	—	—	—	—	—	—	—	
2	—	—	—	2	—	—	—	4	—	—	—	
1	—	—	—	1	—	—	—	3	—	—	—	
13	—	11	—	1	—	1	1	10	1	6	—	
2	1	10	—	—	—	1	1	3	—	—	—	
[1]22	2	2	—	2	—	3	—	7	—	2	—	[1] Meningitis 1†, Tub. pulm. et Ne-phritis 1†.
12	1	3	—	2	—	1	—	2	—	—	—	
3	—	—	—	1	—	—	—	5	—	—	—	
3	—	—	—	1	—	1	—	2	—	1	—	

11. Übersicht der wichtigsten Operationen in den

Operationsbezeichnung		Sämtliche Kliniken		Berlin (Kgl. Charité)		Berlin (Ziegelstr.)		Bonn		Breslau	
		operiert	gestorben	operiert	gestorben	operiert	gestorben	operiert	gestorben	operiert	gestorben
Geschwulstexstirpation	m.	421 } 803	27 } 42	[1)]30	4	[2)]66	10	[3)]52	3	[4)]50	2
	w.	382	15	[11)]13	1	[12)]61	3	[13)]42	2	[14)]30	2
Mammaamputation	m.	2 } 159	—	—	—	1	—	—	—	—	—
	w.	157	2	3	—	38	—	9	—	11	—
Kropfexstirpation	m.	5 } 40	1	—	—	—	—	—	—	2	—
	w.	35	—	1	—	6	—	7	—	1	—
Zungenamputation	m.	3 } 5	1 } 2	—	—	—	—	2	—	—	—
	w.	2	1	—	—	—	—	—	—	—	—
Tonsillotomie	m.	4	—	—	—	—	—	—	—	—	—
Tracheotomie weg. Diphtherie und Croup	m.	234 } 436	144 } 282	—	—	80	58	9	7	23	19
	w.	202	138	—	—	63	41	2	—	20	16
Tracheotomie wegen Fremdkörper, Stenose etc.	m.	22 } 36	3 } 4	1	—	4	1	3	—	—	—
	w.	14	1	2	1	4	—	1	—	1	—
Kehlkopfexstirpation	m.	5 } 8	2	—	—	2	1	[21)]3	1	—	—
	w.	3	—	—	—	1	—	—	—	—	—
Laryngofissur	m.	7 } 12	—	—	—	1	—	[22)]1	—	[23)]1	—
	w.	5	1	—	—	2	—	—	—	1	—
Pharyngotomie	m.	3	—	—	—	—	—	—	—	1	—
Oesophagotomie	w.	1	1	—	—	1	1	—	—	—	—
Magenoperation	m.	16 } 26	13 } 17	—	—	[26)]1	1	[27)]5	4	—	—
	w.	10	4	1	1	[31)]1	1	[32)]1	—	—	—
Thoracocenthese	m.	8 } 20	—	1	—	1	—	2	—	1	—
	w.	12	—	—	—	—	—	—	—	—	—
Laparotomie	m.	52 } 83	19 } 31	[33)]2	1	[34)]3	2	[35)]1	1	[35)]1	1
	w.	31	12	1	1	[41)]2	—	[42)]1	1	[43)]3	1
Nephrotomie etc.	m.	5 } 12	3	—	—	3	1	1	1	—	—
	w.	7	—	1	—	2	—	1	—	—	—
Nierenexstirpation	m.	2 } 6	1 } 2	—	—	—	—	—	—	1	1
	w.	4	1	—	—	2	1	1	—	—	—
Darmresektion, Darmnaht, Entero-Kolotomie	m.	24 } 43	6 } 13	—	—	—	—	3	2	1	1
	w.	19	7	—	—	3	2	1	1	3	1
Resectio recto weg. Carcinom	m.	23 } 43	11 } 16	—	—	3	1	2	1	2	—
	w.	20	5	—	—	5	2	—	—	2	1
Anus praeternaturalis-Anleg.	m.	9 } 20	4 } 8	—	—	—	—	1	—	1	—
	w.	11	4	2	1	1	—	—	—	—	—
Mastdarmfisteloperation	m.	34 } 43	1 } 2	—	—	2	1	4	—	6	—
	w.	9	1	—	—	—	—	1	—	1	—
Blasenscheidenfisteloperation	w.	3	—	—	—	—	—	2	—	—	—
Hämorrhoidalknot.-Kauterisat.	m.	28 } 43	2	2	—	—	—	2	—	—	—
	w.	15	—	—	—	—	—	1	—	3	—
Herniotomie	m.	120 } 224	14 } 36	7	1	29	5	8	—	9	1
	w.	104	22	5	—	28	2	6	1	8	3
Blasenektopie-Operation	m.	6 } 7	2	—	—	1	—	1	—	—	—
	w.	1	—	—	—	—	—	—	—	—	—
Blasenschnitt	m.	29 } 33	6	—	—	6	3	8	1	2	—
	w.	4	—	—	—	—	—	—	—	1	—
Punctio vesicae	m.	2	1	—	—	—	—	—	—	1	—

[45)] Carc. pylori 1, Ruptur einer alten Magennarbe 1. [46)] Ileus 1†, Carc. ventric. et hepat. 2†, Gallensteinabsc. 1†. je 1. [50)] Phthisis pulm. 1†. [51)] Pneumonie 1†.

stationären Kliniken für chirurgische Krankheiten.

Göttingen		Greifs-wald		Halle		Kiel		Königs-berg		Marburg		Erläuterungen. † = gestorben.
operiert	gestorben	operiert	gestorben	operiert	gestorben	operiert	gestorben	operiert	gestorben	operiert	gestorben	
5)62	2	6)40	1	7)32	1	8)31	2	9)40	2	10)18	—	1) Carcinom 4 (3†), Sarcom 2, Spina bifida 1†.
15)58	1	16)38	—	17)33	1	18)32	2	19)42	1	20)33	2	2) Carc. 37 (9†), Sarcom 4, Lymphom 8 (1†).
1	—	—	—	—	—	—	—	—	—	—	—	3) Carc.24 (1†), Sarcom 4(1†), Lymphom 10 (carcinomatos. 1†), Spina bifida 1.
20	1	27	1	12	—	9	—	21	—	7	—	
—	—	1	—	—	1	—	—	1	—	1	—	4) Carc. 9, Sarcom 4 (1†), Lymph. 13, Kiefer-Actinomyc.1, Tumor pelvis 1†.
8	—	—	—	5	—	—	—	3	—	4	—	5) Carc. 20 (1†), Sarcom 5, Lymph. 15, Actinomyc. 1.
—	—	—	—	—	—	—	—	1	1	—	—	6) Carc. 15, Sarc. 4, Fibrom 1, Lymph. 4.
—	—	—	—	—	—	1	1	1	—	—	—	7) Carc. 12 (1†), Sarc. 5, Lymph. 6, Spina bifida 1.
1	—	2	—	—	—	—	—	—	—	1	—	8) Carc. 10, Sarc. 5 (2†), Lymph. 8.
25	18	19	9	24	10	—	—	52	21	2	2	9) Carc.16(1†), Sarc. 5(1†), Lymph. 7.
25	21	15	14	23	12	—	—	45	28	9	6	10) Carc. 4, Sarc. 3, Lymph. 2.
2	—	3	—	2	—	—	—	6	2	1	—	11) Carc. 2, Sarc. 1†.
—	—	3	—	1	—	1	—	—	—	—	—	12) Carc.20 (1†), Sarc. 5 (1†), Fibrom 1.
—	—	—	—	1	—	—	—	1	—	—	—	13) Carc. 15 (1†), Sarc. 3, Lymph. 3, Fibrom 3, Uterustumor 1†.
—	—	1	—	24)1	—	25)1	—	1	—	—	—	14) Carc. 7, Sarc. 5 (1†). Lymph. 8, Tumor tonsill. 1 († Sepsis).
1	1	—	—	—	—	—	—	1	—	—	—	15) Carc. 7. Sarc. 1, Fibrom 1, Lymph.11.
—	—	1	—	—	—	—	—	—	—	—	—	16) Carc. 5, Sarc., Fibrom, Lymph. je 1.
—	—	—	—	—	—	—	—	—	—	—	—	17) Carc. 7, Sarc. 4 (1†), Lymph. 9.
28)1	1	2	1	—	—	29)2	1	30)2	2	30)3	3	18) Carc. 4, Sarc. 1, Fibrom 2, Lymph.10.
2	—	3	2	—	—	—	—	—	—	32a)2	—	19) Carc. 10, Sarc. 8, Fibrom 2, Tumor medull. spinal. 1 (†).
1	—	—	—	—	—	—	—	1	—	1	—	20) Carc. 0 (1†), Sarc. 2, Lymph. 4.
10	—	—	—	—	—	1	—	—	—	—	—	21) Carc. 3 (1†).
36)14	3	37)6	—	38)4	1	39)8	5	40)11	4	35)2	1	22) Polyp. eines Stimmbands 1.
44)4	3	45)2	—	46)6	4	47)2	1	48)7	1	49)3	—	23) Carc. laryng. et oesophagi 1.
—	—	1	1	—	—	—	—	—	—	—	—	24) Tub. laryngis 1.
1	—	—	—	—	—	1	—	—	—	1	—	25) Papillomata laryngis 1.
1	—	—	—	—	—	—	—	—	—	—	—	26) Carc. oesophg. 1 (†).
1	—	—	—	—	—	—	—	—	—	—	—	27) Carc. oesophgi. 3†, Carc. pylori 1 (†).
9	—	4	1	1	—	4	1	1	1	1	—	28) Carc. pylori 1†.
2	2	2	—	—	—	2	—	3	—	3	1	29) Carc. oesophg. 1†.
4	2	4	—	2	·1	3	3	1	—	2	2	30) Carc. ventric. †.
2	—	2	—	2	—	1	—	3	1	3	1	31) carcinomatös. Strictur d. Pylorus 1 †.
—	—	4	2	1	1	—	—	2	1	—	—	32) Magenfistel bei Stenosis cardiae 1.
1	—	7	3	—	—	—	—	—	—	—	—	32a) Carc. ventric.
7	—	12	—	1	—	—	—	2	—	—	—	33) Perityphlitis et Periton. suppurat.1†.
—	—	3	—	1	1	—	—	—	—	—	—	34) Carc. intestin. 1†, Peritonit. 1 †.
1	—	—	—	—	—	—	—	—	—	—	—	35) Ileus 1†.
—	—	5	—	50)3	1	51)13	1	3	—	—	—	36) Carc. ventric., Peritonit., Schuss-verletzung je 1†.
—	—	2	—	—	—	3	—	5	—	1	—	37) Carc. ventric. 2, Sarc. 2, Blutcyste d. Mesenteriums 1.
7	1	19	2	10	3	10	1	16	—	5	—	38) Ileus 1†, Tub. intestin., Peritonitis und Stichverletzung je 1.
13	5	6	1	12	5	5	—	17	5	4	—	39) Hern. inguin. incarc. gangraen. 1†, Vulnus hepat. 2 (1†), Ileus chron. 1†, Carc. hepat. 1†. ventric. 1.
—	—	—	—	—	—	1	1	—	—	3	1	40) Carc. pylori 1†, Perityphlit. 1†, Ileus 1†. Hepatis 1†. Rupt. ves. 1.
—	—	1	—	—	—	—	—	—	—	—	—	41) Carc. hepat. 1, intestin. 1.
1	—	1	—	3	1	2	1	6	—	—	—	42) Stenos. oesophg. 1†.
—	—	—	—	2	—	1	1	1	—	—	—	43) Hydronephrose 1, Ovariencyste 1, Perityphlitis et Peritonit. 1†.
												44) Ascites, Carc. ventric., Tumor abdom. je 1†.

47) Carc. coli 1†.   48) Tumor abdom. 2(1†), Volvul., Ascites je 1, Fibroma uteri 2.   49) Carc. ventric., ovarii, Peritonitis

11. Übersicht der wichtigsten Operationen in den

Operationsbezeichnung		Sämtliche Kliniken		Berlin (Kgl. Charité)		Berlin (Ziegelstr.)		Bonn		Breslau	
		operiert	gestorben	operiert	gestorben	operiert	gestorben	operiert	gestorben	operiert	gestorben
Epi- u. Hypospadie-Operation	m.	7	—	—	—	—	—	1	—	—	—
Penisamputation	m.	20	1	—	—	2	—	3	1	2	—
Kastration	m.	45	1	1	—	5	—	7	—	—	—
Urethrotomie	m. w.	51 ⎫ 56 5 ⎭	6	10	2	4	—	3	—	5	—
Phimosenoperation	m.	18	—	1	—	2	—	1	—	1	—
Hydrocelenoperation	m.	118	—	10	—	26	—	11	—	5	—
Ovariotomie	w.	9	1	—	—	—	—	—	—	—	—
Myomotomie et Exstirpatio uteri	w.	2	1	—	—	—	—	—	—	—	—
Arterienligat. (gross. Arterien)	m. w.	5 ⎫ 8 3 ⎭	—	1	—	—	—	1	—	—	—
Nervendehnung	w.	1	—	—	—	1	—	—	—	—	—
Nervennaht	m. w.	1 ⎫ 3 2 ⎭	—	1	—	—	—	—	—	—	—
						1	—				
Nervenresektion	m. w.	9 ⎫ 12 3 ⎭	—	—	—	1	—	1	—	1	—
								1	—	1	—
Sehnennaht	m. w.	15 ⎫ 19 4 ⎭	—	—	—	3	—	3	—	1	—
						1	—				
Tenotomie	m. w.	23 ⎫ 40 17 ⎭	— 1	2	1	1	—	4 2	—	2	—
Klumpfussoperation	m. w.	35 ⎫ 48 13 ⎭	1	—	—	4	—	1	—	—	—
Echinokokkenoperation	m. w.	9 ⎫ 11 2 ⎭	1 —	—	—	2	—	—	—	—	—
Andere Operationen	m. w.	287 ⎫ 470 183 ⎭	27 ⎫ 35 8 ⎭	[2]) 4 [9]) 4	1 1	[3])19 [10]) 9	6 1	[4])25 [11])12	2 —	28 [12])40	2 4
Zusammen 1890/91 { männl.		2883	389	114	16	384	106	268	26	201	34
weibl.		1899	262	48	10	280	56	136	6	165	33
Zusammen		4782	651	162	26	664	162	404	32	366	67
1889/90		4652	678	106	30	891	178	389	42	497	86
1888/89		4359	465	71	22	836	136	436	20	634	54

stationären Kliniken für chirurgische Krankheiten.

Göttingen		Greifs-wald		Halle		Kiel		Königs-berg		Marburg		Erläuterungen.
operiert	gestorben	operiert	gestorben	operiert	gestorben	operiert	gestorben	operiert	gestorben	operiert	gestorben	† = gestorben.
—	—	3	—	—	—	—	—	3	—	—	—	
5	—	3	—	1	—	2	—	2	—	—	—	
7	—	15	—	¹)4	1	3	—	3	—	—	—	¹) Sarcoma testis 1†.
11	2	1	—	2	—	6	1	9	1	—	—	²) Enucleatio bulbi u. Excis. einer Kugel 1, Incis. bei Phlegmone 2(1†).
4	—	1	—	—	—	—	—	—	—	—	—	³) Incis. b. Phlegmone 2 (1†), b. Leber-
—	—	6	—	—	—	—	—	1	—	6	—	abc. 1†, Exstirpat. b. Macroglossie
17	—	17	—	16	—	4	—	12	—	—	—	2, Incis. b. Septic. 2†, bei Peri-
—	—	—	—	—	—	2	—	7	1	—	—	typhlitis 2†.
1	1	—	—	—	—	—	—	1	—	—	—	⁴) Exenteratio orbitae wegen Carcinom 1†, Behandlung v. Fracturen 3(1†),
1	—	—	—	1	—	1	—	—	—	—	—	Unterbindung der V. saphena b.
—	—	1	—	—	—	1	—	—	—	—	—	Varices 1.
—	—	—	—	—	—	—	—	—	—	—	—	⁵) Spaltung b. Athresia ani 1†, Ätzg. von Milzbrandpusteln 1.
—	—	—	—	1	—	—	—	—	—	—	—	⁶) Exstirp. von Varices 2, Ersatz für fehlende Tibea u. Fibula 1.
3	—	2	—	—	—	—	—	1	—	—	—	⁷) Exstirp. bei Tendovaginitis 4, bei Aneurysma 1.
—	—	1	—	—	—	—	—	—	—	—	—	⁸) Totalexstirpat. d. Harnbl. mit Ein-
1	—	—	—	1	—	6	—	—	—	—	—	nähen d. Ureteren i. Mastd. wegen Carc. prostatae 1†, Wirbelfract. 1†.
—	—	1	—	—	—	1	—	—	—	1	—	⁹) Incis. b. Parametritis suppur. 2 (1†).
—	—	2	—	2	—	7	—	5	—	—	—	¹⁰) Anlegung einer Gallenfistel b. Em- pyem der Gallenblase 1.
3	—	7	—	—	—	2	—	1	—	—	—	¹¹) Unterbindung d. V. saphena bei
11	—	7	—	1	—	4	—	5	1	2	—	Varicen 2.
9	—	1	—	1	—	—	—	1	—	1	—	¹²) Hydrocephalus u. Spina bifida 1†.
2	—	2	—	1	—	—	—	1	—	1	1	¹³) Lösung v. Verwachsungen 5.
—	1	—	—	—	—	—	—	—	—	—	—	¹⁴) Operation eines anus vaginalis 3.
⁵)59	5	⁶)65	2	16	1	⁷)15	1	34	4	⁸)22	3	¹⁵) Transplantation b. Scalpierung 1.
¹³)38	1	¹⁴)42	1	5	—	8	—	¹⁵)13	—	¹⁶)12	—	¹⁶) Behandlung von Schlottergelenk 2.
498	47	423	28	224	27	226	32	405	53	140	20	
358	41	278	28	162	26	123	8	231	40	118	14	
856	88	701	56	386	53	349	40	636	93	258	34	
848	100	638	31	392	62	237	27	430	87	224	35	
746	51	540	28	422	56	186	22	372	63	116	13	

12. Krankheitsfälle in den Polikliniken

Krankheitsbezeichnungen	Behandelte			Berlin Ziegelstrasse Behandelte		Bonn Behandelte		davon der stationären Klinik überwiesen		Breslau Behandelte		davon der stationären Klinik überwiesen	
	m.	w.	zus.	m.	w.	m.	w.	m.	w.	m.	w.	m.	w.
I. Kopf und Gesicht.	3680	1799	5479	728	450	379	150	53	22	687	266	46	12
Abscessus	193	124	317	52	30	23	13	3	—	21	15	—	—
Actinomycosis	5	1	6	3	—	—	—	—	—	1	—	1	—
Ankylose	17	6	23	5	3	4	—	1	—	7	3	—	—
Carbunculus	76	51	127	15	15	—	—	—	—	7	6	—	1
Carcinoma	108	54	162	44	11	15	8	5	3	7	5	1	—
Caries	18	12	30	3	2	6	6	4	2	4	2	3	1
Combustio	47	28	75	6	3	4	2	2	—	12	6	—	—
Commotio cerebri	28	2	30	3	1	1	—	1	—	12	—	12	—
Contusio	175	56	231	14	4	30	5	2	—	56	16	—	—
Empyema antri Highmori	20	12	32	4	2	3	1	—	—	3	3	—	—
Erysipelas	43	29	72	15	8	1	1	—	—	4	2	—	—
Fractura cranii	41	7	48	5	1	10	—	9	—	4	2	—	—
„ mandib.	24	6	30	5	2	4	1	2	1	2	—	2	—
Hautausschlag	374	243	617	57	60	35	18	—	—	14	3	—	—
Keloid	9	20	29	1	15	—	1	—	—	4	—	—	—
Lues	87	29	116	12	4	—	2	—	—	58	3	3	1
Lupus	66	83	149	25	38	4	2	1	—	1	1	—	1
Meningocele	4	2	6	1	—	1	1	1	—	—	—	—	—
Naevus	26	32	58	4	10	2	—	2	—	4	2	—	—
Necrosis	27	42	69	11	12	4	5	2	2	1	1	—	—
Neuralgia	85	72	157	32	28	10	7	3	—	3	1	1	—
Phlegmone	71	37	108	7	8	—	—	—	—	14	4	—	—
Sarcoma	16	17	33	4	6	1	3	—	2	7	3	6	2
Tuberculosis	22	18	40	8	6	—	—	—	—	7	5	4	1
Tumores	313	259	572	155	120	46	36	4	8	20	16	10	4
Ulcera	95	70	165	27	18	13	3	2	—	7	5	3	1
Vulnera	1522	390	1912	206	43	150	22	8	—	391	151	—	—
Andere Krankheiten [1])	168	97	265	4	—	12	13	1	4	16	11	—	—
II. Augen.	124	48	172	17	4	13	6	2	1	10	8	—	—
III. Ohren.	280	216	496	35	25	28	11	7	4	42	24	—	—
IV. Nase.	407	312	719	101	94	97	63	34	30	40	23	3	3
Carcinoma	22	25	47	11	7	4	5	3	3	3	2	2	1
Fractura oss. n.	29	7	36	10	2	1	1	—	—	1	1	—	1
Lupus	35	44	79	7	12	7	8	2	—	3	3	1	1
Polypus	84	77	161	19	25	17	16	15	15	8	4	—	—
Schiefes Septum	68	23	91	18	8	30	8	6	3	5	3	—	—
Andere Krankheiten [2])	169	136	305	36	40	38	25	8	9	20	10	—	—

[1]) Darunter Dermoidcyste 8 m. 6 w., Pediculi 4 w. Bonn. Atherom 6 m. 6 w. Breslau, Göttingen. Furunkel 25 m. 11 w. Halle, 7 m. 2 w. Kiel. Ekzem 16 m. 13 w., Sykosis 12 m. Unterkiefercyste 1 m. 1 w., Acne rosacea 1 m. Marburg. — [2]) Darunter Muschelhypertrophie alienum 12 m. 8 w. Halle, 4 m. 5 w. Kiel, 2 m. Marburg. Ekzem 11 m. 3 w., Skropheln

für chirurgische Krankheiten.

Göttingen				Greifswald				Halle				Kiel		Königsberg				Marburg			
Behandelte		davon der station.Klinik überwiesen		Behandelte		davon der stationären Klinik überwiesen		Behandelte		davon der stationären Klinik überwiesen		Behandelte		Behandelte		davon der stationären Klinik überwiesen		Behandelte		davon der station.Klinik überwiesen	
m.	w.	m.	w.	m.	w.	m.	w.	m.	w.	m.	w.	m.	w.	m.	w.	m.	w.	m.	w.	m.	w.
201	116	8	6	129	66	15	20	689	225	34	7	263	124	507	349	36	37	97	53	22	15
7	5	—	—	13	5	1	—	24	25	2	1	13	5	37	25	3	2	3	1	—	—
—	—	—	—	—	—	—	—	—	1	—	1	—	—	1	—	1	—	—	—	—	—
—	—	—	—	1	—	—	—	—	—	—	—	—	—	—	—	—	—	—	—	—	—
13	2	—	—	1	—	—	—	15	10	—	—	—	—	24	18	—	—	1	—	—	—
7	4	1	—	2	4	2	2	15	3	3	—	1	1	13	12	8	5	4	6	2	4
—	—	—	—	1	—	—	—	1	—	—	—	—	—	1	1	1	—	2	1	1	—
—	1	—	—	1	—	1	—	11	11	—	—	6	3	4	2	—	—	3	—	2	—
—	—	—	—	—	—	—	—	6	—	4	—	4	1	—	—	—	—	2	—	1	—
5	2	—	—	1	1	—	—	27	11	—	—	8	6	30	9	—	—	4	2	—	—
2	1	—	1	—	—	—	—	4	—	1	—	—	—	4	4	1	1	—	1	—	1
3	4	—	—	1	1	—	1	11	4	—	—	5	1	2	5	—	—	1	3	—	—
2	2	1	2	1	1	1	—	7	—	5	—	2	—	4	1	4	1	6	—	5	—
—	—	—	—	1	—	—	—	6	2	2	—	1	—	3	1	1	—	2	—	1	—
50	35	—	—	22	6	1	—	—	—	—	—	79	44	112	72	—	—	5	5	1	—
—	—	—	—	—	—	—	—	1	—	1	—	1	1	2	3	—	—	—	—	—	—
—	—	—	—	1	1	—	—	1	2	—	1	5	4	10	13	1	3	—	—	—	—
6	8	—	1	10	13	4	8	3	2	1	2	6	2	1	10	1	7	10	7	4	4
—	—	—	—	—	—	—	—	1	—	—	—	—	—	1	1	—	—	—	—	—	—
—	—	—	—	1	3	—	2	4	8	—	—	5	2	5	7	—	—	1	—	—	—
—	—	—	—	1	1	—	1	2	6	1	—	—	—	7	17	3	3	1	—	—	—
5	2	—	—	8	7	1	2	2	2	—	1	6	7	19	18	1	3	—	—	—	—
4	1	—	—	—	1	—	—	21	10	—	—	5	—	18	11	—	—	2	2	—	—
1	—	—	—	—	2	—	2	3	3	2	1	—	—	—	—	—	—	—	—	—	—
2	2	—	1	—	—	—	—	—	—	—	—	2	1	2	2	2	1	1	2	1	—
31	20	3	—	9	3	1	1	4	—	3	—	15	7	23	46	7	9	10	11	1	4
1	1	—	—	1	1	—	—	18	30	—	—	9	—	19	12	2	2	—	—	—	—
53	23	—	1	40	12	3	1	420	51	8	—	65	18	165	59	—	—	32	11	3	2
9	3	3	—	13	4	—	—	82	44	1	—	25	21	—	—	—	—	7	1	—	—
—	—	—	—	7	—	—	—	73	26	4	3	—	—	2	3	—	—	2	1	1	—
8	6	1	1	7	5	1	2	36	16	1	—	8	4	106	114	1	—	10	11	—	—
10	5	2	—	13	12	—	3	76	48	5	8	18	9	46	55	6	10	6	3	—	1
—	—	—	—	—	1	—	1	3	7	2	4	—	—	1	2	1	1	—	1	—	1
1	—	—	—	1	—	—	—	8	2	1	—	—	—	7	1	—	—	—	—	—	—
2	2	—	—	2	1	—	1	1	2	1	2	6	3	6	13	4	7	1	—	—	—
—	—	—	—	7	7	—	1	10	10	—	1	5	1	17	13	—	—	1	1	—	—
6	2	2	—	—	—	—	—	5	—	—	—	3	—	1	1	—	—	—	1	—	—
1	1	—	—	3	3	—	—	49	27	1	1	4	5	14	25	1	2	4	—	—	—

10 m. 4 w. Greifswald, 22 m. 9 w. Halle. Corpus alienum 8 m. 4 w. Breslau. Trauma 5 m.
1 w. Halle. Angiom 4 m. 9 w. Halle, 7 m. 12 w. Kiel. Parotitis 2 m. Halle, 10 m. 7 w. Kiel.
13 m. 6 w. Bonn, 12 m. 21 w. Königsberg. Adenoide Vegetationen 7 m. 6 w. Bonn. Corpus
8 m. 3 w. Halle.

12. Krankheitsfälle in den Polikliniken

Krankheitsbezeichnungen	Behandelte			Berlin Ziegelstrasse Behandelte		Bonn Behandelte		Bonn davon der stationären Klinik überwiesen		Breslau Behandelte		Breslau davon der stationären Klinik überwiesen	
	m.	w.	zus.	m.	w.	m.	w.	m.	w.	m.	w.	m.	w.
V. Mund, Schlund, Speiseröhr.	3817	2798	17095 ¹)10480	785	504	233	114	73	31	545	329	5	7
Abscessus	72	54	126	31	34	6	1	2	—	—	—	—	—
Actinomycosis	4	—	4	4	—	—	—	—	—	—	—	—	—
Angina phlegmonosa	220	281	501	11	75	14	12	—	1	4	2	—	—
Carbunculus	149	7	156	143	3	—	—	—	—	—	—	—	—
Carcinoma	118	25	143	34	8	38	4	21	1	15	3	—	—
Caries dentium	1852	1503	¹)10480 13835	128	97	5	3	—	—	363	237	—	—
Corpus alienum	156	56	212	127	30	—	—	—	—	8	4	—	—
Diphtheria	82	58	140	6	3	17	9	12	8	2	4	2	4
Epulis	24	44	68	4	24	3	6	1	3	8	2	2	2
Fibroma	5	4	9	1	—	—	—	—	—	—	—	—	—
Fistula	58	36	94	24	10	8	3	—	—	5	2	—	—
Gumma	8	8	16	5	8	—	—	—	—	—	—	—	—
Hypertrophia tonsillarum	165	164	329	54	71	20	11	3	1	27	13	—	—
Labium fissum	84	41	125	38	26	7	1	5	—	18	6	1	—
„ et palatum fissum	70	46	116	18	10	22	16	10	10	8	4	—	—
Missbildungen	19	15	34	2	—	—	3	—	—	1	—	—	—
Parulis	231	136	367	48	29	29	5	3	—	37	23	—	1
Sarcoma	5	8	13	2	4	—	—	—	—	—	—	—	—
Strictura oesophagi	27	15	42	9	3	4	6	4	2	8	4	—	—
Tuberculosis	12	5	17	1	1	2	—	1	—	—	—	—	—
Tumores	70	42	112	32	15	14	6	4	2	7	5	—	—
Ulcera	64	52	116	13	11	12	9	2	1	17	7	—	—
Andere Krankheiten ²)	322	198	520	50	42	32	19	5	2	17	13	—	—
VI. Hals und Nacken.	1401	1089	2490	389	300	198	151	42	38	108	123	7	6
Abscessus	247	134	381	96	35	33	21	—	3	3	—	—	—
Actinomycosis	4	1	5	2	1	—	—	—	—	—	—	—	—
Caput obstipum	45	40	85	19	15	11	5	3	1	—	7	—	—
Carbunculus	187	50	237	61	11	5	—	2	—	18	6	—	—
Carcinoma	8	4	12	5	1	—	—	—	—	—	—	—	—
Corpus alienum	17	15	32	—	—	—	—	—	—	—	—	—	—
Larynx-Krankheiten	186	174	360	32	31	16	8	6	4	26	22	—	—
Lues	17	14	31	6	5	—	—	—	—	—	—	—	—
Lymphomata	341	368	709	108	145	106	78	26	22	25	61	—	—
Phlegmone	31	17	48	4	6	1	—	—	—	4	2	—	—
Sarcoma	7	3	10	1	—	1	1	—	1	2	1	2	1
Stenosis laryngis	3	3	6	—	—	—	—	—	—	1	1	—	1
Struma	39	136	175	8	11	4	32	1	7	12	18	3	3
Tuberculosis	71	56	127	12	13	—	—	—	—	—	—	—	—
Tumores	71	43	114	30	24	10	2	4	—	9	3	2	1

¹) Zahnextraktionen u. dergl. ohne Trennung in Bezug auf das Geschlecht der Behandelten. Königsberg. Stomatitis 9 m. 4 w. Bonn, 21 m. 14 w. Kiel, 2 m. 3 w. Marburg. Frenulum Speichelstein 2 m., Pharyngitis 34 m. 21 w. Halle. Adenoide Wucherungen 22 m. 11 w.,

für chirurgische Krankheiten.

Göttingen				Greifswald				Halle				Kiel				Königsberg				Marburg			
Behandelte		davon der station. Klinik überwiesen		Behandelte		davon der stationären Klinik überwiesen		Behandelte		davon der stationären Klinik überwiesen		Behandelte		davon der stationären Klinik überwiesen		Behandelte		davon der stationären Klinik überwiesen		Behandelte		davon der station. Klinik überwiesen	
m.	w.	m.	w.	m.	w.	m.	w.	m.	w.	m.	w.	m.	w.	m.	w.	m.	w.	m.	w.	m.	w.	m.	w.
22	23	1	—	686	646	6	4	243	133	17	9	961	778			188	189	43	26	154	82	7	3
								[1]) 4000								[1]) 6480							
1	2	—	—	4	—	1	—	5	1	1	—	2	—			23	16	1	2	—	—	—	—
—	—	—	—	—	—	—	—	—	—	—	—	—	—			—	—	—	—	—	—	—	—
—	—	—	—	10	16	—	1	10	8	1	1	157	155			5	8	2	1	9	5	—	—
								1	2	—	—					5	2						
1	—	1	—	5	5	—	—	9	—	1	—	—	—			14	5	9	2	2	—	2	—
								ca.															
—	1	—	—	629	603	—	—	[1]) 4000	—	—	—	605	501			[1]) 6480	—	—	—	122	61	—	—
3	1	—	—	—	1	—	—	6	8	3	—	1	2			8	10	—	—	3	—	—	—
—	—	—	—	2	1	—	—	10	3	2	5	37	32			7	5	6	4	1	1	1	1
1	3	—	—	—	—	—	—	3	—	1	—	2	2			3	7	—	—	—	—	—	—
—	—	—	—	1	—	—	—	1	—	—	—	—	1			2	3	—	—	—	—	—	—
—	—	—	—	2	1	—	—	—	3	—	—	—	—			19	17	3	1	—	—	—	—
—	—	—	—	—	—	—	—	1	—	1	—	1	—			1	—	—	—	—	—	—	—
—	—	—	—	5	—	—	—	23	17	—	—	24	18			10	28	—	—	2	6	—	—
2	2	—	—	3	—	1	—	7	1	1	—	2	—			7	5	7	5	—	—	—	—
1	3	—	—	1	—	1	—	10	7	—	2	3	1			6	3	6	3	1	2	1	2
—	—	—	—	1	—	—	—	—	—	—	—	1	2			14	10	—	—	—	—	—	—
1	3	—	—	15	11	1	—	58	42	—	1	25	15			8	6	—	—	10	2	1	—
—	—	—	—	1	1	—	—	1	1	—	—	—	—			1	2	1	1	—	—	—	—
—	—	—	—	—	1	—	1	2	—	—	—	—	—			4	—	—	—	—	1	—	—
1	—	—	—	—	—	—	—	4	1	1	—	2	—			2	3	1	2	—	—	—	—
1	4	—	—	—	2	—	2	2	—	—	—	3	—			11	10	7	5	—	—	—	—
1	—	—	—	1	—	—	—	2	—	—	—	3	—			15	25	—	—	—	—	—	—
9	4	—	—	6	4	2	—	88	39	5	—	93	49			23	24	—	—	4	4	2	—
75	56	—	4	70	36	13	9	174	87	14	14	78	43			269	252	21	40	40	41	1	1
9	6	—	—	14	6	—	1	19	23	2	1	3	4			66	36	2	4	4	3	—	—
1	—	—	—	—	—	—	—	1	—	—	—	—	—			—	—	—	—	—	—	—	—
2	2	—	—	3	1	2	—	4	4	3	—	2	1			1	5	—	2	3	—	—	—
14	2	—	—	22	1	—	—	28	10	—	—	—	—			37	20	—	—	2	—	—	—
1	—	—	—	—	1	—	1	1	2	—	1	—	—			1	—	—	—	—	—	—	—
2	—	—	—	—	—	—	—	6	—	—	—	2	—			7	15	—	—	—	—	—	—
—	—	—	—	—	—	—	—	23	3	3	—	8	6			81	103	—	—	—	1	—	—
—	—	—	—	—	—	—	—	—	—	—	—	2	1			9	7	2	1	—	1	—	—
1	2	—	—	23	24	6	5	15	18	5	1	33	20			9	11	4	5	21	9	—	—
1	1	—	—	3	1	2	1	5	—	—	—	1	—			10	6	—	—	2	1	—	—
1	1	—	1	1	—	1	—	—	—	—	—	—	—			1	—	1	—	—	—	—	—
—	—	—	—	—	—	—	—	1	—	—	—	—	—			1	2	—	—	—	—	—	—
4	10	—	2	2	1	1	1	3	14	—	11	—	3			3	23	1	20	3	24	1	1
27	24	—	—	—	—	—	—	9	1	1	—	—	2			23	16	5	6	—	—	—	—
3	4	—	1	1	—	1	—	1	2	—	—	2	2			15	6	6	2	—	—	—	—

[2]) Darunter Periostitis 19 m. 9 w. Bonn, 3 m. Göttingen, 4 m. 3 w. Greifswald, 17 m. 18 w. cutan 17 m. 13 w. Breslau. Kieferklemme 1 w. Göttingen. Carcinoma linguae 8 m. 1 w., Tonsillitis 26 m. 12 w. Kiel.

Krankheitsbezeichnungen	Behandelte			Berlin Ziegelstrasse Behandelte		Bonn Behandelte		Bonn davon der stationären Klinik überwiesen		Breslau Behandelte		Breslau davon der stationären Klinik überwiesen	
	m.	w.	zus.	m.	w.	m.	w.	m.	w.	m.	w.	m.	w.
Vulnera	25	9	34	5	2	1	1	—	—	8	2	—	—
Andere Krankheiten[1]	102	22	124	—	—	10	3	—	—	—	—	—	—
VII. Brust und Rücken.	983	910	1893	187	353	116	83	29	27	201	110	27	9
Abscessus	73	49	122	8	13	5	5	2	2	15	5	—	—
Carbunculus	16	12	28	5	4	—	—	—	—	4	2	—	—
Carcinoma	8	215	223	4	110	—	22	—	16	3	1	2	1
Caries	21	12	33	—	—	13	6	5	1	3	—	—	—
Combustio	16	13	29	2	1	—	—	—	—	7	4	1	—
Contusio	199	77	276	34	19	28	7	3	—	45	27	—	—
Empyema	42	18	60	12	5	5	—	4	—	3	1	3	1
Fibroma	5	22	27	1	19	—	—	—	—	1	2	—	—
Fractura costarum	91	15	106	13	4	13	—	6	—	4	2	—	—
„ claviculae	161	83	244	46	37	22	12	3	—	8	4	—	—
„ scapulae	18	3	21	1	—	1	—	—	—	4	2	—	—
Gummata	11	17	28	3	10	—	—	—	—	—	—	—	—
Lymphadenitis	15	7	22	3	3	—	1	—	—	5	1	—	—
Lymphomata	35	35	70	13	10	4	—	1	—	3	3	—	—
Mastitis	13	169	182	3	90	—	9	—	1	—	18	—	2
Phlegmone	29	12	41	—	—	—	—	—	—	18	6	—	—
Sarcoma	11	12	23	3	5	—	1	—	1	5	2	5	2
Tuberculosis	41	21	62	26	11	—	1	—	—	3	2	1	1
Tumores	58	58	116	4	7	10	15	3	6	28	8	15	2
Vulnera	88	32	120	6	5	13	—	2	—	40	20	—	—
Andere Krankheiten[2]	32	28	60	—	—	2	4	—	—	2	—	—	—
VIII. Wirbelsäule.	488	581	1069	151	143	76	77	11	3	62	95	—	—
Fractura	9	2	11	—	—	1	—	—	—	—	—	—	—
Kyphosis	85	90	175	27	13	—	1	—	—	4	8	—	—
Scoliosis	195	354	549	66	92	21	50	1	—	24	62	—	—
Spina bifida	17	11	28	6	2	1	2	1	—	3	3	—	—
Spondylitis	124	86	210	38	28	44	19	9	1	18	18	—	—
Tuberculosis	18	12	30	3	3	—	—	—	—	8	4	—	—
Andere Krankheiten[3]	40	26	66	11	5	9	5	—	2	5	—	—	—
IX. Bauch.	884	481	1365	253	206	121	47	25	16	87	30	6	7
Abscess	28	19	47	3	3	2	—	—	—	6	2	—	—
Carcinoma	20	17	37	7	11	1	—	1	—	1	—	1	—
Echinococcus	6	4	10	2	3	1	—	—	—	—	—	—	—
Hernia inguinalis	569	154	723	177	87	86	13	12	2	66	6	—	—
„ cruralis	24	63	87	5	17	3	9	—	5	—	12	—	4

[1]) Darunter Fistula 3 m. 1 w. Bonn. Furunkel 7 m. 2 w. Bonn, 46 m. 10 w. Halle, Ekzem 4 m. Halle. Lymphadenitis 11 m. 2 w. Kiel. — [2]) Darunter Mastodynie 3 w. Bonn. Halle. Lumbago 5 m. 3 w. Kiel. Lipoma 4 w. Marburg. Aneurysma 2 m. Breslau. — 1 w. Marburg. Contusio 11 m. 5 w. Berlin (Ziegelstr.), 9 m. 1 w. Bonn, 3 m. Breslau, 2 m. Halle. Tumores 2 w. Bonn, 1 w. Göttingen, 3 m. 1. w. Halle.

für chirurgische Krankheiten.

Göttingen				Greifswald				Halle				Kiel		Königsberg				Marburg			
Behandelte		davon der station.Klinik überwiesen		Behandelte		davon der stationären Klinik überwiesen		Behandelte		davon der stationären Klinik überwiesen		Behandelte		Behandelte		davon der stationären Klinik überwiesen		Behandelte		davon der station.Klinik überwiesen	
m.	w.	m.	w.	m.	w.	m.	w.	m.	w.	m.	w.	m.	w.	m.	w.	m.	w.	m.	w.	m.	w.
—	—	—	—	1	1	—	—	2	—	—	—	3	1	5	2	—	—	—	—	—	—
9	4	—	—	—	—	—	—	56	10	—	—	22	3	—	—	—	—	5	2	—	—
80	43	5	—	49	46	6	13	130	67	10	19	71	39	122	148	12	53	27	21	4	8
8	3	—	—	3	—	1	—	6	4	1	—	5	2	21	17	—	—	2	—	—	—
2	3	—	—	—	—	—	—	—	—	—	—	1	—	4	2	—	—	—	1	—	—
—	7	—	—	1	18	1	7	—	16	—	13	—	2	—	32	—	29	—	7	—	5
—	—	—	—	—	2	—	—	—	2	—	1	3	—	2	2	2	1	—	—	—	—
—	—	—	—	—	—	—	—	—	3	—	1	1	—	2	5	—	—	4	—	2	—
9	2	—	—	14	7	2	—	35	3	1	—	10	3	21	8	—	—	3	1	—	—
5	—	3	—	4	—	1	—	1	3	—	2	—	—	11	8	6	6	1	1	—	1
—	—	—	—	—	—	—	—	1	—	—	—	2	—	—	1	—	—	—	—	—	—
20	1	—	—	7	—	1	—	20	3	—	1	3	—	9	3	—	—	2	2	—	—
14	9	—	—	10	3	—	—	32	3	1	—	6	2	19	11	—	—	4	2	—	—
2	—	—	—	—	—	—	—	1	1	—	—	3	—	5	—	—	—	1	—	—	—
—	—	—	—	—	—	—	—	5	4	2	1	1	—	2	3	—	—	3	—	—	—
—	—	—	—	—	—	—	—	—	—	—	—	3	2	—	—	—	—	—	—	—	—
—	—	—	—	1	—	—	—	—	—	—	—	5	—	7	13	3	4	1	—	—	—
—	—	—	—	2	9	—	2	4	15	—	—	2	20	2	16	—	1	—	1	—	—
2	—	—	—	—	—	—	—	—	—	—	—	5	1	4	5	—	—	1	—	—	—
1	—	—	—	—	—	—	—	—	—	—	—	—	—	2	1	1	1	—	—	—	—
—	—	—	—	—	8	—	3	1	—	1	—	—	—	—	—	—	—	—	—	—	—
4	4	1	—	—	—	—	—	5	2	2	—	3	1	—	—	—	—	—	—	—	—
6	3	1	—	1	3	—	1	1	2	—	—	5	1	—	19	—	11	3	—	2	—
—	1	—	—	1	—	—	—	10	2	—	—	7	2	11	2	—	—	—	—	—	—
7	10	—	—	5	1	—	—	8	4	2	—	6	3	—	—	—	—	2	6	—	2
47	55	3	1	11	27	3	5	48	65	11	8	20	29	59	82	—	2	14	8	3	—
5	—	1	—	—	1	—	1	2	1	2	—	—	—	—	—	—	—	1	—	1	—
16	28	—	1	4	7	—	—	5	7	—	—	5	6	20	20	—	2	4	—	1	—
16	21	—	—	3	17	—	3	23	33	2	—	11	23	28	52	—	—	3	4	—	—
1	1	1	—	—	—	—	—	2	2	1	—	—	—	4	1	—	—	—	—	—	—
—	—	—	—	3	—	2	—	11	15	2	5	3	—	6	5	—	—	1	1	—	—
5	—	—	—	—	—	—	—	—	4	—	2	—	—	1	1	—	—	1	—	—	—
4	5	1	—	1	2	1	1	5	3	4	1	1	—	—	3	—	—	4	3	1	—
95	23	3	1	26	7	1	1	92	43	24	16	43	17	123	93	17	19	44	15	9	7
2	3	—	—	1	—	—	—	2	2	1	1	3	1	7	8	—	—	2	—	2	—
—	—	—	—	1	1	—	1	2	1	—	1	—	—	2	—	1	—	6	4	3	5
—	—	—	—	2	—	—	—	1	1	—	—	—	—	—	—	—	—	—	—	—	—
66	5	—	1	12	—	—	—	52	11	15	1	16	1	70	30	12	9	24	1	2	—
2	5	—	—	1	1	—	—	4	6	1	6	3	3	6	8	3	6	—	2	—	—

11 m. 1 w. Kiel, 4 m. 2 w. Marburg. Hautkrankheiten 8 m. 3 w., Neuralgia 1 m. Göttingen. Neuralgia 5 m. 3 w. Göttingen. Lumbago 5 m. 1 w. Greifswald. Intercostalneuralgie 3 m.
[3]) Darunter schlechte Haltung 3 w. Göttingen. Caries 2 m. Breslau, 3 w. Königsberg, 2 m. 1 w. Göttingen, 1 m. Greifswald, 2 m. 1 w. Halle, 1 m. Kiel, 2 m. Marburg. Sclerosis 1 w.

Krankheitsbezeichnungen	Behandelte			Berlin Ziegelstrasse Behandelte		Bonn				Breslau			
						Behandelte		davon der stationären Klinik überwiesen		Behandelte		davon der stationären Klinik überwiesen	
	m.	w.	zus.	m.	w.	m.	w.	m.	w.	m.	w.	m.	w.
Hernia umbilicalis . . .	134	128	262	48	59	13	12	3	1	1	3	—	—
Ileus	4	7	11	—	1	1	—	—	—	—	1	—	1
Peritonitis	9	5	14	—	3	2	1	1	1	—	—	—	—
Sarcoma	2	8	10	—	4	—	—	—	—	2	1	2	1
Tumores	39	54	93	11	18	6	10	4	5	3	1	3	1
Vulnera	28	11	39	—	—	4	1	3	1	8	4	—	—
Andere Krankheiten[1]) . .	21	11	32	—	—	2	1	1	1	—	—	—	—
X. Mastdarm.	357	183	540	117	99	45	11	15	5	53	27	15	9
Atresia ani	7	8	15	1	2	2	1	1	—	—	1	—	1
Carcinoma recti . . .	42	21	63	13	9	6	2	5	—	9	3	6	3
Fissura ani	22	12	34	11	5	3	1	2	1	2	4	—	—
Fistula ani	84	34	118	26	20	12	1	4	1	18	6	5	1
Haemorrhois	90	41	131	27	25	12	1	2	1	8	4	2	2
Peri- und Paraproctitis. .	54	18	72	28	13	—	1	—	1	8	4	1	1
Prolapsus recti. . . .	22	17	39	5	3	1	—	—	—	6	5	—	1
Strictura	2	15	17	—	15	—	—	—	—	1	—	—	—
Tumor	13	8	21	5	6	4	1	1	—	—	—	—	—
Andere Krankheiten[2]) . .	21	9	30	1	1	5	3	—	1	1	—	1	—
XI. Harn- u. Geschlechtsorg.	1975	195	2170	655	132	301	11	62	6	167	6	12	1
Carcinoma	20	7	27	5	4	4	—	4	—	1	—	—	—
Cystitis	79	15	94	24	6	20	2	7	2	11	1	—	—
Ectopia vesicae . . .	11	—	11	2	—	2	—	1	—	1	—	—	—
Epi- und Hypospadia . .	44	—	44	10	—	8	—	4	—	3	—	—	—
Fistula	13	3	16	2	—	1	2	1	1	2	—	—	—
Gonorrhoea	201	94	295	74	88	9	1	—	—	9	—	—	—
Hernia scrotalis . . .	80	3	83	—	—	14	—	3	—	6	—	—	—
Hydrocele	414	2	416	135	—	70	—	12	—	36	—	2	—
Kryptorchismus . . .	24	—	24	9	—	7	—	—	—	—	—	—	—
Lithiasis	20	2	22	4	—	4	—	4	—	5	1	5	1
Orchitis und Epididymitis.	114	—	114	52	—	—	—	—	—	12	—	—	—
Phimosis und Paraphimosis	433	6	439	188	—	69	—	1	—	42	—	—	—
Prostatitis	50	1	51	8	—	16	—	4	—	3	—	—	—
Ren mobile	—	20	20	—	12	—	1	—	1	—	4	—	—
Ruptura	[3]) 7	—	7	2	—	1	—	1	—	1	—	1	—
Strictura urethrae . . .	99	1	100	25	—	8	—	4	—	18	—	3	—
Tuberculosis	62	8	70	12	7	19	—	10	—	—	—	—	—
Tumores	40	12	52	18	8	3	1	1	1	2	—	1	—
Ulcera penis	111	—	111	42	—	4	—	—	—	6	—	—	—
Varicocele	48	—	48	17	—	8	—	3	—	3	—	—	—
Vulnera	39	8	47	22	1	5	—	—	—	1	—	—	—
Andere Krankheiten[4]) . .	66	13	79	4	6	29	4	2	1	6	—	—	—

[1]) Darunter Tuberkulosis 1 m. 3 w. Göttingen. Carcinoma ventriculi 3 m. 1 w. Halle. — 6, vesicae 1. — [4]) Darunter Blasenparese 8 m. 2 w., Bubo inguinalis 16 m. 2 w. Bonn. Missbildungen 2 m. Berlin (Ziegelstr.).

für chirurgische Krankheiten.

Göttingen				Greifswald				Halle				Kiel		Königsberg				Marburg			
Be-handelte		davon der station. Klinik überwiesen		Be-handelte		davon der stationären Klinik überwiesen		Be-handelte		davon der stationären Klinik überwiesen		Be-handelte		Be-handelte		davon der stationären Klinik überwiesen		Be-handelte		davon der station. Klinik überwiesen	
m.	w.	m.	w.	m.	w.	m.	w.	m.	w.	m.	w.	m.	w.	m.	w.	m.	w.	m.	w.	m.	w.
13	5	—	—	5	4	—	—	10	11	—	1	19	11	21	22	—	—	4	1	—	—
—	—	—	—	—	—	—	—	—	1	—	1	—	—	3	4	1	2	—	—	—	—
1	—	1	—	2	—	1	—	3	—	—	—	—	—	1	—	—	—	—	1	—	1
—	—	—	—	—	—	—	—	—	—	—	—	—	—	—	3	—	1	—	—	—	—
6	1	1	—	1	1	—	—	3	7	—	2	2	1	6	13	—	—	1	2	1	—
1	—	—	—	1	—	—	—	5	1	2	1	—	—	7	4	—	—	2	1	1	—
4	4	1	—	—	—	—	—	10	2	5	1	—	—	—	1	—	1	5	3	—	1
15	3	2	—	24	5	13	2	35	11	12	4	11	2	50	22	31	9	7	3	4	3
2	—	1	—	—	2	—	—	2	—	—	—	—	—	—	2	—	—	—	—	—	—
—	1	—	—	2	—	2	—	5	3	3	—	—	—	7	1	7	1	—	2	—	2
—	—	—	—	1	—	—	—	3	2	—	1	—	—	1	—	—	—	1	—	1	—
2	—	1	—	7	1	3	1	10	2	6	2	1	—	6	4	2	2	2	—	1	—
2	1	—	—	5	1	3	1	6	2	1	—	3	—	25	6	21	5	2	1	—	1
—	—	—	—	5	—	3	—	9	—	2	—	—	—	3	—	—	—	1	—	1	—
1	—	—	—	2	—	2	—	—	2	—	1	3	2	4	5	—	—	—	—	—	—
—	—	—	—	—	—	—	—	—	—	—	—	1	—	—	—	—	—	—	—	—	—
2	—	—	—	1	—	—	—	—	—	—	—	1	—	—	1	—	1	1	—	1	—
6	1	—	—	1	1	—	—	—	—	—	—	2	—	4	3	1	—	—	—	—	—
77	4	10	—	120	11	34	1	247	13	50	2	55	4	309	10	30	6	44	4	15	1
3	—	—	—	2	—	2	—	2	2	—	—	—	1	3	—	1	—	—	—	—	—
1	—	1	—	6	—	2	—	4	—	1	—	2	3	10	3	—	2	1	—	—	—
2	—	—	—	—	—	—	—	—	—	—	—	—	—	1	—	—	—	3	—	3	—
6	—	1	—	2	—	1	—	5	—	—	—	1	—	7	—	3	—	2	—	1	—
—	—	—	—	1	—	—	—	—	1	—	1	—	—	7	—	2	—	—	—	—	—
2	1	—	—	6	2	2	—	37	2	—	—	1	—	59	—	—	—	4	—	—	—
—	—	—	—	40	3	8	1	6	—	4	—	—	—	14	—	4	—	—	—	—	—
19	—	7	—	21	—	9	—	42	2	14	—	20	—	65	—	5	—	6	—	1	—
3	—	—	—	—	—	—	—	4	—	1	—	—	—	1	—	—	—	—	—	—	—
—	—	—	—	—	—	—	—	3	1	1	—	—	—	3	—	3	—	1	—	1	—
4	—	—	—	5	—	2	—	9	—	4	—	6	—	23	—	1	—	3	—	—	—
10	—	—	—	15	6	2	—	48	—	5	—	19	—	31	—	—	—	11	—	3	—
1	—	—	—	—	—	—	—	8	1	3	—	1	—	9	—	—	—	4	—	1	—
—	—	—	—	—	—	—	—	—	—	—	—	—	—	—	2	—	1	—	1	—	—
—	—	—	—	—	—	—	—	3	—	3	—	—	—	—	—	—	—	—	—	—	—
1	—	—	—	4	—	1	—	13	—	5	—	1	—	26	1	1	1	3	—	1	—
9	1	1	—	4	—	4	—	6	—	2	—	—	—	8	—	4	—	4	—	2	—
3	—	—	—	6	—	—	—	1	—	1	—	—	—	8	3	4	2	—	—	—	—
1	—	—	—	6	—	—	—	29	—	3	—	1	—	21	—	—	—	1	—	1	—
1	—	—	—	1	—	1	—	7	—	1	—	2	—	9	—	2	—	—	—	—	—
1	1	—	—	—	—	—	—	2	—	—	—	1	—	2	1	—	—	—	—	—	—
10	1	—	—	1	—	—	—	18	4	2	1	—	—	2	—	—	—	1	3	1	1

²) Darunter Ekzema ani 2 m. Halle. Condylomat. ad anum 4 m. 2 w. Königsberg. — ³) urethrae Retentio urinae 8 m. 1 w. Göttingen, 4 m. Halle. Balanitis 6, Condylome 6 m. 1 w. Halle.

12. Krankheitsfälle in den Polikliniken

Krankheitsbezeichnungen	Behandelte			Berlin Ziegelstrasse Behandelte		Bonn Behandelte		davon der stationären Klinik überwiesen		Breslau Behandelte		davon der stationären Klinik überwiesen	
	m.	w.	zus.	m.	w.	m.	w.	m.	w.	m.	w.	m.	w.
XII. Beck.- u. Lendengegend.	450	187	637	130	55	38	19	9	5	99	27	19	4
Abscessus	46	24	70	9	6	9	2	4	1	5	2	3	1
Bubo inguinalis	127	21	148	75	14	—	—	—	—	24	—	—	—
Carbunculus	9	5	14	2	—	—	—	—	—	—	—	—	—
Carcinoma	4	—	4	—	—	—	—	—	—	2	—	2	—
Combustio	6	5	11	—	—	—	—	—	—	2	1	—	—
Contusio	93	39	132	23	16	9	5	1	—	38	12	—	—
Fistula	8	7	15	—	3	—	—	—	—	4	2	—	—
Fractura ossis pelvis	9	2	11	—	—	2	2	1	1	1	—	1	—
Osteomyelitis	4	—	4	—	—	1	—	—	—	2	—	1	—
Tuberculosis	15	9	24	8	4	1	—	—	—	4	2	4	1
Tumor	24	14	38	3	3	2	4	—	1	8	3	5	2
Andere Krankheiten[1])	105	61	166	10	9	14	6	3	2	9	5	3	—
XIII. Obere Extremitäten.	9356	5534	14890	2581	1897	889	412	93	45	940	550	22	14
Ankylosis	55	23	78	15	10	6	—	1	—	12	6	—	1
Arthritis humeri	98	68	166	30	35	13	3	2	1	4	2	—	—
„ cubiti	68	37	105	5	10	19	11	5	1	3	3	—	—
„ manus	80	50	130	28	16	19	8	4	4	4	2	—	2
Bursitis	39	22	61	23	5	1	—	—	—	—	—	—	—
Caries	58	37	95	1	—	42	22	9	11	4	2	3	1
Combustio	174	129	303	35	29	21	5	1	—	27	23	—	—
Congelatio	121	84	205	18	18	7	3	1	—	18	22	—	—
Conquassatio	318	181	499	101	90	38	20	—	—	57	27	—	—
Contractura	78	38	116	25	11	22	12	3	2	3	3	—	—
Contusio	1139	475	1614	230	150	118	43	4	—	288	78	—	—
Corpus alienum articulorum	27	46	73	—	—	1	—	—	—	3	4	—	—
Erysipelas	30	59	89	11	25	6	5	1	2	3	3	—	—
Fistula	17	15	32	6	2	2	1	—	—	4	2	3	1
Fractura humeri	228	70	298	72	25	29	7	5	1	8	4	3	1
„ antibrachii	129	45	174	35	15	13	8	3	1	11	7	—	—
„ radii	310	205	515	88	76	26	12	4	—	32	13	—	—
„ ulnae	58	17	75	15	4	4	1	—	—	15	3	—	—
„ olecrani	22	9	31	4	1	—	—	—	—	4	2	—	—
„ oss. carpi et metac.	49	9	58	14	—	1	—	—	—	3	3	—	—
„ digitorum	165	36	201	39	6	12	3	2	—	32	16	—	—
„ colli scapulae	—	2	2	—	—	—	—	—	—	—	—	—	—
Fremdkörper	33	45	78	30	39	—	—	—	—	—	—	—	—
Gangraena	39	25	64	24	19	1	—	—	—	2	4	—	—
Haemathrosis	41	20	61	27	16	—	—	—	—	—	—	—	—
Hautkrankheiten	235	259	494	21	25	9	7	—	—	4	2	—	—
Lupus	12	13	25	2	—	—	2	—	—	2	—	—	—
Luxatio claviculae	16	3	19	3	—	2	1	—	—	—	—	—	—
„ humeri	145	42	187	54	17	14	—	2	—	9	3	—	—
„ cubiti	70	21	91	28	6	6	3	2	2	3	—	1	—

[1]) Darunter Coxitis 4 m. 4 w. Greifswald. Lumbago 21 m. 10 w. Halle. Furunkel 5 m.

für chirurgische Krankheiten.

Göttingen				Greifswald				Halle				Kiel		Königsberg				Marburg			
Behandelte		davon der station.Klinik überwiesen		Behandelte		davon der stationären Klinik überwiesen		Behandelte		davon der stationären Klinik überwiesen		Behandelte		Behandelte		davon der stationären Klinik überwiesen		Behandelte		davon der station.Klinik überwiesen	
m.	w.	m.	w.	m.	w.	m.	w.	m.	w.	m.	w.	m.	w.	m.	w.	m.	w.	m.	w.	m.	w.
17	1	1	—	16	9	6	4	66	22	14	1	16	12	66	36	5	4	2	6	—	4
1	—	—	—	—	1	—	1	10	6	5	1	2	—	10	5	—	—	—	2	—	1
1	—	—	—	1	—	—	—	13	1	1	—	—	—	13	6	—	—	—	—	—	—
3	1	—	—	1	—	—	—	1	2	—	—	—	—	2	2	—	—	—	—	—	—
—	—	—	—	—	—	—	—	1	—	1	—	—	—	1	—	—	—	—	—	—	—
—	—	—	—	—	—	—	—	2	—	1	—	—	—	2	4	—	—	—	—	—	—
2	—	—	—	2	1	—	—	4	—	1	—	2	—	12	5	—	—	1	—	—	—
1	—	—	—	1	1	1	1	—	—	—	—	—	—	2	1	1	1	—	—	—	—
—	—	—	—	—	—	—	—	5	—	5	—	—	—	1	—	—	—	—	—	—	—
—	—	—	—	—	—	—	—	—	—	—	—	—	—	1	—	—	—	—	—	—	—
—	—	—	—	1	—	1	—	—	2	—	—	—	—	1	1	—	1	—	—	—	—
2	—	1	—	—	1	—	—	2	—	—	—	1	—	6	2	3	1	—	1	—	1
7	—	—	—	10	5	4	2	28	11	—	—	11	12	15	10	1	1	1	3	—	2
549	320	3	8	398	240	31	15	1953	872	137	39	412	268	1344	872	42	24	300	103	21	5
—	—	—	—	3	1	—	—	9	3	—	—	—	—	5	2	2	1	5	1	3	—
1	1	—	—	8	9	—	1	15	2	—	—	3	2	13	12	—	—	11	2	—	—
2	—	—	—	10	3	1	1	5	1	—	—	5	—	18	9	4	3	1	—	—	—
6	3	—	—	5	6	1	1	2	—	—	—	3	2	12	13	2	1	1	—	—	—
—	1	—	—	—	—	—	—	2	—	—	—	1	2	12	14	—	—	—	—	—	—
—	—	—	—	2	—	1	—	1	1	1	—	—	—	2	4	1	1	6	8	—	3
4	5	—	—	3	7	—	1	53	33	6	3	11	6	11	19	—	—	9	2	2	—
11	8	—	—	7	10	—	1	21	12	2	—	14	3	23	7	4	—	2	1	1	—
13	2	—	—	1	1	—	—	1	4	—	—	18	3	56	34	—	—	33	—	1	—
11	5	—	—	5	1	—	—	—	—	—	—	2	1	7	5	2	1	3	—	1	—
48	17	—	—	41	28	—	—	235	52	8	7	73	43	78	56	—	—	28	8	—	—
2	5	—	—	3	5	—	—	3	—	—	—	1	2	14	30	—	—	—	—	—	—
3	3	—	—	1	—	1	—	4	15	1	—	1	3	1	5	—	—	—	—	—	—
—	—	—	—	1	—	—	—	1	5	—	—	1	1	2	4	1	1	—	—	—	—
34	10	1	—	11	6	2	—	36	5	12	1	6	1	25	11	—	—	7	1	1	1
9	5	—	—	6	—	2	—	37	4	7	—	5	2	11	4	—	—	2	—	—	—
18	16	—	—	10	7	—	—	60	30	4	—	5	2	64	43	—	—	7	6	1	1
2	1	—	—	3	—	1	—	10	4	2	—	2	1	6	2	—	—	1	1	—	—
1	—	—	—	1	—	—	—	3	2	—	—	1	1	6	3	—	—	2	—	—	—
4	2	—	—	2	—	—	—	8	—	3	—	1	1	9	2	—	—	7	1	—	—
11	4	—	—	5	—	—	—	47	3	6	—	1	1	18	3	—	—	—	—	—	—
—	—	—	—	—	2	—	—	—	—	—	—	3	6	—	—	—	—	—	—	—	—
1	—	—	—	1	—	—	—	5	—	1	—	—	—	5	2	2	—	—	—	—	—
4	1	—	—	—	1	—	—	2	—	—	—	—	—	4	2	—	—	1	—	—	—
29	18	—	—	12	10	—	1	12	18	—	—	9	11	138	167	—	—	1	1	—	—
2	3	—	—	1	—	—	—	1	1	—	1	—	—	3	4	1	1	1	3	1	—
3	—	—	—	1	—	—	—	1	—	—	—	—	—	6	2	—	—	—	—	—	—
12	1	—	—	6	3	—	—	14	6	2	1	1	—	26	10	—	—	9	2	3	—
5	2	—	—	3	3	1	—	7	1	—	—	3	2	11	3	—	—	4	1	—	—

6 w. Kiel.

12. Krankheitsfälle in den Polikliniken

Krankheitsbezeichnungen	Behandelte			Berlin Ziegelstrasse Behandelte		Bonn Behandelte		davon der stationären Klinik überwiesen		Breslau Behandelte		davon der stationären Klinik überwiesen	
	m.	w.	zus.	m.	w.	m.	w.	m.	w.	m.	w.	m.	w.
Luxatio digitorum	45	8	53	17	1	2	—	—	—	2	1	—	—
Lymphadenitis	87	55	142	34	16	14	4	1	—	1	2	—	—
Missbildungen	38	44	82	9	23	2	7	—	2	8	5	—	—
Necrosis	33	23	56	9	6	6	4	3	1	3	1	—	—
Neurosis	78	51	129	30	21	5	2	—	—	3	1	—	—
Osteomyelitis	35	22	57	8	4	2	1	—	—	5	7	—	1
Panaritium	731	1011	1742	194	336	53	66	1	4	157	173	—	—
Paralysis und Paresis	78	26	104	22	10	11	4	—	—	15	3	—	—
Phlegmone und Abscess	890	690	1580	374	324	61	34	13	5	125	91	—	—
Sarcoma	17	10	27	2	3	4	—	4	—	5	1	5	1
Spina ventosa	50	52	102	25	23	1	2	—	—	6	6	—	—
Tendovaginitis	139	111	250	35	34	18	17	1	—	24	12	—	—
Tuberculosis	106	103	209	42	50	—	—	—	—	6	6	6	6
Tumor	118	117	235	50	62	10	8	3	2	—	—	—	—
Vulnera	2729	858	3587	725	317	240	58	16	3	—	—	—	—
Andere Krankheiten[1])	328	268	596	21	17	28	28	2	3	12	7	1	—
XIV. Untere Extremitäten.	6663	4541	11204	1599	1353	774	379	224	84	744	494	104	40
Abscessus	152	88	240	32	27	37	5	15	1	18	6	5	1
Aneurysma	3	—	3	1	—	1	—	—	—	—	—	—	—
Ankylosis	20	18	38	4	3	4	6	1	4	9	3	—	—
Arthritis coxae	198	161	359	74	65	30	20	12	5	8	4	5	2
„ genu	379	260	639	125	117	93	43	22	14	28	8	11	4
„ pedis	104	97	201	28	31	16	10	5	5	7	3	4	1
Bursitis	90	78	168	39	12	1	—	—	—	3	9	—	—
Carcinoma	4	3	7	—	—	1	1	—	—	2	1	2	1
Caries	84	48	132	—	—	39	20	15	11	11	7	9	5
Combustio	57	71	128	14	17	3	4	1	—	6	6	—	—
Congelatio	117	55	172	11	9	16	4	1	1	9	7	1	—
Conquassatio	104	32	136	36	18	—	—	—	—	8	4	—	—
Contractura	49	18	67	10	3	17	3	8	1	4	2	—	2
Contusio	483	196	679	134	58	41	11	3	1	97	35	—	—
Corpus mobile articularis	29	13	42	5	5	3	—	1	—	—	—	—	—
Difformitates	26	14	40	17	10	1	1	—	—	5	1	—	—
Distorsio	327	140	467	87	38	17	17	1	1	65	37	—	—
Elephanthiasis	11	10	21	1	2	1	3	—	1	2	—	—	—
Erysipelas	25	21	46	2	2	4	4	4	2	9	3	—	—
Exostosis	42	26	68	15	9	—	2	—	—	3	3	—	—
Fistula	52	21	73	20	9	4	3	1	1	4	2	—	—
Fractura colli femoris	30	24	54	12	9	2	1	1	1	3	3	—	—
„ femoris	121	54	175	19	17	25	7	15	5	24	12	18	6
„ tibiae	42	12	54	7	2	5	—	3	—	9	3	—	—
„ fibulae	23	5	28	4	—	1	—	—	—	4	2	—	—
„ cruris	162	33	195	20	7	34	2	28	—	18	12	—	—
„ malleol.	140	40	180	29	11	30	10	12	4	9	3	—	—

[1]) Darunter Ganglion 11 m. 16 w., Hygrom 15 m. 6 w. Bonn. Distorsio 11 m. 7 w. Blut- und Eiterblase 14 m. 23 w. Göttingen. Carcinoma 1 m. Greifswald, 1 w. Halle.

für chirurgische Krankheiten.

Göttingen				Greifswald				Halle				Kiel				Königsberg				Marburg			
Behandelte		davon der station.Klinik überwiesen		Behandelte		davon der stationären Klinik überwiesen		Behandelte		davon der stationären Klinik überwiesen		Behandelte		davon der stationären Klinik überwiesen		Behandelte		davon der stationären Klinik überwiesen		Behandelte		davon der station.Klinik überwiesen	
m.	w.	m.	w.	m.	w.	m.	w.	m.	w.	m.	w.	m.	w.	m.	w.	m.	w.	m.	w.	m.	w.	m.	w.
3	—	—	—	—	—	—	—	10	2	3	1	—	2	—	—	11	2	—	—	—	—	—	—
3	4	—	—	6	5	—	2	10	9	1	—	6	9	—	—	9	4	—	—	4	2	1	—
1	2	—	—	2	2	—	—	5	3	—	—	5	1	—	—	6	1	—	—	—	—	—	—
1	—	—	—	6	1	3	1	2	3	1	—	—	1	—	—	6	7	2	3	—	—	—	—
20	15	—	—	2	1	—	—	4	—	—	—	2	2	—	—	11	9	—	—	1	—	—	—
—	3	—	2	3	1	—	—	11	3	5	—	2	1	—	—	2	2	1	—	2	—	—	—
11	13	—	—	62	56	1	3	75	150	2	2	43	56	—	—	125	138	—	—	11	23	—	—
4	1	—	—	4	2	—	—	—	—	—	—	3	2	—	—	16	4	2	1	3	—	1	—
21	16	—	—	22	10	4	1	95	55	13	7	14	9	—	—	145	143	2	5	33	8	2	—
—	—	—	—	—	1	—	1	4	3	1	—	—	—	—	—	2	2	2	2	—	—	—	—
—	4	—	1	—	—	—	—	3	4	2	—	6	4	—	—	6	2	2	—	3	7	—	—
5	5	—	—	7	18	—	—	22	5	—	2	11	8	—	—	9	9	—	—	8	3	—	—
16	16	2	4	4	4	1	1	25	20	9	3	8	7	—	—	4	—	3	—	1	—	1	—
18	8	—	1	6	4	—	—	14	12	—	—	12	6	—	—	7	14	3	4	1	3	—	—
154	38	—	—	98	19	10	—	944	315	37	6	92	37	—	—	397	62	5	—	79	12	2	—
56	82	—	—	24	13	2	—	134	86	8	5	38	27	—	—	2	1	1	—	13	7	—	—
464	257	63	22	327	169	72	37	1268	760	344	131	278	215	—	—	984	814	98	47	225	100	42	20
6	6	1	—	6	1	1	1	17	16	2	1	7	4	—	—	23	22	2	2	6	1	1	1
—	—	—	—	—	—	—	—	—	—	—	—	1	—	—	—	—	—	—	—	—	—	—	—
—	—	—	—	1	3	—	1	—	—	—	—	1	—	—	—	1	2	1	—	—	1	—	—
10	5	1	2	8	5	2	1	31	25	15	11	11	5	—	—	24	32	11	12	2	—	2	—
14	13	—	1	31	15	11	4	32	23	12	10	16	10	—	—	36	29	9	5	4	2	—	1
4	4	—	1	12	2	5	2	23	18	10	8	4	4	—	—	9	24	3	6	1	1	—	—
7	9	—	—	7	5	2	3	6	26	—	9	8	3	—	—	15	12	—	—	4	2	1	2
—	—	—	—	—	—	—	—	—	—	—	—	—	—	—	—	1	1	—	—	—	—	—	—
—	—	—	—	2	2	1	1	—	—	—	—	1	—	—	—	2	—	1	—	29	19	9	9
1	2	—	—	2	5	—	1	18	17	1	4	7	12	—	—	6	8	—	—	1	—	—	—
6	4	—	—	9	—	2	—	39	14	7	3	5	8	—	—	21	8	4	—	1	1	—	—
3	—	—	—	—	—	—	—	28	—	1	3	—	8	—	—	18	9	—	—	3	—	—	—
2	1	—	—	4	4	1	1	2	2	2	—	2	1	—	—	5	2	2	1	3	—	—	—
44	33	1	1	20	6	2	1	87	19	11	3	19	15	—	—	31	17	—	—	10	2	—	—
5	1	—	—	1	—	—	—	9	1	3	—	1	1	—	—	4	5	2	—	1	—	—	—
—	—	—	—	3	—	—	—	—	1	—	1	—	1	—	—	—	—	—	—	—	—	—	—
4	1	—	—	23	1	—	—	56	24	5	1	25	7	—	—	40	12	—	—	10	3	—	—
—	—	—	—	1	1	—	—	3	2	—	—	—	—	—	—	3	1	1	1	1	—	1	—
—	—	—	—	1	1	—	—	3	1	1	—	4	7	—	—	2	2	—	—	—	1	—	—
1	1	—	—	2	—	1	—	3	1	—	1	8	4	—	—	10	6	—	—	—	—	—	—
3	—	—	—	3	2	2	—	4	—	—	—	—	—	—	—	14	7	5	3	—	—	—	—
1	—	—	—	3	2	—	1	5	3	4	2	—	2	—	—	4	3	2	—	—	1	—	—
6	3	—	—	7	3	—	1	30	9	18	3	1	1	—	—	7	2	2	1	2	—	2	—
7	—	—	—	1	—	—	—	7	1	4	—	1	1	—	—	4	3	2	—	1	2	1	—
2	1	—	—	—	1	—	—	4	1	—	—	2	—	—	—	6	—	—	—	—	—	—	—
4	1	—	—	11	1	—	—	54	8	42	5	—	—	—	—	14	2	5	—	7	—	6	—
8	2	—	—	5	3	1	1	36	6	22	2	6	—	—	—	16	4	—	—	1	1	—	—

Breslau, 14 m. 5 w. Greifswald, 106 m. 40 w. Halle, 17 m. 6 w. Kiel. Carbunculus 36 m. 38 w.,

12. Krankheitsfälle in den Polikliniken

Krankheitsbezeichnungen	Behandelte			Berlin Ziegelstrasse		Bonn				Breslau			
				Behandelte		Behandelte		davon der stationären Klinik überwiesen		Behandelte		davon der stationären Klinik überwiesen	
	m.	w.	zus.	m.	w.	m.	w.	m.	w.	m.	w.	m.	w.
Fractura oss. tarsi et metat.	23	9	32	9	3	1	—	—	—	2	1	—	—
„ digitorum pedis .	18	5	23	4	—	2	—	1	—	7	3	—	—
„ patellae	23	1	24	2	—	6	1	5	—	3	—	3	—
Gangraena	23	4	27	11	2	2	—	1	—	2	2	—	—
Genu valgum	141	98	239	46	45	27	15	5	4	18	12	9	3
„ varum	38	24	62	11	4	6	8	—	3	10	5	2	1
Haemarthrosis genu . .	71	36	107	18	9	6	1	2	—	6	4	2	1
Hallux valgus	29	29	58	10	5	4	1	1	1	3	9	—	—
Hautkrankheiten . . .	277	302	579	65	55	9	8	—	—	—	—	—	—
Hygrom	16	4	20	—	—	16	4	2	1	—	—	—	—
Luxatio coxae[1] . . .	37	55	92	7	15	7	13	2	1	9	9	2	—
„ anderer Gelenke .	11	3	14	3	1	1	—	—	—	2	1	—	—
Lymphangitis	51	25	76	6	5	3	3	2	—	10	2	—	—
Missbildungen	11	29	40	2	17	—	1	—	—	2	1	—	—
Necrosis	104	40	144	31	17	29	6	9	3	15	5	—	—
Neurosis	84	47	131	27	15	2	2	—	—	2	—	—	—
Osteomyelitis	105	56	161	26	17	3	3	2	3	12	6	9	3
Paralysis und Paresis .	31	23	54	9	5	1	1	—	—	3	3	—	—
Pes equinus	18	25	43	2	3	6	4	1	1	4	2	—	—
„ equino-varus . . .	39	34	73	4	4	5	4	3	1	13	11	—	—
„ calcaneus	6	11	17	2	1	1	4	1	—	2	1	—	—
„ planus	291	225	516	102	85	47	31	3	2	30	18	—	—
„ valgus	45	30	75	14	14	2	3	1	—	4	2	—	—
„ varus	70	34	104	39	17	6	5	3	—	3	—	—	—
Phlebitis	18	49	67	7	35	—	—	—	—	3	9	—	—
Phlegmone	228	123	351	46	25	3	2	2	—	72	27	4	1
Rheumatismus articul. . .	56	56	112	12	9	—	—	—	—	—	—	—	—
Sarcoma	27	11	38	10	5	2	1	2	1	2	4	2	4
Tendovaginitis	36	11	47	5	3	2	—	—	—	18	6	—	—
Tuberculosis	177	111	288	25	17	—	—	—	—	19	17	12	3
Tumor	62	40	102	8	7	4	8	2	1	4	2	4	2
Ulcera cruris et pedis . .	647	816	1463	147	312	60	30	7	1	43	101	—	—
Unguis incarnatus . . .	135	80	215	57	39	14	12	—	—	6	6	—	—
Varices	104	166	270	16	45	16	13	5	—	12	24	—	—
Verkrümmungen . . .	17	16	33	—	—	5	6	3	3	—	—	—	—
Vulnera	549	256	805	56	25	43	8	9	—	38	22	—	—
Andere Krankheiten[2]) . .	171	119	290	14	13	7	4	1	—	—	3	—	—
XV. Allgemeine Krankheiten.	875	996	1871	394	537	42	43	2	1	9	9	—	—
XVI. Nichtchirurg. Krankh.	1060	723	1783	586	390	34	37	2	3	20	10	—	—
Summe d. Krankheitsfälle[4])	32800	20593	10480[3]) 63873	8708	6542	3384	1614	683	321	3804	2131	266	112

[1]) congenita 5 m. 15 w., traumatica 2 m. Berlin (Ziegelstr.). — [2]) Darunter Carbunculus u. dgl. ohne Trennung in Bezug auf das Geschlecht der Behandelten. — [4]) Ausserdem 266 m.

für chirurgische Krankheiten.

Göttingen				Greifswald				Halle				Kiel		Königsberg				Marburg			
Be-handelte		davon der station.Klinik überwiesen		Be-handelte		davon der stationären Klinik überwiesen		Be-handelte		davon der stationären Klinik überwiesen		Be-handelte		Be-handelte		davon der stationären Klinik überwiesen		Be-handelte		davon der station.Klinik überwiesen	
m.	w.	m.	w.	m.	w.	m.	w.	m.	w.	m.	w.	m.	w.	m.	w.	m.	w.	m.	w.	m.	w.
5	—	1	—	—	—	—	—	2	1	1	—	1	2	3	1	—	—	—	1	—	—
—	—	—	—	—	—	—	—	5	2	—	1	—	—	—	—	—	—	—	—	—	—
1	—	—	—	2	—	1	—	9	—	5	—	—	—	—	—	—	—	—	—	—	—
1	—	—	—	—	—	—	—	3	—	—	—	—	—	4	—	1	—	—	—	—	—
10	8	1	—	8	2	2	—	13	9	4	—	3	3	10	4	2	—	6	—	1	—
3	4	—	—	1	—	—	—	2	—	—	—	1	2	2	—	—	—	2	1	1	—
12	4	1	—	4	4	2	1	1	1	1	—	—	—	21	13	—	—	3	—	2	—
1	1	—	—	—	2	—	—	—	2	—	—	—	1	11	8	—	—	—	—	—	—
18	7	—	—	13	7	1	—	22	25	3	—	7	9	134	188	—	1	9	3	—	—
2	4	—	—	2	2	1	—	8	6	4	—	2	5	—	—	—	—	—	1	—	—
—	—	—	—	—	—	—	—	2	1	1	—	3	—	—	—	—	—	—	—	—	—
2	—	—	—	8	3	1	1	7	2	1	1	9	5	3	—	—	—	3	5	—	1
1	1	—	—	—	1	—	—	3	4	—	—	1	1	2	3	1	1	1	2	—	—
—	—	—	—	—	—	—	—	3	3	—	1	—	1	25	6	10	2	—	—	—	—
19	9	—	—	10	8	—	1	11	5	2	—	2	1	11	7	—	—	—	—	—	—
13	10	6	6	5	2	2	2	26	14	17	7	4	—	9	1	4	—	7	3	4	3
3	—	2	—	2	2	—	—	1	—	—	—	1	3	8	5	2	1	3	4	1	—
1	1	—	—	1	1	—	—	2	2	—	—	—	6	2	6	—	1	—	—	—	—
9	1	2	—	—	2	—	—	1	6	—	2	—	2	7	4	4	2	—	—	—	—
—	—	—	—	—	—	—	—	—	3	—	1	—	2	1	—	1	—	—	—	—	—
18	19	—	—	13	5	2	—	26	23	—	2	4	4	45	37	—	—	6	3	2	—
—	—	—	—	6	2	2	2	10	3	3	1	5	2	1	1	—	—	3	3	—	—
—	—	—	—	2	3	—	1	2	1	2	—	2	—	8	5	—	—	8	3	3	—
—	—	—	—	1	1	—	—	1	—	—	—	2	1	4	3	—	—	—	—	—	—
4	2	—	—	5	2	4	2	34	25	4	4	9	2	49	37	3	1	6	1	—	—
11	5	—	—	5	2	1	—	4	6	—	—	5	14	19	20	—	—	2	—	—	—
—	—	—	—	1	—	1	—	6	1	4	—	—	—	4	—	3	—	1	—	—	—
—	—	—	—	1	—	—	—	4	1	2	—	3	1	2	—	—	—	—	—	—	—
74	25	44	11	1	4	—	2	42	38	19	12	5	4	10	6	5	2	1	—	—	—
21	6	2	—	9	4	4	2	6	5	1	—	5	3	4	4	2	3	1	1	—	—
29	18	—	—	46	38	14	4	135	105	40	7	19	27	152	168	—	—	16	17	4	2
7	6	—	—	10	1	3	—	18	11	1	—	3	2	19	3	—	—	1	—	—	—
12	13	—	—	5	7	—	—	10	13	4	—	5	13	28	38	—	—	—	—	—	—
—	—	—	—	—	—	—	—	8	3	6	1	—	—	4	7	2	2	—	—	—	—
35	6	1	—	—	—	—	—	265	156	30	10	32	11	65	25	6	—	15	3	—	—
14	20	—	—	3	1	—	—	80	63	25	17	7	2	1	1	—	—	45	12	1	1
35	17	—	—	70	40	6	1	56	33	2	2	202	193	45	117	—	—	22	7	1	—
2	—			29	24	—	—	165	71	2	—	—	—	196	180	—	—	28	11	—	—
								4000[3])						6480[3])							
1697	929	102	43	1982	1343	207	117	5351	2492	681	263	2436	1737	4416	3336	342	277	1022	469	130	68

5 m. 8 w. Göttingen. Coxitis 32 m. 15 w. Halle, 10 m. 4 w. Marburg. — [3]) Zahnextraktionen 172 w. Zahnkranke Bonn.

28*

13. Anzahl der Operationen in den Polikliniken für chirurgische Krankheiten.

Bezeichnung des Körperteils	Bonn	Göttingen		Königs-berg	Marburg
		operiert	davon in Narcose		
I. Kopf und Gesicht	42	111	20	196	23
II. Augen	3	—	—	—	1
III. Ohren	8	4	—	9	7
IV. Nase	41	1	—	65	4
V. Mund, Schlund, Speiseröhre[1]	88	17	5	173	16
VI. Hals und Nacken	61	67	14	170	27
VII. Brust und Rücken	33	22	7	67	6
VIII. Wirbelsäule	2	—	—	3	2
IX. Bauch	29	6	3	10	—
X. Mastdarm	17	2	—	3	—
XI. Harn- und Geschlechtsorgane	52	4	2	64	14
XII. Becken- und Lendengegend	4	5	—	19	1
XIII. Obere Extremitäten	60	268	46	520	116
XIV. Untere Extremitäten	90	65	14	126	73
XV. Allgemeine Krankheiten	1		3	—	—
XVI. Nicht chirurgische Krankheiten	5	—	—	—	—
Zusammen	536	572	114	1425	290

[1]) Ohne Zahnextraktionen.

14. Nachrichten über Entbundene und Geborene in den stationären Kliniken für Geburtshilfe.

Entbundene	Sämtliche Kliniken		Berlin Charité		Berlin Artilleriestr.		Bonn		Breslau		Göttingen		Greifswald		Halle		Kiel		Königsberg		Marburg	
	über-haupt	Erst-geburt	über-haupt	Erst-geburt	über-haupt	Erst-geburt	über-haupt	Erst-geburt	über-haupt	Erst-geburt	über-haupt	Erst-geburt	über-haupt	Erst-geburt	über-haupt	Erst-geburt	über-haupt	Erst-geburt	über-haupt	Erst-geburt	über-haupt	Erst-geburt
I. Entbundene überhaupt	5310	3114	1519	823	1180	869	388	282	626	314	103	48	156	60	365	203	258	123	386	211	329	181
Davon: Krankenh. überwiesen gestorben	99 78	59 61	69 15	40 12	5 27	4 23	6 9	2 8	8 12	5 9	2	1	1 1	— 1	2 2	2 1	2 3	1 2	— 6	— 5	4 3	4 1
Alter:																						
über 14 bis 20 Jahre	539	498	172	150	91	88	37	35	68	62	11	10	14	13	53	52	22	22	28	26	43	40
„ 20 „ 25 „	2296	1658	665	456	512	433	200	153	264	172	39	26	61	30	168	109	121	73	143	113	123	93
„ 25 „ 30 „	1461	649	416	155	334	210	95	65	166	59	31	9	47	13	76	26	63	20	131	51	102	41
„ 30 „ 35 „	657	211	196	47	151	87	35	21	81	15	14	3	26	4	40	9	27	6	49	14	38	5
„ 35 „ 40 „	263	72	55	12	64	35	15	4	34	6	4	—	8	—	20	7	20	2	26	5	17	1
„ 40 „ 45 „	85	23	15	3	25	13	6	4	11	—	4	—	—	—	6	—	4	—	9	2	5	1
„ 45 „ 50 „	9	3	—	—	3	3	—	—	2	—	—	—	—	—	2	—	1	—	—	—	1	—
Monate d. Entbindungen:																						
April 1890	419	261	134	74	99	84	32	22	24	9	10	7	9	5	23	14	26	12	36	20	26	14
Mai „	452	265	123	68	87	68	38	26	66	34	11	10	14	5	34	18	18	8	31	12	30	16
Juni „	446	256	113	56	95	76	30	19	80	40	8	2	16	6	39	21	19	11	18	8	28	17
Juli „	484	275	129	71	104	70	41	26	74	41	7	4	16	6	23	11	25	9	38	19	30	18
August „	431	251	119	69	80	56	28	19	74	38	7	2	12	6	27	12	16	7	32	22	25	16
September „	398	226	100	49	103	81	17	8	59	30	3	1	9	3	30	14	16	5	22	20	29	11
Oktober „	343	206	102	60	87	68	21	16	31	11	9	5	16	3	16	7	16	7	20	11	12	6
November „	416	258	114	67	104	76	27	20	45	24	8	4	11	5	27	17	20	8	33	20	27	14
Dezember „	448	269	131	74	92	63	40	37	52	21	8	3	14	4	31	22	23	11	36	18	31	15
Januar 1891	515	337	147	92	106	82	52	48	26	26	12	4	14	5	38	24	22	14	37	19	35	23
Februar „	471	281	144	80	105	74	39	28	48	28	9	3	12	5	40	23	22	10	29	15	23	15
März „	487	229	163	63	118	71	23	13	31	12	11	3	16	5	37	20	30	14	25	12	33	16

[1] Bis 14 Jahre alt 1.

418

14. Nachrichten über Entbundene und Geborene in den stationären Kliniken für Geburtshilfe.

Entbundene und Geborene	Sämtliche Kliniken		Berlin Charité		Berlin Artilleriestr.		Bonn		Breslau		Göttingen		Greifswald		Halle		Kiel		Königsberg		Marburg	
	überhaupt	Erstgeburt	überhaupt	Erstgeburt	überhaupt	Erstgeburt	überhaupt	Erstgeburt	überhaupt	Erstgeburt	überhaupt	Erstgeburt	überhaupt	Erstgeburt	überhaupt	Erstgeburt	überhaupt	Erstgeburt	überhaupt	Erstgeburt	überhaupt	Erstgeburt
Familienstand:																						
ledig	4341	2782	1275	770	872	685	349	262	510	297	81	44	143	59	280	181	223	113	322	193	286	178
verheiratet	891	311	224	49	291	178	33	17	104	13	22	4	12	1	76	20	35	10	56	16	38	3
verwitwet	63	19	18	4	13	5	6	3	8	4	1	—	1	—	5	1	—	—	7	2	5	—
geschieden	15	2	2	—	4	1	—	—	4	—	—	—	—	—	4	1	—	—	1	—	—	—
Beruf der Ledigen:																						
Dienstmädchen	2616	1641	508	282	525	407	251	190	286	172	64	36	129	51	185	117	207	105	244	139	217	142
Wirtschafterinnen	40	28	6	4	7	7	2	1	2	2	2	—	4	3	5	4	3	3	9	6	1	1
Näherinnen, Schneiderinnen	504	357	202	133	131	106	17	11	95	59	2	—	1	1	17	15	2	3	22	17	15	12
Plätterinnen, Wäscherinnen	89	51	36	18	27	22	1	1	5	5	1	1	—	—	2	1	3	3	6	2	7	4
Arbeiterinnen	685	397	385	236	92	66	32	21	94	39	6	2	1	1	44	24	2	1	5	3	26	5
Ladenmädchen	48	40	9	9	13	10	7	7	5	4	1	1	—	—	3	2	—	—	3	3	6	3
Kellnerinnen	82	60	45	33	12	10	2	1	1	3	1	1	1	1	1	—	4	2	13	8	3	3
Schauspielerinnen	9	6	—	—	4	3	—	—	3	3	—	—	—	—	1	1	2	—	—	—	—	—
Prostituierte	6	5	5	4	—	—	—	—	—	—	—	—	—	—	—	—	—	—	—	—	—	—
Andere und ohne Angabe	262	197	79	51	61	54	37	30	19	15	5	4	8	3	20	15	2	2	20	15	11	8
II. Geborene überhaupt.																						
1. Einzelgeburten	5220	3069	1493	811	1159	854	375	274	618	312	101	48	154	59	361	202	256	123	378	208	325	178
Zwillingsgeburten	89	45	26	12	21	15	13	8	8	2	2	—	2	1	4	1	2	—	7	3	4	3
Drillingsgeburten	1	—	—	—	—	—	—	—	—	—	—	—	—	—	—	—	—	—	—	—	—	—
2. Lebendgeborene Knaben	2466	1435	723	370	501	365	193	141	298	150	61	27	74	33	154	98	124	59	188	103	150	89
„ Mädchen	2342	1367	679	378	495	361	189	135	283	144	34	16	73	26	156	81	107	47	166	94	160	85
Zusammen	4808	2802	1402	748	996	726	382	276	581	294	95	43	147	59	300	179	231	106	354	197	310	174

p. 419

Totgeborene Knaben	187	113	52	33	55	48	7	4	11	4	7	—	9	2	6	6	2	14	7	16	7	10	2
„ Mädchen	150	94	37	22	44	31	10	8	12	7	—	—	—	—	6	4	4	8	7	21	8	12	7
„ Zusammen	337	207	89	55	99	79	17	12	23	11	7	4	9	2	12	6	6	22	14	37	15	22	9
Aborte	256	150	54	32	106	79	2	2	30	11	3	1	2	—	47	19	7	4	2	1
3. Kindeslage:
Schädellage: Lebendgeborene Knaben	4298	2522	1321	710	942	697	558	254	563	290	91	43	148	59	304	178	215	102	56	24	300	165
„ Mädchen	2131	1243	661	335	459	335	179	128	277	141	56	27	72	33	151	97	110	54	26	11	140	82
„ Zusammen	1975	1151	603	335	425	315	165	116	272	140	30	14	72	26	146	77	89	38	26	12	147	78
„	4106	2394	1264	670	884	650	344	244	549	281	86	41	144	59	297	174	199	92	52	23	287	160
Totgeborene Knaben	103	65	33	23	31	27	5	3	7	3	5	2	4	—	2	—	10	5	—	1	6	1
„ Mädchen	89	63	24	17	27	20	9	7	7	6	—	—	—	—	5	—	6	5	4	1	7	4
„ Zusammen	192	128	57	40	58	47	14	10	14	9	5	2	4	—	7	—	16	10	4	1	13	5
Gesichtslage: Lebendgeborene Knaben	20	12	6	2	8	6	1	1	2	1	—	—	—	—	—	—	1	1	—	—	1	1
„ Mädchen	8	4	4	2	2	1	—	—	1	1	—	—	—	—	1	—	1	1	—	—	—	—
„ Zusammen	9	5	2	—	2	2	1	1	1	1	—	—	—	—	1	1	—	—	—	—	1	1
„	17	9	6	2	5	3	1	1	2	2	—	—	—	—	1	1	1	1	—	—	1	1
Totgeborene Knaben	3	3	—	—	3	3	—	—	—	—	—	—	—	—	—	—	—	—	—	—	—	—
„ Mädchen	—	—	—	—	—	—	—	—	—	—	—	—	—	—	—	—	—	—	—	—	—	—
„ Zusammen	3	3	—	—	3	3	—	—	—	—	—	—	—	—	—	—	—	—	—	—	—	—
Steisslage: Lebendgeborene Knaben	114	76	33	24	38	23	4	—	10	6	3	—	—	—	6	4	5	2	2	—	8	7
„ Mädchen	32	24	10	9	11	6	3	3	5	4	—	—	—	—	1	1	1	1	—	—	3	3
„ Zusammen	54	32	14	10	17	9	3	3	4	2	2	2	—	—	5	3	2	1	1	1	3	2
„	86	56	24	19	28	15	3	3	9	6	3	2	—	—	6	5	3	3	1	1	6	5
Totgeborene Knaben	14	12	5	4	3	3	1	1	—	—	—	—	—	—	—	—	2	2	—	—	1	1
„ Mädchen	14	8	4	1	7	5	1	1	1	1	—	—	—	—	—	—	—	—	—	—	—	—
„ Zusammen	28	20	9	5	10	8	1	1	1	1	—	—	—	—	—	—	2	2	—	—	1	1
Fusslage: Lebendgeborene Knaben	63	32	19	8	15	10	3	3	9	4	4	3	1	1	2	—	4	2	1	1	9	4
„ Mädchen	20	12	3	1	5	4	1	1	4	2	1	—	—	—	—	—	3	1	1	1	2	2
„ Zusammen	19	10	7	3	9	5	2	2	1	—	—	—	1	1	—	—	—	—	1	1	—	—
„	39	22	10	4	14	9	3	3	5	2	1	—	1	1	—	—	3	1	1	1	2	2

14. Nachrichten über Entbundene und Geborene in den stationären Kliniken für Geburtshilfe.

Geborene und Entbindungen mit Kunsthilfe	Sämtliche Kliniken		Berlin Charité		Berlin Artilleriestr.		Bonn		Breslau		Göttingen		Greifswald		Halle		Kiel		Königsberg		Marburg	
	überhaupt	Erstgeburt	überhaupt	Erstgeburt	überhaupt	Erstgeburt	überhaupt	Erstgeburt	überhaupt	Erstgeburt	überhaupt	Erstgeburt	überhaupt	Erstgeburt	überhaupt	Erstgeburt	überhaupt	Erstgeburt	überhaupt	Erstgeburt	überhaupt	Erstgeburt
Entbundene																						
Totgeborene Knaben	13	5	5	3	1	1	—	—	3	—	—	—	—	—	1	1	—	—	—	—	3	—
„ Mädchen	11	5	4	1	—	1	—	—	1	—	—	—	—	—	1	1	1	1	—	—	4	2
Zusammen	24	10	9	4	1	1	—	—	4	—	—	—	—	—	2	2	1	1	—	—	7	2
Querlage	68	18	12	4	13	8	2	1	8	1	6	1	7	1	9	—	1	—	6	1	4	2
Lebendgeborene Knaben	20	2	4	1	—	—	1	1	4	—	3	—	2	—	2	1	1	1	2	—	2	2
„ Mädchen	19	6	3	1	5	4	1	1	2	—	2	—	1	—	4	1	1	—	—	—	4	—
Zusammen	39	8	7	2	5	4	1	1	6	—	5	—	3	—	6	1	1	1	2	—	6	—
Totgeborene Knaben	17	5	3	2	3	1	1	—	—	—	1	1	4	1	3	—	—	1	1	1	—	—
„ Mädchen	12	5	2	—	5	3	—	—	2	1	—	—	—	—	—	—	—	1	3	—	—	—
Zusammen	29	10	5	2	8	4	1	—	2	1	1	1	4	1	3	—	—	2	4	1	—	—
Ohne Angabe																						
Lebendgeborene Knaben	582	349	100	55	79	61	31	25	12	5	—	—	—	—	—	—	27	13	323	184	10	6
„ Mädchen	255	150	41	22	24	19	12	11	7	3	—	—	—	—	—	—	9	2	159	91	3	2
„ Zusammen	266	163	50	29	36	26	18	13	3	1	—	—	—	—	—	—	16	9	136	81	7	4
Zusammen	521	313	91	51	60	45	30	24	10	4	—	—	—	—	—	—	25	11	295	172	10	6
Totgeborene Knaben	37	23	6	1	14	13	1	1	1	1	—	—	—	—	—	—	1	1	7	7	—	—
„ Mädchen	24	13	3	3	5	3	1	—	1	—	—	—	—	—	—	—	1	1	5	5	—	—
Zusammen	61	36	9	4	19	16	2	1	2	1	—	—	—	—	—	—	2	2	12	12	—	—
III. Entbindungen mit Kunsthilfe.																						
Mütter gestorben	521	309	109	74	134	106	32	26	76	37	21	9	17	6	78	28	22	9	4	3	28	11
Kinder totgeboren	32	26	9	8	7	6	7	6	5	5	—	—	1	1	1	—	—	—	—	—	2	—
„ gestorben	127	80	23	17	51	43	5	4	10	4	4	3	5	1	9	2	8	3	3	2	9	1
Aborte	56	33	14	11	12	11	5	6	6	2	3	1	—	1	13	9	1	—	—	—	1	—
—	54	24	4	1	12	10	6	—	10	4	—	—	1	—	27	—	—	—	—	—	—	—
1. Zange	197	160	64	53	53	47	15	13	24	20	8	6	6	4	11	4	6	—	3	2	8	7
Mütter gestorben	7	7	4	4	1	1	1	1	1	1	—	—	—	—	—	—	—	—	—	—	—	—
Kinder totgeboren	22	19	6	5	11	10	3	2	1	1	—	1	—	—	2	—	—	—	1	1	—	—
„ gestorben	19	16	9	8	4	4	1	1	2	2	1	—	—	—	2	—	—	—	—	—	—	—

421

15. Nachrichten über Entbundene und Geborene in den Polikliniken für Geburtshilfe.

Entbundene und Geborene	Berlin (Charité) überhaupt	Berlin (Charité) Erstgeburt	Berlin (Artilleriestrasse) überhaupt	Bonn überhaupt	Bonn Erstgeburt	Breslau überhaupt	Breslau Erstgeburt	Göttingen überhaupt	Göttingen Erstgeburt	Greifswald überhaupt	Greifswald Erstgeburt	Halle überhaupt	Halle Erstgeburt	Kiel überhaupt	Kiel Erstgeburt	Königsberg überhaupt	Königsberg Erstgeburt	Marburg überhaupt	Marburg Erstgeburt
I. Entbundene überhaupt.	1)772	1)184	2494	34	6	500	148	92	25	176	19	505	128	69	18	2)301	79	50	8
Davon: Krankenh. überwiesen	8	—	4	2	—	7	2	—	—	—	—	2	—	—	—	3	1	—	—
„ gestorben	22	2	60	—	—	4	1	—	—	—	—	8	3	—	—	1	1	—	—
Alter:																			
über 15 bis 20 Jahre	9	7	57	—	—	17	14	1	1	2	—	17	15	4	4	4	4	1	1
„ 20 „ 25 „	102	59	464	1	1	78	54	18	11	6	6	104	63	12	5	22	19	8	—
„ 25 „ 30 „	179	73	712	8	3	126	46	31	12	58	8	135	37	15	7	80	24	11	5
„ 30 „ 35 „	142	23	616	13	1	138	25	20	1	45	3	105	9	18	2	116	31	15	1
„ 35 „ 40 „	123	6	446	10	1	94	7	10	—	24	—	101	3	13	2	65	1	7	—
„ 40 „ 45 „	46	1	177	2	—	39	2	9	—	16	—	37	1	7	—	12	—	7	—
„ 45 „ 50 „	12	—	21	—	—	7	—	3	—	1	—	6	—	—	—	2	—	1	—
„ über 50 Jahre	1	—	1	—	—	1	—	—	—	—	—	—	—	—	—	—	—	—	—
Monate d. Entbindungen:																			
April 1890	72	14	172	4	2	45	17	7	—	13	2	47	15	8	—	23	6	1	—
Mai „	63	15	212	5	1	58	14	4	1	9	—	39	5	6	5	19	5	3	—
Juni „	71	13	180	3	—	40	15	6	1	18	1	44	12	7	7	19	7	5	2
Juli „	62	18	220	4	—	43	13	8	2	17	2	40	12	2	2	28	7	3	—
August „	56	13	235	2	—	49	11	12	4	15	4	47	11	6	—	37	11	1	—
September „	71	17	219	3	1	38	14	7	3	15	2	41	11	2	—	15	4	2	—
Oktober „	50	14	209	2	—	39	12	12	3	15	1	35	11	6	—	17	4	7	—
November „	65	17	230	1	—	31	6	8	3	11	4	32	5	1	—	16	3	6	1
Dezember „	64	9	200	—	—	39	11	8	3	19	—	42	11	4	—	32	5	5	1
Januar 1891	67	18	222	2	1	47	14	7	3	14	1	58	15	6	—	29	12	8	2
Februar „	68	18	207	3	—	40	10	9	4	14	2	37	10	7	—	18	4	2	1
März „	63	18	188	4	1	35	11	4	2	16	—	43	10	8	—	35	11	7	1
Familienstand:																			
ledig	39	33	.	3	3	54	46	4	3	—	—	27	23	12	—	16	15	2	2
verheiratet	726	151	.	31	3	341	102	86	22	176	19	475	105	55	—	284	64	45	6
verwitwet	7	—	.	—	—	5	—	2	—	—	—	3	—	2	—	1	—	3	—

423

Beruf der Ledigen:													
Dienstmädchen	4	3	.	.	1	14	13	.	.	1	.	6	6	1	1
Wirtschafterinnen	2	1	.	.	.	.	.	.	.	.	.	1	.	.	.
Näherinnen, Schneiderinnen	6	5	.	.	1	22	18	.	.	.	.	3	3	.	.
Plätterinnen, Wäscherinnen	.	.	.	.	.	.	.	.	.	.	.	.	.	.	.
Arbeiterinnen	4	3	.	.	.	10	8	.	.	1	.	1	1	1	1
Ladenmädchen	.	.	.	.	.	2	2	.	.	.	.	.	.	.	.
Prostituierte	.	.	.	.	.	6	5	.	.	.	.	2	1	.	.
Andere und ohne Angaben	23	21	.	.	1	.	.	.	.	.	.	3	3	.	.
II. Geborene überhaupt.	785	185	2591	34	6	534	160	95	25	179	19	531	132	18	74	306	80	52	9
1. Einzelgeburten	759	183	2398	34	6	469	139	89	25	173	18	479	124	.	64	296	78	48	7
Zwillingsgeburten	13	1	95	.	.	28	6	3	.	3	1	26	4	.	5	5	1	2	1
Drillingsgeburten	.	.	1	.	.	3	.	.	.	.	.	.	.	.	.	.	.	.	.
2. Lebendgeborene Knaben	204	66	797	10	.	140	39	37	10	87	.	201	61	.	33	103	36	16	3
" Mädchen	165	61	629	13	.	110	32	34	12	78	.	154	47	.	27	100	31	29	6
" Zusammen	2)442 9)141	1426	23	.	250	71	71	22	165	.	355	108	.	60	203	67	45	9
Totgeborene Knaben	57	11	191	2	1	36	12	6	1	2	.	28	7	.	4	10	4	2	.
" Mädchen	50	12	124	1	.	22	3	3	.	2	.	13	6	.	6	1	.	.	.
" Zusammen	3)135 7)24	315	3	1	58	15	9	1	4	.	41	13	.	5	11	4	2	.
Aborte	208	20	850	8	.	156	31	15	2	10	.	135	11	.	9	92	9	5	.
Ohne Angabe	.	.	.	.	.	70	43	.	.	.	.	.	.	.	.	.	.	.	.
3. Kindeslage:																			
Schädellage	.	.	.	.	.	199	70	60	22	156	.	289	101	.	31	163	58	45	9
Lebendgeborene Knaben	4)387	123	1201	21	.	100	34	30	10	82	.	157	53	.	17	81	30	15	3
" Mädchen	145	51	572	8	.	71	27	25	11	71	.	106	40	.	12	77	25	29	6
" Zusammen	110	45	454	13	.	171	61	55	21	153	.	263	93	.	29	158	55	44	9
Totgeborene Knaben	5)308 10)106	1026	21	.	18	7	.	1	.	.	22	6	.	.	5	3	1	.
" Mädchen	35	7	108	.	.	10	.	2	.	2	.	4	2	.	1	.	.	.	.
" Zusammen	31	9	67	.	.	28	9	3	1	3	.	26	8	.	2	5	3	.	.
Gesichtslage	6)79 7)17	175	.	.	21	7	4	1	5	.	8	.	.	3	5	1	1	.
Lebendgeborene Knaben	7	.	31	.	.	6	1	1	.	)2	.	4	.	.	.	3	.	.	.
" Mädchen	1	.	10	.	.	10	3	3	.	3	.	4	.	.	3	2	1	.	.
" Zusammen	2	.	13	.	.	16	4	4	.	5	.	8	.	.	3	5	1	.	.
Totgeborene Knaben	7) 4	.	23	.	.	4	2	.	.	.	.	.	.	.	.	.	.	.	.
" Mädchen	1	.	3	.	.	1	.	.	.	.	.	.	.	.	.	.	.	.	.
" Zusammen	8) 3	.	5	.	.	5	3	.	.	.	.	.	.	.	.	.	.	.	.

1) Einschliesslich 158 Entbundene, darunter 15 Erstgebärende, von denen das Alter unbekannt war. — 2) Davon 73 ohne Geschlechtsangabe. — 3) 28 desgl. — 4) Darunter Placenta praevia 33, Nabelschnur-Vorfall 14, Arm-Vorfall 6, Fuss-Vorfall 3, Hinterscheitelbein-Einstellung 6, Stirnlage 2, Hydrocephalus 2, Hemicephalus 4, Eklampsie 5, Vagina septa 1. — 5) Davon 53 ohne Geschlechtsangabe. — 6) 13 desgl. — 7) 1 desgl. — 8) 2 desgl. — 9) 14 desgl. — 10) 10 desgl. — 11) Einschl. 1 Stirnlage. — 12) Einschliesslich 13 Entbundene, von denen der Monat der Entbindung unbekannt war.

424

15. Nachrichten über Entbundene und Geborene in den Polikliniken für Geburtshilfe.

Geborene und Entbindungen mit Kunsthilfe.	Berlin (Charité) überhaupt	Berlin (Charité) Erstgeburt	Berlin (Artilleriestrasse) überhaupt	Bonn überhaupt	Bonn Erstgeburt	Breslau überhaupt	Breslau Erstgeburt	Göttingen überhaupt	Göttingen Erstgeburt	Greifswald überhaupt	Greifswald Erstgeburt	Halle überhaupt	Halle Erstgeburt	Kiel überhaupt	Kiel Erstgeburt	Königsberg überhaupt	Königsberg Erstgeburt	Marburg überhaupt	Marburg Erstgeburt
Steisslage																			
Lebendgeborene Knaben	1) 91	36	232	1	.	26	7	2	—	3	.	32	12	6	.	13	9	1	—
„ Mädchen	28	12	95	—	.	12	3	1	—	2	.	13	4	3	.	7	5	1	—
2) 30	15	93	1	.	7	2	1	—	1	.	15	5	3	.	5	4	—	—
„ Zusammen	2) 69 3) 31	188	1	.	19	5	1	—	3	.	28	9	6	.	12	9	—	—
Totgeborene Knaben	8	3	25	—	—	4	2	1	—	—	—	4	—	—	—	1	—	—	—
„ Mädchen	10	2	19	—	—	3	—	—	—	—	—	4	3	—	—	—	—	—	—
„ Zusammen	3) 22	5	44	—	—	7	2	1	—	—	—	4	3	—	—	1	—	1	—
Fusslage																			
Lebendgeborene Knaben	4) 51	4	125	2	—	18	1	8	1	2	.	17	4	15	—	9	2	1	—
„ Mädchen	17	2	57	1	—	6	1	2	—	—	.	7	1	8	—	3	1	—	—
„	14	1	35	—	—	8	—	4	1	2	.	7	2	4	—	5	1	1	—
„ Zusammen	3) 35	3	92	1	—	14	—	6	1	2	.	14	3	12	—	8	1	—	—
Totgeborene Knaben	6	1	18	—	—	2	—	2	—	—	—	2	1	—	—	1	—	—	—
„ Mädchen	4	—	15	1	—	2	—	—	—	1	—	1	—	3	—	—	—	1	—
„ Zusammen	5) 16	1	33	1	—	4	—	2	—	1	—	3	1	3	—	1	—	—	—
Querlage																			
Lebendgeborene Knaben	6) 41	2	152	2	—	44	1	6	—	3	—	50	4	10	—	24	1	—	—
„ Mädchen	13	1	63	—	—	16	—	4	—	1	.	20	3	5	—	9	—	—	—
„	9	—	34	1	—	14	—	1	—	1	.	22	—	5	—	11	1	—	—
„ Zusammen	3) 26	1	97	1	—	30	—	5	—	2	.	42	3	10	—	20	1	—	—
Totgeborene Knaben	8	—	37	1	—	8	1	1	—	1	—	4	—	—	—	3	—	—	—
„ Mädchen	4	1	18	1	—	6	—	1	—	—	—	4	1	3	—	1	—	1	—
„ Zusammen	7) 15	1	55	—	—	14	—	1	—	1	—	8	1	3	—	4	—	—	—
Ohne Angabe	—	—	—	—	—	—	—	—	—	—	—	—	—	—	—	—	—	—	—
III. Entbindungen mit Kunsthilfe.	330	54	1545	29	3	335	82	39	7	24	.	10) 329	78	62	.	191	38	10	3
Mütter gestorben	10	—	9	2	—	7	2	2	—	—	.	4	—	—	.	3	1	—	—
Kinder totgeboren	87	11	165	3	—	49	10	8	1	9) 4	.	41	11	5	.	10	2	1	—
„ gestorben	8	1	18	—	—	5	—	—	—	—	.	—	—	1	.	—	—	—	—
Aborte	56	6	734	8	—	71	5	7	—	10	.	24	1	9	.	80	4	3	—

425

1. Zange	56	28	241	6	—	68	41	7	6	2	—	89	49	16	·	40	31	6	3
" Mütter gestorben	1	—	—	—	—	2	1	—	—	—	—	—	4	2	·	1	1	—	—
" Kinder totgeboren	6	—	12	—	—	4	—	—	—	—	—	5	—	—	—	2	1	—	—
" gestorben	3	1	—	—	—	1	—	—	—	—	—	—	—	—	—	—	—	—	—
2. Wendung	83	4	232	8	—	77	4	8	—	5	·	79	7	10	·	24	1	—	—
" Mütter gestorben	3	1	3	2	—	2	—	1	—	—	—	2	—	—	—	1	—	—	—
" Kinder totgeboren	33	3	76	—	—	13	2	2	—	1	—	14	—	—	—	4	—	—	—
" gestorben	2	—	9	—	—	2	—	—	—	—	—	—	—	—	—	—	—	—	—
3. Extraktion	78	8	219	3	—	43	9	13	—	7	·	117	19	24	·	27	1	1	—
" Mütter gestorben	2	—	2	1	—	1	1	1	—	—	—	2	—	2	—	—	—	—	—
" Kinder totgeboren	27	3	41	—	—	9	—	4	—	—	—	16	6	1	—	3	—	1	—
" gestorben	3	—	9	—	—	2	—	—	—	—	—	—	—	—	—	—	—	—	—
4. Perforation	15	4	30	—	—	17	6	2	1	·	·	6	1	1	—	1	1	—	—
" Mütter gestorben	1	—	3	—	—	—	—	—	—	—	—	—	—	—	—	1	—	—	—
" Kinder totgeboren	15	4	30	—	—	17	6	2	1	—	—	6	1	2	—	1	—	—	—
" gestorben	—	—	—	—	—	—	—	—	—	—	—	—	—	—	—	—	—	—	—
5. Kaiserschnitt	—	—	—	—	—	—	—	—	—	—	—	—	—	—	—	—	—	—	—
" Mütter gestorben	—	—	—	—	—	—	—	—	—	—	—	—	—	—	—	—	—	—	—
" Kinder totgeboren	—	—	—	—	—	—	—	—	—	—	—	—	—	—	—	—	—	—	—
" gestorben	—	—	—	—	—	—	—	—	—	—	—	—	—	—	—	—	—	—	—
6. Lösung der Placenta	42	4	89	4	—	58	16	2	—	2	·	14	1	2	—	15	1	—	—
" Mütter gestorben	1	1	1	2	—	1	—	—	—	—	—	—	—	—	—	—	—	—	—
" Kinder totgeboren	6	—	6	—	—	—	—	—	—	—	—	—	—	—	—	—	—	—	—
" gestorben	—	—	—	—	—	—	—	—	—	—	—	—	—	—	—	—	—	—	—
7. Künstliche Frühgeburt	—	—	—	—	—	1	1	—	—	—	—	—	—	—	—	—	—	—	—
" Mütter gestorben	—	—	—	—	—	1	1	—	—	—	—	—	—	—	—	—	—	—	—
" Kinder totgeboren	—	—	—	—	—	1	1	—	—	—	—	—	—	—	—	—	—	—	—
" gestorben	—	—	—	—	—	—	—	—	—	—	—	—	—	—	—	—	—	—	—
8. Andere Operationen	—	—	—	—	—	—	—	—	—	—	—	—	—	—	—	4	—	—	—
9. Ausräum. v. Abortresten	[3]) 56	6	734	8	—	71	5	7	—	10	·	24	1	9	·	80	4	3	—
" Mütter gestorben	2	—	—	—	—	—	—	—	—	—	—	—	—	—	—	—	—	—	—
Summe der Entbundenen	772	184	2494	34	6	500	148	92	25	176	19	505	128	69	18	301	79	50	8
Davon aus d. Universitätsstadt	772	184	2494	34	6	497	148	39	7	172	19	330	64	68	·	290	77	41	6
nächst. Umgegend	—	—	—	—	—	3	—	53	18	4	—	175	64	1	—	11	2	9	2

[1]) Darunter Placenta praevia 6, Nabelschnur-Vorfall 3, Hydrocephalus 2, Hemicephalus 3. — [2]) Davon 11 ohne Geschlechtsangabe. — [3]) 4 desgl. — [4]) Darunter Placenta praevia 4, Nabelschnur-Vorfall 5. — [5]) Davon 6 ohne Geschlechtsangabe. — [6]) Darunter Placenta praevia 3. — [7]) Davon 3 ohne Geschlechtsangabe. — [8]) Darunter 2 Schwangerschaften ausserhalb der Gebärmutter, in der Charité operiert. — [9]) Einschl. 3 Kinder ohne nähere Angabe der Art der Kunsthilfe. — [10]) Ausserdem: Retentio placentae Credé 38 überhaupt, 6 Erstgeb.; Atonia uteri 12 überhaupt; Darmrisse 20 überhaupt, 14 Estgeb.; Puerperalfieber 2 überhaupt, 1 Erstgeb.

16. Krankenbewegung in den stationären Kliniken für Frauenkrankheiten.

Krankheitsbezeichnungen	Behandelte	Abgang geheilt	gebessert	ungeheilt	gestorben	überhaupt	Bestand am 31. März 1891
I. Äussere Geschlechtsteile.							
Bartholinitis	56	31	15	6	4	56	—
Carcinoma	6	4	2	—	—	6	—
Elephantiasis	22	11	3	4	4	22	—
Pruritus vulvae	7	5	2	—	—	7	—
Andere Krankheiten	14	6	8	—	—	14	—
II. Blase und Harnröhre.	57	23	22	9	3	57	—
III. Scheide.	381	212	120	36	2	370	11
Atresia vaginae	10	3	2	5	—	10	—
Carcinoma vaginae	22	7	11	2	2	22	—
Fistula recto-vaginalis	15	9	4	2	—	15	—
" urethro-vaginalis	3	2	1	—	—	3	—
" vesico-vaginalis	72	24	22	20	2	68	4
Gonorrhoe	29	10	14	3	—	27	2
Inversio vaginae	7	4	—	—	—	—	—
Kolpitis	10	4	6	—	—	10	—
Prolapsus et Descensus	184	128	51	2	—	181	3
Vaginismus	11	8	3	—	—	11	—
Andere Krankheiten	18	10	6	2	—	18	—
IV. Uterus.	2237	1159	751	199	70	2179	58
Anteflexio	27	6	20	1	—	27	—
Carcinoma	481	150	210	86	28	474	7

1. Sämtliche Kliniken.

Krankheitsbezeichnungen	Behandelte	Abgang geheilt	gebessert	ungeheilt	gestorben	überhaupt	Bestand am 31. März 1891
Parametritis	216	84	109	14	5	212	4
" et Endometritis	11	7	2	2	—	11	—
Perimetritis	49	18	25	3	2	48	1
" et Parametritis	13	—	13	—	—	13	—
Peritonitis	94	27	37	14	16	94	—
Sarkoma	2	1	—	—	1	2	—
Tumor	24	8	8	5	3	24	—
Andere Krankheiten	7	1	5	—	1	7	—
VII. Mamma.	9	7	2	—	—	9	—
Carcinom	4	3	1	—	—	4	—
Fibrom	2	2	—	—	—	2	—
Mastitis	3	2	1	—	—	3	—
VIII. Störungen der Menstruation.	36	13	22	1	—	36	—
IX. Störungen der Schwangerschaft.	221	164	34	11	10	219	2
Abortus	141	117	12	4	6	139	2
Graviditas extrauterina	31	15	10	3	3	31	—
Molimina graviditatis	29	16	10	3	—	29	—
Retroflexio uteri gravidi	17	13	2	1	1	17	—
Andere Störungen	3	3	—	—	—	3	—

427

Catarrhus	69	24	43	1	—	68	1
Ectropium	13	9	3	1	—	13	—
Elongatio colli	9	8	1	—	—	9	—
Endometritis	447	303	129	5	2	439	8
Erosiones portionis	19	8	3	6	—	17	2
Fistula vesico-cervicalis	5	3	1	1	—	5	—
Hypertrophia cervicis	33	31	1	1	—	33	1
Metritis	46	22	22	1	—	45	—
" et Endometritis	18	6	12	—	—	18	—
Metrorrhagia	25	22	2	—	1	24	1
Myoma	310	139	79	50	26	294	16
Polypus	72	67	3	—	2	71	1
Prolapsus et Descensus	117	88	18	3	1	110	7
Retroflexio	257	130	105	17	—	253	4
Retroversio	113	39	64	7	—	110	3
Ruptura, Laceratio	31	27	2	1	—	30	1
Sarkoma	18	10	1	—	5	16	2
Stenosis canalis cervicalis	15	7	7	1	—	15	—
" " orificii	30	27	3	—	—	30	—
Tumor	43	13	19	8	2	42	1
Andere Krankheiten	39	20	5	8	3	36	3
	644	423	85	57	43	608	36
V. Ovarien und Eileiter.							
Carcinoma ovarii	54	16	10	15	13	54	—
Cystoma	239	198	13	9	9	229	10
Oophoritis u. Perioophoritis	43	12	23	7	3	42	1
Salpingitis	60	28	17	3	3	51	9
Sarkoma ovarii	11	5	2	1	3	11	—
Tumor	232	162	19	21	15	217	15
Andere Krankheiten	5	2	1	1	—	4	1
	473	158	227	52	31	468	5
VI. Ligamente und angrenzendes Peritoneum.							
Carcinoma	14	—	4	9	1	14	—
Haematocele retro-uterina	43	12	24	5	2	43	—

X. Störungen des Wochenbettes.							
Febris puerperalis	210	188	9	4	6	207	3
Puerperium	4	—	—	2	2	4	—
Retentio placentae	4	1	3	1	—	4	—
Ruptura perinei	53	48	—	1	4	53	—
Andere Störungen	148	138	6	1	—	145	3
	1	1	—	—	—	1	—
XI. Andere Krankheiten.	401	143	117	90	17	367	34
Summe der Behandelten	4725	2521	1404	465	186	4576	149
Ausserdem Knaben in Begleitung der Mütter	3	3	—	—	—	3	—

428 16. Krankenbewegung in den stationären Kliniken für Frauenkrankh. Berlin.

Krankheitsbezeichnungen	Behandelte	Abgang					Bestand am 31. März 1891	Erläuterungen. Komplikationen. P. = Potatrix. † = gestorben.
		geheilt	gebessert	ungeheilt	gestorben	überhaupt		

2. Berlin. Königl. Charité.

Krankheitsbezeichnungen	Behandelte	geheilt	gebessert	ungeheilt	gestorben	überhaupt	Bestand	Erläuterungen
I. Äussere Geschlechtsteile.	[1]) 18	7	6	3	2	18	—	[1]) Carcinoma 7 (vulvae 5, lab. maj. 2), Pruritus vulvae 3 (1 Diabetes mell.), Elephantiasis 2, Eczema 1, Tumores 4.
II. Blase und Harnröhre.	[2]) 11	3	5	3	—	11	—	[2]) Carcinoma orific. urethrae 1, Cystitis 1, Incontinentia urinae 3, Polyp. 2, Ulcus, Laceratio je 1.
III. Scheide.	69	15	46	4	—	65	4	
Carcinoma vaginae	7	2	4	—	—	6	1	
Fistula recto-vaginalis	5	3	2	—	—	5	—	
„ vesico-vaginalis	[3]) 5	—	1	3	—	4	1	[3]) post Exstirpat. uteri 1, et Kolpocleisis 1.
Gonorrhoe	5	1	2	1	—	4	1	
Inversio vaginae	[4]) 7	7	—	—	—	7	—	[4]) et Descens. uteri 5.
Kolpitis	[5]) 2	—	2	—	—	2	—	[5]) et Urethritis et Pelveoperitonitis 1.
Prolapsus et Descensus	[6]) 32	—	31	—	—	31	1	[6]) Prolaps. uteri 2, Retrovers. uteri 2, Hypertrophia cervicis 3.
Andere Krankheiten	[7]) 6	2	4	—	—	6	—	[7]) Fluor 2, Vaginalcyste 1, Stenosis vaginae 1.
IV. Uterus.	324	154	107	30	18	309	15	
Anteflexio	[8]) 4	—	4	—	—	4	—	[8]) Dysmenorrhoe 2, Stenosis orific. int. 1, Parametritis 1.
Carcinoma	[9]) 97	38	42	6	8	94	3	[9]) cervicis 52, portionis 29, uteri et vaginae 2.
Catarrhus	[10]) 3	1	2	—	—	3	—	[10]) Catarrh. cervicis 3 (et Perimetrit. 1, et Perioophorit. 1).
Endometritis	[11]) 43	22	18	2	—	42	1	[11]) glandularis 4, cystic. 1, purul. 1.
Erosiones portionis	6	1	1	3	—	5	1	
Fistula vesico-cervicalis	1	1	—	—	—	1	—	
Hypertrophia cervicis	[12]) 13	11	1	1	—	13	—	[12]) Prolapsus vaginae 10, Atresia vaginae 1, Retroflexio uteri 1.
Metritis	3	—	3	—	—	3	—	
„ et Endometritis	3	—	3	—	—	3	—	
Metrorrhagia	2	2	—	—	—	2	—	
Myoma	78	33	19	15	7	74	4	
Polypus	13	13	—	—	—	13	—	
Prolapsus et Descensus	[13]) 12	9	—	—	—	9	3	[13]) Hypertrophia cervicis 3, Inversio vaginae 1.
Retroflexio	11	4	6	1	—	11	—	
Retroversio	[14]) 20	10	8	1	—	19	1	[14]) uteri puerperal. et Ren mobile 1.
Ruptura, Laceratio	[15]) 1	1	—	—	—	1	—	[15]) cervicis.
Sarkoma	6	3	—	—	2	5	1	
Stenosis orificii externi	1	1	—	—	—	1	—	
Andere Krankheiten	[16]) 7	4	—	1	1	6	1	[16]) Haematometra 1, Hypertrophia port. vagin. 3, Haemorrhagien 1 († Herzschwäche).
V. Ovarien und Eileiter.	152	95	16	14	11	136	16	
Carcinoma ovarii	14	3	3	5	3	14	—	
Cystoma	[17]) 32	25	3	—	1	29	3	[17]) Abscess. omenti et Salpingit. purul. 1 (†). Ascites 1.
Oophoritis u. Perioophoritis	[18]) 5	1	2	2	—	5	—	[18]) et Salpingitis 1, et Perimetritis 1, Parametrit. 1, Nephritis parench. acut. 1.
Salpingitis	[19]) 11	4	2	—	1	7	4	[19]) tub. 1, Pyosalpinx 5, Hydrosalp. 1 † (Peritonitis).
Tumor	88	61	6	7	6	80	8	
Ovarialgie	2	1	—	—	—	1	1	

16. Krankenbewegung in den stationären Kliniken für Frauenkrankh. Berlin.

Krankheitsbezeichnungen	Behandelte	Abgang					Bestand am 31. März 1891	Erläuterungen. Komplikationen. P. = Potatrix. † = gestorben.
		geheilt	gebessert	ungeheilt	gestorben	überhaupt		
VI. Ligamente u. angrenzendes Peritoneum.	104	33	51	9	10	103	1	
Carcinoma omenti	2	—	1	1	—	2	—	
„ parametrii	2	—	—	2	—	2	—	
Haematocele retro-uterina	16	4	9	2	1	16	—	1) Typhus abdominalis 1 (†).
Parametritis	1) 52	19	29	2	1	51	1	2) et Parametritis 1.
Perimetritis	2) 11	3	7	—	1	11	—	3) sept. 4†, Perforatio uteri 1 (†), Pelveoperitonitis 3.
Peritonitis	3) 11	1	2	2	6	11	—	4) Cystosarcom 1 († Verblutg.).
Sarkoma	4) 1	—	—	—	1	1	—	
Tumor	8	5	3	—	—	8	—	
Neurose ad Peritoneum	1	1	—	—	—	1	—	
VII. Mamma.	5) 3	2	1	—	—	3	—	5) Mastitis.
VIII. Störung. d. Menstruation.	4	—	4	—	—	4	—	
IX. Störung. d. Schwangersch.	6) 61	48	6	2	3	59	2	6) Abortus 48 (Melanosarcom 1 †, Sepsis 1 †, Parametritis 3), Graviditas extrauterina 7 (tub. 3, ovar. 1).
X. Störung. d. Wochenbettes.	56	50	1	1	3	55	1	
XI. Andere Krankheiten.	45	10	17	13	1	41	4	
Summe der Behandelten	7) 847	417	260	79	48	804	43	7) Ausserdem 3 männliche Kinder.

3. Berlin. Artilleriestrasse.

	Behandelte	geheilt	gebessert	ungeheilt	gestorben	überhaupt	Bestand	Erläuterungen
I. Äussere Geschlechtsteile.	15	6	5	2	2	15	—	
Bartholinitis	1	—	1	—	—	1	—	
Carcinoma vulvae	5	2	—	1	2	5	—	
„ lab. maj.	1	1	—	—	—	1	—	
Pruritus vulvae	8) 3	2	—	1	—	3	—	8) Diabetes mell. 1.
Elephantiasis vulvae	2	1	1	—	—	2	—	
Haematoma „	2	—	2	—	—	2	—	
Papilloma „	1	—	1	—	—	1	—	
II. Blase und Harnröhre.	9) 8	3	4	1	—	8	—	9) Urethraecarcinom 1, Polyp 2, Laceratio 1, Cystitis et Amenorrhoe 1.
III. Scheide.	64	35	20	5	—	60	4	
Atresia vaginae	1	—	—	1	—	1	—	
Carcinoma vaginae	10) 8	2	5	—	—	7	1	10) Parametritis 1, Descens. vag. 1.
Fistula recto-vaginalis	5	3	2	—	—	5	—	
„ vesico-vaginalis	11) 10	—	6	3	—	9	1	11) Rupt. perin. 2 (et vagin. 1).
Gonorrhoe	5	1	2	1	—	4	1	12) Parametritis 1, Hypertrophia cerv. sup. 2, port. vagin. 2, cervic. med. 1, Cyste in lab. maj. sin. 1, Rupt. perin. incompl. 7, Relaxatio perinei 1, Rectocele 1.
Kolpitis	2	—	2	—	—	2	—	
Prolapsus et Descensus	12) 29	27	1	—	—	28	1	
Andere Krankheiten	4	2	2	—	—	4	—	

16. Krankenbewegung in den stationären Kliniken für Frauenkrankh. Berlin.

Krankheitsbezeichnungen	Behandelte	Abgang geheilt	gebessert	ungeheilt	gestorben	überhaupt	Bestand am 31. März 1891	Erläuterungen. Komplikationen. P. = Potatrix. † = gestorben.
IV. Uterus.	355	175	112	32	19	338	17	
Anteflexio	[1]) 4	—	4	—	—	4	—	[1]) Dysmenorrhoe 2, Parametr. 1, Stenos. orif. int. 1.
Carcinoma	[2])105	41	45	7	9	102	3	[2]) Gravid. 1, Retrofl. ut. 1, Parametr. dupl. 1, Myoma uteri 1, Thrombophlebitis ped. dextr. 1, Polyp. urethrae 1, et carc. param. 2, Parametrit. 1. Recid. 2, et Carc. vag. 1, Vit. cord. 1 †, Peritonit. 1 †, Eiterfieber 1 †.
Catarrhus	[3]) 2	1	1	—	—	2	—	
Endometritis	[4]) 43	23	17	2	—	42	1	
Erosiones portionis	[5]) 6	1	1	3	—	5	1	
Fistula vesico-cervicalis	1	1	—	—	—	1	—	
Hypertrophia cervicis	[6]) 14	14	—	—	—	14	—	[3]) Perimetritis.
Metritis	[7]) 4	—	4	—	—	4	—	[4]) Metrorrhagie 1. Hypertrophie port. 1, Enures. noctum. 1, Erosion. 1, Oophorit. 1, Retroversio et Parametrit. 1.
„ et Endometritis	[8]) 2	—	2	—	—	2	—	
Metrorrhagia	1	1	—	—	—	1	—	
Myoma	[9]) 86	36	21	17	7	81	5	[5]) Strictura recti (Lues) 1, Catarrh. cerv. et Hysterie 1.
Polypus	13	13	—	—	—	13	—	[6]) Retrofl. ut. 1, Prolaps. vag. 9 (et rupt. perin. 2), Invers. vag. 2.
Prolapsus et Descensus	[10]) 17	14	—	—	—	14	3	[7]) Retroversio uteri 1, Myom subseros. 1.
Retroflexio	[11]) 15	6	7	1	—	14	1	
Retroversio	[12]) 21	11	9	1	—	21	—	[8]) Catarrh. cervic. 1.
Ruptura, Laceratio	[13]) 2	2	—	—	—	2	—	[9]) Gravidit. 2 (et Endometrit. putrid. 1), Perimetr. 1, Parametr. 4, Ruptur. perin. 1, Endometrit. 6, Haemorrhagie 1. Haematom. lig. lat. dextri 1, Incontin. urin. 1, Pneumonie 1, Peritonit. 3, Sepsis 1, Cor adipos. 1.
Sarkoma	[14]) 5	2	—	—	2	4	1	
Stenosis orificii	2	1	1	—	—	2	—	
Hypertrophia port. vagin.	2	2	—	—	—	2	—	
Haemorrhagia	10	6	—	1	1	8	2	
V. Ovarien und Eileiter.	166	110	15	13	12	150	16	[10]) Lues tertian. 1, et Invers. vag. 5, Hypertroph. cervic. 2.
Carcinoma ovarii	[15]) 12	3	2	4	3	12	—	[11]) Ovarialgie 2, Coccygodynie 1, Endometritis 2, Carc. lab. ant. 1, Hysterie 2, Parametrit. 2.
Cystoma	[16]) 36	29	2	—	1	32	4	
Oophoritis u. Perioophoritis	[17]) 6	1	3	2	—	6	—	[12]) Ren mobil. 1, Parametr. 2, Endometrit. 2, uter. bicom. 1.
Salpingitis	[18]) 14	4	3	1	1	9	5	[13]) Ruptur. cervic. 2 (et Endometr. 1).
Tumor	[19]) 98	73	5	6	7	91	7	[14]) Peritonit. 1 †, Herzschwäche 1 †.
VI. Ligamente u. angrenzendes Peritoneum.	101	26	56	10	8	100	1	[15]) Ascites 4, et Carcin. ventric. 1, et Carc. periton. 1 †.
Carcinoma	[20]) 2	—	1	1	—	2	—	[16]) Peritonit. acut. 1 †, et Carcin. cervic. 1, Salping. 1, Parametr. 1.
„ omenti	[21]) 4	—	2	2	—	4	—	[17]) Salpingit. 1, Nephritis 1, Parametrit. 1, Perimetrit. 1.
Haematocele retro-uterina	[22]) 14	4	7	2	1	14	—	[18]) Pyosalpinx 7, Hydrosalpinx 1 (et Peritonitis) †.
Parametritis	[23]) 52	18	30	2	1	51	1	[19]) Gravidit. 1, Peritonit. 2 †, Ascites 3, Perioophorit. 1, Hernia umbilic. 1.
„ et Endometritis	2	1	1	—	—	2	—	
Perimetritis	[24]) 10	2	7	1	—	10	—	[20]) Parametrit. 1. retroperit. 1.
Peritonitis	[25]) 11	1	2	2	6	11	—	[21]) et peritonei 1, Ascites 2.
Tumor	1	—	1	—	—	1	—	[22]) Ruptur der Haematocele 1 †.
Haematoma lig. lati	5	—	5	—	—	5	—	[23]) Typh. abdom. 1 †, Phthis. pulm. incip. 1, Pelveoperitonit. 2, Rupt. perin. 1, Mastitis 1, Metrorrhagie 1.
VII. Mamma.	[26]) 1	—	1	—	—	1	—	[24]) Perioophorit. 1.
VIII. Störung. d. Menstruation.	5	—	5	—	—	5	—	[25]) Pelveoperiton. 5, Carcinose der Unterleibsorg. 1 †, Endometrit. purul. 1 †, Perforatio uteri 1 †.
IX. Störung. d. Schwangersch.	50	41	5	1	3	50	—	[26]) Carcinom.
Abortus	[27]) 37	32	2	—	3	37	—	[27]) Pyaemie 1 †, Melanosarkom 1 †, Sepsis 3 (1 †), Retrovers. 1, Retentio decid. 1.
Graviditas extrauterina	7	4	2	1	—	7	—	

16. Krankenbewegung in den stationären Kliniken für Frauenkrankh. Bonn.

Krankheitsbezeichnungen	Behandelte	Abgang geheilt	Abgang gebessert	Abgang ungeheilt	Abgang gestorben	Abgang überhaupt	Bestand am 31. März 1891	Erläuterungen. Komplikationen. P. = Potatrix. † = gestorben.
Molimina graviditatis	3	3	—	—	—	3	—	[1]) Retentio placentae 21 (Pyämie 1†, Peritonitis 1†, Perioophoritis 1), Ruptura perinei 39 (Descens. vag. 12, Inversio vag. 1, et cervicis 1).
Retroflexio uteri gravidi	3	2	1	—	—	3	—	
X. Störung. d. Wochenbettes.	[1]) 60	56	—	1	2	59	1	[2]) Ascites 8 (et Phthis. pulm. 1, Carc. hep. 1, Cirrh. hep. luet. 1), Tumor in abdom. 3, Tumor hep. 3, Incontin. urin. 2, Ren mob. 1, Decub. 1, Pyelonephros. 1, Hernia cruralis 1, ventralis 1, lin. alb. 1, Fluor 2, Echinoc. renis 1, Chlorose 1, Fibrom der Bauchdecke 3, Fibrom fasciae m. rect. abdom. 1, Stenos. recti 1, Mastitis 2, Carc. pelvis 1, Ileotyphus 1.
XI. Andere Krankheiten.	[2]) 60	16	20	16	4	56	4	
Summe der Behandelten	885	468	243	81	50	842	43	

4. Bonn.

	Behandelte	geheilt	gebessert	ungeheilt	gestorben	überhaupt	Bestand	Erläuterungen
I. Äussere Geschlechtsteile.	1	1	—	—	—	1	—	
II. Blase und Harnröhre.	[3]) 7	1	6	—	—	7	—	[3]) Catarrhus vesicae 5, Fistula vesico-rectalis 1.
III. Scheide.	[4]) 23	14	5	4	—	23	—	[4]) Rupt. perinei et Fistula rectovaginalis 1, Fistula vesico-vaginalis 2, Prolapsus et Descensus 18.
IV. Uterus.	301	133	143	17	5	298	3	
Carcinoma	22	4	6	10	2	22	—	
Catarrhus	33	6	27	—	—	33	—	[5]) Insuff. d. Mitralklappen 1, Polyp. cervic. 3, Perimetr. 3, Hysterie 3, Retroflexio 1, Prolaps. 1, Gravida 1.
Endometritis	[5]) 105	51	52	1	—	104	1	
Hypertrophia portionis	2	2	—	—	—	2	—	
Metritis	[6]) 19	11	8	—	—	19	—	[6]) Prolaps. vagin. 5.
„ et Endometritis	8	4	4	—	—	8	—	
Myoma	[7]) 20	4	10	3	3	20	—	[7]) Vit. cord. 1†, Peritonit. 1†, Menorrhagie 2.
Polypus	2	2	—	—	—	2	—	
Prolapsus et Descensus	[8]) 8	6	2	—	—	8	—	[8]) et vaginae 2.
Retroflexio	[9]) 64	37	25	—	—	62	2	[9]) Endometritis 6 (et Metritis 2), Catarrhus 2.
Retroversio	11	2	7	2	—	11	—	
Ruptura, Laceratio	2	2	—	—	—	2	—	
Sarkoma	2	1	1	—	—	2	—	
Andere Krankheiten	3	1	1	1	—	3	—	
V. Ovarien und Eileiter.	[10]) 23	17	3	1	1	22	1	[10]) Carcinoma ovarii 4, Cystoma 18 (1 † Peritonitis).
VI. Ligamente u. angrenzendes Peritoneum.	43	9	28	5	1	43	—	
Haematocele retro-uterina	1	—	1	—	—	1	—	
Parametritis	[11]) 21	3	16	2	—	21	—	[11]) Retroflexio 1, Retroversio 1. Hysterie 1.
„ et Endometritis	7	5	—	2	—	7	—	
Perimetritis	[12]) 3	1	1	1	—	3	—	[12]) Epilepsie 1.
„ et Parametritis	8	—	8	—	—	8	—	
Peritonitis	[13]) 2	—	2	—	—	2	—	[13]) Peritonit. tuberculosa.
Intraligam. Cyste	[14]) 1	—	—	—	1	1	—	[14]) Collaps 1 †.
VII. Mamma.	[15]) 2	2	—	—	—	2	—	[15]) Carcinoma, Fibroma je 1.
VIII. Störung. d. Menstruation.	1	—	1	—	—	1	—	

16. Krankenbewegung in den stationären Kliniken für Frauenkrankh. Breslau.

Krankheitsbezeichnungen	Behandelte	Abgang					Bestand am 31. März 1891	Erläuterungen. Komplikationen. P. = Potatrix. † = gestorben.
		geheilt	gebessert	ungeheilt	gestorben	überhaupt		
IX. Störung.d.Schwangersch.	[1]) 9	6	3	—	—	9	—	[1]) Abortus 7.
X. Störung. d. Wochenbettes.	[2]) 5	1	4	—	—	5	—	[2]) Ruptura perinei 3.
XI. Andere Krankheiten.	[3]) 54	9	13	8	1	31	23	[3]) Tumor in abdomine 4 (et Phthis. pulm. 1). Coxitis 1, Carc. ventric. 1, Ren mobil. 1, Catarrh. recti 1.
Summe der Behandelten	[4])469	193	206	35	8	442	27	[4]) ausserdem die Wärterin einer Kranken.

5. Breslau.

Krankheitsbezeichnungen	Behandelte	geheilt	gebessert	ungeheilt	gestorben	überhaupt	Bestand am 31. März 1891	Erläuterungen. Komplikationen.
I. Äussere Geschlechtsteile.	[5]) 3	2	1	—	—	3	—	[5]) Carcinoma clitoridis et vulvae 1, Elephantiasis 1.
II. Blase und Harnröhre.	[6]) 4	1	1	—	2	4	—	[6]) Carcinoma vesicae urinae 1.
III. Scheide.	65	40	13	10	2	65	—	
Atresia vaginae	1	1	—	—	—	1	—	
Carcinoma vaginae	3	1	2	—	—	3	—	
Fistula recto-vaginalis	1	—	—	1	—	1	—	
„ vesico-vaginalis	[7]) 34	15	9	8	2	34	—	[7]) Endocardit. 1 †, Vulvitis 1, Tuberc. pulm. et vesic. urin. 1.
Gonorrhoe	3	2	1	—	—	3	—	
Prolapsus et Descensus	[8]) 19	19	—	—	—	19	—	[8]) Rupt. perin. 3, Hypertroph. port. uteri 1, Elongat. colli 1.
Andere Krankheiten	4	2	1	1	—	4	—	
IV. Uterus.	272	144	104	12	12	272	—	
Anteflexio	[9]) 2	2	—	—	—	2	—	[9]) Dysmenorrhoe 1, Sterilit. 1.
Carcinoma	[10]) 89	16	68	4	1	89	—	[10]) Fist. recto-vagin. 1, Fist. perineal. 1.
Catarrhus	[11]) 3	1	2	—	—	3	—	[11]) Ovula Nabothi 1.
Ectropium	1	1	—	—	—	1	—	
Endometritis	[12]) 16	5	10	—	1	16	—	[12]) Metrorrh. 3, Rupt. perin. 1, Menorrh. 1, Hysterie 1.
Erosiones portionis	[13]) 3	3	—	—	—	3	—	[13]) Catarrh. cervic. 1, Metrorrh. 1.
Fistula vesico-cervicalis	1	—	1	—	—	1	—	
Hypertrophia portionis	[14]) 3	3	—	—	—	3	—	[14]) Prolaps. vagin. 3.
Metritis	[15]) 4	3	1	—	—	4	—	[15]) Myom. 1.
„ et Endometritis	2	—	2	—	—	2	—	
Metrorrhagia	[16]) 16	14	2	—	—	16	—	[16]) Endometrit. 1.
Myoma	32	22	1	2	7	32	—	
Polypus	[17]) 8	6	—	1	1	8	—	[17]) Herzschwäche 1 †, Pyaemie 1.
Prolapsus et Descensus	[18]) 33	27	5	—	1	33	—	[18]) et vaginae (1 Recidiv.) 18, Peritonit. 1 †.
Retroflexio	[19]) 34	26	4	3	1	34	—	[19]) Ovariodynie et Hysterie 1 †, Prolaps. vag. 1, Endometr. 1, Perimetr. 1.
Retroversio	[20]) 6	1	5	—	—	6	—	[20]) Gravida 1, Metrorrh. 1.
Ruptura, Laceratio	[21]) 8	6	1	1	—	8	—	[21]) Fluor 3.
Sarkoma	1	1	—	—	—	1	—	
Stenosis orificii	6	6	—	—	—	6	—	
Andere Krankheiten	[22]) 4	1	2	1	—	4	—	[22]) Fibrom 1, Fluor 1.
V. Ovarien und Eileiter.	69	54	6	3	6	69	—	
Carcinoma ovarii	9	4	1	3	1	9	—	[23]) Carc. gland. ing. 1, Recidiv (et Carc. uteri) 1 †.
Cystoma	[23]) 32	30	1	—	1	32	—	

16. Krankenbewegung in den stationären Kliniken für Frauenkrankh. Göttingen.

Krankheitsbezeichnungen	Behandelte	Abgang					Bestand am 31. März 1891	Erläuterungen. Komplikationen. P. = Potatrix. † = gestorben.
		geheilt	gebessert	ungeheilt	gestorben	überhaupt		
Oophoritis u. Perioophoritis	5	2	3	—	—	5	—	
Salpingitis	¹) 4	3	—	—	1	4	—	¹) Ileus 1†, Pyosalpinx et Perimetritis 2.
Sarkoma ovarii	7	3	1	—	3	7	—	
Tumor „	12	12	—	—	—	12	—	
VI. Ligamente u. angrenzendes Peritoneum.	34	14	15	3	2	34	—	
Haematocele retro-uterina	3	1	1	1	—	3	—	
Parametritis	²) 12	6	5	—	1	12	—	²) et Oophorit. 1, Pyaemie 1 †.
Perimetritis	³) 11	6	4	—	1	11	—	³) Uraemie 1†, Tuberc. pulm. 1, Oophorit. 1, Perioophor. 1.
„ et Parametritis	1	—	1	—	—	1	—	
Peritonitis	⁴) 6	1	4	1	—	6	—	⁴) Tuberc. universal. 1.
Tumor	1	—	—	1	—	1	—	
VII. Mamma.	⁵) 3	3	—	—	—	3	—	⁵) Carcinoma 2 (recid. 1), Fibroma 1.
VIII. Störung.d.Menstruation.	2	1	1	—	—	2	—	⁶) Graviditas extrauterina 3 (Sepsis 1†), Cyste des Graafschen Follikels 1.
IX. Störung.d.Schwangersch.	⁶) 7	5	1	—	1	7	—	⁷) Retentio placentae 1, Ruptura perinei 6.
X. Störung. d. Wochenbettes.	⁷) 7	7	—	—	—	7	—	⁸) Bauchdeckenabscess 1†, Ascites tuberc. 1†, Cirrh. hep. 1†, Carc. duodeni 1†, Echinococc. hep. 1†, Leukäm. lienal. 2, Carc. recti 1, ventric. 1, Incontin. urin. 2, Insuff. et Stenos. Mitral. 1, Tuberc. periton. 1, Graviditʹ bei Tuberculose 1, Hyster. Stimmbandlähmung 1.
XI. Andere Krankheiten.	⁸) 56	26	16	9	5	56	—	
Summe der Behandelten	522	297	158	37	30	522	—	

6. Göttingen.

	Behandelte	geheilt	gebessert	ungeheilt	gestorben	überhaupt	Bestand	Erläuterungen
I. Äussere Geschlechtsteile.	1	1	—	—	—	1	—	
II. Blase und Harnröhre.	2	1	1	—	—	2	—	
III. Scheide.	⁹) 11	2	6	3	—	11	—	⁹) Carcinoma vaginae 1, Fistula vesico-vaginalis 4, Kolpitis 2, Prolapsus et Descensus 4.
IV. Uterus.	119	55	45	15	2	117	2	
Anteflexio	2	2	—	—	—	2	—	
Carcinoma	¹⁰) 19	9	4	4	2	19	—	¹⁰) Herzparalyse 1†, Sepsis 1†.
Catarrhus	3	—	2	1	—	3	—	
Ectropium	¹¹) 3	1	1	1	—	3	—	¹¹) Ruptur. cervic. 1.
Endometritis	21	17	4	—	—	21	—	
Myoma	16	4	9	2	—	15	1	
Polypus	2	2	—	—	—	2	—	
Prolapsus et Descensus	9	6	2	1	—	9	—	¹²) Pruritus vulvae 1, Endometrit. 6, Cervicalpolyp 1, Parametrit. 2 (1 et Oophorit.), Ectropium 1, Tumor im Parametrium 1.
Retroflexio	¹²) 34	10	20	4	—	34	—	
Stenosis orificii	2	2	—	—	—	2	—	
Andere Krankheiten	¹³) 8	2	3	2	—	7	1	¹³) Lacerat. port. 1.

Krankheitsbezeichnungen	Behandelte	Abgang				Bestand am 31. März 1891	Erläuterungen. Komplikationen. P. = Potatrix. † = gestorben.
		geheilt	gebessert	ungeheilt	gestorben	überhaupt	
V. Ovarien und Eileiter.	31	13	9	5	4	31	—
Carcinoma ovarii	1) 5	1	1	—	3	5	—	1) Cor adip. 1†, Sepsis 1†.
Cystoma	5	4	—	1	—	5	—
Oophoritis u. Perioophoritis	2) 4	—	4	—	—	4	—	2) Prolaps. der Ovarien 2.
Salpingitis	3) 5	1	3	1	—	5	—	3) Pyosalpinx 2.
Tumor	4) 12	7	1	3	1	12	—	4) Retroflexio 1, Sepsis 1†, Elephant. vulv. 1.
VI. Ligamente u. angrenzendes Peritoneum.	19	2	12	4	—	18	1
Haematocele retro-uterina	1	—	1	—	—	1	—
Parametritis	5) 10	2	5	3	—	10	—	5) Wanderniere 1 (Tumor)
„ et Endometritis	1	—	1	—	—	1	—
Perimetritis	4	—	2	1	—	3	1
Tumor	3	—	3	—	—	3	—
VIII. Störung.d.Menstruation.	1	—	—	1	—	1	—
IX. Störung.d.Schwangersch.	6) 21	12	6	3	—	21	—	6) Abortus 11 (Psoasabscess 1, Uterus duplex 1), Graviditas extra-uterina 1.
X. Störung. d. Wochenbettes.	7) 10	8	—	1	—	9	1	7) Ruptura perinei.
XI. Andere Krankheiten.	8) 20	4	4	9	2	19	1	8) Tumor in abdom. 3. Spina bif. 1†, Osteomalacie 1†, Pyelonephritis 1, Tuberc. pulm. 1 (et Incontinent. ani).
Summe der Behandelten	235	98	83	41	8	230	5

7. Greifswald.

I. Aussere Geschlechtsteile.	9) 2	2	—	—	—	2	—	9) Carcinoma lab. maj. 1 (Recidiv), Ulcus lab. maj. 1.
II. Blase.	8	6	2	—	—	8	—
III. Scheide.	10) 14	7	5	1	—	13	1	10) Gonorrhoe 1, Prolapsus et Descensus 10, Vaginismus 2, Strictura 1.
IV. Uterus.	151	52	60	27	3	142	9	11) Dysmenorrhoe 7 (et Hystero-Epilepsie 1).
Anteflexio	11) 9	1	8	—	—	9	—	12) Recidiv.
Carcinoma	12) 22	2	2	18	—	22	—	13) Hysterie 3 (Menorrhagie 1), Anteflexio 1, Pelveoperiton. 1.
Catarrhus	13) 12	8	3	—	—	11	1	14) Catarrh. cervic. 3, Hypertrophia uteri 2, Perimetritis 1.
Endometritis	14) 28	15	11	—	—	26	2	15) Gravida 1.
Myoma	15) 2	1	1	—	—	2	—	16) Suicid. 1†.
Polypus	16) 4	2	—	—	1	3	1	17) et ani 1 (Defect im Periton.).
Prolapsus et Descensus	17) 8	4	4	—	—	8	—	18) Catarrh. cervic. 7 (et Hysterie 1), Pelveoperitonit. 1, Endometrit. 1, Neurasthenie 1, Hernia abdominalis 1, Hysterie 3.
Retroflexio	18) 31	7	20	3	—	30	1
Retroversio	19) 13	4	5	2	—	11	2	19) Amenorrhoe 1, Dysmenorrhoe 1, Arythmia cordis 2 (et Ren mobil.)
Stenosis canalis cervicalis	20) 3	—	2	1	—	3	—	20) Anteflexio 1, Retroversio 1, Catarrhus cervic. 1.
„ orificii	2	2	—	—	—	2	—
Tumor	21) 13	5	2	3	2	12	1	21) Fibroma 13, (Hydraemie 1†, Peritonit. 1†).
Andere Krankheiten	4	1	2	—	—	3	1

16. Krankenbewegung in den stationären Kliniken für Frauenkrankh. Halle.

Krankheitsbezeichnungen	Behandelte	Abgang					Bestand am 31. März 1891	Erläuterungen. Komplikationen. P = Potatrix. † = gestorben.
		geheilt	gebessert	ungeheilt	gestorben	überhaupt		
V. Ovarien und Eileiter.	17	13	1	—	1	15	2	
Carcinoma ovarii	¹) 1	—	—	—	1	1	—	¹) Pleuritis 1 †.
Cystoma	10	9	—	—	—	9	1	
Oophoritis u. Perioophoritis	²) 3	1	1	—	—	2	1	²) Dysmenorrhoe 1.
Salpingitis	³) 2	2	—	—	—	2	—	³) Hydrosalpinx 1.
Sarkoma ovarii . . .	⁴) 1	1	—	—	—	1	—	⁴) Gravida.
VI. Ligamente u. angrenzendes Peritoneum.	75	34	24	13	3	74	1	
Carcinoma omenti . . .	⁵) 2	—	—	1	1	2	—	⁵) Uraemie 1 †.
Haematocele retro-uterina .	1	1	—	—	—	1	—	
Parametritis	20	9	6	4	—	19	1	
„ et Endometritis	1	1	—	—	—	1	—	
Peritonitis	⁶) 49	22	18	7	2	49	—	⁶) Peritonit. purul. (2 †), Tobsucht 1, Carc. ventr. 1, Periton. tuberc. 1, Salpingit. 1, Chlorose 1, Retroflexio 1 (Fluor alb.), Catarrh. cerv. 15.
Tumor lig. lati	⁷) 2	1	—	1	—	2	—	⁷) Pleuritis (et Scirrhus mammae) 1.
VIII. Störung. d. Menstruation.	2	1	1	—	—	2	—	
IX. Störung. d. Schwangersch.	⁸) 4	3	—	1	—	4	—	⁸) Abortus 1, Graviditas extrauterina 1.
X. Störung. d. Wochenbettes.	⁹) 13	11	2	—	—	13	—	⁹) Ruptura perinei 12.
XI. Andere Krankheiten.	¹⁰) 29	7	9	13	—	29	—	¹⁰) Morb. Based. 1, Hysterie 2 (1 Chlorose), Tumor in abdom. 5, Leukämia lienalis 1, Ascites 3 (Carcin. hep. 1, C. der Bauchhöhle 2), Perityphlitis 1.
Summe der Behandelten	315	136	104	55	7	302	13	

8. Halle.

	Behandelte	geheilt	gebessert	ungeheilt	gestorben	überhaupt	Bestand	Erläuterungen
I. Äussere Geschlechtsteile.	6	5	1	—	—	6	—	
Bartholinitis	1	1	—	—	—	1	—	
Carcinoma	3	2	1	—	—	3	—	
Elephantiasis vulvae . .	1	1	—	—	—	1	—	
Condylomata acuminata .	1	1	—	—	—	1	—	
II. Blase und Harnröhre.	¹¹) 3	1	1	1	—	3	—	¹¹) Inoperabler Blasentumor 1.
III. Scheide.	40	34	5	1	—	40	—	
Atresia et Defectus vaginae	2	1	—	1	—	2	—	
Carcinoma vaginae . . .	2	2	—	—	—	2	—	
Cyste	1	1	—	—	—	1	—	
Fistula recto-vaginalis . .	1	1	—	—	—	1	—	
„ vesico-vaginalis .	3	3	—	—	—	3	—	
„ urethro-vaginalis .	2	1	1	—	—	2	—	
Prolapsus et Descensus . .	27	23	4	—	—	27	—	
Vaginismus	2	2	—	—	—	2	—	

16. Krankenbewegung in den stationären Kliniken für Frauenkrankh. Halle.

Krankheitsbezeichnungen	Behandelte	Abgang					Bestand am 31. März 1891	Erläuterungen. Komplikationen. P. = Potatrix. † = gestorben.
		geheilt	gebessert	ungeheilt	gestorben	überhaupt		
IV. Uterus.	299	220	47	30	2	299	—	
Carcinoma	71	21	29	20	1	71	—	
Elongatio colli	6	6	—	—	—	6	—	
Endometritis	106	102	4	—	—	106	—	
Erosiones portionis	2	2	—	—	—	2	—	
Metritis	6	3	2	1	—	6	—	
Metrorrhagia	5	5	—	—	—	5	—	
Myoma	28	18	5	4	1	28	—	
Polypus	5	5	—	—	—	5	—	
Prolapsus et Descensus	5	4	—	1	—	5	—	
Retroflexio	28	23	3	2	—	28	—	
Retroversio	6	3	3	—	—	6	—	
Ruptura, Laceratio	12	11	1	—	—	12	—	
Sarkoma	3	3	—	—	—	3	—	
Stenosis canalis cervicalis	4	4	—	—	—	4	—	
„ orificii	9	9	—	—	—	9	—	
Andere Krankheiten	[1]) 3	1	—	2	—	3	—	[1]) Pyometra unilateralis, Hypoplasia uteri, inoperabler Tumor je 1.
V. Ovarien und Eileiter.	72	55	11	6	—	72	—	
Carcinoma ovarii	5	4	—	1	—	5	—	
Cystoma	34	33	—	1	—	34	—	
Oophoritis u. Perioophoritis	14	6	6	2	—	14	—	
Salpingitis	16	11	4	1	—	16	—	
Sarkoma ovarii	1	1	—	—	—	1	—	
Tumor „	2	—	1	1	—	2	—	
VI. Ligamente u. angrenzendes Peritoneum.	47	12	25	5	5	47	—	
Haematocele retro-uterina	5	2	3	—	—	5	—	
Parametritis	20	6	14	—	—	20	—	
Peritonitis	[2]) 13	2	7	2	2	13	—	[2]) Perforation von Carcinoma ventriculi 1†.
Tumor	[3]) 9	2	1	3	3	9	—	[3]) Inanitio ante operationem 1†.
VIII. Störung d. Menstruation.	[4]) 5	4	1	—	—	5	—	[4]) Dysmenorrhoe membran. 2.
IX. Störung d. Schwangersch.	[5]) 22	20	2	—	—	22	—	[5]) Abortus 17, Graviditas extrauterina 5.
X. Störung d. Wochenbettes.	[6]) 33	32	1	—	—	33	—	[6]) Retentio placentae 11, Ruptura perinei 20, Eklampsie 1, Subinvolutio uteri p. part. 1.
XI. Andere Krankheiten.	[7]) 6	2	3	1	—	6	—	[7]) Ren mobilis 1, Thrombophlebitis 1, Hysterie 4 (Hyperemesis 1, Vaginismus ähnlich auftretend 1).
Summe der Behandelten	[8]) 533	385	97	44	7	533	—	[8]) Ausserdem 2 zur Begleitung.

16. Krankenbewegung in den stationären Kliniken für Frauenkrankh. Kiel.

Krankheitsbezeichnungen	Behandelte	Abgang geheilt	Abgang gebessert	Abgang ungeheilt	Abgang gestorben	überhaupt	Bestand am 31 März 1891	Erläuterungen. Komplikationen. P. = Potatrix. † = gestorben.
9. Kiel.								
I. Äussere Geschlechtsteile.	1) 4	2	1	1	—	4	—	1) Carcinoma vulvae 1, Pruritus vulvae 1.
II. Harnröhre.	2) 1	1	—	—	—	1	—	2) Prolapsus urethrae.
III. Scheide.	3) 24	23	—	1	—	24	—	3) Haematokolpus 1, Carcinoma vaginae 1, Prolapsus et Descensus 15 (Retroversio 1, Retroflexio 1, Prolaps. recti 1), Vaginismus 4, Fistula urethro-vaginal. 1.
IV. Uterus.	99	57	16	19	4	96	3	
Carcinoma	4) 27	9	3	12	3	27	—	4) Peritonitis 1†, et vulvae 1, et vaginae 1, Fist. vesico-vaginalis 1.
Endometritis	5) 18	15	2	—	1	18	—	5) Retroflexio 1† (Emboli). Vaginalpolyp 1.
Myoma	6) 17	13	—	2	—	15	2	6) Neuralgie 1, Neurasthenie 1, Retroflexio 1, Stenos. orific. 1, Darmkatarrh 1.
Prolapsus et Descensus	7) 6	4	—	1	—	5	1	7) Insuff. Mitral. 1, Phthis. pulm. 1.
Retroflexio	8) 24	11	10	3	—	24	—	8) Oophorit. chronic. 2, Ischias 1, Endometritis 2, Neurasthenie 3.
Retroversio	9) 3	1	1	1	—	3	—	9) Graviditas 1, Dysmenorrhoe 1, Neurasthenie 1.
Stenosis canalis cervicalis	1	1	—	—	—	1	—	10) Polypus 1.
Andere Krankheiten	10) 3	3	—	—	—	3	—	11) Cystoma 28 (Cystoma carcinom. 3, Tumor lig. lat. 1†, Tuberc. periton. 1), Oophoritis 1, Pyosalpinx 3, Hydrosalpinx 1, Sarcoma ovarii 2 (Pleuritis 1).
V. Ovarien und Eileiter.	11) 37	24	8	4	1	37	—	
VI. Ligamente u. angrenzendes Peritoneum.	19	9	8	2	—	19	—	
Carcinoma peritonei	2	—	—	2	—	2	—	12) Abort. tub. 1.
Haematocele retro-uterina	12) 2	—	2	—	—	2	—	13) et Parametritis 1.
Parametritis	10	8	2	—	—	10	—	
Perimetritis	13) 2	—	2	—	—	2	—	
Peritonitis tuberculosa	2	—	2	—	—	2	—	
Sarkoma	1	1	—	—	—	1	—	
VIII. Störung.d.Menstruation.	9	6	3	—	—	9	—	
IX. Störung.d.Schwangersch.	14) 12	8	4	—	—	12	—	14) Abortus 2, Graviditas extrauterina 1.
X. Störung. d. Wochenbettes.	15) 7	6	1	—	—	7	—	15) Ruptura perinei.
XI. Andere Krankheiten.	16) 70	40	19	9	1	69	1	16) Neurasthenie 12. Perityphlitis 1, Carc. renis 1, Sarcoma peritonei 2, Carc. tubae Fallopiae 1, Zerreissung des Levator ani 2, Carc. coli sin. 1.
Summe der Behandelten	282	176	60	36	6	278	4	
10. Königsberg.								
I. Äussere Geschlechtsteile.	17) 4	3	1	—	—	4	—	17) Carcinoma clitorides 1, lab. maj. 1.
II. Blase und Harnröhre.	18) 9	4	2	3	—	9	—	18) Carcinoma vesicae 1, Gonorrhoe 1, Blasentumor 1, Polyp. urethrae 1, Incontinentia vesic. 1, Blasenstein 1.
III. Scheide.	59	36	14	7	—	57	2	
Atresia vaginae	19) 5	—	2	3	—	5	—	19) Defectus uteri 1.
Fistula recto-vaginalis	1	1	—	—	—	1	—	
„ vesico-vaginalis	14	5	3	4	—	12	2	
Gonorrhoe	11	4	7	—	—	11	—	20) Ectropium 2.
Prolapsus et Descensus	20) 27	25	2	—	—	27	—	
Vagina duplex	1	1	—	—	—	1	—	

16. Krankenbewegung in den stationären Kliniken für Frauenkrankh. Königsberg.

Krankheitsbezeichnungen	Behandelte	Abgang geheilt	Abgang gebessert	Abgang ungeheilt	Abgang gestorben	Abgang überhaupt	Bestand am 31. März 1891	Erläuterungen. Komplikationen. P. = Potatrix. † = gestorben.
IV. Uterus.	189	118	49	9	5	181	8	
Anteflexio	[1]) 3	1	2	—	—	3	—	[1]) Ascites 1.
Carcinoma	[2]) 15	7	3	3	2	15	—	[2]) Peritonit. 2†.
Ectropium	[3]) 8	6	2	—	—	8	—	[3]) Fluor alb. 1, Endometrit. 1, Hysterie 1.
Elongatio colli	3	2	1	—	—	3	—	
Endometritis	[4]) 48	37	8	—	—	45	3	[4]) Endometr. gonorrh. 4, Cervikalkatarrh 1, Retroflexio 1, Myoma uteri 1, Descens. vag. 1.
Fistula vesico-cervicalis	2	1	—	1	—	2	—	
Haematometra	2	2	—	—	—	2	—	
Metritis	[5]) 5	4	1	—	—	5	—	[5]) Cor adip. 1.
„ et Endometritis	2	2	—	—	—	2	—	
Myoma	29	7	13	4	1	25	4	
Polypus	20	19	1	—	—	20	—	
Prolapsus et Descensus	[6]) 13	11	2	—	—	13	—	[6]) et vaginae 3, Icterus 1, Uteruspolyp 1, Vit. cord. 1.
Retroflexio	13	6	7	—	—	13	—	
Retroversio	[7]) 4	3	1	—	—	4	—	[7]) Endometritis 1.
Ruptura, Laceratio	5	4	—	—	—	4	1	
Sarkoma	1	—	—	—	1	1	—	
Stenosis canalis cervicalis	[8]) 3	1	2	—	—	3	—	[8]) Retrovers. uteri 1.
„ orificii	[9]) 2	2	—	—	—	2	—	[9]) Gonorrhoe 1.
Tumor	[10]) 10	3	6	1	—	10	—	[10]) Fibroma 5, Lues (et Scabies) 1.
Hypertrophia portionis	[11]) 1	—	—	—	1	1	—	[11]) Sepsis 1†.
V. Ovarien und Eileiter.	42	33	2	3	3	41	1	
Cystoma	[12]) 34	28	—	2	3	33	1	[12]) Nephritis 1†, Vit. cord. 1†.
Oophoritis u. Perioopheritis	[13]) 3	1	2	—	—	3	—	[13]) Phthis. pulm. 1.
Tumor	[14]) 5	4	—	1	—	5	—	[14]) Pleurit. 1, Ascites 1.
VI. Ligamente u. angrenzendes Peritoneum.	[15]) 26	18	5	—	2	25	1	[15]) Parametritis 16, (Salping. et Oophor. 1†, Puerperaler Abscess 1†), Perimetritis 10 (1 et Parametritis).
VIII. Störung.d.Menstruation.	[16]) 5	1	4	—	—	5	—	[16]) Lähmung der unteren Extremität. 1.
IX. Störung.d.Schwangersch.	20	14	2	2	2	20	—	
Abortus	14	13	—	1	—	14	—	
Graviditas extrauterina	[17]) 4	1	1	—	2	4	—	[17]) Peritonitis 1†, Herzschlag 1†.
Molimina graviditatis	2	—	1	1	—	2	—	
X. Störung. d. Wochenbettes.	[18]) 14	12	—	1	1	14	—	[18]) Febris puerperalis 2 (Endometritis septic. 1†, Endocard. 1), Ruptura perinei 12.
XI. Andere Krankheiten.	[19]) 44	22	13	5	3	43	1	[19]) Tuberc. der Lungen 1, Hämorrhoid. 4, Hysterie 7, Anaemie 2, Nephritis 1, Carc. hep. 1, Tumor in abdom. 3 (2†), Vit. cord. et Icterus 1.
Summe der Behandelten	412	261	92	30	16	399	13	

16. Krankenbewegung in den stationären Kliniken für Frauenkrankh. Marburg.

Krankheitsbezeichnungen	Behandelte	Abgang geheilt	gebessert	ungeheilt	gestorben	überhaupt	Bestand am 31. März 1891	Erläuterungen. Komplikationen. P. = Potatrix. † = gestorben.

11. Marburg.

Krankheitsbezeichnungen	Behandelte	geheilt	gebessert	ungeheilt	gestorben	überhaupt	Bestand	Erläuterungen
I. Äussere Geschlechtsteile.	¹) 2	2	—	—	—	2	—	¹) Retentionscyste 1.
II. Blase und Harnröhre.	²) 4	2	—	1	1	4	—	²) Fibroma cervic. 1†, Myoma 1, Urethralpolyp 1.
III. Scheide.	12	6	6	—	—	12	—	
Fistula recto-vaginalis . .	1	1	—	—	—	1	—	
Gonorrhoe	4	2	2	—	—	4	—	
Kolpitis	2	2	—	—	—	2	—	
Prolapsus et Descensus . .	3	—	3	—	—	3	—	
Andere Krankheiten . .	2	1	1	—	—	2	—	
IV. Uterus.	128	51	68	8	—	127	1	
Anteflexio	³) 3	—	2	1	—	3	—	³) Catarrh. uteri 1, Stenos. orif. 1
Carcinoma	⁴) 14	3	8	2	—	13	1	⁴) Cystitis 1.
Catarrhus	13	7	6	—	—	13	—	
Endometritis	⁵) 19	16	3	—	—	19	—	⁵) Retroversio 2, Fibroma uteri 1.
Erosiones portionis . .	1	1	—	—	—	1	—	
Hypertrophia portionis . .	1	1	—	—	—	1	—	
Metritis	4	1	3	—	—	4	—	
„ et Endometritis .	1	—	1	—	—	1	—	
Myoma	2	1	—	1	—	2	—	
Polypus	4	4	—	—	—	4	—	
Prolapsus et Descensus .	⁶) 6	3	3	—	—	6	—	⁶) Polypus urethrae 1.
Retroflexio	3	—	3	—	—	3	—	
Retroversio	⁷) 28	4	24	—	—	28	—	⁷) Catarrhus uteri 1, Oophoritis 1, Ectropium 1, Endometrit. 2, Parametritis 1, Fibrombildung 2.
Stenosis canalis cervicalis .	4	1	3	—	—	4	—	
„ orificii . . .	6	4	2	—	—	6	—	
Tumor	⁸) 18	5	9	4	—	18	—	⁸) Fibroma 15 (et Struma 1).
Andere Krankheiten . .	1	—	1	—	—	1	—	
V. Ovarien und Eileiter.	35	9	14	8	4	35	—	
Carcinoma ovarii	⁹) 4	1	—	1	2	4	—	⁹) Sepsis 2†.
Cystoma	¹⁰) 10	4	2	3	1	10	—	¹⁰) Sepsis 1†.
Oophoritis u. Perioophoritis	2	—	1	1	—	2	—	
Salpingitis	¹¹) 4	—	4	—	—	4	—	¹¹) Pyosalpinx 3 (et Retroversio 1), Oophoritis 1.
Tumor	¹²) 14	4	6	3	1	14	—	¹²) Graviditas 1, Allgemeine Carcinose 1†.
Andere Krankheiten . .	1	—	1	—	—	1	—	
VI. Ligamente u. angrenzendes Peritoneum.	¹³) 5	1	3	1	—	5	—	¹³) Parametritis 3 (et Oophoritis 1), Perimetritis 2 (1 et Parametrit.).
VIII. Störung.d.Menstruation.	2	—	2	—	—	2	—	
IX. Störung.d.Schwangersch.	¹⁴) 15	7	5	2	1	15	—	¹⁴) Abortus 4, Graviditas extrauterina 2, Retroflexio uteri gravidi 3 (Cystis ovarii 1†).
X. Störung. d. Wochenbettes.	¹⁵) 5	5	—	—	—	5	—	¹⁵) Ruptura perinei.
XI. Andere Krankheiten.	¹⁶) 17	7	3	7	—	17	—	¹⁶) Thrombose der V. saphena 1, Carc. der retroperiton. Drüsen 2, Carc. ventric. 1, Hydronephrose 3 (Wanderniere 1), Osteomalacie 1, Nierenfistel 1.
Summe der Behandelten	225	90	101	27	6	224	1	

17. Alter, Familienstand, Bezahlungsart der Verden stationären Kliniken

Alter, Familienstand, Bezahlungsart der Verpflegungskosten und Wohnort	Sämtliche Kliniken		Berlin				Bonn	
			Charité		Artilleriestr.			
	Behandelte	gestorben	Behandelte	gestorben	Behandelte	gestorben	Behandelte	gestorben
Überhaupt:	4472	186	*)813	48	857	50	422	8
1. Alter								
unter bis 1 Jahr	4	1	1	—	1	—	—	—
über 1 „ 5 „	5	—	4	—	—	—	—	—
„ 5 „ 10 „	6	—	—	—	—	—	—	—
„ 10 „ 15 „	10	—	—	—	7	—	—	—
„ 15 „ 20 „	140	5	37	—	17	3	15	—
„ 20 „ 25 „	490	11	141	6	72	—	45	1
„ 25 „ 30 „	787	16	160	6	117	5	110	1
„ 30 „ 40 „	1324	56	235	13	259	16	131	3
„ 40 „ 50 „	990	52	119	13	235	13	93	3
„ 50 „ 60 „	380	23	41	2	100	8	25	—
„ 60 „ 70 „	128	11	26	6	27	2	2	—
„ 70 Jahre	18	4	2	1	7	2	1	—
unbekannt	190	7	47	1	15	1	—	—
2. Familienstand.								
ledig	930	39	292	13	139	10	99	1
verheiratet	3096	119	428	26	629	36	304	7
verwitwet und geschieden	376	28	76	9	84	4	19	—
unbekannt	70	—	17	—	5	—	—	—
3. Verpflegungskosten.								
auf eigene Kosten	2447	84	61	3	584	35	320	6
auf öffentliche Kosten	1180	68	¹)596	¹)40	151	9	72	2
auf Kosten: der Klinik (frei)	323	16	—	—	—	—	—	—
der Wohlthätigkeit	1	—	—	—	—	—	—	—
der Brot- oder Dienstherrschaft	23	2	1	—	3	—	3	—
von Krankenkassen	310	9	107	5	61	3	11	—
und zwar: Kreis-Krankenkassen	17	—	—	—	—	—	—	—
Gemeinde-Krankenkassen	6	—	—	—	—	—	—	—
Orts-Krankenkassen	90	4	—	—	50	3	6	—
Betriebs-(Fabrik-)Krankenkass.	39	—	—	—	6	—	4	—
Innungs-Krankenkassen	3	—	—	—	2	—	—	—
Knappschafts-Krankenkassen	27	—	—	—	1	—	—	—
Eingeschriebene Hilfskassen	4	—	—	—	1	—	—	—
Dienstboten-Krankenkassen	6	—	—	—	—	—	—	—
ohne nähere Angabe der Kasse	118	5	107	5	1	—	1	—
ohne jede Angabe	188	7	48	—	58	3	16	—
4. Wohnort.								
aus dem Orte der Klinik	1692	90	779	48	455	27	58	1
„ der Umgegend desselben	380	7	20	—	43	4	30	—
„ „ Provinz desselben	1902	74	11	—	183	10	239	7
„ anderen Provinzen Preussens	324	6	3	—	135	5	78	—
„ dem Deutschen Reiche	51	2	—	—	17	2	3	—
„ „ Auslande	123	7	—	—	¹)24	²)2	¹)14	—
¹) Darunter für Rechnung	Berl.Kommune 592	40			¹) 19 Russland, 1 Italien, 2 Amerika, 1 Indien, 1 Spanien.		¹) 6 Holland, 3 Belgien, 1 Russland, 1 England, 3 Amerika.	
	Kriminalfonds 4	—						
	*) Ausserdem 3 männl. Kinder.				²) 1 Spanien, 1 Russland.			

pflegungskosten und Wohnort der Kranken in für Frauenkrankheiten.

Breslau		Göttingen		Greifswald		Halle		Kiel		Königsberg		Marburg	
Behandelte	gestorben	Behandelte	gestorben	Behandelte	gestorben	Behandelte	gestorben	Behandelte	gestorben	Behandelte	gestorben	Behandelte	gestorben
471	30	225	8	298	7	522	7	265	6	401	16	198	6
—	—	2	1	—	—	—	—	—	—	—	—	—	—
—	—	—	—	—	—	1	—	—	—	—	—	—	—
—	—	—	—	5	—	—	—	—	—	—	—	1	—
—	—	—	—	1	—	1	—	—	—	1	—	—	—
7	—	9	—	10	1	10	—	9	—	17	1	9	—
37	1	18	—	44	1	43	—	21	—	42	1	27	1
63	—	45	—	58	—	82	1	49	1	68	1	35	1
148	10	73	3	85	2	125	—	86	2	131	6	51	1
131	10	58	2	56	2	109	1	53	1	89	6	47	1
59	4	18	2	21	—	39	3	24	2	37	1	16	1
11	2	2	—	12	—	15	1	14	—	14	—	5	—
3	—	—	—	—	1	2	—	1	—	2	—	—	—
12	3	—	—	6	—	95	1	8	—	—	—	7	1
83	5	42	3	64	1	55	1	37	1	75	2	44	2
327	18	170	4	208	4	400	4	209	4	300	13	121	3
61	7	13	1	23	2	45	2	17	1	26	1	12	1
—	—	—	—	3	—	22	—	2	—	—	—	21	—
308	16	173	6	213	2	242	4	172	2	295	8	79	2
122	9	26	1	17	1	27	1	57	2	—	—	112	3
5	1	9	1	52	3	155	2	4	1	98	8	—	—
1	—	—	—	—	—	—	—	—	—	—	—	—	—
2	1	2	—	8	1	2	—	1	—	1	—	—	—
14	1	10	—	3	—	87	—	14	—	2	—	1	—
—	—	—	—	—	—	17	—	—	—	—	—	—	—
—	—	—	—	—	—	6	—	—	—	—	—	—	—
5	1	3	—	—	—	19	—	6	—	1	—	—	—
8	—	6	—	1	—	10	—	4	—	—	—	—	—
—	—	—	—	—	—	1	—	—	—	—	—	—	—
—	—	1	—	—	—	25	—	—	—	—	—	—	—
—	—	—	—	—	—	1	—	2	—	—	—	—	—
—	—	—	—	2	—	4	—	—	—	—	—	—	—
1	—	—	—	—	—	4	—	2	—	1	—	1	—
19	2	5	—	5	—	9	—	17	1	5	—	6	1
117	6	29	—	16	1	71	—	57	1	86	6	24	—
20	2	53	—	26	—	72	—	35	—	57	—	24	1
285	20	117	8	250	6	359	7	154	5	161	6	143	5
43	—	7	—	6	—	12	—	9	—	26	1	5	—
—	—	17	—	—	—	8	—	6	—	—	—	—	—
[1]) 6	[1]) 2	[1]) 2	—	—	—	—	—	[1]) 4	—	[1]) 71	[1]) 3	[1]) 2	—
[1]) Russland.		[1]) Amerika.						[1]) 3 Amerika, 1 Dänemark.		[1]) Russland.		[1]) Amerika.	

18. Übersicht der wichtigsten Operationen in den

Operationsbezeichnung	Sämtliche Kliniken		Berlin Kgl. Charité		Berlin Artilleriestr.		Bonn		Breslau	
	operiert	gestorben	operiert	gestorben	operiert	gestorben	operiert	gestorben	operiert	gestorben
I. Uterus.										
Totalexstirpationen	153	16	11	2	54	6	4	—	30	2
a) wegen Carcinom	125	11	8	1	50	5	4	—	17	—
b) „ Sarcom	8	3	[3]) 1	1	2	1	—	—	1	—
c) „ anderer Ursachen	20	2	[4]) 2	—	[4]) 2	—	—	—	12	2
Myomotomie	95	17	[6]) 2	1	23	4	[7]) 4	2	22	6
Enucleatio breitbasiger Myome von der Vagina aus	14	1	2	1	—	—	2	—	2	—
Ablatio polyporum	19	1	2	—	6	—	—	—	6	1
Keilförmige Excisionen der Muttermundlippen	27	1	—	—	2	—	—	—	4	—
Amputatio	91	5	9	1	30	3	24	—	11	1
a) wegen Carcinom	13	—	1	—	3	—	2	—	5	—
b) „ Myom	6	3	[15]) 2	1	2	1	—	—	2	1
c) „ Prolapsus	11	—	—	—	4	—	—	—	[16]) 1	—
d) „ anderer Ursachen	61	2	[18]) 6	—	[19]) 21	2	[20]) 22	—	3	—
Discissio bei Stenosis orificii etc.	35	—	1	—	—	—	—	—	12	—
Emmetsche Operation	42	—	3	—	5	—	1	—	15	—
Sectio caesarea	9	2	—	—	2	—	—	—	1	1
Andere Operationen	168	3	2	—	[26]) 7	1	—	—	[27]) 129	—
II. Ovarien.										
Ovariotomie und Parovariotomie	386	34	22	3	134	11	27	2	52	3
a) wegen Carcinom	31	11	—	—	9	4	4	—	4	1
b) „ Sarcom	8	1	—	—	—	—	—	—	3	1
c) „ Kystoma	234	11	12	2	[34]) 53	2	17	1	38	1
d) „ (Tumor), Fibrom etc.	113	11	10	1	72	5	6	1	7	—
Castration	49	4	[38]) 2	—	[39]) 16	2	[40]) 4	—	8	1
Andere Operationen	5	2	—	—	[46]) 1	1	—	—	—	—
III. Tuben.										
Salpingotomie	38	2	6	—	11	1	1	—	4	1
Operation wegen Graviditas extrauterina	21	5	[47]) 5	1	2	—	1	1	4	1
IV. Scheide.										
Incisionen von der Scheide aus	26	4	—	—	—	—	—	—	17	3
Exstirpationen und Excisionen	13	1	—	—	5	1	3	—	4	—
Fisteloperationen	76	—	1	—	[52]) 23	—	—	—	32	—

[29]) Fibroma uteri 4 (Peritonitis purulenta 1†). — [30]) Darunter 8 doppelseitig. Ferner einmal mit Graviditas (Kind Peritonitis carcinomat., Carcinoma ventriculi. — [33]) Gravid. — [34]) Pyelonephritis 1†, Peritonitis 1†. — [35]) Doppelseitig knoten 1†. — [38]) Wegen Papillom. beider Ovarien 1, Oophoritis duplex 1. — [39]) Wegen Myoma uteri 11 (2†), Hysterie Osteomalacie 1 (Fettherz †). — [42]) Fibroma uteri 1, Retroflexio 1. — [43]) Wegen Uterusmyom. 4, wegen Perimetritis [45]) Fibroma uteri. — [46]) Allgemeine Carcinose. — [47]) Nephritis 1†. — [48]) Zweimal mit Haematocele retro-uterina, einmal einmal Haematodytrometra later. — [51]) Sarcoma polypos. vaginae. — [52]) Fist. vesico-vagin. 13, recto-vag. 4. — [53]) Fist. vesico-vag. 2 (Kolpokleis. 1). — [56]) Fist. vesico-vag. 10, recto-vag. 1. — [57]) Fist. vesico-vag. 1.

stationären Kliniken für Frauenkrankheiten.

Göttingen		Greifs-wald		Halle		Kiel		Königs-berg		Marburg		Erläuterungen. † = gestorben.
operiert	gestorben	operiert	gestorben	operiert	gestorben	operiert	gestorben	operiert	gestorben	operiert	gestorben	
10	2	4	—	¹) 22	1	9	1	9	2	—	—	¹) Darunter Freunds Exstirpation 1 wegen Sarcom, 1 wegen Myom.
10	2	4	—	18	²) 1	6	1	8	1	—	—	²) Section: Peritonitis fibrinosa, ausgehend von einer Pyosalpinx.
—	—	—	—	2	—	1	—	1	1	—	—	³) Sarc. recti et Stenosis. Peritonitis chronic. †.
—	—	—	—	2	—	⁵) 2	—	—	—	—	—	⁴) Prolaps.
5	—	⁸) 4	2	⁹) 13	¹⁰) 1	7	—	10	1	5	—	⁵) Endometritis 1, Hydrosalpinx 1, operiert zugleich mit Exartic. oss. coccygi.
4	—	1	—	1	—	1	—	1	—	—	—	⁶) Embolia art. pulm. 1 †.
¹¹) 1	—	—	—	4	—	—	—	—	—	—	—	⁷) Anaemie et Hydronephrosis 1 †.
												⁸) Anaemie 1 †, Sepsis 1 †, Gravid. 1.
¹²) 9	—	—	—	¹³) 10	—	—	—	¹⁴) 2	1	—	—	⁹) Einmal operiert i. d. Schwgrschft., Kind ausgetragen.
5	—	—	—	7	—	—	—	2	—	3	—	¹⁰) Tod durch Verblutung.
—	—	—	—	—	—	—	—	—	—	2	—	¹¹) bei Retroflexio uteri gravidi.
—	—	—	—	—	—	—	—	—	—	—	—	¹²) bei Prolapsus vaginae.
—	—	—	—	¹⁷) 6	—	—	—	—	—	—	—	¹³) In einigen Fällen zugleich Kolporrhaphie et Kolpoperineorrhaphie etc.
5	—	—	—	1	—	—	—	²¹) 2	—	²²) 1	—	¹⁴) Elongatio port. 1, Hypertrophia pert. 1 (intraperiton. Abscess †).
2	—	—	—	²³) 15	—	—	—	1	—	4	—	¹⁵) Myocarditis parenchym. 1 †.
—	—	—	—	15	—	—	—	3	—	—	—	¹⁶) Hierher gehören auch viele unter Kolporrhaphie und Perineoplastik aufgeführten Fälle.
—	—	—	—	²⁴) 4	²⁵) 1	2	—	—	—	—	—	
3	—	1	—	²⁸) 6	1	13	—	3	—	²⁹) 4	1	¹⁷) In allen Fällen zugleich Kolporrhaphie und Kolpoperineorrhaphie.
												¹⁸) Erosiones 2 (et Endometritis 1). Hypertrophie des cervix 1, portionis 1.
17	5	13	—	³⁰) 44	1	28	1	38	4	11	4	¹⁹) Hypertroph. cervicis 14 (Kolporrhaph. 12), Sarcom uteri 1.
³¹) 5	3	—	—	6	³²) 1	—	—	—	—	3	2	²⁰) Metritis 10, Cervixriss 1.
—	—	³³) 1	—	3	—	1	—	—	—	—	—	²¹) Elongatio portionis.
³⁵) 6	1	11	—	34	—	25	1	32	2	6	1	²²) Hypertroph. portionis.
³⁶) 6	1	1	—	1	—	2	—	6	2	³⁷) 2	1	²³) Sechsmal zugleich Kolporrhaphie und Kolpoperineorrhaphie.
⁴¹) 3	1	⁴²) 2	—	⁴³) 9	—	⁴⁴) 3	—	⁴⁵) 1	—	⁴⁵) 1	—	²⁴) Klassischer Kaiserschnitt 3 (zweimal wegen Beckenenge, einmal wegen Eclampsia in graviditate). Porro 1.
										4	1	²⁵) Sectio caesarea in agone wegen Meningitis septica, Cholesteatoma auris deat. etc.
1	—	2	—	6	—	7	—	—	—	—	—	²⁶) Ruptura uteri 1 (Anaemie †).
—	—	1	—	⁴⁸) 5	—	—	—	3	2	—	—	²⁷) Fälle von Curettement, Kauterisation, Tamponade, Reposition etc.
												²⁸) Ventrofixatio uteri 5 (einmal wegen Prolapsus uteri bei Cystoma ovarii dext.), Supravaginale Amput. uteri propter, Degenerat. sarcomat. uteri, cervic. etc. 1, Tod an Shok, kurze Zeit nach der Operation.
—	—	⁴⁹) 3	1	⁵⁰) 6	—	—	—	—	—	—	—	
				⁵¹) 1	—							
⁵³) 3	—	—	—	⁵⁴) 3	—	⁵⁵) 2	—	⁵⁶) 11	—	⁵⁷) 1	—	

ausgetragen), einmal mit Prolaps compliciert. — ³¹) Sepsis 1 †, C. peritonei 1 †, Allgemeine Carcinose 1 †. — ³²) Section: vereiterte Ovarialcyste 1 †. — ³⁶) Vereiterter Ovarialtumor 1 †, Elephantiasis vulvae 1. — ³⁷) Cyst. ovarii mit Carcinom-1. Hyprosalpinx et tumor cyst. 1. — ⁴⁰) Hysterie 1, Myoma uteri 1, follik. Degeneration der Ovarien 1. — ⁴¹) Myom 2, (Tumor tubo ovarial.) 4, wegen Defectmissbildungen (Hypoplasia uteri, Defectus vagin.) 1. — ⁴⁴) Myoma uteri 2. — mit Hydrosalpinx compliciert. — ⁴⁹) Atresia vaginae (Hermaphroditismus) 1 †. — ⁵⁰) Zweimal Haematocele retro-uter., ves.-vag. 3. — ⁵⁴) Blasenscheidenfistel 2, tiefe Uterusblasenfistel 1 (zugleich mit Fistula cervico-vagin. anter.). — ⁵⁵) Fist.

18. Übersicht der wichtigsten Operationen in den

Operationsbezeichnung	Sämtliche Kliniken		Berlin				Bonn		Breslau	
			Kgl. Charité		Artilleriestr.					
	operiert	gestorben	operiert	gestorben	operiert	gestorben	operiert	gestorben	operiert	gestorben
Kolporrhaphien	219	1	31	—	1)38	—	16	—	2)38	1
Andere Operationen	17	—	2	—	3	—	1	—	4) 5	—
V. Operationen an Scheide, Damm und äusseren Geschlechtsteilen.										
Exstirpation breitbasiger Tumoren	9	—	—	—	1	—	—	—	—	—
Perineoplastik	118	—	5	—	33	—	1	—	21	—
Urethoplastik	6	—	—	—	5	—	—	—	—	—
Andere Operationen	24	1	9) 2	—	10) 8	1	—	—	3	—
VI. Ligamenta lata.	9	—	2	—	—	—	—	—	—	—
VII. Allgemeine Peritonealchirurgie.										
Laparotomie	60	11	11	3	4	—	5	2	21	3
a) wegen Carcinom	16	4	1	1	15) 3	—	1	1	5	—
b) „ Sarcom	2	1	—	—	—	—	—	—	1	1
c) „ Tumor	16	1	6	—	1	—	1	1	3	—
d) „ Peritonitis	15	2	—	—	—	—	19) 2	—	20) 9	1
e) „ anderer Ursachen	11	3	22) 4	2	—	—	23) 1	—	3	1
Punctio, Incisio abdominis	20	1	—	—	1	—	—	—	16	1
VIII. Amputatio mammae.	3	—	—	—	—	—	—	—	3	—
IX. Nichtgynäkologische Operationen.	34	6	26) 1	—	27)14	2	28) 1	—	6	29)1
1890/91 Operationen überhaupt	1786	118	122	12	428	33	95	7	466	26
1889/90 „ „	1532	119	145	20	451	30	95	9	169	17
1888/89 „ „	1149	91	91	11	266	24	52	8	166	15

23) Exsudat rechts vom Uterus. — 24) Nabelschnurbruch. — 25) Tuberculos. tub. — 26) Fibrom der Bauchdecken. — Haematocele 1, Fibrom. tegm. abdom. 3, Fibrom fasc. abd. 1. — 28) Hernia ventralis. — 29) Echinococcus hepatis. — ergab 1mal Atelectasia pulm., 1mal resultatlos), Haemorrh. ani, Hernia funic. umbil., Enucleatio lymphom. colli tuberc. ratomien 86, 5† (Verblutung 2, Shok 1, Magencarcinom 1, Meningitis purul. sept. und Laparatomie bei schon bestehender

stationären Kliniken für Frauenkrankheiten.

Göttingen		Greifs-wald		Halle		Kiel		Königs-berg		Marburg		Erläuterungen. † = gestorben.
operiert	gestorben	operiert	gestorben	operiert	gestorben	operiert	gestorben	operiert	gestorben	operiert	gestorben	
1	—	7	—	³) 48	—	17	—	21	—	2	—	¹) Perineoplastik 1.
—	—	⁵) 1	—	⁶) 5	—	—	—	—	—	—	—	²) Hierunter sind viele Fälle, bei denen zugleich Perineoplastik und Portio-amputation gemacht wurde (Prolaps).
												³) je einmal Kolporrhaphie ant. u. post., 24 mal Kolporrhaphie et Kolpoperi-neorrhaphie, 15 mal Kolpoperineorrh. mit anderen Operat. am Uterus, 5 mal Kolporrh. ant. et Lawson-Tait, 2 mal Kolporrh. ant. u. Perineorrh. wegen compl. Darmriss (1 mal zugl. Enucleatio lymphomat. colli tubercul.).
—	—	—	—	⁷) 7	—	—	—	1	—	—	—	
4	—	14	—	⁸) 18	—	5	—	12	—	5	—	
—	—	—	—	—	—	1	—	—	—	—	—	
¹¹) 2	—	1	—	¹²) 4	—	¹³) 1	—	3	—	—	—	⁴) Harnröhrenplastik, Kolpokleisis, Operation wegen Atresie je 1.
												⁵) Hymen cribriform.
—	—	1	—	¹⁴) 6	—	—	—	—	—	—	—	⁶) Punction v. d. Scheide aus wegen Haematocele 2, Kolpokleisis wegen Ureterfistel 2, Atresien (hymenal. et vagin.) 1.
												⁷) Elephantiasis vulvae 1, Melanosar-coma vulvae 1.
2	—	7	2	4	1	4	—	—	—	2	—	⁸) compl. Dammrisse 8 (2 mal zugleich Kolporrh. ant.) Lawson-Tait 10 (5 mal zugl. Kolporrh. ant.).
—	—	¹⁶) 3	2	1	—	2	—	—	—	—	—	
						1	—					⁹) Carc. vulvae 1.
¹⁷) 1	—	¹⁹) 1	—	²¹) 2	1	¹⁹) 1	—	—	—	¹⁸) 2	—	¹⁰) C. vulvae 4, Elephantiasis vulvae 2, Bronchit. pulm. et degeneratio cordis 1 †.
²⁴) 1	—	²⁵) 1	—	1	—	—	—	—	—	—	—	¹¹) Angiom der Harnröhre 1.
1	—	1	—	—	—	—	—	1	—	—	—	¹²) Proctoplastik wegen Anus vestibul. 2, Lithotomia vagin. 2 (nach partieller Kolpokleisis wegen Ureterfistel).
												¹³) C. vulvae.
—	—	—	—	—	—	—	—	—	—	—	—	¹⁴) Abscesse (Para- et Perimetr.).
												¹⁵) C. peritonei 1, omenti 2.
²⁰) 1	1	—	—	³¹) 7	2	³²) 1	—	³³) 3	—	—	—	¹⁶) C. in der Bauchhöhle 1, C. omenti 1.
												¹⁷) Flimmerepithelcyste des Abdomens.
												¹⁸) Lebercyste 1.
												¹⁹) Peritonitis tuberculosa.
74	9	63	5	³⁴) 270	8	101	2	125	10	42	6	²⁰) Meist tuberculöse und carcinomatöse Peritonitis.
69	5	65	7	265	11	91	8	138	9	44	3	²¹) acuta 1 (Section konnte den Ausgangspunkt nicht feststellen), chron. 1.
56	3	59	4	196	9	105	8	117	8	41	1	²²) Parametritis suppur. 1 †, Dermoid-cyste der radix mesenterii 1 †.

²⁷) Myxosarcom. intestin. 1 †, Meningocele 1 †, C. hep. 1, Cirrhos. hep. luet. 1, Ascites tubercul. 1. Sarcoma mesenterii 1,
³⁰) Spina bifid., Meningitis purul. 1 †. — ³¹) wegen Fissura ani 2, Proctoplastik wegen Atresia ani cong. 2 † (Section je 1. — ³²) Carcinoma renis. — ³³) Haemorrhoiden 2, Abscess in der Kreuzbeingegend 1. — ³⁴) Anzahl sämtlicher Lapa-acuter Peritonitis 1).

19. Krankheitsfälle in den Polikliniken für Frauenkrankheiten.

Krankheitsbezeichnungen	Sämtliche Polikliniken	Berlin Luisenstr. 51 Behandelte	Berlin Luisenstr. 51 davon d. Klinik überwiesen	Berlin Artilleriestr. Behandelte	Bonn Behandelte	Bonn davon d. Klinik überwiesen	Breslau Behandelte	Breslau davon d. Klinik überwiesen	Göttingen Behandelte	Göttingen davon d. Klinik überwiesen	Greifswald Behandelte	Greifswald davon d. Klinik überwiesen	Halle Behandelte	Halle davon d. Klinik überwiesen	Kiel Behandelte	Kiel davon der Klinik überwiesen	Königsberg Behandelte	Königsberg davon der Klinik überwiesen	Marburg Behandelte	Marburg davon d. Klinik überwiesen	Anmerkungen
I. Äussere Geschlechtsteile.																					
Bartholinitis	328	90	9	81	10	2	29	2	10	2	3	—	34	7	4	—	55	3	12	6	
Carcinoma	56	9	1	15	2	1	4	—	4	—	1	—	9	1	2	—	7	1	3	3	
Pruritus vulvae	10	1	—	2	1	1	1	1	—	—	—	—	2	2	—	—	2	—	—	—	
Ulcera syphil.	61	25	—	12	4	—	13	—	2	1	—	—	1	1	2	—	—	—	2	1	
Vulvitis	75	38	7	30	—	—	—	—	1	—	—	—	1	—	—	—	3	—	2	—	
Andere Krankheiten	30	8	—	15	3	1	4	—	1	1	—	—	—	—	—	—	—	—	2	—	
	[1)]96	8	—	7	—	—	7	—	2	—	2	—	1	1	—	—	43	2	3	2	[1)] Condylomata 7 Berlin (Luisenstr.), 12 Königsberg. Eczem 2 Greifswald, 22 Königsberg, 2 Marburg.
II. Blase und Harnröhre.																					
Cystitis	314	72	2	55	9	2	36	3	11	4	7	4	72	3	3	—	44	—	5	2	
Polypus urethrae	228	60	1	33	6	1	15	1	10	3	4	2	68	3	3	—	26	—	3	1	
Urethritis	21	—	—	14	2	—	—	—	—	—	1	—	1	1	—	—	3	—	2	1	
Andere Krankheiten	18	12	1	—	7	1	5	—	1	—	2	—	1	1	—	—	—	—	—	—	
	[2)]47	—	—	8	3	1	16	2	2	1	2	—	2	—	2	—	15	—	—	—	[2)] Carcinoma 1 Berlin (Artilleriestr.), 1 Bonn, 1 Breslau, 1 Halle.
III. Scheide.																					
Atresia vaginae	1318	228	18	346	47	14	213	21	60	11	53	21	184	32	31	3	119	6	37	13	
Carcinoma vaginae	6	—	—	3	1	—	1	1	—	—	—	—	1	1	—	—	1	—	—	1	
Cysten	50	8	2	20	1	1	3	—	4	—	1	—	1	1	—	—	—	—	1	—	
Fistula	13	3	—	7	2	1	—	—	—	—	—	—	1	—	—	—	—	—	1	1	[3)] vesico-vaginalis 2 Berlin (Artillerieristr.), rectovaginalis 1 Bonn.
Gonorrhoe	[3)]39	—	—	14	1	1	15	8	3	3	2	1	2	2	—	—	3	2	1	1	
Kolpitis	281	87	—	50	9	2	55	—	5	1	—	—	42	2	—	—	23	—	8	4	
Prolapsus et Descensus	148	—	—	46	5	—	21	—	16	17	2	1	21	1	3	1	24	—	13	3	
Vaginismus	759	127	16	203	27	8	117	12	31	3	34	12	111	21	30	3	68	4	11	2	
Andere Krankheiten	10	3	—	3	2	1	1	—	—	—	1	—	1	—	1	—	—	—	—	—	
	[4)]12	—	—	—	1	—	—	2	1	1	—	—	5	3	—	—	—	—	4	3	[4)] Sarcoma vaginae 1 Bonn.
IV. Uterus.																					
Anteflexio	5693	1296	34	1256	272	124	1002	78	233	89	185	81	743	144	66	5	356	29	284	129	
Anteversio	143	26	—	61	1	—	13	—	5	3	13	7	10	3	—	—	6	—	8	2	
Atrophia	5	—	—	—	—	—	—	—	—	—	—	—	—	—	—	—	1	—	—	—	
Carcinoma	96	12	—	45	6	1	2	—	3	2	3	—	16	1	—	—	4	—	1	—	
Catarrhus	451	37	9	134	11	9	6	—	22	17	3	—	82	50	3	1	25	1	14	13	
Ectropium	287	—	—	203	—	—	108	41	3	3	15	9	—	—	—	—	—	—	36	10	
	85	45	1	—	6	3	11	—	11	3	34	18	—	—	—	—	20	—	1	—	
Endometritis	916	314	2	140	66	32	140	2	28	15	14	4	85	10	25	3	74	3	30	23	

447

Erosiones portionis	157	65	—	10	—	—	57	3	—	3	—	—	15	1	1
Fistula vesico-cervicalis	5	—	—	3	—	—	—	—	—	1	—	—	1	—	1
Hypertrophia cervicis	102	29	—	43	1	2	10	7	—	27	—	—	4	1	—
Metritis et Endometritis	308	70	12	39	17	—	107	9	3	63	7	8	19	9	5
„ „ Parametritis	199	67	5	—	20	—	34	1	11	27	3	—	12	2	—
Metrorrhagia	62	18	1	4	7	1	—	2	1	—	—	—	1	—	—
Myoma	220	108	2	43	4	—	62	—	—	41	3	—	3	—	—
Polypus	258	27	—	62	2	—	37	18	3	10	8	1	34	8	18
Prolapsus et Descensus	98	7	—	42	4	—	9	4	8	6	6	4	7	5	4
Retroflexio	265	9	—	22	4	14	67	7	2	63	12	—	35	8	6
Retroversio	1020	226	—	144	24	1	209	83	7	217	43	2	11	1	3
Ruptura, Laceratio	861	231	1	243	59	9	94	16	18	49	13	18	83	—	27
Sarkoma	53	*)	—	—	37	7	15	3	1	31	—	5	—	—	—
Stenosis canalis cervicalis orificii	17	4	—	2	4	—	—	3	1	3	—	—	—	1	4
„ „ Tumor	48	1	—	3	2	1	8	5	—	4	2	—	—	—	5
Andere Krankheiten	13	—	—	7	3	1	1	—	—	10	—	1	—	—	7
[5] 18						7									

5) Retropositio 6 Berlin (Artilleriestr.), 5 Greifswald. Uterus infantil. 7 Breslau.

V. Ovarien und Eileiter.

Carcinoma ovarii	1091	258	11	327	32	20	204	29	43	141	3	8	4	2	39	2	17	55	28
Cystoma	32	—	—	10	3	3	12	6	—	**)	3	—	—	—	2	1	5	5
Oophoritis u. Perioophoritis	102	—	—	—	12	12	21	11	14	34	3	3	2	—	17	14	—	20	10
Salpingitis	573	231	3	118	13	1	136	1	5	43	4	—	2	2	15	1	8	3
Tumor	123	17	1	43	7	—	12	16	34	1	—	—	5	—	—	8	4
Andere Krankheiten	243	10	7	156	1	4	22	10	8	27	—	—	—	—	—	—	18	—	1
[6] 18							1			3							—	—	5

6) Descensus ovarii 8 Göttingen, 2 Halle. Pyosalpinx 3 Marburg. Sarcoma ovarii 1 Halle. Hydrops tubae 1 Breslau.

VI. Ligamente und angrenzendes Peritoneum.

Carcinoma	1790	373	36	665	48	21	199	14	49	284	38	23	1	67	7	19	8
Haematocele retro-uterina	8	—	—	2	—	—	—	—	—	2	—	—	—	1	2	—	—
Parametritis et Endometritis	25	2	2	8	—	5	58	5	3	7	—	3	—	5	2	—	3
Perimetritis et Parametritis	750	163	13	263	16	7	—	7	30	147	—	—	—	35	2	10	—
„ Peritonitis	52	22	2	—	21	2	131	2	5	81	50	15	—	2	—	3	3
Tumor	733	120	3	316	3	4	6	—	2	27	30	5	—	19	19	—	2
„ Peritonitis	104	21	—	43	4	3	4	2	5	9	—	5	—	3	1	3	—
Andere Krankheiten	29	—	—	11	4	4	4	—	—	3	—	4	—	1	—	2	—
	70	45	16	12	—	—	—	—	7	4	—	—	—	—	—	2	2
[7] 19			10							6				2	—	1	—

7) Haematoma 9 Berlin (Artilleriestr.), 2 Halle. Varicocele lig. lati 4 Halle. Sarcoma 1 Berlin (Artilleriestr.).

*) vide Ectropium
**) „ Tumor

19. Krankheitsfälle in den Polikliniken für Frauenkrankheiten.

Krankheitsbezeichnungen	Sämtliche Polikliniken	Berlin Luisenstr. 31 Behandelte	Berlin Luisenstr. 31 davon d. Klinik überwiesen	Berlin Artilleriestr. Behandelte	Bonn Behandelte	Bonn davon d. Klinik überwiesen	Breslau Behandelte	Breslau davon d. Klinik überwiesen	Göttingen Behandelte	Göttingen davon d. Klinik überwiesen	Greifswald Behandelte	Greifswald davon d. Klinik überwiesen	Halle Behandelte	Halle davon d. Klinik überwiesen	Kiel Behandelte	Kiel davon der Klinik überwiesen	Königsberg Behandelte	Königsberg davon d. Klinik überwiesen	Marburg Behandelte	Marburg davon d. Klinik überwiesen	Anmerkungen
VII. Mamma.																					
Carcinoma	65						12	2	4				25		1		14		4		
Eczema	10						3	2					2				1		2		
Fibroma	2												1								
Mastitis	2						1				1				1						
Andere Krankheiten	44	86			22	1	8		4		1		22		1		9		2		
7																	4				
VIII. Störungen d. Menstruat. 371	86		67	22	1	45		30		12	1	57	1	15		25		12	2	
IX. Störung. d. Schwangersch. 1739	328	40	598	55	12	102	9	78	30	17	2	347	50	41	5	113	6	60	17	
Abortus	¹) 632	132	33	294	13	8	35	3	26	12	17	1	96	34	4	1	17		14	7	¹) imminens 47 Berlin (Luisenstr.), 7 Marburg.
Graviditas extrauterina	33	8	6				2	1		17			10	7	2	2		1	2	3	
Molimina graviditatis	453	178	1	6	11		49		47		15		50		2	1	90		5		
Graviditas	542			273	24								182	8	32	1			31	5	
Retroflexio uteri gravidi	63	9		17	7	4	11	1	5	4	1	1	9		1		1	1	2	1	
Andere Störungen	16	1					5										4	4	6		
X. Störungen d. Wochenbetts. 332	28	7	171	19	8	40	4	17	8	6	3	18	1	6	2	14	2	13	6	²) Mala involutio uteri 17 Halle, Subinvolutio uteri 43 Berlin (Artilleriestr.).
Febris puerperalis	2				1		1														
Puerperium	62	17		34			6	1	5	4			1	1	2	1					
Retentio placentae	61	5	1	34	1		18	1									3	2	5	4	
Ruptura perinei	122	6	6	60	17	6	15	2	8	4	6	3	17		2		11		8	2	³) Syphilis 30 Berlin (Artilleriestr.), 2 Bonn, 17 Breslau, 2 Greifswald, 35 Halle.
Andere Störungen	²) 85			43					4						2						
XI. Andere Krankheiten und unbestimmte Diagnosen. ³) 1601	32	2	667	17	2	112	4	1	1	60	3	370	13	31	1	258	1	53	9	
Summe der Krankheitsfälle	14642	2791	159	4233	531	206	1994	166	⁴) 536	188	419	152	2275	364	225	19	1104	71	534	220	⁴) ausserdem 41 Säuglinge.
d. behandelten Pers.	13486	2811	159	4233	531	206	1840	166	462	188	286	152	2100	364	220	19	969	71	534	220	
davon aus der Universitätsstadt					128		321		108	22	43		895		180		584	22			
aus der nächsten Umgegend ders.					76	24	46		92	38	73		513		20		60	7			
„ „ Provinz derselben					291	133	355		149	93	163		602		20		238	30			
„ „ anderen Provinzen Preussens					30	17	13		96	25	5		25								
„ „ dem Deutschen Reiche					5				12	7	2		65				87	12			
„ „ Auslande					1		33		5	3											

20. Krankheitsfälle in den stationären Kliniken für Augenkrankheiten.

Krankheitsbezeichnungen	Sämtliche Kliniken			Berlin		Bonn		Breslau		Göttingen		Greifswald		Halle		Kiel		Königsberg		Marburg		Anmerkungen.
	m.	w.	zus.	m.	w.	m.	w.	m.	w.	m.	w.	m.	w.	m.	w.	m.	w.	m.	w.	m.	w.	
I. Augenlider	253	293	546	12	12	88	129	30	9	14	13	10	17	18	16	15	15	21	34	45	48	
Blepharitis	37	76	113	—	—	25	61	—	—	5	5	—	—	—	—	—	2	5	8	—	—	
Blepharophimosis	6	12	18	—	3	—	—	—	1	—	—	1	—	2	1	1	4	1	2	1	1	
Chalazion	4	3	7	1	—	—	1	2	—	—	—	1	2	—	—	—	—	—	—	—	—	
Distichiasis	19	34	53	—	—	12	20	—	—	1	—	1	1	—	1	1	2	—	2	5	8	
Ectropium	36	21	57	6	3	9	8	5	1	1	—	1	9	5	1	5	3	—	1	2	4	
Eczem	20	28	48	—	—	1	6	1	2	—	4	4	—	—	1	—	1	—	2	14	12	
Entropium	19	31	50	—	—	10	2	2	2	1	—	2	—	—	1	1	1	4	13	2	3	
Entzündungen	17	19	36	4	2	4	2	2	2	—	—	—	1	1	1	—	1	2	1	8	12	
Laesiones	32	7	39	4	3	7	3	15	1	2	—	—	—	—	1	5	—	—	—	4	2	
Neoplasmen	17	13	30	—	—	1	2	1	—	1	1	—	1	—	3	—	1	—	—	4	2	
Ptosis	3	4	7	—	—	1	2	—	—	—	—	1	2	—	—	—	—	5	—	1	2	
Trichiasis	24	34	58	—	1	12	20	—	1	—	1	—	—	9	4	—	1	2	5	3	4	
Andere Krankheiten	19	11	1)30	—	—	6	5	4	—	3	—	1	—	—	4	—	—	—	—	3	1	1) Darunter Erysipel 1 m. Breslau, 2 w. Halle. Furunkel 1 w. Berlin, 1 m. Greifswald, 1 w. Halle. Hordeolum 2 m. 2 w. Bonn, 1 m. Königsberg. Spasmus m. orbicularis 1 w. Bonn, 3 m. Breslau, 2 m. Marburg. Warzen 1 w. Marburg.
II. Bindehaut.	471	368	839	30	51	161	110	42	20	62	34	29	21	37	16	26	9	32	50	52	57	
Apoplexia subconjunctivalis	4	—	4	—	—	3	—	—	—	—	—	—	—	—	—	—	—	1	—	—	—	
Chemosis	1	3	4	—	1	—	3	—	—	—	—	—	1	—	2	—	—	—	1	—	2	
Combustiones	27	2	29	4	—	10	—	6	—	1	—	3	—	1	—	—	—	1	—	—	—	
Conjunctivitis diphtherica	6	5	11	1	1	—	3	1	—	2	—	—	1	2	2	—	—	—	—	—	—	
,, follicularis	7	8	15	1	—	1	3	—	—	—	—	—	1	1	—	—	2	3	2	3	3	
,, gonorrhoica	19	19	38	5	2	—	—	2	2	4	4	—	5	4	4	18	—	3	—	3	3	
,, granulosa	143	129	272	8	6	33	24	8	7	29	18	8	9	12	2	—	2	17	40	10	16	
,, phlyctaenulosa	40	86	126	—	13	15	15	2	3	11	12	1	4	4	4	—	—	3	3	10	17	
,, simplex	93	66	159	5	26	49	41	7	2	6	—	4	4	6	1	18	7	3	3	7	6	
,, m. and. Bezeich.	28	26	2)54	—	1	22	23	2	1	—	—	1	—	—	—	—	—	—	—	—	—	2) Darunter mycotica 21 m. 22 w. Bonn.
Corpus alienum	12	—	12	3	—	7	—	2	—	—	—	—	—	—	—	—	—	—	—	—	—	
Laesiones	20	—	20	3	—	9	—	2	—	1	—	2	—	—	—	1	—	1	—	1	—	
Neoplasmen	7	1	8	2	—	—	—	1	—	—	—	1	—	1	1	1	—	1	—	3	—	
Pterygium	22	2	24	—	—	5	—	4	1	4	—	2	—	2	1	—	—	1	—	2	—	
Symblepharon	18	1	19	2	1	3	—	5	—	3	—	1	—	3	—	1	—	1	—	1	—	
Xerosis	6	4	10	—	—	2	1	—	1	—	—	—	—	3	—	—	—	—	—	—	—	
Andere Krankheiten	18	16	34	—	—	1	—	3	2	—	—	3	1	4	3	—	—	—	—	11	12	

449

20. Krankheitsfälle in den stationären Kliniken für Augenkrankheiten.

Krankheitsbezeichnungen	Sämtliche Kliniken			Berlin		Bonn		Breslau		Göttingen		Greifswald		Halle		Kiel		Königsberg		Marburg		Anmerkungen
	m.	w.	zus.	m.	w.	m.	w.	m.	w.	m.	w.	m.	w.	m.	w.	m.	w.	m.	w.	m.	w.	
III. Hornhaut.																						
Ceratitis ulcerosa profunda	1251	908	2159	76	57	379	237	98	58	144	125	110	68	106	104	81	49	94	68	163	142	[1]) Darunter interstitialis 8 m. 13 w. Berlin; pannosa 26 m. 18 w. Bonn; parenchym. 5 m. 1 w. Göttingen, 10 m. 12 w. Halle, 8 m. 3 w. Kiel, 5 m. 7 w. Königsberg; diffusa 1 w. Göttingen, 2 m. Marburg; fasciculosa 1 w. Göttingen, 1 m. Kiel, 1 m. 2 w. Marburg; phlyctaenulosa 27 m. 46 w. Göttingen, 1 m. 1 w. Kiel; apostematosa 1 w. Göttingen; rebellis 8 m. 3 w. Kiel.
„ „ superficialis	175	143	318	30	14	33	37	14	16	32	26	8	8	32	25	8	1	10	8	8	8	
„ „ mit and. Bezeichn.	182	171	353	7	16	48	45	16	14	36	21	37	19	26	38	4	—	—	3	8	15	
Ceratoconus	139	146	¹)285	8	13	29	18	5	2	32	50	—	—	12	14	44	37	5	9	4	3	
Combustio	2	1	3	1	1	—	—	—	—	1	—	—	—	—	—	—	—	—	—	—	—	
Corpus alienum	30	—	30	—	—	9	—	6	—	3	—	3	—	6	—	—	—	1	—	1	—	
Hyphaema	20	4	24	3	—	7	2	1	—	—	1	2	—	—	—	—	—	1	—	2	1	
Infiltratum profundum	22	5	27	—	—	8	2	10	2	4	—	2	—	—	—	—	—	1	—	2	1	
Laesiones	65	64	129	10	—	28	25	—	—	5	9	6	11	4	8	—	—	12	11	12	5	
Leucoma simplex	102	29	131	8	3	32	6	20	7	8	4	10	1	4	3	3	1	5	—	18	15	
„ adhaerens	40	27	67	8	2	3	2	—	—	1	1	2	1	6	2	4	2	2	3	14	17	
Maculae	84	66	150	1	2	13	8	12	5	6	—	7	13	3	4	5	6	23	15	53	47	
Neoplasmen	235	167	402	—	—	136	78	9	11	7	6	10	9	9	2	6	1	5	8	—	—	
Staphyloma	7	4	11	—	—	3	—	1	—	—	—	—	—	—	—	3	—	—	—	—	—	
Ulcus serpens	32	27	59	4	6	—	—	2	1	4	2	5	4	4	6	2	1	1	4	6	3	
Andere Krankheiten	71	30	101	—	—	23	13	—	—	1	1	—	—	—	—	—	1	23	6	24	10	
	45	24	69	—	—	3	1	1	—	4	3	20	2	2	—	2	—	5	1	10	17	
IV. Lederhaut.																						
	69	25	94	16	—	17	5	15	10	4	2	14	4	28	23	—	1	1	1	2	2	
V. Regenbogenhaut.																						
Coloboma	528	349	877	30	26	98	65	68	44	43	27	78	27	28	23	30	21	34	21	119	95	
Iridocyclitis	7	4	11	—	—	—	1	—	—	1	—	—	—	3	—	3	1	1	1	2	1	
Defectus nach Iridectomie	24	15	39	—	—	13	3	—	—	7	9	—	—	—	—	—	1	4	2	—	—	
Iritis luetica	66	52	118	2	7	20	20	14	10	1	—	5	3	2	4	7	1	3	3	27	19	
„ plastica	14	19	33	—	—	—	—	6	4	1	1	—	—	2	1	1	1	3	2	—	—	
„ serosa	152	79	231	11	9	27	13	13	8	19	4	37	16	2	13	2	1	7	2	29	25	
Irido-Chorioiditis	39	31	70	—	—	7	3	6	2	7	3	8	1	2	1	6	13	2	1	2	7	
Laesiones	39	33	72	1	3	12	3	7	—	1	—	—	2	13	13	6	2	2	—	9	7	
Missbildungen	63	19	82	6	—	13	8	6	—	4	3	12	—	8	—	5	—	—	—	9	6	
Mydriasis	4	1	5	—	—	3	1	—	—	—	—	—	—	—	1	—	—	—	—	—	—	
	3	4	7	—	—	—	—	1	4	—	—	—	—	—	—	—	—	—	—	1	—	

451

Neoplasmen	23	2	—	4	5	—	1	2	3	—	—	1	—	1
Occlusio pupillae	68	17	40	5	2	—	2	13	—	3	10	—	—	4	6	4	3
Synechiae	26	55	123	2	6	4	—	10	13	3	10	4	—	3	—	6	25	20
Andere Krankheiten	26	18	44	—	1	—	2	—	2	—	4	—	1	—	1	—	11	7

VI. Aderhaut.

Albinismus	93	65	158	1	5	11	10	23	8	10	2	4	2	10	9	21	16
Atrophia	1	—	1	—	—	—	—	—	—	—	—	—	—	—	—	—	—
Chorioiditis areolaris	8	5	13	—	2	2	2	—	3	—	3	1	—	2	2	2	—
" disseminata	6	6	12	1	1	2	7	—	6	3	4	2	1	5	6	5	—
" luetica	34	19	53	—	1	8	—	5	5	—	—	—	1	—	1	1	2
" suppurativa	3	4	4	—	2	—	—	2	2	—	—	1	1	—	—	—	—
" m.and.Bezeich.	4	4	8	—	—	—	—	2	2	3	1	1	—	1	—	—	—
Coloboma	10	3	13	—	—	1	1	3	3	—	—	—	—	1	—	—	—
Neoplasmen	4	4	9	1	—	—	—	—	—	1	—	1	—	—	—	4	1
Ruptur	5	5	6	—	2	1	—	—	—	3	—	—	—	—	—	7	12
Sklerotico-Chorioiditis	18	17	35	—	—	—	2	—	2	—	4	2	2	—	—	—	—

VII. Glaucoma.

Glaucoma absolutum	70	96	166	10	1	11	8	23	9	8	4	11	4	2	10	6	6	6[2]
" acutum	16	16	32	—	6	1	4	6	3	2	2	1	2	3	3	3	1	1
" consecutivum	18	31	49	6	6	9	4	3	—	6	3	1	—	2	1	—	3	3
" mit and. Bezeich.	18	14	32	2	1	1	2	2	1	—	—	7	—	1	—	5	—	2
	18	35[3])	53	2	—	3	3	3	6	8	3	—	1	3	2	—	3	—

VIII. Netzhaut u. Sehnerven.

Ablösung der Netzhaut	277	161	438	33	25	60	26	30	13	34	13	11	4	28	23	41	31	28
Amaurosis	62	39	101	11	8	10	—	4	7	12	3	—	2	5	6	11	7	6[4]
Amblyopia	5	3	8	—	—	—	—	1	—	—	—	1	—	1	1	1	2	2
Atrophia nervi optici	60	23[3])	83	7	5	31	15	8	—	3	1	1	—	4	—	7	4	1
post neuritidem	35	14	49	8	3	—	—	—	—	—	1	7	—	5	—	6	1	—
Markhaltige Opticusfasern	12	5	17	—	—	2	2	1	3	5	—	—	—	4	—	6	3	3
Neoplasmen	1	1	2	—	—	1	—	—	1	—	—	—	—	5	1	—	1	—
Neuritis	8	4	12	—	—	1	—	—	—	—	1	—	—	1	1	1	—	—
Retinitis apoplectica	32	25	57	6	7	3	3	4	4	3	—	—	—	3	3	2	2	3
" morb. Brigthii	10	9	19	—	—	3	3	2	1	1	—	—	—	1	3	2	2	—
" pigmentosa	5	3	8	—	—	—	—	3	1	3	3	2	—	3	1	3	—	—
" mit and. Bezeichn.	11	3	14	—	—	4	—	1	—	—	—	—	—	—	—	—	2	3
Retino-Chorioiditis	4	1[4])	5	—	—	4	5	—	—	4	—	—	—	—	—	2	—	3[5]
Andere Krankheiten	15	18	33	1	2	—	2	—	5	4	1	—	1	—	—	2	3	3
	17	13[5])	30	—	—	—	—	3	2	2	3	—	1	—	—	—	5	6

[2]) Darunter haemorrhag. 1 m. 2 w. Berlin; chron. 1 m. Göttingen, 3 m. 11 w. Königsberg; subacutum et chronicum 2 m. 1 w. Greifswald; simpl. 1 m. 3 w. Bonn, 2 m. 4 w. Göttingen, 1 w. Kiel, 2 w. Königsberg.
[3]) Darunter cerebralis 1 w., congenita 1 m. Marburg; escotoma centr. 7 m. 5 w. Berlin, 8 m. 5 w. Bonn, 2 m. Marburg; e. traumate 1 w. Göttingen; intoxicativa 2 m. Bonn, 4 m. 1 w. Breslau, 2 m. Göttingen, 3 m. Halle, 1 m. Kiel, 1 m. Königsberg, 1 m. Marburg; habitualis 4 m. Breslau; diabeticus 1 m. Halle.
[4]) haemorrhagica 2 m. 1 w., traumatica 2 m. Göttingen.
[5]) Darunter Hemianopsia 1 m. Bonn; Hemeralopia 2 m., Anaesthesia retinae 1 m. Breslau; Stauungspapille 2 m. Göttingen, 2 m. 5 w. Marburg; Papillitis 3 m. 2 w. Kiel.

452

20. Krankheitsfälle in den stationären Kliniken für Augenkrankheiten.

Krankheitsbezeichnungen	Sämtliche Kliniken m.	w.	zus.	Berlin m.	w.	Bonn m.	w.	Breslau m.	w.	Göttingen m.	w.	Greifswald m.	w.	Halle m.	w.	Kiel m.	w.	Königsberg m.	w.	Marburg m.	w.	Anmerkungen
IX. Linse.																						
Aphakia ex operatione	827	619	1446	178	161	82	65	107	79	101	44	39	35	102	68	63	46	95	91	60	30	
„ e traumate	35	25	60	—	—	2	—	9	9	1	—	1	2	1	—	2	1	1	3	18	10	1) Darunter tremula 1 w., capsularis 1 m. Greifswald; complicata 5 m. 3 w. Berlin, 4 m. 1 w. Göttingen, 6 m. 5 w. Halle, 1 m. Kiel, 7 m. 5 w. Königsberg; accreta 1 m. 2 w. Breslau, 1 w. Göttingen; membran. 1 m. Breslau, 1 m. Göttingen; hypermatura 3 m. 5 w. Göttingen, 2 m. Kiel.
„ traumate	6	1	7	—	—	4	4	2	—	—	—	2	—	1	—	1	—	1	—	2	1	
Cataracta cong. total.	20	19	39	4	12	—	—	—	—	7	2	—	—	—	1	—	—	—	—	3	—	
„ diabetica	—	4	4	—	—	—	—	—	1	—	1	—	—	—	—	—	—	—	—	—	—	
„ glaucomatosa.	2	3	5	—	—	—	—	—	—	—	—	—	—	—	1	—	—	—	2	2	1	
„ incip. et progr.	83	73	156	—	—	40	29	22	22	5	1	5	3	10	11	1	1	2	13	8	2	
„ matura	336	301	637	112	96	13	20	27	21	49	32	13	23	59	45	39	41	25	41	12	4	
„ nucleo-cortic.	22	31	53	—	—	—	—	5	2	—	1	—	—	—	—	—	—	4	5	—	5	
„ polaris	7	5	12	—	—	3	2	—	—	—	—	—	—	1	—	1	—	1	—	2	1	
„ secundaria	97	80	177	33	31	—	1	11	13	5	2	2	3	10	11	6	3	23	10	7	2	
„ traumatica	130	25	155	19	10	9	4	18	—	20	5	11	2	24	3	11	—	16	—	2	—	
„ zonularis	18	17	35	5	9	3	—	3	3	1	—	1	1	1	—	—	—	4	2	—	—	
„ mit and. Bezeich.	43	23¹)	66	5	3	—	—	3	2	10	1	1	1	6	5	3	—	15	12	—	—	
Ectopia	5	5	10	—	—	—	—	—	—	—	—	—	—	—	—	—	—	—	—	—	—	
Luxatio	20	7	27	—	—	5	5	7	3	3	—	3	—	3	3	—	—	3	1	4	—	
Andere Krankheiten	3	—²)	3	—	—	3	—	—	—	—	—	—	—	—	—	—	—	—	—	—	—	
X. Glaskörper.																						
Corpus alienum	86	46	132	10	14	28	9	16	8	3	2	5	2	7	1	1	1	10	4	6	6	²) Darunter Prolapsus corp vitr. 5 m. 2 w. Breslau, 1 m. 1 w. Göttingen; Hyalitis supp. 2 w. Marburg.
Cysticercus	3	3	6	1	2	2	—	—	—	—	1	—	—	—	—	—	—	—	—	—	—	
Haemorrhagia	3	—	3	—	—	—	—	1	—	—	—	—	—	—	—	—	—	2	2	—	—	
Mouches volantes	23	4	27	—	—	10	—	—	2	2	—	3	—	6	—	—	—	2	2	3	—	
Opacitates	6	1	7	—	—	—	—	—	—	—	—	—	—	—	1	—	—	4	—	—	—	
Andere Krankheiten	44	33	77	9	12	16	9	9	4	2	1	2	2	6	3	2	—	4	2	3	—	⁴) Darunter Anisometropia 1 m. Bonn, 5 m. 6 w. Marburg; Astigmatismus 8 m. 19 w. Bonn, 3 m. 2 w. Breslau, 1 w. Göttingen, 5 m. 2 w. Königsberg, Hypermetropia 37 m. 37 w. Bonn, 4 m. 2 w. Breslau, 1 w. Greifswald, 9 m. 10 w. Marburg; Myopia 24 m. 25 w. Bonn, 13 m. 4 w. Breslau, 2 m. 1 w. Kiel, 9 m. 5 w. Königsberg, 9 m. 7 w. Marburg.
	7	5³)	12	—	—	—	—	8	—	1	—	—	—	—	—	—	—	—	—	2	—	
XI. Refraktionsanomalien.	130	123⁴)	253	—	—	70	81	20	8	—	—	—	1	—	—	—	—	—	6	28	25	
XII. Accomodationsanomalieen.	6	8	14	—	—	2	—	1	—	—	—	—	—	—	—	—	—	—	—	2	—	

453

	Summe															Bemerkungen
XIII. Augapfel.																
Anophthalmus	232	72	5	–	–	17	–	18	3	–	–	1	–	–	17	9	
Corpus alienum	17	5	22	–	304	–	–	3	5	24	4	16	6	13	–	22	5	
Hydrophthalmus	19	6	25	3	–	–	3	5	–	–	–	1	–	–	–	5	1	
Laesiones	6	–	14	–	–	–	–	–	–	–	–	3	–	–	–	1	1	
Microphthalmus	131	25	156	23	–	36	–	–	–	18	3	3	–	1	–	2	2	
Panophthalmitis	4	1	5	–	–	–	–	–	–	–	–	–	–	–	–	2	1	
Phthisis	10	6	16	–	–	1	2	–	–	–	–	3	1	–	–	2	–	
Laesiones (rep.)	45	21	66	–	–	11	8	4	–	6	1	4	–	3	23	5	3	
XIV. Muskeln.																		
Insufficientia recti interni	187	241	428	45	105	29	23	16	6	22	21	4	4	4	10	16	38	25	[5]) Darunter Ruptur d. R. intern. 1 m. Göttingen.
Nystagmus	9	9	18	–	–	–	–	–	–	1	–	–	–	–	–	–	2	7	[6]) Darunter Neoplasmen der Drüse 1 m. Berlin, 1 w. Königsberg; Hydrops sacci lacrym. 1 m. Bonn; Canalis lacrymalis fissus 1 m. Breslau; Neuralgia 2 w. Göttingen; Phlegmone des Thränensacks 1 w. Halle; Abscess d.Thränensacks 1 w. Königsberg.
Paralysis n. oculomotorii	13	6	19	–	–	3	1	2	–	1	1	2	2	2	2	2	4	1	
" " quarti	18	10	28	–	–	1	1	4	–	1	–	1	1	1	–	–	3	–	
" " sexti	2	–	2	–	–	1	1	–	–	2	–	–	–	–	–	–	–	–	
" " septimi	10	1	11	–	–	1	–	3	3	–	2	2	–	2	–	–	–	–	
Strabismus convergens	4	1	5	–	–	1	1	3	3	–	–	–	–	–	–	–	4	–	
" divergens	106	166	272	33	84	22	19	4	4	18	15	3	2	6	6	7	20	10	
Andere Krankheiten	24	47	71	12	20	–	2	–	–	4	4	–	1	1	2	1	9	8	[7]) Darunter Caries und Periostitis 3 m. 3 w. Berlin, 1 m. 1 w. Breslau, 1 w. Göttingen, 1 w. Greifswald, 2 m. Halle, 8 m. Königsberg, 1 m. 1 w. Marburg; Exophthalmus 1 m. Breslau, 1 m. 1 w. Halle, 1 w. Kiel, 1 m. 1 w. Königsberg, 3 m. 3 w. Marburg; Neoplasmen 2 m. 1 w. Berlin, 1 w. Breslau, 3 w. Göttingen, 1 m. 1 w. Greifswald, 3 m. 1 w. Halle, 1 m. Kiel, 2 m. 1 w. Königsberg, 3 m. Marburg.
	1	1[5])	2	–	–	–	–	1	–	–	–	–	–	–	–	–	–	1	
XV. Nervus quintus.	2	–	2	–	–	–	–	1	–	–	–	–	–	–	–	–	–	1	
XVI. Thränenorgane.																			
Dacryocystitis blenorrhoica	117	157	274	11	12	40	34	4	6	7	18	9	20	11	9	8	22	41	
" catarrhalis	50	67	117	10	10	16	21	1	5	4	10	5	7	7[6])	1	1	3	6	
Fistula sacci lacrymalis	11	19	30	–	1	1	–	1	1	1	1	2	1	1	4	1	–	7	
Stenosen	13	29	42	–	2	2	2	–	1	1	3	2	1	6	10	–	–	5	
Andere Krankheiten	39	34	73	2	–	20	11	1	1	1	–	2	2	4	1	3	2	21	
	4	8[6])	12	1	–	1	–	1	–	–	3	–	–	–	1	1	1	2	
XVII. Augenhöhle.	29	33[7])	62	5	4	–	3	2	1	3	4	2	2	7	1	–	3	10	7	
XVIII. Unbestimmte Diagnosen u. Nichtaugenkranke.	24	8	32	–	–	9	–	1	1	–	8	2	–	–	2	–	4	1	
Summe der Behandelten	4652	3572	8224	483	499	1143	822	501	304	485	321	389	217	381	298	277	186	418	388	625	537

21. Alter, Familienstand, Bezahlungsart der Kranken in den stationären

Alter, Familienstand, Bezahlungsart der Verpflegungskosten und Wohnort	Sämtliche Kliniken			Berlin		Bonn	
	m.	w.	zus.	m.	w.	m.	w.
Überhaupt:	2904	2163	5067	*)533	*)439	367	268
1. Alter.							
unter bis 1 Jahr	23	24	47	6	11	—	—
über 1— 5 „	153	188	341	35	38	3	4
„ 5—10 „	189	219	408	39	40	16	25
„ 10—15 „	225	234	459	42	43	32	42
„ 15—20 „	307	228	535	50	43	41	30
„ 20—25 „	279	183	462	50	37	51	28
„ 25—30 „	261	115	376	49	20	39	23
„ 30—40 „	332	184	516	48	40	46	24
„ 40—50 „	323	201	524	38	41	52	35
„ 50—60 „	316	231	547	53	45	39	22
„ 60—70 „	327	225	552	69	39	42	26
„ 70 Jahre	143	113	256	50	41	6	6
unbekannt	26	18	44	4	1	—	3
2. Familienstand.							
ledig	1444	1254	2698	255	248	193	162
verheiratet	1286	613	1899	243	112	144	82
verwitwet und geschieden	174	296	470	35	79	30	24
3. Verpflegungskosten.							
auf eigene Kosten	1424	1389	2813	292	284	164	194
„ öffentliche Kosten	393	414	807	42	57	57	53
auf Kosten:							
der Klinik (frei)	125	128	253	49	48	3	7
akademischer Krankenkassen	1	—	1	—	—	—	—
von Krankenkassen	881	201	1082	136	38	141	14
und zwar:							
Kreiskrankenkassen	73	33	106	—	—	3	—
Gemeindekrankenkassen	36	20	56	5	—	8	—
Ortskrankenkassen	211	45	256	44	24	46	6
Betriebs-(Fabrik-)Krankenkassen	109	13	122	17	1	16	2
Baukrankenkassen	34	—	34	—	—	—	—
Innungskrankenkassen	5	—	5	4	—	—	—
Knappschaftskrankenkassen	64	16	80	—	—	30	—
Eingeschriebene Hilfskassen	151	32	183	48	11	17	4
Dienstbotenkrankenkassen	2	9	11	1	—	—	—
Berufsgenossenschaften	33	1	34	5	—	7	—
ohne nähere Angabe der Kasse	163	32	195	12	2	14	2
ohne jede Angabe	80	31	111	14	12	2	—
4. Wohnort.							
aus dem Orte der Klinik	499	359	858	232	201	14	7
„ der Umgegend desselben	496	377	873	83	80	31	26
„ der Provinz desselben	1640	1221	2861	178	136	320	230
„ anderen Provinzen Preussens	227	179	406	39	22	1	5
„ dem deutschen Reiche	36	19	55	1	—	1	—
„ dem Auslande	6	8	14	—	—	—	—

Anmerkungen:

*) Nach der Aufbereitung des Zählkartenmaterials.

455

der Verpflegungskosten und Wohnort
Kliniken für Augenkrankheiten.

Breslau		Göttingen		Greifswald		Halle		Kiel		Königsberg		Marburg	
m.	w.	m.	w.	m.	w.	m.	w.	m.	w.	m.	w.	m.	w.
232	135	485	321	167	122	371	277	277	186	266	233	206	182
2	—	5	2	2	—	4	4	—	1	3	3	1	3
7	3	37	35	10	15	26	44	10	10	10	19	15	20
9	15	40	40	11	16	20	20	21	17	17	26	16	20
14	6	44	40	12	11	24	18	25	32	12	21	20	21
27	11	43	38	13	9	27	30	44	24	41	20	21	23
28	13	31	28	23	12	30	16	16	14	20	14	30	21
17	6	42	16	13	8	26	6	34	10	27	12	14	14
31	14	46	22	21	11	50	28	29	7	37	22	24	16
24	16	63	30	17	10	60	21	20	8	34	28	15	12
25	23	59	29	19	15	50	34	27	17	23	30	21	16
27	15	51	30	14	13	41	36	30	30	36	26	17	10
19	10	22	10	7	2	9	15	20	14	3	12	7	3
2	3	2	1	5	—	4	5	1	2	3	—	5	3
101	65	227	201	86	77	166	135	143	112	148	125	125	129
113	50	244	79	72	34	176	88	109	50	115	77	70	41
18	20	14	41	9	11	29	54	25	24	3	31	11	12
140	94	326	264	57	61	76	103	126	123	135	142	108	124
28	36	10	20	50	32	50	73	58	57	36	40	1)62	46
—	—	—	—	15	24	36	30	—	—	22	19	—	—
—	—	—	—	—	—	—	—	1	—	—	—	—	—
55	4	118	28	44	4	209	71	92	6	51	24	35	12
—	—	1	—	8	1	40	24	2	—	12	8	7	—
—	—	7	6	—	—	11	9	3	—	—	—	2	5
5	1	10	3	27	1	32	3	26	3	4	3	17	1
15	2	—	—	—	—	43	6	12	—	3	1	3	1
—	—	—	—	—	—	—	—	34	—	—	—	—	—
—	—	—	—	—	—	1	—	—	—	—	—	2	—
—	—	—	—	—	—	32	16	—	—	—	—	4	5
22	—	3	1	6	1	40	5	11	2	—	3	—	—
—	—	—	—	—	—	1	8	—	1	—	—	—	—
3	1	—	—	3	—	9	—	4	—	2	—	—	—
10	—	97	18	—	1	—	—	—	—	30	9	—	—
9	1	31	9	1	1	—	—	—	—	22	8	1	—
72	30	23	13	8	6	50	26	17	19	51	44	32	13
17	8	109	61	53	27	64	53	50	43	17	11	72	68
137	90	248	160	101	86	1)229	182	194	103	143	148	90	86
6	7	95	85	4	3	13	9	11	15	47	22	11	11
—	—	10	2	1	—	15	7	4	6	3	—	1	4
—	—	—	—	—	—			1)1	—	1)5	2)8		
						1) Darunter 9 domizillos.		1) Amerika.		1) Russland. 2) 7 Russland, 1 Ungarn.		1) Darunter 15 Soldaten.	

22. Beruf der Kranken in den stationären Kliniken für Augenkrankheiten.

Berufsarten[1]	Sämtliche Kliniken			Berlin		Bonn		Breslau		Göttingen		Greifswald		Halle		Kiel		Königsberg		Marburg	
	m.	w.	zus.	m.	w.	m.	w.	m.	w.	m.	w.	m.	w.	m.	w.	m.	w.	m.	w.	m.	w.
A. Bodenbenutzung und Tierzucht.	336	179	515	40	25	58	—	35	22	75	17	19	6	10	17	22	20	42	40	35	32
Landwirtschaft, einschl. Tierzucht	306	168	474	31	25	53	—	30	20	67	13	19	5	9	16	20	18	42	39	35	32
Kunst- und Handelsgärtnerei	12	8	20	3	—	4	—	3	2	—	3	—	—	1	1	1	2	—	1	—	—
Forstwirtschaft und Jagd, Fischerei	18	3	21	6	—	1	—	2	—	8	1	—	1	—	—	1	—	—	—	—	—
B. Industrie und Gewerbe.	951	266	1217	152	44	143	5	105	44	142	34	90	22	129	46	64	21	68	34	58	16
Bergbau, auch Torfgräberei	43	9	52	—	—	21	—	2	—	5	—	—	—	14	9	—	—	—	—	1	—
Hüttenwesen	6	—	6	—	—	4	—	—	—	1	—	—	—	—	—	—	—	1	—	1	—
Ziegelei, Thonröhrenfabrikation	12	2	14	3	—	—	—	1	—	3	—	—	—	2	—	—	—	1	—	1	—
Übrige Industrie der Steine und Erden	18	—	18	—	—	1	—	2	—	2	—	2	—	1	—	—	—	1	—	1	—
Verarbeitung von Metallen	21	1	22	—	—	10	—	—	—	4	2	—	—	2	1	4	—	—	—	—	—
Grob- und Hufschmiede	61	8	69	7	—	12	—	4	1	6	1	6	—	10	3	10	1	8	—	3	1
Schlosserei, Geldschrankfabrikation	51	5	56	9	1	7	—	8	—	5	—	3	—	7	2	2	—	11	—	2	2
Sonstige Eisenverarbeitung	27	3	30	6	—	4	—	4	—	—	—	5	—	3	2	6	—	2	—	1	1
Verfert. v. Masch., Schusswaffen, Lampen	16	1	17	3	—	3	—	1	1	3	1	1	—	5	—	3	—	—	—	1	—
Stellmacherei, Wagenbau	14	4	18	1	1	4	—	—	1	1	—	—	—	5	2	3	—	—	1	1	—
Schiffsbau, Verf. von Instrumenten, Uhren	3	3	6	2	2	—	—	—	—	—	—	—	1	—	—	—	—	1	—	—	—
Chemische Industrie	3	—	3	—	—	—	—	1	—	—	—	—	—	2	—	—	—	—	—	—	—
Spinnerei und Weberei als Hausbetrieb	20	18	38	2	4	3	—	—	1	8	2	—	—	4	4	1	4	—	1	2	2
Übrige Textilindustrie	5	1	6	3	—	—	—	—	—	—	—	—	1	1	—	—	—	1	—	—	—
Buchbinderei und Kartonagefabrikation	13	2	15	2	—	—	—	—	—	5	—	2	—	3	—	1	—	2	2	—	—
Sonstige Papier- und Lederindustrie	20	2	22	6	1	7	—	4	—	7	—	2	—	2	1	—	—	2	—	2	—
Tischlerei, Parkettfabrikation	50	12	62	15	2	1	—	6	—	4	1	2	—	5	1	2	2	4	2	4	1
Sonst. Industrie d. Holz- u. Schnitzstoffe	24	6	30	6	1	2	—	2	1	5	—	2	1	4	—	1	—	4	1	2	1
Getreide-, Mahl- und Schälmühlen	24	5	29	4	1	—	—	1	1	3	—	2	—	6	1	3	—	4	—	2	2
Bäckerei und Konditorei	35	7	42	16	1	1	—	3	1	—	—	3	1	3	—	1	—	3	1	2	3
Fleischerei	8	3	11	—	—	—	—	—	—	—	—	—	—	—	—	1	—	3	2	—	—
Sonst. Ind. d. Nahrungs- u. Genussmittel	22	4	26	4	—	12	—	3	2	11	2	1	—	3	—	2	—	3	—	2	—
Näherei, Schneiderei, Konfektion	52	47	99	9	17	—	—	2	8	9	3	2	1	7	4	4	4	3	9	6	1

Schuhmacherei	55	26	81	11	2	4	—	7	3	8	4	2	2	5	7	8	2	4	5	6	1
Übrige Bekleid.- auch Reinigungsgew.	11	8	19	4	1	2	—	5	—	—	2	—	—	—	—	—	2	—	5	—	—
Baugewerbe	196	33	229	35	4	21	—	13	5	33	2	13	—	31	1	16	2	18	2	16	3
Polygraphische Gewerbe	9	5	14	2	4	—	—	2	1	2	5	—	—	—	6	1	—	—	1	2	—
Kunstgewerbe u. unbest. Fabrikationszw.	132	51	183	2	—	24	5	35	18	17	7	42	17	11	1	—	—	1	1	—	2

C. Handel und Verkehr.

Warenhandel in stehendem Betriebe	186	82	268	48	18	15	—	26	13	16	4	7	3	15	8	17	10	33	18	9	8
Übrige Handels- auch Versicherungsgew.	73	23	96	19	6	7	—	9	—	5	2	2	1	2	—	7	2	20	9	2	3
Landverkehr	11	17	28	7	3	1	—	3	9	—	1	—	—	—	—	—	—	5	3	—	—
Wasserverkehr	52	19	71	15	3	4	—	7	1	3	—	1	—	11	6	2	3	5	1	4	5
Beherbergung und Erquickung	19	10	29	2	3	—	—	3	—	1	1	4	2	1	—	5	4	3	1	—	—
	31	13	44	5	3	3	—	4	3	7	1	—	—	1	1	3	1	5	4	3	—

D. Hausdienst und wechselnde Lohnarbeit.

| | 569 | 477 | 1046 | 122 | 104 | 53 | 8 | 7 | 20 | 96 | 102 | 8 | 21 | 107 | 90 | 98 | 46 | 52 | 51 | 26 | 35 |

E. Heer- und Verwaltungsdienst und freier Beruf.

Armee	133	64	197	32	19	4	—	24	7	13	4	8	2	5	9	8	11	18	9	21	3
Staats- und Gemeindedienst	12	—	12	—	—	—	—	—	—	—	—	—	—	—	—	—	—	—	—	12	—
Ärzte	72	39	111	23	10	4	—	12	6	11	2	3	2	2	4	4	8	8	4	5	3
Wartepersonal	2	1	3	—	1	—	—	—	—	—	—	1	—	—	—	—	1	—	1	—	—
Freie Berufsarten	4	5	—	1	—	—	2	1	—	2	—	3	—	—	—	—	—	—	—	—	—
	43	23	66	9	8	—	—	10	1	—	2	4	—	3	5	4	3	9	4	—	—

F. Personen ohne Beruf od. Berufsangabe.

	729	1095	1824	139	229	94	255	35	29	143	160	35	68	105	107	68	78	53	81	57	88
Rentner, Pensionäre	23	17	40	7	9	—	—	2	4	2	—	—	—	7	—	3	2	2	2	—	—
Studenten der Medizin	3	—	3	1	—	—	—	—	—	1	1	—	—	—	—	—	—	1	—	—	—
Studenten einer anderen Fakultät	12	—	12	—	—	—	—	1	—	—	2	—	—	3	—	2	—	—	—	1	3
Sonstige Berufslose	104	414	518	8	88	43	184	—	1	12	44	—	26	24	21	7	16	6	10	4	24
Kinder unter 15 Jahren	587	664	1251	122	132	51	71	32	24	126	116	35	42	71	86	56	60	42	69	52	64

| Zusammen | 2904 | 2163 | 5067 | 533 | 439 | 567 | 268 | 232 | 135 | 485 | 321 | 167 | 122 | 371 | 277 | 277 | 186 | 266 | 233 | 206 | 182 |

[1]) Bei den Frauen ist der Beruf des Mannes berücksichtigt.

23. Übersicht der wichtigsten Operationen in den Kliniken für Augenkrankheiten.

Operationsbezeichnungen	Sämtliche Kliniken m.	Sämtliche Kliniken w.	Berlin m.	Berlin w.	Bonn m.	Bonn w.	Breslau m.	Breslau w.	Göttingen m.	Göttingen w.	Greifswald m.	Greifswald w.	Halle m.	Halle w.	Kiel m.	Kiel w.	Königsberg m.	Königsberg w.	Marburg m.	Marburg w.
Ectropium-Operation	11	5	3	1	9	—	2	1	—	—	1	1	2	2	2	2	—	—	1	—
Entropium- u. Trichiasis-Operation	31	43	—	5	—	6	1	2	1	5	2	1	4	4	4	2	4	8	6	13
Blepharoplastik	14	11	—	—	—	—	1	—	1	2	—	3	2	2	3	3	—	—	7	1
Excision von Übergangsfalten	5	8	—	—	1	1	—	—	1	—	—	—	1	1	—	—	1	4	2	2
Pterygium-Operation	11	3	1	—	—	1	2	—	3	—	2	—	2	1	1	1	1	—	—	1
Ptosis-Operation	1	9	—	6	—	—	—	—	—	1	—	—	—	1	—	—	—	—	—	—
Symblepharon-Operation	12	—	1	—	3	—	4	—	2	1	2	—	1	—	1	1	—	—	1	—
Abrasio corneae	1	—	—	—	—	—	—	—	1	—	—	—	—	—	—	—	—	—	—	—
Galvanokaustik u. Ferrum candens bei Ulcus corneae	24	14	—	—	2	1	6	3	—	—	4	—	13	10	—	—	1	—	2	—
Quere Durchschneid. nach Saemisch	27	18	—	—	9	10	2	1	—	—	1	—	—	—	—	—	—	—	11	6
Paracentese der Hornhaut	2	1	—	—	—	1	—	—	1	—	—	—	—	—	—	—	—	—	—	—
Taetowierung der Hornhaut	2	9	—	—	—	—	—	—	—	—	—	—	—	—	—	—	—	—	2	9
Staphylom-Operation	3	5	1	—	—	—	—	—	—	—	—	—	2	—	—	—	—	3	2	1
Sclerotomie	7	8	—	—	—	1	—	—	3	1	—	—	—	1	—	1	—	—	4	4
Sclera-Punktion	9	2	—	—	—	—	—	—	—	5	—	—	—	—	—	—	2	2	—	—
Iridectomie	270	236	33	34	22	24	28	25	34	29	5	5	44	24	38	32	46	39	20	24
Iridotomie	6	6	—	2	—	—	—	1	1	—	—	—	4	2	—	—	—	—	—	—
Prolapsabtragung	39	24	6	6	9	5	5	—	6	4	5	2	4	2	—	—	3	3	1	2
Cataract-Extraction	384	276	98	54	13	15	46	27	57	27	12	21	54	42	33	34	45	41	26	15
„ u. Iridectomie	59	39	25	23	4	3	—	—	22	8	—	—	6	1	—	—	3	3	2	1
„ u. Discission	22	16	6	5	—	—	—	—	—	—	1	3	3	6	11	5	8	4	—	—
„ -Discission	104	68	57	26	1	1	11	8	16	12	—	—	—	—	2	—	8	6	5	6
Extractio lentis luxat.	3	3	—	—	—	—	—	—	1	—	—	—	—	2	—	—	—	—	—	—
Enucleatio bulbi	93	43	8	11	12	8	3	3	21	6	7	1	14	3	13	2	14	9	1	—
Exenteratio „	57	16	9	2	—	—	—	—	10	—	2	1	32	10	1	1	—	—	4	1
Magnet-Operationen	14	2	2	—	—	—	—	—	—	—	—	—	9	—	—	—	—	—	1	—
Schiel-Operationen	140	181	63	80	18	19	6	4	20	18	2	2	6	10	4	7	7	28	4	14
Exenteratio orbitae	3	3	1	1	—	—	—	—	—	—	1	1	1	1	—	—	—	—	—	—
Exstirpation von Neubildungen	21	18	—	4	5	2	2	3	5	5	1	4	1	4	1	—	3	1	3	2
Andere Operationen	43	51	20	17	1	1	3	2	5	5	1	9	9	9	4	10	—	4	3	3
Zusammen 1890/91	1418	1116	334	277	109	99	124	82	215	125	47	41	212	132	118	101	145	157	114	102
1889/90	3036		517		290		209		364		84		640		314		445		167	
1888/89	2734		594		226		163		271		127		461		215		548		129	

24. Krankheitsfälle in den Polikliniken für Augenkrankheiten.

Krankheits-bezeichnungen	Sämtliche Polikliniken			Berlin		Bonn		Breslau		Göttingen		Greifswald		Halle		Königsberg		Marburg		Anmerkungen
	m.	w.	zus.	m.	w.	m.	w.	m.	w.	m.	w.	m.	w.	m.	w.	m.	w.	m.	w.	
I. Augenlider.	1911	1617	3528	196	270	498	420	352	213	271	204	111	140	217	121	147	135	119	114	
Blepharitis	422	397	819	—	—	247	227	—	—	126	104	—	—	—	—	49	66	—	—	
Blepharophimos:s	22	18	40	9	—	—	—	—	1	3	1	3	1	—	—	3	4	—	2	2	
Chalazion	211	193	404	40	61	31	32	47	29	42	22	5	10	28	21	9	10	9	8	
Corpus alienum	23	15	38	6	4	—	—	8	—	11	7	—	—	—	—	1	1	5	3	
Distichiasis	77	102	179	31	41	27	35	8	7	4	3	—	1	—	1	2	2	11	13	
Ectropium	91	74	165	11	17	30	20	14	10	7	7	5	3	7	—	6	1	11	15	
Eczem	156	227	383	26	29	9	11	30	29	—	—	59	103	8	17	3	11	21	27	
Entropium	50	46	96	12	15	21	9	3	5	3	4	2	5	—	—	7	3	2	5	
Entzündungen	190	122	312	—	—	13	10	91	69	4	6	—	—	65	15	2	3	15	19	1) Darunter congenita 2 m. 1 w. Breslau.
Erysipel	3	5	8	1	—	—	—	—	1	1	1	—	—	3	2	—	1	—	—	
Furunkel	64	37	101	2	6	7	—	17	12	1	2	—	12	3	4	3	1	3	—	
Hordeolum	211	153	364	20	44	27	14	37	20	43	24	28	—	42	26	32	23	10	2	2) Darunter Incrustatio gland. Meibom 12 m. 4 w. Breslau; Combustio 2 m. Sugillationen 13 m., Epicanthus 3 m 1 w., Lupus 1w.Halle;Oedem 3 m. 1 w. Königsberg; Herpes 1 m. 1 w. Halle, 1 m. Marburg.
Laesiones	176	34	210	11	4	34	6	69	9	7	4	—	1	28	5	14	3	13	3	
Neoplasmen	45	49	94	3	3	13	11	8	10	6	6	1	3	5	10	5	3	4	5	
Ptosis	27	22 1)	49	4	5	2	3	3	2	3	2	—	—	4	5	2	1	6	1	
Spasmus m. orbicularis	27	18	45	—	4	4	6	10	6	3	3	—	—	1	—	—	5	2	—	
Trichiasis	63	84	147	15	21	27	35	—	—	6	8	1	6	7	2	—	—	7	9	
Warzen	16	11	27	5	—	3	1	2	—	—	—	—	2	—	2	—	5	3	2	
Andere Krankheiten	37	10 2)	47	—	—	—	—	12	4	2	—	2	1	19	4	3	1	1	—	
II. Bindehaut.	7005	5565	12570	1125	1057	1083	677	1090	723	814	697	434	284	1354	1146	694	568	411	413	
Apoplexia subconjunctiv.	178	78	256	31	33	32	6	38	10	14	5	15	4	27	13	8	4	13	3	3) Darunter mycotica 80 m. 77 w. Bonn; chronica 107 m.63w. Breslau; vernalis 5m. 1 w. Bonn. 1 w. Halle; traumatica 36 m. 7 w. Königsberg; Blepharo conjunctivitis 46 m. 82 w. Marburg.
Chemosis	16	12	28	5	6	—	—	6	3	—	1	2	1	—	1	—	—	3	—	
Combustiones	159	9	168	56	2	10	—	33	3	18	—	2	—	22	3	7	—	11	1	
Conjunctivit. diphtherica	42	32	74	5	3	15	7	4	4	5	8	—	—	9	—	—	—	2	2	
„ follicularis	753	994	1747	226	225	30	25	46	43	70	61	18	10	331	605	15	17	17	8	
„ gomorrh.	179	157	336	62	59	7	—	49	50	14	6	3	4	31	21	10	7	57	78	
„ granulosa	729	671	1400	57	54	94	76	65	55	150	145	14	4	80	62	212	197	58	91	
„ phlyctaen.	950	1163	2113	278	277	147	131	126	192	150	215	50	68	64	91	77	98	156	110	
„ simplex.	2934	1924	4858	301	313	522	301	437	253	342	243	309	183	601	298	266	223	156	110	
„ m. and. Bez.	274	231 3)	505	—	—	85	78	107	63	—	—	2	—	1	—	36	7	46	82	

24. Krankheitsfälle in den Polikliniken für Augenkrankheiten.

Krankheits-bezeichnungen	Sämtliche Polikliniken			Berlin		Bonn		Breslau		Göttingen		Greifswald		Halle		Königsberg		Marburg		Anmerkungen
	m.	w.	zus.	m.	w.	m.	w.	m.	w.	m.	w.	m.	w.	m.	w.	m.	w.	m.	w.	
Corpus alienum	334	127	461	53	49	61	18	78	25	12	5	9	3	93	18	26	8	2	1	[1]) Darunter interstitialis 151 m. 151 w. Berlin; pannosa 56 m. 44 w. Bonn, 1 m. 3 w. Halle; zonularis 2 m., dendritica 3 m., bullosa 3 m. Bonn; parenchymatosa 16 m. 18w. Halle, 5 m. 12 w. Königsberg; margin.7m.7w., vasculosa 8 m. 6 w. Halle, diffusa 2 m., fasciculosa 4m.3w.Marburg.
Laesiones	230	46	276	16	6	52	14	51	11	13	3	—	1	64	10	22	1	12	1	
Neoplasmen	31	13	44	5	4	1	—	17	5	1	—	1	1	5	1	—	—	—	1	
Pterygium	97	58	155	11	15	14	9	14	2	19	5	6	4	15	10	10	4	8	9	
Symblepharon	42	9	51	9	2	9	3	7	2	5	—	2	1	5	—	1	—	4	1	
Xerosis	24	17	41	10	9	3	1	5	1	1	—	—	—	4	5	1	1	—	—	
Andere Krankheiten	33	24	57	—	—	1	1	7	2	—	—	3	—	2	—	—	—	20	20	
III. Hornhaut.																				
	5475	3461	8936	1052	865	1151	839	1018	447	508	262	247	159	645	322	481	301	373	266	
Ceratitis ulcerosa prof.	429	407	836	107	151	102	94	59	52	51	30	14	18	76	49	2	1	18	12	
" " superf.	952	1041	1993	306	306	201	250	86	89	106	114	56	47	79	93	66	75	52	67	
" " mit and. Bez.	392	362	[1])754	151	151	64	44	130	117	—	—	—	—	32	34	5	12	10	4	
Ceratoconus	12	14	26	5	3	1	—	2	3	—	—	—	3	—	5	—	—	—	—	
Combustio	91	6	97	9	2	10	—	20	—	4	—	1	—	31	2	6	—	11	—	
Corpus alienum	1351	106	1457	251	30	128	13	315	14	170	25	66	4	195	11	153	7	73	2	
Hyphaema	48	13	61	3	—	17	4	18	—	1	1	—	—	3	—	3	3	6	1	
Infiltratum profundum	299	289	588	61	70	84	73	150	30	10	7	10	12	62	57	72	70	—	—	[2]) Darunter Abscessus corneae 1m.2w.Bonn, 14 m. 4 w. Greifswald; Ulcus rodens 2 m., Xerosis corn.4 m. 2w. Bonn; Herpes corneae 5 m. Breslau, 2 m. Halle; Pannus23 m.31w.Marburg.
Laesiones	492	114	606	16	2	131	20	—	—	60	22	3	—	96	18	20	16	16	6	
Leucoma simplex	134	117	251	21	34	10	7	45	4	5	1	16	11	47	38	7	4	24	20	
" adhaerens	218	147	365	27	28	75	34	45	23	17	4	10	12	7	6	17	22	20	18	
Maculae	831	710	1541	76	76	279	268	175	106	77	53	52	45	—	—	87	74	85	88	
Neoplasmen	11	6	17	2	2	3	—	3	—	1	1	—	—	—	—	—	—	—	—	
Staphyloma	57	44	101	17	10	—	7	2	—	5	4	5	3	2	2	3	6	9	5	
Ulcus serpens	56	32	88	—	—	8	20	—	—	—	—	—	—	8	5	—	—	25	12	
Andere Krankheiten	102	53	[2])155	—	—	31	—	9	1	—	—	14	4	7	2	40	11	24	31	
IV. Lederhaut.																				
	129	85	[3]) 214	50	36	30	11	26	12	6	10	6	3	5	—	1	6	5	5	
V. Regenbogenhaut.																				
	912	674	1586	175	186	188	103	183	94	43	38	65	51	56	41	41	21	161	140	[3]) Darunter Laesiones 19 m. 2 w. Berlin, 20 m. 4 w. Bonn, 18 m. 7 w. Breslau, 2 m. 2 w. Göttingen, 2 m. 1 w. Greifswald, 1m.1w.Marburg.
Coloboma	16	20	36	10	10	—	1	2	—	—	1	1	1	1	3	—	1	2	4	
Defectus nach Iridectom.	99	87	186	7	8	31	21	17	11	—	—	11	17	3	—	—	—	30	29	
Iritis luetica	66	57	123	41	42	3	—	10	5	3	2	—	—	7	3	2	2	1	1	
" plastica	176	139	315	7	8	29	25	36	23	16	18	26	17	4	—	20	9	38	39	

461

Iritis serosa	69	66	135	7	21	13	5	6	13	5	8	3	2	1	6	9
Iirido-Chorioiditis	47	33	80	9	8	16	11	8	2	2	2	—	1	2	10	8
Laesiones	66	22	88	7	3	19	4	13	2	—	—	5	—	1	16	6
Missbildungen	23	16	39	4	4	5	3	—	1	2	1	—	—	—	6	4
Mydriasis	87	35	122	5	4	26	8	46	20	—	—	6	—	—	4	—
Neoplasmen	3	2	5	1	1	1	1	—	—	—	—	—	—	—	—	—
Occlusio pupillae	39	44	83	17	17	4	4	3	3	1	—	1	—	1	6	4
Synechiae	178	133	311	60	60	27	17	36	21	—	—	16	5	1	31	28
Andere Krankheiten	43	20	63	—	—	14	5	1	1	1	1	—	6	4	12	8
VI. Aderhaut.	489	383	872	178	172	24	21	135	84	28	13	26	11	18	48	30
Albinismus	12	6	18	3	1	6	7	9	5	1	1	—	—	4	4	1 [1]
Atrophia	41	42	83	26	26	—	—	1	—	3	—	—	—	4	4	—
Chorioiditis areolaris	17	10	27	4	4	16	13	16	9	14	8	1	1	3	18	7 [1]
„ disseminata	164	125	289	76	76	—	—	3	1	1	—	—	—	4	1	1
„ luetica	26	25	51	21	24	—	—	3	1	3	—	6	—	3	1	—
„ suppurativa	16	10	26	9	6	—	—	13	11	—	—	—	—	—	—	3
„ m. and. Bez.	27	34 [1]	61	—	—	2	1	1	—	3	—	—	—	—	—	—
Coloboma	9	9	18	4	4	—	—	—	—	1	1	—	—	1	—	—
Neoplasmen	10	8	18	4	3	—	—	—	—	2	—	—	—	1	—	—
Ruptur	14	4	18	3	—	2	—	—	—	—	—	—	—	—	4	4
Sklerotico-Chorioiditis	153	110	263	28	28	—	—	89	57	—	—	19	8	2	15	15
VII. Glaucoma.	160	168 [2]	328	66	68	22	11	12	24	20	13	9	—	16	9	12 [2]
VIII. Netzhaut und Sehnerven.	1121	634	1755	266	218	182	79	237	121	105	38	21	19	149	74	56
Ablösung der Netzhaut	110	67	177	16	16	18	10	12	10	25	4	—	6	15	8	7
Amaurosis	31	12	43	3	1	—	—	15	4	2	1	—	1	3	4	3
Amblyopia cerebralis	2	2	4	1	1	1	—	—	—	—	—	1	—	—	1	1
„ congenita	46	38	84	29	30	—	—	—	—	4	2	2	—	14	13	6
„ e causa ign.	60	36	96	7	7	33	13	17	—	2	3	1	1	4	1	3
„ e scot. centr.	53	31	84	16	9	23	19	113	54	4	3	—	—	4	4	—
„ e traumate	7	1	8	3	—	—	—	17	8	1	—	—	—	1	1	1
„ intoxicativa	106	6	112	35	4	19	—	5	3	—	—	2	—	1	—	—
„ m. and. Bez.	133	54	187	—	50	19	—	6	—	11	5	1	—	12	—	—
Atrophia nervi optici	164	90	254	61	15	12	3	—	—	20	2	—	3	29	5	2
„ post neuritid.	48	39	87	11	3	16	3	—	—	—	5	—	—	3	4	6
Embolia art. centr.	4	6	10	2	4	—	—	—	—	2	2	—	—	—	—	—
Markhalt. Opticusfasern	28	19	47	4	—	1	1	6	3	2	1	—	—	8	3	7

[1] Darunter specifica 1 m. Greifswald; tuberculosa 1 w. Halle; a.d. Macula 13 m. 22 w. Königsberg.

[2] Darunter absolutum 7 m. 10 w. Berlin, 2 m. 5 w. Bonn, 4 m. 6 w. Breslau, 7 m. 3 w. Göttingen, 2 w. Greifswald, 5 m. 2 w. Halle, 4 m. 2 w. Königsberg, 3 m. 2 w. Marburg; acutum 22 m. 25 w. Berlin, 4 w. Breslau, 2 m. 1 w. Göttingen, 8 m. 10 w. Halle, 3 m. 2 w. Königsberg, 5 w. Marburg; chronicum 1 m. 5 w. Königsberg, 2 m. Marburg; consecutivum 21 m. 21 w. Berlin, 10 m. 1 w. Bonn, 1 m. 2 w. Breslau, 3 m. 5 w. Göttingen, 5 w. Greifswald, 1 m. 1 w. Halle, 2 m. 2 w. Königsberg, 4 m. 3 w. Marburg.

24. Krankheitsfälle in den Polikliniken für Augenkrankheiten.

Krankheits-bezeichnungen	Sämtliche Polikliniken			Berlin		Bonn		Breslau		Göttingen		Greifs-wald		Halle		Königs-berg		Marburg		An-merkungen
	m.	w.	zus.	m.	w.	m.	w.	m.	w.	m.	w.	m.	w.	m.	w.	m.	w.	m.	w.	
Neoplasmen	12	9	21	2	2	3	2	2	1	1	1	—	—	3	—	1	3	—	—	
Neuritis	73	42	115	10	14	—	—	15	5	11	5	4	3	12	8	16	3	5	4	
Retinitis apoplectica	47	27	74	17	13	4	4	2	3	4	2	1	—	10	3	1	—	7	4	
„ morb. Brigthii	35	20	55	12	13	2	2	5	3	8	1	1	2	3	1	1	1	3	—	
„ pigmentosa	33	18	51	9	9	4	2	2	6	6	2	—	—	2	1	3	2	3	3	
Retino-Chorioiditis	85	86	171	28	27	23	19	10	13	3	5	1	2	14	11	2	4	5	5	
Andere Krankheiten	44	31[1]	75	—	—	5	4	12	11	2	—	3	—	15	8	2	—	7	7	[1] Darunter Hemianopsia 1 m. 1 w. Bonn: Anaesthesia retinae 10 m. 9 w. Breslau; Hemeralopia 2 m. 2 w. Breslau; Farbenblindheit 2m. Königsberg; Stauungspapille 2 m. 5 w. Marburg; Hyperaesthesia retinae 2 m. 1 w. Greifswald.
IX. Linse.	1395	1099	2494	431	421	209	125	199	110	151	94	78	73	126	83	95	125	106	68	
Aphakia ex operatione	93	65	158	21	28	16	8	8	1	14	2	8	11	5	3	1	—	20	12	
„ e traumate	20	7	27	9	3	2	—	3	—	—	1	—	—	—	—	2	—	4	1	
Cataracta cong. total.	29	23	52	5	13	9	7	—	—	—	—	—	—	7	1	—	—	4	1	
„ diabetica	16	15	31	7	7	—	—	—	—	4	2	2	1	—	—	—	—	1	1	
„ glaucomatosa	13	13	26	5	5	1	—	—	—	6	6	—	—	1	2	1	—	5	4	
„ incip. et progr.	486	439	925	126	131	68	48	113	71	55	42	37	27	26	23	35	73	26	24	
„ matura	286	263	549	122	134	19	20	23	16	37	27	2	1	47	35	16	23	20	7	
„ nucleo-cortic.	60	63	123	19	20	20	18	—	—	3	3	13	22	3	3	—	1	}		
„ polaris	40	37	77	—	—	18	7	6	10	—	—	2	1	5	3	4	8	4	6	
„ secundaria	72	73	145	41	42	6	5	4	2	1	3	1	2	4	1	7	11	8	7	
„ traumatica	171	44	215	46	17	29	5	18	4	24	7	9	1	19	3	19	4	7	3	
„ zonularis	28	20	48	9	9	4	—	3	2	—	—	2	1	1	1	9	4	1	2	
„ m. a. Bezeichn.	32	23	55	17	10	—	—	6	3	—	—	—	—	7	9	—	—	—	—	
Ectopia	8	6	14	4	2	4	4	—	—	—	—	—	—	—	—	—	—	—	—	
Luxatio	37	8	45	—	—	9	1	13	1	6	—	1	2	1	2	1	1	6	1	[2] Corpus alienum in lente 4 m. Bonn.
Andere Krankheiten	4	—[2]	4	—	—	4	—	—	—	—	—	—	—	—	—	—	—	—	—	
X. Glaskörper.	246	215	461	80	104	42	31	55	35	17	9	8	5	20	13	15	8	9	10	
Corpus alienum	16	4	20	4	3	5	—	2	—	5	1	—	—	2	—	—	—	—	—	[3] Darunter Prolaps. corp. vitrei 5m. 3w. Breslau; Abscess 1 m. Halle.
Cysticercus	5	1	6	—	—	—	—	2	—	1	—	—	—	2	1	—	—	—	—	
Haemorrhagia	34	18	52	9	11	10	1	2	2	—	—	1	—	6	3	3	1	3	—	
Mouches volantes	37	51	88	16	35	2	—	3	4	6	6	2	2	4	2	3	1	1	1	
Opacitates	145	134	279	51	55	25	29	42	25	5	—	5	3	5	7	9	6	3	7	
Andere Krankheiten	9	7[3]	16	—	—	—	1	6	4	—	2	—	—	1	—	—	—	2	2	

463

XI. Refraktions-anomalieen.	4077	2988	7065	1350	1381	594	300	671	411	267	127	188	93	419	270	230	182	358	224
Anisometropia	302	230	532	151	151	15	4	44	23	—	—	9	2	9	1	12	7	62	42
Astigmatismus	621	447	1068	201	230	84	34	58	52	57	18	18	3	120	42	53	47	30	21
Hypermetropia	1463	1191	2654	481	480	285	178	283	179	70	52	45	28	137	133	42	45	120	96
Myopia	1691	1120	2811	517	520	210	84	286	157	140	57	116	60	153	94	123	83	146	65
XII. Accommodations-anomalieen.	1135	930	2065	353	407	77	47	243	189	121	69	108	55	82	47	100	76	51	40
Asthenopia	97	71	168	—	—	1	2	32	24	35	21	1	2	16	10	1	6	11	8
Paralysis et Paresis	74	65	139	41	41	9	4	2	6	8	2	2	4	5	4	5	2	11	9
Presbyopia c. Emmetrop.	324	259	583	101	122	21	13	46	37	26	12	75	35	⎱60	32	39	25	16	15
" c. Hypermetr.	472	378	850	103	121	39	24	137	111	24	24	27	16	⎰		51	39	17	11
" c. Myopia	155	151	306	105	123	3	4	25	11	38	10	3	—	1		2	2	4	4
Spasmus	13	6	19	3	—	4	3	—	—	13	—	—	—	—	1	2	2	2	—
XIII. Augapfel.	456	202	658	48	36	114	43	32	13	53	24	16	14	124	31	34	25	35	16
Anophthalmus	89	41	130	1	1	30	11	6	—	21	7	2	2	8	4	15	13	6	3
Corpus alienum	15	5	20	3	4	5	1	4	—	—	—	1	—	—	—	—	—	2	—
Hydrophthalmus	11	7	18	3	4	—	—	1	—	2	—	2	1	3	1	—	—	7	1
Laesiones	189	36	225	22	8	40	5	5	2	12	3	6	3	95	13	7	1	3	1
Microphthalmus	14	8	22	4	2	3	3	2	1	1	1	1	1	2	—	—	—	1	1
Phthis. e blemorrh.neon.	12	11	23	9	9	1	1	1	—	—	1	—	—	—	—	1	—	2	1
" ex alia causa	115	88	203	6	8	31	21	13	10	17	12	6	7	⎱16	13	10	10	16	7
Andere Krankheiten	11	6[4)]	17	—	—	4	3	—	—	—	—	—	1	⎰		1	1	6	3
XIV. Muskeln.	877	750	1627	246	247	100	94	174	107	93	71	29	30	119	96	41	53	75	52
Insufficientia recti int.	142	131	273	40	52	5	12	61	41	5	1	1	2	3	2	6	5	20	16
Nystagmus	65	55	120	10	14	8	6	20	9	5	7	2	6	8	8	6	4	6	3
Paralysis n. oculomot.	79	34	113	30	11	4	3	16	7	9	7	1	1	7	4	3	3	3	—
" quarti	16	14	30	8	13	1	—	—	—	2	5	—	—	14	1	1	1	1	—
" sexti	71	30	101	30	17	1	1	10	5	4	—	2	—	3	2	2	2	7	1
" septimi	23	16	39	5	7	5	3	3	—	4	1	—	2	11	1	1	1	1	—
Strabismus convergens	361	358	719	103	111	55	52	49	32	47	42	12	17	59	59	15	30	21	15
" divergens	117	107	224	20	22	16	13	16	7	17	15	4	7	19	18	10	9	15	16
Andere Krankheiten	3	5	8	—	—	—	—	—	3	—	3	—	1	3	—	—	—	1	1
XV. Nervus quintus.	41	35[5)]	76	9	11	2	4	19	8	5	3	—	1	3	2	2	5	1	—

[4)] Panophthalmitis 4 m. 1 w. Bonn, 1 w. Greifswald, 1 m.1 w.Königsberg, 6 m. 3 w. Marburg.

[5)] Darunter Herpes zoster 1 m. 3 w. Bonn.

31*

464

24. Krankheitsfälle in den Polikliniken für Augenkrankheiten.

Krankheits-bezeichnungen	Sämtliche Polikliniken			Berlin		Bonn		Breslau		Göttingen		Greifs-wald		Halle		Königs-berg		Marburg		An-merkungen
	m.	w.	zus.	m.	w.	m.	w.	m.	w.	m.	w.	m.	w.	m.	w.	m.	w.	m.	w.	
XVI. Thränenorgane.	367	561	928	59	103	90	124	52	71	30	42	18	30	53	73	33	55	32	63	
Dacryocystitis blenorrh.	158	227	385	20	36	37	35	28	43	11	19	8	19	38	44	10	19	6	12	
„ catarrhalis	50	77	127	20	31	4	8	2	1	11	8	6	8			1	2	6	19	
Fistula sacci lacrymalis	25	45	70	10	21	2	4	2	2	2	3	3	3	4	2	2	5		5	
Neoplasmen der Drüse	1	3	4		1						1						1			
Stenosen	111	158	269	8	14	46	77	12	12	6	11	1			2	18	17	20	25	[1]) Darunter Canalis lacrymalis fissus 8 m. 11 w. Breslau; Abstehende Thränenpunkte 11m. 20 w. Halle; Abscess des Thränensacks 2 m. 11 w. Königsberg.
Andere Krankheiten	22	51[1])	73			1		8	13					11	25	2	11	2	2	
XVII. Augenhöhle.	64	67	131	21	36	4	4	10	4	4	2		2	13	6	1	6	11	7	
Caries und Periostitis	20	19	39	7	9	1		6	4				2	3		1	3	2	1	
Exophthalmus	24	28	52	9	19	2	2	4		1	2			3	2		2	5	3	
Neoplasmen	12	13	25	4	5					3				1	2		1	4	3	
Andere Krankheiten	8	7[2])	15	1	3	1	2							6	2					[2]) Darunter Laesiones 1 m. 3 w. Berlin; Morb. Basedowii 1 m. 2 w. Bonn; Dermoid 3m. Laesio 2 m. 1 w. Halle.
XVIII. Andere Krankheiten.	75	15	90		1	42	3	6	8	10	2			17	1					
Summe d. Krankhtsfälle.	28935	19449	45384	5705	5619	4452	2936	4514	2674	2546	1718	1356	979	3444	2352	2040	1654	1878	1517	
„ *behand. Pers.*						2376	1570	2467	1611	2546	1718	893	623	3444	2352	1593	1308	934	708	
davon																				
aus d. Universitätsstadt .						566	388	1711	1009									216	139	
„ nächst. Umg. ders.						644	427	131	76									228	157	
„ Provinz derselben						1099	735	425	376									410	368	
„ and. Prov. Preussens						53	82	65										38	18	
„ dem Deutsch. Reiche						8	20	4										36	23	
„ Auslande						6		114	85									6	3	

25. Krankenbewegung in den Kliniken für Geisteskrankheiten.

Kliniken für Geisteskrankheiten	Behandelte*)			Krankheitsformen														
				Einfache Seelenstörung			Paralytische Seelenstörung			Seelenstörung mit Epilepsie			Imbecillität, Idiotie			Delirium potatorum		
	m.	w.	zus.	m.	w.	zus.	m.	w.	zus.	m.	w.	zus.	m.	w.	zus.	m.	w.	zus.
1.	2.	3.	4.	5.	6.	7.	8.	9.	10.	11.	12.	13.	14.	15.	16.	17.	18.	19.
Berlin. Charité.																		
Bestand am 1. April 1890	92	72	164	53	57	110	19	6	25	—	5	5	2	3	5	18	1	19
Zugang	1445	601	2046	454	385	839	322	111	433	71	28	99	36	40	76	552	35	587
Summe der Verpflegten	1537	673	2210	507	442	949	341	117	458	71	33	104	38	43	81	570	36	606
Geheilt entlassen	331	11	342	21	5	26	—	—	—	—	—	—	—	—	—	310	6	316
Gebessert entlassen	154	97	251	80	61	141	10	6	16	11	6	17	3	4	7	49	20	69
Ungeheilt entlassen / in eine and. Anstalt in Familienpflege	1)866	2)444	1310	3)324	4)289	613	5)296	6)86	382	7)52	8)25	77	9)34	10)38	72	11)153	12)5	158
Gestorben	25	36	61	14	28	42	7	7	14	—	—	2	—	—	—	3	—	3
Abgang überhaupt	80	36	116	29	23	52	13	8	21	—	—	—	—	—	—	38	4	42
Bestand am 31. März 1891	1456	624	2080	468	406	874	326	107	433	64	32	96	37	42	79	553	35	588
	81	49	130	39	36	75	15	10	25	7	1	8	1	1	2	17	1	18
Bonn.																		
Bestand am 1. Januar 1890	235	278	513	184	252	436	32	10	42	13	9	22	6	7	13	—	—	—
Zugang	150	133	283	109	121	230	22	6	28	9	2	11	7	3	10	2	—	2
Summe der Verpflegten	385	411	796	293	373	666	54	16	70	22	11	33	13	10	23	2	—	2
Geheilt entlassen	42	36	78	38	34	72	—	—	—	1	1	2	—	—	—	2	—	2
Gebessert entlassen	59	30	89	48	28	76	3	—	3	8	2	10	—	—	—	—	—	—
Ungeheilt entlassen / in eine and. Anstalt in Familienpflege	20	45	65	15	42	57	3	—	3	2	—	2	3	—	3	—	—	—
	14	11	25	12	9	21	1	—	1	—	1	1	1	—	1	—	—	—
Gestorben	38	24	62	16	19	35	20	4	24	2	1	3	—	—	—	—	—	—
Abgang überhaupt	173	146	319	129	132	261	27	4	31	13	5	18	4	—	4	2	—	2
Bestand am 31. Dezember 1890	212	265	477	164	241	405	27	12	39	9	6	15	12	6	18	—	—	—

*) Einschl. der nicht geisteskranken Personen, die in den Spalten 5—19 nicht aufgeführt sind.
1) Darunter 259 Verlegte. — 2) Desgl. 44. — 3) Desgl. 53. — 4) Desgl. 29. — 5) Desgl. 151. — 6) Desgl. 3. — 7) Desgl. 7. —
8) Desgl. 4. — 9) Desgl. 1. — 10) Desgl. 2. — 11) Desgl. 151. — 12) Desgl. 5.

25. Krankenbewegung in den Kliniken für Geisteskrankheiten.

Kliniken für Geisteskrankheiten	Behandelte*)			Krankheitsformen														
				Einfache Seelenstörung			Paralytische Seelenstörung			Seelenstörung mit Epilepsie			Imbecillität, Idiotie			Delirium potatorum		
	m.	w.	zus.	m.	w.	zus.	m.	w.	zus.	m.	w.	zus.	m.	w.	zus.	m.	w.	zus.
1.	2.	3.	4.	5.	6.	7.	8.	9.	10.	11.	12.	13.	14.	15.	16.	17.	18.	19.
Breslau.																		
Bestand am 1. April 1890	94	90	184	46	63	109	36	17	53	7	8	15	4	2	6	1	—	1
Zugang	239	172	411	118	135	253	55	19	74	10	9	19	9	4	13	45	5	50
Summe der Verpflegten	333	262	595	164	198	362	91	36	127	17	17	34	13	6	19	46	5	51
Geheilt entlassen	79	34	113	35	30	65	—	—	—	2	—	2	—	—	—	41	4	45
Gebessert entlassen	36	15	51	22	8	30	9	2	11	3	2	5	2	3	5	—	—	—
Ungeheilt} in eine and. Anstalt entlassen} in Familienpflege	60	84	144	48	76	124	5	1	6	4	6	10	3	1	4	—	—	—
	16	14	30	9	12	21	5	1	6	—	—	—	3	—	3	—	—	—
Gestorben	47	26	73	11	10	21	30	15	45	1	—	1	2	—	2	3	1	4
Abgang überhaupt	238	173	411	125	136	261	49	19	68	10	8	18	9	5	14	44	5	49
Bestand am 31. März 1891	95	89	184	39	62	101	42	17	59	7	9	16	4	1	5	2	—	2
Göttingen.																		
Bestand am 1. Januar 1890	239	165	404	187	143	330	13	4	17	9	6	15	29	12	41	1	—	1
Zugang	86	40	126	67	35	102	14	1	15	1	3	4	4	1	5	—	—	—
Summe der Verpflegten	325	205	530	254	178	432	27	5	32	10	9	19	33	13	46	1	—	1
Geheilt entlassen	10	3	13	10	3	13	—	—	—	—	—	—	—	—	—	—	—	—
Gebessert entlassen	9	5	14	8	5	13	—	—	—	—	—	—	1	—	1	—	—	—
Ungeheilt} in eine and. Anstalt entlassen} in Familienpflege	40	36	76	32	33	65	3	—	3	3	3	6	4	—	4	1	—	1
	8	—	8	4	—	4	3	—	3	—	—	—	1	—	1	—	—	—
Gestorben	26	11	37	17	8	25	6	2	8	3	—	3	—	1	1	—	—	—
Abgang überhaupt	93	55	148	71	49	120	12	2	14	3	3	6	6	1	7	1	—	1
Bestand am 31. Dezember 1890	232	150	382	183	129	312	15	3	18	7	6	13	27	12	39	—	—	—

467

Greifswald.

Bestand am 1. April 1890	29	30	59	16	16	32	11	2	13	2	12	14	—	1	1	—	—	—
Zugang	50	59	109	26	45	71	21	6	27	1	6	7	1	1	2	—	—	—
Summe der Verpflegten	79	89	168	42	61	103	32	8	40	3	18	21	1	1	3	—	—	—
Geheilt entlassen	24	25	49	23	22	45	—	—	—	—	3	3	—	—	—	—	—	—
Gebessert entlassen	14	14	28	4	10	14	9	—	9	1	4	5	1	—	1	—	—	—
Ungeheilt entlassen in eine and. Anstalt	9	20	29	3	9	12	4	3	7	1	8	9	—	1	1	—	—	—
entlassen in Familienpflege	2	1	3	—	1	1	2	—	2	—	—	—	—	—	—	—	—	—
Gestorben	—	4	—	—	1	1	8	2	10	2	—	—	1	—	1	—	—	—
Abgang überhaupt	57	64	121	30	43	73	23	5	28	1	15	17	2	1	3	—	—	—
Bestand am 31. März 1891	22	25	47	12	18	30	9	3	12	—	3	4	—	1	1	—	—	—

Halle.

Bestand am 1. April 1890	12	18	30	8	18	26	2	—	2	2	—	2	—	4	4	—	28	28
Zugang	152	130	282	74	117	191	32	4	36	10	5	15	4	4	4	—	28	28
Summe der Verpflegten	164	148	312	82	135	217	34	4	38	12	5	17	4	4	4	—	26	26
Geheilt entlassen	42	36	78	10	34	44	—	—	—	2	2	4	1	1	—	—	—	—
Gebessert entlassen	14	20	34	9	19	28	2	—	2	2	1	3	1	1	—	—	—	—
Ungeheilt entlassen in eine and. Anstalt	75	53	128	47	47	94	22	4	26	4	1	5	2	2	—	—	2	2
entlassen in Familienpflege	12	14	26	6	10	16	5	—	5	—	—	—	—	—	—	—	—	—
Gestorben	7	7	14	3	7	10	2	—	2	—	—	—	—	—	—	—	—	—
Abgang überhaupt	150	130	280	75	117	192	31	4	35	8	5	13	4	4	—	—	2	2
Bestand am 31. März 1891	14	18	32	7	18	25	3	—	3	4	—	4	—	—	—	—	28	28

Marburg.

Bestand am 1. April 1890	91	101	192	72	86	158	16	2	18	2	9	11	—	4	4	—	1	1
Zugang	111	124	235	82	113	195	16	2	18	5	6	11	3	2	5	—	1	1
Summe der Verpflegten	202	225	427	154	199	353	32	4	36	7	15	22	3	6	9	—	1	1
Geheilt entlassen	23	41	64	17	39	56	—	—	—	1	1	1	—	1	—	—	—	—
Gebessert entlassen	19	23	42	18	19	37	—	—	—	2	3	4	—	1	1	—	—	—
Ungeheilt entlassen in eine and. Anstalt	40	23	63	26	20	46	12	1	13	2	2	4	2	—	4	—	1	1
entlassen in Familienpflege	13	21	34	9	18	27	—	—	—	1	1	3	—	—	—	—	—	—
Gestorben	15	4	19	7	3	10	8	1	9	—	7	12	2	—	—	—	—	—
Abgang überhaupt	110	112	222	77	99	176	20	2	22	5	7	12	—	3	5	—	1	1
Bestand am 31. März 1891	92	113	205	77	100	177	12	2	14	2	8	10	2	3	4	—	—	—

*) Einschl. der nicht geisteskranken Personen, die in den Spalten 5—19 nicht aufgeführt sind.

26. Alter, Familienstand, Bezahlungsart Kranken in den Kliniken

Alter, Familienstand, Bezahlungsart der Verpflegungskosten und Wohnort	Berlin, Charité				Bonn				Bres	
	Behandelte		davon gestorben		Behandelte		davon gestorben		Behandelte	
	m.	w.	m.	w.	m.	w.	m.	w.	m.	w.
Überhaupt:	1537	673	80	36	385	411	38	24	333	262
I. Alter.										
unter bis 10 Jahr	3	7	—	—	—	—	—	—	1	—
über 10 „ 15 „	3	1	—	—	1	1	—	—	1	1
„ 15 „ 20 „	27	21	2	—	6	15	—	—	14	11
„ 20 „ 25 „	70	56	—	2	33	31	1	—	19	19
„ 25 „ 30 „	130	79	3	2	34	48	—	1	33	36
„ 30 „ 40 „	538	181	23	7	125	100	7	2	115	67
„ 40 „ 50 „	401	108	26	6	93	95	10	6	91	60
„ 50 „ 60 „	182	67	11	3	67	65	14	4	36	30
„ 60 „ 70 „	41	42	6	6	21	35	4	4	11	16
„ 70 Jahr	24	26	3	8	3	19	2	7	6	18
unbekannt	118	85	6	2	2	2	—	—	6	4
2. Familienstand.										
ledig	441	273	22	7	229	224	15	8	134	118
verheiratet	820	237	48	17	130	125	18	10	174	79
verwitwet und geschieden	75	105	3	12	26	60	5	6	24	64
unbekannt	201	58	7	—	—	2	—	—	1	1
3. Verpflegungskosten.										
auf eigene Kosten	119	53	12	5	72	46	11	1	114	58
„ öffentliche Kosten	[1]1188	[1]553	[1]58	[1]30	309	362	26	23	151	193
„ Kosten der Klinik (frei)	—	—	—	—	—	—	—	—	—	2
„ „ von Krankenkassen	145	18	10	1	—	—	—	—	68	9
ohne Angabe	85	49	—	—	4	3	1	—	—	—
4. Wohnort.										
aus dem Orte der Klinik	1455	645	77	33	17	26	2	1	280	227
„ der Umgegend desselben	53	19	1	2	19	11	1	1	6	6
„ „ Provinz desselben	17	6	1	—	342	365	34	22	27	22
„ anderen Provinzen Preussens	8	3	—	1	6	7	1	—	15	6
„ dem Deutschen Reiche	1	—	—	—	—	1	—	—	2	1
„ „ Auslande	[2]3	—	1	—	[1]1	[1]1	—	—	[1]3	—
[1] Davon für Rechnung der Kommune Berlin	1139	543	58	30						
„ „ des Polizeifonds	3	1	—	—						
„ „ Kriminalfonds Landger. I	45	9	—	—						
„ „ „ „ II	1	—	—	—						

[2] 1 Galizien, 1 Russland, 1 Chile.

[1] Amerika.

[1] 1 Österreich, 1 Italien, 1 Russland.

der Verpflegungskosten und Wohnort der
für Geisteskrankheiten.

lau		Göttingen				Greifswald				Halle				Marburg			
davon gestorben		Behandelte		davon gestorben		Behandelte		davon gestorben		Behandelte		davon gestorben		Behandelte		davon gestorben	
m.	w.	m.	w.	m.	w.	m.	w.	m.	w.	m.	w.	m.	w.	m.	w.	m.	w.
47	26	325	205	26	11	79	89	8	4	164	148	7	7	202	225	15	4
—	—	—	—	—	—	—	—	—	—	—	3	—	—	—	—	—	—
—	—	—	—	—	—	—	1	—	—	3	1	—	—	4	1	—	—
1	—	6	2	1	—	7	4	—	—	23	3	—	—	12	21	—	—
1	—	16	7	—	1	7	10	—	—	17	22	—	1	21	32	—	1
2	2	29	18	2	—	7	11	—	1	19	24	1	—	45	25	1	—
15	4	102	59	6	2	16	21	—	1	43	42	1	1	53	55	2	2
17	10	84	33	6	1	21	21	4	2	30	33	1	2	33	45	3	1
4	5	50	49	1	4	8	10	2	—	15	15	1	2	19	28	5	—
2	3	25	24	6	1	4	8	—	—	7	3	1	1	6	6	2	—
3	2	10	11	4	2	2	—	1	—	5	1	2	—	4	3	2	—
2	—	3	2	—	—	7	3	1	—	2	1	—	—	5	9	—	—
13	9	190	89	10	4	29	33	2	1	72	48	1	2	96	114	1	1
28	10	110	73	11	2	40	39	4	3	81	87	3	4	94	83	13	3
6	7	22	41	5	5	8	14	2	—	10	13	3	1	9	22	1	—
—	—	3	2	—	—	2	3	—	—	1	—	—	—	3	6	—	—
23	5	108	83	12	4	33	17	6	—	66	79	5	4	120	126	9	2
20	21	208	116	14	7	44	69	2	4	97	67	2	3	80	92	6	1
—	—	—	—	—	—	—	—	—	—	—	2	—	—	—	—	—	—
4	—	—	—	—	—	—	—	—	—	—	—	—	—	—	—	—	—
—	—	9	6	—	—	2	3	—	—	1	—	—	—	2	7	—	1
40	26	22	16	1	1	4	7	—	—	52	32	2	1	13	14	1	2
1	—	3	2	—	—	3	3	—	—	7	5	1	1	8	13	—	—
2	—	280	177	25	10	70	78	8	4	95	95	4	5	165	179	13	2
2	—	10	4	—	—	1	1	—	—	1	1	—	—	5	4	1	—
1	—	10	5	—	—	1	—	—	—	8	15	—	—	10	15	—	—
1	—	—	¹) 1	—	—	—	—	—	—	¹) 1	—	—	—	¹) 1	—	—	—

¹) Afrika. ¹) Amerika. ¹) Schweiz.

27. Krankheitsfälle in den Kliniken für Nervenkrankheiten.

Krankheits-bezeichnungen	Berlin, Charité m.	w.	zus.	Breslau m.	w.	zus.	Halle m.	w.	zus.	Erläuterungen.
I. Peripherische Nerven.	32	27	59	2	—	2	13	4	17	[1] Neuralgien. [2] axillaris 1. [3] facialis. [4] 3†.
1. Sensible Nerven.	[1)]7	[1)]4	11	—	—	—	[1)]1	—	1	
2. Motorische Nerv.	25	23	48	2	—	2	12	4	16	[5] 1† Miliartuberculose im Gehirn.
Lähmungen	5	4	9	—	—	—	[2)]5	[3)]1	6	[6] alcoholica 5. [7] alcoholica 1. [8] alcoholica.
Bleilähmung	2	—	2	—	—	—	—	—	—	
Krämpfe	1	[4)]13	14	1	—	1	—	[5)]3	3	[9] Morbus Basedowii 4.
Neuritis	[6)]11	[7)]3	14	[8)]1	—	1	2	—	2	[10] 3†. [11] 1†.
Aphasia	5	3	8	—	—	—	—	—	—	[12] Syphilis.
Andere Krankheiten	1	—	1	—	—	—	5	—	5	[13] Oedema pulm. 1†. [14] 1†.
II. Vasomotorische und trophische Neurosen.	—	[9)]5	5	—	—	—	—	—	—	[15] Lues spin. 4, Tumor der Wirbelsäule 2, Combinierte Erkrankg. der Hinter- u. Seitenstränge 3.
III. Rückenmark.	65	28	93	1	—	1	10	9	19	[16] Lues spin. 1, Tumor med. spin. 1, Caries col. vertebr. 1†, Combinierte Erkrankg. d.Hinter- u.Seitenstränge 2.
Myelitis	[10)]12	3	15	—	—	—	—	—	—	
Tabes dorsalis	14	10	24	[11)]1	—	1	[12)]4	1	5	
Sklerose	14	2	16	—	—	—	1	3	4	[17] Combin. Erkrankung des Central-Nervensyst.
Amyotroph. Lateralscler.	—	1	1	—	—	—	—	1	1	
Muskelatrophie	[13)]2	1	3	—	—	—	2	1	3	[18] Rückenmarkcompression e Sarcoma vertebr.
Paralysis	12	6	18	—	—	—	[14)]2	—	2	[19] 1† Atheromatose.
Poliomyelitis	2	—	2	—	—	—	—	2	2	[20] tuberc. 3†, gummosa 2.
Andere Krankheiten	[15)]9	[16)]5	14	—	—	—	[17)]1	[18)]1	2	[21] 1†. [22] 2†.
IV. Gehirn.	85	63	148	14	7	21	14	5	19	[23] 4† (1 an Pneumonie). [24] 3†.
Geisteskrankheiten	44	[19)]43	87	—	—	—	1	1	2	[25] 5† (1 Gliosarcom).
Meningitis	[20)]6	[21)]2	8	[22)]2	—	2	—	—	—	[26] 2† (1 Carcinom). [27] 2†.
Apoplexie	[23)]9	[24)]4	13	1	—	1	4	—	4	[28] 1†.
Gehirnerweichung	1	1	2	—	—	—	—	—	—	[29] Septomeningitis †.
Hirnsclerose	—	—	—	—	—	—	1	—	1	[30] 1†.
Tumor	[25)]13	[26)]5	18	—	—	—	[27)]4	3	7	[31] 1†. [32] 5†.
Syphilis	6	[28)]5	11	—	—	—	[29)]1	—	1	[33] 2†.
Commotio	—	—	—	[30)]1	—	1	4	—	4	[34] 16†; mit Psychose 17.
Fractura basis	1	—	1	—	—	—	—	—	—	[35] 2†; mit Psychose 2.
Verletzungen d. Schädels	—	—	—	[31)]1	—	1	—	—	—	[36] 1†; zur Beobachtung 2.
Andere Krankheiten	5	3	8	[32)]10	[33)]6	16	—	—	—	[37] 1†. [38] 1†.
V. Neurosen ohne bekannte anat. Grundlage.	366	254	620	34	15	49	41	21	62	[39] Bronch. pur., Atrophia fusca cord. †. [40] Morphinismus 1. [41] traumatische.
Epilepsie	[34)]214	[35)]85	299	[36)]21	9	30	9	1	10	[42] traumatische 27. [43] traumatische.
Alkohol-Epilepsie	[37)]91	13	104	5	2	7	—	—	—	[44] Alcoholismus 24, Nephritis 1†, Gangraena pulm. 1†, Typh. abdom. 1, Emph. pulm. 1. Gonorrhoe 1, Erysip. faciei 1. Pleuritis 1.
Hystero-Epilepsie	12	22	34	8	1	9	—	—	—	
Chorea	2	10	12	—	—	—	[38)]5	—	5	
Paralysis agitans	2	2	4	—	—	—	[39)]1	—	1	
Tetanus	—	1	1	—	—	—	—	—	—	[45] Alcoholismus 10. Morphinismus 2. 7† (Pneum. 4, Anaemie 1, Febr. puerp. 1).
Hysterie	11	112	123	—	[40)]3	3	2	14	16	
Neurasthenie	10	5	15	—	—	—	1	—	1	[46] Alcoholismus 23, Morphinismus 1, zur Beobachtg. 5, Lungentuberc. 1†, Herzlähmung 1.
Neurosen	[41)]24	4	28	—	—	—	[42)]28	[43)]1	29	
VI. Andere Krankheiten.	[44)]36	[45)]23	59	[46)]31	[47)]12	43	[48)]3	[49)]2	5	[47] Alcoholismus 5, zur Beobachtung 5. Marasmus sen. 1†.
Summe der Behandelten	584	400	984	82	34	116	81	41	122	
„ „ *Gestorbenen*	35	22	57	12	4	16	5	2	7	

[48] Nephritis, Muskelrheum., Lungenemphys. je 1. — [49] Alcoholismus, Perimetritis je 1.

28. Alter, Familienstand, Bezahlungsart der Verpflegungskosten und Wohnort der Kranken in den Kliniken für Nervenkrankheiten.

Alter, Familienstand, Bezahlungsart der Verpflegungskosten und Wohnort	Berlin, Charité				Breslau				Halle			
	Behandelte		davon gestorben		Behandelte		davon gestorben		Behandelte		davon gestorben	
	m.	w.	m.	w.	m.	w.	m.	w.	m.	w.	m.	w.
Überhaupt:	584	400	35	22	82	34	12	4	81	41	5	2
1. Alter.												
unter bis 5 Jahr	—	—	—	—	—	—	—	—	—	3	—	1
über 5 „ 10 „	5	2	—	—	1	—	—	—	2	—	—	—
„ 10 „ 15 „	21	18	1	—	6	1	—	—	4	6	—	1
„ 15 „ 20 „	37	49	1	1	9	2	—	—	7	6	—	—
„ 20 „ 25 „	52	50	2	3	3	8	—	—	4	11	—	—
„ 25 „ 30 „	52	57	3	3	4	2	—	—	9	2	—	—
„ 30 „ 40 „	149	60	6	2	20	5	4	—	21	7	—	—
„ 40 „ 50 „	106	43	5	5	24	8	4	2	16	3	1	—
„ 50 „ 60 „	57	28	5	3	9	5	2	—	15	2	3	—
„ 60 „ 70 „	22	8	3	1	2	2	1	1	3	1	1	—
„ 70 Jahre	4	3	1	2	2	1	1	1	—	—	—	—
unbekannt	79	82	8	2	2	—	—	—	—	—	—	—
2. Familienstand.												
ledig	257	194	7	6	40	17	2	—	20	23	—	2
verheiratet	198	113	17	12	38	8	10	4	61	16	5	—
verwitwet und geschieden	37	26	3	3	4	9	—	—	—	2	—	—
unbekannt	92	67	8	1	—	—	—	—	—	—	—	—
3. Verpflegungskosten.												
auf eigene Kosten	63	17	4	1	23	5	6	1	11	22	1	1
„ öffentliche Kosten	[1])381	[1])295	[1])24	[1])17	34	25	2	3	18	6	2	1
„ Kosten der Klinik (frei)	2	5	—	—	—	—	—	—	2	4	—	—
„ „ v. Krankenkassen	89	41	7	4	25	4	4	—	49	9	2	—
ohne Angabe	49	42	—	—	—	—	—	—	1	—	—	—
4. Wohnort.												
aus dem Orte der Klinik	547	388	34	21	78	34	12	4	14	8	2	—
„ der Umgegend desselben	16	5	1	1	—	—	—	—	2	—	—	—
„ „ Provinz desselben	15	2	—	—	2	—	—	—	57	32	3	2
„ anderen Prov. Preussens	5	5	—	—	2	—	—	—	3	1	—	—
„ „ dem Deutschen Reiche	—	—	—	—	—	—	—	—	5	—	—	—
„ „ Auslande	[2])1	—	—	—	—	—	—	—	—	—	—	—
[1]) Davon für Rechnung der Kommune Berlin	375	295	24	17								
Davon für Rechnung d. Kriminalfonds	6	—	—	—								
[2]) Österreich.												

29. Krankheitsfälle in den Polikliniken für Nervenkrankheiten.

Krankheitsbezeichnungen	Berlin (Charité)			Breslau			Göttingen (Mediz. Klinik)			Greifswald			Halle (Irren-Klinik)			Halle (Mediz. Klinik)			Erläuterungen. Komplikationen. P. = Potator.
	m.	w.	zus.	m.	w.	zus.	m.	w.	zus.	m.	w.	zus.	m.	w.	zus.	m.	w.	zus.	
I. Peripherische Nerven.	70	52	122	85	83	168	74	47	121	24	43	67	90	57	147	17	12	29	
1. Sensible Nerven.	25	24	49	45	59	104	54	39	93	19	31	50	59	36	95	2	5	7	
Neuralgia n. trigemini	1	4	5	8	20	28	4	6	10	7	11	18	9	14	23	—	1	1	
„ n. intercostal.	3	4	7	5	2	7	17	22	39	—	—	—	1	1	2	—	—	—	
„ plex. brachial.	1	—	1	—	—	—	—	—	—	—	—	—	—	—	—	1	2	3	
„ n. radialis	8	1	9	—	—	—	15	1	16	—	—	—	—	—	—	—	—	—	
„ n. ischiadici	3	—	3	12	10	22	6	2	8	—	—	—	28	8	36	—	—	—	
„ n. lumbalis	5	4	9	—	—	—	1) 5 1) 6	11	—	—	—	1	—	1	—	—	—		
„ anderer Nerven	4	11	15	7	8	15	5	1	6	—	—	—	3	3	6	1	2	3	1) supraorbitalis 4
Habitueller Kopfschmerz	—	—	—	11	15	26	2	1	3	12	20	32	14	9	23	—	—	—	
Andere Krankheiten	—	—	—	2	4	6	—	—	—	—	—	—	3	1	4	—	—	—	
2. Motorische Nerven.	45	28	73	40	24	64	20	8	28	5	12	17	31	21	52	15	7	22	
Lähmungen der facialis	2	4	6	4	9	13	4	1	5	1	2	3	6	10	16	3	2	5	
„ oculomotor	1	1	2	—	—	—	—	—	—	—	—	—	—	1	1	—	—	—	
„ ulnaris	1	—	1	5	—	5	—	—	—	—	—	—	—	—	—	—	—	—	
„ radialis	1	—	1	7	—	7	—	—	—	—	—	—	7	2	9	1	—	1	
„ medianus	1	—	1	1	—	1	—	—	—	—	—	—	—	—	—	—	—	—	
„ axillaris	1	—	1	—	—	—	6	2	8	—	—	—	1	—	1	—	—	—	
„ anderer Nerven	2	5	7	5	3	8	3	2	5	—	1	1	3	1	4	4	—	4	
„ des velum palatini	1	—	1	—	1	1	3	2	5	—	—	—	—	—	—	—	—	—	
„ des glottis	—	—	—	1	5	5	—	—	—	—	—	—	—	—	—	—	1	1	
Bleilähmung	3	—	3	5	—	5	—	1	1	1	—	1	—	—	—	1	—	1	
Krämpfe	15	16	31	5	2	7	3	2	5	3	10	13	4	2	6	—	1	1	
Neuritis	17	2	19	4	7	11	1	—	1	—	—	—	10	5	15	6	4	10	
Neubildungen	—	—	—	1	3	4	—	—	—	—	—	—	—	—	—	—	—	—	
Andere Krankheiten	—	—	—	2	3	5	—	—	—	—	—	—	—	—	—	—	—	—	
II. Vasomotorische und tropische Neurosen.	4	23	27	2) 5 3) 15	20	1	3	4	—	—	—	4) 2 4) 15	17	3	3	6			2) Hemiatrophia facialis 1. 3) Morbus Basedowii 5, Hemiatrophia facialis 1. 4) Morbus Basedowii 1.
III. Rückenmark.	38	10	48	44	15	59	25	12	37	11	4	15	52	17	69	13	4	17	
Meningitis	—	—	—	2	—	2	3	1	—	2	1	3	—	—	—	—	—	—	
Myelitis	4	—	4	1	1	2	3 1	2	5	3	2	5	4	—	4	2	—	2	

473

																		Footnotes
Tabes dorsalis	20	7	27	26	8	34	3	—	3	—	2	—	3	17	7	24	5	5	
Amyotroph. Lateralsclerose	3	1	4	—	3	3	—	1	1	—	1	1	1	8	—	8	—	3	
Muskelatrophie	3	2	5	2	1	3	1	1	1	1	1	1	1	—	—	—	1	1	
Paralysis	3	—	3	10	1	11	3	3	6	1	1	1	1	6	8	14	1	4	
Poliomyelitis	4	—	4	5)3	2	5	3	2	5	1	1	1	1	17	2	19	2	2	5) Irritatio spinalis 1.
Andere Krankheiten	5)1	—	1	—	—	—	3	3	6)1	—	—	1	7)17	8)2	9)2	—	—	6) Commotio 1, 7) Trauma d. Wirbelsäule 14. 8) Syringomyelie 1. 9) Syringomyelie 1.
IV. Gehirn.																			
Geisteskrankheiten	92	58	150	75	35	110	20	15	35	13	16	29	140	90	230	7	7	14	
Meningitis	48	36	84	13	13	26	2	3	5	3	10	13	59	61	120	2	1	3	
Apoplexie	3	4	7	—	—	—	4	1	5	1	—	1	1	1	2	—	—	—	
Gehirnerweichung	10	5	15	9	9	18	3	3	6	—	6	6	8	4	12	2	3	5	
Hirnsclerose	—	—	—	—	—	—	—	1	—	—	—	1	—	—	—	1	—	—	
Rindenlähmung	10	6	16	18	2	20	3	3	6	—	—	—	36	10	46	—	—	—	
Tumor	3	3	6	—	1	1	—	—	—	—	—	—	—	—	—	—	—	—	
Syphilis	4	1	5	2	1	3	2	1	3	1	—	1	3	7	10	1	1	2	
Hydrocephalus	5	1	6	4	3	7	5	1	—	—	1	1	5	1	6	—	1	1	
Commotio	—	2	2	1	—	3	—	—	—	—	—	—	1	—	1	—	—	—	
Fractura basis	—	—	—	7	—	7	2	—	4	—	—	—	4	—	4	—	—	—	
Verletzungen des Schädels	2	—	2	1	1	2	2	—	—	—	—	—	3	—	3	—	—	—	
Andere Krankheiten	—	—	—	10)4	10)5	9	2	3	5	—	—	—	15	5	8	1	—	2	10) cerebrale Kinderlähmung.
V. Neurosen ohne bekannte anatomische Grundlage.																			
Epilepsie	157	208	365	108	102	210	52	62	114	20	63	83	134	95	229	14	11	25	
Chorea	39	22	61	25	18	43	5	9	14	3	10	13	40	43	83	4	2	6	
Paralysis agitans	8	14	22	4	10	14	6	8	14	1	11	12	1	6	7	5	3	8	
Athetosis	4	2	6	7	3	10	2	2	4	1	1	1	1	2	3	—	—	—	
Hysterie	12	80	92	6	—	1	—	—	—	—	—	—	1	—	1	—	1	1	
Neurasthenie	62	67	129	17	46	52	2	33	35	—	41	41	13	37	50	1	—	1	
Neurosen	31	22	53	11)44	19	63	12)10	3	29	15	1	16	26	13)2	27	1	—	1	11) traumatische 12. 12) traumatische 3.
Andere Krankheiten	—	—	—	5	5	10	1	7	17	—	—	—	13)31	4	33	—	3	7	13) traumatische 3.
VI. Andere Krankheiten.	92	76	168	112	140	252	6	2	8	—	—	—	21	4	25	5	—	—	
Summe der Krankheitsfälle	453	427	880	429	390	819	178	141	319	68	126	194	527	409	936	66	42	108	
" " behandelt. Pers.	453	427	880	429	390	819	170	137	307	68	126	194	524	400	924	66	42	108	
davon a. d. Universitätsstadt	388	403	791	342	318	660	.	.	.	40	120	160	224	171	395	39	29	68	
aus der nächst. Umgeg. ders.	—	—	—	71	54	125	.	.	.	18	4	22	264	201	465	13	10	23	
" anderen Prov. Preussens	—	—	—	5	5	10	.	.	.	10	2	12	9	12	21	7	3	10	
" dem Deutschen Reiche	65	24	89	2	—	2	.	.	.	—	—	—	26	16	42	6	—	6	
" " Auslande	—	—	—	9	13	22	.	.	.	—	—	—	1	—	1	1	—	1	

30. Krankenbewegung in der stationären

Krankheitsbezeichnungen	Behandelte		Abgang								Erläuterungen. Komplikationen. Kr. I. = Infektion i. Krkhse. † = gestorben.
			geheilt		gebessert		ungeheilt		gestorb.		überhaupt		
	m.	w.	m.	w.	m.	w.	m.	w.	m.	w.	m.	w.	
I. Entwickelungskrankh.	89	76	5	—	—	—	1	—	83	75	89	75	[1]) Blennorrhoe 1, Conjunctivitis 3, Otitis media 5, Nephritis 3, Peritonitis 1, Rheumat. articul. 1.
II. Infekt.- u. allg. Krkh.	290	290	99	112	10	4	12	19	164	145	285	280	[2]) Keratitis 2 (1 luetica), Otitis media 1, Nephritis 7 (1 et Otorrhoe, 1 et Morbill.), Typhus abdom. 1, Febris gastrica 1.
Scharlach	[1])29	[2])25	20	19	2	—	1	2	6	4	29	25	
Scharlach u. Diphtherie	[3]) 4	[4])11	1	3	—	—	—	—	3	8	4	11	
Masern und Röteln	[5])32	[6])43	24	29	1	—	—	1	7	13	32	43	
Parotitis epidemica	1	2	1	2	—	—	—	—	—	—	1	2	
Rose	—	4	—	2	—	—	—	1	—	1	—	4	[3]) Tracheotomie 1†.
Diphtherie	[7])73	[8])80	27	30	1	1	1	5	44	41	73	77	[4]) Tracheotomie 3†, Otitis media 2.
Keuchhusten	[9])11	[10])11	6	6	—	1	2	1	3	3	11	11	[5]) Rachitis 1.
Gastrisches Fieber	1	[11]) 1	1	1	—	—	—	—	—	—	1	1	[6]) Rachitis 6, Cystitis 1, Pertussis 2 (1†), Croup 1, Keratitis 3.
Unterleibstyphus	10	[12]) 3	8	2	—	—	1	—	1	1	9	3	
Ruhr	—	1	—	1	—	—	—	—	—	—	—	1	
Brechdurchfall	[13])56	[14])34	5	6	—	1	2	1	49	25	56	33	[7]) Tracheotomie 28 (19†), Lues 1, Morbilli 3.
Diarrhoe	[15])36	[16])39	4	7	2	—	2	2	26	28	34	37	[8]) Tracheotomie 25 (16†), Morbilli 5, Strictura oesophagiae 1 (et Morbilli), Tuberculose 2, Conjunctivitis 3.
Blutarmut	1	1	1	1	—	—	—	—	—	—	1	1	
Tier.Parasiten (exkl.Krätze)	—	[17]) 1	—	1	—	—	—	—	—	—	—	1	
Tuberculose	2	1	—	—	—	—	—	—	1	—	2	1	[9]) Varicellen 1, Gonorrhoe 1.
Lungenschwindsucht	[18]) 7	[19])10	—	—	1	1	2	4	4	5	7	10	[10]) Morbilli 1, Nephritis haemorrhagica 2, Phlegmone colli 1.
Meningitis tuberculosa	10	3	—	—	—	—	—	1	10	2	10	3	
Peritonitis tuberculosa	1	1	—	—	—	—	—	1	1	—	1	1	[11]) Conjunctivitis phlyct.
Miliartuberculose	1	[20]) 1	—	—	—	—	—	—	1	1	1	—	[12]) Morbilli 1.
Rachitis	[21]) 6	[22]) 3	1	1	2	—	—	1	3	—	6	2	[13]) Wolfsrachen 1, Conjunctivitis blennorrhoica 1, Mastitis 1, Varicellen 1.
Neubildungen	[23]) 2	[24]) 1	—	—	—	—	—	—	1	1	2	1	
Konstitutionelle Syphilis	[25]) 7	[26])14	—	1	—	—	1	—	6	12	7	13	[14]) Palatum fissum 1.
III. Lokalisierte Krankh.	190	220	117	130	7	12	11	23	43	41	178	206	[15]) Lues 1, Rachitis 1, Cephalhaematom 1, Keratitis 1.
A. Krankheiten des Nervensystems.	23	25	11	12	1	1	4	9	5	1	21	23	[16]) Otorrhoe, Mastitis, Rachitis, Icterus, Conjunctivitis blennorrhoica je 1.
Hirn- und Hirnhautentz.	[27]) 3	1	—	—	—	—	1	—	2	—	3	1	[17]) Taenia sol.
And. Krankh. d. Gehirns	[28]) 2	[29]) 1	—	—	1	—	1	1	—	—	2	1	[18]) Rachitis 1, Morbilli et Pertussis 1.
Myelitis	2	2	—	—	—	—	1	1	2	1	2	2	
Chorea	[29]) 7	9	6	6	—	1	2	—	—	—	7	8	[19]) Rachitis et Scarlatina 1.
Epilepsie	—	[30]) 3	—	—	—	—	—	3	—	—	—	3	[20]) Rachitis.
Hysterie	3	1	3	1	—	—	—	—	—	—	3	1	[21]) Milzanschwellung 1, Bronchopneumonie 1†, Spasmus glottidis 1, Bronchitis 2 (1†), Atrophie 1†.
Andere Krankheiten	[31]) 6	[32]) 8	2	5	—	1	—	2	2	—	4	8	
B. Krankh. d. Ohres.	4	5	1	3	1	—	—	1	—	—	2	4	[22]) Varicellen 1.
C. Krankh. d. Augen.	[33])47	[34])52	35	42	2	2	3	2	7	6	47	52	[23]) Lymphosarkom 1†, Lupus 1.
D. Krankheiten der Atmungsorgane.	61	59	27	16	—	2	2	4	27	32	56	54	[24]) Noma (Atrophie †). [25]) Brechdurchfall 1†.
Krkh. d. Nase u. d. Adnexa	1	—	1	—	—	—	—	—	—	—	1	—	[26]) Brechdurchfall 1.
Croup	[35]) 9	[36]) 6	6	2	—	—	—	—	3	4	9	6	[27]) Morbilli 1. [28]) Hydrocephalus.
Andere Kehlkopfkrankh.	[37]) 1	2	1	1	—	—	—	—	—	1	1	1	[29]) Typhus abdom. 1. [30]) Idiotie 2.
Bronchitis	[38])16	7	11	4	—	—	—	1	2	1	13	6	[31]) Sarkom a gland. epigastr. 1†, Tetanus 1†.
Bronchialkatarrh	[39]) 6	8	4	6	—	—	—	1	1	1	5	7	

[32]) Idiotie, Hemiplegie, Paralysis, Paresen, Eclampsie, Neurasthenie je 1. — [33]) Blennorrhoe 10 (1 Darmkatarrh †, 2 Atrophie †, 1 Morbilli), Conjunctivitis diphtheritica 2 (1 Paralysis cordis †), Diphtheria palpebrae 1, Strabismus convergens 5, Verletzung 1, Atrophie 2†, Erysipelas faciei 1†. — [34]) Blennorrhoe 16 (5 Atrophie †), Conjunctivitis diphtheritica 1, Strabismus convergens 3, Verletzung 2, Bronchopneumonie 1. — [35]) Tracheotomie 5 (3†), Morbilli 6 (1 mit Scharlach), Scarlatina et Nephritis 1. — [36]) Tracheotomie 3†, Morbilli 3, Sarkom im Kleinhirn 1. — [37]) u. Morbilli et Rachitis. — [38]) Conjunctivitis 1, Rachitis 1. — [39]) Rachitis 1.

Klinik für Kinderkrankheiten in Berlin.

Krankheits-bezeichnungen	Behandelte		Abgang								Erläuterungen. Komplikationen. Kr. I. = Infektion i. Krkhse. † = gestorben.
			geheilt		gebessert		ungeheilt		gestorb.		überhaupt	
	m.	w.	m.	w.	m.	w.	m.	w.	m.	w.	m.	w.	
Lungenentzündung . .	1)25	2)30	3	3	—	1	1	1	20	25	24	30	1) Hydrocephalus 1, Rachitis 1, Otitis media 1.
Pleuropneumonie . . .	—	1	—	—	—	—	—	—	—	1	—	1	2) Rachitis 10, Scarlatina 1.
Brustfellentzündung . .	3) 3	5	1	—	—	1	1	2	1	—	3	3	3) Nephritis haemorrhagica 1.
E. Krankheiten der Cirkulationsorgane.	4) 1	5) 3	—	1	—	—	—	—	1	1	—	1	2	4) Herzbeutelentzündung mit Rheumatismus articulorum und Pleuritis.
F. Krankh. des Verdauungsapparats.	16	28	12	21	1	1	—	3	3	1	16	26	5) Stenosis valv. mitr. et Arthritis articul. 1, Lymphdrüsenentzünd. 2 (Keratitis 1, Phthisis bulbi 1).
Mandelentzündung . .	1	—	1	—	—	—	—	—	—	—	1	—	
Angina	8	18	8	15	—	—	—	2	—	—	8	17	
Pharyngitis	1	1	1	1	—	—	—	—	—	—	1	1	
Akuter Magenkatarrh .	—	6) 4	—	4	—	—	—	—	—	—	—	4	6) Chlorosis 1.
Chronisch. Darmkatarrh	—	1	—	—	—	1	—	—	—	—	—	1	7) Nach Essen von Sonnenblumenkernen 1.
Habituelle Verstopfung.	7) 2	—	2	—	—	—	—	—	—	—	2	—	8) Gangraen umbilici.
Peritonitis (ausschl. tuberc.)	2	2	—	—	—	—	—	—	1	2	—	2	1	9) Bronchopneumonie 1 †.
Innerer Darmverschluss	—	8) 1	—	—	—	—	—	—	—	1	—	1	10) Nierenkrankheiten 5, Blasenkr., Hydrocele, Balanitis, Phimose je 1.
Icterus	9) 2	1	—	1	1	—	—	—	1	—	2	1	11) Nierenkr. 5, Blasenkr. 1, Prolapsus urethrae 1, Fluor 3, Vulvitis 8
G. Krankh. d. Harn- u. Geschlechtsorg.	10) 9	11)18	9	12	—	3	—	2	—	—	9	17	
H. Krkh. d. äusseren Bedeckung.	12)21	13)23	16	19	1	2	1	—	—	1	18	22	12) Krätze 2. 13) Krätze 2, Phlegmone 1 (Sepsis †).
J. Krankheiten der Bewegungsorgane.	14) 7	15) 4	5	2	1	—	1	1	—	—	7	3	14) Knochenkrankh. 4, Gelenkkrankh. 2 (1 Scarlatina), Muskelkr. 1.
K. Mechanische Verletzungen.	16) 1	17) 3	1	2	—	1	—	—	—	—	1	3	15) Knochenkr. 2, Gelenkkr. 2. 16) Verbrennung.
IV. Andere Krankheiten.	7	5	6	4	—	—	—	—	—	—	6	4	17) Quetschungen 2, Fractura femor. 1.
Summe der Behandelten	576	591	227	246	17	16	24	42	290	261	558	565	

31. Alter und Bezahlungsart der Verpflegungskosten in der stationären Klinik für Kinderkrankheiten in Berlin.

Alter, Bezahlungsart der Verpflegungskosten	Behandelte		dav. gestorb.		Alter, Bezahlungsart d. Verpflegungskosten	Behandelte		dav. gestorb.	
	m.	w.	m.	w.		m.	w.	m.	w.
Überhaupt:	576	591	290	261					
I. Alter.					**2. Verpflegungskosten.**				
unter bis 1 Jahr . . .	239	199	192	164	auf eigene Kosten . .	19	15	6	4
über 1 „ 2 „ . .	56	62	30	37	auf öffentliche Kosten	1)531	1)541	1)284	1)257
„ 2 „ 3 „ . .	48	54	20	17	auf Kosten einer Krankenkasse	—	1	—	—
„ 3 „ 5 „ . .	68	77	23	20					
„ 5 „ 10 „ . .	109	129	16	19	ohne Angabe . . .	26	34	—	—
„ 10 „ 15 „ . .	38	46	9	4					
unbekannt.	18	24	—	—	1) Für Rechnung der Berliner Kommune.				

32. Krankheitsfälle in den Polikliniken

Krankheits-bezeichnungen	Berlin			Greifswald			Halle (Mediz. Klinik)			
	m.	w.	zus.	m.	w.	zus.	m.	w.	zus.	
I. Entwickelungskrankh.	122	108	230	5	4	9	46	39	85	
II. Infekt.- u. allgem. Krkh.	664	640	1304	292	306	598	451	452	903	
Scharlach	6	4	10	[1]64	[1]44	108	1	—	1	[1] et Nephritis.
Masern und Röteln	15	19	34	107	130	237	15	10	25	
Rose	2	—	2	3	1	4	4	5	9	
Diphtherie	13	17	30	18	14	32	2	3	5	
Keuchhusten	73	96	169	36	32	68	33	41	74	
Gastrisches Fieber	12	9	21	1	—	1	} 1	1	2	
Unterleibstyphus	7	9	16	—	—	—				
Brechdurchfall	31	22	53	25	25	50	80	65	145	
Diarrhoe	—	—	—	3	—	3	156	145	301	
Katarrhfieber (Grippe)	[2]2	—	2	—	—	—	1	2	3	[2] Influenza.
Akuter Gelenkrheumatismus	7	9	16	3	—	3	8	5	13	
Blutarmut	41	97	138	5	6	11	5	24	29	
Tier. Parasiten (exkl. Krätze)	9	10	19	2	9	11	5	5	10	
Tuberculose	10	3	13	} 5	9	14	} 10	12	22	
Lungenschwindsucht	46	62	108							
Meningitis tuberculosa	10	5	15	1	2	3	—	—	—	
Peritonitis tuberculosa	3	11	14	—	—	—	1	1	2	
Miliartuberculose	—	—	—	—	—	—	8	10	18	
Scrophulosis	43	28	71	8	15	23	2	2	4	
Rachitis	311	214	525	9	13	22	66	66	132	
Neubildungen	[3]1	[3]2	3	[4]1	[5]4	5	—	2	2	[3] Lupus. [4] Noma. [5] Lupus 2.
Gonorrhoe	1	—	1	—	—	—	—	11	11	
Syphilis	17	19	36	1	1	2	7	10	17	
Andere Krankheiten	4	4	[6]8	—	1	1	[7]46	[7]32	78	[6] Parotitis epidemica 3 m. 4 w. [7] Colitis.
III. Lokalisierte Krankheiten.	964	895	1859	426	396	822	692	724	1416	
A. Krankheiten des Nervensystems.	87	93	180	6	8	14	32	42	74	
Geisteskrankheiten	1	—	1	—	2	2	—	—	—	
Krankheiten des Gehirns	13	7	20	1	1	2	7	9	16	
Rückenmarkkrankheiten	5	3	8	—	2	2	—	—	—	
Paralysen und Paresen	4	4	8	—	—	—	6	7	13	
Chorea	12	17	29	—	1	1	1	2	3	
Eklampsie	23	21	44	1	1	2	—	—	—	
Epilepsie	7	5	12	—	1	1	2	1	3	
Hysterie	6	10	16	1	—	1	—	—	—	
Neurasthenie	1	3	4	1	—	1	—	—	—	
Trismus und Tetanus	1	—	1	1	—	1	—	—	—	
Andere Krankheiten	14	23	37	1	—	1	16	23	39	
B. Krankh. des Ohres.	17	13	30	12	10	22	7	8	15	
C. Krankh. der Augen.	6	12	18	2	4	6	2	4	6	
D. Krankheiten der Atmungsorgane.	285	246	531	163	142	305	284	301	585	
Krkh. d. Nase u. d. Adnexa	17	19	36	—	2	2	121	133	254	
Croup	—	—	—	5	3	8	—	—	—	
Andere Kehlkopfkrankh.	7	3	10	3	5	8	38	30	68	
Tracheálkrankheiten	32	25	57	—	—	—	—	—	—	
Bronchialkrankheiten	149	122	271	115	107	222	88	111	199	

für Kinderkrankheiten.

Krankheits-bezeichnungen	Berlin			Greifswald			Halle (Mediz. Klinik)		
	m.	w.	zus.	m.	w.	zus.	m.	w.	zus.
Lungenentzündung . . .	60	65	125	17	18	35	34	25	59
Pleuropneumonie	3	—	3	21	7	28	—	—	—
Brustfellentzündung . . .	15	9	24	2	—	2	3	2	5
Emphysem	2	1	3	—	—	—	—	—	—
Kropf	—	2	2	—	—	—	—	—	—
E. Krankheiten der Cirkulationsorgane.	12	15	27	7	6	13	34	31	65
Klappenfehler	2	2	4	—	—	—	3	4	7
Vitium cord. ohne näh. Ang.	2	3	5	—	—	—	—	—	—
Lymphgefäss- u. Drüsenentz.	7	7	14	7	6	13	31	27	58
Andere Krankheiten . . .	1	3	4	—	—	—	—	—	—
F. Krankheit. des Verdauungsapparats.	282	256	538	196	184	380	184	192	376
Krkh. d. Zähne u. d. Adnexa	14	8	22	54	54	108	20	35	55
Zungenentzündung . . .	3	2	5	3	4	7	—	—	—
Mandelentzündung . . .	14	25	39	8	14	22	10	16	26
Pharyngitis	2	—	2	30	35	65	65	62	127
Magenkatarrh	88	73	161	24	26	50	41	30	71
Magengeschwür	—	3	3	—	2	2	—	—	—
Darmkatarrh	98	90	188	55	40	95	—	—	—
Habituelle Verstopfung . .	24	42	66	4	4	8	16	19	35
Peritonitis (ausschl. tuberc.) .	1	—	1	—	—	—	—	4	4
Typhlitis und Perityphlitis	—	—	—	2	—	2	—	—	—
Hernien	31	4	35	10	3	13	17	11	28
Icterus	4	3	7	—	—	—	—	—	—
Andere Krankheiten . . .	3	6	9	6	2	8	15	15	30
G. Krankh. der Harn- und Geschlechtsorg.	43	22	65	6	4	10	12	2	14
H. Krkh. der äusseren Bedeckung.	150	158	308	22	22	44	131	134	265
J. Krankheiten der Bewegungsorgane.	60	57	117	—	3	3	—	—	—
Krankheiten der Knochen .	36	44	80	—	—	—	—	—	—
Krankheiten der Gelenke .	20	11	31	—	3	3	—	—	—
Krkh. d. Muskeln u. Sehnen	4	2	6	—	—	—	—	—	—
K. Mechan. Verletzung.	22	23	45	12	13	25	6	10	16 [1]
Quetschung. u. Zerreissung.	11	8	19	2	1	3	—	5	5
Knochenbruch	4	7	11	—	—	—	1	—	1
Andere Verletzungen . .	7	8	[1]) 15	10	12	[2]) 22	6	4	[3]) 10
IV. Andere Krankheiten.	120	103	223	1	2	3	—	—	—
Summe der Krankheitsfälle	1870	1746	3616	724	708	1432	1189	1215	2404
„ „ behandelt. Pers.	1616	1608	3224	724	708	[4]) 1432	1006	999	[5]) 2005
davon aus der Universitätsstadt .	1549	1536	3085	706	680	1386	556	437	1093
„ der nächst. Umgeg. ders.	49	57	106	10	15	25	450	562	912
„ „ Provinz derselben .	15	14	29	8	13	21	—	—	—
„ anderen Prov. Preussens	3	1	4	—	—	—	—	—	—

[1]) Darunter Luxation 1 m. 1 w., Verbrennung 4 w.
[2]) Darunter Luxation 1 w., Distorsio 3 m. 4 w., Erfrierung 2 m. 2 w.
[3]) Darunter Verbrennung 3 m. 1 w.
[4]) gestorben 61 m. 45 w.
[5]) Ausserdem 523 Impflinge. Gestorben 53 Kinder.

478

33. Krankheitsfälle in den Kliniken und Polikliniken für syphilitische Krankheiten.

Krankheitsbezeichnungen	Kliniken												Polikliniken								
	Berlin			Bonn			Breslau			Bonn			Breslau			Göttingen			Halle		
	m.	w.	zus.	m.	w.	zus.	m.	w.	zus.	m.	w.	zus.	m.	w.	zus.	m.	w.	zus.	m.	w.	zus.
I. Gonorrhoeen.																					
Gonorrhoe urethrae acuta	783	865	1648	62	49	111	215	417	632	197	59	256	415	48	463	33	2	35	39	1	40
" chronic.	214	—	214	16	17	33	104	}286	}417	79	17	96	223	}32	}374	14	2	16	21	1	22
" vulvae et vaginae	82	—	82	13	—	13	27	—	—	57	—	57	119	—	—	8	—	8	10	—	10
" cervicis	—	605	605	—	5	5	—	3	3	—	5	5	—	4	4	—	—	—	—	—	—
" mit Phimosis acquis.	8	—	8	—	19	19	—	109	109	—	29	29	—	9	9	—	—	—	—	—	—
" Epididymitis	53	—	53	6	—	6	12	—	12	10	—	10	7	—	7	—	—	—	—	—	—
" Periurethritis	312	—	312	9	—	9	31	—	31	21	—	21	32	—	32	8	—	8	1	—	1
" bezw. Urethritis	1	209	210	1	1	2	—	—	—	2	1	3	—	—	—	—	—	—	—	—	—
" Prostatitis	6	—	6	—	—	—	2	—	2	1	—	1	—	1	1	—	—	—	1	—	1
" Bartholinitis	—	—	—	—	5	5	—	13	13	—	5	5	—	—	—	—	—	—	—	—	—
" Cystitis	50	3	53	10	1	11	26	1	27	14	1	15	18	2	20	1	—	1	2	—	2
" Strictura	5	—	5	5	—	5	4	—	4	11	—	11	13	—	13	1	—	1	1	—	1
" Bubo inguinalis	38	40	78	1	1	2	6	1	7	1	1	2	2	—	2	—	—	—	3	—	3
" Rheumat. artic.	19	—	19	—	—	—	3	—	3	1	—	1	1	—	1	—	—	—	—	—	—
" anderen Krankh.	3	—	3	1	—	1	—	4	4	—	—	—	—	—	—	—	—	—	—	—	—
II. Ulcus molle contag.	586	528	1114	8	7	15	66	51	117	16	7	23	68	7	75	—	—	—	3	—	3
IIa. Bubo inguinalis[1]).	179	2	181	2	—	2	—	—	—	3	—	3	—	—	—	—	—	—	—	—	—
III. Syphilis.																						
A. 1. Primäre Formen	550	800	1350	89	89	178	196	527	723	213	120	333	403	340	743	23	8	31	31	24	55
a) der Genitalien	163	11	174	15	3	18	57	32	89	43	7	50	114	17	131	6	—	6	4	1	5
b) extragenitale Infektion	163	11	174	14	2	16	54	30	84	42	4	46	110	13	123	5	—	5	4	1	5
2. hereditäre Syphilis	1	1	—	1	2	—	3	4	—	1	—	—	4	—	8	1	1	—	2	—	2

479

	376	767	1143	49	72	121	119	423	542	106	82	188	182	178	360	15	8	23	22	22	44
B. Sekundäre Formen .																					
davon:																					
1. der Haut . . .	115	24	139	36	60	96	99	324	423	76	70	146	130	141	271	—	2	2	13	18	31
a) Exanth. macul. .	26	1	27	5	4	9	36	66	102	15	4	19	61	22	83	—	—	—	5	2	7
recidiv. .	—	—	—	—	—	—	—	1	1	—	—	—	—	—	8	—	—	—	—	—	—
b) " papulos. .	47	6	53	4	2	6	31	24	55	6	2	8	3	5	55	—	—	—	4	—	13
c) " pap. squamos.	9	9	18	5	5	10	7	4	11	9	5	14	29	26	4	—	—	—	—	3	3
d) " pap. pustul. .	5	—	5	4	4	8	1	4	2	9	5	14	2	2	2	—	—	—	1	2	3
e) Leucoderma .	—	2	2	3	4	7	1	56	58	—	3	7	2	—	21	—	—	—	—	—	—
f) Defl. capill. .	2	—	2	—	3	3	2	3	3	1	1	2	1	20	2	—	—	—	1	2	—
g) Paronychia . .	—	—	—	—	1	—	—	—	—	2	—	2	1	2	3	—	—	2	—	—	—
h) Condylomata lata	26	6	32	15	37	52	22	169	191	31	46	77	31	64	95	—	2	2	3	2	5
2. der Schleimhaut des Mundes, Kehlkopfes etc.	21	2	23	11	9	20	18	65	83	27	9	36	40	33	73	—	—	—	5	4	9
3. Lymphadenitis . .	—	1	1	2	3	5	2	34	36	3	3	6	12	4	16	15	6	21	4	—	4
Andere Krankheiten .	240	740	980	—	—	—	—	—	—	—	—	—	—	—	—	—	—	—	—	—	—
C. Tertiäre Formen .	9	21	30	14	7	21	13	21	34	20	7	27	41	51	92	1	—	1	3	1	4
1. der Haut . . .	8	16	24	4	3	7	9	14	23	4	3	7	28	36	64	—	—	—	1	—	1
2. der Schleimhaut des Mundes etc. .	—	5	5	3	2	5	4	3	7	3	2	5	7	9	16	1	—	1	1	1	1
3. der Knochen u. Gelenke	1	—	1	3	1	4	—	2	2	7	1	8	1	3	4	—	—	—	—	—	—
4. der Muskeln u. Sehnen	—	—	—	—	1	1	—	1	1	—	1	1	1	—	1	—	—	—	—	—	—
5. der Nerven . .	—	—	—	2	1	2	—	1	1	2	1	2	4	2	6	1	—	1	1	1	1
6. der Sinnesorgane .	—	—	—	1	1	1	—	1	1	3	—	3	—	—	1	—	—	—	1	1	1
7. der Eingeweide . .	—	—	—	—	—	—	—	1	1	1	—	1	—	—	—	—	—	—	—	—	—
D. Galopp. malig. Syphilis	1	—	1	1	—	1	1	5	6	1	—	1	—	1	1	—	—	—	—	—	—
E. Latente Syphilis . .	—	—	—	8	5	13	6	42	48	33	15	48	59	88	147	3	—	3	3	1	—
Anhang:																					
1. Hydrargyrosis et stom. mercurialis . . .	6	—	6	—	—	—	2	7	9	1	—	1	—	3	15	—	—	3	1	1	1
2. Syphilidophobie . .	3	—	3	—	—	—	—	—	—	14	5	19	12	5	5	—	—	—	1	1	2
3. Elephant. et ulc. chron. bei früh. syph. Weibern	—	—	—	—	—	—	—	30	30	—	—	—	—	—	—	—	—	—	—	—	—

[1]) Ohne Ulcus molle.

480

33. Krankheitsfälle in den Kliniken und Polikliniken für syphilitische Krankheiten.

Krankheitsbezeichnungen	Kliniken									Polikliniken											
	Berlin			Bonn			Breslau			Bonn			Breslau			Göttingen			Halle		
	m.	w.	zus.	m.	w.	zus.	m.	w.	zus.	m.	w.	zus.	m.	w.	zus.	m.	w.	zus.	m.	w.	zus.
IV. Nicht venerische Krankheiten der Genitalorgane.																					
1. Condylomata acum.	34	1	35	24	14	38	57	159	216	90	24	114	227	64	291	44	7	51	23	1	24
2. Erosiones, Excoriationes	—	—	—	6	12	18	8	43	51	16	13	29	7	7	14	1	1	2	1	1	2
3. Herpes progenitalis	—	—	1	2	1	3	2	33	35	8	3	11	31	4	35	—	—	—	1	—	1
4. Balanitis, Phimosis	—	—	—	2	—	2	—	4	4	17	—	17	14	—	14	6	—	6	—	—	—
5. Neurasthenia genit.	24	—	24	10	—	10	27	—	27	24	—	24	96	—	96	—	—	—	8	—	8
6. Fluor vaginal. non gonorrh.	—	—	—	—	—	—	5	—	5	12	—	12	24	—	24	—	—	—	7	—	7
7. Hodenerkrankungen	—	—	—	3	1	1	—	61	61	—	8	8	—	39	39	13	2	13	1	—	1
8. Neoplasma vesicae	—	—	—	—	—	3	2	—	2	9	—	9	10	—	10	1	—	1	—	—	—
9. Cystitis	10	—	10	—	—	—	—	—	—	2	—	2	9	—	9	14	3	17	1	—	1
10. Prostatorrhoe	—	—	—	—	—	—	3	—	3	1	—	1	4	—	4	—	—	—	1	—	1
11. Bubo inguinalis	—	—	—	1	—	1	10	3	13	1	—	—	20	3	23	2	1	2	3	—	3
Andere Krankheiten	—	—	—	—	—	—	—	15	15	—	—	—	12	11	23	7	—	8	—	—	—
V. Andere Krankheiten.	34	16	50	—	—	—	40	76	116	10	—	10	191	212	403	—	—	—	—	—	—
Summe d. *Krankheitsfälle**)	2175	2212	4387	185	159	344	576	1267	1843	544	215	759	1316	679	1995	103	17	120	98	27	125

*) Anzahl der Personen siehe Tabelle 34.

34. Alter, Familienstand, Bezahlungsart der Verpflegungskosten und Wohnort der Kranken in den stationären Kliniken für syphilitische Krankheiten.

Alter, Familienstand, Bezahlungsart der Verpflegungskosten und Wohnort	Zusammen			Berlin, Charité			Bonn			Breslau		
	m.	w.	zus.	m.	w.	zus.	m.	w.	zus.	m.	w.	zus.
Überhaupt:	2587	2814	5401	2175	2212	4387	132	105	237	280	497	777
1. Alter.												
unter bis 1 Jahr	6	7	13	2	5	7	1	—	1	3	2	5
über 1 „ 5 „	1	2	3	—	—	—	—	—	—	1	2	3
„ 5 „ 10 „	2	5	7	—	—	—	—	1	1	2	4	6
„ 10 „ 15 „	8	13	21	4	7	11	—	1	1	4	5	9
„ 15 „ 20 „	346	774	1120	294	629	923	13	24	37	39	121	160
„ 20 „ 25 „	1088	1045	2133	947	801	1748	43	47	90	98	197	295
„ 25 „ 30 „	657	389	1046	545	294	839	33	18	51	79	77	156
„ 30 „ 40 „	298	288	586	235	209	444	30	11	41	33	68	101
„ 40 „ 50 „	67	64	131	46	48	94	7	2	9	14	14	28
„ 50 „ 60 „	27	19	46	20	14	34	3	—	3	4	5	9
„ 60 „ 70 „	9	3	12	6	2	8	1	—	1	2	1	3
„ 70 Jahr	2	3	5	—	3	3	1	—	1	—	—	1
unbekannt	76	202	278	76	200	276	—	1	1	—	1	1
2. Familienstand.												
ledig	2268	2355	4623	1919	1817	3736	105	85	190	244	453	697
verheiratet	219	176	395	162	134	296	24	14	38	33	28	61
verwitwet und geschieden	24	92	116	18	71	89	3	6	9	3	15	18
unbekannt	76	191	267	76	190	266	—	—	—	1	1	1
3. Verpflegungskosten.												
auf eigene Kosten	404	74	478	257	26	283	53	30	83	94	18	112
„ öffentliche Kosten	937	2354	3291	[1])885	[1])1933	[1])2818	29	71	100	23	350	373
auf Kosten:												
der Klinik (frei)	—	4	4	—	—	—	—	—	—	—	4	4
akademischer Krankenkass.	8	—	8	—	—	—	3	—	3	5	—	5
Brot- oder Dienstherrschaft	—	7	7	—	—	—	—	1	1	—	6	6
von Krankenkassen	1139	89	1228	957	63	1020	46	3	49	136	23	159
und zwar:												
Kreiskrankenkassen	1	—	1	—	—	—	—	—	—	1	—	1
Gemeindekrankenkassen	1	—	1	—	—	—	1	—	1	—	—	—
Ortskrankenkassen	36	3	39	—	—	—	31	3	34	5	—	5
Betriebs- (Fabrik-) Krkenk.	35	7	42	—	—	—	11	—	11	24	7	31
Knappschaftskrankenkassen	2	—	2	—	—	—	2	—	2	—	—	—
Eingeschriebene Hilfskassen	106	16	122	—	—	—	1	—	1	105	16	121
Dienstbotenkrankenkassen	1	—	1	—	—	—	—	—	—	1	—	1
ohne nähere Angabe d. Kasse	957	63	1020	957	63	1020	—	—	—	—	—	—
ohne jede Angabe	99	286	385	76	190	266	—	1	1	22	96	118
4. Wohnort.												
aus dem Orte der Klinik	2352	2699	5051	2082	2194	4276	45	30	75	225	475	700
„ der Umgegend desselben	75	27	102	62	15	77	7	7	14	6	5	11
„ „ Provinz desselben	124	75	199	20	3	23	69	61	130	35	11	46
„ anderen Prov. Preussens	23	8	31	10	—	10	7	6	13	6	2	8
„ dem Deutschen Reiche	4	—	4	—	—	—	3	—	3	1	—	1
„ „ Auslande	9	5	14	[2]) 1	—	1	[2]) 1	[3]) 1	2	[4]) 7	[4]) 4	11

[1]) Davon für Rechnung der Berliner Commune . . . 873 | 1929 | 2802
„ „ „ „ des Kriminalfonds . . . . 12 | 4 | 16
[2]) Amerika. — [3]) Holland. — [4]) Russland.

35. Beruf der Kranken in den stationären Kliniken für syphilitische Krankheiten.

Berufsarten [1]	Zusammen m.	Zusammen w.	Zusammen zus.	Berlin, Charité m.	Berlin, Charité w.	Berlin, Charité zus.	Bonn m.	Bonn w.	Bonn zus.	Breslau m.	Breslau w.	Breslau zus.
A. Bodenbenutzung und Tierzucht.	23	5	28	12	2	14	4	—	4	7	3	10
Landwirtschaft einschl. Tierzucht	12	2	14	4	—	4	3	—	3	5	2	7
Kunst- und Handelsgärtnerei	11	3	14	8	2	10	1	—	1	2	1	3
B. Industrie und Gewerbe.	1446	270	1716	1261	189	1450	64	15	79	121	66	187
Bergbau, auch Torfgräberei	1	—	1	—	—	—	1	—	1	—	—	—
Hüttenwesen	3	—	3	2	—	2	1	—	1	—	—	—
Übrige Industrie der Steine und Erden	19	—	19	15	—	15	2	—	2	2	—	2
Verarbeitung von Metallen	30	5	35	27	4	31	1	—	1	2	1	3
Grob- und Hufschmiede	31	2	33	29	1	30	—	—	—	2	1	3
Schlosserei, Geldschrankfabrikation	187	7	194	168	6	174	6	—	6	13	1	14
Sonstige Eisenverarbeitung	73	6	79	65	4	69	3	—	3	5	2	7
Verfertigung v. Maschinen, Schusswaffen, Lampen	10	4	14	8	4	12	1	—	1	1	—	1
Stellmacherei, Wagenbau	9	—	9	7	—	7	1	—	1	1	—	1
Schiffsbau, Verfertigung v. Instrumenten, Uhren	40	2	42	38	2	40	—	—	—	2	—	2
Chemische Industrie	1	—	1	1	—	1	—	—	—	—	—	—
Spinnerei und Weberei als Hausbetrieb	7	—	7	7	—	7	—	—	—	—	—	—
Übrige Textilindustrie	9	12	21	7	7	14	—	—	—	2	5	7
Buchbinderei und Kartonnagefabrikation	17	1	18	16	1	16	1	—	1	1	—	1
Sonstige Papier- und Lederindustrie	63	1	64	48	—	49	5	—	5	10	—	10
Tischlerei und Parkettfabrikation	100	10	110	94	10	104	1	—	1	5	—	5
Sonstige Industrie der Holz- und Schnitzstoffe	62	7	69	52	5	57	3	—	3	7	2	9
Getreide-, Mahl- und Schälmühlen	5	—	5	3	—	3	—	—	—	2	—	2
Bäckerei und Konditorei	105	3	108	88	2	90	4	—	4	13	1	14
Fleischerei	101	11	112	95	9	104	1	—	1	5	2	7
Sonstige Industrie der Nahrungs- u. Genussmittel	53	10	63	39	7	46	4	—	4	10	3	13
Näherei, Schneiderei, Konfektion	73	114	187	65	73	138	1	6	7	7	35	42
Schuhmacherei	96	11	107	85	10	95	3	—	3	8	1	9

Übrige Bekleidungs-, auch Reinigungsgewerbe	54	12	66	52	7	59	1	—	1	5	1	6
Baugewerbe	185	30	215	160	28	188	10	—	10	15	2	17
Polygraphische Gewerbe	38	3	41	31	2	33	3	—	3	4	1	5
Kunstgewerbe u. unbestimmte Fabrikationszweige	74	19	93	59	7	66	11	9	20	4	3	7
C. Handel und Verkehr.	389	118	507	281	89	370	36	11	47	72	18	90
Warenhandel in stehendem Betriebe	174	31	205	122	19	141	19	4	23	33	8	41
Übrige Handels-, auch Versicherungsgewerbe	16	10	26	5	8	13	4	—	4	7	2	9
Landverkehr	78	9	87	64	7	71	5	—	5	9	2	11
Wasserverkehr	8	—	8	—	—	—	2	—	2	6	—	6
Beherbergung und Erquickung	113	68	181	90	55	145	6	7	13	17	6	23
D. Hausdienst und wechselnde Lohnarbeit.	579	721	1300	509	298	807	15	36	51	55	387	442
E. Heer- u. Verwaltungsdienst u. freier Beruf.	35	10	45	18	8	26	6	—	6	11	2	13
Armee	2	—	2	1	—	1	—	—	—	1	—	1
Staats- und Gemeindedienst	13	2	15	4	2	6	4	—	4	5	—	5
Ärzte	2	—	2	1	—	1	—	—	—	1	—	1
Freie Berufsarten	18	8	26	12	6	18	2	—	2	4	2	6
F. Personen ohne Beruf oder Berufsangabe.	115	1690	1805	94	1626	1720	7	43	50	14	21	35
Rentner, Pensionäre	3	—	3	2	—	2	—	—	—	1	—	1
Kandidaten der Medizin	2	—	2	1	—	1	—	—	—	1	—	1
Studenten der Medizin	4	—	4	3	—	3	1	—	1	—	—	—
Studenten einer anderen Fakultät	13	—	13	5	—	5	4	—	4	4	—	4
Sonstige Berufslose	78	1665	1743	77	1615	1692	1	42	43	—	8	8
Kinder unter 15 Jahren	15	25	40	6	11	17	1	1	2	8	13	21
Zusammen	2587	2814	5401	2175	2212	4387	132	105	237	280	497	777

[1]) Bei den Frauen ist der Beruf des Mannes berücksichtigt.

36. Krankheitsfälle in den Kliniken und Polikliniken für Hautkrankheiten.

	Kliniken											Polikliniken														
Krankheitsbezeichnungen	Berlin, Charité			Bonn			Breslau			Berlin, Charité			Bonn			Breslau			Göttingen			Greifswald			Halle		
	m.	w.	zus.	m.	w.	zus.	m.	w.	zus.	m.	w.	zus.	m.	w.	zus.	m.	w.	zus.	m.	w.	zus.	m.	w.	zus.	m.	w.	zus.
Arzneiexantheme	—	—	—	—	—	—	3	2	5	—	—	—	1	—	1	7	—	7	—	—	—	—	—	—	1	1	2
Atherom	—	—	—	—	—	—	—	1	1	—	1	1	7	—	7	2	3	5	—	1	1	—	—	—	—	—	—
Combustio	1	1	2	—	—	—	—	—	—	—	—	—	—	1	1	2	3	5	1	—	1	—	—	—	1	—	1
Congelatio	—	—	—	3	—	3	3	4	7	1	1	2	10	2	12	3	4	7	1	1	2	—	—	—	1	—	1
Dermatitis artefacialis	—	—	—	3	—	3	2	—	2	1	—	1	14	4	18	21	10	31	1	—	1	—	—	—	—	—	—
Ekzema acutum	45	15	60	8	7	15	61	63	124	46	30	76	75	31	106	208	235	443	24	12	36	3	2	5	48	45	93
„ chronicum	62	35	97	25	12	37	30	22	52	62	46	108	125	99	224	87	100	187	36	25	61	16	30	45	28	19	47
Elephantiasis	1	—	1	—	—	—	1	1	2	2	1	—	2	1	—	4	3	7	—	—	—	3	3	—	—	—	—
Erythema simplex	—	1	1	1	1	2	1	3	—	1	1	—	5	3	8	2	6	9	2	1	3	4	1	5	1	2	3
„ exsudat. multif.	—	1	1	—	1	2	3	3	—	—	—	—	3	—	4	4	6	10	1	5	6	2	1	3	—	—	1
„ bullosum, nodosum	—	—	—	—	—	—	1	4	5	—	—	—	1	—	4	1	3	4	—	—	—	—	—	—	—	—	—
Follikelerkrankungen:																											
Comedo	—	—	—	1	1	—	1	—	2	—	—	—	6	3	9	23	6	29	3	3	6	—	—	—	1	2	3
Acne simpl.	2	—	2	5	1	5	4	2	6	—	—	—	40	7	47	40	15	55	3	4	7	—	—	—	8	6	14
Acne rosac.	—	—	—	1	1	2	—	2	4	29	24	53	7	12	19	14	10	24	2	—	2	—	1	1	1	1	2
Foll. barb.	—	—	—	22	—	22	4	—	4	—	—	—	44	—	44	23	—	23	4	—	3	1	—	1	14	—	14
Haarerkrankungen	—	—	—	1	—	1	2	2	4	4	—	4	27	4	31	19	6	25	4	4	—	—	—	—	4	—	4
Herpes labialis u. s. w.	—	—	—	1	1	1	2	1	3	—	—	—	4	4	8	12	11	23	15	4	19	—	—	—	4	—	4
„ zoster	2	1	3	1	—	1	2	3	6	—	3	3	13	4	17	16	11	27	4	1	5	—	—	5	3	3	6
Keratosen:																											
Ichthyosis	—	—	—	—	—	—	—	—	—	—	—	—	3	1	4	3	—	3	—	—	—	—	—	—	1	1	2
Lichen pilaris	1	—	1	—	—	—	1	—	1	4	—	4	3	1	4	—	1	1	—	—	—	—	—	—	1	—	1
Cornu cutaneum	—	—	—	—	—	—	—	—	—	1	—	1	1	—	1	15	4	19	—	—	—	—	—	—	—	1	1
Verrucae durae	—	—	—	—	—	—	—	—	—	—	—	—	7	10	17	5	1	6	4	4	—	—	—	—	1	1	2
Leucoplakia non luetica	—	—	—	—	—	—	—	—	—	—	—	—	1	—	1	5	—	—	—	—	—	—	—	—	—	—	—
Lichen ruber	1	—	1	1	1	—	—	1	2	—	—	—	4	2	6	1	4	—	1	—	—	—	—	—	—	—	—
Lupus erythematodes	—	—	—	1	1	2	1	2	2	—	—	—	3	2	5	3	2	—	6	5	11	—	—	—	—	—	—
Andere	—	—	—	—	—	—	—	—	—	—	—	—	1	2	3	3	2	5	—	—	—	—	—	—	—	2	2

485

Neubildungen.																						
A. gutartige.																						
Fibroma pendul.	—	—	—	—	—	—	—	—	—	2	1	—	—	—	—	—	—	—	—	—	—	—
Xanthom	—	—	—	—	—	—	—	—	—	—	—	—	3	—	—	—	—	1	—	—	—	—
Molluscum	—	—	—	—	—	—	1	1	—	3	1	2	—	—	—	—	—	—	1	1	2	3
And. gutartige Neubildung.	—	—	—	—	—	—	1	—	1	4	2	2	—	—	—	—	—	1	—	—	1	1
B. bösartige.	—	—	—	—	—	—	—	—	—	13	5	8	—	—	—	—	—	—	—	—	—	—

Parasitäre Dermatosen.																						
A. durch tierische Parasiten:																						
Scabies	251	194	445	81	23	104	90	82	172	4	6	10	229	89	318	72	67	139	77	23	100	45	14	59	33	30	63
Pediculi capitis	3	1	4	—	6	—	5	31	36	1	2	3	3	9	32	9	69	78	1	—	1	—	—	—	1	5	6
„ vestiment.	1	—	1	—	1	1	6	7	13	2	—	2	2	3	4	6	4	6	—	1	—	—	—	—	1	2	3
Phthirii	—	—	—	1	3	4	6	7	7	—	—	—	13	4	17	6	—	6	—	—	—	—	—	—	1	—	1

B. durch Mycelpilze:																						
Mycosis (Pityrias. versic.)	5	1	6	5	—	5	2	16	18	15	12	27	19	2	21	15	3	18	2	1	3	—	—	—	2	3	5
„ (Herpes tonsurans)	3	1	4	7	—	7	—	3	3	8	—	8	57	24	81	11	4	15	1	—	1	—	—	—	11	3	14
Favus	2	—	2	1	—	1	11	5	16	—	—	—	7	2	9	9	7	16	—	—	—	—	—	—	—	—	—
Erythrasma	16	—	16	—	5	5	—	—	—	—	—	—	2	—	2	2	—	3	—	—	—	—	—	—	—	—	—
Sycosis	—	—	—	—	—	—	—	—	—	18	—	18	17	—	17	7	—	7	—	—	—	—	—	—	—	—	—

C. durch Bacterien:																						
I. Akute:																						
Furunkel	7	—	7	3	—	3	7	6	13	7	—	7	25	6	31	25	15	40	4	—	4	—	—	—	5	1	6
Abscesse	2	—	2	—	1	1	2	8	10	—	—	—	10	9	19	9	9	18	1	—	1	—	—	—	1	1	1
Phlegmonen	—	—	—	—	1	1	1	—	1	—	—	—	2	2	4	8	7	15	—	—	—	—	—	—	—	—	—
Impetigo contagiosa	1	—	1	—	2	2	4	2	6	3	—	3	22	19	41	18	18	36	1	—	1	—	7	7	2	2	4
Lymphangit. et-adenit.	—	—	—	—	3	3	1	3	4	—	—	—	12	5	17	5	5	24	1	—	1	—	—	—	3	3	4
Erysipelas	1	1	1	—	1	1	6	11	6	9	—	9	5	2	7	19	4	8	6	2	10	—	—	—	—	—	3
Andere	—	—	—	—	—	—	—	—	17	—	—	—	—	—	—	— [2]	8	8 [3]	6 [3]	2	8	—	—	—	—	—	—

[1] Darunter Milium 1 m. 1 w. — [2] Erysipeloid. — [3] Varicellen.

36. Krankheitsfälle in den Kliniken und Polikliniken für Hautkrankheiten.

Krankheitsbezeichnungen.	Kliniken										Polikliniken											
	Berlin, Charité			Bonn			Breslau			Berlin, Charité			Bonn			Breslau			Göttingen			Greifswald			Halle		
	m.	w.	zus.	m.	w.	zus.	m.	w.	zus.	m.	w.	zus.	m.	w.	zus.	m.	w.	zus.	m.	w.	zus.	m.	w.	zus.	m.	w.	zus.
II. Chronische:																											
Tuberkulose:																											
Lupus vulgaris	5	1	6	32	41	73	28	56	84	9	11	20	50	89	139	31	51	82	3	2	5	—	—	—	2	7	9
„ hypertr. exulc.	—	—	—	4	7	11	—	—	—	—	—	—	6	9	15	11	6	17	—	—	—	—	—	—	1	—	1
Scrophuloderma	—	—	—	1	4	5	7	10	17	—	—	—	6	10	16	—	—	—	—	—	—	—	—	—	2	—	2
Ulc. tuberculosa	—	—	—	2	1	3	3	—	3	—	—	—	3	1	4	—	—	—	—	—	—	—	—	—	—	—	—
Lupuscarcinom	—	—	—	1	2	2	—	—	—	—	—	—	—	3	3	—	—	—	—	—	—	—	—	—	—	—	—
Lepra	—	—	—	1	1	2	—	—	—	—	—	—	1	1	2	—	—	—	—	—	—	—	—	—	—	—	—
Pemphigus	3	—	3	1	—	1	2	3	5	—	—	—	2	1	3	2	4	6	2	3	5	2	1	3	2	—	2
Pigmentvermehrung	—	—	—	—	—	—	—	—	—	—	—	—	1¹)	—	3¹)	1²)	7¹⁰	11	—	—	—	—	—	—	1¹)	1	—
Pigmentverlust	—	—	—	—	2	2	—	—	—	—	—	—	2	5	7	2	5	7	1	—	1	—	—	—	1	—	1
Pityriasis	—	—	—	—	—	—	—	2	8	—	—	—	9	7	16	11	6	17	—	—	—	—	—	—	1	1	2
Prurigo	1	4	5	3	3	6	6	2	8	—	—	—	11	9	20	22	14	36	—	1	1	—	—	—	1	2	3
Pruritus	—	9	59	—	1	1	18	5	23	13	6	19	3	1	4	15	11	26	—	1	1	—	—	—	—	3	3
Psoriasis	50	—	—	12	11	23	11	3	14	11	3	14	34	20	54	53	15	68	11	3	14	3	3	6	9	2	11
Purpura rheumat.	—	—	—	—	—	—	41	15	56	—	—	—	2	1	3	2	1	3	—	—	—	—	—	—	1	—	1
Schweissdrüsenanomalieen	—	—	—	—	—	—	3	—	3	—	—	—	4	1	5	3	5	8	2	1	3	—	—	—	1	—	1
Seborrhœa	18	9	27	6	7	13	5	4	9	68	40	108	51	31	82	31	19	50	1	2	3	—	—	—	7	9	16
Ulcera cruris	2	5	7	3	7	10	7	10	17	6	10	16	9	14	23	19	27	46	1	2	3	—	—	—	3	2	5
Urticaria	2	1	3	2	—	2	4	4	8	4	4	8	15	10	25	13	9	22	13	5	18	—	—	—	5	3	8
Vulnera	—	—	—	—	—	—	—	6	7	—	—	—	9	6	15	1	2	3	—	—	—	—	—	—	2	2	4
Varia	³)19	25	44	1	—	1	1	—	1	40	13	53	25	27	52	1	5	6	—	—	—	—	—	—	⁴)1	—	1
Summe d. Krankheitsfälle⁵)	504	308	812	250	157	407	390	425	815	364	220	584	1093	666	1759	970	873	1843	236	113	349	103	55	158	213	173	386

¹) Epheliden. — ²) Chloasma. — ³) Darunter Variola 1. — ⁴) Ulcera diphtheritica. — ⁵) Anzahl der Personen siehe Tabelle 37.

37. Alter, Familienstand, Bezahlungsart der Verpflegungskosten und Wohnort der Kranken in den stationären Kliniken für Hautkrankheiten.

Alter, Familienstand, Bezahlungsart der Verpflegungskosten und Wohnort	Zusammen			Berlin, Charité			Bonn			Breslau		
	m.	w.	zus.	m.	w.	zus.	m.	w.	zus.	m.	w.	zus.
Überhaupt:	977	665	1642	484	290	774	204	116	320	289	259	548
1. Alter.												
unter bis 1 Jahr	12	3	15	1	—	1	1	1	2	10	2	12
über 1 „ 5 „	25	25	50	4	5	9	4	2	6	17	18	35
„ 5 „ 10 „	28	47	75	8	8	16	2	7	9	18	32	50
„ 10 „ 15 „	59	59	118	16	14	30	19	9	28	24	36	60
„ 15 „ 20 „	188	154	342	91	75	166	41	29	70	56	50	106
„ 20 „ 25 „	242	139	381	145	84	229	47	19	66	50	36	86
„ 25 „ 30 „	110	79	189	66	36	102	24	17	41	20	26	46
„ 30 „ 40 „	124	79	203	63	38	101	31	12	43	30	29	59
„ 40 „ 50 „	84	36	120	33	13	46	14	11	25	37	12	49
„ 50 „ 60 „	52	20	72	27	7	34	13	5	18	12	8	20
„ 60 „ 70 „	28	11	39	11	—	11	7	3	10	10	8	18
„ 70 Jahre	8	5	13	5	3	8	1	1	2	2	1	3
unbekannt	17	8	25	14	7	21	—	—	—	3	1	4
2. Familienstand.												
ledig	751	548	1299	376	240	616	161	94	255	214	214	428
verheiratet	184	78	262	79	26	105	38	18	56	67	34	101
verwitwet und geschieden	29	33	62	16	18	34	5	4	9	8	11	19
unbekannt	13	6	19	13	6	19	—	—	—	—	—	—
3. Verpflegungskosten.												
auf eigene Kosten	244	133	377	58	16	74	87	74	161	99	43	142
auf öffentliche Kosten	300	325	625	[1])207	[1])224	[1])431	21	30	51	72	71	143
auf Kosten: der Klinik (frei)	1	35	36	—	—	—	—	—	—	1	35	36
akademischer Krankenkassen	3	—	3	—	—	—	2	—	2	1	—	1
von Krankenkassen	387	64	451	206	44	250	89	11	100	92	9	101
und zwar:												
Kreiskrankenkassen	1	—	1	—	—	—	1	—	1	—	—	—
Gemeindekrankenkassen	1	—	1	—	—	—	1	—	1	—	—	—
Orts-Krankenkassen	65	4	69	—	—	—	64	4	68	1	—	1
Betriebs-(Fabrik-)Krankenkass.	34	3	37	—	—	—	14	3	17	20	—	20
Knappschaftskrankenkassen	6	—	6	—	—	—	6	—	6	—	—	—
Eingeschriebene Hilfskassen	74	9	83	—	—	—	3	—	3	71	9	80
Dienstbotenkrankenkassen	—	4	4	—	—	—	—	4	4	—	—	—
ohne nähere Angabe der Kasse	206	44	250	206	44	250	—	—	—	—	—	—
ohne jede Angabe	42	108	150	13	6	19	5	1	6	24	101	125
4. Wohnort.												
aus dem Orte der Klinik	743	493	1236	454	281	735	57	9	66	232	203	435
„ der Umgegend desselben	52	29	81	21	5	26	25	14	39	6	10	16
„ „ Provinz desselben	155	129	284	6	2	8	112	92	204	37	35	72
„ anderen Provinzen Preussens	11	8	19	3	2	5	7	1	8	1	5	6
„ dem Deutschen Reiche	2	1	3	—	—	—	2	—	2	—	1	1
„ „ Auslande	14	5	19	—	—	—	[1])1	—	1	[1])13	[1])5	18

[1]) Davon für Rechnung der Berliner Kommune . . . . . . 204 | 223 | 427   [1]) Belgien.   [1]) Russland.
  „   „   „   des Kriminalfonds . . . .   3 | 1 | 4

38. Beruf der Kranken in den stationären Kliniken für Hautkrankheiten.

Berufsarten[1])	Zusammen			Berlin, Charité			Bonn			Breslau		
	m.	w.	zus.	m.	w.	zus.	m.	w.	zus.	m.	w.	zus.
A. Bodenbenutzung und Tierzucht.	29	2	31	5	—	5	20	—	20	4	2	6
Landwirtschaft einschl. Tierzucht	22	2	24	1	—	1	17	—	17	4	2	6
Kunst- und Handelsgärtnerei	7	—	7	4	—	4	3	—	3	—	—	—
B. Industrie und Gewerbe.	472	82	554	265	38	303	94	7	101	113	37	150
Bergbau, auch Torfgräberei	3	1	4	—	—	—	3	—	3	—	1	1
Hüttenwesen	3	—	3	—	—	—	3	—	3	—	—	—
Ziegelei, Thonröhrenfabrikation	5	—	5	—	—	—	5	—	5	—	—	—
Übrige Industrie d. Steine u. Erden	4	1	5	—	—	—	3	1	4	1	—	1
Verarbeitung von Metallen	8	—	8	6	—	6	2	—	2	—	—	—
Grob- und Hufschmiede	10	2	12	4	1	5	3	—	3	3	1	4
Schlosserei, Geldschrankfabrikat.	31	2	33	18	1	19	3	—	3	10	1	11
Sonstige Eisenverarbeitung	10	1	11	7	1	8	2	—	2	1	—	1
Verf. v. Masch., Schussw., Lampen	2	—	2	—	—	—	—	—	—	2	—	2
Stellmacherei, Wagenbau	4	—	4	2	—	2	1	—	1	1	—	1
Schiffsbau, Verf. v. Instrum., Uhren	2	—	2	1	—	1	—	—	—	1	—	1
Spinnerei u. Weberei als Hausbetr.	4	—	4	2	—	2	2	—	2	—	—	—
Übrige Textilindustrie	3	2	5	1	—	1	1	—	1	1	2	3
Buchbinderei u. Kartonnagefabrik.	10	—	10	8	—	8	1	—	1	1	—	1
Sonstige Papier- u. Lederindustrie	18	1	19	15	1	16	1	—	1	2	—	2
Tischlerei u. Parkettfabrikation	37	2	39	19	1	20	10	—	10	8	1	9
Sonst. Ind. d. Holz- u. Schnitzstoffe	15	4	19	9	2	11	—	—	—	6	2	8
Getreide-, Mahl- u. Schälmühlen	3	1	4	2	—	2	—	—	—	1	1	2
Bäckerei und Konditorei	49	—	49	35	—	35	4	—	4	10	—	10
Fleischerei	15	2	17	13	2	15	2	—	2	—	—	—
Sonst. Ind. d. Nahr.- u. Genussmittel	15	5	20	5	—	5	4	—	4	6	5	11
Näherei, Schneiderei, Konfektion	47	31	78	25	18	43	5	4	9	17	9	26
Schuhmacherei	45	7	52	26	2	28	10	—	10	9	5	14
Übr. Bekldg.-, auch Reinigungsgw.	23	14	37	14	7	21	1	—	1	8	7	15
Baugewerbe	62	3	65	35	2	37	14	—	14	13	1	14
Polygraphische Gewerbe	16	—	16	9	—	9	3	—	3	4	—	4
Kunstgw. u. unbest. Fabrikationszw.	28	3	31	9	—	9	11	2	13	8	1	9
C. Handel und Verkehr.	127	36	163	63	18	81	23	2	25	41	16	57
Warenhandel in stehendem Betr.	49	11	60	10	2	12	15	2	17	24	7	31
Üb. Handels- auch Versichergsgw.	32	5	37	30	5	35	—	—	—	2	—	2
Landverkehr	16	6	22	8	3	11	2	—	2	6	3	9
Wasserverkehr	1	1	2	1	—	1	—	—	—	—	1	1
Beherbergung und Erquickung	29	13	42	14	8	22	6	—	6	9	5	14
D. Hausdienst u. wechs. Lohnarb.	148	213	361	89	88	177	17	20	37	42	105	147
E. Heer- u. Verwaltgsd. u. fr. Beruf.	25	5	30	9	4	13	8	1	9	8	—	8
Staats- und Gemeindedienst	17	4	21	4	4	8	8	—	8	5	—	5
Freie Berufsarten	8	1	9	5	—	5	—	1	1	3	—	3
F. Pers. ohne Beruf od. Berufsang.	176	327	503	53	142	195	42	86	128	81	99	180
Rentner, Pensionäre	3	—	3	1	—	1	1	—	1	1	—	1
Studenten der Medizin	1	—	1	—	—	—	—	—	—	1	—	1
Studenten einer anderen Fakultät	4	—	4	1	—	1	2	—	2	1	—	1
Sonstige Berufslose	44	193	237	22	115	137	13	67	80	9	11	20
Kinder unter 15 Jahren	124	134	258	29	27	56	26	19	45	69	88	157
Zusammen	977	665	1642	484	290	774	204	116	320	289	259	548

[1]) Bei den Frauen ist der Beruf des Mannes berücksichtigt.

39. Krankheitsfälle in den Kliniken und Polikliniken für Ohrenkrankheiten.

Krankheits-bezeichnungen	Sämtliche Kliniken u. Poliklinik.	Berlin		Bonn		Göttingen		Greifswald		Halle	Königsberg	
		Klinik	Poliklinik									
	zus.	m.	w.	m.	w.	m.	w.	m.	w.	m.	w.	zus.	m.	w.
I. Ohrmuschel.	279	1	—	74	67	9	14	27	44	2	1	11	13	16
Angeborene Difformitäten	9	—	—	—	1	1	2	1	2	—	—	1	1	—
Eczem	226	—	—	59	61	8	11	23	39	2	1	—	11	11
Erfrierung	7	—	—	1	—	—	—	—	—	—	—	6	—	—
Erysipel	10	—	—	1	3	—	—	2	3	—	—	—	—	1
Othaematom	4	—	—	2	1	—	—	—	—	—	—	—	—	1
Tumoren	7	1	—	4	—	—	1	—	—	—	—	1	—	—
Verletzungen	3	—	—	1	—	—	—	—	—	—	—	2	—	—
Andere	13	—	—	6	¹)1	—	—	1	—	—	—	1	1	3
II. Äusserer Gehörgang.	2868	6	2	829	599	259	165	221	156	77	52	282	112	108
Angeborene Difformitäten	3	—	—	—	—	—	1	1	—	—	—	1	—	—
Cerumen obturans	1632	—	—	522	233	202	114	132	68	46	24	140	82	69
Cholesteatom	16	—	1	—	1	7	5	2	—	—	—	—	—	—
Eczem	260	—	—	60	67	10	6	29	42	1	3	42	—	—
Fremdkörper	178	1	1	33	49	5	13	9	9	3	3	49	1	2
Furunkel	584	4	—	201	213	19	13	41	31	4	4	31	10	13
Otitis ext. diffusa	140	—	—	7	19	14	12	5	4	17	12	9	18	23
Otomycosis	4	—	—	—	1	—	—	1	2	—	—	—	—	—
Pruritus cutaneus	14	—	—	3	11	—	—	—	—	—	—	—	—	—
Verengerung	5	—	—	—	—	2	—	—	—	—	1	—	1	1
Verletzungen	14	—	—	3	4	—	1	—	—	1	—	5	—	—
Andere	18	1	—	—	1	—	—	1	—	²)5	³)5	5	—	—
III. Trommelfell.	193	—	—	15	9	14	13	11	6	23	22	13	39	28
Myringitis acuta	41	—	—	2	1	11	10	2	1	6	4	—	1	3
„ chronica	16	—	—	—	—	1	1	1	—	3	6	—	1	2
Verletzungen	51	—	—	13	7	2	2	5	3	1	—	13	4	1
Perforation	35	—	—	—	—	—	—	—	—	7	9	—	13	6
Sclerose	44	—	—	—	—	—	—	—	—	6	2	—	20	16
Andere	6	—	—	—	—	—	—	3	2	—	1	—	—	—
IV. Mittleres Ohr.	9718	196	143	2610	2145	662	579	629	490	115	81	1343	388	337
Catarrhus acutus	802	1	—	211	156	33	17	117	123	4	1	125	8	6
„ chronicus	2159	1	1	659	513	149	129	116	84	—	4	285	119	99
Haemetotympanum	3	—	—	1	—	—	—	1	—	—	—	1	—	—
Tubenkatarrh	206	—	—	—	—	12	15	22	11	50	28	—	34	34
Otitis media acuta	652	5	1	210	148	65	50	28	21	13	7	37	39	28
„ „ syphilitica	1	—	—	—	—	—	1	—	—	—	—	—	—	—
„ „ purulenta acuta	1241	39	33	353	298	58	50	87	54	8	10	248	2	1

¹) Lupus. — ²) Darunter Polypen 4. — ³) Polypen.

39. Krankheitsfälle in den Kliniken und Polikliniken für Ohrenkrankheiten.

Krankheits-bezeichnungen	Sämtliche Kliniken u. Poliklinik.	Berlin Klinik		Berlin Poliklinik		Bonn		Göttingen		Greifswald		Halle	Königsberg	
	zus.	m.	w.	m.	w.	m.	w.	m.	w.	m.	w.	zus.	m.	w.
Otitis media purulenta chron.	2123	67	46	471	443	184	166	116	69	18	11	295	122	115
a) mit Entz. d. Warzenforts.	196	22	17	51	36	7	5	3	2	1	2	43	4	3
b) „ Caries	216	31	21	64	33	4	1	12	15	—	—	34	1	—
c) „ Cholesteatom . .	54	7	1	11	16	3	3	1	2	—	—	10	—	—
d) „ Facialislähmung . .	13	1	—	4	3	1	—	2	1	—	—	1	—	—
e) „ Polypen u. Granul. .	328	10	7	61	72	29	18	12	6	5	5	47	30	26
f) „ Perfor. membr. flacc.	76	4	—	12	14	2	3	5	6	16	13	--	—	1
g) „ tuberculosa . . .	13	—	—	—	—	4	1	3	4	—	—	—	1	—
Residuen chron. Eiterung .	1477	8	16	492	397	106	105	102	81	—	—	170	—	—
Otalgia	119	—	—	10	16	5	15	—	—	—	—	47	8	18
Andere Krankheiten . . .	39	—	—	—	—	—	—	[1]) 2	[1]) 11	—	—	—	[2]) 20	[2]) 6
V. Inneres Ohr.	399	9	8	104	92	35	17	50	16	2	—	34	19	13
Nerventaubheit akut . .	22	—	—	3	1	1	—	6	2	—	—	9	—	—
„ chronisch .	62	2	3	7	8	—	—	30	7	—	—	3	2	—
Otitis interna	8	—	—	—	—	8	—	—	—	—	—	—	—	—
Hyperaesthesia acustica .	3	—	—	2	—	—	—	1	—	—	—	—	—	—
Nervöse Schwerhörigkeit .	193	6	4	71	65	18	12	8	4	—	—	—	4	1
Sausen ohne Herabsetzung d. Gehörs u. oh. objekt. Befund	41	—	—	3	4	1	—	2	1	1	—	9	10	10
Taubstummheit	64	—	—	15	13	7	5	3	2	1	—	13	3	2
Morbus Menière	6	1	1	3	1	—	—	—	—	—	—	—	—	—
VI. Caries und Ostitis . .	12	4	3	—	—	—	—	3	2	—	—	—	—	—
Fistula process. mastoid. .	23	9	1	6	4	1	1	1	—	—	—	—	—	—
Parotitis	13	1	—	5	3	—	—	—	1	—	—	—	—	3
Andere Krankheiten . . .	6	—	[3]) 1	—	—	—	—	3	1	—	—	—	[1]) 1	—
VII. Nasen- u. Rachenkrh.	1684	1	2	258	285	159	170	112	149	—	—	38	239	271
VIII. Andere Krankheiten.	83	—	1	1	—	18	16	—	—	20	6	21	—	—
Summe der Krankheitsfälle	15278	227	161	3902	3204	1157	975	1057	865	239	162	1742	811	776
„ „ behand. Person.	11216	135	89	2973	2410	818	594	770	537	212	142	1605	459	472
davon aus der Universitätsstadt .	.	81	61	2322	1967	.	.	598		.	.	972	373	368
„ „ nächst. Umgeg. ders.	.	13	9	289	186	.	.	}507		.	.	}528	8	19
„ „ Provinz derselben .	.	26	13	237	170	.	.			.	.		52	52
„ anderen Prov. Preussens	.	13	4	99	72	.	.	157		.	.	26	—	—
„ dem Deutschen Reiche	.	2	—	16	10	.	.	45		.	.	74	—	—
„ „ Auslande . . .	.	—	2	10	5	.	.	—		.	.	5	26	33

[1]) Neuralgie. — [2]) Narben und Verwachsungen. — [3]) Eiterungen der Basis cranii. — [4]) Exostose.

40. Übersicht der wichtigsten Operationen in den Kliniken und Polikliniken für Ohrenkrankheiten.

Operationsbezeichnungen	Sämtliche Kliniken und Polikliniken	Berlin Klinik	Berlin Poliklinik	Bonn Poliklinik	Göttingen Poliklinik	Halle Klinik und Poliklinik	Königsberg Poliklinik
Operationen an der Ohrmuschel (Naht, Excision, Tumorenexstirpation)	9	1	7	—	—	1	—
Incision des Gehörgangs	147	—	58	20	49	20	—
Entfernung von Fremdkörpern durch Injection	65	1	—	16	15	34	—
„ „ instrumentell	31	—	6	2	3	18	1
Exostosenoperation	1	—	—	—	—	1	—
Polypenextraction	255	21	89	17	26	21	81
Paracentese des Trommelfells	315	23	207	34	—	25	26
Aufmeisselung des Antrum mastoideum	426	111	28	—	219	67	1
Tenotomie des Tensor tympani	2	—	—	—	—	2	—
Hammer-Ambossextraction	56	21	4	5	2	29	—
Wildesche Incision	17	2	—	92	3	—	7
Operation adenoider Wucherungen	255	—	97	92	—	54	12
Tonsillotomie	152	—	61	16	—	75	—
Exstirpation von Geschwülsten in der Umgebung des Ohres	11	2	2	—	—	7	—
Nasenpolypenextraction	77	1	32	20	—	12	12
Andere Operationen	164	19	80	41	—	2	22
Zusammen	1983	{873}		263	317	368	162
1889/90	2444	1166		457	330	387	104
1888/89	1706	561		223	280	515	127

41. Krankheitsfälle in den Polikliniken

Krankheitsbezeichnungen	Berlin Behandelte			Anzahl der Operationen	Göttingen (Med. Klinik) Behandelte			Göttingen (Chir. Klinik) Behandelte			Anz. der Operat.	Erläuterungen.
	m.	w.	zus.		m.	w.	zus.	m.	w.	zus.		
I. Nase.	488	494	982	258	18	22	40	30	43	73	18	
Corpora aliena	6	13	19	19	—	—	—	2	3	5	5	
Eczema	141	128	269	—	7	11	18	12	11	23	—	
Epistaxis	24	13	37	37	2	—	2	2	4	6	—	
Furunculus	7	2	9	—	—	1	1	—	—	—	—	
Ozaena	13	48	61	—	—	1	1	2	2	4	—	
Polypus	83	46	129	129	—	—	—	5	12	17	12	
Reflexneurosen	52	25	77	70	—	—	—	—	—	—	—	
Rhinitis acuta	—	3	3	—	8	7	15	3	—	3	—	
„ chronica	132	182	314	—	1	2	3	4	7	11	—	
„ blennorrhoica	12	8	20	—	—	—	—	—	—	—	—	
„ fibrinosa	3	10	13	—	—	—	—	—	—	—	—	
Ulcerationes syphiliticae	14	12	26	—	—	—	—	—	—	—	—	
Andere Krankheiten	[1])1	[2])4	5	3	—	—	—	—	[3])4	4	1	[1]) Rhinitis caseosa. [2]) Rhinit. caseosa 1, Cavernom 3 (operiert). [3]) Ulcerationen 2, Tuberculosis 2 (operiert).
II. Nasenmuscheln und Nasenscheidewand.	338	171	509	419	1	—	1	3	10	13	3	
Hyperplasia	138	106	244	232	1	—	1	2	6	8	3	
Knochenleisten	85	21	106	98	—	—	—	—	—	—	—	
Necrosis und Caries	8	4	12	—	—	—	—	—	—	—	—	
Perforatio septi	8	8	16	—	—	—	—	—	—	—	—	
Perichondritis	3	2	5	—	—	—	—	—	—	—	—	
Verkrümmungen	92	27	119	85	—	—	—	—	4	4	—	
Andere Krankheiten	[4])4	[5])3	7	4	—	—	—	[6])1	—	1	—	[4]) Synechia 2 (operiert), Lupus 2. [5]) Synechia 2 (operiert), Lupus 1. [6]) Lupus.
III. Highmorshöhle.	[7])10	[7])7	17	17	[8])2	—	2	—	—	—	—	[7]) Empyema. [8]) Catarrh. sinus frontalis.
IV. Nasenrachenraum.	203	272	475	305	1	1	2	1	4	5	3	
Polypen	1	3	4	4	—	—	—	—	—	—	—	
Pharyngitis retronasalis acuta	11	2	13	—	—	—	—	—	—	—	—	
Pharyngitis retronasalis chronica	70	63	133	—	—	—	—	—	—	—	—	[9]) in Narcose.
Vegetationes adenoideae u. Hyperplasia tonsillarum	119	204	323	301	1	1	2	1	2	3	[9])3	[10]) Ulcerationes syphiliticae. [11]) Tumores.
Andere Krankheiten	[10])2	—	2	—	—	—	—	—	[11])2	2	—	[12]) Darunter einseitige Lähmg. 2 w., doppelseitige 9 m. 12 w., Missbildungen 1 m. 1 w., Syphilis 3 m. 7 w., Verwachs. d. hint. Rachenwand 2 m. 1 w.
V. Gaumen.	15	23	[12])38	—	3	2	[13])5	3	1	[14])4	2	[13]) Doppelseitige Lähmung. [14]) Syphilis 1 w., Uvulahypertrophie, Fistula, Herpes je 1 m.
VI. Tonsillen.	249	131	380	191	24	41	65	18	17	35	25	
Abscess und Peritonsillitis	84	11	95	95	—	—	—	2	3	5	4	
Angina lacunaris sive follicularis	45	37	82	—	18	37	55	—	2	2	—	
Angina fibrinosa	2	—	2	—	—	—	—	2	—	2	—	
Entzündung	22	21	43	—	6	4	10	2	—	2	—	
Hypertrophie	80	49	129	96	—	—	—	12	12	24	[15])21	[15]) 4 in Narcose.
Syphilis	16	13	29	—	—	—	—	—	—	—	—	

für Hals- und Nasenkrankheiten.

Krankheitsbezeichnungen	Berlin Behandelte			Anzahl der Operationen	Göttingen (Med. Klinik) Behandelte			Göttingen (Chir. Klinik) Behandelte			Anz. der Operat.	Erläuterungen.
	m.	w.	zus.		m.	w.	zus.	m.	w.	zus.		
VII. Zunge.	14	12	¹) 26	17	²) 1	—	1	17	3	³) 20	14	¹) Darunter Glossitis 3 m. 1 w., Hyperplasia gland. baseos. 6 m. 9 w., Leucoplacia 1 m., Ranula 1 w.
VIII. Pharynx.	521	392	913	60	83	66	149	8	3	11	1	²) Glossitis.
Neubildungen, bösartige	11	—	11	—	—	—	—	—	—	—	—	³) Darunter Glossitis 1 m. 1 w., Abscessus 2 m., Tuberculosis 1 m., Tumor 2 m. 1 w., zu kurzes Frenulum 9 m. 1 w.
„ gutartige	9	7	16	16	—	—	—	—	—	—	—	
Paraesthesia	23	53	76	42	—	—	—	—	—	—	—	
Pharyngitis acuta	33	7	40	—	58	43	101	4	1	5	—	
„ chronica incl. granul.	403	282	685	—	9	6	15	2	—	2	—	
Retropharyngealabscess	1	—	1	1	—	1	1	—	—	—	—	
Stomatitis	3	4	7	—	11	14	25	1	2	3	—	⁴) Darunter Diphtherie 2 w., Mycosis benigna 2 m. 6 w., Stricturae 1 m. 1 w. (1 operiert), Tuberculosis 3 m. 2 w.
Ulcerationes syph. et gummata	30	27	57	—	—	—	—	—	—	—	—	
Andere Krankheiten	8	12	⁴) 20	1	5	2	7	1	—	1	1	
IX. Oesophagus.	9	2	11	—	15	3	18	1	—	1	—	⁵) Paresis.
Carcinom	2	1	3	—	—	—	—	—	—	—	—	⁶) Fremdkörper 1.
Strictura	6	—	6	—	11	1	12	—	—	—	—	⁷) Darunter Cysten 2 m. 1 w. (operiert), Cicatrices luet. 1 m. 1 w., Mogiphonie 8 m. 4 w., Oedema laryngis 4 m. 1 w. (3 operiert), Sängerknötchen 10 w. (12 operiert), Pachydermia 13 m. 1 w., Herpes laryng. 2 m., Diphtherie 1 m.
Andere Krankheiten	1	1	⁵) 2	—	4	⁶) 2	6	1	—	1	—	
X. Kehlkopf.	568	295	863	23	112	40	152	4	—	4	—	
Carcinom	1	1	2	2	2	1	3	—	—	—	—	
Laryngitis acuta	58	22	80	—	50	24	74	—	—	—	—	
„ chronica	287	151	438	—	23	6	29	1	—	1	—	
„ pseudocrouposa	2	4	6	—	2	—	2	—	—	—	—	
„ haemorrhagica	4	2	6	—	—	1	1	—	—	—	—	
Paresen und Paralysen d. Erweiterung	17	10	27	}	3	2	5	—	—	—	—	⁸) Stenosen.
Paresen und Paralysen d. Verengerung	23	35	58					—	—	—	—	⁹) Tracheitis.
Perichondritis	10	3	13	—	—	—	—	1	—	1	—	¹⁰) Struma 7 m. 47 w. (maligna 1 m. 1 w.), Morbus Basedowii 5 w., Influenza 4 m. 1 w.
Polypen	24	9	33	—	1	—	1	—	—	—	—	
Spasmus glottidis	4	4	8	—	1	—	1	—	—	—	—	¹¹) Angina catarrh. pur. 31 m. 26 w., Phlegmone 1 m. 1 w.
Stenosis	2	1	3	3	1	1	2	—	—	—	—	
Ulcera et infiltrat. tubercul.	88	33	121	—	28	5	33	1	—	1	—	
Ulcerationes syphilit. et gummata	9	2	11	—	—	—	—	1	—	1	—	¹²) Aus dem Ort der Klinik 1452 m. 1147 w., aus der nächsten Umgegend desselben 196 m. 144 w., aus der Provinz dess. 103 m. 98 w., aus anderen Provinz. Preussens 84 m. 52 w., aus dem DeutschenReiche 32 m. 24 w., aus dem Auslande 7 m. 3 w.
Andere Krankheiten	39	18	⁷) 57	18	1	—	1	—	—	—	—	
XI. Trachea.	1	8	⁸) 9	—	16	19	⁹) 35	—	—	—	—	
XII. Andere Krankheiten.	11	53	¹⁰) 64	—	32	27	¹¹) 59	—	—	—	—	
Summe der Krankheitsfälle	2127	1860	4287	1290	308	221	529	85	81	166	66	
„ „ behandelt. Pers.	1874	1468	¹²) 3342	—	268	192	460	85	81	166	—	

42. Thätigkeit des zahnärztlichen Instituts in Berlin.

Jahr	Monat	a. Zusammenstellung der in der Poliklinik für Zahn- u. Mundkrankheiten ausgeübten Thätigkeit		b. Zusammenstellung der auf der Abteilung für konservierende Zahnheilkunde ausgeführten Zahnfüllungen						c. Zusammenstellung der in der Abteilung für Zahnersatz angefertigten Zahnersatzstücke etc.							Bemerkungen.
		Die Poliklinik wurde aufgesucht von folgender Zahl von Patienten	Von diesen Patienten wurde bei folgenden Zahlen die Betäubung eingeleitet	Füllungen überhaupt	davon					Ganze Gebisse	Einzeln, Ober- resp. Unterstücke mit 10–14 Zähnen	Partielle Stücke 1 bis 9 Zähne	Obturatoren	Stiftzähne	Richtmaschinen	Röhre für Oberkieferhöhle	
					Gold-	Zinngold-	Amalgam-	Cement-	Guttapercha								
1890	April	953	149	547	185	88	99	121	54	4	4	17	—	1	—	2	
	Mai	1124	139	570	198	79	76	130	87	2	15	27	1	3	—	2	
	Juni	1165	200	864	337	157	117	170	83	5	9	31	—	1	1¹)	5	¹) 3 Platten.
	Juli	1252	216	911	353	182	100	170	106	7	18	53	3	10	2²)	—	²) 5 Platten.
	August	570	9	34	14	3	5	5	7	—	—	—	—	—	—	—	
	September	635	90	305	107	42	51	71	34	3	5	29	—	2	3³)	1	³) 3 Platten.
	Oktober	1221	189	604	251	62	89	161	41	8	9	38	—	3	4⁴)	3	⁴) 4 Platten.
	November	1022	186	525	168	90	63	136	68	5	9	41	—	2	5⁵)	1	⁵) 3 Platten.
	Dezember	652	127	353	114	63	46	81	49	7	4	20	—	1	6⁶)	2	⁶) 3 Platten.
1891	Januar	1007	168	555	168	109	89	134	55	6	7	30	—	2	—	3	
	Februar	1102	208	829	282	130	144	148	125	7	11	38	—	4	7⁷)	3	⁷) 7 Platten.
	März	940	151	511	172	86	71	89	93	9	9	35	3	1	8⁸)	1	⁸) 5 Platten.
	zusammen	11643	*) 1832 = 15,7%	6608	2349	1091	950	1416	802	63	100	359	7	30	13	20	

*) Etwa ²/₃ der die Betäubung verlangenden Patienten waren weiblichen Geschlechts.

Anmerkung. Unter den ganzen Gebissen wurde 1 aus Platin angefertigt. Unter den partiellen Stücken wurden 5 aus Gold angefertigt. Ausserdem wurden 2 Kieferbrüche mittelst Kautschukschiene geheilt. Die Zahl der Platten, welche unter Bemerkungen angegeben ist, bezieht sich darauf, wie viele neu gearbeitete Platten erforderlich waren, bevor die unregelmässig stehenden Zähne die gewünschte Stellung angenommen hatten.

In der **chirurgischen Poliklinik zu Göttingen** befanden sich 582 (286 m. 296 w.) Zahnkranke in Behandlung. Es wurden an 26 (17 m. 9 w.) Personen Abscesse eröffnet und an 553 (269 m. 284 w.) Personen Zahnextraktionen, darunter an 5 w. in Chloroform-Narkose, sowie 1 Cysten- und 2 Zahnfistel-Operationen an weiblichen Personen gemacht.

III. Unterrichts-Statistik für das Jahr 1890/91.

43. Besuch der Kliniken und Polikliniken im Sommersemester 1890 und im Wintersemester 1890/91.

Kliniken und Polikliniken. Universitäten	Kliniken								Polikliniken		
	Namen der Direktoren	Sommersemester 1890				Wintersemester 1890/91			Namen der Direktoren bezw. des Vorstandes	Anzahl der Studenten	
		Studenten			Ärzte	Studenten			Ärzte		
		Gesamtzahl	darunter Auskultanten	darunter Praktikanten		Gesamtzahl	darunter Auskultanten	darunter Praktikanten		Sommersemester 1890	Wintersemester 1890/91

1. Für innere Krankheiten.											
Berlin I, medizinische Klinik	Leyden	113	29	84	26	140	31	109	119	Senator	51[1]	47[2]
„ II, „ „	Gerhard	223	100	123	50	223	67	156	500			
Bonn	Schultze	178	27	151	?	142	22	120	?	Finkler	79[3]	44[4]
Breslau	Biermer	59	10	49	3	69	18	51	10	Müller	84	54[5]
Göttingen	Ebstein	69	15	54	—	61	20	41	—	mit der Klinik verbunden		
Greifswald	Mosler	162	45	117	—	136	49	87	—	„ „ „ „		
Halle	Weber	90	—	90	—	89	—	89	—	„ „ „ „		
Kiel	Quincke	96	7	89	6[6]	74	6	68	—	Edlefsen	56	41
Königsberg	Lichtheim	99	37	62	3	78	22	56	5	Schreiber	52	27
Marburg	Mannkopff	65	3	62	—	47	1	46	1	Rumpf	41	42
2. Für chirurgische Krankheiten.											
Berlin, Charité	v. Bardeleben	157	41	116	?	197	52	145	?	—	—	—
„ Ziegelstrasse	v. Bergmann	110	40 ⎰ 69 ⎱ 170		?	120	25	95	?	mit der Klinik verbunden		
Bonn	Trendelenburg									„ „ „ „		
Breslau	Mikulicz	69			4	81	22	59	7	„ „ „ „		
Göttingen	König	68	24	44	20	61	26	35	43	„ Klinik	31	27
Greifswald	Helferich	170	43 ⎰ 86 ⎱ 127		2	141	51	90	3	s. Klinik		
Halle	v. Bramann	86			—	67 ⎰ 67 ⎱			—	mit der Klinik verbunden		
Kiel	v. Esmarch	77	4	73	16	70	6	64	1	Petersen	78	41[7]
Königsberg	Braun	94	25	69	—	74	28	46	—	mit der Klinik verbunden		
Marburg	Küster	70	32	38	—	52	—	—	—	„ „ „ „		

[1]) Ausserdem 14 Ärzte. — [2]) ausserdem ca. 118 Ärzte; wegen des grossen Andrangs zum Studium des Kochschen Heilverfahrens liess sich die Anzahl nicht genau feststellen. — [3]) Ausserdem 2 Ärzte. — [4]) Ausserdem 1 Arzt. — [5]) Ausserdem 25 Ärzte. — [6]) 12 Hospitanten. — [7]) Ausserdem 1 Arzt.

33*

496

43. Besuch der Kliniken und Polikliniken im Sommersemester 1890 und im Wintersemester 1890/91.

Kliniken und Polikliniken. Universitäten	Kliniken									Polikliniken		
	Namen der Direktoren	Sommersemester 1890				Wintersemester 1890/91				Namen der Direktoren bezw. des Vorstandes	Anzahl der Studenten	
		Studenten			Ärzte	Studenten			Ärzte		Sommersemester 1890	Wintersemester 1890/91
		Gesamtzahl	darunter Auskultanten	darunter Praktikanten		Gesamtzahl	darunter Auskultanten	darunter Praktikanten				
3. Für Geburtsh. u. Frauenkrankh.												
Berlin, Charité	Gusserow	148	} 148		—	133	} 133		—	s. Klinik	} 47*)	} 44*)
" Artilleriestrasse	Olshausen	158			c. 30	190			c. 30		76**)	101**)
Bonn	Veit	118	118		—	88	88		—	mit der Klinik verbunden	
Breslau	Fritsch	66	30	36	12	61	33	28	8	—	—	—
Göttingen	Runge	76	19	57	—	59	20	39	—	s. Klinik	18	16
Greifswald	Pernice	131	42	89	—	117	49	68	—	—	—	—
Halle	Kaltenbach	147	42	105	1	118	30	88	1	s. Klinik	105	88
Kiel	Werth	98	3	95	—	68	5	63	—	"	12¹)	12¹)
Königsberg	Dohrn	73	—	73	—	65	—	65	—	"	—	—
Marburg	Ahlfeld	115	46	69	—	66	18	48	—	"	—	—
4. Für Augenkrankheiten.												
Berlin	Schweigger	109	} 109		—	88	} 88		—	mit der Klinik verbunden	
Bonn	Saemisch	155	53	102	1	79	42	37	1	"		
Breslau	Förster	41	8	33	?	32	7	25	?	"		
Göttingen	Schmidt-Rimpler	46	} 46		3	32	} 32		4	"		
Greifswald	Schirmer	72	20	52	5	69	20	49	3	"		
Halle	Graefe	85	} 85		—	74	} 74		—	"		
Kiel	Völckers	96	11	85	—	47	18	29	—	"		
Königsberg	v. Hippel	83	30	53	—	56	42	14	—	"		
Marburg	Uhthoff	53	16	37	—	58	26	32	2	"		
5. Für Geisteskrankheiten.												
Berlin, Charité	Jolly	40	} 40		—	40	} 40		—	s. Klinik	—	—
Bonn	Pelmann	39	39		—	15	15		—	"	—	—
Breslau	Wernicke	20	—	20	1	10	—	10	1	mit der Klinik verbunden	
Göttingen												

497

Greifswald	Arndt	13	—	—	39	39	—	—	—
Halle	Hitzig	59	13	28	57	42	15	—	—
Marburg	Cramer	—	31	—	17	17	—	—	—
6. Für Kinderkrankheiten.									
Berlin, Charité	Henoch	55	{55	11	60	{60	—	mit der Klinik verbunden	—
Greifswald	—	—	—	—	—	—	—	Krabler	52
7. Für Syphilis u. Hautkrankheiten.									
Berlin, Charité	Lewin	—	—	5	54	{54	—	s. Klinik	100[3] 118[4]
„ „	Schweninger	60	60	—	65	7	—	mit der Klinik verbunden	—
Bonn	Doutrelepont	141	20	—	78	{39	65	„ „ „ „	—
Breslau	Neisser	45	121	—	39		71	„ „ „ „	—
			45						
8. Für Ohrenkrankheiten.									
Berlin	Lucae	12	{12	20	12	{12	17	mit der Klinik verbunden	—
Bonn	—	—	—	—	—	—	8	Walb	60[5] 21[6]
Göttingen	—	—	—	—	—	—	8	Brückner	22[7] 4[7]
Halle	Schwartze	11	48	11	31	—	—	mit der Klinik verbunden	14[8]
Königsberg	—	—	—	—	—	31	—	Berthold	14[9]
9. Für Hals- u. Nasenkrankheiten.									
Berlin	—	—	—	—	—	—	—	B. Fränkel	31 37
Königsberg	—	—	—	—	—	—	—	Berthold	18 15
10. Für Zahnkrankheiten.									
Berlin	—	—	—	—	—	—	—	Busch	241[10] 232[11]
Halle	—	—	—	—	—	—	—		

*) Für Geburtshilfe — 34 Ärzte. — **) Für Frauenhilfe.

[1]) In der Klinik vorhandene Protokollanten, je 2 im monatlichen Wechsel. — [2]) Anzahl nicht festzustellen. — [3]) Ausserdem 15 Ärzte. — [4]) Ausserdem 31 Ärzte. — [5]) Ausserdem 5 Ärzte. — [6]) Ausserdem 3 Ärzte. — [7]) Ausserdem 7 Ärzte. — [8]) Ausserdem 1 Arzt. — [9]) Ausserdem 2 Ärzte. — [10]) Ausserdem 5 Ärzte. — [11]) Ausserdem 17 Ärzte.

44. Anzahl der Praktikanten in den Kliniken mit Berechtigung zur Erteilung des Praktikantenscheins.*)

Universi-täten	Kliniken für															
	innere Krankheiten				chirurgische Krankheiten				Geburtshilfe.				Augenkrankheiten			
	Sommersemester															
	1887	1888	1889	1890	1887	1888	1889	1890	1887	1888	1889	1890	1887	1888	1889	1890
Berlin I.	82	101	110	84	118	110	120	116	192	148	135	148?				
„ II.	143	165	159	123	114	166	170	.	103	169	189	158?	100	87	82	109?
„ III.	—	.	40	57	51	—	—	—	—	—	—	—	—			
Bonn	111	.	151	151	115	121	153	170	124	112	152	118?	67	56	83	102
Breslau	73	90	75	49	71	94	72	69	62	105	94	36	46	42	50	33
Göttingen	57	66	69	54	45	31	66	44	38	57	63	57	32	32	50	46?
Greifswald	91	118	107	117	91	122	114	127	61	151	123	89	50	56	68	52
Halle	113	.	91	90	104	87	.	86	126	107	104	105	74	—	.	85?
Kiel	80	74	87	89	78	68	91	73	90	69	96	95	53	62	85	85
Königsberg	42	33	53	62	57	74	68	69	62	63	67	73	17	24	20	53
Marburg	59	43	43	62	50	45	49	38	65	56	57	69	42	32	33	37
zusammen	851	730	1002	932	843	918	903	792	923	1037	1080	948	481	391	471	602
	Wintersemester															
	1887/88	1888/89	1889/90	1890/91	1887/88	1888/89	1889/90	1890/91	1887/88	1888/89	1889/90	1890/91	1887/88	1888/89	1889/90	1890/91
Berlin I.	125	120	142	107	92	127	122	145	161	79	156	133?				
„ II.	153	173	145	156	131	201	131	.	88	195	168	190?	83	85	103	88?
„ III.	—	.	40	69	47	—	—	—	—	—	—	—	—			
Bonn	73	91	120	120	76	97	126	95	77	113	122	88?	16	36	40	37
Breslau	62	76	72	51	55	73	67	59	68	106	101	28	36	48	42	25
Göttingen	47	56	54	41	47	41	46	35	33	53	51	39	38	30	27	32
Greifswald	92	103	99	87	106	97	113	90	68	124	128	68	26	46	76	49
Halle	106	.	79	89	99	91	.	67	85	95	115	88	53	.	.	74?
Kiel	53	68	67	68	59	66	70	64	55	63	76	63	38	48	52	29
Königsberg	40	52	69	56	46	60	62	46	47	52	74	65	20	18	18	14
Marburg	34	37	39	46	45	36	39	50	38	41	45	48	15	20	30	32
zusammen	785	816	955	868	756	889	776	651	720	921	1036	810	325	331	388	380

*) Bekanntmachung des Reichskanzlers, betr. die ärztliche Prüfung, vom 2. Juni 1883. ..... Der Meldung sind in Urschrift beizufügen: .... 4. Der durch besondere Zeugnisse der klinischen Dirigenten geführte Nachweis, dass der Kandidat mindestens je zwei Halbjahre hindurch an der chirurgischen, medizinischen und geburtshilflichen Klinik als Praktikant teilgenommen, mindestens zwei Kreissende in Gegenwart des Lehrers oder Assistenzarztes selbständig entbunden und ein Halbjahr als Praktikant die Klinik für Augenkrankheiten besucht hat.

IV. Bibliographie der klinischen Anstalten für das Jahr 1890/91.

Aus den stationären Kliniken und Polikliniken sind während des Jahres 1890/91 folgende Arbeiten hervorgegangen und veröffentlicht worden:

1. Kliniken und Polikliniken für innere Krankheiten.

Universität Berlin. I. medizinische Klinik:

1.	Professor Leyden	Über das Kochsche Heilverfahren.	Dtsch. med. Wschr. No. 13.
2.	—	Über eosinophile Zellen in dem Sputum von Bronchialasthma.	Dtsch. med. Wschr. No. 38.
3.	—	Zur Gehirn-Kasuistik.	Virchows Festschrift.
4.	Professor Renvers	Zur Pathologie und Therapie der Perityphlitis.	Dtsch. med. Wschr. No. 5.
5.	—	Zur Behandlung der Larynxtuberkulose nach der Kochschen Methode.	Dtsch. med. Wschr. No. 14.
6.	—	Beitrag zur diagnostischen Bedeutung der Tuberkulin-Injektion.	Dtsch. med. Wschr. No. 18.
7.	—	Das Neuauftreten der Influenza in Berlin.	Dtsch. med. Wschr. No. 51.
8.	—	Beitrag zur Herzpathologie.	Charité-Ann. B. XVI.
9.	Goldscheider, St-A.	Über Sprachstörungen.	Berl. klin. Wschr. No. 20.
10.	—	Über einen eigentümlichen Spasmus am Auge.	Berl. klin. Wschr. No. 23.
11.	—	Ein Fall von Endocarditis ulcerosa mit Embolie der Basilar-Arterie.	Dtsch. med. Wschr. No. 30.
12.	—	Über Myelomeningitis cervicalis anterior bei Tuberkulose.	Berl. klin. Wschr. No. 38.
13.	—	Über einen Fall von akuter Bulbärparalyse, nebst Bemerkungen über den Verlauf der Muskelbahnen in der Medulla oblongata.	Charité-Ann. B. XVI.
14.	—	Über atrophische Lähmung bei Tabes dorsalis.	Zschr. f. klin. Med.
15.	Dr. G. Klemperer und Dr. F. Klemperer	Untersuchungen über Immunisierung und Heilung bei Pneumococcen-Infektion.	Berl. klin. Wschr. 35/36.
16.	Dr. G. Klemperer	Stoffwechselversuche an Krebskranken.	Charité-Ann. B. XVI.
17.	—	Stoffwechselversuche an Tuberkulosen bei Tuberkulingebrauch.	Dtsch. med. Wschr. No. 18.
18.	Dr. Bein	Ätiologische und experimentelle Beiträge zur Malaria.	Charité-Ann. B. XVI.

Universität Berlin. II. medizinische Klinik:

19.	Professor Gerhardt	Über fieberlos verlaufende Darmtyphen.	Charité-Ann. XVI.
20.	—	Über Lungenentzündung mit mehrfach unterbrochenem Fieberverlauf.	Intern. Beitr. z. wissensch. Med. III. B.
21.	—	Bericht über die Wirksamkeit des Kochschen Heilmittels gegen Tuberkulose.	Klin. Jahrb. Ergänzungsbd.
22.	von Noorden, Privatdozent	Alkohol als Sparmittel für Eiweis unter verschiedenen Ernährungsverhältnissen.	Berl. klin. Wschr. No. 23.
23.	—	Untersuchungen über schwere Anämien.	Charité-Ann. XVI.
24.	von Noorden und Hertel	Zur diagnostischen Verwertung der Malariaplasmodien.	Berl. klin. Wschr. No. 12.
25.	von Noorden und Ritter	Untersuchungen über den Stoffwechsel Nierenkranker.	Zeitschr. f. klin. Med. XIX.
26.	Hertel, Stabsarzt	Kasuist. Mitteilungen.	Charité-Ann. XVI.
27.	—	Phenocollum hydrochloricum, ein neues Antipyreticum und Antirheumaticum.	Dtsch. med. Wschr. No. 15.
28.	Grawitz, Stabsarzt	Über Versuche mit dem Kochschen Mittel bei Affen.	Dtsch. med. Wschr. No. 19.
29.	—	Blutbefunde bei Behandlung mit dem Kochschen Mittel.	Charité-Ann. XVI.
30.	Oka	Über die Wirkung des Kochschen Mittels auf die Respiration.	Dtsch. med. Wschr. No. 12.
31.	Miura	Über einen Fall von multipler Neuritis nach Magencarcinom.	Berl. klin. Wschr. No. 37.
32.	C. Wolbrecht	Über Pleurakomplikationen bei Typhlitis und Perityphlitis.	Dissertation.
33.	Th. Rethers	Beiträge zur Pathologie der Chlorose.	do.
34.	G. Badt	Kritische und klinische Beiträge zur Lehre vom Stoffwechsel bei Phosphorvergiftung.	do.
35.	B. Dorn	Blutuntersuchungen bei perniciöser Anämie.	do.
36.	O. Riehl	Beiträge zur Ätiologie der Chorea.	do.
37.	M. Stammreich	Über den Einfluss des Alkohols auf den Stoffwechsel des Menschen.	do.
38.	Senz	Über Peptonurie und Albumosurie.	do.

Universität Berlin. Medizinische Poliklinik:

39.	Prof. H. Senator	Über die Behandlung der chronischen Nephritis.	Verh. d. X. Kongr. f. inn. Med. 1890.
40.	—	Über schwarzen Urin und schwarzen Ascites.	Char.-Annal. Bd. XV. 1890.
41.	—	Über die Entstehungsweise der Albuminurie.	Wiener klin. Wschr. 1890, No. 31.
42.	—	Vorstellung eines Falles von Dystrophia muscularis progressiva.	Berl. klin. Wschr. 1890, No. 48.
43.	—	Mitteilungen über das Kochsche Heilverfahren gegen Tuberkulose.	do. 1890, No. 51.
44.	—	Über renale Hämophilie.	do. 1891, No. 1.
45.	—	Bericht über die Wirksamkeit des Kochschen Mittels gegen Tuberkulose.	Klin. Jahrb. Ergänzungsband 1891.
46.	—	Ein nach Koch behandelter Fall von Tuberkulose.	Berl. klin. Wschr. 1891, No. 7.
47.	—	Du contenu de l'urine ou albuminurie et de l'albuminurie physiologique.	La Médicine Moderne 1891, No. 9.
48.	—	Traité de l'Albuminurie (Physiologie, Pathologie, Thérapie) Edition francaise revue par l'auteur.	Paris 1891.

49. H. Löwenthal	Kurze Mitteilung über die Wirkung des Bromoforms beim Keuchhusten.	Berl. klin. Wschr. 1890, No. 23.	
50. —	Intramusculäre Einspritzungen von Hydrg. thymolo-acet. bei Syphilis.	Dtsch. med. Wschr. 1890, No. 25.	
51. Th. Rosenheim, Privatdozent	Über seltenere Komplikationen des runden Magengeschwürs.	do. 1890, No. 15.	
52. —	Über allgemeine Hyperästhesie der Magenschleimhaut etc.	Berl. klin. Wschr. 1890, No. 33.	
53. —	Über den gesundheitschädigenden Einfluss eiweissarmer Nahrung.	Verh. d. Physiol. Ges. 1891, März 20.	
54. —	Pathologie und Therapie der Verdauungskrankheiten.	Band 1. Wien 1891.	
55. Bendersky (Kiew)	Über die Ausscheidung der Verdauungsfermente.	Virchows Arch. 1890.	
56. L. Silberstein	Zur Diagnose der notorischen Insufficienz des Magens.	Dtsch. med. Wschr. 1891, No. 9.	
57. S. Durlacher	Chorea in ihrem Zusammenhang mit dem acuten Gelenkrheumatismus.	Dissertation.	
58. G. Siefart	Über die therapeutische Wirkung des Diuretins.	do.	

Universität Bonn. Medizinische Klinik:

59. E. Egenolf	Über die sog. Minièresche Krankheit.	Dissertation.
60. P. Kraemer	Über die von Rosenbach beschriebene Harnreaktion.	do.
61. O. Bickenbach	Über die in der mediz. Klinik zu Bonn im Wintersemester 1889/90 beobachteten Influenza-Fälle.	do.
62. J. Friedrich	Ein Fall von chronischer Chorea im höheren Lebensalter.	do.
63. P. Mohr	Über Akroparaesthesie.	do.
64. W. Schmelzer	Neurotische Muskelatrophie der Hände und Unterarme bei einem Knaben.	do.
65. R. Zehnpfennig	Über Lebercirrhose im Kindesalter.	do.
66. V. Cohn	Zwei Fälle von multipler Sclerose des centralen Nervensystems.	do.
67. J. Jordans	Über Rumination beim Menschen mit Beobachtungen über einen Fall derselben.	do.
68. J. Rech	Graphische Untersuchungen über normale und pathologische Herzstossformen.	do.
69. E. Siedentopf	Über die Perkussion des Abdomens.	do.
70. O. Coester	Über Perkussion der Lungenspitzen.	do.
71. J. Eck	Über die Beziehungen von Herzkrankheiten zu Erkrankungen des Rückenmarks.	do.
72. O. Gerdes	Über Stickstoff- und Harnsäure-Ausscheidung bei verschiedenen Krankheiten. Ein Beitrag zur Lehre vom Stoffwechsel.	do.
73. E. Knickenberg	Beobachtungen über die Wirkung des salzsauren Orexin.	do.
74. H. Schurz	Über die Harnsäure- und Stickstoff-Ausscheidung bei Leukämie.	do.
75. J. Hooymann	Ein Fall von Aortenbogenaneurysma.	do.
76. F. Kessel	Über Chorea magna (major) sive Germanorum.	do.
77. P. Werner	Über die Behandlung der Pleuritis mit Jodoform und über die Behandlung eines Falles von Pyopneumothorax.	do.

78. H. Fuchs	Über Gehirnabscesse nach primären Lungenleiden.	Dissertation.
79. J. Bungert	Über einen Fall von spastischer Gliederstarre.	do.
80. Henkelmann	Über zwei Fälle von Gehirntumoren.	do.
81. C. Schmitz	Beitrag zur Differential-Diagnose bei blutig gefärbten Sputis.	do.
82. Th. Schenk	Ein Fall von Pseudohypertrophie der Muskeln mit Beteiligung der Serrati antici und mit Entartungsreaction.	do.
83. A. Stiel	Poliomyelitis anterior acuta oder Neuritis multiplex acuta bei einem Erwachsenen.	do.
84. R. Isaac	Beitrag zur Pathologie der Basedowschen Krankheit.	do.
85. Hollmann	Über Paramyoclonus multiplex (Friedreich).	do.
86. Reimann	Ein Fall von Gehirntumor mit Intentionszittern.	do.
87. Ph. Schilson	Über Athetose.	do.
88. F. Adams	Ein Fall von Leukämie mit Priapismus.	do.
89. J. Cornely	Über Sprachstörungen im Anschluss an Typhus abdominalis.	do.
90. J. Unverfehrt	Über den Salzsäuregehalt des Magensaftes bei Carcinoma und Ulcus ventriculi.	do.
91. H. Köppern	Über einen Fall von Skorbut.	do.
92. G. Lippmann	Untersuchungen über den Säuregrad des Mageninhaltes bei Anwendung verschiedener Indikatoren.	do.

Universität Bonn. Medizinische Poliklinik:

93. Fr. Danco	Über Influenza-Pneumonie.	Dissertation.
94. C. Schmidt	Über Leberabscesse.	do.
95. A. Strauss	Über das Hypnoticum Chloralamid.	do.
96. J. Pitsch	Beitrag zur Kenntnis der Myocarditis.	do.
97. M. Reis	Über den Rheumatismus nodosus.	do.
98. A. Best	Zur Symptomatologie der interstitiellen Nephritis.	do.
99. C. Lose	Bakteriologische Untersuchungen über die Wirkung des Methylviolett.	do.
100. Th. Robert	Über Acholie.	do.

Universität Breslau. Medizinische Klinik und Poliklinik:

101. Prof. Biermer	Über psychische Volkskrankheiten.	Deutsche Revue.
102. E. Herrmann	Jahresbericht der medizinischen Klinik zu Breslau.	Deutsche Med.-Ztg. 1890.
103. —	Beobachtungen über die Wirkungen und die Anwendungsweise des Antifebrins.	Deutsche Med.-Ztg. 1890.
104. A. Adler	Ein Fall von subcorticaler Alexie (Wernicke).	Berl. kl. Wschr. 1890.
105. —	Ein Fall schwerer Hyoscinvergiftung.	do. 1891.
106. R. Stern	Über die Wirkung des menschlichen Blutes und anderer Körperflüssigkeiten auf pathogene Mikroorganismen.	a) Verh. d. IX. Congr. f. innere Medizin. b) (Ausf. Mitteil.) Ztschr. f. klin. Med. Bd. 18.
107. —	Über den Einfluss des Tetrahydro-β-naphthylamins auf den tierischen Stoffwechsel.	Virchows Archiv, Bd. 121.

108. R. Stern		Über das Auftreten von Oxyhaemoglobin in der Galle.	Virchows Archiv, Bd. 123.
109. H. Hamburger		Über die Wirkung des Magensaftes auf pathogene Bakterien.	Dissertation.(ImAuszug publiziert im Centralbl. f. klin. Medizin 1890.)
110. P. Sackur		Wirken die Antipyretica auf die Temperatur des nicht fiebernden Menschen?	Dissertation.
111. P. Reichelt		Über akute Intoxikationen.	do.
112. M. Guttmann		Zur Statistik der Herzklappenfehler.	do.

Universität Göttingen. Medizinische Klinik und Poliklinik:

113. Prof. Ebstein		Zur Lehre vom Krebs der Bronchien und der Lungen.	Dtsch. med. Wschr. 1890, No. 42.
114.	—	Mitteilungen über die auf der medizinischen Klinik seither angestellten Versuche mit dem Kochschen Heilmittel gegen Tuberkulose.	do. No. 51.
115. Prof. Ebstein und Dr. Nicolaier		Über die künstliche Darstellung von harnsauren Salzen in der Form von Sphaerolithen.	Virchows Arch. 1891, Bd. 123.
116. Prof. Damsch		Über Pupillenunruhe (hippus) bei Erkrankungen des Centralnervensystems.	Neurolog. Centralbl. 1890, No. 9.
117. Dr. Becker		Zur Lehre von der echten cerebralen Glosso-labio-pharyngealparalyse.	Virchows Archiv, Bd. 124.
118. Dr. Reichenbach		Zur Kasuistik des chylösen Ascites.	do. Bd. 123.
119. L. Rummel		Über die Basedowsche Krankheit.	Dissertation.
120. O. Brennecke		Ein Fall von Kopftetanus.	do.
121. E. Schultze		Beiträge zur Kasuistik der Erkrankung des Pons.	do.
122. E. Engels		Ein Beitrag zur Kasuistik der Tumoren des Grosshirns.	do.
123. A. Schmidt		Über die in der Göttinger med. Klinik vom 1. April 1877 bis 1. April 1889 behandelten Fälle von akutem Gelenkrheumatismus.	do.
124. G. Theobald		Über eitrige Pericarditis.	do.
125. O. Hamm		Beiträge zur Pleuritis.	
126. C. Dohrs		Ein Fall von Pachymeningitis haemorrhagica interna mit doppelseitigem grossen Haematom.	do.
127. H. Koellner		Ein Fall von Pylorusstenose infolge von Salzsäurevergiftung. Heilung durch Gastroenterostomie.	do.
128. C. Schweppe		Ein Fall von Magencarcinom mit anscheinend sehr schnellem Verlauf infolge von allgemeiner Carcinose.	do.
129. A. Meier		Das Auftreten der Influenza in Göttingen Winter 1889/90.	do.
130. R. Denecke		Ein Fall von Leberabscess.	do.
131. F. Lachnit		Beiträge zur Lehre von den Neuralgieen.	do.
132. W. Leopold		Zur Behandlung des Diabetes mellitus mit Salol.	do.
133. E. Helbing		Zur Lehre von der echten cerebralen Pseudobulbärparalyse.	do.

Universität Greifswald. Medizinische Klinik und Poliklinik:

134. Professor Mosler		Über Pemphigus. Vortrag.	Verh. d. IX. Kongr. f. inn. Med. i.Wint. 1890. Verlag von F. Bergmann.
135.	—	Über Pemphigus chronicus malignus.	Dtsch. med. Wschr. 1890, No. 1.
136.	—	Zur Kenntnis der in Greifswald beobachteten Fälle von Influenza. Verhandelt im medizinischen Verein zu Greifswald.	do. 1890, No. 8.
137.	—	Bericht über die Wirksamkeit des Kochschen Heilmittels gegen Tuberkulose. Universität Greifswald. Aus der medizinischen Klinik. Bericht des Direktors, Geheimen Medizinalrat Prof. Dr. Mosler, unter Mitwirkung von Prof. Dr. Strübing und Privatdozent Dr. Peiper.	Klin. Jahrb. Ergänzungs-Band. Berlin 1891.
138.	—	Zur lokalen Behandlung chronischer Milztumoren.	Wiener med. Wschr. 1890, No. 1—3.
139.	—	Zur Klinik der Knochenentzündungen typhösen Ursprunges.	Verh. d. IX. Kongr. f. inn. Med.
140.	—	Zur Behandlung des chronischen Morbus Brightii.	do.
141.	—	Zur Behandlung der Empyeme.	do.
142.	—	Verhandlungen des medizinischen Vereins zu Greifswald. Herausgegeben von Dr. Mosler und Dr. E. Hoffmann.	Verl. v. Gg. Thieme, Leipzig 1890.
143.	—	Über den Nutzen der Verbindung von Seeluft und Soolbad für Schwächezustände, insbesondere bei Kindern.	Therapeut. Monatsh. Mai 1890.
144. Dr. Peiper, Privatdozent		Über Myoclonie (Paramyoclonus multiplex).	Dtsch. med. Wschr. 1890, No. 19.
145.	—	Experimentelle Studien über die Folgen der Ausrottung des Plexus coeliacus.	a) Ztschr. f. kl. Med. Bd. XVII, No. 6. b) Verh. des Kongr. f. inn. Med.
146.	—	Über den Paramyoclonus multiplex.	Prager med. Wschr. 1890, No. 36, 37.
147.	—	Sul. Etiologia del Trisma dei Neonabi.	Riv. intern. d'Igiene. Sept. 1890, Anno I, No. 9.
148.	—	Ein Beitrag zur Ätiologie des Trismus sive Tetanus neonatorum.	Dtsch. Arch. f. klin. Med. 47. 183.
149.	—	Über die Wirkung des Kochschen Mittels auf gesunde oder nicht tuberkulöse Individuen.	Dtsch. med. Wschr. 1891, No. 4.
150.	—	Das spezifische Gewicht des menschlichen Blutes.	Centralbl. f. klin. Med. 1891, No. 12.
151.	—	Sulla reazione delle persone sane e rispettivamente non tuberculose alla linfa di Koch.	Riv. intern. d'Igiene. Felbraio 1891, No. 2.
152. Dr. Niesel, Assistenzarzt		Über einen Fall von Dextrocardie. Aus der medizinischen Universitätsklinik des Herrn Geh. Med.-Rat Prof. Dr. Mosler in Greifswald.	Dtsch. med. Wschr. 1890, No. 23.

153. Dr. Voss, Assistenzarzt	Über Diabetes insipidus und Adipositas universalis. Aus der medizinischen Klinik des Herrn Geh. Med.-Rat Prof. Dr. Mosler in Greifswald.	Berlin. klin. Wschr. 1891, No. 1.
154. A. Gogrewe	Beiträge zur arzneilichen Wirkung des Methacetins.	Dissertation.
155. R. Cramer	Beiträge zur Salolprobe.	do.
156. G. Jahn	Über die Schwankungen im spezifischen Gewicht des Blutes.	do.

Universität Halle: —

Universität Kiel. Medizinische Klinik:

157. Prof. Quincke	Zur Kenntnis der Quecksilberwirkung.	Berlin. klin. Wschr. 1890, No. 18.
158. —	Kritische Bemerkungen zur ärztlichen Prüfungsordnung.	Dtsch. med. Wschr. 1890, No. 24.
159. —	Über Mitempfindungen und verwandte Vorgänge.	Ztschr. f. klin. Med., Bd. 17.
160. —	Über Blutuntersuchungen bei Malariakranken.	Mitt. d. Ver. Schlesw.-Holst. Ärzte. 1890, H. 12.
161. Dr. G. Hoppe-Seyler	Über die Ausscheidung der Kalksalze im Harn mit besonderer Berücksichtigung ihrer Beziehungen zu Ruhe und Bewegung.	Ztschr. f. phys. Chemie, Bd. 15.
162. —	Über die Ausscheidung des Urobilin in Krankheiten.	Virchows Archiv, Bd. 124.
163. Dr. H. Hochhaus	Zur Kenntnis des Rückenmarksglioms.	Dtsch. Arch. f. klin. Med., Bd. 47.
164. Friedrich Lorenz	Über den Status epilepticus.	Dissersation.
165. Johann Lubius	Über Coma diabeticum.	do.
166. William Rumpf	Alkalimetrische Untersuchungen des Blutes bei Krankheiten.	do.

Universität Königsberg: —

Universität Marburg. Medizinische Klinik:

167. Prof. Mannkopff	Bericht über die Wirksamkeit des Kochschen Heilmittels gegen Tuberkulose.	Klin. Jahrb., Ergänzungsb.
168. Munckenbeck	Über ein primäres Carcinom des Pancreasschwanzes.	Dissertation.
169. W. Ehrich	Über das primäre Bronchial- und Lungencarcinom (mit 3 Fällen).	do.

Universität Marburg. Medizinische Poliklinik:

170. Prof. Rumpf	Zur Diagnostik der Lungenkavernen: Der inspiratorische Schallhöhenwechsel.	Berlin. klin. Wschr. 1890, No. 44.
171. —	Bericht über die Wirksamkeit des Kochschen Heilmittels gegen Tuberkulose.	Klin. Jahrb. u. dtsch. med. Wschr. 1891, Nr. 3.
172. Prof. Rumpf u. Prof. Marchand	Referat über die Leistungen und Fortschritte der allgemeinen Pathologie für das Jahr 1889.	Jahresber. Virchow-Hirsch.

173. R. Schwaner	Die Prüfung der Hautsensibilität vermittelst Stimmgabeln bei Gesunden und Kranken.	Dissertation.
174. Th. Lederer	Zwölf Fälle von Commotio cerebrospinalis resp. traumatischer Neurose.	do.

2. Kliniken und Polikliniken für chirurgische Krankheiten.

Universität Berlin. Chirurgische Klinik in der Königl. Charité:

1. Prof. Köhler	Klinischer Bericht.	Charité-Ann. XVI.
2. —	Die zweite „Hyderabad Chloroform-Kommission" und ihre Untersuchungen.	Dtsch. med. Wschr. 1890, No. 14.
3. —	Über die chirurgische Behandlung der narbigen Pylorusstenose.	do. No. 35.
4. —	a) Penetrierende Bauchwunde, Laparotomie, Heilung.	Berlin. klin. Wschr. 1890, No. 53.
5. —	b) Tumor unter dem linken Stimmbande, Laryngotomie, Heilung.	do.
6. —	Ein Fall von Bruch der Schädelbasis mit einseitiger Abducenslähmung.	do. No. 18.
7. —	a) Bruch des Olecranon, Knochennaht, Heilung.	Dtsch. militärärztl. Ztschr. 1891.
8. —	b) Drei Fälle von ausgedehnten Resektionen, mit Tuberkulin behandelt.	do.
9. —	Über die Methoden, die Lage und Richtung der Hirnwindungen und Furchen an der Aussenfläche des Kopfes zu bestimmen.	Dtsch. Ztschr. f. Chir., Bd. 32.
10. Hildemann	Zur Kasuistik der Radikaloperationen der Hernien.	Dissertation.
11. Zabel	Zur Kasuistik der Totalexstirpation der Clavicula.	do.
12. Schnellen	Zur Kasuistik des Perityphlitis.	do.
13. Plitt	Zur Kasuistik der Tumoren der Brustwand.	do.
14. Boehnke	Zur Myxoedemfrage.	do.
15. Coste	Über die Operation des Empyems.	do.
16. Pandt	Über die Behandlungsmethoden der Krampfadern an den Beinen.	do.
17. Meyer	Bursit. praepat. und ihre Behandlung.	do.
18. Rahn	Zur Kenntnis der Ranula.	do.
19. Nolte	Zur Kasuistik der Amp. fem. nach Gritti.	do.
20. Knaak	Ungewöhnliche Ausgänge der Wirbelkaries.	do.
21. Cammert	Zur Kasuistik der offenen Luxation.	do.
22. Schöpwinkel	Über die moderne Behandlung der diffusen Phlegmone.	do.
23. Braun	Zur Diagnose der Blasenruptur.	do.
24. Michelet	Beitrag zur operativen Behandlung der Hämorrhoidalknoten.	do.
25. Kranz	Über die verschiedenen Operationsmethoden beim Empyema antri Highm.	do.
26. Plessing	Zur Kasuistik der Exartic. pedis nach Lisfranc.	do.
27. Kulcke	Über Resektion des Pylorus.	do.
28. Gerdeck	Über den Bruch des Olecranon.	do.

Universität Berlin. Chirurgische Klinik. Ziegelstrasse: —

Universität Bonn:

29.	Prof. Trendelenburg	Über die Unterbindung der Vena saphena magna bei Unterschenkelvaricen.	Beitr. z. klin. Chir. v. Bruns. VII., p. 195.
30.	Prof. Witzel, Assistent	Ein Verfahren zur Beseitigung des akuten, nach Penetration der Brustwand entstandenen Pneumothorax.	Centr.-Bl. f. Chirur. 1890, No. 26.
31.	—	Über die Verwendung umgeschlagener Hautlappen zum Ersatz von Schleimhautdefekten, insbesondere zur Laryngoplastik.	do. No. 45.
32.	—	Über den medianen Bauchbruch.	Volkmanns Samml. klin. Vortr. N. F. 1890, No. 10.
33.	Hölscher	Beitrag zur Kenntnis und Behandlung bösartiger Nierengeschwülste.	Dissertation.
34.	Noël	Über angeborene Cystenhygrome am Halse.	do.
35.	Appelrath	Über die akute infektiöse Osteomyelitis.	do.
36.	Bausenbach	Ein Beitrag zur Entstehung und Behandlung des Carcinoma penis.	do.
37.	Geck	Zur Ätiologie und Therapie des Rectumvorfalles.	do.
38.	Nockher	Über Tuberkulose der Urethra.	do.
39.	Ermekeil	Über intrauterine Abschnürungen.	do.
40.	Hummelsheim	Über Hernia umbilicalis.	do.
41.	Wilms	Über Resection des Oesophagus.	do.
42.	Berberich	Über die Hämorrhoiden und ihre Behandlung.	do.
43.	Bewerunge	Über Harnröhrensteine.	do.
44.	Wachendorf	Über Operationen bei Pylorusstenose.	do.
45.	Dressler	Über den plastischen Ersatz der Wange.	do.
46.	Kind	Über die Prostatahypertrophie und die neueren Versuche zu ihrer operativen Behandlung.	do.
47.	Hüttenhain	Über das Ankylostoma und seine Behandlung.	do.
48.	Pohl	Über die Behandlung des Klumpfusses.	do.
49.	Brockhoff	Über Ätiologie und Behandlung des erworbenen Plattfusses.	do.
50.	Boesch	Über Gastrotomie.	do.
51.	Virring	Über die Gaumenspalten und ihre Behandlung.	do.
52.	Atzerodt	Über Dermoide des Nasenrückens.	do.
53.	Loeb	Die totale und partielle Exstirpation des Kehlkopfes.	do.
54.	Mensing	Über das traumatische Emphysem.	do.
55.	Colombara	Über den angeborenen muskulären Schiefhals.	do.
56.	Beckmann	Über die Epulis.	do.
57.	Bernegau	Über Exostosen.	do.
58.	Overmann	Syndaktylie, ihr Wesen und ihre Behandlung.	do.
59.	Zanssen	Über Tuberkulose der Schädelknochen.	do.

Universität Breslau:

60.	Prof. Mikulicz	Atlas der Erkrankungen der Mund- und Rachenhöhle. I. Hälfte (zus. mit Dr. P. Michelson).	1890.
61.	—	Bericht über die Wirksamkeit des Kochschen Heilmittels gegen Tuberkulose.	Klin. Jahrb., Ergänzungsband.

62. Tietze, Assistent	Kurzer Bericht über zwölf Kehlkopfexstirpationen.	Berlin. klin. Wschr. 1890, S. 660.
63. Vollradt	Zwei Fälle geheilter Magenfisteln.	Dissertation.
64. H. Gervais	Ein Fall von Torsion des Samenstranges.	do.
65. R. Schmidt	Die funktionellen Ergebnisse der Sehnennaht an der chirurgischen Universitätsklinik zu Breslau während der Jahre 1886—1889.	do.

Universität Göttingen:

66. Prof. König	Der knöcherne Ersatz grosser Schädeldefekte.	Centralbl. f. Chirurg. 1890, No. 27.
67. —	Die peritoneale Tuberkulose und ihre Heilung durch den Bauchschnitt. Vortrag, gehalten auf dem internationalen Kongresse in Berlin.	do. 1890, No. 35.
68. —	Bericht über die Behandlung chirurgischer Tuberkulose mit Tuberkulin.	Klin. Jahrb., Ergänzungsband.
69. —	Behandlung der kongenitalen Luxation.	Langb. Archiv.
70. —	Die Behandlung der Brustempyeme.	Berlin. klin. Wschr.
71. Dr. Hildebrand	Über multiple cavernöse Angiome.	Dtsch. Ztschr. f. Chir.
72. —	Ein Fall von geheilter auf Irehaemie beruhender Muskelkontraktur.	do.
73. —	Über das tubuläre Angiosarcom oder Endotheliom des Knochens.	do.
74. —	Beitrag zur Lehre von den durch abnorme Zahnentwicklung bedingten Kiefertumoren.	do.
75. —	Bericht über die Behandlung chirurgischer Tuberkulose mit Tuberkulin (mit Geheimrat König erstattet).	Klin. Jahrb., Ergänzungsband.
76. Schlüter	Über die Knieresektion im hohen Alter, ausgeführt wegen Tuberkulose.	Dissertation.
77. König	Der cystische Echinococcus der Bauchhöhle und seine Eigentümlichkeiten vor, bei und nach der Operation.	do.
78. Philippi	Die Resultate der operativen Behandlung der Bauchfelltuberkulose.	do.
79. Windmüller	Beitrag zur Kasuistik der Kiefertumoren.	do.
80. Berger	Über den Erfolg der Sehnennähte.	do.

Universität Greifswald:

81. Prof. Helferich	Ein neues Verfahren zur Operation der winkligen Kniegelenksankylose.	Arch. f. klin. Chir. Bd. 41, Heft 2.
82. —	Über die Ausführung der Herniotomie bei der Gangrän verdächtigen Darm. Ein Vorschlag.	do.
83. —	Über eine seltene Form von Fractur des Unterschenkels, nebst Bemerkungen über den Mechanismus der Knochenbrüche.	do.
84. —	Ein Fall von tiefliegendem Carcinom am Vorderarm, nebst Bemerkungen über schwer diagnosticierbare Carcinome.	Dtsch. med. Wschr. 1890, No. 49.
85. —	Demonstration zweier Fälle von Actinomycose des Unterleibes.	do. No. 36, S. 812.

86. Prof. Helferich	Über die typhöse Entzündung der Rippen.	Vortr. i. d. chir. Sekt. der Naturforscherversammlung zu Bremen 1890.
87. —	Über die Erfolge, welche mit dem Kochschen Heilmittel bei Kranken der chirurgischen Klinik bisher erzielt worden sind.	Dtsch. med. Wschr. 1890, No. 50.
88. —	Amtlicher Bericht über die Wirksamkeit des Kochschen Heilmittels gegen Tuberkulose.	Klin. Jahrb., Ergänzungsband 1891, S. 528.
89. Dr. Hoffmann, Assistenzarzt	Beiträge zur Hirnchirurgie.	Dtsch. med. Wschr. 1890, No. 48.
90. —	Beiträge zur Lungenchirurgie.	do. 1890, No. 50.
91. Dr. Cahen, Assistenzarzt	Schweissdrüsen-Retentionscyste der Brust.	Dtsch. Ztschr. f. Chir. Bd. 31, S. 370.
92. —	Über Myositis ossificans.	do. Bd. 31, S. 372.
93. Dr. Cahen und Dr. Kruse	Plötzlicher Tod während der Tracheotomie durch Hyperplasie der Thymus.	Dtsch. med. Wschr. 1890, No. 21.
94. Paul Bünger	Beitrag zur Behandlung der Pseudarthrose.	Dissertation.
95. August Gläntzer	Zur operativen Behandlung des Mastdarmvorfalles. Mit Veröffentlichung von 4 Fällen.	do.
96. Alexander Geppert	Übersicht sämtlicher in der hiesigen chirurgischen Klinik seit dem 30. Oktober 1885 bis 15. Februar 1890 befindlichen Lupuskranken, ihre Behandlung und deren Erfolg.	do.
97. Richard Siewert	Ein Fall von Noma aus der chirurgischen Klinik zu Greifswald.	do.
98. Richard Bloch	Zur Therapie der Atresia ani.	do.
99. Carl Gursky	Ein Fall von Cysticercus cellulosae der regio cervicalis.	do.
100. Alois Henschel	Ein Fall von Angioma arteriale cavernosum.	do.
101. Paul Goehter	Ein Fall von Struma maligna aus der hiesigen Klinik.	do.
102. Albert Schneider	Drei Fälle von Peniscarcinom aus der hiesigen chirurgischen Klinik.	do.
103. Wolff Wolff	Die in den Jahren 1885—1890 in der chirurgischen Klinik zu Greifswald wegen septischer Erkrankung ausgeführten Amputationen und Exartikulationen.	do.
104. Heinr. Halthausen	Über die Bedeckung grösserer Defekte durch frische gestielte Hautlappen.	do.
105. Otto Schünemann	Die Herniotomieen in der Greifswalder chirurgischen Klinik im Etatsjahre 1889/90.	do.
106. Friedrich Wilda	Über die Anlegung einer Entero-Anastomose als Operationsverfahren bei eingeklemmten Brüchen mit Gangrän des Darmes.	do.
107. Paul Kittlich	Über das Cholesteatom des Felsenbeins.	do.
108. Ernst Schlange	Über Darmwandbrüche.	do.
109. Paul Kluck	Die in den Jahren 1885—1888 in der chirurgischen Klinik zu Greifswald vorgekommenen Fälle von Osteomyelitis acuta.	do.
110. Clemens Ruschhoff	Über Syphilome des musculus sternomastoideus nebst 2 Fällen.	do.
111. Max Filter	Über solitäre Lipome des Kniegelenks und ihre Ursachen.	do.

112. Georg Gaerber	Über die in der Greifswalder chirurgischen Klinik in dem Zeitraume vom Oktober 1885 bis 1. April 1888 vorgekommenen Fälle von Herniotomie.	Dissertation.
113. Gustav Gropler	Über Carcinoma mammae, 47 Fälle aus der Königl. chirurgischen Klinik zu Greifswald.	do.
114. Joseph Wichmann	Spina bifida sacralis. Ein geheilter Fall.	do.
115. Robert Schmidt	Ein Fall von Aneurysma der Arteria tibialis postica.	do.
116. Emil Simon	Beitrag zur Kasuistik abscedierender Hirnentzündungen nach Otitis media purulenta chronica.	do.
117. Ignatz Rumbold	Ein Beitrag zur Echinococcuserkrankung.	do.
118. Wilh. Heidemann	Über partielle Rhinoplastik nebst Mitteilung eines neuen Falles.	do.
119. Stanisl. Szukalski	Ein Beitrag zur Kasuistik der Atresia ani vaginalis.	do.
120. Felix Schütte	Ein Fall von Spontangangrän bei Diabetes mellitus.	do.
121. Willi Fiege	Die Hasenscharten der Greifswalder chirurgischen Klinik vom Oktober 1885 bis April 1890.	do.
122. Hermann Schreyer	Zwei Fälle von Actinomykose der Bauchdecken.	do.
123. Franz Thiele	Ein Fall von angeborenem Defekt der rechten Tibia.	do.
124. Wilh. Pajenkamp	Über Hemiatrophia facialis progressiva.	do.
125. Johannes Richter	Ein Fall von Aneurysma der Anonyma und der carotis communis dextra.	do.
126. Richard Gaschke	Die in den Jahren 1885—90 in der hiesigen chirurgischen Klinik vorgekommenen Fälle von Gangraena diabetica und Gangraena senilis.	do.
127. Ernst Sarmann	Beiträge zur Behandlung des Empyems.	do.
128. Max Hoffmann	Über Darminvagination.	do.
129. Gustav Kickhefel	Über Thoracoplastik.	do.

Universität Halle: —

Universität Kiel. Chirurgische Klinik: —

Universität Kiel. Chirurgische Poliklinik:

130. Prof. Ferd. Petersen	Über die Arthrodese. Vortrag, gehalten auf dem X. internationalen medizinischen Kongress zu Berlin.	Wiener med. Wschr. 1891, No. 11 u. 12.
131. Therig	Ein Beitrag zur Statistik der Zahnkaries.	Dissertation.
132. Guttmann	Erfahrungen über das Pyoktanin in der chirurgischen Praxis.	do.
133. Harding	Ein Beitrag zur Kenntnis der kongenitalen Halsfisteln.	do.

Universität Königsberg:

134. Prof. Braun	Habituelle Luxation der Articulatio cricothyreoidea.	Berlin. klin. Wschr. 1890, No. 41.
135. —	Fehlende Gehirnpulsationen bei perforierenden Schädelfracturen.	Centralbl. f. Chir. 1890, No. 76.
136. —	Zur Technik der Naht bei verschiedenen Operationen am Magen und Darm.	Dtsch. med. Wschr. 1891, No. 1.

137. Prof. Braun	Über das Kochsche Heilverfahren gegen Tuberkulose.	Dtsch. med. Wschr. 1891, No. 11 u. Klin. Jahrb., Ergänzungsband.

Universität Marburg:

138. Fr. Thierbach	Die Methoden der Fussgelenkresektion, insbesondere die Hütersche Methode mittels vorderem Querschnitt.	Dissertation.

3. Kliniken und Polikliniken für Geburtshülfe und Frauenkrankheiten.

Universität Berlin. Geburtshülfliche Klinik der Kgl. Charité:

1. Prof. Dr. Gusserow	Kasuistische Mitteilungen: Ein Fall von Ureter-Scheidenfistel.	Charité-Annalen, XV. Jahrgang.
2. —	Lymphcyste des Mesenteriums.	do.
3. —	Pyokolpos lateralis. Uterus duplex. Schwangerschaft.	do.
4. Dr. Dührssen, Privatdozent	Über einige weitere Fälle von tiefen Cervix- und Scheidendammincisionen in der Geburtshülfe.	Therap. Monatshefte 1890, Mai.
5. —	Geburtshülfliches Vademecum für Studierende und Ärzte.	Berlin 1890. Karger. 1. u. 2. Aufl.
6. —	Der Einfluss der Antisepsis auf geburtshülfliche Operationen und die hieraus resultierenden Aufgaben der modernen Geburtshülfe.	Berlin. klin. Wschr. 1890, No. 23 u. 24.
7. —	Kapitel „Gynäkologie"	Virchow-Hirschsch. Jahresber. 1889.
8. —	Verhandlungen der gynäkologischen Sektion des X. internationalen medizinischen Kongresses in Berlin vom 4.—9. August 1890.	Arch. f. Gynäkologie, Bd. 39, H. 1.
9. —	Gynäkologisches Vademecum für Studierende und Ärzte.	Berlin 1891. Karger.
10. —	Einige Bemerkungen zu dem Aufsatz von Sänger: Über Lappen-Trachelorrhaphie.	Centralbl. f. Gynäkol. 1890, Beil. S. 26.
11. Dr. W. Nagel, Privatdozent	Über die Entwickelung des Uterus und der Vagina beim Menschen. Sitzungsberichte der Königlich Preussischen Akademie der Wissenschaften zu Berlin.	Sitzg. d. phys.-math. Klasse v. 22. Mai 1890.
12. —	Zur Anatomie des menschlichen Eierstocks. Eine Berichtigung.	Arch. f. Gynäkologie, Bd. 37, H. 3.
13. —	Einige Beobachtungen über die Elektrotherapie in der Gynäkologie.	do. Bd. 38, H. 1.
14. —	Erfahrungen über die Anwendung der Achsenzugzange.	do. Bd. 39, H. 2.
15. —	Zur Lehre von der Wendung auf einen Fuss.	do. Bd. 39, H. 3.
16. Stabsarzt Dr. Hensoldt	Geburtshülflicher Jahresbericht der Charité für 1888/89.	Charité-Annalen, XV. Jahrgang.
17. Salomon	Über Gesichtslagen mit zur Seite gerichtetem Kinn.	Dissertation.
18. Rosenblum	Über einen Fall von Missed Labone.	do.

19. Erdmann	Über alte Erstgebärende und ihre Mortalität unter dem Einfluss der Antisepsis.	Dissertation.
20. Kietz	Über Fussvorfall bei Schädellage.	do.
21. W. Seeger	Über Symptomatologie und Therapie der Eclampsia gravidarum, parturientium et puerperarum.	do.
22. Raede	Über Extrauteringravidität.	do.
23. M. Seeger	Über Sarkome des Uterus.	do.
24. Bussmann	Über einen Fall von Hämatom der Nabelschnur.	do.
25. Brodtmann	Über die Anwendung blutstillender Zangen bei der vaginalen Totalexstirpation des Uterus.	do.

Institut für Frauenkrankheiten und Geburtshülfe, Artilleriestrasse:

26. Prof. Olshausen	Die Laparotomieen der Königlichen Universitäts-Frauen-Klinik in Berlin, in den Jahren 1887—1890.	Ztschr. f. Geburtsh. u. Gyn. XX, S. 219.
27. E. Ruge	Das Mikroskop in der Gynäkologie.	do. XX, S. 93.
28. Glöckner u. Keller	Beitrag zur Asepsis der Geburtshülfe.	Dtsch. med. Wschr. 1890, No. 32.
29. Keller	Zur Diagnose des Schleimhautsarkoms des Uterus-Körpers.	Ztschr. f. Geburtsh. u. Gyn. XX, S. 116.
30. Saurenhaus	Über die Menge des Fruchtwassers nach Ausstossung des Kindes.	do. XX, S. 134.
31. Krukenberg	Ein Fall von Haemoglobinaemie und Haemoglobinurie nach intrauteriner Carbolanwendung.	do. XX, S. 167.
32. Gebhard	Über Sublimatintoxication.	do. XXI, S. 251.
33. Hübener	Über Sublimat- und Carbolsäureausspülung des puerperalen Uterus.	Dissertation.
34. G. Puppe	Untersuchungen über die Folgezustände nach Abortus.	do.
35. L. Lewinsohn	Ein Fall von Doppelmissgeburt.	do.
36. Walther Veit	Über Elephantiasis vulvae.	do.
37. Lange	Über Bauchdeckenfibrome.	do.
38. Haché	Zur Ätiologie des septischen Abortus.	do.
39. E. Mommsen	Zur Symptomatologie der Portio- und cervix-Carcinome.	do.
40. Muermann	Beitrag zur Lehre der Endocarditis ulcerosa.	do.
41. Schrader	Über Nabelschnurvorfall.	do.
42. L. Wullstein	Die Gesichtslage.	do.

Universität Breslau:

43. H. Fritsch	Sterilisationstopf für das Operationszimmer, nebst einigen Bemerkungen zur Desinfektion in der Klinik.	Centralbl. f. Gynäkol. 1890, No. 10.
44. —	Kanüle zur lokalen Behandlung der weiblichen Harnröhre.	do.
45. —	Noch einmal die Vereinfachung des Kaiserschnittes.	do. No. 13.
46. —	Die Resultate der aseptischen Laparotomieen.	do. No. 29.
47. —	Über aseptisches Operieren mit sterilisierter Kochsalzlösung.	Dtsch. med. Wschr. 1890, No. 19.

48. J. Pfannstiel	Über die Pseudomucine der cystischen Ovariengeschwülste. Beiträge zur Lehre vom Pavalbumin und zur pathologischen Anatomie der Ovarientumoren.	Arch. f. Gynäkologie, Bd. 38, H. 3.
49. R. Asch	Exstirpation des Uterus mit Resektion der Scheide wegen Vorfalles. (8 Fälle aus der Breslauer Universitäts-Frauenklinik.)	do. Bd. 35, H. 3.
50. A. Tannen	Eine neue zusammenlegbare Simssche Rinne mit Hebelverschluss.	Centralbl. f. Gynäkol. 1890, No. 25.
51. E. Heydrich	Eine seltene Verletzung des Kindes bei der Geburt.	do. No. 7.
52. Schiffer	Die Endresultate der in den letzten acht Jahren in der Königlichen Frauenklinik zu Breslau gemachten Ovariotomieen.	Dissertation.

Universität Göttingen:

53. Dr. R. Cario	Zwei bemerkenswerte Fälle von Ileus vor und nach Laparotomie, beide mit Ausgang in Heilung.
54. —	Über die mechanischen Ursachen der Stieldrehung von Ovarialtumoren.

Universität Greifswald:

55. Saehrendt	Ein Beitrag zu den Missbildungen der Vagina und des Hymen.
56. Steffens	Ein Fall von operativ geheilter Extrauterin-Schwangerschaft.
57. Schepes	Die operative Behandlung der Retroflexio uteri.
58. Lütteken	Über den Einfluss der Antisepsis auf geburtshülfliche Operationen.
59. Boedefeld	Ein Fall von Extrauterin-Gravidität.
60. Kloruss	Die Ovariotomieen in der Greifswalder Frauenklinik 1885—90.

Universität Halle: —

Universität Kiel:

61. Prof. Werth	Zum Gedächtnis Litzmanns.	Arch. f. Gynäkologie, Bd. 38.
62. —	C. C. Th. Litzmann.	Berlin. med. Wschr. 1890.
63. Dressler	Ein Beitrag zur Beurteilung der Alexander-Adamschen Operation.	Dissertation.
64. Saakmann	Über maligne Recidive nach Ovariotomieen.	do.
65. Karutz	Zur Kasuistik der Myomotomie.	do.
66. Wiese	Ein Beitrag zur Laparotomie bei Bauchfelltuberkulose.	do.

Universität Königsberg:

67.	Professor Dohrn	100 Ovariotomieen.	Centralbl. f. Gynäkol.
68.	—	Fall von Nierenexstirpation bei einem 3jährigen Kinde.	do.
69.	—	Gerichtliche Verhandlung gegen eine Hebamme.	Dtsch. Hebammenztg.
70.	Rosinski	Über gonorrhoische Erkrankung der Mundhöhle bei Neugeborenen.	Dtsch. med. Wschr.
71.	W. Peter	Zur Ätiologie und Statistik der Mastitis puerperalis.	Dissertation.
72.	E. Segall	Ein Fall von angeborener Harnröhrenverengerung.	do.
73.	E. Feyerabend	Über das Vorkommen der Rhachitis bei Neugeborenen.	do.
74.	P. Rauschning	Über congenitale Verwachsung der kleinen Labien.	do.
75.	A. Heinicke	Über einen Fall von Hydrocephalus internus congenitus.	do.
76.	H. Wilke	Über einen Fall von Nabelschnurhernie.	do.
77.	E. Anspach	Ein Fall von Atresia ani urethralis.	do.
78.	G. Birnbacher	Drei Beobachtungen über Verkümmerung der oberen Extremitäten.	do.
79.	E. Kopetsch	40 Fälle von Eclampsia puerperalis.	do.
80.	R. Lange	Ein Fall von Hernia funiculi umbilicalis.	do.
81.	P. Schulz	Ein Fall von Spina bifida und Myelomeningocele.	do.
82.	M. Krieg	Über Extrauteringravidität.	do.

Universität Marburg:

83.	Prof. Ahlfeld	Discussion über die operativen Befugnisse der preussischen Hebammen.	Dtsch. med. Wschr. 1890, No. 27.
84.	—	118 Fälle von Einleitung der künstlichen Frühgeburt.	Centralbl. f. Gynäkol. 1890, No. 30.
85.	—	Beiträge zur Lehre vom Übergang der intrauterinen Atmung zur extrauterinen. Aus der Festschrift zu d. fünfzigjährigen Doctor-Jubelfeier von C. Ludwig. Marburg 1890.	Elwertsche Verlagsbuchhandl. (1891).
86.	—	Über Geburten bei nahezu verschlossenem und resistenten Hymen.	Ztschr. f. Geburtsh. u. Gyn., Bd. 21, H. 1.
87.	Lürken	Über totale Zerstörung der weiblichen Urethra und ihre Behandlung, insbesondere durch plastische Operationen.	Dissertation.
88.	S. Goldschmidt	Zwei Fälle von primärer Gesichtslage. Ein Beitrag zur Ätiologie der Gesichtslagen.	do.
89.	Merttens	Fünf Fälle von Kaiserschnitt aus der Marburger Entbindungsanstalt.	do.
90.	Schneider	Über den Einfluss vorgeschrittener Herzfehler auf den Gang der Geburt.	do.
91.	Achenbach	25 Fälle von Schwangerschaft und Geburt bei undurchbohrtem Hymen.	do.
92.	Gause	Über den Einfluss der Temperatur der Schwangern auf das Kind.	do.

4. Kliniken und Polikliniken für Augenkrankheiten.

Universität Berlin:

1.	Professor Schweigger	Über Hemiopie.	Schweigger-Knapp, Arch.f.Augenheilk.
2.	—	Über Extraktion unreifer Cataracte.	Dtsch. med. Wschr.
3.	Dr. Silex, Assistent	Beitrag zur Behandlung der chronischen Thränensackerkrankungen.	do.
4.	—	Bericht über die Untersuchung der Waisenkinder in Rummelsburg.	Kommunalbl. 1890.
5.	Dr. Greeff	Influenza und Augenerkrankungen.	Berlin. klin. Wschr.
6.	—	Über 450 Extraktionen von Cataracta senilis ohne Iridectomie.	Schweigger-Knapp, Arch.f.Augenheilk.

Universität Bonn:

7.	Dr. Specht	Eine klinische Zusammenstellung der Verfahren, durch welche Simulation und Aggravation von Sehstörungen nachgewiesen werden können.	Dissertation.
8.	Dr. Hillemanns	Über die Augenaffektionen der an Influenza Erkrankten.	do.
9.	Dr. Niessen	Der Heurteloupsche Blutegel und seine Anwendung bei Erkrankungen des Auges.	do.

Universität Breslau:

10.	Dr. Fromm und Groenouw	Über die diagnostische Verwendbarkeit der Fluoresceïnfärbung bei Augenerkrankungen.	Arch. f. Augenheilkunde 1890.
11.	Dr. C. König	Beobachtungen über Gesichtsfeldeinengungen nach dem Försterschen Typus.	do.
12.	Dr. Groenouw	Über doppelseitige Hemianopsie.	Arch. f. Psychiatrie 1891.

Universität Göttingen: —

Universität Greifswald:

13.	R. Schirmer	Über indirekte Verletzung der vorderen Linsenkapsel und des Sphinter iridis.	Zehender's klin. Mhft. f. Augenhlk. 1890.
14.	G. Stoewer	Sehnervenatrophie und Oculomotorius-Lähmung nach Influenza.	do.
15.	R. Ebert	Zwei Fälle von eingreifenden Verletzungen des Auges durch stumpfe Gewalt.	Dissertation.
16.	C. Settgast	Über die Leistung der Iridektomie bei Glaukom.	do.
17.	R. Milbradt	Zur Kasuistik der Verletzungen des Augapfels.	do.

Universität Halle: —

Universität Kiel:

18. C. Schmidt	Beitrag zur Kasuistik des Retinitis traumatica.	Dissertation
19. W. Lehmann	Über Hereditätsverhältnisse der Myopie.	do.
20. A. Frers	Ein Beitrag zum Erfolg der Iridectomie bei Glaucoma simplex.	do.
21. B. Jannsen	Über Canthoplastik.	do.
22. E. Neymann	Ein Beitrag zur Zündhütchenverletzung.	do.
23. E. Schmitz	Beitrag zur Lehre vom Glioma retinae.	do.

Universität Königsberg: —

Universität Marburg:

24. Schmidt-Rimpler	Bemerkungen zur Ätiologie und Therapie der Blennorrhoe neonatorum.	Dtsch. med. Wschr. 1890, No. 31.
25. —	Thesen über Trachom.	Aus d. Referat auf d. intern. Kongress zu Berlin 1890.
26. —	Ausstellung ärztlicher Atteste über die Erwerbsunfähigkeit nach Unfällen.	Berlin. klin. Wschr. 1890, No. 34.
27. —	Augenkrankheiten.	Jahresber. üb. d. Leistung. u. Fortschr. d. gesamt. Medizin.
28. Lucanus	Untersuchungen über Verbreitung und Ansteckungsfähigkeit des Trachoms auf Grund des Materials der Marburger Augenklinik.	Dissertation 1890.
29. Axenfeld	Untersuchung mehrerer Marburger Schulen auf Kurzsichtigkeit.	do.
30. Uhthoff	Das metastatische Carcinom der Chorioidea.	Marburger Ärztever.
31. —	Beitrag zur Behandlung Augenkranker mit Kochscher Lymphe.	Berlin. klin. Wschr. 1891, Februar.
32. Axenfeld	Zur Lymphombildung in der Orbita.	Marburger Ärztever.

5. Kliniken für Geistes- und Nervenkrankheiten.

Universität Berlin. Psychiatrische und Nervenklinik:

1. Professor Jolly	Bericht über die in der Nervenklinik der Charité gemachten Versuche über die Wirkung des Tuberkulins. Amtlicher Bericht.	Klin. Jahrb., Ergänzungsband.
2. —	Über Psychosen nach Tuberkulineinspritzungen. Vortrag in der Med. Gesellschaft.	Berlin. klin. Wschr. 1891, No. 6.
3. —	Tabes und Muskelatrophie. Berliner med. psychiatr. Gesellschaft.	Neurolog. Centralbl. 1891, No. 6.
4. Siemerling, Privatdozent	Ein Fall von sogenannter Seelenblindheit nebst anderweitigen cerebralen Symptomen.	Arch. f. Psych., Bd. XXI, S. 284.
5. —	Zur Syphilis des Centralnervensystems.	do. Bd. XXII, S. 191.
6. —	Über einen mit Geistesstörung komplizierten Fall von schwerer Hysterie, welcher durch congenitale Anomalien des Central-Nervensystems ausgezeichnet war.	Charité-Annalen, XV. Jahrg. S. 325.

7.	M. Schunck	Kasuistische Beiträge zur epileptischen Psychose.	Dissertation
8.	G. Mann	Kasuistische Beiträge zur Hysterie beim Manne.	do.
9.	F. Klein	Kasuistische Beiträge zu den im Gefolge von Gelenkrheumatismus vorkommenden Psychosen.	do.
10.	L. Nordhof	Über hysterischen Mutismus.	do.
11.	Kröner	Folie à deux.	do.
12.	Dr. Wollenberg	Zwei Fälle von Tumor der hinteren Schädelgrube.	Arch. f. Psych., Bd. XXI, S. 778.
13.	—	Kasuistischer Beitrag zur Kenntnis der psychischen Anfälle bei Hypochondrie.	Charité-Annalen, XV. Jahrg., S. 349.
14.	Dr. Boedeker	Seltenere Formen von Sprachstörung bei Hysterie.	do. XV. Jahrg., S. 273.
15.	Dr. Oppenheim, Privatdozent	Zur Kenntnis der syphilitischen Erkrankungen des centralen Nervensystems. Berlin 1890. Mit 4 Tafeln.	Verlag von A. Hirschwald.
16.	—	Thatsächliches und Hypothetisches über das Wesen der Hysterie.	Berlin. klin. Wschr. 1890, No. 25.
17.	—	Kasuistischer Beitrag zum Kapitel der Hirnchirurgie.	do. No. 30.
18.	—	Weitere Mitteilungen zur Pathologie der multiplen Neuritis.	do. No. 24.
19.	—	Einiges über die Kombination funktioneller Neurosen mit organischen Erkrankungen des Nervensystems.	Neurolog. Centralbl. 1890, No. 16.
20.	—	Zur Pathologie der Grosshirngeschwülste.	Arch. f. Psych. Bd. XXI. u. XXII.
21.	—	Weitere Mitteilungen in Bezug auf die traumatischen Neurosen mit besonderer Berücksichtigung der Simulationsfrage. Berlin 1890.	Verlag von A. Hirschwald.
22.	—	Kasuistischer Beitrag zur Prognose der Hemicranie.	Charité-Annalen, Jahrg. 1890.
23.	—	Über einen Fall von erworbenem idiopathischen Hydrocephalus.	do.
24.	O. Harmsen	Beitrag zur Diagnose und Prognose der Hirnsyphilis.	Dissertation.
25.	M. Hinze	Über die Bulbärsymptome der Tabes dorsalis.	do.
26.	O. Nenninger	Über Poliomyelitis anterior acuta atroph.	do.
27.	C. Güth	Über den diagnostischen Wert einzelner Symptome der traumatischen Neurosen.	do.
28.	Grabsch	Die Differentialdiagnose der progressiven Muskelatrophie.	do.
29.	Kahleyss	Über das Verhalten der Blasen- und Mastdarmfunktion bei der dissem. Sklerose.	do.

Universität Bonn:

30.	Dr. Schultze	Über Piperazidin bei Geisteskranken.	Terapeut. Monatsh.
31.	Mispelbaum	Über Psychosen nach Influenza.	Allgem. Z. f. Psych. Bd. 47. Dissertation.
32.	Frank	Geistesstörung und Polyneuritis.	do.
33.	Stern	Über Körpergewicht bei Psychosen.	do.

Universität Breslau:

34. Professor Wernicke	Aphasie und Geisteskrankheit.	Dtsch. med. Wschr. 1890, No. 21, u. Verh. d. IX. Kongr. f. inn. Med., S. 273 bis 280.
35. —	Vorstellung von Kranken in der psychiatrischen Klinik.	68. Jahresb. d. Schles. Gesellsch. f. vaterl. Kultur, S. 37.
36. —	Vorstellung eines Patienten mit linksseitiger Poliomyelitis lumbalis.	69. Jahresb. d. Schles. Gesellsch. f. vaterl. Kultur.
37. Liscauer, Assistenzarzt	Sehhügelveränderungen bei progressiver Paralyse.	Dtsch. med. Wschr. 1890, No. 29.
38. —	Klinisches und Anatomisches über die Herdsymptome bei Paralyse.	Ztschr. f. Psychiatrie, 48. Bd., S. 397.
39. Hahn, Assistenzarzt	Krankenvorstellungen.	do. S. 398.
40. Kiefer, Assistenzarzt	Über einige Fälle von chronischem Alkohol-Delirium.	Dissertation.

Universität Greifswald:

41. Professor R. Arndt	Pes valgus, pes varus und das biologische Grundgesetz.	Wiener med. Presse. 1890.
42. —	Über das Valli-Rittersche Gesetz.	Du Bois-Reymonds Arch. f. Anat. u. Physiol. (Physiol. Abt.) 1890.
43. —	Über trophische Nerven.	do. 1891.
44. Scholinus	Über primäre und sekundäre Paranoia.	Dissertation.
45. R. Ahrens	Beiträge zur Kasuistik von Psychosen nach Influenza.	do.
46. Th. Weynerowski	Beiträge zur Kasuistik von Psychosen nach Influenza.	do.
47. G. Bundt	Über Äquivalente der gewöhnlichen Äusserungen psychischer Störungen.	do.

Universität Halle. Psychiatrische und Nervenklinik:

48. Professor Dr. Hitzig	Neubau der psychiatrischen und Nervenklinik für die Universität Halle a. S.	Klin. Jahrb., II. Bd.
49. Wilhelm Wetzel	Zur Diagnostik der Kleinhirntumoren.	Dissertation.
50. Otto Gerlach	Über die Beziehungen der konstitutionellen Syphilis zur Tabes dorsalis und progressiven Paralyse.	do.
51. Eugen Steinkopf	Über die Ätiologie der Chorea minor.	do.

6. Kliniken und Polikliniken für Kinderkrankheiten.

7. Kliniken und Polikliniken für syphilitische und Hautkrankheiten.

Universität Berlin: —

Universität Bonn:

1.	Doutrelepont	Über Urticaria pigmentosa.	Archiv f. Derm. und Syphilis. 1890.
2.	—	Bericht über den weiteren Verlauf des Falles von akuter multipler Hautgangrän.	do.
3.	—	Demonstration einer Lepra-Kranken. Niederrh. Gesellschaft für Natur- und Heilkunde zu Bonn, 17. Nov. 1890.	
4.	—	Vortrag über die bis jetzt gemachten Erfahrungen bei der Behandlung mit Tuberkulin, mit Kranken-Demonstration. Ausserordentl. Versammlung der Niederrh. Gesellschaft etc. in d. Kliniken am 8. Dez. 1890.	
5.	—	Über die Behandlung des Lupus mit Tuberkulin. Vortrag, gehalten in der Sitzung der Niederrh. Gesellschaft etc. am 19. Jan. 1891, mit Kranken-Demonstration.	Dtsch. med. Wschr. 1891, No. 9.
6.	—	Über die Behandlung von Lepra mit Tuberkulin. Vortrag, gehalten in der Sitzung der Niederrh. Gesellsch. etc. am 23. Febr. 1891, mit Kranken-Demonstration.	do. No. 16.
7.	Hahn	Über den Lupus der Extremitäten.	Archiv f. Derm. und Syphilis. 1890.
8.	—	Über Tuberkulose der Nasenschleimhaut.	Dtsch. med. Wschr. 1890, S. 495.
9.	von Broich	Über extragenitale Syphilisinfektion.	Archiv f. Derm. und Syphilis. 1890.
10.	A. Schmidt	Beiträge zur Kenntnis der Lymphangiome.	do.
11.	Arns	Über Antipyrinintoxikation.	Dissertation.
12.	Reuter	Über Lupus der Extremitäten.	do.
13.	W. Schumacher	Über Mycosis fungoides.	do.
14.	Vobis	Über Lupus erythematodes.	do.
15.	Heidgen	Über Sublimatintoxikation.	do.
16.	Schloss	Elephantiasis congenita.	do.
17.	Jansen	Beitrag zur Kenntnis der Naevi.	do.

Universität Breslau:

18.	Professor Neisser	Über das Aristol.	Berlin. klin. Wschr. 1890, No. 19.
19.	—	Über die Mängel der zur Zeit üblichen Prostituiertenuntersuchung. (Nach einem in der hygieinischen Sektion des X. internationalen medizinischen Kongresses gehaltenen Vortrage.)	Dtsch. med. Wschr. 1890.
20.	—	Über Lichen ruber acuminatus, Pityriasis rubra (Hebra), Favus, Mycosis fungoides.	Verh. d. med. Sekt. d. Schles. Ges. f. vaterl. Kultur. 1890.
21.	—	Wann und wie sollen wir die Gonorrhoe behandeln?	do.

22.	Professor Neisser	Bericht über die mit dem Kochschen Mittel behandelten Kranken.	Ergänzungsband z. Klin. Jahrbuch.
23.	Prof. Neisser und Dr. Brieger	Über die Einwirkung des Kochschen Verfahrens auf Schleimhautlupus.	Dtsch. med. Wschr. 1891, No. 5.
24.	Prof. Neisser und Dr. Jadassohn	Artikel „Syphilis".	Villarets Handwörterbuch d. gesamt. Medizin. 1890.
25.	Dr. Jadassohn, Assistenzarzt	Bemerkung zu der Arbeit Elsenbergs: „Über den Favuspilz bei Favus herpeticus".	Archiv f. Derm. und Syphilis. 1890.
26.	—	Über die Gonorrhoe der paraurethralen und praeputialen Drüsengänge.	Dtsch. med. Wschr. 1890, No. 25 u. 26.
27.	—	Zur Kenntnis der multiplen Myome der Haut.	Virchows Archiv, Bd. 121.
28.	—	Über Inoculationslupus.	do.
29.	—	Über Primäraffekte an der Tonsille.	Verh. d. med. Sekt. d. Schles. Ges. f. vaterl. Kultur. 1890.
30.	—	Artikel „Ulcus molle"	Villarets Handwörterbuch 1890.
31.	Dr. Steinschneider	Zur Differenzierung der Gonokokken.	Berlin. klin. Wschr. 1890, No. 24.
32.	Dr. Lasch	Ein Beitrag zu der Frage: Wann wird die Lues konstitutionell?	Archiv f. Derm. und Syphilis 1891.
33.	Protzek	Über extragenitale Primäraffekte und ihre Diagnose.	Dissertation.
34.	Hirschfeld	Zur Pathogenese der tertiären Syphilis.	do.
35.	Nischkowski	Über die Pathologie der chronischen Gonorrhoe mit besonderer Berücksichtigung der Urethritis posterior.	do.
36.	Hamacher	Über Lichen ruber.	do.
37.	Dr. von Borzecki	O leczeniu rzezaczki u. Kobiet. (Über die Behandlung der weiblichen Gonorrhoe.)	Przeglad Lekarski 1891.

8. Kliniken und Polikliniken für Ohrenkrankheiten.

Universität Berlin:

1.	Prof. Lucae u. Mitw. v. Privatdoz. L. Jacobson	Abteilung Ohrenheilkunde	Virchow und Hirsch. Jahresber.
2.	L. Jacobson	Zur Statistik der Ohrenkrankheiten.	Arch. f. Ohrenheilk., Bd. 31, S. 118.
3.	Jansen	Influenza-Otitis nach den Beobachtungen an der Königlichen Universitäts-Ohrenklinik zu Berlin.	do. S. 154.
4.	Prof. Lucae	Bericht über die Behandlung mit dem Kochschen Tuberkulin.	Klin. Jahrb., Ergänzungsband 1891.

Universität Bonn:

5.	Professor Walb	Über primäre Erkrankung des Warzenfortsatzes.	Verslg. süddeutscher Ohrenärzte 1890.
6.	—	Weitere Erfahrungen über Perforationen der Membrana flaccida.	Verhandl. d. Naturforschervers. 1890.
7.	Dr. Rumler, Assistenzarzt	Über Narbenbildung am Trommelfell.	Archiv f. Ohrenheilkunde 1890.

Universität Halle: Ohrenklinik und Poliklinik.

8. Dr. Panse, Assistent	Bericht über die Thätigkeit der Kgl. Universitäts-Ohrenklinik vom 1. April 1890 bis 31. März 1891.	Arch. f. Ohrenheilk., Bd. XXIII.

9. Poliklinik für Hals- und Nasenkrankheiten.

Universität Berlin:

Professor B. Fränkel	Der Rhino-laryngologische Unterricht in der Königlichen Universitäts-Poliklinik für Hals- und Nasenkranke.	Klinisches Jahrbuch, Bd. II.

10. Provisorische Poliklinik für orthopädische Chirurgie.

Universität Berlin:

1. J. Wolff	Rede zur Eröffnung der neuen Universitäts-Poliklinik für orthopädische Chirurgie.	Dtsch. med. Wschr. 1890, No. 25.
2. Joachimsthal	Die Universitäts-Poliklinik für orthopädische Chirurgie.	Berlin. klin. Wschr. 1890, No. 25.
3. J. Wolff	Über ein neues Operationsverfahren bei veraltetem, mit Diastase geheiltem Querbruch der Patella.	Dtsch. med. Wschr. 1891, No. 19. Berl. klin. Wschr. 1891, No. 16.
4. —	Demonstration, betreffend die Deformitäten.	Dtsch. med. Wschr. 1891, No. 19. Berl. klin. Wschr. 1891, No. 16.
5. Joachimsthal	Über einen Fall von Spina bifida occulta mit Hypertrichosis lumbalis.	Berlin. klin. Wschr. 1891, No. 22.
6. J. Wolff	Über die Theorie des Knochenschwundes durch vermehrten Druck und der Knochenanbildung durch Druckentlastung.	v. Langenbecks Arch. f. klin. Chir. 1891, 42. Bd., 2. Heft.
7. P. O. Samter	Ein Apparat zur bequemen Anlegung des Lorenzschen Extensions- und Reklinationsbettes bei Spondylitis.	Im Druck in Hoffas Ztschr. f. orthop. Chirurgie.
8. J. Wolff	Über einen Fall von Kniegelenks-Arthrorrhaphie nebst angeborenen Anomalieen fast sämtlicher Körpergelenke.	Hoffas Ztschr. f. orthopäd. Chirurg. Berl. klin. Wschr. 1891 (Verhandl. d. dtsch. Ges. f. Chir.), No. 19.

11. Zahnärztliches Institut.

Universität Berlin:

1. Professor Dr. Miller	Vergleichende Untersuchungen über den Wert verschiedener Antiseptica bei der Behandlung erkrankter Zahnwurzeln.	Verh. d. dtsch. odont. Ges. Berlin bei A. Hirschwald. Bd. II, Heft 1.

2. Professor Dr. Miller	Über den Zerfall der Zahnbeinfibrillen in den Wurzeln als störender Faktor bei der konservativen Behandlung der Zähne.	Verh. d. dtsch. odont. Ges. Berlin bei A. Hirschwald. Bd. II, Heft 1.
3. Prof. Warnekros	Demonstration von 2 Fällen, in denen Zähne implantiert sind, nebst Vorstellung der betreffenden Patienten.	ebendaselbst
4. Prof. Dr. Busch	Über das gegenseitige Verhalten der Hörner und Zähne in der Klasse der Säugetiere.	ebendaselbst
5. Erzberger, Zahnarzt	Über das Füllen der Zähne mit cohäsivem Golde.	ebendaselbst Heft 2.
6. Dr. Hube	Über einen eigentümlichen Fall ausgedehnter syphilitischer Zerstörung des Alveolarfortsatzes.	ebendaselbst Heft 2.
7. Dieck, Zahnarzt	Dentin-Neubildung von Seiten der durch eine Zahnfraktur freigelegten Pulpa nebst 2 anderen kasuistischen Mitteilungen.	ebendaselbst Heft 3.
8. Prof. Dr. Miller	Ein Beitrag zur Ätiologie der Leukoplakia oris.	ebendaselbst Heft 3.
9. Prof. Warnekros	Demonstration eines Falles, in welchem ein frischer Unterkieferbruch mit einer Kautschukschiene behandelt wird.	ebendaselbst Heft 3.
10. Prof. Dr. Busch	Weiteres über die Zähne der Huftiere.	ebendaselbst Heft 3.
11. Prof. Dr. Miller	Über die Schnelligkeit, mit welcher verschiedene Antiseptica in das Zahnbein eindringen, resp. dasselbe sterilisieren.	ebendaselbst Heft 4.
12. Prof. Warnekros	Demonstration des Articulators des Berliner zahnärztlichen Instituts.	ebendaselbst Heft 4.
13. Prof. Dr. Busch	Die Themata zur zweiten Station des zahnärztlichen Staatsexamens an sämtlichen deutschen Universitäten.	ebendaselbst Heft 4.

D.

Verschiedene Mitteilungen.

Anton Biermer †.

Anton Biermer wurde am 18. Oktober 1827 in Bamberg geboren. Seine gesamte Studienzeit brachte er in Würzburg zu, wo er auch an der medizinischen Klinik die Stelle des ersten Assistenten lange Jahre bekleidete. Er promovierte am 12. Februar 1851 und habilitierte sich im Jahre 1855 als Privatdozent.

Es war damals für Würzburg eine bedeutende Zeit. Der junge Virchow wirkte durch seine Vorträge, durch die Methode seiner Obduktionen und die Besprechung der Befunde auf die jungen Dozenten überaus befruchtend ein. Auch Biermer's erste Schrift: „Die Lehre vom Auswurf" bewegte sich in den von Virchow eröffneten Bahnen der wesentlich mikroskopischen Forschung. Biermer erhielt von seinen Freunden Gegenbauer und Kussmaul, welch letzterer als praktischer Arzt seine Studien in Würzburg erneuerte, mannigfaltige Anregung.

34 Jahre alt wurde Biermer nach Bern berufen, wo er vom Jahre 1861 bis 1867 wirkte. Aus dieser Zeit stammt sein umfassendes Werk über die „Bronchialkrankheiten". 1862—1864. 3 Bde. Diese Arbeit gilt noch heute als massgebend. Viele Errungenschaften der physikalischen Diagnostik sind auf dies Biermer'sche Werk zurückzuführen. Ich erinnere nur an die Theorie des Asthma, des Keuchhustens, an den Biermer'schen „Schallwechsel" etc.

In Zürich, wohin Biermer im Jahre 1867 berufen wurde, erweiterte sich der Gesichtskreis Biermer's dadurch, dass er die Volks- bezw. Stadt-Hygiene mit in den Bereich seiner Thätigkeit zog. Während der Choleraepidemie wirkte Biermer so selbstlos und eifrig für das Wohl seiner Mitbürger, dass die Stadt Zürich ihn zum Ehrenbürger ernannte und dass der Kanton ihm eine Belohnung von 10000 Francs votierte. Aus dieser Zeit stammt die Abhandlung „Über die Ursachen der Volkskrankheiten, insbesondere der Cholera". Zürich 1867, „Über Asthma bronchiale", „Über Entstehung des Typhus abdominalis" etc.

Namentlich aber begründete Biermer seinen Ruhm durch Entdeckung einer neuen, bisher unbekannten bezw. falsch gedeuteten Krankheit: der „Progressiven, perniciösen Anaemie." Die exakte Darstellung dieser Krankheit ist allseitig ohne Widerspruch von der Wissenschaft acceptiert, und es ist eigentlich seiner erschöpfenden Schilderung später nichts hinzugefügt worden. Auch mehrere Journalartikel über Pneumothorax, Bronchienerweiterung, Behandlung der Typhlitis wurden als bahnbrechend allseitig anerkannt.

Im Herbst 1874 folgt Biermer einem Rufe nach Breslau, wo er als Nachfolger Lebert's die Leitung der medizinischen Klinik und Poliklinik übernahm. Hat auch Biermer in der Zeit seines Breslauer Aufenthalts auf die Herausgabe grösserer Werke verzichtet, so war doch seine Thätigkeit eine überaus segensreiche. Er war ein vorzüglicher klinischer Lehrer. Die nüchterne Kritik bei der Beobachtung, die scharfe Auffassung und die gediegene Darstellung in seinen klinischen Vorträgen stellte ihn den besten klinischen Lehrern an die Seite. Biermer besass eine erstaunliche Sicherheit in der Diagnose und Prognose. Dies bewirkte auch, dass Biermer bis zu seiner letzten Krankheit der gesuchteste Konsiliarius in Schlesien und den angrenzenden Ländern war.

Als ungefähr zwei Jahre vor seinem Tode seine Frau, mit der er in glücklichster Ehe lebte, tötlich erkrankte, strengte sich Biermer bei der Pflege so an, dass er vielfach an Schlaflosigkeit und Neurasthenie litt. An verschiedenen Orten in Kreuzlingen, Wiesbaden, Godesberg suchte Biermer Heilung, ohne sie vollständig zu finden. Als es ihm nicht gelang, seine volle Arbeitsfähigkeit wieder zu erlangen, legte er im Frühjahr 1892 seine Stellung nieder. Gleichzeitig bildete sich mehr und mehr ein Herzübel aus, dem er in Schöneberg im Monat Juni erlag.

Die Universität Breslau, nicht minder die ganze wissenschaftliche Welt, verlor in ihm einen hochbedeutenden klinischen Lehrer, einen ausgezeichneten Forscher und einen vortrefflichen Arzt. Fritsch.

Verteilung der Medizin Studierenden auf den deutschen Universitäten während der Sommer- und Wintersemester 1888 bis 1891/92.

	Sommersemester					Wintersemester				Sommersemester					Wintersemester			
	Anzahl der Studierenden									In Prozenten								
	1888	1889	1890	1891	1892	88/89	89/90	90/91	91/92	1888	1889	1890	1891	1892	88/89	89/90	90/91	91/92
Berlin[1]	1370	1409	1400	1519	1448	1652	1617	1630	1625	15,5	15,6	15,5	17,3	16,9	18,8	18,2	18,5	18,8
Bonn	367	404	396	323	325	319	345	282	257	4,1	4,5	4,4	3,7	3,8	3,6	3,9	3,2	3,0
Breslau	403	375	327	344	291	379	351	301	304	4,6	4,2	3,6	3,9	3,4	4,3	4,0	3,1	3,5
Erlangen	267	281	339	346	332	279	317	389	439	3,0	3,1	3,8	3,9	3,9	3,2	3,6	4,4	5,1
Freiburg	392	413	409	367	443	269	296	351	304	4,4	4,6	4,5	4,2	5,2	3,1	3,3	4,0	3,5
Giessen	86	119	118	122	130	92	107	175	171	1,0	1,3	1,3	1,4	1,5	1,0	1,2	2,0	2,0
Göttingen	231	228	216	219	200	214	211	214	211	2,6	2,5	2,4	2,5	2,3	2,4	2,4	2,4	2,4
Greifswald	474	417	417	390	393	402	369	368	327	5,4	4,6	4,6	4,4	4,6	4,6	4,2	4,2	3,8
Halle	301	324	296	270	283	303	275	264	282	3,4	3,6	3,3	3,1	3,3	3,4	3,1	3,0	3,3
Heidelberg	253	297	350	318	278	220	284	299	245	2,9	3,3	3,9	3,6	3,2	2,5	3,2	3,4	2,8
Jena	207	226	230	214	212	213	216	214	215	2,3	2,5	2,6	2,4	2,5	2,4	2,4	2,4	2,5
Kiel	285	318	356	319	335	220	240	240	259	3,2	3,6	4,0	3,6	3,9	2,5	2,7	2,7	3,0
Königsberg	268	264	269	261	255	243	258	233	226	3,0	2,9	3,0	3,0	3,0	2,8	2,9	2,6	2,6
Leipzig	753	843	855	846	798	840	904	913	901	8,5	9,3	9,5	9,6	9,3	9,5	10,2	10,4	10,4
Marburg	230	220	255	276	266	209	238	236	256	2,6	2,4	2,8	3,1	3,1	2,4	2,7	2,7	3,0
München	1339	1189	1105	1133	1192	1191	1145	1059	1085	15,1	13,2	12,3	12,9	13,9	13,5	12,9	12,0	12,5
Rostock	148	155	146	128	138	197	145	136	139	1,7	1,7	1,6	1,5	1,6	2,2	1,6	1,5	1,6
Strassburg	254	300	304	337	333	306	355	331	356	2,9	3,3	3,4	3,8	3,9	3,5	4,0	3,8	4,1
Tübingen	261	265	262	265	236	237	232	234	230	3,0	2,9	2,9	3,0	2,8	2,7	2,6	2,7	2,6
Würzburg	959	983	950	794	680	1019	966	963	822	10,8	10,9	10,6	9,1	7,9	11,6	10,9	10,9	9,5
Zusammen	8848	9030	9000	8791	8568	8804	8871	8832	8654	100,0	100,0	100,0	100,0	100,0	100,0	100,0	100,0	100,0

[1]) Einschliesslich der militärärztlichen Bildungsanstalten.

Bevölkerungsverhältnisse der preussischen
I. Stand der Bevölkerung

Altersklassen	Berlin			Bonn			Breslau			Göttingen		
	m.	w.	zus.	m.	w.	zus.	m.	w.	zus.	m.	w.	zus.
Altersklassen.												
a) am 1. Dez. 1890:												
0 bis 1 Jahr	19877	19435	39312	460	455	915	4494	4385	8879	283	284	567
üb. 1 „ 5 „	62611	62447	125058	1339	1386	2725	13840	14091	27931	987	911	1898
„ 5 „ 10 „	67633	68813	136446	1629	1678	3307	14899	15359	30258	1083	1082	2165
„ 10 „ 15 „	64874	67269	132143	1847	1721	3568	16077	16008	32085	1159	1071	2230
„ 15 „ 20 „	68051	76730	144781	2163	2569	4732	16354	18381	34735	1418	1347	2765
„ 20 „ 25 „	95794	94287	190081	2823	2700	5523	16906	18906	35812	1926	1259	3185
„ 25 „ 30 „	86226	87720	173946	1755	2058	3813	13977	16484	30461	1078	1000	2078
„ 30 „ 40 „	128278	140965	269243	2382	3007	5389	22778	28324	51102	1475	1625	3100
„ 40 „ 50 „	87808	93910	181718	1787	2374	4161	16662	21336	37998	1050	1216	2266
„ 50 „ 60 „	47279	55886	103165	1162	1677	2839	9959	14376	24335	709	995	1704
„ 60 „ 70 „	22215	34229	56444	657	1083	1740	5471	9277	14748	454	696	1150
„ 70 „ 80 „	7590	14665	22255	351	540	891	2012	3877	5889	176	296	472
„ 80 Jahre . .	1146	2666	3812	74	128	202	264	682	946	41	68	109
Unbekannt . .	241	149	390	—	—	—	5	2	7	—	—	—
Zusammen	759623	819171	1578794	18429	21376	39805	153698	181488	335186	11839	11850	23689
Ausschl. d. Kinder im 1. Lebensjahre	739746	799736	1539482	17969	20921	38890	149204	177103	326307	11556	11566	23122
b) am 1. Jan. 1881:	543636	580244	1123880	14659	16896	31555	126001	147083	273084	10346	9617	19963
Ausschl. d. Kinder im 1. Lebensjahre	526492	563101	1089593	14245	16490	30735	122174	143331	265505	10099	9381	19480
c) am 1. Jan. 1876:	486240	481787	968027	13078	15025	28103	114627	124689	239316	8813	8225	17038
Ausschl. d. Kinder im 1. Lebensjahre	470347	466158	936505	12691	14625	27316	110822	120970	231792	8620	8023	16643
Auf je 1000 Einwohner kommen nach Altersklassen:												
0 bis 1 Jahr	26,7	23,4	24,9	25,0	21,3	23,0	29,2	24,2	26,5	23,9	24,0	23,9
üb. 1 „ 5 „	82,4	76,2	79,2	72,7	64,8	68,5	90,0	77,6	83,3	83,4	76,9	80,1
„ 5 „ 10 „	89,0	84,0	86,4	88,4	78,5	83,1	96,9	84,6	90,3	91,5	91,3	91,4
„ 10 „ 15 „	85,4	82,1	83,7	100,2	80,5	89,6	104,6	88,2	95,7	97,9	90,4	94,2
„ 15 „ 20 „	89,6	93,7	91,7	117,4	120,2	118,9	106,4	101,3	103,6	119,8	113,7	116,7
„ 20 „ 25 „	126,1	115,1	120,4	153,2	126,3	138,8	110,1	104,2	106,8	162,7	106,2	134,5
„ 25 „ 30 „	113,5	107,1	110,2	95,2	96,3	95,8	90,9	90,8	90,9	91,0	84,4	87,7
„ 30 „ 40 „	168,9	172,1	170,5	129,2	140,7	135,4	148,3	156,1	152,5	124,6	137,1	130,9
„ 40 „ 50 „	115,6	114,6	115,1	97,0	111,1	104,5	108,4	117,6	113,4	88,7	102,6	95,7
„ 50 „ 60 „	62,2	68,2	65,3	63,1	78,5	71,3	64,8	79,2	72,6	59,9	84,0	71,9
„ 60 „ 70 „	29,3	41,8	35,8	35,6	50,6	43,7	35,6	51,1	44,0	38,3	58,7	48,5
„ 70 „ 80 „	10,0	17,9	14,1	19,0	25,2	22,4	13,1	21,3	17,6	14,8	25,0	19,9
„ 80 Jahre . .	1,5	3,3	2,4	4,0	6,0	5,0	1,7	3,8	2,8	3,5	5,7	4,6
Unbekannt . .	0,3	0,2	0,3	—	—	—	0,0	0,0	0,0	—	—	—
Zusammen	1000	1000	1000	1000	1000	1000	1000	1000	1000	1000	1000	1000

Universitätsstädte im Kalenderjahre 1890.
am 1. Dezember 1890.

Greifswald			Halle			Kiel			Königsberg			Marburg		
m.	w.	zus.	m.	w.	zus.	m.	w.	zus.	m.	w.	zus.	m.	w.	zus.
265	235	500	1430	1434	2864	1091	980	2071	2038	2056	4094	138	168	306
813	893	1706	4752	4689	9441	3312	3258	6570	6470	6356	12826	500	506	1006
894	972	1866	5183	5027	10210	3538	3600	7138	6794	6899	13693	569	541	1110
1068	1021	2089	5204	5044	10248	3217	3115	6332	7235	7024	14259	685	626	1311
1075	1025	2100	5807	5566	11373	3969	3033	7002	7167	7217	14384	914	930	1844
1596	1046	2642	6395	5440	11835	6276	3315	9591	11500	7822	19322	1549	895	2444
899	904	1803	4765	4362	9127	3688	3045	6733	7074	8270	15344	720	673	1393
1199	1443	2642	7311	7246	14557	5109	4763	9872	10976	13708	24684	813	1000	1813
896	1262	2158	4472	4984	9456	3269	3214	6483	7274	10431	17705	611	813	1424
811	1110	1921	2919	3494	6413	1719	2068	3787	4587	7650	12237	373	597	970
531	792	1323	1568	2304	3872	906	1316	2222	2642	5687	8329	209	339	548
308	410	718	584	991	1575	474	698	1172	1071	2873	3944	115	185	300
55	96	151	116	192	308	56	143	199	157	538	695	14	37	51
—	5	5	122	—	122	—	—	—	63	87	150	—	—	—
10410	11214	21624	50628	50773	101401	36624	32548	69172	75048	86618	161666	7210	7310	14520
10145	10979	21124	49198	49339	98537	35533	31568	67101	73010	84562	157572	7072	7142	14214
9777	10147	19924	35797	35780	71577	22825	20829	43654	66250	74760	141010	5785	5440	11225
9535	9906	19441	34714	34731	69445	22151	20174	42325	64307	72856	137163	5642	5334	10976
8858	9164	18022	30817	29772	60589	19847	17434	37281	58640	64088	122728	4959	4641	9600
8644	8952	17596	29826	28827	58653	19260	16833	36093	56889	62323	119212	4850	4546	9396
25,5	21,0	23,1	28,2	28,2	28,2	29,8	30,1	29,9	27,2	23,7	25,3	19,1	23,0	21,0
78,1	79,6	78,9	93,9	92,4	93,1	90,4	100,1	95,0	86,2	73,4	79,4	69,4	69,2	69,3
85,9	86,7	86,3	102,4	99,0	100,7	96,6	110,6	103,2	90,5	79,6	84,7	78,9	74,0	76,5
102,6	91,0	96,6	102,8	99,3	101,1	87,8	95,7	91,5	96,4	81,1	88,2	95,0	85,6	90,3
103,3	91,4	97,1	114,7	109,6	112,2	108,4	93,2	101,2	95,5	83,3	89,0	126,8	127,2	127,0
153,3	93,3	122,2	126,3	107,2	116,7	171,3	101,9	138,7	153,2	90,3	119,5	214,8	122,4	168,3
86,3	80,6	83,4	94,1	85,9	90,0	100,7	93,6	97,3	94,3	95,5	94,9	99,9	92,1	95,9
115,2	128,7	122,2	144,4	142,7	143,6	139,5	146,3	142,7	146,3	158,3	152,7	112,8	136,8	124,9
86,0	112,5	99,8	88,3	98,2	93,3	89,3	98,8	93,7	96,9	120,4	109,5	84,7	111,2	98,1
77,9	99,0	88,8	57,7	68,8	63,2	46,9	63,5	54,8	61,1	88,3	75,7	51,7	81,7	66,8
51,0	70,6	61,2	31,0	45,4	38,2	24,8	40,4	32,1	35,2	65,7	51,5	29,0	46,4	37,7
29,6	36,6	33,2	11,5	19,5	15,5	13,0	21,4	17,0	14,3	33,2	24,4	16,0	25,3	20,7
5,3	8,6	7,0	2,3	3,8	3,0	1,5	4,4	2,9	2,1	6,2	4,3	1,9	5,1	3,5
—	0,4	0,2	2,4	—	1,2	—	—	—	0,8	1,0	0,9	—	—	—
1000	1000	1000	1000	1000	1000	1000	1000	1000	1000	1000	1000	1000	1000	1000

530   II. Bewegung der Bevölkerung

Geburten	Berlin			Bonn			Breslau			Göttingen		
	m.	w.	zus.	m.	w.	zus.	m.	w.	zus.	m.	w.	zus.
A. Geburten.												
1. Lebendgeborene:												
im Monat Januar . .	2297	2140	4437	72	58	130	527	461	988	38	31	69
„ „ Februar . .	1983	1928	3911	48	53	101	429	457	886	35	26	61
„ „ März . . .	2187	2011	4198	67	54	121	493	460	953	25	30	55
„ „ April . . .	2143	1959	4102	76	52	128	459	460	919	28	27	55
„ „ Mai . . .	2168	2008	4176	63	73	136	528	472	1000	27	38	65
„ „ Juni . . .	2089	1920	4009	65	51	116	507	517	1024	28	26	54
„ „ Juli . . .	2133	2112	4245	65	79	144	556	563	1119	31	26	57
„ „ August . .	2121	2025	4146	69	63	132	541	484	1025	29	28	57
„ „ September .	1875	1779	3654	50	55	105	526	463	989	28	26	54
„ „ Oktober . .	1985	1921	3906	56	50	106	476	413	889	24	28	52
„ „ November .	2226	2119	4345	63	71	134	465	485	950	26	28	54
„ „ Dezember .	2221	2217	4438	70	66	136	517	514	1031	28	31	59
Zusammen	25428	24139	49567	764	725	1489	6024	5749	11773	347	345	692
darunter ehelich geboren	22384	21166	43550	532	504	1036	5053	4809	9862	299	292	591
„ unehelich „	3044	2973	6017	232	221	453	971	940	1911	48	53	101
2. Totgeborene:	862	646	1508	36	29	65	244	186	430	17	10	27
darunter ehelich geboren	683	526	1209	28	23	51	197	149	346	12	7	19
„ unehelich „	179	120	299	8	6	14	47	37	84	5	3	8
3. Mehrgeburten:												
Geburtsfälle	.	.	597	—	—	27	.	.	140	.	.	9
Zwillinge	613	573	1186	26	28	54	145	131	276	11	7	18
Drillinge	3	9	12	—	—	—	2	4	6	—	—	—
Zusammen	616	582	1198	26	28	54	147	135	282	11	7	18
darunter totgeboren . .	—	—	—	5	—	5	8	5	13	2	—	2
1. Auf je 1000 Lebende 1890 entfallen:												
a) Lebendgeb. überhaupt	33,5	29,5	31,4	41,5	33,9	37,4	39,2	31,7	35,1	29,3	29,1	29,2
darunt. ehelich geboren	29,5	25,9	27,6	28,9	23,6	26,0	32,9	26,5	29,4	25,2	24,6	24,9
„ unehelich „	4,0	3,6	3,8	12,6	10,3	11,4	6,3	5,2	5,7	4,1	4,5	4,3
b) Totgeborene überh. .	1,1	0,8	1,0	2,0	1,4	1,6	1,6	1,0	1,3	1,4	0,8	1,1
darunt. ehelich geboren	0,9	0,7	0,8	1,6	1,1	1,2	1,3	0,8	1,0	1,0	0,5	0,8
„ unehelich „	0,2	0,1	0,2	0,4	0,3	0,4	0,3	0,2	0,3	0,4	0,3	0,3
2. Auf 100 Lebendgeborene entfallen:												
ehelich geboren . .	88,0	87,7	87,9	69,6	69,5	69,6	83,9	83,6	83,8	86,2	84,6	85,4
unehelich geboren .	12,0	12,3	12,1	30,4	30,5	30,4	16,1	16,4	16,2	13,8	15,4	14,6
3. Auf 100 Totgeborene entfallen:												
ehelich geboren . .	79,2	81,4	80,2	77,8	79,3	78,5	80,7	80,1	80,5	70,6	70,0	70,4
unehelich geboren .	20,8	18,6	19,8	22,2	20,7	21,5	19,3	19,9	19,5	29,4	30,0	29,6
4. Auf 100 Geburtsfälle entfallen:												
Mehrgeburten . . .	—	—	1,2	—	—	1,7	—	—	1,1	—	—	1,3

im Kalenderjahre 1890.

Greifswald			Halle			Kiel			Königsberg			Marburg		
m.	w.	zus.	m.	w.	zus.	m.	w.	zus.	m.	w.	zus.	m.	w.	zus.
46	39	85	183	153	336	115	86	201	264	249	513	28	25	53
26	32	58	141	138	279	112	87	199	243	207	450	20	27	47
26	28	54	173	149	322	109	107	216	207	233	440	27	37	64
27	25	52	142	156	298	124	105	229	222	213	435	26	19	45
29	21	50	159	148	307	107	109	216	184	240	424	26	36	62
34	35	69	171	167	338	101	111	212	206	220	426	35	27	62
39	28	67	172	168	340	107	98	205	242	225	467	24	28	52
36	34	70	165	164	329	124	120	244	257	238	495	19	24	43
27	30	57	134	152	286	102	85	187	207	192	399	26	21	47
30	22	52	141	116	257	98	98	196	242	213	455	12	19	31
28	28	56	163	166	329	133	98	231	220	238	458	22	28	50
36	32	68	176	172	348	146	119	265	252	222	474	25	25	50
384	354	738	1920	1849	3769	1378	1223	2601	2746	2690	5436	290	316	606
285	259	544	1658	1588	3246	1163	1036	2199	2301	2243	4544	155	175	330
99	95	194	262	261	523	215	187	402	445	447	892	135	141	276
14	8	22	54	38	92	36	33	69	114	86	200	17	15	32
7	6	13	49	32	81	27	22	49	92	67	159	9	5	14
7	2	9	5	6	11	9	11	20	22	19	41	8	10	18
.	.	6	.	.	51	.	.	33	.	.	71	.	.	6
6	6	12	53	47	100	30	36	66	74	64	138	6	6	12
—	—	—	2	1	3	—	—	—	2	4	6	—	—	—
6	6	12	55	48	103	30	36	66	76	68	144	6	6	12
—	—	—	2	1	3	—	—	—	6	4	10	—	—	—
36,9	31,6	34,1	37,9	36,4	37,2	37,6	37,6	37,6	36,6	31,1	33,6	40,2	43,2	41,7
27,4	23,1	25,1	32,7	31,3	32,0	31,7	31,9	31,8	30,7	25,9	28,1	21,5	23,9	22,7
9,5	8,5	9,0	5,2	5,1	5,2	5,9	5,7	5,8	5,9	5,2	5,5	18,7	19,3	19,0
1,3	0,7	1,0	1,1	0,7	0,9	1,0	1,0	1,0	1,5	1,0	1,2	2,4	2,1	2,2
0,7	0,5	0,6	1,0	0,6	0,8	0,8	0,7	0,7	1,2	0,8	0,9	1,3	0,7	1,0
0,6	0,2	0,4	0,1	0,1	0,1	0,2	0,3	0,3	0,3	0,2	0,3	1,1	1,4	1,2
74,2	73,2	73,7	86,4	85,9	86,1	84,4	84,6	84,5	83,8	83,4	83,6	53,4	55,4	54,5
25,8	26,8	26,3	13,6	14,1	13,9	15,6	15,3	15,5	16,2	16,6	16,4	46,6	44,6	45,5
50,0	75,0	59,1	90,7	84,2	88,0	75,0	66,7	71,0	80,7	77,9	79,5	52,9	33,3	43,7
50,0	25,0	40,9	9,3	15,8	12,0	25,0	33,3	29,0	19,3	22,1	20,5	47,1	66,7	56,3
—	—	0,8	—	—	1,3	—	—	1,2	—	—	1,3	—	—	0,9

Eheschliessungen, Sterbefälle	Berlin			Bonn			Breslau			Göttingen		
	m.	w.	zus.	m.	w.	zus.	m.	w.	zus.	m.	w.	zus.
B. Eheschliessungen.	.	.	17810	.	.	360	.	.	3146	.	.	166
Blutsverwandtschaft der Eheleute:												
Geschwisterkinder . .	—	—	106	—	—	1	—	—	17	—	—	—
Onkel und Nichte . .	—	—	3	—	—	—	—	—	2	—	—	—
C. I. Sterbefälle.												
a) Gestorbene im Jahre 1890 n. Altersklassen:												
0 bis 1 Jahr . .	6933	5658	12591	212	165	377	1744	1513	3257	38	39	77
über 1 „ 5 „ . .	2541	2466	5007	59	63	122	574	558	1132	48	52	100
„ 5 „ 10 „ . .	441	504	945	12	10	22	135	136	271	29	20	49
„ 10 „ 15 „ . .	149	206	355	7	5	12	59	53	112	6	7	13
„ 15 „ 20 „ . .	288	220	508	9	8	17	87	82	169	10	2	12
„ 20 „ 25 „ . .	519	406	925	30	13	43	142	96	238	10	6	16
„ 25 „ 30 „ . .	599	503	1102	17	11	28	131	123	254	10	5	15
„ 30 „ 40 „ . .	1376	1062	2438	49	31	80	401	303	704	35	21	56
„ 40 „ 50 „ . .	1500	937	2437	68	35	103	430	270	700	30	21	51
„ 50 „ 60 „ . .	1285	902	2187	72	42	114	423	305	728	38	28	66
„ 60 „ 70 „ . .	1138	1108	2246	52	46	98	371	442	813	34	33	67
„ 70 „ 80 „ . .	765	1096	1861	33	60	93	230	387	617	24	23	47
„ 80 Jahre, darunter unbekannten Alters	254	509	763	16	22	38	68	157	225	5	16	21
Zusammen	17788	15577	33365	636	511	1147	4795	4425	9220	317	273	590
Ausschl. der Kinder im 1. Lebensjahre . . .	10855	9919	20774	424	346	770	3051	2912	5963	279	234	513
b) Gestorb. 1881 überh.	16486	14569	31055	443	399	842	4634	4287	8921	257	252	509
Ausschl. der Kinder im 1. Lebensjahre . . .	9853	8929	18782	318	294	612	2834	2754	5588	203	193	396
c) Gestorb. 1876 überh.	15736	13439	29175	386	350	736	4340	3691	8031	.	.	378
Ausschl. der Kinder im 1. Lebensjahre . . .	8518	7521	16039	267	251	518	2532	2267	4799	.	.	.
2. Sterbeziffern n. Altersk l. Auf 1000 Lebende nach Altersklassen entfallen Gestorbene i. Jahre 1890:												
0 bis 1 Jahr . . .	348,8	291,1	320,3	460,9	362,6	412,0	388,1	345,0	366,8	134,3	137,3	135,8
1 „ 5 „ . .	40,6	39,5	40,0	44,1	45,5	44,8	41,5	39,6	40,5	48,6	57,1	52,7
5 „ 10 „ . .	6,5	7,3	6,9	7,4	6,0	6,7	9,1	8,9	9,0	26,8	18,5	22,6
10 „ 15 „ . .	2,3	3,1	2,7	3,8	2,9	3,4	3,7	3,3	3,5	5,2	6,5	5,8
15 „ 20 „ . .	4,2	2,9	3,5	4,2	3,1	3,6	5,3	4,5	4,9	7,1	1,5	4,3
20 „ 25 „ . .	5,4	4,3	4,9	10,6	4,8	7,8	8,4	5,1	6,6	5,2	4,8	5,0
25 „ 30 „ . .	6,9	5,7	6,3	9,7	5,3	7,3	9,4	7,5	8,3	9,3	5,0	7,2
30 „ 40 „ . .	10,7	7,5	9,1	20,6	10,3	14,8	17,6	10,7	13,8	23,7	12,9	18,1
40 „ 50 „ . .	17,1	10,0	13,4	38,1	14,7	24,8	25,8	12,7	18,4	28,6	17,3	22,5
50 „ 60 „ . .	27,2	16,1	21,2	62,0	25,0	40,2	42,5	21,2	29,9	53,6	25,1	38,7
60 „ 70 „ . .	51,2	32,4	39,8	79,1	42,5	56,3	67,8	47,6	55,1	74,9	47,4	58,3
70 „ 80 „ . .	100,8	74,7	83,6	94,0	111,1	10,4	114,3	99,8	104,8	136,4	77,7	99,6
80 Jahre	183,1	180,8	181,6	216,2	171,9	188,1	252,8	229,5	236,1	122,0	235,3	192,7
Zusammen	23,4	19,0	21,1	34,5	23,9	28,8	31,2	24,4	27,5	26,8	23,0	24,9

im Kalenderjahre 1890. 533

Greifswald			Halle			Kiel			Königsberg			Marburg		
m.	w.	zus.	m.	w.	zus.	m.	w.	zus.	m.	w.	zus.	m.	w.	zus.
.	.	149	.	.	944	.	.	609	.	.	1296	.	.	102
—	—	—	—	—	6	—	—	2	—	—	7	—	—	—
—	—	—	—	—	—	—	—	—	—	—	—	—	—	—
93	74	167	468	360	828	245	225	470	883	779	1662	36	30	66
44	42	86	187	195	382	152	138	290	368	361	729	13	13	26
14	9	23	31	39	70	52	52	104	72	91	163	7	6	13
6	7	13	14	24	38	24	26	50	28	28	56	1	2	3
9	11	20	21	32	53	26	14	40	38	22	60	5	5	10
13	8	21	54	27	81	52	17	69	58	29	87	6	8	14
17	7	24	39	32	71	28	7	35	79	49	128	13	3	16
23	20	43	108	52	160	70	32	102	196	109	305	12	16	28
35	15	50	85	61	146	70	34	104	218	127	345	19	20	39
27	28	55	117	67	184	60	31	91	176	144	320	20	24	44
34	29	63	90	95	185	54	54	108	191	228	419	14	9	23
24	39	63	68	84	152	45	55	100	115	246	361	9	18	27
15	21	36	25	37	62	23	25	48	28	107	135	7	5	12
354	310	664	1307	1105	2412	901	710	1611	2450	2320	4770	162	159	321
261	236	497	839	745	1584	656	485	1141	1567	1541	3108	126	129	255
256	254	510	938	783	1721	612	545	1157	2345	1965	4310	.	.	295
195	191	386	659	560	1219	443	399	842	1533	1310	2843	.	.	.
.	.	497	898	718	1616	446	385	831	2147	1887	4034	.	.	256
.	.	.	607	516	1123	296	255	551	1400	1273	2673	.	.	.
350,9	214,9	334,0	327,3	251,0	289,1	224,6	229,6	226,9	433,3	378,9	406,0	260,9	178,6	215,7
54,1	47,0	50,4	39,4	41,6	40,5	45,9	42,4	44,1	56,9	56,8	56,8	26,0	25,7	25,8
15,7	9,3	12,3	6,0	7,8	6,9	20,5	14,4	14,6	10,6	13,2	11,9	12,3	11,1	11,7
5,6	6,9	6,2	2,7	4,8	3,7	7,5	8,3	7,9	3,9	4,0	3,9	1,5	3,2	2,3
8,4	10,7	9,5	3,6	5,7	4,7	6,6	4,6	5,7	5,3	3,0	4,2	5,5	5,4	5,4
8,1	7,6	7,9	8,4	5,0	6,8	8,3	5,1	7,2	5,0	3,7	4,5	3,9	8,9	5,7
18,9	7,7	13,3	8,2	7,3	7,8	7,6	2,3	5,2	11,2	5,9	8,3	18,1	4,5	11,5
19,2	13,9	16,3	14,8	7,2	11,0	13,7	6,7	10,3	17,9	8,0	12,4	14,8	16,0	15,4
39,1	11,9	23,2	19,0	12,2	15,4	21,4	10,6	16,0	30,0	12,2	19,5	31,1	24,6	27,4
33,3	25,2	28,6	40,1	19,2	28,7	34,9	15,0	24,0	38,4	18,8	26,2	53,6	40,2	45,4
64,0	36,6	47,6	57,4	41,2	47,8	59,6	41,0	48,6	72,3	40,1	50,3	67,0	26,5	42,0
77,9	95,1	87,7	116,4	84,8	96,5	94,9	78,8	85,3	110,5	85,6	91,5	78,3	97,3	90,0
272,7	207,9	230,8	105,0	192,7	144,2	410,7	174,8	241,2	127,3	171,2	159,8	500,0	135,1	235,3
34,0	27,6	30,7	25,8	21,8	23,8	24,6	21,8	23,3	32,6	26,8	29,5	22,5	21,8	17,6

II. Bewegung der Bevölkerung

Sterbefälle, Todesursachen	Berlin			Bonn			Breslau			Göttingen		
	m.	w.	zus.	m.	w.	zus.	m.	w.	zus.	m.	w.	zus.
Ausschl. der Kinder im 1. Lebensjahre...	14,7	12,4	13,5	23,6	16,5	19,8	20,4	16,4	18,3	24,1	20,2	22,2
Auf 1000 Lebende entf. Gestorbene i. J. 1881	30,3	25,1	27,6	30,2	23,6	26,7	36,8	29,1	32,7	24,8	26,2	25,5
Ausschl. der Kinder im 1. Lebensjahre...	18,7	15,9	17,2	22,3	17,8	19,9	23,2	19,2	21,1	20,1	20,6	20,3
Auf 1000 Leb. entfallen Gestorbene i. J. 1876	32,4	27,9	30,1	29,5	23,3	26,2	37,9	26,6	33,6	.	.	22,1
Ausschl. der Kinder im 1. Lebensjahre...	18,1	16,1	17,1	21,0	17,2	19,0	22,9	18,7	20,7	.	.	.
3. Sterbefälle n. Monaten.												
Januar	1644	1523	3167	90	61	151	451	430	881	48	31	79
Februar	1412	1174	2586	48	42	90	332	354	686	20	24	44
März	1593	1299	2892	53	43	96	419	328	747	34	21	55
April	1516	1239	2755	51	28	79	348	332	680	30	25	55
Mai	1526	1392	2918	56	52	108	387	369	756	24	29	53
Juni	1460	1325	2785	55	46	101	339	348	687	20	24	44
Juli	1566	1369	2935	65	38	103	425	416	841	28	25	53
August	2021	1743	3764	48	45	93	603	530	1133	23	18	41
September	1364	1220	2584	44	38	82	432	354	786	22	18	40
Oktober	1220	1074	2294	49	41	90	337	306	643	27	20	47
November	1201	1040	2241	33	22	55	330	315	645	22	24	46
Dezember	1265	1179	2444	44	55	99	392	343	735	19	14	33
Zusammen	17788	15577	33365	636	511	1147	4795	4425	9220	317	273	590
Auf je 1000 Gest. kommen auf die Monate: Januar	92,4	97,8	94,9	141,5	119,4	131,6	94,1	97,2	95,6	151,4	113,6	133,9
Februar	79,4	75,4	77,5	75,4	82,2	78,5	69,2	80,0	74,4	63,1	87,9	74,6
März	89,6	83,4	86,7	83,3	84,1	83,7	87,4	74,1	81,0	107,3	76,9	93,2
April	85,2	79,5	82,6	80,2	54,8	68,9	72,6	75,0	73,8	94,6	91,6	93,2
Mai	85,8	89,4	87,4	88,1	101,8	94,1	80,7	83,4	82,0	75,7	106,2	89,8
Juni	82,1	85,0	83,5	86,5	90,0	88,0	70,7	78,6	74,5	63,1	87,9	74,6
Juli	88,0	87,9	88,0	102,2	74,4	89,8	88,6	94,0	91,2	88,3	91,6	89,8
August	113,6	111,9	112,8	75,4	88,1	81,1	125,8	119,8	122,9	72,6	65,9	69,5
September	76,7	78,3	77,4	69,2	74,4	71,5	90,1	80,0	85,2	69,4	65,9	67,8
Oktober	68,6	68,9	68,8	77,1	80,2	78,5	70,3	69,2	69,7	85,2	73,3	79,7
November	67,5	66,8	67,2	51,9	43,0	48,0	68,8	71,2	70,0	69,4	87,9	78,0
Dezember	71,1	75,7	73,2	69,2	107,6	86,3	81,7	77,5	79,7	59,9	51,3	55,9
Zusammen	1000	1000	1000	1000	1000	1000	1000	1000	1000	1000	1000	1000
4. Todesursachen d. Gest.												
1. Angeb. Lebensschw..	1200	937	2137	40	36	76	271	223	494	9	3	12
2. Atrophie der Kinder (Abzehrung)...	555	480	1035	39	32	71	160	143	303	2	2	4
3. Im Kindbett gestorb.	—	166	166	—	4	4	—	31	31	—	2	2
4. Altersschwäche (bei üb. 60 Jahre alt. Pers.)	343	703	1046	27	40	67	97	223	320	15	19	34
5. Pocken	—	3	3	—	—	—	—	1	1	—	—	—
6. Scharlach	158	142	300	—	—	—	97	91	188	—	—	—
7. Masern und Röteln.	219	225	444	2	4	6	7	6	13	—	—	—

im Kalenderjahre 1890. 535

	Greifswald			Halle			Kiel			Königsberg			Marburg	
m.	w.	zus.	m.	w.	zus.	m.	w.	zus.	m.	w.	zus.	m.	w.	zus.
25,7	21,5	23,5	17,1	15,1	16,1	18,5	15,4	17,0	32,1	23,2	27,4	17,8	18,1	17,9
26,2	25,0	25,6	16,2	21,9	24,0	26,8	26,2	26,5	35,4	26,3	30,6	.	.	26,3
20,5	19,3	19,9	19,0	16,1	17,6	20,0	19,8	19,9	23,8	18,0	20,7	.	.	.
.	.	27,6	29,1	24,1	26,7	22,5	22,1	22,3	35,8	29,4	32,9	—	.	26,7
.	.	.	20,4	18,0	19,1	15,4	15,1	15,3	24,6	20,4	22,4	—	.	.
49	32	81	137	142	279	94	79	173	222	231	453	17	25	42
20	20	40	83	74	157	82	62	144	164	150	314	9	9	18
28	27	55	106	88	194	89	57	146	200	207	407	16	10	26
33	24	57	85	57	142	78	57	135	254	238	492	18	13	31
26	25	51	91	91	182	66	49	115	281	251	532	10	19	29
28	27	55	90	79	169	75	61	136	214	214	428	13	11	24
30	22	52	97	87	184	70	49	119	214	199	413	20	6	26
33	28	61	184	147	331	76	81	157	257	216	473	15	15	30
18	28	46	128	82	210	74	50	124	156	165	321	15	11	26
37	28	65	96	98	194	65	59	124	168	160	328	5	15	20
26	28	54	111	89	200	52	50	102	147	139	286	19	10	29
26	21	47	99	71	170	80	56	136	173	150	323	5	15	20
354	310	664	1307	1105	2412	901	710	1611	2450	2320	4770	162	159	321
138,4	103,2	122,1	104,8	128,5	115,7	104,3	111,3	107,4	90,6	99,6	95,0	104,9	157,3	130,8
56,5	64,5	60,2	63,5	67,0	65,1	91,0	87,3	89,4	66,9	64,7	65,8	55,5	56,6	56,1
79,1	87,1	82,8	81,1	79,6	80,4	98,8	80,3	90,6	81,6	89,2	85,3	98,8	62,9	81,0
93,2	77,4	85,8	65,0	51,6	58,9	86,6	80,3	83,8	103,7	102,6	103,1	111,1	81,8	96,6
73,4	80,7	76,8	69,6	82,4	75,5	73,3	69,0	71,4	114,7	108,2	111,5	61,7	119,5	90,3
79,1	87,1	82,8	68,9	71,5	70,1	83,2	85,9	84,4	87,4	92,2	89,7	80,2	69,2	74,8
84,7	71,0	78,3	74,2	78,7	76,3	77,7	69,0	73,9	87,4	85,8	86,6	123,5	37,7	81,0
93,2	90,3	91,9	140,8	133,0	137,2	84,4	114,1	97,4	104,9	93,1	99,2	92,6	94,3	93,5
50,9	90,3	69,3	97,9	74,2	87,1	82,1	70,4	77,0	63,7	71,1	67,3	92,6	69,2	81,0
104,5	90,3	97,9	73,5	88,7	80,4	72,1	83,1	77,0	68,5	69,0	68,8	30,9	94,3	62,3
73,5	90,3	81,3	84,9	80,5	82,9	57,7	70,4	63,3	60,0	59,9	60,0	117,3	62,9	90,3
73,5	67,8	70,8	75,8	64,3	70,4	88,8	78,9	84,4	70,6	64,6	67,7	30,9	94,3	62,3
1000	1000	1000	1000	1000	1000	1000	1000	1000	1000	1000	1000	1000	1000	1000
23	11	34	66	57	123	41	33	74	111	83	194	12	8	20
1	2	3	66	45	111	28	27	55	102	120	222	1	3	4
—	1	1	—	4	4	—	5	5	—	17	17	—	—	—
11	25	36	35	57	92	30	31	61	59	168	227	1	7	8
8	4	12	12	24	36	2	2	4	23	25	48	—	—	—
6	6	12	11	10	21	6	3	9	56	48	104	—	—	—

Sterbefälle	Berlin			Bonn			Breslau			Göttingen		
	m.	w.	zus.	m.	w.	zus.	m.	w.	zus.	m.	w.	zus.
8. Diphtherie und Croup	818	791	1609	12	15	27	186	201	387	53	58	111
9. Keuchhusten . . .	173	227	400	11	12	23	42	45	87	—	2	2
10. Typhus	88	92	180	5	1	6	31	18	49	1	1	2
10a. Flecktyphus . .	—	—	—	—	—	—	—	—	—	—	—	—
11. Ruhr (Dysenterie) .	4	8	12	—	—	—	3	5	8	—	—	—
12. Einheim. Brechdurchf.	1233	1101	2334	20	18	38	143	123	266	5	2	7
13. Diarrhoe der Kinder.	1301	1014	2315	17	14	31	464	427	891	2	1	3
14. Akut. Gelenkrheumat.	27	19	46	—	1	1	—	5	5	1	—	1
15. Skrofeln u. engl. Krkh.	71	78	149	5	3	8	13	9	22	3	2	5
16. Tuberkulose. . . .	2824	1780	4604	96	35	131	794	570	1364	37	16	53
17. Krebs	418	656	1074	24	24	48	95	158	253	15	6	21
18. Wassersucht . . .	66	89	155	3	2	5	15	21	36	1	6	7
19. Apoplexie	694	654	1348	23	26	49	166	200	366	15	20	35
20. Luftröhrenentzündg. u. Lungenkatarrh. .	904	866	1770	20	17	37	160	147	307	11	12	23
21. Lung.-u. Brustfellentz.	1528	1291	2819	69	59	128	340	282	622	26	29	55
22. And. Lungenkrankh.	230	145	375	4	3	7	108	76	184	11	7	18
23. Herzkrankheiten . .	492	546	1038	17	16	33	139	184	323	12	15	27
24. Gehirnkrankheiten .	737	590	1327	31	27	58	230	211	441	12	8	20
25. Nierenkrankheiten .	396	297	693	10	8	18	117	91	208	8	8	16
26. Krämpfe	1218	928	2146	50	42	92	424	341	765	22	14	36
27. Selbstmord	356	109	465	9	1	10	95	28	123	2	1	3
28. Mord und Totschlag .	9	11	20	—	—	—	1	1	2	—	—	—
29. Unglücksfälle . . .	287	120	407	16	3	19	96	28	124	11	1	12
30. And., nicht angegeb. u. unbekannte T.-U.	1439	1509	2948	86	68	154	501	536	1037	43	38	81
Gestorbene überh.	17788	15577	33365	636	511	1147	4795	4425	9220	317	273	590
Ausserdem: Totgeborene.	862	646	1508	36	29	65	244	186	430	17	10	27
5. Sterbeziffern nach besonderen Todesursachen.												
3. Im Kindbett gestorb.	—	2,0	1,1	—	1,9	1,0	—	1,7	0,9	—	1,7	0,8
6. Scharlach.	2,1	1,7	1,9	—	—	—	6,3	5,0	5,6	—	—	—
7. Masern und Rötheln .	2,9	2,7	2,8	1,1	1,9	1,5	0,5	0,3	0,4	—	—	—
8. Diphtherie und Croup	10,8	9,7	10,2	6,5	7,0	6,8	12,1	11,1	11,5	44,8	48,9	46,9
9. Keuchhusten . . .	2,3	2,8	2,5	6,0	5,6	5,8	2,7	2,5	2,6	—	1,7	0,8
10. Typhus	1,2	1,1	1,1	2,7	0,5	1,5	2,0	1,0	1,5	0,8	0,8	0,8
12. Diarrhoe u. Brechdfall	33,4	25,8	29,4	20,1	15,0	17,3	39,5	30,3	34,5	5,9	2,5	4,2
16. Tuberkulose. . . .	37,2	21,7	29,2	52,1	16,4	32,9	51,7	31,4	40,7	31,3	13,5	22,4
17. Krebs	5,5	8,0	6,8	13,0	11,2	12,1	6,2	8,7	7,5	12,7	5,1	8,9
19. Apoplexie	9,1	8,0	8,5	12,5	12,2	12,3	10,8	11,1	10,9	12,7	16,9	14,8
20. Luftröhrenentzündg. und Lungenkatarrh[1])	14,9	12,3	13,6	13,0	9,4	11,1	17,4	12,3	14,7	18,6	16,0	17,3
21. Lung.-u. Brustfellentz.	20,1	15,8	17,9	37,4	27,6	32,2	22,1	15,5	18,6	22,0	24,5	23,2
23. Herzkrankheiten . .	6,5	6,7	6,6	9,2	7,5	8,3	9,0	10,1	9,6	10,1	12,7	11,4
24. Gehirnkrankheiten .	9,7	7,2	8,4	16,8	12,6	14,6	15,0	11,6	13,2	10,1	6,8	8,4
25. Nierenkrankheiten .	5,2	3,6	4,4	5,4	3,7	4,5	7,6	5,0	6,2	6,8	6,8	6,8
28. Gewalts. Todesarten[2])	8,6	2,9	5,6	13,6	1,9	7,3	12,5	3,1	7,4	11,0	1,7	6,3
30. And., n. angeg. T.-U.[3])	64,7	58,2	61,3	135,7	104,7	119,0	96,6	83,1	89,3	81,0	70,8	76,1
Gestorbene überh.	234,2	190,2	211,3	345,1	239,1	288,2	312,0	243,8	275,1	267,8	230,4	249,1

[1]) Einschl. Nr. 22 „Andere Lungenkrankheiten." — [2]) Umfassend die Nrn. 27, 28 u. 29. —

im Kalenderjahre 1890. 537

Greifswald			Halle			Kiel			Königsberg			Marburg		
m.	w.	zus.	m.	w.	zus.	m.	w.	zus.	m.	w.	zus.	m.	w.	zus.
22	23	45	37	48	85	152	148	300	94	101	195	3	6	9
2	2	4	8	8	16	11	14	25	9	10	19	—	—	—
1	2	3	7	7	14	2	1	3	16	10	26	1	1	2
—	—	—	—	—	—	—	—	—	—	—	—	—	—	—
—	—	—	1	2	3	—	—	—	—	—	—	—	—	—
16	15	31	96	88	184	24	28	52	169	175	344	6	4	10
8	7	15	70	45	115	27	26	53	185	171	356	3	6	9
—	1	1	1	1	2	1	—	1	3	1	4	—	—	—
1	1	2	4	—	4	—	3	3	13	19	32	—	—	—
44	37	81	153	101	254	124	57	181	266	155	421	25	17	42
21	26	47	52	39	91	22	22	44	63	82	145	9	15	24
—	—	—	6	5	11	2	—	2	13	22	35	3	5	8
14	11	25	54	47	101	27	22	49	76	80	156	7	3	10
16	15	31	43	50	93	38	24	62	172	205	377	6	7	13
49	38	87	112	100	212	83	61	144	207	157	364	16	15	31
4	3	7	11	14	25	7	10	17	35	44	79	12	5	17
10	12	22	46	47	93	17	25	42	72	81	153	4	6	10
15	13	28	68	54	122	39	24	63	125	89	214	9	9	18
10	3	13	47	7	54	13	5	18	70	51	121	5	3	8
6	3	9	103	79	182	15	12	27	143	98	241	1	2	3
9	2	11	22	3	25	18	5	23	41	9	50	4	2	6
—	—	—	—	—	—	—	—	—	1	1	2	1	1	2
7	4	11	42	12	54	37	6	43	50	18	68	4	1	5
50	43	93	134	151	285	135	116	251	276	280	556	29	33	62
354	310	664	1307	1105	2412	901	710	1611	2450	2320	4770	162	159	321
14	8	22	54	38	92	36	33	69	114	86	200	17	15	32
—	0,9	0,5	—	0,8	0,4	—	1,5	0,7	—	2,0	1,1	—	—	—
7,7	3,6	5,6	2,4	4,7	3,6	0,5	0,6	0,6	3,1	2,9	3,0	—	—	—
5,8	5,3	5,6	2,2	2,0	2,1	1,6	0,9	1,3	7,5	5,5	6,4	—	—	—
21,1	20,5	20,8	7,3	9,5	8,4	41,5	45,5	43,4	12,5	11,7	12,1	4,2	8,2	6,2
1,9	1,8	1,9	1,6	1,6	1,6	3,0	4,3	3,6	1,2	1,2	1,2	—	—	—
1,0	1,8	1,4	1,4	1,4	1,4	0,5	0,3	0,4	2,1	1,2	1,6	1,4	1,4	1,4
23,1	19,6	21,3	32,8	26,2	29,5	13,9	16,6	15,2	47,2	39,9	43,3	12,5	13,7	13,1
42,3	33,0	37,5	30,2	19,9	25,0	33,9	17,5	26,2	35,4	17,9	26,0	34,7	23,3	28,9
20,2	23,2	21,7	10,3	7,7	9,0	6,0	6,8	6,4	8,4	9,5	9,0	12,5	20,5	16,5
13,4	9,8	11,6	10,7	9,2	10,0	7,4	6,8	7,1	10,1	9,2	9,7	9,7	4,1	6,9
19,2	16,0	17,6	10,7	12,6	11,6	12,3	10,4	11,4	27,6	28,7	28,2	25,0	16,4	20,7
47,1	33,9	40,2	22,1	19,7	20,9	22,7	18,7	20,8	27,6	18,1	22,5	22,2	20,5	21,3
9,6	10,7	10,2	9,1	9,3	9,2	4,6	7,7	6,1	9,6	9,4	9,5	5,5	8,2	6,9
14,4	11,6	12,8	13,4	10,6	12,0	10,7	7,4	9,1	16,7	10,3	13,2	12,5	12,3	12,4
9,6	2,7	6,0	9,3	1,4	5,3	3,6	1,5	2,6	9,3	5,9	7,5	6,9	4,1	5,5
15,4	5,4	10,2	12,6	3,0	7,8	15,0	3,4	9,5	12,3	3,2	7,4	12,5	5,5	9,0
88,3	76,6	82,2	82,1	78,0	80,1	68,8	68,2	68,5	95,9	91,2	93,4	65,1	79,3	72,3
340,1	276,4	307,1	258,2	217,6	237,9	246,0	218,1	232,9	326,5	267,8	295,1	224,7	217,5	221,1

[3]) Einschl. der Nrn. 1, 2, 4, 5, 11, 14, 15, 18 und 26.

Über Spezialärzte.

Der 20. Deutsche Ärztetag hat in seiner Sitzung vom 28. Juni d. J. zu Leipzig folgende Thesen, betreffend die Prüfung der Spezialärzte aufgestellt:

1. In der Entwickelung des Spezialistentums haben sich Auswüchse gebildet, deren Bekämpfung im Interesse des ärztlichen Standes, sowie im Interesse des Publikums liegt.

    Das wichtigste Mittel zur Bekämpfung der Übelstände ist Förderung des Standesbewusstseins durch eine stramme Organisation und eine darauf sich gründende Ärzteordnung.

2. Die Einrichtung einer besonderen Prüfung für Spezialärzte ist zu verwerfen.

3. Ein Verbot jeder näheren spezialistischen Bezeichnung liegt weder im ärztlichen Interesse noch in dem des Publikums.

E.

Amtliche Bekanntmachungen und Personalnachrichten.

Amtliche Bekanntmachungen.

Die Verteilung der Kranken im Königl. Charité-Krankenhause.
Erlass des Ministers der geistlichen, Unterrichts- und Medizinalangelegenheiten
vom 17. August 1891.
(Graf v. Zedlitz.)

1. Bei Verteilung der Kranken auf die einzelnen Kliniken und sonstigen Krankenabteilungen ist seitens der Charité-Direktion in erster Linie darauf Bedacht zu nehmen, dass die von den Kranken bei der Aufnahme unaufgefordert geäusserten positiven und negativen Wünsche möglichste Berücksichtigung finden.
2. In zweiter Linie ist zu unterscheiden zwischen den Zeiten vom gesetzmässigen Anfang bis zum thatsächlichen Schluss der Universitäts-Vorlesungen und zwischen den übrigen Zeiten des Jahres.
3. Für die Vorlesungszeiten in dem eben bezeichneten Sinne dieses Wortes verbleibt es bei den bisherigen Bestimmungen, wie dieselben insbesondere in dem diesseitigen Erlasse vom 2. Juni 1884 — U. I. 2297, M. 3692 — enthalten sind.
4. Für alle übrigen Zeiten des Jahres steht dem Institut für Infektionskrankheiten das Recht der ersten Auswahl unter den aufgenommenen Infektionskranken zu.

An
die Königl. Charité-Direktion
in Berlin.

Festsetzung und Anweisung der Liquidationen von Universitätsbeamten und Professoren etc. über Tagegelder und Reisekosten, bezw. über Umzugskosten bei Versetzungen.
Erlass des Ministers der geistlichen, Unterrichts- und Medizinalangelegenheiten
vom 25. Juli 1891.
U. I. 1292. (I. A. de la Croix.)

Die Liquidationen der Universitätsbeamten und Professoren etc. über Tagegelder und Reisekosten, bezw. über Umzugskosten bei Versetzungen sind bisher, soweit diese Kosten auf Staatsfonds zu übernehmen waren, den bestehenden Vorschriften gemäss an mich zur Festsetzung und Zahlungsanweisung eingereicht worden.

Ich will nunmehr die Herren Kuratoren bezw. die Kuratorien ermächtigen, die Festsetzung und Anweisung jener Liquidationen nach Massgabe der gesetzlichen Bestimmungen unter Beachtung der von dem Herrn Finanzminister in Gemeinschaft mit dem Herrn Minister des Innern erlassenen Zirkularverfügung vom 4. Mai 1877 — Min.-Bl. d. ges. inn. Verw., S. 112/3 — und der dazu ergangenen Abänderungen und Ergänzungen, sowie des Runderlasses vom 13. Juni 1884 — G. III 1580 — (Centr.-Bl. 1884, S. 396) fortan selbständig zu bewirken und die zur Zahlung gelangenden Beträge in der Universitäts- etc. Rechnung beim Titel „Insgemein" verausgaben zu lassen.

An
die Herren Kuratoren der Universitäten und der Akademie zu Münster,
sowie die Kuratorien der Universität Königsberg und des Lyceum
Hosianum zu Braunsberg.

Verhältnis der Berufsgenossenschaften zu den Universitätskliniken.
Erlass des Ministers der geistlichen, Unterrichts- und Medizinalangelegenheiten
vom 22. April 1892.

U. I. 1794/91.
―――――――――
M. 3327.

(I. V.: v. Weyrauch.)

Seit dem Inkrafttreten des Unfallversicherungsgesetzes vom 6. Juli 1884 sind zwischen den Direktoren der Universitätskliniken und den Berufsgenossenschaften vielfach Verträge abgeschlossen worden, denen zufolge bei Betriebsunfällen, von denen die Genossenschaftsmitglieder betroffen werden, die letzteren in den Kliniken auf Kosten der Genossenschaft verpflegt werden. In diesen Verträgen findet sich häufig die weitere Vereinbarung, dass diese Verpflegung gegen Zahlung eines ermässigten Verpflegungssatzes stattfindet. An einigen Universitäten wird, soviel hier bekannt, in derselben Weise verfahren, wennschon ein förmlicher Vertrag nicht abgeschlossen worden ist. Die Direktoren der Kliniken haben sich hierbei hauptsächlich von der Erwägung leiten lassen, dass es für die Kliniken sehr erwünscht ist, die von Jahr zu Jahr zunehmende Zahl der von Betriebsunfällen betroffenen Arbeiter für den klinischen Unterricht sowie für wissenschaftliche Untersuchungen nutzbar zu machen. Bei einzelnen mag auch der Gesichtspunkt mitbestimmend gewesen sein, dass es sich empfiehlt, die angehenden Ärzte in die praktischen Fragen einzuführen, welche im Leben zufolge der Unfallversicherungsgesetzgebung an den Arzt herantreten. Die Berufsgenossenschaften andererseits waren, da sie eigene Krankenhäuser nicht besassen, hinsichtlich der Verpflegung ihrer von Betriebsunfällen betroffenen Mitglieder thatsächlich auf die vorhandenen Krankenanstalten angewiesen. Unter diesen haben sie den Universitätskliniken vielfach den Vorzug gegeben, da sie Wert darauf legen mussten, die ihnen event. zur Last fallenden Verletzten möglichst bald unter sorgfältige Behandlung zu stellen, und da überdies hiermit der Vorteil verbunden war, dass an Stelle der seitherigen ungleichmässigen, häufig von den verschiedensten Ärzten abgegebenen und sich widersprechenden Gutachten eine gleichmässigere Beurteilung hervorragender Sachverständiger trat. Der Umstand, dass die Berufsgenossenschaften eigene Krankenhäuser nicht besassen und dass andererseits es in vielen Fällen für sie schwierig war, für ihre von Betriebsunfällen betroffenen Mitglieder Aufnahme in ein Krankenhaus zu erlangen, so z. B. wenn es sich um langwierige und sorgfältige Beobachtungen eines Kranken handelt, um festzustellen, ob derselbe Simulant sei, hat in einem hier bekannt gewordenen Falle bei einer Berufsgenossenschaft sogar die Auffassung entstehen lassen, dass die Universitätskliniken, weil Staatsanstalten, zufolge der Bestimmung im § 101 des Unfallversicherungsgesetzes zur Aufnahme eines jeden Kranken verpflichtet seien, der ihnen von einer Berufsgenossenschaft überwiesen wird. Eine solche Verpflichtung besteht nicht, wie auch das Reichsversicherungsamt wiederholt zum Ausdruck gebracht hat. Hieran ist umsomehr festzuhalten, als anderenfalls die Gefahr bestehen würde, dass die Universitätskliniken ihrer Zweckbestimmung, Unterrichtsanstalten zur Ausbildung von Ärzten und Anstalten zur Förderung der medizinischen Wissenschaft zu sein, entfremdet werden. Die Aufnahme von Mitgliedern der Berufsgenossenschaften in den Kliniken kann nur soweit stattfinden, als dieselbe mit der Zweckbestimmung der letzteren vereinbar ist, da ohnehin infolge derartiger Aufnahmen den Kliniken, insbesondere dem ärztlichen Personal derselben, auf Grund der gedachten Bestimmung des § 101 des Unfallversicherungsgesetzes Verpflichtungen erwachsen, deren Erfüllung über das klinische Interesse hinausgeht.

Es ist mir erwünscht, Auskunft darüber zu erhalten, wie sich inzwischen das Verhältnis der Berufsgenossenschaften zu den Universitätskliniken thatsächlich gestaltet hat und welche Beobachtungen in dieser Beziehung an den einzelnen Universitäten gemacht worden sind. Euer Hochwohlgeboren ersuche ich demgemäss ergebenst, die Direktoren der in Betracht kommenden Kliniken der dortigen Universität gefälligst zu einer Äusserung hierüber in den vorstehend angedeuteten Richtungen zu veranlassen und bei Vorlage der Berichte derselben Sich Selbst zur Sache zu äussern.

An
den Königlichen Universitätskurator . . . . . .
      Hochwohlgeboren zu . . . . . .

Ausstellung der Bescheinigungen über die Todesursache für die Nachsuchung von Leichenpässen.
Erlass der Minister des Innern und der geistlichen, Unterrichts- und Medizinalangelegenheiten vom 6. Oktober 1891.

(Herrfurth — I. V.: v. Weyrauch.)

Zur Behebung entstandener Zweifel bestimmen wir hierdurch in Ergänzung unserer Rundverfügung vom 7. Februar v. J. (Minist.-Bl. f. d. inn. Verw. 1890, S. 35*), dass in Behinderungsfällen der Direktoren der Königlichen Universitätskliniken, deren Vertreter berechtigt sein sollen, bei Leichenpässen die erforderliche Bescheinigung über die Todesursache und darüber, dass gesundheitliche Bedenken gegen die Beförderung der Leiche nicht vorliegen, auszustellen.

Personalnachrichten.

Ernennungen. *Ordentlicher Professor. Berlin:* Professor Dr. Rubner aus Marburg.

Breslau: Professor Dr. Kast aus Hamburg.

Marburg: Der bisherige ausserordentliche Professor an der Universität Königsberg Dr. Fränkel; der bisherige ausserordentliche Professor an der Universität Breslau Dr. Müller.

Ordentlicher Honorarprofessor. Berlin: Geheimer Ober-Medizinalrat Professor Dr. Skrzeczka, Geheimer Medizinalrat Professor Dr. Robert Koch und General-Stabsarzt der Armee, Wirklicher Geheimer Ober-Medizinalrat Dr. von Coler.

Ausserordentlicher Professor. Königsberg: Der bisherige Privatdozent Dr. von Esmarch aus Berlin.

Titelverleihungen. *Geheimer Medizinalrat:* Den ordentlichen Professoren Dr. Eberth in Halle a/S., Dr. Völckers in Kiel und Dr. Külz in Marburg.

Professor: Dem Stabsarzt Dr. Köhler in Berlin, den Privatdozenten Dr. Hüter und Sanitätsrat Dr. von Heusinger in Marburg.

Ordensverleihungen. *Roter Adler-Orden IV. Klasse:* Dem Geheimen Medizinalrat und ordentlichen Professor Dr. Kaltenbach zu Halle a/S.

Gestorben. Geheimer Medizinalrat Professor Dr. Biermer in Breslau.

---

*) Klinisches Jahrbuch, Bd. III, S. 641.

Verlag von Julius Springer in Berlin N.

Die Untersuchung des Pulses
und ihre
Ergebnisse in gesunden und kranken Zuständen.
Von
Dr. M. v. Frey,
Professor an der Universität Leipzig.
— *Mit zahlreichen in den Text gedruckten Holzschnitten.* —
In Leinwand gebunden Preis M. 7,—.

Handbuch der Arzneimittellehre.
Mit besonderer Rücksichtnahme
auf die neuesten Pharmakopöen
für Studirende und Ärzte
bearbeitet von
Dr. Theodor Husemann,
Professor der Medicin an der Universität Göttingen.
Dritte Auflage des Handbuches der gesammten Arzneimittellehre.
In Leinwand gebunden Preis M. 10,—.

Lehrbuch der Geburtshülfe
von
Dr. Max Runge,
Ord. Professor der Geburtshülfe und Gynäcologie u. Direktor der Universitäts-Frauenklinik zu Göttingen
— *Mit zahlreichen Abbildungen im Text.* —
In Leinwand gebunden Preis M. 9,—.

Medicinisch-klinische Diagnostik.
Lehrbuch
der
Untersuchungsmethoden innerer Krankheiten
für Studirende und Aerzte.
Von
Dr. Felix Wesener,
Privatdocent der klinischen Medicin und I. Assistenzarzt der Poliklinik zu Freiburg i. B.
Mit 100 Figuren im Text und auf 12 lithographirten Tafeln.
In Leinwand gebunden Preis M. 10,—.

— **Zu beziehen durch jede Buchhandlung.** —

Verlag von **Julius Springer** in Berlin N.

Klinisches Jahrbuch.

Im Auftrage seiner Excellenz
des Ministers der geistlichen, Unterrichts- und Medizinal-Angelegenheiten

unter Mitwirkung der vortragenden Räte

Prof. Dr. C. Skrzeczka und **Dr. G. Schönfeld**
Geh. Ober-Medizinalrat   Geh. Ober-Medizinalrat

herausgegeben von

Professor Dr. A. Guttstadt.

Band I.
574 Seiten mit 13 lithographirten Tafeln . . . M. 15,—.

Band II.
762 Seiten mit 11 lithographirten Tafeln . . . M. 20,—.

Ergänzungsband zu Band II.
„Amtliche Berichte über die Wirksamkeit des Koch'schen Heilmittels gegen Tuberkulose"
916 Seiten mit 1 lithographirten Tafel . . . . M. 8,—.

Band III.
656 Seiten mit in den Text gedruckten Abbildungen . . M. 20,—.

Seit 1887 erscheinen:

Therapeutische Monatshefte

Herausgegeben

von

Dr. Oscar Liebreich

unter Redaktion von

Dr. A. Langgaard und **Dr. S. Rabow.**

Preis für den Jahrgang von 12 Heften M. 12,—.

Die „**Therapeutischen Monatshefte**" sollen dem in bemerkenswerther Weise gesteigerten Interesse für alle Fragen, welche die Therapie betreffen, und dem Verlangen nach einem Organe, welches in streng wissenschaftlicher Weise den Bedürfnissen des praktischen Arztes auf dem Gebiete der Therapie entspricht, Rechnung tragen.

Die grosse Fülle neuer Heilmethoden und Mittel, welche die beiden letzten Dezennien zu Tage gefördert haben, und das voraussichtlich in Zukunft noch schneller anwachsende Material verlangen eine sorgfältige Sichtung, da einerseits bei den physiologisch-pharmakodynamischen Untersuchungen mancher Arzneimittel die wünschenswerthe Zusammenhang mit der Therapie nicht immer genügend gewahrt wurde, andererseits es auch an Beispielen nicht fehlt, dass neue Arzneimittel und Heilmethoden in die Praxis, ohne die erforderliche Vorprüfung oft nicht zum Vortheil, eintraten.

Originalartikel therapeutischen Inhalts aus der Feder bewährter Kliniker und Fachgenossen bilden den Anfang eines jeden Heftes der „Therapeutischen Monatshefte".

Daran schliessen sich **Mittheilungen** über Verhandlungen und Diskussionen therapeutischer Fragen aus Vereinen des In- und Auslandes, Referate und Besprechungen aus allen Gebieten der Therapie. —

Den **neueren Arzneimitteln** und **Heilmethoden** wird die ihnen gebührende Berücksichtigung geschenkt, und auch die **Toxikologie** wird in einem besonderen Abschnitte behandelt.

Soweit legislatorische Fragen für die Therapie Interesse darbieten, sollen auch diese im Auge behalten werden. — Ausserdem dürften **praktische Notizen und empfehlenswerthe Arzneiformeln** von manchem Leser als dankenswerthe Beigabe aufgenommen werden.

Was der Arzt und Forscher sich nur mit vieler Mühe und grossem Zeitverlust aus einer grossen Anzahl von Büchern, Journalen und Zeitschriften zusammensuchen muss, um bezüglich der wichtigsten therapeutischen Fragen nur einigermassen informirt zu sein, bringen die allmonatlich erscheinenden „Therapeutischen Monatshefte" in geeigneter Form.

Bei der zweckmässigen und praktischen Anordnung werden dieselben mit jedem abgeschlossenen Jahrgang einen fast erschöpfenden Jahresbericht über alle therapeutischen Zeit- und Streitfragen bilden.

Mitte jeden Monats erscheint ein Heft von ca. 6 Bogen Umfang.

Die „Therapeutischen Monatshefte" können durch den Buchhandel, die Post (Postzeitungspreisliste No. 6135) oder auch von der Verlagshandlung zum Preise von M. 12,— für den Jahrgang von 12 Heften bezogen werden.

MIX
Papier aus verantwortungsvollen Quellen
Paper from responsible sources
FSC® C105338

If you have any concerns about our products,
you can contact us on
ProductSafety@springernature.com

In case Publisher is established outside the EU,
the EU authorized representative is:
**Springer Nature Customer Service Center GmbH
Europaplatz 3, 69115 Heidelberg, Germany**

Printed by Libri Plureos GmbH
in Hamburg, Germany